Handbuch Palliativmedizin

Handbuch Palliativmedizin

Klaus Bally, Daniel Büche, Tanja Fusi-Schmidhauser, Sophie Pautex,
Petra Vayne-Bossert (Hrsg.)

Programmbereich Medizin

Klaus Bally, Daniel Büche, Tanja Fusi-Schmidhauser, Sophie Pautex, Petra Vayne-Bossert
(Hrsg.)

Handbuch Palliativmedizin

4., aktualisierte und ergänzte Auflage

unter Mitarbeit von

Johanna Anneser
Eva Bergsträsser
Martina-Barbara Bingisser
David Blum
Gian Domenico Borasio
Barbara Bucher
Christoph Cina
Henri Emery
Steffen Eychmüller
Michaela Forster
Jan Gärtner
Claudia Gamondi
Andreas Gerber
Heidrun Golla
Heike Gudat
Jean-Paul Janssens
Karin Jaroslawski
Steffen Kammler
Joachim Küchenhoff
Roland Kunz
Wolf Langewitz
Bénédicte Lasne Hachin
Francoise Laurent
Luisella Manzambi
Claudia Mazzocato
Marta Mazzoli
Andreas Monsch
Maya Monteverde
Hans Neuenschwander
Simon Peng-Keller
Raoul Pinter
Laetitia Probst
Florian Riese
Corina Salis Gross
Piotr Sobanski
Corinne Urech
Karine Vantieghem
Raymond Voltz
Andreas Weber
Catherine Weber
Judith Wieland

Mit Unterstützung von:

krebsliga schweiz
ligue suisse contre le cancer
lega svizzera contro il cancro

palliative.ch
gemeinsam kompetent
ensemble compétent
insieme con competenza

hogrefe

PD Dr. med. Klaus Bally (Hrsg.)
Universitäres Zentrum für Hausarztmedizin
beider Basel uniham-bb
Kantonsspital Baselland
Rheinstrasse 26
CH-4410 Liestal
klaus.bally@unibas.ch

Dr. med. Daniel Büche, MSc (Hrsg.)
Klinik Gais AG
Gäbrisstrasse 1172
Postfach 131
CH-9056 Gais
daniel.bueche@kliniken-valens.ch

Dr. med. Tanja Fusi-Schmidhauser, PhD (Hrsg.)
Clinica di Cure Palliative e di Supporto
Istituto Oncologico della Svizzera Italiana – EOC
Via Tesserete 46
CH-6900 Lugano
tanja.fusi-schmidhauser@eoc.ch

Prof. Dr. med. Sophie Pautex (Hrsg.)
Hôpitaux Universitaires de Genève
Ch de la Savonnière 11
CH-1245 Collonge-Bellerive
sophie.pautex@hcuge.ch

Dr. med. Petra Vayne-Bossert (Hrsg.)
Hôpitaux Universitaires de Genève
Ch de la Savonnière 11
CH-1245 Collonge-Bellerive
petra.Vayne-Bossert@hcuge.ch

Bibliografische Information der Deutschen Nationalbibliothek
Die Deutsche Nationalbibliothek verzeichnet diese Publikation in der Deutschen Nationalbibliografie; detaillierte bibliografische Daten sind im Internet über http://www.dnb.de abrufbar.

Anregungen und Zuschriften bitte an:
Hogrefe AG
Lektorat Medizin
Länggass-Strasse 76
3012 Bern
Schweiz
Tel. +41 31 300 45 00
info@hogrefe.ch
www.hogrefe.ch

Lektorat: Susanne Ristea, Lisa Maria Pilhofer
Bearbeitung: Elizabeth Dominik, Allendorf/Lumda
Herstellung: René Tschirren
Umschlagabbildung: Getty Images/James O'Neil
Umschlag: Claude Borer, Riehen
Satz: punktgenau GmbH, Bühl
Druck und buchbinderische Verarbeitung: Florjancic Tisk d.o.o., Maribor
Printed in Slovenia

4. Auflage 2021

(E-Book-ISBN_PDF 978-3-456-95969-6)
(E-Book-ISBN_EPUB 978-3-456-75969-2)
ISBN 978-3-456-85969-9
http://doi.org/10.1024/85969-000

Inhaltsverzeichnis

Teil I: Einführung

1 Gedanken zur Palliativmedizin

Hans Neuenschwander, Christoph Cina

„Unser Leben als denkende, erlebende und handelnde Wesen ist zerbrechlich und stets gefährdet – von außen und von innen. Die Lebensform der Würde ist der Versuch, diese Gefährdung in Schach zu halten. Es gilt, unser stets gefährdetes Leben selbstbewusst zu bestehen."

„Eine Art zu Leben." Pascal Mercier (Peter Bien)

1.1 Palliative Care: Definition und Bedeutung

Medizin ist primär darauf ausgerichtet, Krankheiten zu vermeiden, zu heilen und den Tod zu verhindern. Dies ist die Erwartung sowohl des Gesunden wie auch des Erkrankten. Es entspricht außerdem der Erwartung der Leistungserbringer, speziell der Ärzte[1], als erfolgsgetrimmte Wiederinstandsetzer. Dementsprechend fokussieren sich Ausbildung und Forschung vorwiegend auf diese Ziele. Die Erfolge sind nicht von der Hand zu weisen; die Lebenserwartung hat in den letzten 60 Jahren ungefähr um 20 Jahre zugenommen. Das ist enorm. Ein großer Teil dieser Lebensverlängerung mag zwar nicht auf den bahnbrechenden Fortschritten der modernen Reparatur-Medizin, sondern auf der Verbesserung der Lebensumstände (Wohlstand, Ernährung, Hygiene, Gesundheitsbewusstsein und entsprechendes Verhalten, Unfallvorbeugung, usw.) beruhen. Aber dennoch: Krankheiten werden heute, vor allem in den ersten Lebensjahrzehnten, geheilt. Parallel dazu beobachten wir eine Wandlung von akuten Erkrankungen in chronische Krankheitszustände und damit verbundene verlängerte Lebenserwartung. Dadurch ist die Palliativmedizin immer aktueller geworden. Ein erheblicher Teil des wachsenden Bedarfs und der zunehmenden Bedürfnisse der Palliativmedizin können also paradoxerweise als nicht erwünschtes und vor allem nicht geplantes Nebenprodukt des Erfolgs der modernen Medizin betrachtet werden. Aldous Huxley (1894–1963) sagte es in visionärer Art schon vor über 60 Jahren so: „Die moderne Medizin hat so große Fortschritte gemacht, dass es fast keine gesunden Menschen gibt".

Noch oft hört man den Einwand: Palliativmedizin ist nichts Neues, das haben wir immer und alle (auch) gemacht, das gehört intrinsisch zu unserem Berufsverständnis und zu unserem Rüstzeug an Haltung, Wissen und Fähigkeiten. Diese Aussage bildet sich in der täglichen Praxis immer weniger deutlich ab. Das mag verschiedene Gründe haben. Sicher spielt eine Rolle, dass vor allem in urbanen Gebieten – und andere gibt es in der Schweiz nur noch wenige – der Hausarzt auch bei weit fortgeschrittener

1 Aus Gründen der besseren Lesbarkeit wird in diesem Buch generell die männliche Form verwendet. Selbstverständlich sind, wenn von Patienten und Ärzten die Rede ist, auch weibliche Patientinnen und Ärztinnen gemeint.

Krankheit, und vor allem bei der laufend zunehmenden Polymorbidität in fragilem Alter durch eine Gruppe, aber nicht ein Team, durch mehrere Krankheits- und Organspezialisten ersetzt wird. Dabei will jeder sicher das Beste für die Krankheit oder das Organ seiner Zuständigkeit, was sich mit dem Besten für den Patienten nicht unbedingt decken muss. Andererseits befindet sich die Grundversorgung durch neue Arbeitsmodelle (Wandel von Einzelpraxis zu Gruppenpraxen), Teilzeitarbeit und neue Professionen wie APN (Advanced Practice Nurse) in einem großen Strukturwandel. Ein zweiter Grund könnte sein, dass im Zeitalter der „Lösbarkeit aller Probleme“ Sterben aus den Optionen gefallen ist, sowohl für den Arzt wie für den Betroffenen. Ein Hauptgrund ist aber die Tatsache, dass die Palliativmedizin in den letzten 20 Jahren namhafte Fortschritte gemacht hat, welche bis auf den Tag in Vor- und Nachdiplomausbildung nicht gebührend vermittelt werden. Unter anderem diese Lücke soll das vorliegende Buch schließen helfen.

Es gibt viele Definitionsversuche von Palliativmedizin, was an sich schon heißt, dass es keinen befriedigenden gibt. Deshalb, und um ein paar Mythen auszuräumen, ist es einfacher und vielleicht auch sinnvoll, zu sagen, was mit Palliativmedizin **nicht** gemeint ist:

„Nicht nur am Ende“

Die Spitzenmedizin erlebt den Misserfolg ihrer Spitzenleistung manchmal als Niederlage: Sie verliert dann das Interesse. Das sollte eigentlich nicht passieren, wenn das Interesse nicht auf die Krankheit, sondern auf den Patienten und seine Bedürfnisse fokussiert wird. Dieser Gedanke gilt nicht nur für die Onkologie, sondern für eine ganze Reihe anderer Spezialitäten, welche in den letzten Jahrzehnten Durchbrüche erzielt haben (Kardiologie, Transplantationsmedizin u.a.). So beschränkt sich der Bedarf an Palliativmedizin nicht auf die Onkologie, und ebenso wenig auf die Phase des Lebensendes, sondern auf alle Gebiete, in denen akute in chronische Krankheiten umgewandelt werden. Sie befasst sich deshalb nicht mit bestimmten Krankheiten, sondern mit Menschen (und deren Bedürfnissen) in bestimmten, symptomatischen Phasen ihrer chronischen und/oder weit fortgeschrittenen Krankheit. Sie ist fächerübergreifend.

„Nicht nur Morphium“

Schmerz ist fast immer die Motivation, ein palliativmedizinisches Konsilium anzufordern. Meistens ist aber dieses Symptom nicht das wichtigste Problem. Viel häufiger besteht eine komplexe und instabile Polysymptomatik. Oft stellt es sich auch heraus, dass die Stolpersteine auch bei existenziellen oder psychosozialen und kulturellen Fragen liegen, bei Schwierigkeiten im Umgang mit nicht lösbaren Problemen, bei der Entwicklung von realistischen Erwartungen, oder in Momenten der konsensuellen Entscheidungsfindung. So wird der seelische Schmerz, welcher zerebral an gleicher Stelle verarbeitet wird wie der somatische Schmerz, unter Umständen bedeutsamer und nicht primär mit Morphium behandlungsbedürftig.

„Nicht nur Krebs“

Palliative Care steht für alle chronischen degenerativen nicht heilbaren Krankheiten zur Verfügung (neurologische, chronische Lungenkrankheiten, chronische Herzinsuffizienz und viele andere). Zunehmend wird uns die Besinnung der Integration von Palliativmedizin und Geriatrie beschäftigen. Die Herausforderungen, vor allem auch in den Entscheidungsprozessen, sind hier oft komplexer als bei Tumorleiden. Diese Entscheidungsprozesse werden im Gegensatz zu Krebserkrankungen nicht selten zeitlich hinausgeschoben oder vernachlässigt.

„Nicht nur der Arzt“

Palliativmedizin pflegt den umgreifenden multi- und interprofessionellen Ansatz. Das ist zwar auch anstrengend, aber unter dem Strich gewinnbringend. Ein ganzes Team (Arzt, Sozialarbeit, Pflege, Psychologie, Seelsorge, usw.) zieht am gleichen Strick und wenn möglich in die gleiche Richtung. Deshalb gilt es ja politisch als unkorrekt, von *Palliativmedizin* zu reden. Der heute akzeptierte Ausdruck heißt *Palliative Care* (man kann ihn mögen oder nicht, aber wir sind immer noch auf der Suche nach einem besseren). Je nachdem, in welcher Dimension sich ein Leiden in einem bestimmten Moment schwerpunktmäßig äußert, wird sich der Lead im Lauf einer Lebens- und Krankengeschichte vielleicht zwischen einzelnen Berufsfachleuten verschieben.

Wir leben in einer 24-Stunden-Gesellschaft. Das Leben ist schnell geworden. Und trotzdem haben wir damit keine Zeit gewonnen. Zeit ist nicht gewinnbar, höchstens verlierbar.

In der Situation der fortgeschrittenen Krankheit, wenn man sogenannt „nichts mehr tun kann", bietet der tiefere palliative Gedanke noch einmal, oder auch endlich, die Chance, die verbleibende Lebenszeit zu dezelerieren und ihr dadurch Qualität zu geben. Und gerade hier liegt einer der Schwerpunkte der Palliative Care: ein Erkennungssymbol für die moderne Kardiologie ist der Pace Maker, für die Orthopädie das Sulzergelenk, für die Onkologie die Chemotherapie, für die Radiotherapie der Linac. Gleichzeitig sind diese Symbole auch im Tarifsystem abgebildet. Für die Palliative Care ist ein wesentliches Erkennungsmerkmal die **Zeit**. Betreuen heißt doch auch, jemandem etwas geben, wovon er wenig hat, und wir wahrscheinlich mehr. Zeit also. Zeit ist teuer und schlechter fakturierbar als ein PET-Scan oder eine technisch aufwändige Therapie. Aber, wenn professionell mit entsprechendem Wissen und Fähigkeiten eingesetzt, ist Zeit sehr wirksam und relativ untoxisch. Es bleibt zu hoffen, dass diese Verzerrungen möglichst bald behoben werden und „Zeit der menschlichen Zuwendung" als ein wertvolles Symbol im Tarifsystem abgebildet wird.

Die schwierigsten Momente in einer Patientenkarriere, für den Betroffenen und für den Arzt, eben häufig auch ein „Betroffener", sind diejenigen, in denen eine wegweisende Entscheidung ansteht. Für den Onkologen zum Beispiel geht das irgendwann einher mit der Notwendigkeit zur Akzeptanz der Therapieresistenz der Tumorkrankheit. Als Palliativmediziner darf man von einem Onkologen selbstverständlich erwarten, dass er alle kurativen Möglichkeiten kennt und anbieten kann. Noch wichtiger ist aber, dass dieser Spezialist den natürlichen Verlauf einer Krankheit kennt, und dieses Wissen in seine Überlegungen einbezieht. Das Problem ist, dass es natürliche Verläufe fast nicht mehr gibt, sodass es zunehmend schwierig wird, sie zu (er-)kennen. Wir laufen dauernd Gefahr, anstehende Entscheidungen an „noch eine Untersuchung, noch ein Konsilium, noch ein interdisziplinäres Meeting, und noch eine Therapie" zu delegieren, und beschneiden damit möglicherweise die Zeit des Patienten, die er noch hätte, um sich eben auf etwas anderes, oder mehr auf die Gegenwart (und vielleicht auch auf die Vergangenheit, seine Biografie) zu konzentrieren als auf eine nicht mehr realistische Zukunft. Die bald einmal uferlose Ausweitung der diagnostischen und therapeutischen Möglichkeiten bringt zwar Fortschritt, aber gleichzeitig auch einen zunehmenden Verlust von Entscheidungsfähigkeit, Entscheidungswillen und Entscheidungskraft. Dabei lässt sich der Moment der „Therapieresistenz" in der Onkologie noch relativ leicht identifizieren. Viel schwieriger ist dies bei anderen chronisch evolutiven Krankheiten wie der chronischen Herzinsuffizienz (CHF) oder den chronischen Lungenkrankheiten wie z. B. bei der chronisch obstruktiven Lungenerkrankung (COPD). Und tatsächlich ist die Akzeptanz der Palliative Care bei Tumorleiden unter Onkologen heute recht gut etabliert. Viel Sensibilisierungsbedarf gibt es nach wie vor bei den erwähnten Krankheiten CHF und COPD. Die Integration von kurativem und palliativem Bemühen ist in diesen häufigen Situationen essenziell, und gleichzeitig anspruchsvoll.

Das heißt, dass die Palliative Care nicht nur sequenziell am allerletzten Ende an eine Patientengeschichte angefügt und an die „Spezialisten“ delegiert werden soll, sondern dass sie die sogenannte kurative Phase kontaminieren und als Gedankengut und Haltung zum Beispiel in jede multidisziplinäre Sitzung während der ganzen Krankheitsphase einfließen möge. Es gibt heute genügend Evidenz für die Verbesserung der Lebensqualität, und vielleicht sogar auch von Lebensquantität (welche halt für viele Menschen auch ein Teil der Qualität ist) beim Einsatz von Palliative Care ab Diagnose.

Früher wurden alte Leute alt, weil sie gute genetische Voraussetzungen hatten. Die zukünftige Generation der über 80-Jährigen wird das hohe Alter erreichen, weil das Sterben an der akuten Krankheit vorher verhindert wurde. Das könnte auch heißen, dass die zukünftige Generation der alten Menschen vulnerabler, fragiler und kränker, resp. polymorbider sein wird, was für die Palliativmedizin und Palliative Care neue Herausforderungen mit sich bringen wird. Auch diese „neuen chronisch Kranken“ werden sich wünschen, an ihren Krankheiten nicht unmittelbar zu sterben, sondern dann auch trotz der Morbidität eine bestmögliche Lebensqualität zu bewahren.

Palliativmedizin als neu erwachter Anspruch wurde nach Jahren des Schattendaseins auf die Agenden der Politik (Nationale Strategie in Palliative Care 2010 – 2012 – 2015, Nationale Strategie gegen den Krebs 2014–20) der Aus- und Weiterbildungsprogramme gesetzt. Der Nationalfonds förderte die Schweizer Forschung über Palliative Care im Rahmen des NFP 67 („Lebensende“) von 2012 bis 2017. Das Forschungsprogramm wurde Ende Februar 2019 abgeschlossen. Die Resultate sind größtenteils veröffentlicht und geben der Palliativmedizin namhaften Schub (s. Kap. 1.3).

Seit 2016 gibt es in der Schweiz die Möglichkeit, einen interdisziplinären Schwerpunkttitel Palliativmedizin („IdS Palliativmedizin“) zu erwerben. Es handelt sich dabei um eine anforderungsreiche Zusatzausbildung, welche für das SWIF (Schweizerisches Institut für ärztliche Fort- und Weiterbildung) wegen seiner Interdisziplinarität eine Neuheit ist. Diese Entwicklung fördert einerseits zwar die Vertikalisierung der Spezialität, färbt aber auch auf die Qualität der allgemeinen Palliativmedizin in Verbreitung, Ausbildung und Forschung ab.

1.2 Herausforderungen für den Hausarzt

1.2.1 Rolle

Worte und Wörter sagen Vieles. Sie bestimmen Inhalte. In unseren Breitengraden wird die Figur **„Hausarzt“** genannt; ein Arzt, der auch nach Hause geht, die regionalen Verhältnisse als auch den individuellen Kontext kennt, für welchen er zur Lebensqualität des Patienten beitragen soll. Auf französisch *(médecin de famille)* und italienisch *(medico di famiglia)* geht es vordergründig nicht um das Haus und Heim, sondern um das Beziehungsnetz. Idealerweise wird der Arzt diese Begriffe, respektive ihre Inhalte, bei der Interpretation seiner Rolle verschmelzen. Das gibt ihm einen unersetzbaren Mehrwert, den er in der interprofessionellen Zusammenarbeit einbringen kann und in seinem Berufsverständnis auch einbringen soll.

Das Buch ist praxisorientiert, von Fachpersonen aus der Praxis für Fachpersonen aus der Praxis konzipiert. Das vermittelte Wissen geht nicht immer in spezialistische Details, ist aber darauf ausgerichtet, dass bei seiner Anwendung unter Vermeidung gröberer Fehler nicht-komplexe klinische Probleme in Eigenregie angegangen, und dass komplexe Probleme als solche identifiziert werden können.

1.2.2 Entscheiden

Der Hausarzt ist ein Hauptadressat dieses Buchs. Er ist einer der wichtigen Entscheidungsträger. In der Palliativmedizin müssen oft Weichen gestellt werden (z. B. Hospitalisation ja/nein, Ernährung oder Flüssigkeit ja/nein, Antibiotika ja/nein, Sedierung ja/nein, usw.). Wie entstehen Entscheidungen?

- Am häufigsten entscheiden wir **nicht,** weil wir nicht wahrnehmen, dass eine Entscheidung ansteht, weil wir es vergessen, oder weil wir es hinausschieben. Nun, man kann das Nichtentscheiden auch als Entscheidung betrachten, indem wir alles dem natürlichen Verlauf überlassen. Das ist nicht per se falsch oder schlecht, es setzt aber ein entsprechendes Bewusstsein und die Kenntnis des natürlichen Verlaufs voraus, erworben aus Wissen und Erfahrung.
- Wir entscheiden aus **Gewohnheit** („das habe ich schon immer so gemacht"). Dabei ist das Risiko einer Fehlentscheidung erheblich, wir messen uns nicht an einem Standard, außer an uns selber.
- Wir entscheiden nach **Evidenz.** Dies wäre eigentlich das Vorgehen der „safety". Leider gibt es aber in der Palliativmedizin wenige Daten mit hohem Evidenzniveau. So greifen wir dann auf Richtlinien oder Empfehlungen (z. B. dieses Buches) zurück, welche in der Regel vor allem Kondensate von Expertenmeinungen sind.

Bei anstehenden wichtigen Entscheidungen ist, gerade in der palliativen Situation, ein patienten- und bedürfnisorientierter Fokus angezeigt. Die Achtung der Autonomie des Betroffenen wird dabei den Entscheidungsprozess mitprägen. Allerdings geht es vor allem um die relationale Autonomie, welche das Beziehungssystem des Patienten mitberücksichtigt. Dass der Hausarzt oft auch noch Teil dieses Systems ist, kompliziert den Prozess zusätzlich. Das alles heißt, dass in zwei augenscheinlich identischen klinischen Situationen deutlich voneinander abweichende Entscheidungen vernünftig sein können.

Der Arzt, gerade der Hausarzt, sollte aufgrund seiner jahrelangen beruflichen Exposition den Umgang mit Unvorhersehbarem und Ungewissheit interiorisiert haben. Die evidenzbasierte Medizin (EBM) kann ihn von dieser einsam getragenen Bürde entlasten. Allerdings fokussieren EBM-Guidelines in der Regel auf eine bestimmte Krankheit. Vor dem Bild der Polymorbidität in palliativer Situation wird deshalb die korrekte Anwendung schwierig und nicht selten auch kontraproduktiv. Da muss die Integration von explizitem Wissen, z. B. aus Guidelines und implizitem Wissen aus inter- und intraindividueller Erfahrung zum Zuge kommen. „Evidenz" ist zwar gut, sie könnte aber bei anstehenden Entscheidungen der Patientenorientiertheit im Wege stehen. In diesem Moment hat die Funktion des Hausarztes einen nicht ersetzbaren Mehrwert. Er kennt die betreute Person seit vielen Jahren – „ein Leben lang" –, ist Teil seiner Biografie, und umgekehrt. Wenn er bewusst eine individualisierte Mischung zwischen „Evidenz und Eminenz (auf sich selber bezogen)" sucht und findet, kommt der Mehrwert zum Zug, die Entscheidungen gewinnen an „Systemrelevanz".

1.2.3 Zukünftige Herausforderung: Autonomie und Gerechtigkeit

Innerhalb der medizinisch-ethischen Grundsätze hat das Konzept der Autonomie in den letzten Jahren ein Primat eingenommen. Diese Entwicklung kann/konnte durch die Abwendung von Paternalismus und oder anderweitig begründbaren asymmetrischen Machtverhältnissen in der Entscheidungsgewalt gerechtfertigt werden. Sie wurde u. a. begünstigt durch den heute verblassenden Zeitgeist, dass alles Machbare möglich und alles Mögliche machbar sei, dass „der Himmel auch unter den Wolken grenzenlos sei". Begünstigend wirkt auch die Forschungsfreiheit (die wir nicht missen möchten). Der Forscher fühlt sich bei seiner Arbeit und der Veröffentlichung der Resultate nicht verantwortlich für z. B. volkswirtschaftliche Konsequenzen, welche seine neuen Entdeckungen potenziell haben könnten. Und schließlich folgt der Gesundheitsmarkt (eigentlich ein Krankheitsmarkt) nicht üblichen Gesetzen von Angebot und Nachfrage mit dem Kontrollinstrument „Preis“, u. a., weil der Preis garantiert bleibt, auch wenn das Angebot ausufert.

Die Emanzipation des Patienten in die Richtung von Autonomie und Umsetzung der Selbstbestimmung ist eine Errungenschaft, die wir nicht mehr missen möchten. Gleichzeitig zeigt sie aber zunehmend ursprünglich nicht reflektierte Grenzen auf:

> „Die Würde des Menschen besteht in der Wahl.“ (Max Frisch)

Muss dieser Satz von Max Frisch angesichts der begrenzten Ressourcen relativiert werden? Wie frei darf diese Wahl bleiben?

Wünschen kann der potenzielle Verbraucher und auch der potenzielle Leistungserbringer „alles“. Aber müssen alle verzichten, wenn es nicht für alle reicht? Oder: Sollen alle paritätisch ein wenig von den begrenzten Mitteln erhalten, oder doch umgekehrt, einige Ausgewählte genug und andere nichts?

Ursprünglich ist das Autonomieprinzip primär im Sinne eines Abwehrrechts, auf die Reaktion von sich verbreitendem therapeutischen Übereifer *(acharnement thérapeutique)* in den Vordergrund gerückt. Es geht dabei um den Verzicht auf vorhandene und angebotene Ressourcen. Bei diesem Teilaspekt des Autonomieanspruchs stellt sich die Frage der Verteilungsgerechtigkeit der Ressourcen nicht so sehr. Diese Konstellation finden wir vor allem im Rahmen der fortgeschrittenen Krankheit, besonders am Lebensende.

In zunehmendem Maße könnten aber angesichts von innovativen und ressourcenintensiven Therapieangeboten Anspruchsrechte quantitativ wichtiger werden. Die vorhandenen Ressourcen werden dann Bedarf und Bedürfnissen nicht mehr gerecht werden können, mit einer Ausuferung ist zu rechnen. Die alleinige Steigerung des Angebots zur Befriedigung der steigenden Nachfrage kann keine Lösung sein. Es werden sich deshalb regulierende Maßnahmen aufdrängen, welche im Widerspruch zum absoluten Autonomieprimat stehen werden. Die Frage wird sich stellen, wie Kriterien zur sinnvollen gerechten Verteilung der Ressourcen erarbeitet werden, eher gesetzlich (Gebote und Verbote), oder eher lenkend/regulierend (Leitplanken oder Leitschranken)?

Wir kommen nicht umhin, auch innerhalb des Respekts von autonomen Wünschen, sowohl auf individueller, wie auch auf kollektiver Ebene, Ziele auszuhandeln und zu formulieren. Diese Ziele müssen mit den zur Verfügung stehenden Ressourcen realisierbar sein. Es wird nötig sein, von einer Kultur des „immer besser“ zu einer Kultur des „gut genug“ zu finden. Gesundheitsfachleute werden dabei eine besondere Verantwortung übernehmen müssen. So kann die persönlich eingeforderte Autonomie nur in einer sozialen Verantwortung gelebt werden.

1.3 Impulse durch das NFP 67

Der Nationalfonds förderte die Schweizer Forschung über Palliative Care im Rahmen des NFP 67 („Lebensende“) von 2012 bis 2017. Das Forschungsprogramm wurde Ende Februar 2019 abgeschlossen. Grundsätzlich machen die Resultate ein nach wie vor sehr heterogenes palliatives Betreuungsangebot in der Schweiz sichtbar. Neben wenigen Überversorgungen sind, mit großer Spannweite, Unterversorgungen am Lebensende immer noch häufig.

Die Resultate sind größtenteils veröffentlicht und geben der Palliativmedizin namhaften Schub. Sie untermauern einerseits mit Daten, „was wir schon immer vermuteten oder zu wissen glaubten“. Andererseits bringen sie auch viele neue Erkenntnisse, die hoffentlich in den klinischen Alltag und in die Gesundheitspolitik Eingang finden. Folgende Felder mit Handlungsbedarf werden identifiziert und mit „Impulsen“ im NFP-Bericht hervorgehoben:

- Verbesserung von Kommunikation, Kooperation und Koordination der Versorgung. Davon sollen Schnittstellen (horizontal zwischen ambulanter und stationärer Betreuung, sowie vertikal zwischen allgemeiner und spezialisierter Palliative Care) homogener verknüpft werden. Insbesondere wird der Einbezug von Angehörigen und Hausärzten hervorgehoben.

- Förderung der Palliative Care in den Ausbildungscurricula aller Gesundheitsfachleute.
- Durchsetzung von medizinethischen Grundsätzen, insbesondere zur Ermöglichung der gemeinsamen Entscheidungsfindung.
- Verbesserung der kommunikativen Abläufe in Spitälern zur Vermeidung der Fraktionierung der Betreuung durch Spezialisierung.
- Verbesserter Fokus auf die Betreuung besonders vulnerabler Personen (Kinder und Jugendliche, kognitiv Beeinträchtigte, Alloglotte, usw.).
- Rechtliche und wirtschaftlich-soziale Anerkennung der „Laienarbeit" durch Angehörige.
- Erarbeiten von Transparenz in den Entscheidungsprozessen.
- Datenanalyse im Hinblick auf die Revision des Erwachsenenschutzgesetzes, z. B. in Bezug auf Entscheidungsfähigkeit.
- Förderung der Enttabuisierung im Umgang mit Sterben und Tod.
- Fokus nicht nur auf die somatischen, sondern ebenso auf psychosoziale und spirituelle Aspekte am Lebensende.
- Forschung am Lebensende anerkennen und etablieren.

Literatur

[1] Bundesamt für Gesundheit BAG: Palliative Care [Internet; abgerufen am 13. August 2020]. Verfügbar unter: https://www.bag.admin.ch/bag/de/home/strategie-und-politik/nationale-gesundheitsstrategien/strategie-palliative-care.html

[2] Bundesamt für Gesundheit BAG: Plattform Palliative Care [Internet; abgerufen am 13. August 2020]. Verfügbar unter: https://www.plattform-palliativecare.ch/

[3] Bundesamt für Gesundheit BAG, Konferenz der kantonalen Gesundheitsdirektorinnen und -direktoren: Nationale Strategie gegen Krebs [Internet; abgerufen am 13. August 2020]. Verfügbar unter: https://www.nsk-krebsstrategie.ch/

[4] Schweizerischer Nationalfonds zur Förderung der wissenschaftlichen Forschung (FNSNF): Lebenende, Nationales Forschungsprojekt NFP 67 [Internet; abgerufen am 13. August 2020]. Verfügbar unter: http://www.nfp67.ch/

2 Gebrauchsanweisung

Klaus Bally, Daniel Büche, Tanja Fusi-Schmidhauser, Sophie Pautex, Petra Vayne-Bossert

Sie halten die 4. Auflage des Handbuchs Palliativmedizin in Ihren Händen. Für die Erstausgabe im Jahr 2000 zeichnete Hans Neuenschwander verantwortlich, ebenso für die Zweitausgabe 2005. 2015 hat abermals Hans Neuenschwander gemeinsam mit Christoph Cina das Handbuch für die 3. Auflage vollständig neu überarbeitet. In Anbetracht der aktuellen Dynamik im Fachgebiet der Palliativmedizin hat sich der Hogrefe Verlag dazu entschieden, schon im Jahr 2021 eine abermals umfassend neu bearbeitete 4. Auflage herauszugeben.

Die Herausgeber dieser 4. Ausgabe des Handbuchs Palliativmedizin sind sich bewusst, dass sie in große Fußstapfen treten. Sie bedanken sich bei Hans Neuenschwander und Christoph Cina für ihr Vertrauen, ihre anhaltende und tatkräftige Unterstützung im Rahmen der Realisierung dieser 4. Auflage und auch für ihre ganz wertvollen redaktionellen Beiträge.

Ebenso bedanken sich die Herausgeber bei Frau Susanne Ristea und Frau Lisa Maria Pilhofer vom Hogrefe Verlag für ihre kompetente Beratung und Begleitung in den vergangenen drei Jahren.

Das Buch trägt wie die 3. Auflage den Titel Handbuch Palliativmedizin. Dies bedeutet keineswegs, dass im vorliegenden Buch nur medizinische Aspekte beleuchtet werden und auf die mit dem umfassenderen Begriff der Palliative Care assoziierte Haltung nicht eingegangen wird. Es soll aber ein Buch sein, das wie schon die letzten drei Auflagen im medizinischen Umfeld im weitesten Sinn zur Anwendung gelangen wird, primär in der Grundversorgung, aber auch im spezialisierten Umfeld in Hospizen, Palliativabteilungen und natürlich auch im ambulanten Bereich der spezialisierten Palliativversorgung.

Die Herausgeber haben sich bei der Konzeption des vorliegenden Buches am in der Palliativmedizin zentralen Primat der Erhaltung und Förderung von Lebensqualität orientiert und daher das Buch in insgesamt neun Teile gegliedert:

- Einführung
- Symptome
- besondere Situationen in der Palliative Care
- Entscheidungsfindung
- Netzwerk im interprofessionellen Team
- die Arbeitsweise im Netzwerk
- Netzwerkarbeit in speziellen Settings oder mit speziellen Patientengruppen
- Kommunikation und Support für Angehörige
- Anhänge und Services.

Die subjektiv empfundene Lebensqualität wird zu großen Teilen vom Gesundheitszustand beeinflusst und der Gesundheitszustand wird wiederum bestimmt durch

- eine adäquate Symptomkontrolle
- die bestmögliche körperliche Funktionsfähigkeit
- das psychische Wohlbefinden

- und die Erfahrung von Lebenssinn und Erfüllung.

Daher sind in diesem Buch insgesamt 18 Kapitel der **Symptomkontrolle** gewidmet. Ganz bewusst wurde auf ein Kapitel mit dem Titel Psychiatrische Aspekte verzichtet, um auf die in der Palliativmedizin so wichtigen Symptome wie Angst, Delir, Schlafstörungen und Trauer vertieft einzugehen. Für jedes dieser Symptome wurde ein eigenes Kapitel neu geschrieben. In denjenigen Teil, der den besonderen Situationen in der Palliative Care gewidmet ist, wurde neben den Notfallsituationen und den Besonderheiten der Pharmakotherapie in der Palliativmedizin ein ganz neues Kapitel zur End-of-Life Care aufgenommen.

Ebenso wurde angesichts der zunehmenden Bedeutung der Gesundheitlichen Vorausplanung und der autonomen Entscheidungsfindung zusätzlich zum Kapitel über **Entscheidungsfindung am Lebensende** ein Kapitel zur **Gesundheitlichen Vorausplanung** geschrieben und in den Teil **Entscheidungsfindung** integriert. Ebenso wurde für diesen Abschnitt ein Kapitel über **Umgang mit Hoffnung** ganz neu verfasst und das ursprüngliche Kapitel über **Sterbehilfe** wurde deutlich erweitert und ist nun den **Sterbe- und Suizidwünschen** gewidmet. Auch auf den zunehmend an Bedeutung gewinnenden **Freiwilligen Verzicht auf Nahrung und Flüssigkeit (FVNF)** wird in diesem Kapitel eingegangen.

Für kaum eine Disziplin in der Medizin ist die **Arbeit im Netzwerk** so wichtig wie in der Palliativmedizin. Für jede im Bereich der Palliativmedizin tätige Fachperson gehört es zu den Grundvoraussetzungen, dass sie in der Lage ist, interprofessionell in einem Netzwerk tätig zu sein. Interprofessionalität bedeutet in diesem Kontext nicht nur die Zusammenarbeit zum Wohl des Patienten, sondern auch Respekt und Wertschätzung für die Partner aus anderen Berufsumfeldern sowie das Hinterfragen der eigenen Rolle im Netzwerk im Sinne einer Selbstreflexion. Daher sind der **Arbeit im Netzwerk** ganze drei übergeordnete Abschnitte im Buch gewidmet. In Anbetracht der Bedeutung der Arbeit im Netzwerk und auch der palliativen Betreuung von Menschen mit Nichttumorerkrankungen in Netzwerken wurden folgende Kapitel ganz neu geschrieben:

- **Palliative Care Community – regionales Netzwerk Palliative Care**
- **Palliative Care bei Patienten mit Tumorerkrankungen**
- **Palliative Care bei Patienten mit neurologischen Erkrankungen**
- **Palliative Care bei Patienten mit chronischem Organversagen**
- **Palliative Care bei Menschen mit Behinderung** und
- **Diversitätssensitive Palliative Care.**

Schließlich wurde ebenfalls ganz neu ein Teil des Buches für den Bereich **Kommunikation und Support für Angehörige** vorgesehen. Für diesen Abschnitt wurde ein Kapitel mit dem Titel **Wichtige Konzepte und daraus folgende Interventionen** neu verfasst, ebenso wie ein Kapitel über **Psychosoziale Aspekte bei Betroffenen – Resilienz, Ressourcen, Coping, Ressourcen** sowie ein Kapitel über **Spiritualität.**

Ergänzt werden diese insgesamt 49 Kapitel durch mehrere Anhänge, welche die Leserschaft bei der täglichen Arbeit am Patienten unterstützen sollen.

Das vorliegende Handbuch wurde ganz im Sinn der Interprofessionalität von Fachpersonen mit ganz unterschiedlicher Ausbildung aus verschiedensten Berufsfeldern und aus allen Landesteilen der Schweiz wiederum für Menschen aus ganz unterschiedlichen Professionen ebenfalls aus der ganzen Schweiz verfasst und wird in deutscher, französischer sowie in italienischer Sprache herausgegeben. Die Mehrheit der Leser wird Autoren kennen, die an diesem Buch mitgewirkt haben. Dass Sie, liebe Leser, mit den Autoren dieses Buches in Kontakt treten, ist durchaus gewünscht und soll letztlich unseren Patienten zu Gute kommen. Möge diese 4. Auflage des Handbuchs Palliativmedizin Sie in Ihrem klinischen Alltag zum Wohle der von uns gemeinsam betreuten Menschen und deren Angehörigen unterstützen und begleiten.

Bern, im Juli 2021
Klaus Bally
Daniel Büche
Tanja Fusi-Schmidhauser
Sophie Pautex
Petra Vayne-Bossert
(Hrsg.)

3 Erkennen einer Palliativsituation – Voraussetzung für aufrichtige Kommunikation

Petra Vayne-Bossert, Klaus Bally

3.1 Einleitung

Bis vor wenigen Jahrzehnten wurde der Begriff der Palliativmedizin als Synonym für die Medizin am Lebensende verwendet. Erst in den letzten zehn Jahren konnte auch wissenschaftlich gezeigt werden, dass die frühe Erfassung der entsprechenden Bedürfnisse von betroffenen Menschen und deren Angehörigen mit der nachfolgenden palliativmedizinischen Unterstützung verglichen mit einer Population, die nicht in den Genuss dieser Früherfassung resp. frühen palliativmedizinischen Begleitung kommt, zu einer deutlich besseren Lebensqualität, zu einer Verringerung von Depressions- und Angstsymptomen und sogar zu einer Lebensverlängerung führt [16].

Dies hat aber noch nicht zu einem generellen Umdenken geführt. Leider werden Palliativsituationen von Gesundheitsfachpersonen immer noch viel zu spät als solche erkannt, was zur Folge hat, dass palliativmedizinisch ausgebildete Ärzte sowie Pflegende oftmals erst wenige Tage vor dem Lebensende beigezogen werden. Die empfohlenen Maßnahmen beschränken sich dann auf eine Symptomlinderung; eine eingehende psychosoziale Begleitung und Unterstützung bei wegweisenden Entscheidungen ist in diesem vergleichsweise späten Stadium oft nicht mehr realisierbar.

Je nach vorliegender Erkrankung mit der entsprechenden Prognose sollten die Bedürfnisse der betroffenen Patienten Monate bis Jahre vor ihrem Tod erfasst werden. Schon hier muss erwähnt werden, dass Instrumente, welche zur Ermittlung der Prognose resp. der Überlebenswahrscheinlichkeit geschaffen wurden, nicht in gleichem Maße geeignet sind, Menschen als Palliativpatienten zu identifizieren, um deren ganz spezifischen Bedürfnissen gerecht zu werden.

3.2 Instrumente zur Erfassung der Prognose/ Überlebenswahrscheinlichkeit

Um Überlebenswahrscheinlichkeiten zu bestimmen, wurden vor 20 Jahren sogenannte Prognose-Instrumente entwickelt, die in der **Tabelle 3-1** einzeln beschrieben werden:

- Palliative Performance Scale (PPS – aktuelle Version 2 [PPSv2])
- Palliative Prognostic Index (PPI)
- Palliative Prognostic Score (PaPS).

3.3 Die Surprise-Question

Wäre ich überrascht, wenn mein Patient innerhalb der kommenden 6–12 Monate versterben würde? Seit mehr als 10 Jahren wird diese Frage eingesetzt, um unterstützt durch andere Indikatoren die Überlebensprognose eines Patienten abzuschätzen und ihn unter Umständen als Palliativpatienten zu identifizieren.

Tabelle 3-1: Instrumente zur Erfassung der Prognose/Überlebenswahrscheinlichkeit.

Prognose-Instrument	Beschreibung	Besonderes
PPSv2[1] (Palliative Performance Scale)	Es handelt sich um eine Weiterentwicklung des Karnofsky-Indexes: Neben der symptombezogenen Einschränkung der Aktivität und der Selbstversorgung werden auch der aktuelle Bewusstseinsgrad und die Nahrungs- sowie Flüssigkeitszufuhr durch den Patienten mitberücksichtigt.	Es sind keine Blutanalysen notwendig; das Instrument konnte in verschiedenen Populationen (nicht nur onkologische Patienten) getestet und validiert werden.
PPI[2] (Palliative Prognostic Index)	Es handelt sich um eine Weiterentwicklung des oben beschriebenen PPS, wobei auch gewisse Symptome wie Atemnot und Delirium sowie gewisse klinische Zeichen wie das Vorliegen von Ödemen mitberücksichtigt werden.	Mit diesem Instrument können kurze Überlebenszeiten prognostiziert werden. So kann z. B. bei einer Punktzahl von > 6 eine zu erwartende Überlebenszeit von weniger als 3 Wochen mit einer Sensitivität von 80 % und einer Spezifität von 85 % vorausgesagt werden.
PaPS[3] (Palliative Prognostic Score)	Dieses Instrument bedient sich zur genaueren Prognose gewisser Laborparameter.	Mit diesem Instrument können Überlebenswahrscheinlichkeit von > 30 Tagen prognostiziert werden.

[1] [2]; [2] [9]; [3] [8].

Mittels eines systematischen Reviews wurde die Aussagekraft dieser Surprise-Question etwas genauer untersucht: Hierbei konnte eine große Variabilität bezüglich der Fähigkeit, Patienten in ihrem letzten Lebensjahr zu erkennen, festgestellt werden (Sensitivität: 11,6–95,6 %). Insbesondere ist diese Frage ungeeignet, um Patienten zu identifizieren, welche nicht auf Palliative Care angewiesen sein werden (Spezifizität: 13,8–98,2 %) [19].

Bei allen oben aufgeführten Prognose-Instrumenten nimmt die Qualität von Überlebensprognosen mit zunehmend verbleibender Lebenserwartung eines Patienten ab. Ärzte sind häufig zu optimistisch und überschätzen die Überlebenszeit, vor allem dann, wenn ein Patient voraussichtlich noch länger als drei Monate leben wird. Bei einer Überlebenswahrscheinlichkeit von mehr als einem Jahr entspricht das Prognostizieren durch Ärzte eher einem Ratespiel als einem wissenschaftlich erprobten Instrument (Genauigkeit schwankt von 23–78 %) [20]. Auch sind, vor allem bei älteren Menschen mit vielen Komorbiditäten, die Krankheitsverläufe sehr individuell und daher schwer vorhersagbar [1].

Da es letztlich darum geht, die palliativen Bedürfnisse von ernstlich erkrankten Menschen zu erfassen, und diese Bedürfnisse oftmals nicht in Zusammenhang stehen mit der prognostizierten Überlebenswahrscheinlichkeit, wurden in den letzten Jahren mehrere Instrumente entwickelt, welche nicht mehr alleine auf Überlebensprognosen basieren, sondern sich an den Bedürfnissen der Menschen sowie an allgemeinen und krankheitsspezifischen Indikatoren orientieren.

3.4 Instrumente zu Erfassung von Palliativpatienten und deren Bedürfnissen

Am bekanntesten und als Vorreiter für solche Instrumente ist sicher der Gold-Standard-Framework zu erwähnen, welcher bereits schon seit zwanzig Jahren im angelsächsischen Sprachraum gebraucht wird und heute als „Evidence Based Best Practice" gilt [17]. Dieses Instrument hat sich bewährt, indem es nachweislich die Früherkennung von Palliative-Care-Situationen optimiert, eine Zusammenarbeit im Netzwerk fördert, sowie ein sorgfältiges Advance Care Planning ermöglicht. Als „Trigger-Punkte" werden in einem Flowchart drei Schritte festgehalten, wobei jeder für sich alleine geeignet ist, einen Palliativpatienten als solchen zu identifizieren und in der Folge seine entsprechenden Bedürfnisse zu erfassen sowie diesen gerecht zu werden:

1. Schritt: Beantwortung der oben erwähnten Surprise-Question.

2. Schritt: Berücksichtigung allgemeiner Indikatoren wie z. B. eine zunehmende funktionelle Einschränkung, signifikanter Gewichtsverlust (> 10 % des Körpergewichts innerhalb der letzten 6 Monate) oder aber auch der Wunsch des Patienten auf Therapieverzicht resp. Verzicht auf lebensverlängernde Maßnahmen.

3. Schritt: Erheben von spezifischen klinischen Indikatoren der vorliegenden Organerkrankung. Dies kann beispielsweise bei chronischen Lungenerkrankungen sehr hilfreich sein und erlaubt das Erfassen von Palliativsituationen, die Ärzte spontan oftmals nicht als palliativ einschätzen würden.

Ähnliche Instrumente sind mittlerweile in verschiedenen Sprachen erhältlich. Die in der Schweiz gebräuchlichsten werden in **Tabelle 3-2** dargestellt und erläutert.

Speziell zu erwähnen ist ein allerdings noch nicht validiertes Instrument mit dem Namen Pallia 10-CH. Hierbei handelt es sich um ein einfaches 10-Frage-Instrument, abgeändert von der französischen Originalfassung der Société Française d'Accompagnement et de Soins Palliatifs (SFAP), veröffentlicht im Kanton Waadt im Rahmen der kantonalen Strategie Palliative Care.

Sobald ein Palliativpatient als solcher identifiziert wurde, wird man sich Gedanken machen, was dies für die Kommunikation und für die weitere Betreuung bedeutet. Das Behandlungsziel soll nun klar auf die Lebensqualität ausgerichtet sein. Auf belastende Interventionen mit bescheidenem bis nicht vorhandenem Nutzen [14] und Spitaleinweisungen mit unklarem Behandlungsziel soll zum Wohl des Patienten verzichtet werden [3].

3.5 Kommunikation – Bereitschaft für ein Prognosegespräch und Wahrhaftigkeit

Die Art der Kommunikation in diesem Stadium der Erkrankung unterscheidet sich grundsätzlich von derjenigen, die für das Überbringen schlechter Nachrichten zur Anwendung gelangt. Es geht um Unsicherheit bzgl. des weiteren Verlaufs, das Abwägen der Prognose und insbesondere auch um das Krankheitsverständnis des betroffenen Menschen. Dabei spielt die Bereitschaft des Patienten, sich auf ein derartiges Gespräch einzulassen, eine wichtige Rolle. Entscheidend ist letztlich, dass der Patient in die Lage versetzt wird, aufgrund der erhaltenen Informationen die für ihn persönlich richtigen Entscheidungen zu treffen [7].

Gemäß den Medizin-ethischen Richtlinien der SAMW „Palliative Care" [13] (angepasst an das neue Erwachsenenschutzrecht 2013)

- gehört zur palliativen Behandlung und Betreuung ganz zentral der Aspekt der offenen, adäquaten und einfühlsamen Kommunikation mit dem Patienten und auf dessen Wunsch mit seinen Angehörigen.

Tabelle 3-2: Instrumente zur Erfassung von Palliativpatienten und deren Bedürfnissen.

Name	Jahr	Sprache	Setting	Anzahl Indikatoren/ Parameter	Zeitbedarf	Sensitivität/ Spezifität
Gold Standard Framework Prognostic Indicator Guidance (GSF-PIG)	2000 4. Aufl. (2011)	Englisch	Vor allem Grundversorgung; auch in Klinken getestet	Flussdiagramm mit 3 Kapiteln 1. „Surprise question" 2. Allgemeine Indikatoren (11 + funktionelles Assessment) 3. Spezifische Indikatoren nach Organsystem unterteilt (11)	N/A	[1]Sensitivität: 62,6 % Spezifität: 91,9 %
Tool to identify Advanced-Terminal patients in need of palliative care within health social services (NECPAL CCOMS-ICO© TOOL)[2]	2011 3.1 Aufl. (2017)	Englisch Spanisch Portugiesisch	Grundversorgung	Flussdiagramm mit 3 Kapiteln 1. „Surprise question" 2. 11 allgemeine Parameter 3. 2 spezifische Parameter Gemäß NECPAL ist ein Mensch dann als Palliativpatient zu betrachten, wenn die „Surprise Question" bejaht wird und mindestens ein Parameter identifiziert werden kann.	N/A	[3]Sensitivität: 91,4 % Spezifität: 32,9 %
Supportive and Palliative Care Indicators Tool (SPICT™)[4]	2014	Deutsch Englisch Französisch Spanisch Portugiesisch Dänisch Schwedisch Holländisch Japanisch	Vor allem Grundversorgung; auch in Klinken getestet	• 6 allgemeine Indikatoren • mehrere spezifische Indikatoren nach Organsystem unterteilt (7)	5–10 Min.	[5]Sensitivität: 78 % Spezifität: 72 %
RADboud Indicators for Palliative Care Needs (RADPAC)[6]	2012	Englisch	Vor allem Grundversorgung; geeignet für Tumorpatienten, Patienten mit COPD und chronischer Herzinsuffizienz	Indikatoren pro Krankheit • COPD: 6 Indikatoren • CHI: 7 Indikatoren • Tumor: 8 Indikatoren	N/A	N/A
Pallia 10[7]	2010 1. Aufl.	Französisch	Grundversorgung	10 Punkte Palliative Care Betreuung ist bei > 3 Punkten indiziert.	N/A	N/A

N/A: Daten nicht bekannt; COPD: Chronic Obstructive Pulmonary Disease; CHI: chronische Herzinsuffizienz.
[1][12]; [2][4]; [3][5]; [4][6]; [5][10]; [6][18]; [7][15].

- versetzt eine verständliche und wiederholte, stufenweise Aufklärung den Patienten in die Lage, realistische Erwartungen zu entwickeln und ermöglicht eine eigenständige Willensbildung und Entscheidung.
- sind Empathie und Wahrhaftigkeit sowie die Bereitschaft, Möglichkeiten und Grenzen der kurativen wie der palliativen Behandlung offenzulegen, Grundvoraussetzungen dazu.

Wenn Max Frisch einmal sagte, dass man dem anderen die Wahrheit wie einen Mantel hinhalten soll, dass er hineinschlüpfen kann und nicht wie ein nasses Tuch um den Kopf schlagen soll, meinte er damit wohl auch, dass man individuelle und kulturelle Besonderheiten berücksichtigen soll (s. auch Kap. 46). Ebenfalls in den Medizin-ethischen Richtlinien der SAMW „Palliative Care“ ist daher festgehalten, dass sich manchmal ein Patient nicht realistisch mit seiner Krankheit auseinandersetzen möchte. Diese Haltung sei zu respektieren. Sie erlaube dem Kranken, Hoffnungen zu hegen, die ihm helfen können, eine schwierige Situation besser auszuhalten. Hoffnung habe einen eigenständigen Wert, welcher palliative Wirkung entfalten könne.

3.6 Der richtige Augenblick für ein Gespräch

Patienten mit lebensbedrohlichen Erkrankungen erleben eigentliche Schlüsselmomente, an denen sie grundsätzlich empfänglich sind für Gespräche über die Prognose ihrer Erkrankung. Murray et al. [11] beschreiben drei unterschiedliche Verläufe von chronischen zum Tode führenden Erkrankungen:

1. Krankheiten mit einer raschen funktionellen Verschlechterung kurz vor dem Lebensende

Diesen Verlauf beobachtet man typischerweise bei Tumorpatienten. Zu einer Einschränkung ihres psychischen Wohlbefindens kommt es bei diesen Menschen zum Zeitpunkt der Diagnosestellung, nach der Spitalentlassung im Anschluss an die erste Therapie, bei einem Fortschreiten der Erkrankung unter Behandlung und schließlich Tage bis Wochen vor dem Lebensende. Das sind diejenigen Situationen, in denen Patienten oftmals verunsichert sind und empfänglich für vertiefende Gespräche. Dann sind auch Diskussionen über den zu erwartenden Verlauf der Erkrankung mit evtl. vorwegzunehmenden Entscheidungen angezeigt. Dies gilt insbesondere auch für Stadien der Erkrankung, in denen noch ein kurativer Ansatz verfolgt wird.

2. Erkrankungen mit intermittierenden funktionellen Verschlechterungen

Es sind dies in der Regel Patienten mit chronischem Organversagen wie COPD-Patienten, Menschen mit weit fortgeschrittener Herz- oder Niereninsuffizienz oder auch mit einer Leberinsuffizienz infolge Leberschädigung bei chronischer Hepatitis oder übermäßigem Alkoholkonsum. Diese Patienten werden häufig nicht oder viel zu spät als Palliativpatienten identifiziert, weswegen im Gespräch oftmals nur Therapiemöglichkeiten besprochen werden und kaum einmal potenzielle Entscheidungen über das Unterlassen oder Erbringen von lebensverlängernden Maßnahmen. Bei diesen Menschen bietet sich insbesondere der Moment nach einer Spitalentlassung an, um Gespräche über die Prognose und sich daraus ableitende Entscheidungen zu führen.

Wichtig ist es auch in Erfahrung zu bringen, ob diese Patienten bei einer erneuten Verschlechterung ihres Gesundheitszustandes nochmals hospitalisiert werden möchten.

3. Erkrankungen mit einer allmählichen oftmals sich über Jahre hinziehenden funktionellen Verschlechterung

Hierzu gehören Menschen mit einer Demenz aber auch Patienten mit einer chronisch fortschreitenden neurodegenerativen Erkrankung. Auch diese Individuen werden häufig nicht als

Palliativpatienten erkannt. Der entscheidende Augenblick für ein Gespräch über die Prognose der Erkrankung wird oft verpasst, weswegen Entscheidungen stellvertretend für den bei fortgeschrittener Erkrankung urteilsunfähigen Patienten gefällt werden müssen. Bei diesen Menschen gilt es, Gespräche über das weitere Vorgehen bei evtl. ungünstigem Verlauf so früh wie möglich anzusetzen.

3.7 Inhalte eines Gesprächs bei möglicher Verschlechterung des Gesundheitszustandes

Zuerst wird man sich einige Grundfragen stellen und diese mit dem Patienten ansprechen:

- Was denkt der Patient; wie viel versteht er von seiner Erkrankung; was möchte er über seine Erkrankung und den zu erwartenden Verlauf wissen; was möchte er planen resp. frühzeitig entscheiden?
- Welche Ziele (kurativ und/oder palliativ) sollen im Gespräch mit dem Patienten vereinbart werden; ist ein Plan B vorgesehen bei Verschlechterung der gesundheitlichen Situation?
- Wer in der Familie soll wie umfassend informiert und aufgeklärt werden?

Die Erfahrung zeigt, dass Patienten oftmals gar nicht bereit sind, die Botschaft über eine Verschlechterung ihres Gesundheitszustandes anzunehmen und Gespräche über die Prognose der Erkrankung zu führen. Jackson et al. [7] raten dazu, in solchen Situationen primär die Dringlichkeit zu definieren, mit der die prognostischen Überlegungen angestellt werden sollen und ein auf den individuellen Patienten zugeschnittenes Gespräch zu führen. Oftmals benötigt der Patient Zeit, um sich für solche Diskussionen zu öffnen. Dass schwer kranke Menschen gleichzeitig erfüllt sind von der Hoffnung auf eine Genesung und der Angst vor einem ungünstigen Verlauf ist eher die Regel als die Ausnahme. Hier sind insbesondere Fragen geeignet wie „Was würde es für Sie bedeuten, wenn sich ihre Hoffnung auf eine Genesung nicht erfüllen würde – haben Sie sich hierzu schon Gedanken gemacht?“

Praxistipps

Murray et al. [11] geben einige ganz konkrete Empfehlungen, wie ein solches Gespräch geführt werden könnte:

- „Wenn einer meiner Patienten eine Erkrankung wie die Ihrige hat, führe ich in der Regel ein Gespräch mit ihm über die Prognose resp. die zu erwartenden Verläufe. Es ist ja erfreulich, dass die Therapie diesmal erfolgreich war; auf der anderen Seite mache ich mir Gedanken, was sein wird, wenn Ihre Krankheit eines Tages nicht mehr wirksam behandelt werden kann.“
- „Möchten Sie mit mir allein darüber sprechen oder sollen wir noch jemanden aus Ihrem Familien- resp. Freundeskreis beiziehen?“
- „In diesem Gespräch sollten wir erfassen, wozu Sie jetzt und in Zukunft in der Lage sein möchten; auch möchte ich mit Ihnen über Ihre aktuelle Situation sprechen, welche Informationen Sie zu Ihrer Krankheit benötigen und welche Gedanken und Sorgen Sie sich machen, wenn Sie an Ihre Zukunft denken.“
- „Darf ich Sie fragen, was Ihnen bisher zu Ihrer Krankheit mitgeteilt wurde und wie ein möglicher Verlauf aussehen könnte?“
- „Was ist Ihnen wichtig, im Voraus festzulegen resp. zu entscheiden?“
- „Es ist mir ein Anliegen, dass Ihre Lebensqualität so gut als möglich ist; ich habe auch die Möglichkeit, zum Erreichen dieses Ziels einen Spezialisten auf dem Gebiet der Palliative Care beizuziehen.“

Im Verlauf dieses Gesprächs ist es von Bedeutung, immer wieder Pausen einzulegen, in denen der Patient sich Fragen überlegen kann und auch Emotionen wie Angst und Wut zum Ausdruck bringen kann.

Derartige Gespräche sollen dazu dienen

- ein Vertrauensverhältnis zwischen dem Patienten und den ihn betreuenden Gesundheitsfachpersonen zu schaffen.
- eine gesundheitliche Vorausplanung einzuleiten für Situationen der erhaltenen Urteilsfähigkeit, insbesondere aber auch für Zeiten, in denen eine Urteilsfähigkeit nicht mehr gegeben ist (s. auch Kap. 25).
- Behandlungsziele festzulegen.
- den Patienten auf mögliche belastende Symptome hinzuweisen und Wege aufzuzeigen, wie die Symptomlast gelindert werden kann.
- dem Patienten gut informierte autonome Entscheidungen zu ermöglichen.
- mit dem Patienten entsprechend seinen Bedürfnissen und seiner Belastbarkeit ein Betreuungsnetzwerk zu etablieren.
- die Angehörigen entsprechend dem Wunsch des Betroffenen miteinzubeziehen.

Literatur

[1] Amblàs-Novellas J, Espaulella J, Rexach L, Fontecha B, Inzitari M, Blay C, et al. Frailty, severity, progression and shared decision-making: a pragmatic framework for the challenge of clinical complexity at the end of life. Eur Geriatr Med. 2015;6:189–94. https://doi.org/10.1016/j.eurger.2015.01.002

[2] Anderson F, Downing GM, Hill J, Casorso L, Lerch N. Palliative Performance Scale (PPS): A New Tool. J Palliat Care. 1996;12(1):5–11. https://doi.org/10.1177/082585979601200102

[3] Detering KM, Hancock AD, Reade MC, Silvester W. The impact of advance care planning on end of life care in elderly patients: randomised controlled trial. BMJ. 2010;340:c1345. https://doi.org/10.1136/bmj.c1345

[4] Gómez-Batiste X, Martínez-Muñoz M, Blay C, Amblàs J, Vila L, Costa X. [Identification of people with chronic advanced diseases and need of palliative care in sociosanitary services: elaboration of the NECPAL CCOMS-ICO© tool]. Med Clin (Barc). 2013 Mar 16;140(6):241–5.

[5] Gómez-Batiste X, Martínez-Muñoz M, Blay C, Amblàs J, Vila L, Costa X, et al. Utility of the NECPAL CCOMS-ICO© tool and the Surprise Question as screening tools for early palliative care and to predict mortality in patients with advanced chronic conditions: A cohort study. Palliat Med. 2017 Sep;31(8):754–63.

[6] Highet G, Crawford D, Murray SA, Boyd K. Development and evaluation of the Supportive and Palliative Care Indicators Tool (SPICT): a mixed-methods study. BMJ Support Palliat Care. 2014 Sep;4(3):285–90. Available from [Last accessed 23.09.2019]: https://www.spict.org.uk/ https://doi.org/10.1136/bmjspcare-2013-000488

[7] Jackson VA, Jacobsen J, Greer JA, Pirl WF, Temel JS, Back AL. The cultivation of prognostic awareness through the provision of early palliative care in the ambulatory setting: a communication guide. J Palliat Med. 2013; 16:894–900. https://doi.org/10.1089/jpm.2012.0547

[8] Maltoni M, Nanni O, Pirovano M, Scarpi E, Indelli M, Martini C et al. Successful validation of the Palliative Prognostic Score (PaP Score) in terminally ill cancer patients. J Pain Symptom Manage. 1999;17(4):240–47. https://doi.org/10.1016/S0885-3924(98)00146-8

[9] Morita T, Tsunoda J, Inoue S, Chihara S. The palliative prognostic index: a scoring system for survival prediction of terminally ill cancer patients. Support Care Cancer. 1999;7:128–33. https://doi.org/10.1007/s005200050242

[10] Mudge AM, Douglas C, Sansome X, Tresillian M, Murray S, Finnigan S, et al. Risk of 12-month mortality among hospital inpatients using the surprise question and SPICT criteria: a prospective study. BMJ Support Palliat Care. 2018 Jun; 8(2):213–20 https://doi.org/10.1136/bmjspcare-2017-001441

[11] Murray SA, Kendall M, Mitchell G, Moine S, Amblas Novellas G, Boyd K. Palliative care from diagnosis to death. BMJ. 2017 Feb 27;356:j878. https://doi.org/10.1136/bmj.j878

[12] O'Callaghan A, Laking G, Frey R, Robinson J, Gott M. Can we predict, which hospitalised patients are in their last year of life? A prospective cross-sectional study of the Gold Standards Framework Prognostic Indicator Guidance as a screening tool in the acute hospital setting. Palliat Med. 2014 May 22;14(8):1046–52.

[13] Schweizerische Akademie der Medizinischen Wissenschaften (SAMW). Medizin-ethische Richtlinien: Palliative Care [Internet; abgerufen am 13. August 2020]. 2006, angepasst an das Erwachsenenschutzrecht 2013. Verfügbar un-

ter: https://www.samw.ch/de/Publikationen/Richtlinien.html

[14] Scottish Government. Chief Medival Officer's Annual Report 2014–15. NHS Scotland. Realistic medicine [Internet; cited 2020 Aug 13]. 2014. Available from: http://www.gov.scot/Resource/0049/00492520.pdf

[15] Suc A, Vinant P, Hirsch G, Pourchet S, Kanius A, Chelbani L, Cristol N. Pallia 10. Publié par la Société Française d'Accompagnement et de Soins Palliatifs. Version 1 - Juin 2010

[16] Temel JS, Greer JA, Muzikansky A, Gallagher ER, Admane S, Jackson VA et al. Early palliative care for patients with metastatic non-small-cell lung cancer. N Engl J Med. 2010;363:733–42. https://doi.org/10.1056/NEJMoa1000678

[17] Thomas K. Prognostic Indicator Guidance (PIG). 4th ed. The Gold Standards Framework Centre In End of Life Care CIC; Oct 2011.

[18] Thoonsen B, Engels Y, van Rijswijk E, Verhagen S, van Weel C, Groot M, et al. Early identification of palliative care patients in general practice: development of RADboud indicators for PAlliative Care Needs (RADPAC). Br J Gen Pract. 2012 Sep;62(602):e625–31. https://doi.org/10.3399/bjgp12X654597

[19] White N, Kupeli N, Vickerstaff V, Stone P. How accurate is the „surprise question" at identifying patients at the end of life? A systematic review and meta-analysis. BMC Medicine. 2017;15:139. https://doi.org/10.1186/s12916-017-0907-4

[20] White N, Reid F, Harris A, Harries P, Stone P. A Systematic Review of Predictions of Survival in Palliative Care: How Accurate Are Clinicians and Who Are the Experts? PLoS One. 2016 Aug 25;11(8):e0161407. https://doi.org/10.1371/journal.pone.0161407

Teil II: Symptome

4 Angst

Daniel Büche, Joachim Küchenhoff

4.1 Einführung und Definition

In der Palliativsituation sollte Angst sehr breit definiert werden, um diesem Gefühl beim schwerkranken und sterbenden Menschen gerecht zu werden. Einerseits sind Angstzustände eine normale Phase im Prozess der Anpassung an die lebensbedrohliche Krankheit. Schon Freud hat zwischen Realangst und neurotischer Angst unterschieden und Angst als ein Signal verstanden, das sich auf äußere, aber auch auf innere Bedrohungen ausrichtet [3]. Daher kann Angst in der Palliativsituation sowohl realistisch als auch als Signal nützlich sein. Andererseits können Angstzustände aber auch eine psychische Störung oder ein Krankheitssymptom darstellen.

> **Definition**
>
> Anxiety Definition nach ICD-11
> Apprehensiveness or anticipation of future danger or misfortune accompanied by a feeling of worry, distress, or somatic symptoms of tension. The focus of anticipated danger may be internal or external.

Verängstigte Patienten in Palliativsituationen können bereits vor dem Auftreten der lebensbedrohlichen Erkrankung an einer Angststörung gelitten haben. Ebenso kann Angst auch als krankheitswertiges Symptom im Rahmen einer Anpassungsstörung oder einer sekundären Angststörung auftreten.

Angst gehört über den klinischen Bereich hinaus zur Conditio humana, wie die Existenzphilosophie herausgearbeitet hat [4, 5]. Auch Psychoanalytiker [3, 6, 11] haben darauf hingewiesen, dass Angst – insbesondere die Todesangst – eine treibende Kraft in unserem Leben und unserer menschlichen Entwicklung darstellt. Dabei erkannte Yalom den Tod als eine der vier ultimativen bzw. existentiellen Gegebenheiten des Menschen.

> Die vier existenziellen, ultimativen Gegebenheiten/Herausforderungen des Menschen [11]
> - Tod
> - Freiheit (Freedom)
> - Einsamkeit (Isolation: intra-, interpersonell, existenzial)
> - Sinnlosigkeit (Meaninglessness).

Riemann legte in seinem Grundlagenwerk „Grundformen der Angst, eine tiefenpsychologische Studie“ [9] dar, wie wesentlich die Angst in der Entwicklung des Menschen ist. Dabei dürften angesichts des Todes und der als unausweichlich erlebten Endlichkeit des Lebens „die Angst vor der Wandlung“ (Vergänglichkeit und Unsicherheit) und „die Angst vor der Notwendigkeit“ (Endgültigkeit und Unfreiheit) in der Palliativsituation im Vordergrund stehen.

Somit darf Angst als häufiges Thema bei Patienten in Palliativsituationen und deren Angehörigen angenommen werden.

Grundformen der Angst nach [9]:

1. Die Angst vor der **Selbsthingabe**, als **Ich-Verlust** und **Abhängigkeit** erlebt.
2. Die Angst vor der **Selbstwerdung**, als **Ungeborgenheit** und Isolierung erlebt.
3. Die Angst vor der **Wandlung**, als **Vergänglichkeit** und **Unsicherheit** erlebt.
4. Die Angst vor der **Notwendigkeit**, als **Endgültigkeit** und **Unfreiheit** erlebt.

Fallvignette

Die 60-jährige Frau R. wurde zum dritten Mal wegen unerträglicher Schmerzen zur medikamentösen Schmerztherapie der Palliativstation zugewiesen. Die Patientin litt an einem ossär metastasierenden Mammakarzinom und gab v.a. Rückenschmerzen an. Bei jeder Hospitalisation konnten mittels Opioidwechsel von Fentanyl TTS auf parenterales Morphin eine rasche Schmerzlinderung und eine deutliche Verbesserung der Funktion (Spazieren gehen und Aktivitäten des täglichen Lebens) erreicht werden. Auf ihren Wunsch hin wurde für die Entlassung wieder auf Fentanyl TTS gewechselt, einige Tage abgewartet, ob die Analgesie auch so befriedigend bleibe und die Funktion aufrecht erhalten werden könne, was jedes Mal der Fall war. Die Rehospitalisation durch ihre Onkologin erfolgte jeweils nach sieben bis zehn Tagen wegen v.a. nächtlichen unerträglichen Schmerzen mit zunehmender Funktionseinschränkung und Selbstvernachlässigung. Auf den Umstand angesprochen, was zuhause anders sei als im Krankenhaus, konnte die Patientin zuerst keine Auskunft geben. Nach anderen Symptomen gefragt, gab Frau R. zusätzlich eine Schlafstörung an, welche auf der Station weder beobachtet noch von der Patientin angegeben wurde. Somit wurde der Schlaf thematisiert. Die Patientin erklärte, dass sie zuhause abends und nachts jeweils Todesangst habe. Sie habe Angst einzuschlafen und nie mehr zu erwachen, und niemand würde dies merken oder gar bei ihr sein. Hier im Spital sei immer jemand da, hier trete diese Angst nicht auf. Wir thematisierten die Angst und das Sicherheitsbedürfnis und kamen überein, dass die Übersiedlung in ein Pflegeheim eine Möglichkeit sein könnte. Auch nach dem Übertritt ins Pflegeheim blieb der Schmerz gut eingestellt, die Schlafstörungen waren verschwunden und die Angst trat deutlich in den Hintergrund – jedenfalls beeinträchtigte sie die Patientin nicht mehr wesentlich.

4.2 Ätiologie und Epidemiologie

Man unterteilt die klinisch belastende Angst, die sich gemäß ICD-11 auf die Funktionen, die Befindlichkeit und Beziehungen des Patienten auswirkt, wie folgt:

Klassifizierung der Angst nach ICD-11

Angst bei:

- Stressstörungen (Anpassungsstörung)
- spezifische Angststörung (generalisierte Angststörung, Panikstörungen, Phobien)
- Depression mit Angstsymptomen
- Delir
- substanzbedingte Störungen (Alkohol-, Benzodiazepin-, Cannabinoid-bedingte Angststörung u.a.)
- Angstsymptome bei Demenz.

Sekundäre Angststörungen (sie treten im Rahmen von Krankheiten/Gesundheitsstörungen auf, die nicht als psychische Störung oder Verhaltensstörung klassifiziert werden) bei:

- Schmerzen
- Dyspnoe
- Angina pectoris
- Hypoxämie
- metabolischen und endokrinologischen Störungen (Hypoglykämie, Hypo- oder Hyperkalzämie, Hypo-, Hyperthyreose u.a.)
- Arzneimittelwirkungen (Kortikosteroide, Theophyllin, Methylphenidat u.a.)
- Gehirnverletzung

- Harnverhaltung, Verstopfung
- existenzieller Bedrohung, spiritueller Krise
- widersprüchlichen ärztlichen Informationen
- Beziehungsabbruch, -konflikt.

Angststörungen liegen gemäß Studien bei ca. 10 % der Patienten in Palliativsituationen vor, Angst als Symptom werden bei ca. 25–50 % der Patienten erfasst. Viele Experten sind sich jedoch einig, dass Angst deutlich unterdiagnostiziert ist.

4.3 Pathophysiologie

Häufige Auslöser der Angst sind Übergangsphasen im Leben, Krisen, Verluste, Ausweglosigkeit, wenn Vertrautes in Gefahr ist, wenn Geborgenheit und Sicherheit verloren gehen. Alle diese Faktoren spielen angesichts des Todes und im Sterben eine ganz wesentliche und zugespitzte Rolle. Somit ist es nachvollziehbar, dass Patienten in Palliativsitutationen Angst haben können.

Konkret geben Patienten in Palliativsituationen Angst vor unerträglichen Symptomen, Leiden, Abhängigkeit, Kontrollverlust, Einsamkeit, dem Unbekannten, dem Nichts/Nicht-Existieren, dem was aus den Angehörigen wird an, und sie haben Angst davor, zur Belastung zu werden.

Angst wird zur Krankheit, wenn sie:

- unangemessen stark oder anhaltend wird
- ohne wirkliche, reale Bedrohung auftritt
- nicht mehr ausgehalten oder kontrolliert werden kann
- Leiden verursacht und das Leben einschränkt
- verhältnismäßig starke Reaktionen auf körperlicher und emotionaler Ebene auslöst.

4.4 Bedeutung

Angst ist prinzipiell ein Alarmzeichen, das auf eine potenzielle Gefahr hinweist. Die Angst vor dem Lebensende stößt ein Bilanzieren der eigenen Lebensgeschichte und Trauerarbeit an, sie ermöglicht das Abschiednehmen und die Regelung der Hinterlassenschaft. Sie wird dann kontraproduktiv, wenn sie den Patienten in seiner Lebensgestaltung behindert oder gar lähmt. So kann Angst Funktionen aller vier Dimensionen des Patienten kompromittieren:

- **körperlich:** Gefühl der Lähmung, Schwäche, Schlaflosigkeit, Stresszeichen mit Verdauungsproblemen und Atemnot u. a.
- **psychisch:** Konzentrationsstörung, kognitive Einengung, depressive Symptome u. a.
- **sozial:** Rückzug, Isolation, Schuldzuweisungen u. a.
- **spirituell:** existenzielle Einsamkeit, Verlust des Vertrauens, Hoffnungslosigkeit u. a.

Damit werden die Lebensqualität, die Beziehungen, die Copingstrategien, das Vertrauen zu den Professionellen negativ beeinflusst und andere Symptome können verstärkt werden.

In einer Palliativsituation sollte das Thema Angst immer angesprochen werden. Gerade am Lebensende sollten die Patienten nicht durch eine lähmende Angst behindert werden. Diese kann häufig mit nicht-medikamentösen und medikamentösen Maßnahmen gelindert werden.

4.5 Beurteilung und Erfassung

Das am besten validierte Screening-Instrument für Angst in der Palliative Care ist die Hospital Anxiety and Depression Scale (HADS). Neuere Guidelines für Tumorpatienten in Palliativsituationen empfehlen auch folgende Assessment-Instrumente zum Screening von Angstsymptomen: rESAS (revised Edmonton Symptom Assessment System), GAD-7 (Generalised Anxiety Disorder 7-items Scale) oder Distress-Thermometer.

Zur Diagnosesicherung von Angst in der Palliative Care gibt es kein international anerkanntes Diagnose-Instrument. Das Structured Clinical Interview for the Diagnostic and Statistical Manual of Mental Disorders 5th Edition

(SCID-5-CV) wird zwar empfohlen, dessen diagnostische Validität ist allerdings für Patienten in Palliativsituationen sehr fraglich.

Von Angstzuständen abzugrenzen – und mit ihnen nicht zu verwechseln – sind psychomotorische Unruhe (nicht unterdrückbarer Bewegungsdrang) infolge Neuroleptika-Gabe, Verwirrtheitszustände, beginnende Demenz und die akuten Stressreaktionen.

4.6 Behandlung

Bei Angstsymptomen müssen zuerst die zugrundeliegenden Ursachen erforscht (s. Kap. 4.2) und die spezifischen Ursachen, falls möglich, angegangen werden.

Eine symptomatische Behandlung ist bei jeglicher Angst indiziert, die für den Patienten nur schwer erträglich ist und deren Ursache nicht oder nicht unmittelbar behoben werden kann. Dabei sind nicht-medikamentöse Therapien ebenso wichtig – wenn nicht wichtiger – wie die Arzneimitteltherapie und häufig sogar erfolgreicher.

4.6.1 Medikamentöse Therapie

Ein Cochrane Review [10] kam zum Schluss, dass die Datenlage zur Arzneimitteltherapie in der Palliativsituation zu unzureichend sei, um eine Empfehlung aussprechen zu können. Gewisse Experten warnen vor den Benzodiazepinen, da diese zu Abhängigkeit, Toleranzentwicklung, Delir, Ataxie, Stürzen und Rebound-Angst führen können. Zum kurzzeitigen Einsatz (max. 10 Tage) können sie jedoch verwendet werden. Für den längerfristigen Einsatz von Anxiolytika werden serotoninerge Substanzen wie Selektive Serotonin-Wiederaufnahmehemmer (SSRI) und Serotonin-Noradrenalin-Wiederaufnahme hemmer (SNRI) empfohlen. Bei Angst in Zusammenhang mit Verwirrtheitszuständen sollten auch Neuroleptika in Erwägung gezogen werden (**Tabelle 4-1**).

Tabelle 4-1: Symptomatische Therapie der Angst in der Palliative Care.

Wirkstoff/Präparat	Dosierung	Bemerkungen
Serotoninerge Substanzen		
Sertralin (Seralin® u.a.)	12,5–25 mg p.o.	kann bis 100 mg/d gesteigert werden
Duloxetin (Cymbalta® u.a.)	30 mg p.o.	kann bis 90 mg/d gesteigert werden
Neuroleptika		
Levomepromazin (Nozinan®, Neurocil® u.a.)	3–6 mg p.o. oder s.c.	kann bis 50 mg/d gesteigert werden
Olanzapin (Zyprexa® u.a.)	2,5–5 mg p.o. oder s.c. oder i.v.	kann bis 20 mg/d gesteigert werden
Quetiapin (Seroquel® u.a.)	**12–25 mg p.o.**	**kann bis 200 mg/d gesteigert werden**
Benzodiazepine (als Reservedosen/Notfallmedikament)		
Lorazepam (Temesta® u.a.)	0,5–2,5 mg p.o.	
Alprazolam (Xanax® u.a.)	0,25–1 mg p.o.	auch in Retard-Form 0,5–1 mg 1–2× täglich
Midazolam (Dormicum® u.a.)	0,5–1,0 mg p.o oder s.c. oder i.v.	

4.6.2 Nicht-medikamentöse Therapie

Bei allen Formen von Angstzuständen hat die Behandlung mit nicht-medikamentösen Strategien einen hohen Stellenwert. Ziel dieser Therapien ist es, dem Patienten möglichst viel Kontrolle über seine Situation zurückzugeben, damit er wieder an Sicherheit gewinnt und möglicherweise auf seine Copingstrategien zurückgreifen oder neue hilfreiche erlernen kann. Zudem sollte versucht werden, dem Patienten wieder einen Zugang zu seinen Ressourcen zu ermöglichen. Bei Ängsten, insbesondere bei sekundären Angststörungen, sind das Verstehen der Situation und damit die adäquate, genügende Information über die Krankheitssituation für den Patienten hilfreich und notwendig. Die Patienten profitieren auch von stützenden Gesprächen. Für die Bearbeitung der existenziellen, mit der fortschreitenden Erkrankung einhergehenden Veränderungen der Lebensperspektive und die Unterstützung des Coping vor dem Hintergrund lebensgeschichtlicher Erfahrungen sind psychoanalytisch fundierte Gespräche sehr sinnvoll. Als weitere Möglichkeit haben sich Gesprächstherapien, die es dem Patienten in der Palliativsituation ermöglichen, sich auszudrücken, als hilfreich erwiesen. Als bekannteste Form hat sich dabei die Dignity Therapy nach Chochinow – auch im deutschsprachigen Raum – durchgesetzt. Klassischere Wege wie CBT (Cognitive Behavioural Therapy), Gruppentherapien und Counseling sind evidenzbasiert und erfolgreich, werden aber mit fortschreitender Krankheit immer seltener eingesetzt. Nonverbale Verfahren wie Hypnose, Aromatherapie, Entspannungsübungen, Massagen, Achtsamkeitsübungen sind ebenso erfolgreiche Therapieverfahren bei Patienten mit Angst in der Palliative Care, und sollten dem Patienten angeboten werden.

Das häufig angestrebte Ziel der Akzeptanz der Erkrankung durch den Patienten darf formuliert, nicht aber erwartet werden. Patienten können auch in der Auflehnung sterben. Nichtsdestotrotz sollte im Falle, dass eine erste Methode nicht zur Linderung der Angst führt, eine weitere angeboten und ausprobiert werden – diese kann verbaler oder nonverbaler Art sein.

Akzeptanz angesichts des Sterbens

„Ich muss akzeptieren, dass ich Krebs entwickelt habe." („I have to accept that I have developed cancer.")

„Ich muss meinen nicht zu verleugnenden eigenen Tod akzeptieren." („I have to accept the undenibale approach of my own death.")

„Ich muss akzeptieren, dass ich Hilfe brauche." („I have to accept my need for assistance.")

„Ich muss diesen unbefriedigenden Umstand akzeptieren." („I have to accept this unsatisfactory circumstance.")

"Ich muss dies als mein Schicksal und als Ergebnis meines Lebens akzeptieren." („I have to accept this as my destiny and an outcome of my life.")

Für das Palliative-Care-Team hat sich ein Mindfulness-Training (z. B. MBSR: Mindfulness-based Stress Reduction) als umsetzbar und effektiv zur eigenen Stressreduktion erwiesen.

4.7 Zusammenarbeit mit Pflegenden und anderen Fachärzten

In der Klinik oder einer Institution, die sich der Palliative Care widmet, behandelt nicht ein Einzelner den schwerkranken Menschen, sondern ein Team. Die Patienten vertrauen sich in unterschiedlichem Ausmaß den Therapeuten an. Umgekehrt reagieren diese auf unterschiedliche Signale und nehmen individuell andere Ausdrucksweisen und Gefühle wahr. Deshalb ist die Zusammenarbeit im Team wesentlich. Sie benötigt ausreichend Zeit, um in gemeinsamen Besprechungen nicht allein die Informationen, sondern auch die emotionalen Reaktionen miteinander zu teilen. Nur so entsteht ein ganzheitliches Bild der Erlebniswelt des Patienten. Außerdem lassen sich Angstzustände der Patienten in existenziellen Ausnahmesituationen nur dann therapeutisch hilfreich begleiten, wenn die Betreuenden selbst mit den eigenen Angstgefühlen umgehen können. Daher sind Teamsupervisionen unerläßlich.

Schwer kranke Patienten werden in der Regel von mehreren Therapeuten und Ärzten behandelt. Die Koordination der einzelnen Behandlungsschritte ist – wie auch sonst – ausgesprochen wünschenswert, wenn auch oft schwierig zu organisieren. Dem Team der Palliative Care sollten die erhobenen Befunde und auch die Therapien bekannt sein, die die Patienten haben oder auch für sich aufsuchen. Alternativmedizinische Behandlungsformen werden immer wieder unternommen, um Hoffnung schöpfen und Angst abbauen zu können. Sie sollten nicht verurteilt werden, viel wichtiger ist es, die Motivation der Betroffenen zu verstehen und die oft zugrundeliegenden Angstgefühle zu würdigen.

Take-home-message

- Angst ist eine Reaktion, ein Alarmsymptom auf eine drohende potenzielle Gefahr.
- Angst ist angesichts der Endlichkeit des Lebens (Lebensbedrohung) und des Todes ein häufiges Phänomen, das nicht primär krankhaft ist.
- Wenn Angst zur Funktionseinschränkung (physisch, psychisch, sozial, spirituell) führt, so sollte sie therapeutisch angegangen werden.
- An sekundäre Angststörungen ist zu denken und diese sind allenfalls zu suchen und spezifisch anzugehen.
- Die Behandlung der Angst in der Palliative Care besteht aus nicht-medikamentösen und medikamentösen Maßnahmen.

Literatur

[1] Atkin N, Vickerstaff V, Candy B. „Worried to death“: the assessment and management of anxiety in patients with advanced life-limiting disease, a national survey of palliative medicine physicians. BMC Palliat Care. 2017 Dec 11;16(1):69. https://doi.org/10.1186/s12904-017-0245-5

[2] Bigorio 2011. Angst am Lebensende [Internet; abgerufen am 13. August 2020]. Verfügbar unter: https://www.palliative.ch/fileadmin/user_upload/palliative/fachwelt/E_Standards/Bigorio_2011_DE.pdf

[3] Freud S. Hemmung, Symptom und Angst. G.W., Bd. 14. Wien: Internationaler Psychoanalytischer Verlag, 1926:111–205.

[4] Heidegger M. Sein und Zeit. 19. Auflage. Tübingen: Max Niemeyer Verlag; 2006.

[5] Kierkegaard S. Der Begriff Angst (1. Aufl., übersetzt von Gisela Perlet). Stuttgart: Reclam; 1992.

[6] König K. Angst und Persönlichkeit. Das Konzept vom steuernden Objekt und seine Anwendungen. 6. Aufl. Göttingen: Vandenhoeck&Ruprecht; 2000.

[7] Kyota A, Kanda K. How to come to terms with facing death: a qualitative study examining the experiences of patients with terminal Cancer. BMC Palliat Care. 2019;18:33. Open Access, https://doi.org/10.1186/s12904-019-0417-6.

[8] Martinex M, Arantzamendi M, Belar A, Carrasco JM, Carvajal A, Rullán M et al. Dignity therapy, a promising intervention in palliative care: a coprehensive systematic literature review. Palliative Medicine. 2017;31(6):492–509. https://doi.org/10.1177/0269216316665562

[9] Riemann F. Grundformen der Angst: eine tiefenpsychologische Studie. München, Basel: Ernst Reinhardt. 1992.

[10] Salt S, Mulvaney CA, Preston NJ. Drug therapy for symptoms associated with anxiety in adult palliative care patients (Review). Cochrane Database Syst Rev. 2017 May 18;5:CD004596. https://doi.org/10.1002/14651858.CD004596.pub3

[11] Yalom ID. In die Sonne schauen: wie man die Angst vor dem Tod überwindet. München: btb Verlag. 2008.

5 Anorexie und Kachexie

David Blum, Daniel Büche

5.1 Einführung und Definition

Anorexie bedeutet Appetitlosigkeit und bezeichnet einen Zustand des verminderten Triebs zur Nahrungsaufnahme. Der altgriechische Begriff **Kachexie** bedeutet schlechter Zustand. Dabei handelt es sich um ein komplexes metabolisch-endokrines Zustandsbild, das mit einer zugrundeliegenden Krankheit assoziiert ist und hauptsächlich durch den Muskelverlust definiert wird. Kachexie kann nicht alleine durch konventionelle Ernährungsmaßnahmen behoben werden.

Malnutrition ist von Kachexie zu unterscheiden. Sie ist bedingt durch eine eingeschränkte Nahrungsaufnahme. Bei Malnutrition, manchmal auch als sekundäre Kachexie bezeichnet, sollten die Nahrungsaufnahme eingeschätzt und die Ursachen für die verminderte Aufnahme behoben werden. Sie kann schleichend schon vor einem wahrnehmbaren Gewichtsverlust bestehen, dabei sind körperliche Müdigkeit und Appetitprobleme typische Zeichen der frühen Kachexie.

Bei **Malnutrition** suche nach einer möglichen Ursache: Geruchsstörung, Geschmacksstörung, Stomatitis, einem schlechten Zahnstatus, Schluckstörungen, Verstopfung, Pankreasinsuffizienz, frühes Sättigungsgefühl oder Übelkeit, Erbrechen, Arzneimittel, belastende Symptome (Schmerzen, Depression, etc.), falsche Diäten (Hungerdiät, „zu gesund", usw.), Vereinsamung, etc.

Für den Patienten und seine Angehörigen bedeutet Kachexie Auseinandersetzung mit der Krankheitsursache, den Veränderungen des Appetits, der Essgewohnheiten, der Fatigue, des körperlichen Funktionsverlusts und der Veränderung des Körperbildes.

Fallvignette

Eine 56-jährige Patientin litt an einem fortgeschrittenen Ovarialkarzinom mit Peritonealkarzinose (Infiltration der Bursa omentalis) sowie parakardialen, pulmonalen und zerebralen Metastasen. Sie wurde mit Übelkeit, Erbrechen und der Unmöglichkeit, sich zu ernähren hospitalisiert – im Spital wurde ein Ileus diagnostiziert. Neben Übelkeit und Erbrechen störte sie ihre Kraftlosigkeit. Sie war in einem ordentlichen Allgemeinzustand und konnte noch einige Schritte gehen. Die Patientin meinte, ihr Ziel sei es, wieder nach Hause zurückzukehren und mit ihren Hunden kürzere Spaziergänge zu machen, was aktuell wegen der Kraftlosigkeit nicht möglich sei. Die Ärzte empfahlen – wegen des fortgeschrittenen Tumorleidens – von einer parenteralen Ernährung Abstand zu nehmen. Die Patientin wollte aber unbedingt künstlich ernährt werden und argumentierte, dass sie ja auch noch eine tumorspezifische Therapie mit einem Phase-I-Medikament erhalte und es keinen Sinn mache, sie „verhungern" zu lassen und gleichzeitig den Tumor zu therapieren. Somit entschied das betreuende Team gemeinsam mit der Patientin, eine parenterale Ernährung durchzuführen, mit dem Ziel, dass sie nach zwei Wochen Ernährungstherapie zwei Ganglängen gehen und eine Etage steigen könne. Nach der vereinbarten Zeit hatte sich die Kraft der Patientin nicht verbessert, das Ziel konnte nicht erreicht werden, die Übelkeit und das schleimige Erbrechen waren schlecht kontrolliert und wegen eines Re-Feeding-Syndroms mussten Kalium und Phosphat substituiert werden. Somit war nun klar, dass es keine Indikation für die parenterale Ernährung mehr gab, die Patientin sich in einer refraktären Kachexie befand und somit auch die tumorspezifische Studientherapie nicht mehr indiziert war. Deshalb wurde diese abgesetzt, die Ernährung ebenfalls rasch ausgeschlichen und die Patientin zur weiteren Betreuung ins Hospiz verlegt. Dort verstarb sie 14 Tage später ohne belastende Symptome.

5.2 Ätiologie und Epidemiologie

Die Ursache der (primären) Kachexie ist immer eine katabole (zehrende) Krankheit. Somit kann die Kachexie als gemeinsame Endstrecke von chronisch-progredienten Erkrankungen wie Krebs, chronisch-entzündlichen Erkrankungen (Tuberkulose u. a.), chronischen Herz-, Nieren- oder Lungenkrankheiten als auch von neurologischen – insbesondere neurodegenerativen – Krankheiten bezeichnet werden. Sie ist meist verbunden mit einer chronischen Entzündungsreaktion, die zu einer verminderten Nahrungsaufnahme und einem körperlichen Abbau führt.

Krebspatienten leiden zu 50–80 % im Verlauf ihrer Erkrankung an Kachexie und in 20–30 % der Fälle ist Kachexie die Todesursache. Auch bei Palliativpatienten ohne Krebs ist die Kachexie häufig.

5.3 Pathophysiologie

Pathophysiologisch ist die Kachexie durch eine negative Protein- und Energiebilanz charakterisiert, die durch eine variable Kombination von krankheitsbedingten metabolischen Störungen und einer eingeschränkten Nahrungszufuhr bedingt ist (**Tabelle 5-1**). Die durch die Kachexie bedingten metabolischen Veränderungen – in Kombination mit der systemischen Entzündung – verursachen maßgeblich den Appetitverlust, das frühe Sättigungsgefühl sowie die Geschmacksveränderungen und führen damit zur Reduktion der Nahrungsaufnahme.

5.4 Bedeutung und Prognose

Die Kachexie hat häufig eine einschneidende Bedeutung sowohl für den betroffenen Patienten als auch für seine Angehörigen. Neben der körperlichen sind häufig auch die psychische, soziale und spirituelle/existenzielle Dimension des Patienten betroffen. So kann die Kachexie zu einer verminderten Muskelkraft, frühen Sättigung, Inappetenz, Übelkeit, Fatigue, sozialem Rückzug, nicht mehr gelebter Tischgemeinschaft, Scham und Ekel bei verändertem Körperbild, zu Emotionen wie Wut, Trauer, Todesangst u. a. und zur Auseinandersetzung mit der eigenen Endlichkeit führen.

Die Prognose der Kachexie ist vom Stadium (Präkachexie, Kachexie, refraktäre Kachexie) und der Krankheitsaktivität abhängig. Zudem können weitere katabole Situationen wie tumorspezifische Therapien, Infektionen, Operationen u. a. die Kachexie verstärken bzw. deren Fortschreiten beschleunigen.

Komplikationen und Nebenwirkungen von krankheitsspezifischen Therapien (z. B. Chemotherapie, Operationen) und Symptome nehmen mit fortschreitender Kachexie zu, die Überlebenszeit ab und auch die Belastung der Angehörigen nimmt zu.

Tabelle 5-1: Pathophysiologische Mechanismen, die zur Kachexie führen.

Pathophysiologischer Mechanismus	Folgeerscheinungen
Inflammation (pro-inflammatorische Zytokine wirken auf)	
• hypothalamisch-hypophysäre Achse	Inappetenz
• Magen-Darm-Trakt	Verlangsamung des Transits
• Muskulatur	• Muskelabbau • körperliche Müdigkeit
neuro-hormonelle Störung	
• Abdomen-Hirn-Achse mit autonomer Dysfunktion	frühe Sättigung
• Kopf-Muskel-Achse mit Hypogonadismus, Veränderungen im Angiotensin-System	Muskelschwäche
• Leber-Muskel-Achse	Hypermetabolismus
Hypermetabolismus	**Katabolismus**
• Lipolyse und Myolyse	• Muskelschwäche • körperliche Müdigkeit • Gewichtsabnahme
• Hyperinsulinämie, Insulinresistenz, vermehrte Glukoneogenese	pathologische Glukosetoleranz

5.5 Beurteilung und Erfassung

5.5.1 Beurteilung

Zur Beurteilung der Kachexie gehört neben dem Messen von Gewicht und Gewichtsverlust über die Zeit auch die Erfassung des Funktionsstatus. Dieser kann erfasst werden als Performance Status (ECOG, Palliative Performance Scale u.a.) oder auch als Aktivitäten des täglichen Lebens (ATL, Barthel-Index u.a.). Ebenso wichtig ist die Erfassung der Bedeutung der Kachexie für den Betroffenen und die Angehörigen in allen vier Dimensionen (bio – psycho – sozial – spirituell). Daraus ergeben sich die patientenorientierten Behandlungs- und Betreuungsziele.

5.5.2 Diagnose

Merke

Diagnosekriterien der Kachexie sind:

- ein Gewichtsverlust von > 5 % in den letzten 6 Monaten oder
- ein BMI von < 20 kg/m² und Gewichtsverlust von > 2 % oder
- Sarkopenie und Gewichtsverlust von > 2 % der fortbesteht.

Bei klinisch relevanten Ödemen, Aszites oder Pleuraerguss muss der Muskelmassenverlust erfasst werden.

Der Schweregrad der Kachexie wird durch Gewichtsverlust (in %) und BMI bestimmt.

Die Kachexie wird eingeteilt in Präkachexie, Kachexie und refraktäre Kachexie (**Tabelle 5-2**).

Für die Diagnose Kachexie soll die **Krankheitsaktivität** (Stadium, Dynamik, Beeinflussbarkeit) von Fachpersonen eingeschätzt werden.

Refraktäre Kachexie bedeutet, dass der Katabolismus der zugrundeliegenden Krankheit nicht mehr beeinflusst werden kann.

5.6 Behandlung

Wenn die Grunderkrankung gut behandelt werden kann, kann sich auch die Kachexie verbessern. Kachexiebehandlung ist multimodal und multidimensional mit Ernährungs- und Physiotherapie, Kachexie-spezifischen medikamentösen Maßnahmen, psychosozialer Unterstützung sowie ursachenzentrierten Behandlungen. Die Edukation von Patienten und Angehörigen ist zentral, da Essen ein wichtiger Bestandteil des Lebens ist. Wichtig ist eine stadienbezogene Behandlung, bei Präkachexie die Prävention,

Tabelle 5-2: Einteilung der Kachexie (adaptiert nach [3]).

	Präkachexie	**Kachexie**	**Refraktäre Kachexie**
Definition	Gewichtsverlust < 5 %	• Gewichtsverlust > 5 % in den letzten 6 Monaten oder • BMI < 20 kg/m² und Gewichtsverlust von > 2 % oder • Sarkopenie und persistierender Gewichtsverlust > 2 %	• variabler Grad des Gewichtsverlustes • Tumor spricht auf tumorspezifische Maßnahmen nicht an
Intervention	• Monitoring • präventive Interventionen	multimodales Management: • Ernährungstherapie • Tumortherapie bzw. optimale Therapie der zugrundeliegenden Krankheit	• Symptomkontrolle • Verhindern von Komplikationen • allenfalls Therapieabbruch
Symptome und Zeichen	• Anorexie • frühe Sättigung • Fatigue • Muskelkraftverlust	wie Präkachexie + zusätzlich häufig: • reduzierte Nahrungszufuhr • Übelkeit • Muskel-wasting • allenfalls Lipodystrophie	• wie Kachexie + zusätzlich deutliches Muskelwasting, häufig auch Lipodystrophie • tiefer Performance Status (ECOG 3 oder 4) • erwartete Lebensdauer < 3 Monate
Pathophysiologie (s. Kap. 5.3)	metabolische Veränderungen (Hypermetabolismus): • Hyperinsulinismus • Insulinresistenz • pathologische Glukosetoleranz	zusätzlich: Zeichen der systemischen Entzündung	zusätzlich: Katabolismus steht im Vordergrund

bei Kachexie ein multimodales Vorgehen und bei refraktärer Kachexie die reine Palliation.

5.6.1 Nicht-medikamentöse Maßnahmen

Ernährung

Die wirksamste Maßnahme zur Steigerung der Nahrungsaufnahme bleibt die Ernährungsberatung und die Edukation. Patienten und ihr (familiäres) Umfeld, die verstehen, dass ihr Appetit durch die Krankheit gestört ist und wissen, dass sie häufig viele kleine eiweißreiche Mahlzeiten essen und kalorienreiche Getränke trinken müssen, um bei Kräften zu bleiben, können ihre Bedarfsdeckung beträchtlich steigern. Ein Zwei-Tages-Nahrungsprotokoll, ausgewertet im Gespräch von Patient, Angehörigen und Ernährungsberatung, ist dabei hilfreich. Konzentrierte, eiweißreiche Nahrungssupplemente können ergänzend eingesetzt werden. Zusätzlich müssen die Ursachen der eingeschränkten Nahrungsaufnahme (bei sekundärer Kachexie) aktiv gesucht und behandelt werden.

Eine parenterale Ernährungstherapie ist nur indiziert bei gleichzeitig relevanter Malnutrition durch anatomische Störungen des Gastrointestinaltrakts (z. B. HNO-Tumoren, Darmverschluss), wenig kataboler Aktivität und einer Lebenserwartung über drei Monate. Praktisch kann in ausgewählten Fällen ein 1- bis 2-wöchiger Therapieversuch mit Überprüfung des Behandlungseffekts unternommen werden. Dabei ist darauf zu achten, dass vor Beginn der parenteralen Ernährungstherapie ein für den Patienten relevantes, messbares Ziel der Intervention festgelegt wird (vgl. Fallvignette).

Körperliche Aktivität/Physiotherapie

Ein leichtes körperliches Trainingsprogramm und regelmäßige Spaziergänge können dem Muskelverlust Einhalt gebieten. Praktisch können 3- bis 4-mal pro Woche je 1–2 Kraftübungen der oberen und unteren Extremität mit 2- bis 3-mal 10 Repetitionen für zu Hause verordnet werden; dies in Ergänzung zu 15–30 Minuten Gehtraining (Spaziergänge). Für die Motivation des Patienten sind realistische Ziele (unter Berücksichtigung des Krankheitsverlaufs und der Prognose) und deren Dokumentation wichtig, am besten gemeinsam vereinbart von Ärzten und Physiotherapeuten.

Psychosoziale Unterstützung

Die Linderung von Belastungen durch Verlust von Appetit und Gewicht beinhaltet die Edukation von Patient und Angehörigen. Nahe am Lebensende werden wichtig:

- das Verstehen der Ursachen und der Irreversibilität bei refraktärer Kachexie,
- die Unterstützung im Akzeptieren und die Reduktion von Erwartungen,
- das Entwickeln von alternativen Möglichkeiten (neben dem Essen) in der Begleitung des Patienten, der Beziehung und des Ausdrückens der Liebe zu ihm, und
- die konkrete Vorbereitung auf das Lebensende.

In der Sterbephase ist nicht mehr essen und trinken wollen normal.

5.6.2 Medikamentöse Maßnahmen

Die pharmakologischen Mechanismen fokussieren auf Entzündungshemmung, Appetitstimulation, und Muskelanabolismus.

Prokinetika wie Metoclopramid (3 × 10 mg) oder Domperidon (3 × 10 mg) sind insbesondere bei Patienten mit einem frühen Sättigungsgefühl von Nutzen, außerdem sind sie gut verträglich. In Studien ist der Rückgang der chronischen Nausea belegt, nicht aber die systematische Verbesserung des Appetits oder eine Steigerung der oralen Kalorienzufuhr.

Kortikosteroide (z. B. Dexamethason 2 × 4 mg/d p.o.) verbessern bei fortgeschrittenen Krebspatienten signifikant die Müdigkeit, steigern den Appetit und verbessern die subjektive

Lebensqualität. Diese Wirkungen dauern aber nur maximal 1–2 Wochen an. Es erfolgt mit Beginn der Therapie ein Abbau der Muskeln (u.a. proximale Myopathie), eine Verstärkung der Insulinresistenz sowie eine Immunsuppression, mit Häufung von Infektionen, u.a. Mundsoor. Sie sind also nur bei refraktärer Kachexie zur Linderung angezeigt.

Die **Progestine** Megestrolacetat und Medroxyprogesteron steigern den Appetit. Sie werden aber wenig eingesetzt, weil keine Verbesserung der Kachexie erfolgt, und Nebenwirkungen wie thromboembolische Komplikationen, Wasserretention und androgene Suppression auftreten. Zudem sind die Präparate teuer.

Gewichtszunahme ist eine häufige Nebenwirkung von **Antidepressiva**. Bisher konnte aber nicht gezeigt werden, dass Antidepressiva bei Kachexie bei fortgeschrittener Erkrankung eine anhaltende gewichtssteigernde Wirkung haben und können somit in dieser Indikation nicht empfohlen werden.

Das atypische Neuroleptikum **Olanzapin** kann auch den Appetit steigern und wird oft bei Anorexia nervosa eingesetzt. Es gibt aber keine etablierte Evidenz für eine Therapie bei Kachexie im Rahmen von fortgeschrittenen Erkrankungen.

Fischöl enthält unter anderem EPA (Eicosapentaensäure), was zu einer Suppression der Produktion von Akute-Phase-Proteinen inklusive deren Mediatoren führen kann. Kleinere Studien belegen das Potenzial von EPA bei Kachexie, aber große negative Studien zeigen, dass wahrscheinlich nur ausgewählte Patienten profitieren. Dazu gehören Kachexie-Patienten mit ausgeprägter Entzündung, die EPA-haltige Nahrungssupplemente gut vertragen.

Studien mit **Cyclooxygenase-Inhibitoren** ergeben keine schlüssigen Resultate, die den breiten Einsatz von nicht-steroidalen Antirheumatika bei Kachexie rechtfertigen würden.

Cannabinoide umfassen verschiedenste natürliche und synthetische Substanzen. In großen Studien konnte keine sigifikante Verbesserung des Appetits oder der Lebensqualität durch Einsatz von 9-Δ-THC oder Cannabisextrakten erreicht werden. Möglicherweise spielt dabei die Hemmung der gastrointestinalen Motilität eine Rolle. Eine Studie mit einem synthetischen Cannabinoid zeigte eine Verbesserung bei Geschmacks- und Geruchsveränderungen. Die Präparate werden von etwa einem Drittel der Patienten wegen der Nebenwirkungen nicht toleriert.

Weitere Ansätze sind die Stimulation des Ghrelin-Rezeptors oder die Inhibition der Myostatin-Wirkung, selektive Androgen Rezeptor Modulatoren (SARM) oder Betablocker mit anaboler Wirkung. In Studien konnte gezeigt werden, dass solche Substanzen zwar zu einer Zunahme der Muskelmasse führten, eine deutliche Steigerung der Muskelkraft konnte aber nicht nachgewiesen werden. Aus diesem Grund gibt es keine Zulassung für diese Präparate.

5.6.3 Spezifische Maßnahmen

Tumorkachexie

Die komplexe und multifaktorielle Pathogenese der Kachexie führt dazu, dass wirksame Behandlungsansätze sinnvollerweise kombiniert werden sollen. Bestenfalls werden wirksame antitumorale Therapieansätze mit supportiven Maßnahmen zur Verbesserung der Nahrungstoleranz und Ernährungstherapie kombiniert mit einem Bewegungstraining zur körperlichen Aktivität.

Kachexie am Lebensende

Im natürlichen Sterbeprozess haben Patienten keinen Hunger, äußerst selten kann Nahrung lindernd wirken. Symptomorientierte Maßnahmen können eingesetzt werden, aber eine Appetitstimulation mit dem Ziel, Nahrungsaufnahme und damit Muskelmasse zu verbessern, ist nicht mehr indiziert. Prokinetika und Kortikosteroide können chronische Nausea verbessern und die subjektive Lebensqualität unterstützen.

5.7 Zusammenarbeit mit Pflegenden und anderen Fachärzten

Eine interprofessionelle Zusammenarbeit mit der Pflege, Ernährungsberatung, Physiotherapie, Psychologie und allenfalls dem Sozialdienst ist wesentlich für den Erfolg. Am besten wird diese Zusammenarbeit in Form eines interprofessionellen Rapports etabliert.

Die interdisziplinäre Zusammenarbeit mit Ärzten anderer Fachdisziplinen ist ebenso wesentlich. Hier zählen zur Fragestellung häufig die Prognose der Erkrankung, die noch möglichen Therapieoptionen für die Grunderkrankung als auch der Aufwand für diese Interventionen.

Take-home-message

Die Erfassung von Kachexie beinhaltet nicht nur den Gewichts- und Appetitverlust, sondern auch Katabolismus und körperliche und emotionale Auswirkungen, sie soll interdisziplinär erfolgen.
Bei jedem Patienten mit Kachexie muss immer eine Abklärung von sekundären Ursachen für die eingeschränkte Nahrungsaufnahme gemacht werden, da diese oft reversibel sind.
Die Edukation und Begleitung von Patient und Angehörigen ist mindestens so wichtig wie medikamentöse Interventionen.

Literatur

[1] Arends J, Hacker U, Blum D, von Haehling S. „Kachexie bei Tumorerkrankungen“. München: Springer. 2018. https://doi.org/10.1007/978-3-89935-305-1

[2] Blum D, Stene GB, Solheim TS, Fayers P, Hjermstad MJ, Baracos VE, et al. Validation of the Consensus-Definition for Cancer Cachexia und evaluation of a classification model – a study based on data from an international multicentre project (EPCRC-CSA). Ann Oncol. 2014;25(8):1635–42.

[3] Fearon K, Strasser F, Anker SD, Bosaeus I, Bruera E, Fainsinger RL, et al. Definition und classification of cancer cachexia: an international consensus. Lancet Oncol. 2011;12(5):489–95. https://doi.org/10.1016/S1470-2045(10)70218-7

[4] Oberholzer R, Hopkinson JB, Baumann K, Omlin A, Kaasa S, Fearon KC, et al. Psychosocial effects of cancer cachexia: a systematic literature search und qualitative analysis. J Pain Symptom Manage. 2013;46(1):77–95. https://doi.org/10.1016/j.jpainsymman.2012.06.020

[5] Pautex P, Genton L. Indikationen für künstliche Ernährung bei Palliativpatienten. Swiss Med Forum. 2019;19(4950):800–2. https://doi.org/10.4414/smf.2019.08409

[6] Solheim TS, Laird BJA, Balstad TR, Stene GB, Bye A, Johns N, et al. A randomized phase II feasibility trial of a multimodal intervention for the management of cachexia in lung und pancreatic cancer. J Cachexia Sarcopenia Muscle. 2017;8(5):778–88. https://doi.org/10.1002/jcsm.12201

Link

ESPEN (European Society for Clinical Nutrition and Metabolism) [Internet; cited 2020 Aug 13]. Available from: https://www.espen.org/guidelines-home/espen-guidelines

6 Asthenie – Fatigue

Daniel Büche, Raoul Pinter

6.1 Einführung und Definition

Asthenie ist ein häufiges, unspezifisches Symptom bei vielen chronischen Erkrankungen. Im aktuellen Sprachgebrauch wird vermehrt der Begriff „Fatigue" verwendet. Es gibt unterschiedliche Definitionen von Fatigue, die je nach Krankheit etwas voneinander abweichen. Eine Definition, die alle wesentlichen Elemente der Fatigue enthält, ist jene der „Cancer related fatigue" der NCCN (National Comprehensive Cancer Network).

Definition

(angelehnt an [3])

Fatigue ist eine belastende, anhaltende subjektive Wahrnehmung physischer, emotionaler und/oder kognitiver Müdigkeit oder Erschöpfung, die disproportional zu vorangegangenen Aktivitäten (Anstrengungen) steht und die Funktionen des Alltags beeinträchtigt. Dabei sind folgende Komponenten wesentlich:

- Generalisierte Schwäche: Unfähigkeit, Aktivität zu initiieren bzw. antizipiertes Gefühl, das dazu führt, dass eine Anstrengung gar nicht in Angriff genommen wird.
- Schnelle (unverhältnismäßige) Ermüdbarkeit: Unfähigkeit, eine Leistung aufrechtzuerhalten.
- Fehlende Erholung: Schlaf führt nicht zur Erholung von der Müdigkeit.
- Mentale Müdigkeit: verminderte Konzentrationsfähigkeit, Gedächtnisstörungen, emotionale Labilität.

Die Fatigue ist zwar beim Tumorleiden hochprävalent, kommt aber auch häufig bei anderen chronischen und insbesondere progredienten Krankheiten wie der chronischen Niereninsuffizienz, der chronischen Herzinsuffizienz, Stoffwechselerkrankungen wie Diabetes mellitus oder auch bei progressiven neurodegenerativen Krankheiten vor. Sie wird manchmal als Initialsymptom beobachtet, kann sich aber auch im Verlauf der Krankheit entwickeln oder durch bestimmte Faktoren – therapeutische Eingriffe, Chemo- oder Radiotherapie, Immuntherapien u. a. – ausgelöst oder verstärkt werden. Die Asthenie kann den Patienten bis ans Lebensende oder bei „geheilter" Krankheit auch über die Rehabilitationsphase hinaus begleiten. Gerade bei onkologischen Patienten kann sie trotz Krankheitsremission noch jahrelang nach Therapieende bestehen bleiben.

Asthenie bei Tumorerkrankungen ist von der ICD (International Classification of Diseases) als Diagnose akzeptiert, für deren Management gibt es zahlreiche Empfehlungen.

Fallvignette

Die 75-jährige Patientin leidet an einem Mammakarzinom und fortgeschrittener Lebermetastasierung (Metastasenleber). Sie befindet sich stationär auf der Palliativstation. Die üblichen tumorspezifischen Therapien wurden durchgeführt. Die Patientin ist nach eigenen Angaben therapiemüde. Sie fühlt sich so erschöpft, dass sie kaum noch das Bett verlassen kann. Selbst der Gang zur Toilette muss von ihr geplant werden – sie weiß nicht, ob ihre Kräfte bis ins Bad reichen. Die meiste Zeit des Tages döst sie. Zeitung lesen und TV schauen mag sie nicht – „es interessiert mich nicht mehr". Sie hat keinen Appetit und ist durch die endlos langen Nächte „gelangweilt". Morgens fühlt sie sich wie gerädert. „So mag ich nicht mehr leben – tagsüber kann ich nicht aktiv sein und nachts kann ich trotz Müdigkeit nicht schlafen; ich vegetiere nur noch". Der Onkologe bespricht mit ihr eine Chemotherapie mit wöchentlich Epirubicin. Da der aktuelle Zustand für die Patientin nicht aushaltbar ist, willigt sie ein. Bereits nach einer Woche verbesserte sich der Allgemeinzustand. Nach zwei Wochen verlässt sie die Palliativstation und kann nochmals zuhause mit ihrem Ehemann sowie der Unterstützung von Spitex und Hausarzt leben. Sie macht kleine Spaziergänge, isst wieder und mag kurze Besuche empfangen. Nach acht Wochen verschlechtert sich der Allgemeinzustand erneut rapid und sie verstirbt kurz darauf.

6.2 Ätiologie und Epidemiologie

Je nach Grunderkrankung und deren Krankheitsphase hat die Asthenie eine Prävalenz von 50–100 %!

Meist kann nicht eine eindeutige Ätiologie für die Fatigue verantwortlich gemacht werden. Viel häufiger sind es verschiedene ursächliche Faktoren, die zum Gesamtbild der Asthenie führen, dazu zählen beispielsweise:

- Anämie
- Kachexie
- Dehydratation
- Organinsuffizienz: Nieren-, Leber-, Herz-, Ateminsuffizienz u.a.
- metabolische Störungen: Hyperkalzämie, Hyponatriämie, Hypothyreose, Hypokortisolimus, Hypogonadismus (z.B. im Rahmen einer Opioidtherapie) u.a.
- Entzündungen: Infekte, Autoimmunerkrankungen
- Arzneimittel: Chemotherapeutika, Interferon α, Antikörpertherapie, Immuntherapien, Steroide, Opioide, Neuroleptika, Antidepressiva, Anxiolytika, Hypnotika, Antiemetika, Antihypertensiva u.a.
- Radiotherapie
- chirurgische Interventionen
- psychische Belastungssituation (Stressreaktionen) inkl. Depression, Angststörung
- belastende Symptome oder hohe Symptomlast.

Die Anämie, welche chronische Krankheiten häufig begleitet, wird als Co-Faktor häufig überschätzt. Ihr Effekt hängt von der klinischen Situation wie etwa der Grundkrankheit, ihrer Entstehungsgeschwindigkeit (fehlende Anpassungszeit) und anderen Co-Faktoren ab.

Akute und chronisch-rezidivierende Infekte sind wichtige Co-Faktoren. Sie kommen wegen der eingeschränkten Abwehrlage gehäuft vor. Sie führen durch den inflammatorischen Rush u.a. zur Ausschüttung von Interleukinen, welche als Mediatoren der Asthenie bekannt sind. Die Infekt-bedingte Asthenie kann dem Krankheitsausbruch vorausgehen und sie Tage oder Wochen überdauern.

6.3 Pathophysiologie

Die pathophysiologischen Abläufe, die zur Fatigue führen, sind nicht in allen Details geklärt.

Wesentliche Abläufe sind z.B.:

1. **Veränderter Sauerstofftransport durch**
   - Anämie
   - Herzinsuffizienz
   - pulmonale Insuffizienz
   - Dekonditionierung (Sauerstoffausschöpfung im Gewebe).
2. **Metabolische Veränderungen durch**
   - Kachexie mit Lipolyse und Proteolyse u.a. bedingt durch erhöhte Interleukinaktivität (s. Kap. 5)

- Störung der Hypophysen-Nebennieren-Achse oder der Hypophysen-Gonaden-Achse, z. B. bei Therapie mit IFN-α, Immuntherapien, Kachexie
- veränderten Stoffwechsel im Muskel mit inadäquater Kohlehydrat-Verwertung, vermehrtem Anfall von Laktat und Atrophie der Typ-2-Fasern.

3. **Autonome Dysfunktion durch**
   - veränderte Neurotransmitter
   - Entzündung im Bereich von Hypothalamus und damit veränderter hypothalamisch-hypophysärer Achse
   - Entzündung des autonomen Nervensystems (immunologisch).
4. **Entzündungsreaktionen mit inflammatorischem Schauer (Interleukine, TNFα u. a.) bei:**
   - zugrundeliegender Erkrankung
   - akuten oder chronischen Infekten
   - Kachexie.
5. **Psycho-sozialer Stress**
   - Krankheitsverarbeitung mit oder ohne Krankheits-Akzeptanz
   - Anpassungsstörung
   - familiäre Belastungssituationen.

Exemplarisch kann dies zu folgenden Beeinträchtigungen führen:

Bei Tumorerkrankungen kann der Tumor selber die Asthenie induzieren. Dies geschieht durch die Initiierung der inflammatorischen Kaskade mit Freisetzung von zahlreichen Entzündungsfaktoren (TNF-α u. a.) und verschiedenen Interleukinen. Diese verursachen eine Entzündungsreaktion u. a. im Nervensystem (z. B. zerebral, hypothalamisch-hypophysär, autonomes Nervensystem) oder an der Muskulatur (u. a. mit einem Muskelfaser-Umbau, Muskelfaser-Atrophien). Eine Wechselwirkung zwischen Asthenie und Kachexie ist bekannt: letztere induziert einen katabolen Metabolismus. Der angekurbelte Stoffwechsel führt u. a. zur Proteolyse, was mit einem Muskelabbau einhergeht. Ebenso gibt es bei Patienten mit einer Tumorkrankheit eine Reihe von paraneoplastischen Syndromen, welche sich z. B. in einer Muskelschwäche manifestieren und so zur Asthenie beitragen. Das Muskelgewebe wird dadurch quantitativ und qualitativ vermindert.

Bei Patienten mit Herzinsuffizienz oder chronischen Lungenkrankheiten führt die begleitende Kachexie ebenfalls zu einem Verlust der Muskelmasse mit gesteigerter Leistungsintoleranz. Dazu gesellen sich Faktoren wie Mangel- und Fehlernährung als auch Dekonditionierung durch zunehmende Inaktivität, welche das Muskelgewebe metabolisch und histologisch verändern.

Bei neurodegenerativen Erkrankungen wie der Multiplen Sklerose (MS) ist die Asthenie mulitfaktoriell bedingt und die Pathophysiologie nicht im Detail bekannt. Sicher liegt aber eine Wechselwirkung zwischen der Asthenie, den neurologischen Ausfällen und der Depression vor. Allerdings könnten auch spezifische neurologische zentrale Läsionen sowohl Depression die Asthenie direkt verursachen.

6.4 Bedeutung und Prognose

Die Asthenie wird trotz ihrer hohen Prävalenz und ihrer manchmal verheerenden Folgen unterschätzt. Sie wird selten erhoben, geschweige denn im Hinblick auf mögliche therapeutische Ansätze analysiert. Von den Ärzten wird sie zu häufig als obligat krankheitsgegeben hingenommen. Dabei ist die Diagnose der Fatigue für den Patienten und die Angehörigen wichtig, da das subjektiv belastende Empfinden von Energielosigkeit damit einen Namen bekommt und somit das Geschehen kognitiv eingeordnet werden kann. Gleichzeitig wird das „Nicht-Können" durch die Professionellen anerkannt und normalisiert, was wiederum die Akzeptanz desselben für den Patienten und die Angehörigen erleichtern kann.

Die Lebensqualität wird durch die Asthenie stark eingeschränkt. Sie hat neben der körperlichen Dimension einen großen Einfluss auf soziale Funktionen (z. B. die Arbeitsfähigkeit) und das psychische Wohlbefinden. Ebenso kann der Betroffene Schwierigkeiten bei der Ausübung von Alltagsverrichtungen („ADL = Activity of daily Living“ bzw. „ATL = Aktivitäten des täglichen Lebens“) erleben, wodurch sein normales Leben entscheidend beeinflusst wird (Kochen, Putzen, Einkaufen usw.). Die soziale Beeinträchtigung kann zu einem zunehmenden Rückzug führen.

6.5 Beurteilung und Erfassung

Zur Beurteilung des Patienten mit Fatigue gehören die Anamnese, die körperliche Untersuchung, allenfalls Laboruntersuchungen und Assessment-Instrumente. Einen Überblick über die möglichen Abklärungsschritte gibt **Abbildung 6-1**.

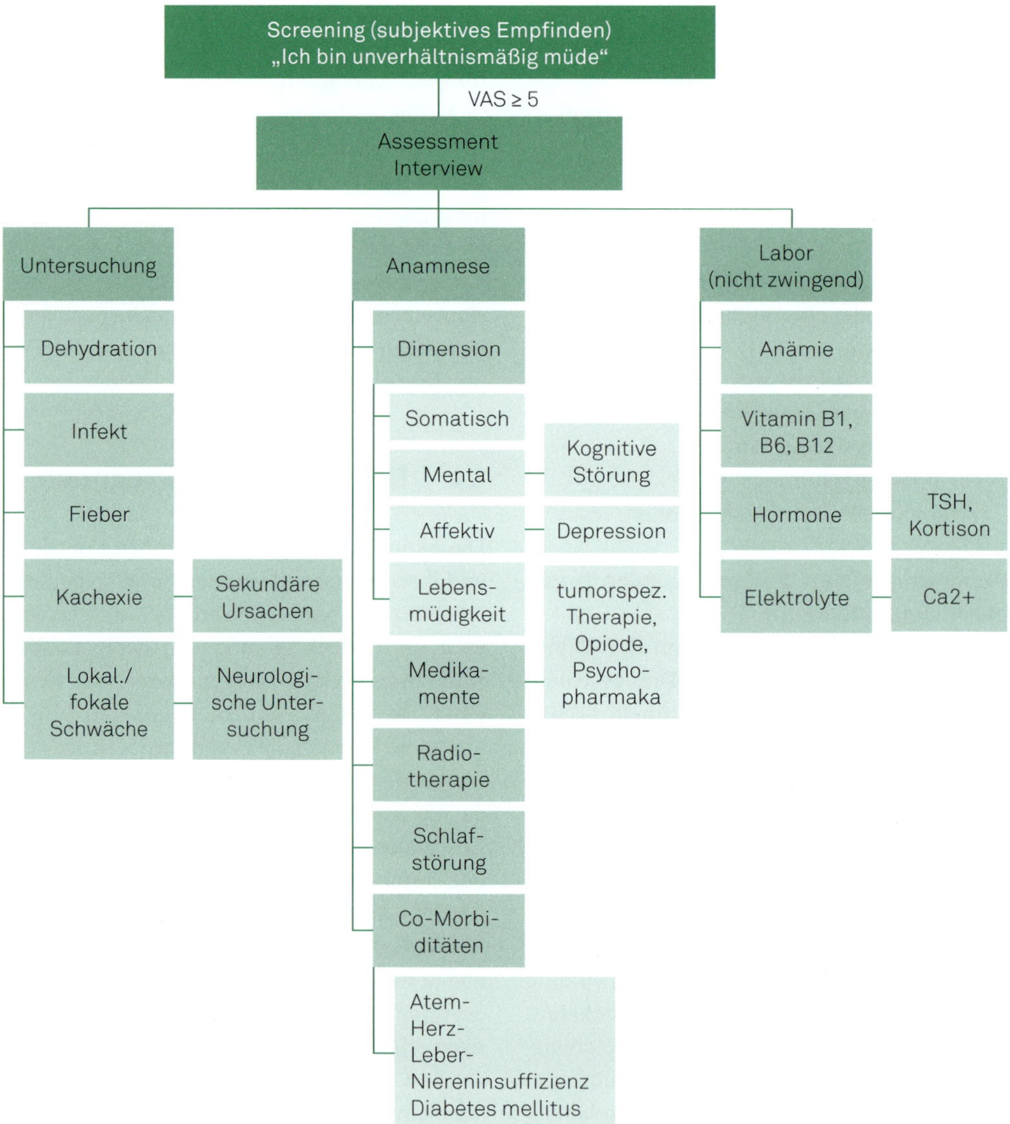

Abbildung 6-1: Möglicher diagnostischer Algorithmus für Patienten mit Fatigue, vorgeschlagen von der European Association for Palliative Care (EAPC).

Es gibt unidimensionale und multidimensionale Assessment-Instrumente. Als einfaches Screening der Fatigue ist folgende einfache Frage validiert: **„Fühlen Sie sich ungewöhnlich müde oder ermüdbar?"** Diese ist für den klinischen Alltag meist vollkommen ausreichend. Ebenso wird „Müdigkeit" als ein Item des Edmonton Symptom Assessment Systems (ESAS, s. Anhang 1) im Sinne des unidimensionalen Assessments verwendet. Dabei sollte der Benennung des Symptoms innerhalb des ESAS individuell Rechnung getragen werden. Das Wort Asthenie ist eine ärztliche Terminologie, welche dem Patienten nicht automatisch geläufig ist. Es wird deshalb empfohlen, die Benennung des Symptoms mit dem Patienten individuell festzulegen, um sicher zu sein, dass das Wort das bezeichnet, was der Patient unter außerordentlicher „Müdigkeit" und „Ermüdbarkeit" empfindet.

Als multidimensionales Assessment-Instrument kann das Brief Fatigue Inventory (BFI) benutzt werden. Es bezieht die Folgen der Fatigue in die Beurteilung mit ein. Wird kein formales Assessment-Instrument zur Beurteilung der Asthenie verwendet, so sollten deren Folgen doch multidimensional erfasst werden – mindestens die somatischen und psychischen Aspekte. Bei der Anamneseerhebung soll auch auf Aspekte der ATL, des Soziallebens und der Schlafqualität eingegangen werden. Bei der Identifikation von möglichen Ursachen wird besonders nach potenziell veränderbaren Faktoren gesucht. Dasselbe gilt für die klinische Untersuchung und allfällige Laboruntersuchungen.

Damit der Bedarf an Interventionen zur Linderung der Fatigue spezifischer erhoben werden kann, haben sich folgende Fragen bewährt:

Fragen des SIF (Single Item Fatigue)

„Was bedeutet Müdigkeit für Sie?"
„Ich fühle mich müde, weil ich...

- im **Kopf müde** bin, weil ich Mühe habe mich zu konzentrieren, weil meine Auffassungsgabe verlangsamt ist."
- **keine Freude** verspüre, weil ich keine Lust habe, weil ich keinen Antrieb habe, weil ‚es' keinen Sinn (mehr) macht."
- **keine Kraft** mehr habe, weil mein Körper schwach ist, weil meine Muskeln schwach sind."

„Um weniger müde zu sein, gehen wir normalerweise schlafen. Es kann aber bei Ihrer Krankheit vorkommen, dass der Schlaf nicht mehr hilft gegen die Müdigkeit.

Wie hilfreich ist bei Ihnen der Schlaf, um weniger müde zu sein nach dem Schlaf?"
Spezifischere Assessment-Instrumente zur Erfassung der Asthenie haben im klinischen Alltag eine untergeordnete Bedeutung. Sie werden vor allem zu Forschungszwecken eingesetzt.
Differenzialdiagnostisch muss bei der Fatigue immer an die depressive Episode, die Anpassungsstörung und die existenzielle Krise gedacht werden. Dabei gibt es viele Überlappungen.

6.6 Behandlung

6.6.1 Allgemeine Maßnahmen

Asthenie ist ein komplexes Symptom, zur Behandlung braucht es somit ebenfalls einen komplexen Therapieansatz.

Primär gilt es, das Grundleiden zu behandeln, damit der dadurch bedingte Anteil der Asthenie reduziert werden kann. Kann das Grundleiden nicht (mehr) beeinflusst werden, so bleibt dieser Anteil der Asthenie bestehen. Umso mehr lohnt es sich, potenziell reversible ursächliche Co-Faktoren zu identifizieren und allenfalls zu behandeln. Da die Ursache der Asthenie nahezu immer multifaktoriell ist, gelingt es meist aber nicht, durch die Korrektur *eines* ursächlichen Faktors das Symptom signifikant zu beeinflussen! Eine Erfolg versprechende Therapie muss deshalb verschiedene Ansätze verfolgen und erfordert eine interprofessionelle

Koordination. Vor der Erstellung eines Behandlungsplans ist eine klare Zielsetzung festzulegen. Dabei soll das Ziel überprüfbar und patientenzentriert sein – darunter versteht man ein Ziel, das für den Patienten sinnvoll, realistisch und zeitlich festgelegt ist (s. auch Kap. 47). Nur so kann später überprüft werden, ob das Ziel auch erreicht wurde und ob sich der „Kraft-Aufwand" zur Erreichung dieses Ziels für den Patienten lohnt. Die Ziele können naturgemäß im körperlichen, psychischen (inkl. kognitiven) oder sozialen Bereich bzw. in den Aktivitäten des täglichen Lebens verortet sein.

Aus den Zielen wird dann der interprofessionelle Behandlungsplan erarbeitet und die Aufgaben auf die verschiedenen Professionen verteilt. Dabei ist darauf zu achten, dass zwischen den Phasen der „Aktivitäten"/Interventionen auch genügend Ruhephasen eingeplant werden, damit der Betroffene seine Energiereserven einteilen kann. Iin der Literatur wird dies gelegentlich als *Energybanking* beschrieben.

6.6.2 Medikamentöse Therapie

Bei den meisten Patienten wird man sich auf einen symptomatischen Therapieversuch konzentrieren, weil keine offensichtlichen Ursachen der Asthenie vorhanden sind. Wird eine symptomatische medikamentöse Therapie der Asthenie in Erwägung gezogen, so kommen folgende Arzneimittel in Frage:

Methylphenidat (Ritalin® u. a.), ein Psychostimulanz mit schnell eintretendem Effekt, kann nützlich sein. Die entsprechenden Daten sind allerdings noch wenig konsistent. Das Medikament ist in der Schweiz für diese Indikation nicht zugelassen, eine Kostengutsprache muss beantragt werden. Empfohlen wird eine Initialdosis von 5–10 mg morgens, bei höheren Dosen verteilt auf eine Morgen- und eine Mittagsdosis. Die Dosis kann je nach Verträglichkeit bis 40 mg gesteigert werden – gelegentlich auch höher wegen der manchmal beträchtlichen Tachyphylaxie. Auf Nebenwirkungen wie Agitiertheit, Schlaflosigkeit und Arrhythmien ist zu achten.

Steroide werden „aus der Not" und mangels anderer Möglichkeiten oder aus Gewohnheit sehr häufig verschrieben. Die Idee der antiinflammatorischen Therapie macht aus theoretischen Überlegungen (s. Kap. 6.3) durchaus Sinn. Die Studienlage zeigt aber keinen Benefit, womit der Einsatz kaum zu rechtfertigen ist. Manchmal beobachten die Professionellen ein vorübergehend verbessertes Allgemeinbefinden, einen gesteigerten Appetit oder eine euphorisierende Wirkung. Allerdings verflüchtigen sich die allfälligen positiven Wirkungen nach kurzer Zeit und es bleiben nur die negativen Begleiterscheinungen (Infektanfälligkeit, Hyperglykämie, Wasserretention, Perforationsgefahr im Magen-Darm-Trakt) zurück. Deshalb wird empfohlen, die Indikation zur Steroidtherapie restriktiv und individuell mit Festlegung eines klaren Ziels zu stellen. Kommen Steroide zum Einsatz, dann sollte ein kurzer Versuch von 3–5 Tagen (z. B. Dexamethason 4–8 mg in einer Morgendosis) unternommen werden. Bei subjektiver Wirksamkeit und Zielerreichung kann die Gabe für 2– 4 Wochen weitergeführt werden, danach sollten die Steroide ausgeschlichen werden. Bei fehlender Wirksamkeit sollen sie nach der Versuchsphase gestoppt werden.

Auch für **Modafinil** – ein GABA-Hemmer – ist die bescheidene Datenlage bzgl. eines Nutzens bei der Fatigue kontrovers. Die Substanz wurde bisher bei Krebs und bei progredienten neurologischen Krankheiten inkl. Parkinson und Morbus Alzheimer getestet. Die Initialdosis beträgt 200 mg/d. Der Einsatz dieser Substanz wird bei Asthenie nicht generell empfohlen. Die Nieren- und Leberfunktion sollte dabei nicht beeinträchtigt sein. Wie beim Ritalin handelt es sich um eine Off-Label-Verschreibung.

6.6.3 Nicht-medikamentöse Therapie

Im Sinne der multikausalen und interdisziplinären Betreuung soll den nicht-pharmakologischen Maßnahmen besondere Beachtung geschenkt werden. Dazu gehört eine ehrliche und verständliche Information des Patienten und der Angehörigen sowie eine adäquate Beratung in Bezug auf physische, mentale und psychische Aktivität/Training, welche den realistischen Möglichkeiten und den Bedürfnissen des Patienten Rechnung tragen. Es gibt heute konsistente Daten, die zeigen, dass beim onkologischen Patienten körperliche Aktivität/Training während der Tumortherapie und in der Rehabilitationsphase die Asthenie positiv beeinflusst. Die besten Resultate wurden mit einem multimodalen Maßnahmenpaket erreicht (Integration von physikalischer Rehabilitation, psychosozialer Betreuung, pharmakologische Maßnahmen), das auf die Prognose und das Rehabilitationspotenzial des Patienten abgestimmt wurde.

Mit fortschreitender Krankheit wird eine therapeutische Einflussnahme der Asthenie zunehmend kontraproduktiv. Bei Patienten mit weit fortgeschrittener Krankheit werden die allgemeinen therapeutischen Ziele daher entsprechend angepasst. Einerseits gibt es oft keine eindeutig wirksamen Optionen mehr, andererseits kann der Asthenie auch eine Schutzfunktion zugedacht werden, welche dabei helfen soll, einige Aspekte des Leidens zu lindern. Es ist dabei wichtig und gleichzeitig schwierig, den manchmal konfliktträchtigen Moment, wann die Strategie geändert werden muss, zu identifizieren.

6.6.4 Spezifische Maßnahmen

Eine kausale Therapie des Grundleidens soll mit Vernunft abgewogen werden. Von den multiplen Faktoren, die zur Gesamtheit des Symptoms führen, sind einige, aber nicht alle, identifizierbar. Davon wiederum sind einige, aber nicht alle, beeinflussbar. In der Regel hat es keinen Sinn, nur eine Maßnahme zu treffen. Auch wenn sie vielleicht wirksam ist, wird sie allein kaum eine deutlich spürbare Verbesserung bringen und bald als unwirksam deklariert werden. Der Versuch wird frustriert abgebrochen, man probiert eine andere Maßnahme, der das gleiche Schicksal blüht. So sind zum Beispiel die Resultate der Anämiekorrektur mittels Transfusionen und/oder Wachstumsfaktoren (EPO) widersprüchlich. Außerdem sind die meisten Studien nicht in der palliativen Situation gemacht worden, sondern im Zusammenhang mit Chemotherapie induzierter Müdigkeit. Oft wird der Hämoglobinwert als Indikator zur Transfusionsindikation und auch zur Erfolgskontrolle verwendet. Wichtig wäre aber auch in diesem Fall, den Therapieerfolg am vorher definierten Therapieziel, nämlich an der Verbesserung der Asthenie und der gesteigerten körperlichen und kognitiven Leistungsfähigkeit, zu messen und dann die Weiterführung der Therapie oder deren Abbruch zu rechtfertigen.

Die Asthenie kann für die Angehörigen eine große Herausforderung sein, da sie diesen Zustand häufig nicht nachvollziehen können. Dies kann dazu führen, dass die Angehörigen den Patienten gut gemeinte „Ratschläge" geben, wenig hilfreiche Interventionen vorschlagen oder gar initiieren, was den Patienten zusätzlich belastet und ihn allenfalls sogar in eine Überlastung hineinführt.

6.7 Zusammenarbeit im interprofessionellen Team

Das Vorgehen bei der Asthenie ist exemplarisch für ein interprofessionelles Vorgehen. Das vom Team mit dem Patienten formulierte Ziel steht am Anfang des Behandlungsplans. Am interprofessionellen Rapport oder im interprofessionellen Austausch werden die Aufgaben zwischen den Professionen aufgeteilt. Gleichzeitig wird darauf geachtet, dass dem Patienten auch genügend Ruhepausen bleiben und keine Überbehandlung passiert.

Take-home-message

- Die Asthenie ist ein häufiges, multifaktoriell bedingtes, subjektives, belastendes Symptom, das bei vielen progredienten Krankheiten auftreten kann.

- Für viele Ärzte bedeutet es eine große Überwindung, die Diagnose der Asthenie zu stellen; vermutlich, weil es wenige hilfreiche Therapieoptionen gibt – insbesondere keine medikamentösen.
- Für die Patienten und die Angehörigen ist die Diagnose wichtig, da dadurch ihr Gesundheitszustand und die Einschränkungen ihrer Aktivitäten erklärt werden können.
- Am Erfolgversprechendsten ist ein multimodaler Behandlungsansatz mit körperlicher Aktivität, Information, Edukation und allenfalls vorübergehender medikamentöser Therapie.
- Eine Behandlung soll nur durchgeführt werden, wenn gemeinsam mit dem Patienten ein für ihn erstrebenswertes realistisches Ziel formuliert werden kann.

Weiterführende Literatur

[1] Andrew B, Guan C, Jaafar NRN. The use of methylphenidate for physical and psychological symptoms in cancer patients: a review. Curr Drug Targ. 2018;19(8):877–87. https://doi.org/10.2174/1389450118666170317162603

[2] Gamondi C, Neuenschwander H. Pathophysiology of fatigue. In: Bruera E, Higginson I, von Gunten CF, Hrsg. Textbook of Palliative Medicine and Supportive Care. Boca Raton: CRC Press; 2016. 613–21.

[3] National Comprehensive Cancer Network (NCCN). NCCN Guidelines. Cancer-Related Fatigue. Version 2020 [cited 2020 Aug 31]. Available from: https://www.nccn.org/guidelines/guidelines-detail?category=3&id=1424

[4] Peters MEWJ, Goedendorp MM, Verhagen CAHVM, Bleijenberg G, van der Graaf WTA. Fatigue and its associated psychosocial factors in cancer patients on active palliative care treatment measured over time. Support Care Cancer. 2016;24:1349–55. https://doi.org/10.1007/s00520-015-2909-0

[5] Yennaurajalingam S, Bruera E. Fatigue and as thenia. In: Cherny NI, Fallon MT, Kaasa S, Portenoy RK, Currow DC, Hrsg. Oxford Textbook of Palliative Medicine. 5th ed. Oxford: Oxford University Press; 2015.

7 Aszites

Daniel Büche

7.1 Einführung und Definition

Aszites ist eine abnorme Ansammlung von Flüssigkeit im Peritonealraum. Er kommt hauptsächlich in fortgeschrittenen Stadien von Lebererkrankungen und als Folge von Tumorerkrankungen vor. Von malignem Aszites spricht man, wenn der Aszites durch ein Tumorleiden bedingt ist.

Abdominelles Spannungsgefühl, Inappetenz, rasche Sättigung, Übelkeit, Erbrechen, gastroösophagealer Reflux, Dyspnoe, Beinödeme, Bauchumfangs-, Gewichtszunahme, verminderte Mobilität und schnelle Erschöpfung sind häufige Symptome, Zeichen und Folgeerscheinungen von Aszites. Auch kann es zu einer Flüssigkeitsumverteilung mit zu viel Flüssigkeit „unten" (Aszites, Beinödeme) und gleichzeitig zu wenig Flüssigkeit „oben" (Orthostase u. a.) kommen. Somit ist der Aszites häufig sehr belastend für den betroffenen Patienten. Sowohl maligner Aszites als auch Aszites bei einer fortgeschrittenen Lebererkrankung sind prognostische ungünstige Zeichen.

Fallvignette

Die 64-jährige Patientin leidet an einem fortgeschrittenen Magenkarzinom. Ihr Abdomen ist deutlich vorgewölbt. Sie beklagt sich über eine Inappetenz, kann nur noch wenige Bisse zu sich nehmen und auch das Trinken größerer Flüssigkeitsmengen verursacht bei ihr schnell Übelkeit. Sie beklagt sich über saures Aufstoßen im Liegen, dann kommt es auch gelegentlich zu Dyspnoeattaken. Der Ultraschall bestätigt den vermuteten Aszites. Es wird eine Aszitespunktion durchgeführt, die 5 Liter klare Flüssigkeit fördert. Nach der Punktion geht es der Patientin rasch besser. Da der Aszites innerhalb einer Woche wieder nachgelaufen ist, wird eine tunnelierte intraperitoneale Drainage gelegt. Ab diesem Zeitpunkt lässt die Patientin alle 2–3 Tage ca. 1–2 Liter Aszites ab. Den Zeitpunkt der Drainage bestimmt sie selbst – immer dann, wenn die störenden Symptome zu stark werden.

7.2 Ätiologie und Epidemiologie

Die Ursachen von Aszites sind in **Tabelle 7-1** zusammengestellt. In über 80 % der Fälle findet sich ein benigner Aszites aufgrund einer Leberzirrhose. In etwa 10 % tritt der Aszites im Rahmen von malignen Erkrankungen auf.

Besonders häufig ist maligner Aszites beim Ovarialkarzinom (bis zu 80 %!), überdurchschnittlich häufig auch bei Brust-, Magen-, Pankreas- und Kolonkarzinom. In etwa 20 % der Fälle von malignem Aszites kann kein Primärtumor gefunden werden (CUP-Syndrom; „Cancer of unknown Primary").

Tabelle 7-1: Ursachen von Aszites.

Pathophysiologie	Erkrankungen
portale Hypertension	Leberzirrhose, massive Lebermetastasierung, Herzinsuffizienz, Portalvenenthrombose, venookklusive Erkrankungen
neoplastisch	Peritonealkarzinose, Lymphom, hepatozelluläres Karzinom, Ovarialkarzinom, Mesotheliom
entzündlich	Peritonitis, primäre/sekundäre bakterielle Peritonitis, Pankreatitis, Tuberkulose
gemischt	nephrotisches Syndrom, dialyseassoziierter Aszites, Obstruktion des Ductus thoracicus, Malnutrition

7.3 Pathophysiologie

Pathophysiologische Mechanismen, die einzeln oder in Kombination zur Entstehung von Aszites führen können, sind:

- Exsudation durch die malignen Zellen bei Peritonealkarzinose oder durch den Primärtumor
- Exsudation bei Infektionen im Peritonealraum (Peritonitis)
- Transudation bei portaler Hypertonie durch eine Leberzirrhose, eine andere Leberaffektion, Pfortaderthrombose, Obstruktion der Vena cava inferior oder eine Rechtsherzinsuffizienz
- Abflusshindernis des lymphatischen Systems durch Obstruktion oder Kompression:
  - durch Tumorzellen oder entzündliche/infektiöse Affektionen im Lymphsystem
  - durch Kompression von außen durch Tumoren u. a.

    Gelegentlich kann der behinderte Lymphabfluss zu Chyloaszites führen (häufig mit Lymphomen assoziiert).
- Fehlleitung des Renin-Angiotensin-Aldosteron-Systems mit Hyperaldosteronismus
- reduzierter Plasmaproteingehalt und damit verminderter onkotischer Druck bei Hypalbuminämie durch:
  - Lebersynthesestörung oder
  - erhöhten Proteinverlust.

7.4 Bedeutung und Prognose

Aszites beeinträchtigt meist die Lebensqualität der betroffenen Patienten durch die belastenden Symptome. Maligner Aszites als auch Aszites bei Leberinsuffizienz weisen auf eine deutliche Verschlechterung der Krankheitssituation hin und sind mit einer schlechten Prognose assoziiert. Bei malignem Aszites beträgt die Lebenszeit einige Monate – außer beim Ovarialkarziom, bei welchem das Überleben deutlich länger sein kann. Bei Patienten mit portaler Hypertonie liegt die 1-Jahres-Überlebenswahrscheinlichkeit < 50 %. Kann der Aszites nicht behoben werden, tritt dieser nach Punktion schnell wieder auf oder kann er durch präventive Behandlung nicht verhindert werden, so spricht man von **refraktärem Aszites**. Spätestens in dieser Phase sind Maßnahmen der Palliative Care indiziert. Das Ziel der Behandlung ist die Verbesserung der Lebensqualität.

7.5 Beurteilung und Erfassung

Anamnese, klinische Untersuchung und der Ultraschall sind die wichtigsten Vorgehensweisen zur Diagnostik des Aszites.

Wesentlich bei der **Anamnese** sind die oben beschriebenen Symptome. Dabei ist auch die Belastung des Patienten durch den Aszites zu erheben. Dazu wurde das Assessment-Instrument Edmonton Symptom Assessment System – Aszites Modifikation (ESAS:AM) kreiert und bei Tumorpatienten in Japan teilvalidiert. Eine vollständige Validierung steht noch aus, sodass der ESAS:AM noch nicht zur breiten Anwendung empfohlen werden kann.

Bei der **klinischen Untersuchung** sind folgende Zeichen wichtig:

- Messgrößen: Gewicht und Bauchumfang
- Inspektion: das vorgewölbte Abdomen
- Palpation: die Fluktuationswelle (Ballottement)
- Perkussion: die Flankendämpfung sowie der Dämpfungswechsel bei Lageänderung.

Eine sonografische Untersuchung macht Sinn bei geplanten Punktionen oder bei Unklarheit, ob das Abdomen durch geblähte Darmschlingen, Tumormassen oder durch Aszites vorgewölbt ist.

Zur Unterscheidung, ob der Aszites durch eine portale Hypertension oder eine andere Ursache bedingt ist, sollte der Serum-Aszites-Albumin-Gradient (SAAG) berechnet werden:

> SAAG = Serumalbumin – Aszitesalbumin
> $\geq$ 11 g/l → portable Hypertonie

Der SAAG ist ein gut evaluierter labormedizinischer Parameter mit hoher diagnostischer Spezifität (97 %). Liegt der Wert $\geq$ 11 g/l, so liegt eine portale Hypertonie vor. Diese pathophysiologische Unterscheidung ist wesentlich für die Therapie.

Weitere diagnostische Untersuchungen des Aszites sind bei Patienten in palliativer Situation nicht zwingend notwendig, da sie eher selten einen Einfluss auf die weitere Therapie haben.

7.6 Behandlung

7.6.1 Allgemeine Maßnahmen

Auf eine genügende Behandlung einer allfälligen Obstipation ist großen Wert zu legen. Dabei ist bei einer hepatischen Enzephalopathie der Lactulose (Duphalac®) vor den salinischen Laxanzien den Vorrang zu geben, sofern das Duphalac® nicht zu starke Blähungen verursacht.

Bei der Ernährung sollten dem Patienten wenig blähende Nahrungsmittel und die Einnahme von häufigeren, kleineren Mahlzeiten empfohlen werden.

Eine parenterale Ernährung oder die intravenöse Gabe von Albumin sind zur palliativen Behandlung des Aszites nicht indiziert, gelten sogar als obsolet. Die Krankheit ist in diesem Stadium meist so weit fortgeschritten, dass die parenterale Ernährung die Krankheitssituation nicht verbessern kann. Die Hypalbuminämie ist in dieser Krankheitssituation ein Problem der insuffizienten Lebersyntheseleistung, die durch Gabe von Albumin nicht verbessert und schon gar nicht korrigiert werden kann.

7.6.2 Medikamentöse Therapie

Bei einer portalen Hypertension – bei einem SAAG $\geq$ 11 g/l – sollte primär eine Therapie mit Diuretika versucht werden. Ein Aldosteronantagonist (z. B. 50 mg Spironolacton [Aldactone®] einmal pro Tag) ist dabei aus pathophysiologischen Überlegungen (sekundärer Hyperaldosteronismus) erste Wahl. Die Dosis kann bis auf 200 mg/d (einmal pro Tag) erhöht werden. Spricht der Aszites nicht oder ungenügend auf die Therapie mit einem Aldosteronantagonisten an, so kann ein Schleifendiuretikum (z. B. Torasemid: Torem® 5–20 mg einmal pro Tag oder Furosemid: Lasix® 40–120 mg Tagesdosis, verteilt auf 2 Dosen) dazu kombiniert werden.

Flankierend dazu wäre eine Natrium- und Flüssigkeitsrestriktion sinnvoll, diese ist in der palliativen Situation aber sehr vorsichtig zu verordnen, um nicht die Lebensqualität zu beeinträchtigen. Die parenterale Gabe von Natrium und Flüssigkeit sollte jedoch auf ein Minimum reduziert bzw. nach Möglichkeit gänzlich weggelassen werden.

Es gibt keine Evidenz für eine Diuretikagabe bei Aszites mit einem SAAG von < 11 g/l. Im Gegenteil, es konnte gezeigt werden, dass in diesem Fall die diuretikaassoziierten Nebenwirkungen deutlich zunehmen.

7.6.3 Nicht-medikamentöse Therapie

Parazentese (Aszitespunktion)

Bei ausgeprägten Kollateralkreisläufen, erhöhter Blutungsneigung – auch bei kleinen Aszitesmengen oder bei viel Tumorlast im Abdomen – sollte eine Punktion unter Ultraschallkontrolle durchgeführt werden. Wiederholte Aszitespunktionen können problemlos durchgeführt werden. Dabei können auch größere Aszites-Volumina (bis zu 6 Liter und mehr) bei einer Punktion drainiert werden.

Durch die Punktion kommt es jedoch zu einem relativ raschen Flüssigkeitsshift zwischen den Kompartimenten, welcher sich mit den Symptomen/Zeichen der Hypovolämie (Müdigkeit und Orthostasesymptomen u. a.) äußern kann. Besonders in (prä-)terminaler Situation empfiehlt sich deshalb, nicht so viel wie möglich, sondern *so viel wie nötig* abzupunktieren (nicht mehr als 1–2 Liter).

Die Aszitespunktion birgt das Risiko einer **kutanen Aszitesfistel,** welche sich dann kaum mehr spontan schließt. Zur Vermeidung einer Aszitesfistel kann die „Z-Punktionstechnik" empfohlen werden. Dabei wird die Kanüle bis in die Subkutis eingeführt und dann mitsamt der Haut seitwärts verschoben, bevor die Faszie und das Peritoneum durchstochen werden. Dadurch liegen die Stichstellen der Haut und der Faszie nach der Entfernung der Nadel nicht mehr vertikal übereinander. Eine Aszitesfistel birgt für den Patienten keine Gefahr, bedingt aber einen vermehrten Pflegeaufwand.

Manchmal bilden sich Septierungen und Abkapselungen im Peritonealraum, die eine erfolgreiche Punktion verhindern. Weiter kommt es bei jeder Punktion zu Elektrolyt- und Eiweißverlusten, was den Allgemeinzustand belasten und das Nachfüllen des Aszites beschleunigen kann. Für eine Albuminsubstitution gibt es jedoch keine Evidenz.

Mit Unterstützung einer „*Bedside*"-Ultraschalluntersuchung kann die Punktion auch zu Hause sicher durchgeführt werden. Ebenfalls ist die Punktion zu Hause möglich, wenn die sichere Punktionsstelle durch mehrere frühere Punktionen bekannt ist.

Intraperitoneale tunnelierte Katheter

Interperitoneale tunnelierte Drainage-Katheter (z. B. Pleur-X) sind sehr effektiv und relativ sicher zur symptomatischen Behandlung von refraktärem Aszites, sowohl für malignen als auch für nicht-malignen (z. B. bei portaler Hypertonie) Aszites. Der Katheter kann in Lokalanästhesie angelegt werden und wird in der Bauchwand fixiert. Solche Drainage-Katheter verbessern die Symptomkontrolle, vermindern die Häufigkeit der Krankenhausaufenthalte und fördern das Selbstmanagement des Aszites. So können häufiger, dafür kleinere Mengen Aszites vom Patienten oder der Pflege abgelassen werden, womit es zu weniger starken Flüssigkeitsverschiebungen kommt und die belastenden Symptome rascher angegangen werden können. Eine längere Katheter-Verweildauer kann ein Risikofaktor für eine katheterassoziierte Infektion sein – das Risiko wird aber meist überschätzt. Die katheterassoziierte Infektion sollte v. a. bei Patienten mit längerem Überleben bedacht werden.

Es konnte gezeigt werden, dass intraperitoneale tunnelierte Katheter auch in der Pädiatrie bei fortgeschrittenen Tumorleiden zur Symptomkontrolle und rascheren Krankenhausentlassung sicher eingesetzt werden können.

Transjugular Intrahepatic Portosystemic Shunt (TIPS)

In der Phase der frühen Palliative Care (Early Palliative Care) kann zur Symptomlinderung ein TIPS in Erwägung gezogen werden. Beim TIPS handelt es sich um einen Shunt – eine Kurzschlussverbindung – zwischen der Pfortader und der Vena hepatica unter Umgehung des zirrhotischen Lebergewebes. Dadurch werden der portale Druck gesenkt und die renale Natriumexkretion verbessert. Durch die Einlage eines TIPS kann ein refraktärer Azites besser kontrolliert werden als durch wiederkehrende Parazentesen. Diesen Vorteil erkauft man sich häufig (Inzidenz von 30 %) durch das Auftreten einer hepatischen Enzephalopathie. Letztere ist dadurch bedingt, dass das Pfortaderblut nicht mehr durch die Leber fließt, sondern direkt dem systemischen Kreislauf zugeführt wird (Shunting der Leber).

7.6.4 Spezifische Maßnahmen

Eine kausale Therapie des Aszites ist bei Patienten in palliativer Situation nur in den seltensten Fällen möglich. Daher liegt das Hauptaugenmerk bei diesen Patienten auf der symptomatischen Therapie zur Verbesserung der Lebensqualität.

Studien bzgl. tumorspezifischer Therapie zur Behandlung des Aszites bei Patienten in palliativen Situationen zeigen kontroverse Resultate bishin zur Lebensverkürzung bei zu intensiver Therapie.

7.7 Zusammenarbeit

Eine enge Zusammenarbeit mit den Gastroenterologen, welche meist die intraperitonealen tunnelierten Drainage-Katheter einlegen, ist hilfreich. Ebenso sollte die enge Zusammenarbeit mit den Onkologen gesucht werden, um den Nutzen (Patient related Outcome) einer noch laufenden oder geplanten tumorspezifischen Therapie zu diskutieren.

Take-home-message

- Refraktärer Aszites zeigt bei (fast) allen Krankheitsbildern das Eintreten des Patienten in die Palliativsituation.
- Bei der Behandlung von refraktärem Aszites steht die Verbesserung der Lebensqualität als primäres Ziel im Vordergrund.
- Zur Symptomlinderung ist neben den aszitesspezifischen Maßnahmen auch auf eine gute allgemeine Darmpflege mit regelmäßigem, weichem Stuhlgang, wenig Blähungen u. a. zu achten.
- Bei einem SAAG ≥ 11 g/l sollte primär ein Therapieversuch mit Diuretika erfolgen.
- Bei einem SAGG < 11 g/l sollte ein Therapieversuch mittels Parazentese und bald auch mittels intraperitonealem tunnelierten Drainage-Katheter in die Wege geleitet werden.
- Die Hypalbuminämie ist vor allem Ausdruck der Synthesestörung der Leber und nur sekundär des Albuminverlustes (allenfalls bei häufigen großvolumigen Parazentesen) und kann damit nicht mit Albuminsubstitution oder Ernährungstherapie verbessert werden.

Literatur

[1] Arriba L, Fader A, Frasure H, von Gruenigen V. A review of issues surrounding quality of life among women with ovarian cancer. Gynecol Oncol. 2010;119(2):390–96. https://doi.org/10.1016/j.ygyno.2010.05.014

[2] Barbera L, Elit L, Krzyzanowska M, et al. End of life care for women with gynecologic cancers. Gynecol Oncol. 2010;118(2):196–201. https://doi.org/10.1016/j.ygyno.2010.04.014

[3] Day R, Mitchell T, Keen A, Perkins P. The experiences of patients with ascites secondary to cancer: A qualitative study. Palliat Med. 2013;27:739. https://doi.org/10.1177/0269216313480400

[4] Den Hollander BS, Connolly BL, Sung LK, et al. Successful use of indwelling tunnelled catheter for the management of effusions in children with advanced cancer. Pediatr Blood Cancer. 2014;61(6):1007–12. https://doi.org/10.1002/pbc.24902

[5] Hodge C, Badgwell BD. Palliation of malignant ascites. J Surg Oncol. 2019;120(1):67–73. https://doi.org/10.1002/jso.25453

[6] Knight JA, Thompson SM, Fleming CJ et al. Safety and effectiveness of palliative tunnelled peritoneal drainage catheters in the management of refractory malignant and non-malignant ascites. Cardiovasc Intervent Radiol. 2018

May;41(5):753–61. https://doi.org/10.1007/s00270-017-1872-1

[7] Landers A, Ryan B. The use of bedside ultrasound and community-based paracentesis in palliative care service. J Prim Health Care. 2014;6(2):148–51. https://doi.org/10.1071/HC14148

[8] Mori M, Morita T, Yokomichi N, Nitto A, Takahashi N, Miyamoto S, et al. Validation of the Edmonton Symptom Assessment System: Ascites Modification. J Pain Symptom Manage. 2018;55(6):1557–63. https://doi.org/10.1016/j.jpainsymman.2018.03.016

[9] Pockros PJ, Esrason KT, Nyuyen C, Duque J, Woods S. Mobilization of malignant ascites with diuretics is dependant on ascitic fluid characteristics. Gastroenterology. 1992;103:1302–06. https://doi.org/10.1016/0016-5085(92)91520-E

8 Darmobstruktion (Ileus)

Claudia Mazzocato, Daniel Büche

8.1 Einführung

Ein Ileus entsteht durch eine mechanische und/oder funktionelle (= paralytische) Transportbehinderung im Gastrointestinaltrakt distal des Treitzschen Bandes. Dadurch ist der Weitertransport von Flüssigkeit und Nahrungsmitteln an einer oder mehreren Stellen des Magen-Darm-Trakts verlangsamt oder unterbrochen. Auch wenn dieses Syndrom häufiger bei Tumorerkrankungen gefunden wird, kann es auch bei anderen fortgeschrittenen chronischen Krankheiten auftreten, z.B. bei Diabetes mellitus, Niereninsuffizienz oder verschiedenen neurodegenerativen Krankheiten.

Der Ileus kann lokalisiert oder multilokulär (z.B. Peritonealkarzinose) sein. Die Symptome (Nausea und Emesis, Abdominalschmerzen, Koliken, Flatulenz, Windverhalt, Stuhlverhalt oder Pseudodiarrhoe) variieren je nach Pathogenese des Ileus und dessen Lokalisation(en).

Fallvignette

Frau C., 72-jährig, leidet – nach diversen onkologischen Therapien – an einem progredienten Ovarialkarzinom mit diffuser Peritonealkarzinose. Sie wird analgetisch mit retardiertem Morphin (MST® Continus) und mit Laxativa behandelt.
Seit einigen Tagen beklagt sie sich über zunehmende, nicht aushaltbare Abdominalschmerzen, welche sie als krampfartig beschreibt; sie benötigte deshalb vier Schmerzreserven von schnell wirksamem Morphin. Ebenso leidet sie an rezidivierender Nausea und musste einmal täglich erbrechen. Sie kann sich praktisch nicht mehr ernähren. Den Stuhlgang beschreibt sie als kleine Stuhlmenge von weicher bis flüssiger Konsistenz alle 2–3 Tage.
Angesichts der Verschlechterung ihres Allgemeinzustands wird die Patientin stationär aufgenommen. Die klinische Untersuchung ergibt bei der Palpation eine periumbilikale Druckschmerzhaftigkeit ohne Abwehrspannung oder Défense aber Hinweise für Aszites. Bei der Auskultation sind seltene, leicht hochgestellte Darmgeräusche zu hören. Die Computertomografie zeigt eine diffuse Zunahme der Peritonealkarzinose und ein dilatiertes proximales Kolon mit Zeichen eines partiellen Ileus.
Unter subkutaner Gabe von Haloperidol, Octreotid und Morphin zeigt die Patientin eine schnelle Verbesserung der gastrointestinalen Symptome und des Schmerzes.

8.2 Ätiologie und Epidemiologie

Die Ursachen des Ileus sind meist multifaktoriell – mechanisch und funktionell. Der mechanische Ileus ist häufig durch ein Karzinomleiden bedingt (intraluminale Obstruktion durch den

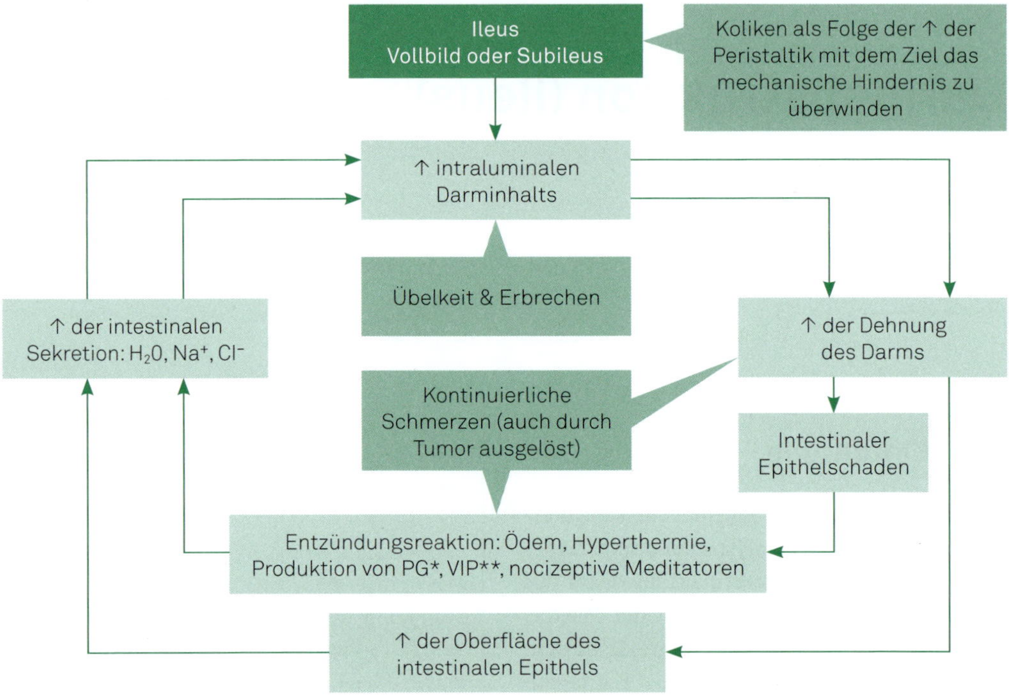

PG*: Prostaglandine; VIP**: Vasoaktives intestinales Peptid

Abbildung 8-1: Pathophysiologie und klinische Zeichen des Ileus.

Tumor, Kompression von außen durch den Tumor oder eine Peritonealkarzinose). Es können auch benigne Ursachen zum mechanischen Ileus führen (Adhäsionen, postradiogene Enteritis, Hernie, Fäkalom etc.). Ursachen für einen paralytischen Ileus können sein: Tumorbefall des vegetativen Nervensystems, Arzneimittel, metabolische Störungen oder Folgen einer neurologischen Krankheit (z. B. autonome Dysfunktion, neurodegenerative Krankheiten). Es ist wesentlich, differenzialdiagnostisch zwischen einem mechanischen oder funktionellen Ileus zu unterscheiden. Beim mechanischen Ileus ist zu klären, ob die darunterliegende Ursache maligne oder benigne ist. Die ätiologische Einordnung hat Konsequenzen für das therapeutische Vorgehen (**Tabelle 8-1**).

Ein Ileus tritt bei 3–15 % der Tumorpatienten auf. Dieser ist häufig bedingt durch eine primäre intraabdominale Neoplasie (Ovarialkarzinom 5– 50 %; gastrointestinales Karzinom 10– 28 %), seltener durch ein primär extraabdominelles Karzinom (z. B. Melanom, Mammakarzinom, Bronchuskarzinom) mit Peritonealkarzinose. Viel seltener ist er Folge einer nicht-onkologischen Krankheit, z. B. Adhäsionen oder paralytischer Ileus bei inferiorem Myokardinfarkt, oder bei einer autonomen Dysfunktion.

8.3 Pathophysiologie

Ein Ileus entsteht infolge

- einer Darmmotilitätsstörung aufgrund einer mechanischen intra- oder extraluminal lokalisierten oder multifokalen Obstruktion und/ oder
- einer funktionellen Darmmotilitätsstörung unterschiedlicher Ursache.

Tabelle 8-1: Ätiologien der Darmobstruktion

Mechanische Ursache (mechanischer Ileus)	
Onkologisch	Intraluminaler Tumor Extraluminale(r) Tumor(e) (Pankreaskarzinom, Peritonealkarzinose etc.)
Nicht onkologisch	Verwachsungen, postradiogene Enteritis, Hernien, Fäkalimpaktation, Abszess etc.
Funktionelle Ursache (paralytischer Ileus)	
Intramurale	Tumorinfiltration in die Darmwand
Medikamente	Opioide, Anticholinergika, Spasmolytika, Antihistaminika, Eisenpräparate, Antiemetika (5-HT3-Rezeptorantagonisten)
Stoffwechsel-störungen	Hyperkalzämie, Hypokaliämie
Autonome Dysfunktion	Infiltration des Plexus cœliacus Infiltration des Mesenteriums Diabetes mellitus, Niereninsuffizienz Paraneoplastisch Neurodegenerative Krankheiten Reflektorisch (Peritonitis, postoperativ, inferiorer Myokardinfarkt, Pankreatitis)

Die Darmmotilitätsstörung führt zu einer Vermehrung des Darminhalts und konsekutiv einer Erweiterung der Darmschlingen. Es entsteht ein doppelter Teufelskreis: einerseits kommt es zu einem intestinalen Epithelschaden mit einer Entzündungsreaktion, andererseits wird die Oberfläche des Darmepithels vergrößert. Diese beiden pathophysiologischen Mechanismen führen zur vermehrten Sekretion von Wasser und Elektrolyten, was die Dehnung des Darms nochmals vermehrt (**Abbildung 8-1**).

8.4 Bedeutung und Prognose

Die Lebenserwartung von Patienten mit einem Ileus durch eine fortgeschrittene Krebserkrankung, für die keine spezifische Tumortherapie mehr zur Verfügung steht, beträgt üblicherweise einige Wochen bis Monate. Ist der Ileus nicht durch den Tumor bedingt oder besteht ein paralytischer Ileus, so ist die Lebenserwartung abhängig von den ursächlichen Faktoren, den therapeutischen Möglichkeiten und dem Allgemeinzustand des Patienten. Im Allgemeinen ist die Lebenserwartung in diesen Fällen jedoch besser, sodass eine sorgfältige diagnostische Abklärung wichtig ist.

Wird der Ileus nicht ausreichend behandelt, verursacht er Resorptionsstörungen von Arzneimitteln, gastrointestinale Symptome und Schmerzen sowie weiteres Leiden durch die Einlage einer Magensonde oder eines Darmrohrs. Eine Rückkehr in die häusliche Versorgung ist dann schwierig zu bewerkstelligen.

8.5 Beurteilung und Erfassung

Die klinische Manifestation ist die direkte Konsequenz der Transportbehinderung z. B. durch die Darmobstruktion. Die Symptome variieren mit der Lokalisation und dem Schweregrad der Transportbehinderung.

Anamnese

- **Nausea:** Je proximaler der Darmverschluss liegt, umso früher und intensiver tritt die Nausea auf, je distaler die Obstruktion, umso später.

- **Erbrechen:** Bei einer proximalen Obstruktion kommt es früh zum großvolumigen, wässrigen, schleimigen oder galligen Erbrechen; bei einer distalen Obstruktion tritt das Erbrechen verzögert auf und ist von dunklem Aspekt mit stuhlartigem Geruch.
- **Kontinuierliche Schmerzen:** werden verursacht durch die Dehnung des Darms bzw. die Infiltration des Tumors in Strukturen des Abdomens.
- **Kolikartige Schmerzen:** werden verursacht durch die vermehrte Peristaltik mit dem Ziel, mittels Druckerhöhung das mechanische Hindernis zu überwinden, und durch Spasmen.
- **Stuhl- und/oder Windverhalten** in den letzten drei Tagen.
- **Dünner Stuhlgang bei partieller Obstruktion:** entsteht durch die Verflüssigung des Darminhalts durch Bakterien und durch die intestinale Hypersekretion.
- **Begleitsymptome und -zeichen:** Inappetenz, Dehydratation, kognitive Störungen.

Klinische Untersuchung des Abdomens

- Palpation und Auskultation: balloniertes Abdomen, Druckdolenz, Tumormassen, Aszites, fehlende oder hochgestellte Darmgeräusche.
- Rektaluntersuchung (unerlässlich): Suche nach Stuhl, Fäkalom, Hämorrhoiden, Tumorstenose.

Radiologische Untersuchungen

Die Wahl der radiologischen Untersuchung wird bestimmt durch das Tumorstadium, die früheren und aktuellen Befunde, den Allgemeinzustand des Patienten sowie seine Therapiewünsche und -optionen.

- **CT-Abdomen:** Untersuchung der Wahl zur Suche des Ileus und seiner Ätiologie (maligne vs. benigne), bei einer chirurgischen Notfallsituation (z. B. Perforation oder Darm-Volvolus), zur Beurteilung der Tumorausbreitung und zur Beurteilung der Behandlungsoptionen.
- **Abdomen-Leer-Aufnahme:** ist möglicherweise hilfreich, wenn eine CT-Untersuchung nicht möglich oder nicht indiziert ist.
- **Ultraschall:** kann in geübten Händen die Diagnose auch erhärten und Hinweise auf die Ätiologie geben.

8.6 Behandlung

Die Art der Therapie hängt von der Ätiologie und der Pathophysiologie, der Grundkrankheit, den Co-Morbiditäten, der Prognoseeinschätzung, den Therapiemöglichkeiten, dem Allgemeinzustand des Patienten und von seinen Therapiepräferenzen ab. Ein interdisziplinäres und interprofessionelles koordiniertes Vorgehen ist notwendig um die besten Therapieoptionen festzulegen. Diese werden durch den Typ des Ileus – mechanisch, paralytisch oder am häufigsten gemischt – bestimmt.

Die **Abbildung 8-2** zeigt die wesentlichen therapeutischen Schritte beim Patienten mit Ileus.

8.6.1 Allgemeinmaßnahmen

- **Orale Zufuhr stoppen:** Stopp jeglicher oraler Ernährung (außer, was der Patient weiter einzunehmen wünscht) und peroraler Arzneimittel; die Medikamente werden subkutan oder intravenös verabreicht.
- **Transnasale Magensonde, perkutane Enterogastrostomie (PEG):** Eine Magensonde wird präoperativ oder bei Patienten mit schlechter Symptomkontrolle der gastrointestinalen Symptome (Nausea, Emesis, Singultus) bis zur Erreichung der medikamentösen Symptomkontrolle gelegt. Ist eine längerfristige Ableitung notwendig, so ist eine PEG-Sonde zu bevorzugen. Eine PEG-Sonde ist jedoch kontraindiziert bei portaler Hypertension, massivem Aszites, Ulcus ven-

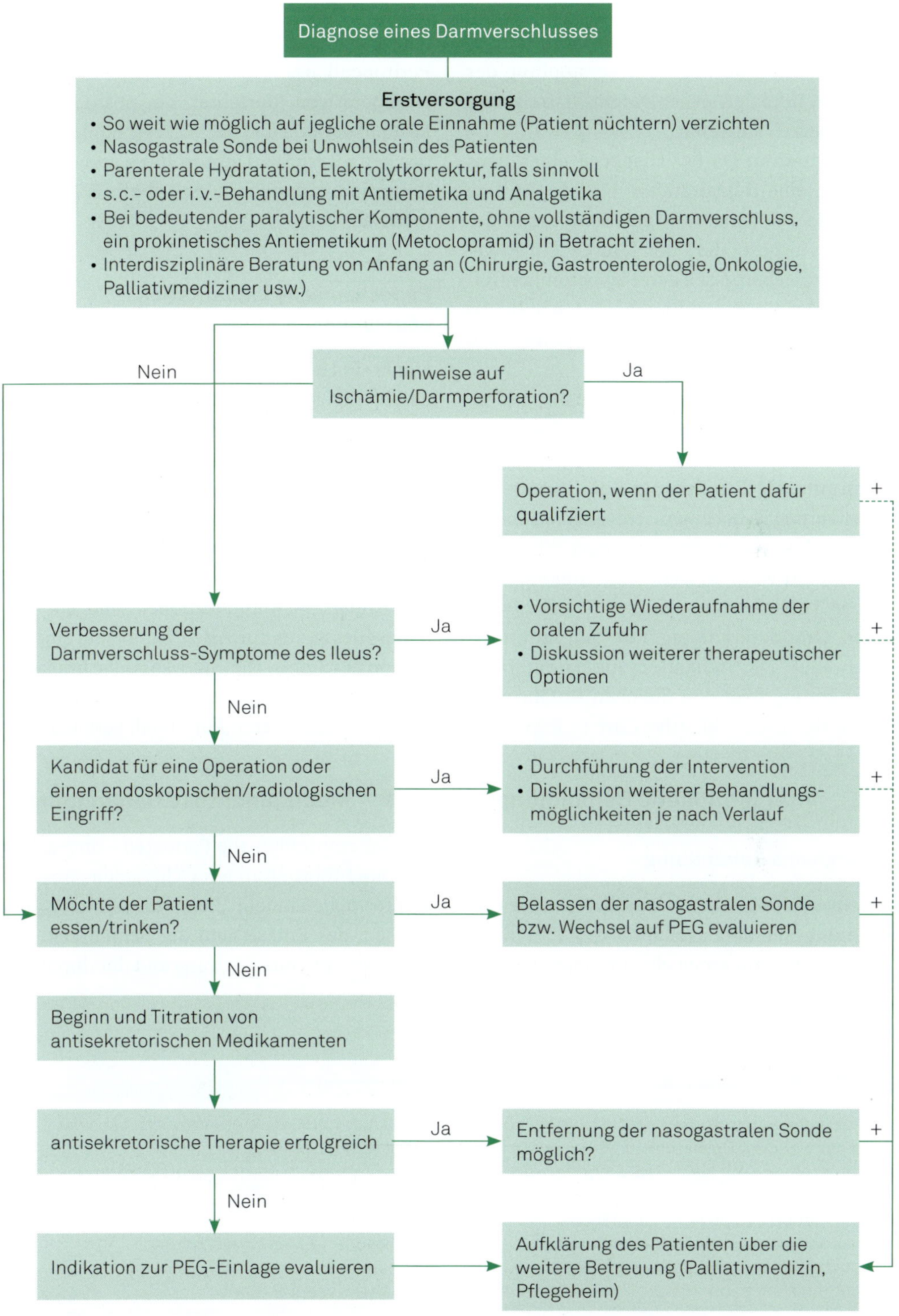

Abbildung 8-2: Therapeutisches Vorgehen beim Patienten mit Ileus.

triculi, Blutungsrisiko und unter Antikoagulation. Als häufigste Komplikationen können Migration, Ablösung oder Verstopfung der Sonde, Infektion an der Durchtrittsstelle und Schmerzen auftreten.

- **Hydratation:** Da bei Diagnose eines Ileus häufig eine Dehydratation besteht, ist eine initiale Rehydratation zur Symptomlinderung – insbesondere der Nausea – in Erwägung zu ziehen. Nach guter Symptomkontrolle erfolgt die Hydratation nach den üblichen Indikationskriterien in der Palliative Care (s. Kap. 10).
- **Korrektur der Elektrolyte,** insbesondere der Hyperkalzämie und Hypokaliämie, falls zielführend/sinnvoll.
- **Parenterale Ernährung:** Eine parenterale Ernährung ist bei einem irreversiblen Darmverschluss meist nicht indiziert. Sie sollte diskutiert werden, wenn eine tumorspezifische Therapie noch möglich ist oder wenn die Grunderkrankung nur langsam fortschreitet. Die Indikation zur parenteralen Ernährung folgt den üblichen Ernährungskriterien in der Palliative Care (s. Kap. 5).

8.6.2 Interventionelle Behandlungen

Chirurgische Behandlung

Ziel einer chirurgischen Behandlung ist die Verbesserung der Lebensqualität des Patienten. Die Indikation für einen chirurgischen Eingriff sollte immer in Betracht gezogen. Sie sollte aber auch gut abgewogen werden – insbesondere bei Peritonealkarzinose – angesichts der hohen perioperativen Mortalität, der postoperativen Komplikationen und der Wahrscheinlichkeit eines Ileus-Rezidivs. Die absoluten und relativen Kontraindikationen sind in **Tabelle 8-2** zusammengefasst.

Endoskopische Implantation endoluminaler Stents

Stents sind selten indiziert. Sie sind eine Alternative zur chirurgischen Behandlung beim Patienten mit fortgeschrittener Tumorerkrankung mit erhöhtem chirurgischen Risiko und einer Obstruktion im Bereich des Pylorus, des Duodenums oder des distalen Kolons. Sie sind bei multilokulären Obstruktionen, speziell bei diffuser Peritonealkarzinose, kontraindiziert. Die häufigsten Komplikationen sind ein Verschluss des Stents durch den Tumor und eine Migration des Stents. Die endoskopische Implantation eines Stents erfordert Fachexpertise und ist mit einem stationären Aufenthalt verbunden.

8.6.3 Medikamentöse Behandlung

Es wird empfohlen alle Patienten – ungeachtet der Durchführung anderer Therapien – medikamentös zu behandeln. Ziel ist die Linderung der Nausea, der Emesis und der Schmerzen. Die Medikamente müssen aufgrund der durch den

Tabelle 8-2: Kontraindikationen für chirurgische Eingriffe bei Ileus.

Absolute Kontraindikationen	Relative Kontraindikationen
• kürzliche Laparotomie, die die Unmöglichkeit einer weiteren Operation zeigte • Laparotomie mit Nachweis einer Peritonealkarzinose • Infiltration des proximalen Magens • nachgewiesene Peritonealkarzinose mit nachgewiesener Motilitätsstörung • palpable intraabdominale Tumormassen • massiver Aszites, rasch rezidivierender Aszites nach Punktion	• extraabdominale Metastasen mit schwer beherrschbaren Symptomen • weit fortgeschrittenes metastasierendes Tumorleiden • schlechter Performance-Score • schlechter Ernährungszustand • älterer Patient • kachektischer Patient • frühere Radiotherapie des Beckens oder des Abdomens

Tabelle 8-3: Pharmakologische Ansätze zum Darmverschluss.

Antisekretorische Medikamente		
Erstlinien-Therapie		
Somatostatin Analogon	Octreotid® (Sandostatin®)	• teures Medikament • Off-Label-Use • Zusammenarbeit mit Palliativmediziner empfohlen • es gibt ein LAR (Long acting release)
Zweitlinien-Therapie		
Anticholinergika	Glykopyrrolat (Robinul®) oder Scopolaminbutylbromid (Buscopan®)	• laut einer Studie potenzieller Nutzen äquivalent zu Somatostatin-Analogon • langsamerer Wirkungseintritt als Octreotid • bei Bedarf in Kombination mit einem Somatostatin-Analogon
PPI	Pantoprazol (Pantozol®)	• (allenfalls) Kombination mit Kortkosteroid
Kortikosteroide	Dexamethason (Dexamethason®/Mephameson®)	Kann mit antiemetischen und antisekretorischen Medikamenten kombiniert werden.

Ileus bedingten gastrointestinalen Resorptionsstörungen s.c. oder i.v. verabreicht werden (**Tabelle 8-3**).

Therapie von Nausea und Emesis

Antiemetika (s. Kap. 15; Dosierungen sind auch dort zu entnehmen):

- Metoclopramid ist das Mittel der ersten Wahl bei partieller oder vorherrschender paralytischer Komponente. Es ist kontraindiziert sobald Koliken auftreten bzw. klare Hinweise für eine komplette mechanische Obstruktion vorliegen.
- Haloperidol wird bei der vollständigen Darmobstruktion eingesetzt, sofern die Antisekretorika die Nausea nicht genügend lindern.
- Levomepromazin, Olanzapin, Ondansetron, Tropisetron (nur i.v. möglich) sind Antiemetika der zweiten Wahl.

Antisekretorika: minimieren die Nausea und Emesis und verbessern die Analgesie durch die Reduktion der Darmdehnung. Somatostatin-Analoga, wie z.B. Octreotid, haben zusätzlich einen entzündungshemmenden Effekt; Anticholinergika haben einen spasmolytischen Effekt, der zusätzlich die Schmerzen lindert.

Erstlinien-Therapie

Octreotid s.c.:

- Mittel erster Wahl aufgrund seiner starken und schnellen sekretionshemmenden Wirkung
- wenig wirksam bei einer sehr proximalen Darmobstruktion, beim „Kurz-Darm-Syndrom“ (nach ausgedehnter Darmresektion) oder bei forcierter parenteraler Hydratation
- Initialdosis:
  - 0,1 - 0,2 mg s.c. alle 8 h oder
  - 0,3 - 0,6 mg/24 h i.v. als Dauerinfusion, steigerbar bis zur Maximaldosis von 1,2 mg/24 h.
- subkutane Verabreichung:
  - wärmen der Ampulle in der Hand
  - langsames Injizieren der Lösung, um das Brennen an der Injektionsstelle möglichst gering zu halten
  - alle drei Tage Infusionsstelle wechseln

Praxistipps

- vor der Verschreibung des Octreotids
  - Palliativmediziner kontaktieren
  - Kostengutsprache einholen (wird von den meisten Krankenkassen erteilt)
- Wirkung sorgfältig dokumentieren
- Patienten mit einem langsam progredienten Verlauf der Krankheit: retardierte Form (LAR) verwenden (muss nur einmal monatlich verabreicht werden).

Zweitlinientherapie
Anticholinergika:

- Indikationen:
  - Kombination mit Octreotid, wenn Octreotid alleine nicht zur Symptomkontrolle ausreicht
  - Ersatz des Octreotids nach erreichter Symptomkontrolle
- Dosierung:
  - Hyoscin-Butylbromid 60–120 mg/24 h s.c./i.v. verteilt auf 4-stündliche Gaben oder als Dauerinfusion s.c./i.v. (Maximaldosis: 240 mg/24h) oder
  - Glycopyrrolat s.c. 0,1–0,2 mg alle 4 h oder als Dauerinfusion s.c./i.v. (Maximaldosis: 1,2 mg/24 h).

Kortikosteroide:

- Kortikosteroide reduzieren die Darmobstruktion durch ihre entzündungshemmende und antiödematöse Wirkung und unterstützen die Analgesie. Ebenso verstärken sie die Antiemese, obwohl die antiemetische Wirkung nicht völlig geklärt ist.
- Dexamethason s.c./i.v.:
  - 8–16 mg/24 h (in den ersten 3 Tagen auch bis zu 40 mg/24 h) in 1 oder 2 Injektionen morgens und mittags ergänzend zu den Antiemetika, falls deren Wirkung ungenügend ist.
  - Falls nach 7 Tagen ein klinisches Ansprechen zu beobachten ist, schrittweises Reduzieren der Dosen alle 5–7 Tage um 2–4 mg je Dosis bis zur geringst wirksamen Dosis.
  - Falls kein Ansprechen, sofortiges Beenden der Behandlung.

Protonenpumpeninhibitor (PPI):

- Die Kombination eines Protonenpumpenblocker (PPI) mit einem Kortikosteroid kann nützlich sein bei fehlendem Ansprechen auf Somatostatinderivate oder bei fehlender Kostenübernahme durch die Krankenkasse. Es besteht allerdings wenig klinische Erfahrung mit dieser Kombination.
- Dosierung: Pantoprazol 40 mg alle 6 h i.v. kombiniert mit Dexamethason s.c./i.v. 8–16 mg/24 h.

Schmerztherapie

Analgetika (s. Kap. 19): Opioide s.c./i.v. sind meist notwendig.

Bei Koliken oder komplettem Ileus:

- Prokinetika (z.B. Metoclopramid, Domperidon) absetzen
- stimulierende Laxativa (z.B. Laxoberon®, Dulcolax®, Sennapräparate) absetzen
- bei Bedarf Opioide mit Spasmolytika (z.B. Hyoscin-Butylbromid, Metamizol) kombinieren.

8.7 Kommunikation

Der Ileus entwickelt sich meist schleichend, insbesondere bei einer Peritonealkarzinose, und die Intensität der Symptome kann über lange Zeit fluktuieren. Der Patient und seine Angehörigen wechseln zwischen Phasen der Hoffnung und der Verzweiflung. Es ist daher sehr wichtig, mit ihnen die Ursachen, die Pathophysiologie und die verschiedenen therapeutischen Möglichkeiten mit allen Vor- und Nachteilen zu diskutieren. Ein Ileus beeinträchtigt die Lebensqualität von Patient und Angehörigen stark, beispielsweise durch den Einfluss auf die Ernährung und die Flüssigkeitszufuhr, sodass eine fortwährende, adaptierte Kommunikation bzgl. der Symptomentwicklung erforderlich ist. Es kommt im Rahmen der Palliative Care beim Ileus häufig zu hochemotionalen Situationen für die kranke Person, ihren Angehörigen und den Fachpersonen, welche den Prozess und die therapeutischen Entscheidungen noch komplexer machen können.

8.8 Zusammenarbeit mit Pflegenden und anderen Fachärzten

Der Ileus fordert, v. a. in der initialen Phase, eine schnelle Zusammenarbeit aller involvierten Ärzte, insbesondere der fallführenden Ärzte mit den verschiedenen Spezialisten (Chirurg, interventioneller Radiologie, Palliativmediziner, Onkologe, Ernährungsmediziner etc.). Es sind zunächst die adäquatesten therapeutischen Indikationen zu stellen aber gleichzeitig auch die weiteren therapeutischen Optionen im Falle eines ungenügenden Ansprechens oder eines Rezidivs des Ileus zu diskutieren. Insbesondere bei onkologischen Patienten rezidiviert der Ileus häufig, sodass es hier besonders wichtig ist, die verschiedenen Therapieoptionen zu antizipieren, sowohl in medizinischer als auch in psychosozialer Hinsicht.

Take-home-message

- Die Manifestation eines Ileus ist sehr variabel. Er kann akut (dann meist durch eine mechanische Ursache) oder schleichend mit gelegentlich verzögerter Diagnosestellung auftreten.
- Die Symptome eines Ileus sind abhängig von der Lokalisation und der Ausprägung (partiell oder komplett): Nausea und Emesis treten früh bei einer proximalen Obstruktion; Stuhl- und Windverhalten früh bei einer Obstruktion im Bereich des distalen Kolons auf.
- Das vorrangige Ziel ist die Linderung der gastrointestinalen Symptome:
  - unter Einsatz einer Magensonde, falls notwendig
  - Gabe von s.c./i.v.-Antiemetika und Analgetika.
- Die Indikation für eine Intervention (Chirurgie, Stents und andere Interventionen) ist sorgfältig zu stellen: das Krankheitsstadium, die Auswirkungen des Ileus auf die Lebensqualität, die Konsequenzen durch ein interventionelles Vorgehen und die Präferenzen des Patienten müssen abgewogen werden.
- Die antisekretorischen Arzneimittel sind ein wichtiger Pfeiler der symptomatischen medikamentösen Therapie, unabhängig davon, ob beim Patienten die Indikation für ein interventionelles Vorgehen gestellt wird oder nicht.

Literatur

[1] Anthony T, Baron T, Mercadante S, Chi D, Cunningham J, Herbst A, et al.. Report of the clinical protocol committee: development of randomized trials for malignant bowel obstruction. J Pain Symptom Manage. 2007 Jul;34 Suppl1:S49–59. https://doi.org/10.1016/j.jpainsymman.2007.04.011

[2] Currow DC, Quinn S, Agar M, Fazekas B, Hardy J, McCaffrey N, et al. Double-blind, placebo-controlled, randomized trial of octreotide in malignant bowel obstruction. J Pain Symptom Manage. 2015;49(5):814–21. https://doi.org/10.1016/j.jpainsymman.2014.09.013

[3] Franke AJ, Iqbal A, Starr JS, Nair RM, George TJ Jr. Management of malignant bowel obstruction associated with GI cancers. J Oncol Pract. 2017 July;13(7):426–34. https://doi.org/10.1200/JOP.2017.022210

[4] Hsu K, Prommer E, Murphy MC, Lankarani-Fard A. Pharmacologic Management of Malignant Bowel Obstruction: When Surgery Is Not an Option. J Hosp Med. 2019 Jun;14(6):367–73. https://doi.org/10.12788/jhm.3187

[5] Laval G, Marcelin-Benazech B, Guirimand F, Chauvenet L, Copel L, Durand A, et al. Recommendations for bowel obstruction with peritoneal carcinomatosis. J Pain Symptom Manage.

2014 Jul;48(1):75–91. https://doi.org/10.1016/j.jpainsymman.2013.08.022
[6] Ormando VM, Palma R, Fugazza A, Repici A. Colonic stents for malignant bowel obstruction: current status and future prospects. Expert Rev Med Devices. 2019 Dec;16(12):1053–61. https://doi.org/10.1080/17434440.2019.1697229
[7] Paul Olson TJ, Pinkerton C, Brasel KJ, Schwarze ML. Palliative surgery for malignant bowel obstruction from carcinomatosis: a systematic review. JAMA Surg. 2014 Apr;149(4):383–92. https://doi.org/10.1001/jamasurg.2013.4059
[8] Ripamonti C, Bruera E. Palliative Management of malignant bowel obstruction. Int J Gynecol Cancer. 2002 Mar–Apr;12(2):135–43. https://doi.org/10.1046/j.1525-1438.2002.01103.x
[9] Ripamonti CI, Easson AM, Gerdes H. Management of malignant bowel obstruction. Eur J Cancer. 2008 May;44(8):1105–15. https://doi.org/10.1016/j.ejca.2008.02.028
[10] Tuca A, Guell E, Martinez-Losada E, Codorniu N. Malignant bowel obstruction in advanced cancer patients: epidemiology, management, and factors influencing spontaneous resolution. Cancer Manag Res. 2012 Jun;4:159–69. https://doi.org/10.2147/CMAR.S29297

9 Delir

Jan Gärtner, Daniel Büche, Karin Jaroslawski

9.1 Einführung und Definition

Das *Delir* ist kein eigenständiges Krankheitsbild, sondern ein Symptomkomplex – ein Syndrom *(delirantes Syndrom)*. Aufgrund dieser Komplexität gibt es selbst in den gängigen Klassifizierungsmodellen wie etwa ICD 10 und DSM-5 keine völlig übereinstimmenden Definitionskriterien. Dennoch gelten bestimmte Charakteristika als typisch für ein Delir (**Tabelle 9-1**).

Ein Delir tritt besonders häufig bei schwer kranken Menschen auf. Entsprechend hoch ist seine Bedeutung in der Palliative Care. Die Abgrenzung zum normalen Sterbeprozess ist schwierig und es besteht kein Konsens zur Unterscheidung von „terminaler Unruhe" von dem sogenannten „terminalen Delir". Bei Patienten mit weit fortgeschrittenen, lebensbedrohlichen Erkrankungen ist es oft ein *Signum Malum* für das nahe Lebensende.

Fallvignette

Die 92-jährige, verwitwete Frau K. lebt bislang noch selbständig in der eigenen Wohnung und ist voll orientiert. Die Familien ihrer beiden Kinder kaufen für sie ein und eine Haushaltshilfe ist involviert. Frau K. leidet an einem pulmonalen Hypertonus mit sekundärer Rechtsherzinsuffizienz (NYHA II) und an einer pAVK II. Eines ihrer Kinder findet sie bei einem Besuch desorientiert an. Mehrere Schürfwunden deuten auf Sturzereignisse hin. Frau K. hatte sich ihren Kindern gegenüber stets ablehnend gegenüber intensivmedizinischen Maßnahmen ausgesprochen. Sie wird auf eine Palliativstation aufgenommen. Dort aggraviert aufgrund des Ortswechsels die delirante Symptomatik. Die Patientin zeigt sich aggressiv im Vollbild eines Delirs, der Tag-Nacht-Rhythmus ist aufgehoben. Die klinische Untersuchung und das Labor deuten auf eine Pneumonie hin, die antibiotisch behandelt wird. Auf die Gabe von Neuroleptika und Benzodiazepinen wird verzichtet. Nicht-pharmakologische Maßnahmen wie die Sicherstellung einer ruhigen Umgebung und Orientierungshilfen (kommunikativ und durch Hinweistafeln) werden vorgenommen. Um die Bewegungsfreiheit und Autonomie der Patientin bestmöglich zu erhalten und das Delir nicht weiter zu verstärken, wird auf Bettgitter verzichtet. Stattdessen wird die Patientin in einem Niederflurbett gelagert, vor dem eine Klingelmatte installiert ist, die Alarm gibt, wenn die Patientin eigenständig aufsteht. Mit den Kindern wird einvernehmlich besprochen, dass man ein erhöhtes Sturzrisiko zugunsten der genannten Vorteile in Kauf nimmt. Nach Abklingen der Pneumonie und Gewöhnung an die neue Umgebung ist die Patientin nach wenigen Tagen wieder voll orientiert. Sie zeigt sich verängstigt über die Geschehnisse und entscheidet sich, in ein Alters- und Pflegeheim zu zügeln.

Tabelle 9-1: Typische Charakterista des Delirs

Kriterium	Beschreibung
akuter Beginn & fluktuierender Verlauf	• das delirante Syndrom entwickelt sich rasch innerhalb von Stunden bis wenigen Tagen • die Symptomatik fluktuiert im Tagesablauf
Aufmerksamkeitsstörung	verminderte Fähigkeit, den Fokus zu legen, die Aufmerksamkeit aufrechtzuerhalten oder zu wechseln
kognitive Einschränkung	• Störung des Kurzzeitgedächtnisses (Langzeitgedächtnis häufig intakt) • Orientierungsstörung: Ort, Zeit, zur Person • formale Denkstörung: z. B. Denkverlangsamung, Perseveration von Gedanken und Sätzen, umständliches/unlogisches Denken, Gedankenabrisse, inkohärentes Denken (Zerfahrenheit), Ideenflucht • inhaltliche Denkstörung: Wahnideen, Zwangsgedanken • Wahrnehmungsstörung: Illusionen (Verkennungen), Halluzinationen (alle Sinnesreize: optische, auditive, taktile u. a.)
veränderte Psychomotorik	• diese kann vermehrt (hyperaktives Delir) oder vermindert (hypoaktives Delir) sein • es gibt auch Mischformen
gestörter Tag-Nacht-Rhythmus	sehr oft kommt es typischerweise zu einer Verstärkung der Symptome in den Abend- und Nachtstunden
Bewusstseinsstörung	somnolent, soporös, komatös
affektive Störung	Angst, Reizbarkeit, Depressivität, Euphorie, Apathie, Ratlosigkeit (für die Diagnosestellung weniger relevant, da ähnliche, unspezifische affektive Veränderungen auch im Rahmen vieler anderer neuropsychiatrischer Syndrome vorkommen)
auslösende Faktoren, Voraussetzungen	Hinweise aus der Anamnese, dem klinischen Befund oder dem Labor, dass ein oder mehrere prädisponierden Faktoren vorliegen und ein oder mehrere auslösende Faktoren aufgetreten sind.

9.2 Ätiologie und Epidemiologie

Die Angaben bzgl. der Prävalenz des Delirs in der Palliative Care variieren erheblich. Einige Arbeitsgruppen berichten, dass in den letzten Lebenstagen über 90 % ihrer Patienten von einem Delir betroffen sind (Beachte: es gibt keine klare Unterscheidung zur terminalen Unruhe).

Ein delirantes Syndrom entsteht meist dann, wenn mehr oder weniger starke auslösende Faktoren auf eine mehr oder weniger vulnerable Person (Risikofaktoren) treffen. Mögliche Risikofaktoren und auslösende Faktoren sind in der **Tabelle 9-2** dargestellt:

Viele der Risikofaktoren und Auslöser für das Auftreten eines Delirs sind für Patienten in der Palliative Care hochgradig relevant. Ebenso sind viele der in der Palliative Care häufig verwendeten Medikamente hochgradig delirogen, dazu zählen: Benzodiazepine, Opioide, trizyklische Antidepressiva, Antihistaminika, Antibiotika, Kortikosteroide, nicht-steroidale Antiphlogistika (NSAID), Cannabinoide, aber auch Neuroleptika. Bei Tumorpatienten ergeben sich mit den neuen Möglichkeiten der Immun-Onkologie auch die entsprechenden Früh- oder Spättoxizitäten wie immunologisch vermittelte Entzündungen des zentralen Nervensystems (z. B. Meningitis, Enzephalitis), die ein Delir verursachen

Tabelle 9-2: Prädisponierende Faktoren (Vulnerabilität) und auslösende Faktoren für ein Delir (nach [9]).

Hohe bis niedrige Vulnerabilität (Vulnerabilität mit sinkender Relevanz)	Schwache bis starke Auslöser (Auslöser mit steigender Relevanz)
• hohes Lebensalter • kognitive Einschränkung • hohe somatische Komorbidität • schwere Grunderkrankung • Hör- oder Sehbehinderung • Anämie • Malnutrition • Alkoholismus • Depression • Angst • Benzodiazepingebrauch • Schmerz • Leichte kognitive Störung • Einsamkeit	• fremde Umgebung • körperliche Einschränkung • freiheitseinschränkende Maßnahmen • Immobilisation • Schlafdeprivation • Psychoaktive Medikamente • Entzugssyndrom • Hypoxie • Exsikkose • Harnverhalt • Elektrolytentgleisung • akute Infektion • Hypo-/Hyperglykämie • Organversagen (Leber, Niere) • Intensivbehandlung • Anticholinergika • chirurgischer Eingriff

können. Auch die Ganzhirnbestrahlung kann z.B. durch die Leukenzephalopathie entsprechende Früh- und Spätfolgen verursachen.

Aus diesen Risikofaktoren und Auslösern ergeben sich die zentralen Überlegungen zur Prophylaxe und ursächlichen Therapie des Delirs. Der kritische Umgang mit den per se delirogenen Substanzgruppen ist wichtig.

Merke
In aller Regel liegen in der Palliativsituation eine Vielzahl von prädisponierenden und auslösenden Faktoren für ein delirantes Syndrom vor. Es bedarf der individuellen, patienten-orientierten Entscheidung, welche potenziell reversiblen Ursachen noch diagnostiziert und behandelt werden sollten, um in dieser Lebensphase eine therapeutische Konsequenz im Sinne von Patienten-relevantem Nutzen zu haben (**Tabelle 9-3**).

9.3 Pathophysiologie

Pathophysiologisch kann das Delir als Hirnfunktionsstörung beschrieben werden. Zu dieser kommt es durch:

- strukturelle Schädigung des Gehirns (Ischämie, Blutung, Trauma, Tumoren, Entzündung u. a.)
- Stoffwechselstörung (durch psychotrope Substanzen, Hypoxämie, Hypoglykämie u. a.)
- systemische Entzündung (Katabolismus, Kachexie, Fatigue u. a.)
- Stress.

9.4 Bedeutung und Prognose

Das Delir stellt bei einer Letalität von etwa 50 % eine lebensbedrohliche Situation dar. Patienten, die sich an ein Delir erinnern können, berichten oft von starken Ängsten, bedrohlichen Halluzinationen, Wahnvorstellungen oder Flashbacks traumatischer Erfahrungen wie etwa Kriegserlebnisse.

Angehörige erleben den Umgang mit deliranten Patienten oft als verstörend und beängstigend.

Ähnlich wie für die Angehörigen ist die Betreuung deliranter Patienten auch für die Teams der stationären Akutversorgung, der Langzeitpflege und der spezialisierten Palliative Care sehr belastend. Für die Betreuung ei-

Tabelle 9-3: Delir-Ursachen „Auf einen Blick". Akutmedizinischer Merksatz „I watch deaths" – adaptiert für Palliative Care Situationen*

	Erklärung	Beispiele
I	Infections	Pneumonie, Harnwegsinfekt
W	Withdrawal	Nikotin-, Alkohol-, Benzodiazepin-Entzug
A	Autonomy	medizinische Fremdkörper, Einschränkungen der Bewegungsfreiheit, fehlende Seh- Hör- und Kommunikationshilfen
T	Transport	Hospitalisierung, Verlegung
C	CNS	Metastasen, subdurales Hämatom, Enzephalitis und Meningitis (bei Immun-Checkpoint- oder CAR[1]-T-Zell-Therapie), Leukenzephalopathie (z. B. nach Radiatio), Normaldruckhydrozephalus
H	Hyper-/ Hypo-	Hyperkalzämie, Hyponatriämie, Hypo- oder Hyperglykämie, Urämie, Bilirubin/ Ammoniak, Hypoxie, Hyperkapnie
D	Drugs	Opioide, Neuroleptika, Benzodiazepine, Antidepressiva, Steroide
E	Endocrine	Nebenniere (z. B. iatrogener Addison), Schilddrüse und Nebenschilddrüse, Hypophyse (z. B. Hypophysitis bei Immunonkologika)
A	Alcohol	Wernicke-, Korsakow-Enzephalopathie
T	Terminal	Lebensende
H	Hydration & Nutrition	Flüssigkeitshaushalt und Mangelernährung, z. B. bei geriatrischen Patienten
S	Symptoms & Stress	Schmerzen, Angst

*adaptiert für die Palliative Care nach „I watch deaths" [12].

[1] Chimeric-antigen-receptor

nes deliranten Patienten im stationären Umfeld (Spital oder Langzeitpflege) werden in erheblichem Umfang zusätzliche Ressourcen benötigt. So zum Beispiel durch vermehrten Bedarf an betreuendem Fachpersonal (ggf. Organisation zusätzlicher Nachtwachen), die Notwendigkeit der Bereitstellung eines Einzelzimmers, die Verlängerung des Spitalaufenthalts durch Komplikationen wie etwa Knochenbrüche oder Platzwunden als Folge von Sturzereignissen.

Neben der hohen Letalität der Menschen mit einem deliranten Syndrom zeigt es insgesamt eine schlechte Prognose mit vielfältigen Folgen wie z. B. persistierende kognitive Verschlechterung (fehlende *restitutio ad integrum*), vermehrte Stressintoleranz, verlängerte Hospitalisationen, verminderte körperliche, psychische und soziale Fähigkeiten, die eine Langzeitpflege notwendig machen.

Merke
Das Delir ist eine häufige und mit einer hohen Letalität verbundene klinische Situation in der Palliative Care, die für Patienten, Angehörige und betreuende Teams oft extrem belastend und herausfordernd ist.

9.5 Beurteilung und Erfassung

9.5.1 Tools für Diagnosestellung und Verlaufsbeobachtung

Die Aufmerksamkeitsstörung ist ein wichtiges Symptom eines deliranten Syndroms, das häufig früh im Verlauf auftritt. Der Patient sollte daher bei Verdacht diesbezüglich getestet werden. Eine einfache Methode, um die Aufmerksamkeitsstörung im klinischen Alltag zu verifizieren ist das Rückwärtszählen. Alternativ dazu bittet man die Patienten, die Monatsnamen von Januar bis Dezember aufzählen, und danach von Dezember an die umgekehrte Reihenfolge zu nennen. Ein häufig empfohlener Cut-off für die Indikation zum Delirscreening ist das Auftreten von mindestens drei Fehlern beim Rückwärtszählen.

Mittlerweile steht eine breite Palette validierter Tools (Assessment-Instrumente) zur Diagnosestellung des deliranten Syndroms zur Verfügung. Keines davon garantiert jedoch 100 %ige Sensitivität und Spezifität. Als Faustregel gilt, dass die ausführlichen Skalen höherwertig, jedoch für den klinischen Alltag außerhalb von Studien aufgrund des hohen Aufwandes inpraktikabel sind. Kurze bis sehr kurze Fragebögen haben häufig dennoch eine hohe Sensitivität, sodass ein Großteil der betroffenen Patienten erkannt wird, auch wenn einige falsch positive Befunde erhoben werden. Beispiele für häufig genutzte, praktikable und in deutscher Sprache erhältliche Instrumente sind z. B. die Delirium Observation Screening Scale (DOS-Scale, **Tabelle 9-4**) oder die Confusion Assessment Method (CAM, **Tabelle 9-5**).

Tabelle 9-4: Delirium Observation Screening Scale (DOS-Scale)

Kriterium		Antwort		
		Nie	Manchmal/ immer	Weiß nicht
1	Nickt während des Gesprächs ein	0	1	–
2	Wird durch Reize der Umgebung schnell abgelenkt	0	1	–
3	Bleibt aufmerksam im Gespräch oder in der Handlung	1	0	–
4	Beendet begonnene Fragen oder Antworten nicht	0	1	–
5	Gibt unpassende Antworten	0	1	–
6	Reagiert verlangsamt	0	1	–
7	Denkt, irgendwo anders zu sein	0	1	–
8	Erkennt die Tageszeit	1	0	–
9	Erinnert sich an kürzliche Ereignisse	1	0	–
10	Nestelt, ruhelos, unordentlich, nachlässig	0	1	–
11	Zieht an Infusion, Sonde oder Katheter usw.	0	1	–
12	Reagiert unerwartet emotional	0	1	–
13	Sieht, hört oder riecht Dinge, die nicht vorhanden sind	0	1	
	Summe			

Bewertung: Bei 3 oder mehr Punkten (Durchschnitt von 3 Messungen zu 3 unterschiedlichen Zeitpunkten am Tag) muss ein Delir vermutet und genauer abgeklärt werden.

Tabelle 9-5: Confusion Assessment Method (CAM). Scoresheet und Manual.

		Ja	Nein	Nicht beurteilbar
1	a) Akuter Beginn			
	b) Fluktuierender Verlauf			
2	Aufmerksamkeitsstörung			
3	Formale Denkstörung			
4	Veränderte Bewusstseinslage			

Bewertung

- kein Delirium
- Delirium möglich – wahrscheinlich: [1a *oder* 1b] und 2 und [3 oder 4]
- Delirium wahrscheinlich – sicher: [1a *und* 1b] und 2 und [3 oder 4]

Legende

- **Aufmerksamkeitsstörung:** Hatte der Patient Schwierigkeiten, seine Aufmerksamkeit zu fokussieren, z. B. war er leicht ablenkbar oder hatte er Schwierigkeiten, dem Gespräch zu folgen?
- **Formale Denkstörung:** War der Gedankenablauf des Patienten desorganisiert oder zusammenhangslos, wie Gefasel oder belanglose Konversation, unklarer oder unlogischer Gedankenfluss, oder unerwartete Gedankensprünge?
- **Veränderte Bewusstseinslage:** Wie würden Sie die Bewusstseinslage des Patienten allgemein beschreiben?
  - wach – alert (normal)
  - hyperalert (überspannt, reagiert übersensibel auf die Stimulationen der Umgebung, erschrickt sehr schnell)
  - somnolent (wirkt schläfrig, öffnet aber die Augen und antwortet auf Fragen; braucht vielleicht eine laute Stimme)
  - soporös (reagiert auf Schütteln, aber nicht auf Ansprache)
  - komatös (nicht weckbar).

Die CAM erfasst fünf Kriterien, die dichotom mit Ja/Nein erhoben werden und eignet sich als schnelles, praktikables Screeningtool.

Zur Verlaufsbeobachtung wird häufig die 13 Fragen umfassende DOS-Skala eingesetzt. Als diagnostisches Hilfsmittel ergibt sie jedoch besonders bei demenziell erkrankten Patienten häufig ein falsch positives Ergebnis, während sie beim hypoaktiven Delir nur eine geringe Sensitivität bietet. Wenn zur täglichen Verlaufsbeobachtung des hyperaktiven Delirs als führende Symptome Unruhe und Agitation überwacht werden sollen, bietet sich zum Beispiel die einfache Richmond Agitation and Sedation Scale (RASS) an. Auf einer Skala zwischen –5 und +4 Punkten (nicht weckbar bis streitlustig) wird hier grob die Agitation oder die Bewusstseinsbeeinträchtigung des Patienten beurteilt (s. Kap. 20).

Weitere Diagnosetools findet man unter http://www.delir.info/.

9.5.2 Differenzialdiagnose

Differenzialdiagnostische Überlegungen beim nicht orientierten oder wesensveränderten Patienten sind komplex. Nicht selten wird vorschnell und vereinfachend vom „verwirrten" Patienten gesprochen, anstatt die Veränderungen der Orientierungs- und Aufmerksamkeitsfähigkeit, des Affekts, der Psychomotorik und Kognition gesondert anzuschauen. Häufig übersehene Differenzialdiagnosen beinhalten den nicht-konvulsiven Status epilepticus, Agitation aufgrund körperlicher oder psychischer Ursachen bei dementen oder aus anderen Gründen nicht kommunikativen Patienten (z.B. Schmerzen, Angst oder Harn- und Stuhldrang). Bei sehr ausgeprägten depressiven Störungen können ein depressiver Stupor oder die Pseudodemenz das Vorliegen eines hypoaktiven Delirs vortäuschen. Gleiches gilt für den Normaldruckhydrozephalus, bei dem kognitive Einschränkungen im Rahmen der typischen Trias gemeinsam mit Miktions- und Gangstörungen („lower body parkinsonism" oder „magnetischem Gang") einhergehen.

Der beim deliranten Syndrom stets akute, binnen Stunden bis Tagen einsetzende Beginn ist ein wichtiges Abgrenzungsmerkmal gegen die meisten Differenzialdiagnosen. Die demenziellen Krankheitsbilder entwickeln sich langsam über Monate bis Jahre, auch ein depressiver Stupor und Normaldruckhydrozephalus benötigen in der Regel mindestens Wochen, bis das Vollbild ausgeprägt ist und der Status epilepticus oder komplexe Partialepilepsien sind gekennzeichnet von sekundenschnellem Wechsel zwischen Wachheit und Schläfrigkeit/Desorientiertheit (On/Off-Phänomen).

Beim Delir treten häufig psychotische Symptome (z.B. Wahnvorstellungen, Halluzinationen und andere psychotische Plus-Symptomatik) auf, jedoch sollte eine Psychose vom Delir unterschieden werden. Die Hauptunterscheidungsmerkmale sind die beim Delir praktisch immer gegebene Aufmerksamkeits- und Orientierungsstörung sowie das Fluktuieren der Symptomatik im Tagesverlauf und die Tatsache, dass die akustischen Halluzinationen wie „Stimmen hören" bei der Psychose viel häufiger sind.

Merke
Es ist von größter Wichtigkeit, die wenigen, typischen Aspekte des Delirs zu kennen, besonders Risikopatienten aufmerksam zu beobachten und ein niederschwelliges, einfaches Screening zu implementieren.

9.6 Behandlung

9.6.1 Allgemeine Maßnahmen

Die allgemeinen Maßnahmen bei der Behandlung des Delirs bei Palliativpatienten sind in **Tabelle 9-6** erläutert.

9.6.2 Spezifische Maßnahmen

Ursächliche Therapie: Beseitigung der möglichen Auslöser

Bei bereits eingetretenem delirantem Syndrom sollten zu allererst potenziell reversible Ursachen identifiziert und wenn möglich eliminiert werden, falls die Maßnahmen dazu in der fortgeschrittenen Lebensphase noch adäquat sind. Der aus der Akutmedizin bekannte Merksatz „I watch deaths" kann in abgewandelter Form auch in der Palliative Care hilfreich sein (s. Tabelle 9-3). In der Palliative Care bleibt es insbesondere bei Patienten mit weit fortgeschrittener Grunderkrankung oft eine Individualentscheidung, welche Diagnostik und Therapie möglicher reversibler Ursachen für das Delir noch angemessen und zielführend ist. So kann beispielsweise bei einer symptomatischen Hyperkalzämie die Therapie mit Bisphosphonaten, Hydratation und Schleifendiuretika diskutiert werden (die Prognose bleibt mit und ohne Therapie schlecht, allenfalls können aber störende Symptome des Delirs gelindert werden). Auch bei einer neu aufgetretenen Pneumonie oder einen fieberhaften Harnwegsinfekt bei Patienten, die mutmaßlich nur noch wenige Tage zu leben haben, lassen sich im Einzelfall Argumente für oder gegen die Einleitung einer antibiotischen Therapie finden.

Merke
Ein genereller diagnostischer und therapeutischer Nihilismus im Rahmen der Palliative Care ist unangemessen, jedoch gilt oft *„Weniger ist mehr"* je weiter die Erkrankung fortgeschritten ist.

Tabelle 9-6: Allgemeine Maßnahmen bei der Behandlung des Delirs beim Palliativpatienten.

Maßnahme	Beschreibung
Risikofaktoren erkennen	Prophylaxe durch proaktive Identifikation von vulnerablen Patienten. Bei diesen Patienten • die Screening Tools einsetzen • bei Indizien auf ein Delir rasch handeln • potenzielle Auslöser möglichst vermeiden
Orientierungs-hilfe geben	Die Förderung jeglicher Art der Orientierung ist essenziell: • Ortswechsel meiden • Brille • Hörgerät • taktile Orientierung (z. B. auch basale Stimulation) • bekannte Gegenstände • bekannte Personen und Stimmen • Beschriftungen von Toilette und anderen wichtigen Örtlichkeiten • Örtlichkeiten benennen: „Sie sind ja jetzt hier bei uns im ....", • Orientierung zur Zeit in den Tag einbauen: „Wir haben ja schon Donnerstag, es ist bald wieder Wochenende"
Tag-Nacht-Rhythmus erhalten	Tagesstruktur sorgfältig planen: • tagsüber aktivieren • auf ruhige Umgebung in der Nacht achten, keine absolute nächtliche Dunkelheit
„Schläuche" vermeiden	möglichst alle Infusionen, Drainagen und andere Fremdkörper entfernen
Stress vermei-den	• keine Hektik, weder verbal noch non-verbal • ruhige Atmosphäre mit einem der Kognition und den Emotionen angepasstem Umgang • auf Ausscheidung, Schmerzen und andere Symptome achten
Bewegungs-freiheit erhalten	Weglaufhilfen und Maßnahmen zur Sturzprophylaxe, die nicht einschränken (Klingelmatten, Niederflurbetten u. a.)
Kommuni-kationsfähigkeit fördern	neben Orientierungshilfen auch: • genügend Zeit lassen, sich auszudrücken • Schreibhilfen anbieten und ausprobieren
Genuss- und Suchtmittel	• Entzug verhindern • bei Malnutrition z. B. bei Alkoholmissbrauch an die möglichen Mangel-zustände denken und diese prophylaktisch substituieren (Vitamin B-Komplex u. a.)
Flüssigkeit und Ernährung anbieten	• insbesondere auf genügende Hydratation achten, falls in der Lebensphase noch angemessen • Ernährung spielt möglicherweise im akuten reversiblen katabolen Zustand eine Rolle, nicht aber beim Patienten in der irreversiblen Kachexie (s. Kap. 5)
Vorsicht mit Sauerstoff	Die großzügige Sauerstoffgabe, die in anderen akutmedizinischen Settings (z. B. postoperativ) auch zur Verhinderung des Delirs propagiert wird, ist in der Palliative Care viel seltener indiziert. Häufig ist die Maßnahme sogar delirogen, da Patienten durch die Sauerstoffbrille im Schlaf gestört werden oder dieser ungewohnte Fremdkörper stört. Ausnahmen sind Patienten, die schon vor Beginn des Delirs eine Langzeit-Sauerstofftherapie oder eine nicht-invasive Beatmung hatten – bei diesen sollte diese eher weitergeführt werden.

Tabelle 9-6: *Fortsetzung*

Maßnahme	Beschreibung
Komplexität der Gespräche reduzieren	• in einfachen langsamen Sätzen sprechen und Pausen machen • auf Augenhöhe kommunizieren (nicht verkindlichen) • keine zweideutigen Begriffe verwenden • keine bildhaften Begriffe, Analogien oder Ironie • eher geschlossene Fragen stellen; keine „entweder... oder" • keine „Wann-Fragen", da diese nicht erfasst werden können • keine „Warum-, Wieso-, Weshalb-Fragen", da Kausalzusammenhänge häufig nicht erfasst werden können • nicht ins System des Patienten einsteigen, aber ihm auch nicht seine Wahrnehmung auszureden versuchen; vielmehr: „Meine Wahrnehmung ist.... aber ich höre von Ihnen, dass sie dies ganz anders erleben."
Angehörige einbeziehen	Angehörige schaffen Vertrautheit und Orientierung. Angehörige brauchen: • Information über das Delir, um ihre Unsicherheit zu reduzieren (die sich auf den Patienten übertragen kann) • Hinweise für unterstützendes Verhalten (Kommunikation, Orientierung etc.) • Support bei auffälligem Verhalten der Patienten (sich immer ausziehen wollen, abweisendes, beleidigendes, aggressives Verhalten, öffentliches Urinieren, sexuelle Handlungen u. a.) • Information über die Prognose und Folgen

Medikamentöse Therapie

Vorbemerkung

In den vergangenen Jahren wurden einige bemerkenswerte randomisierte, kontrollierte Studien zur Pharmakotherapie des Delirs in der Palliative Care publiziert. Über die aus den Studienergebnissen zu ziehenden Behandlungsempfehlungen für Patienten der Palliative Care besteht jedoch große Uneinigkeit. An dieser Stelle werden die einzelnen konträren Standpunkte nicht vertieft, sondern es sollen stattdessen möglichst praxisnahe und fundierte Behandlungsempfehlungen präsentiert werden[2].

Grundsatz 1: Das Delir an sich ist medikamentös nicht behandelbar, gewisse Symptome vermutlich schon

Wenn auch vieles bzgl. der Therapie des Delirs unklar ist, besteht jedoch weitestgehend Einigkeit darüber, dass das *Delir an sich* medikamentös nicht zu beeinflussen ist. Dementsprechend ist kein Neuroleptikum zur Delir-Therapie zugelassen, sondern lediglich zur Behandlung psychotischer Plussymptomatik oder für „psychomotorische Erregungszustände" (Quetiapin).

Auch das Symptom der Desorientiertheit lässt sich medikamentös nicht erfolgreich behandeln. Das bedeutet vereinfacht gesagt: Der „verwirrte Patient" findet mit Neuroleptika und anderen Medikamenten nicht schneller zurück in seinen kognitiven und emotionalen Normalzustand. Vielmehr ist oft das Gegenteil der Fall, denn Neuroleptika und Benzodiazepine schränken Kognition, Konzentrations- und Erinnerungsfähigkeit, Vigilanz und Orientierung noch weiter ein, wo es doch bei der Behandlung, aber

2 Diese entsprechen den 2019 veröffentlichten Empfehlungen einer Schweizer Arbeitsgruppe aus den Bereichen Palliative Care und Psychiatrie, eigenen Erfahrungen und der Praxis eines Großteils von Kollegen anderer Zentren.

auch der Prävention des Delirs vor allem darum geht, „Orientierung" zu geben. Aus diesem Grund sollten diese Medikamente keinesfalls prophylaktisch gegeben werden.

Eine Ausnahme ist dabei zu beachten: Das *Entzugsdelir* sollte in der Regel (auch) medikamentös mit Benzodiazepinen behandelt werden.

Grundsatz 2: Starke Angst, Wahn oder Halluzinationen sind zu behandeln

Auch wenn die medikamentöse Therapie nicht indiziert ist zur Behandlung des Delirs an sich, so können Medikamente aber bei bestimmten, stark ausgeprägten Symptomen im Rahmen des Delirs hilfreich sein. Hierzu zählen z. B.:

- psychotische Plussymptomatik (Wahn, Halluzinationen usw.) – diese wird häufig mit Neuroleptika, ggf. plus Benzodiazepine zu lindern versucht
- psychomotorischer Erregungszustand (Agitation) – dieser wird häufig mit Neuroleptika (z. B. Quetiapin) zu lindern versucht
- Angst – diese wird meist mit Benzodiazepinen zu lindern versucht.

Die Wahl der Substanzgruppe ist abhängig vom jeweiligen Symptom (Dosierungen s. **Tabelle 9-7**).

Beim Einsatz der Neuroleptika sind die teils ausgeprägte Kardiotoxizität der Substanzen und die extrapyramidalmotorischen Nebenwirkungen zu beachten. Die extrapyramidalmotorischen Nebenwirkungen können sowohl akut als auch nach einer Latenz auftreten (Früh- und Spätdyskinesien). Unter den Frühdyskinesien sind einige extrem schmerzhaft und belastend wie etwa das Stiff-Man-Syndrom, bei dem der Patient sich aufgrund eines massiven Rigors der gesamten quergestreiften Muskulatur nicht mehr bewegen kann. Die häufigste lebensbedrohliche Frühdyskinesie sind Schlundkrämpfe, die zum Ersticken der Patienten führen können. Daher sollte vor allem in der Akuttherapie das Antidot Biperiden vorrätig sein. Dosierung: in 1- bis 2,5-mg-Fraktionen langsam i. v. oder s. c. (Off-Label-Use!) bis 5 mg (max. 10 mg).

Besondere Situationen: Aggressive Patienten

Aggressives Verhalten im Rahmen eines Delirs kann insbesondere bei Patienten in frühen Stadien der Erkrankung, wenn ihre körperlichen Fähigkeiten noch nicht stark eingeschränkt sind, zu einer massiven Herausforderung im häuslichen und stationären Umfeld führen.

Im Umgang mit den Patienten hat die verbale und nonverbale Deeskalation Priorität. Dies geschieht in einer Haltung der Fairness und Wertschätzung. Diese hat zum Ziel, eine vertrauensvolle Beziehung zu erhalten und die momentane Sichtweise des deliranten Patienten, möglicherweise seine Ängste oder andere Emotionen zu erfassen. Körpersprache, Mimik und Gestik sollten Ruhe vermitteln, aber eine ausreichende körperliche Distanz zum Patienten wahren. In ruhigem Umgangston, kurzen, einfachen Sätzen und einfachen Ja/Nein Fragen können Wünsche und Ängste erfragt, Lösungen angeboten und Sicherheit vermittelt werden.

Insbesondere bei ausgeprägter Symptomatik kann aber auch die Indikation zur medikamentösen Therapie gegeben sein. Wann immer möglich, sollte das Einverständnis des Patienten dafür angestrebt werden. Andernfalls ist zu prüfen, ob eine Notfallbehandlung unter Anwendung von Zwang im Sinne eines rechtfertigenden Notstands erforderlich ist. Dabei ist nicht nur das Selbstbestimmungsrecht des Patienten, sondern auch seine Eigengefährdung und die Gefährdung Dritter zu berücksichtigen. Im Falle der Anwendung von Zwangsmaßnahmen ist dem Patienten das ehrliche Bedauern darüber zu vermitteln. Patienten, die sich im Anschluss an den Zustand erinnern, fühlen sich häufig stigmatisiert, sie sind beschämt und erinnern sich aber positiv an Erklärungen, Bedauern und Verständnis, die ihnen in der Situation entgegengebracht wurden.

Tabelle 9-7: Medikamentöse Therapie des Delirs beim Palliativpatienten – Dosierungen und Anmerkungen[1,2]

	Darreichung	Einzeldosis[1]	Tagesdosis[1]
Neuroleptika			
Nebenwirkungen: extrapyramidalmotorische NW (Antidot: Biperiden), letale QT-Verlängerungen, Senkung der Krampfschwelle			
Haloperidol	p.o., s.c., i.v.[3]	**1** (0,5–2,5) mg	**2,5** (1–10) mg
	Bzgl. Nutzen-/Risikoabwägung und zur Auslegung der Rechtslage bzgl. der i.v.-Gabe von Haloperidol in der Palliative Care besteht Uneinigkeit. Die Autoren empfehlen die gewissenhafte Abwägung im Individualfall und die Orientierung an der in der jeweiligen Region und Institution vorherrschenden Praxis. Vorsicht und Zurückhaltung ist in jedem Fall bei kardial Vorerkrankten und relativ gesunden Patienten mit langer Lebenserwartung angezeigt.		
Risperidon	p.o., s.l.	**0,5** (0,25–1) mg	**1,0** (0,5–2) mg
	Kontraindikation: Nicht-Alzheimer-Demenz		
Olanzapin	p.o., s.l., i.m.	**5** (2,5–10) mg	**10** (5–20) mg
	Sedation, Appetitsteigerung		
Levomepromazin	p.o., i.v., i.m., s.c.	**12,5** (6–50) mg	**50** (12,5–150) mg
	Notfallmedikament bei Agitation. Breite Rezeptorabdeckung über diverse Signalsysteme, stark sedierend, lange HWZ.		
Promethazin	p.o., i.v.	**25** (12,5–50) mg	**50** (25–100) mg
	Eher Notfallmedikament bei Agitation, auch antihistaminerg wirksam, sedierend.		
Quetiapin	p.o.	**50** (12,5–200) mg	**200** (50–400) mg
	Zulassung für „psychomotorische Erregungszustände“.		
Benzodiazepine			
Antidot: Flumazenil (Cave: kürzere HWZ als die meisten Benzodiazepine)			
Midazolam	p.o, i.v, s.c.[3], nasal[3]	**2,5** (1–15) mg	**50** (10–200) mg
	First-pass-Effekt: 50–75 %!		
Lorazepam	p.o., (i.v., buccal)	**1** (0,25–2,5) mg	**2** (1–6) mg
	Vor i.v. Gabe mit Aqua ad inject mischen.		
Clonazepam	p.o., i.v., s.c.[3]	**0,5** (0,25–1) mg	**2** (1–4) mg
	Lange Wirkdauer. Gelegentlich bei starken neuropathischen Schmerzen eingesetzt.		
Weitere Medikamente			
Clomethiazol	p.o.	**10 ml** (5–20) *192 mg = 10 ml*	**100 ml** (40–240) *192 mg = 10 ml*
	Bei Alkoholentzug[2], nicht epileptogen, keine Dyskinesien.		

Tabelle 9-7: *Fortsetzung*

	Darreichung	Einzeldosis[1]	Tagesdosis[1]
Dexmedetomidin	i.v./s.c.[3]	**0,4** (0,2–0,5) µg/kgKG	**0,4** (0,2–1,5) µg/kgKG/h
	Potentester Alpha-2-Agonist, Sedativum, Schmerzmittel, Blutdrucksenker.		
Clonidin	p.o./s.c./i.v.	**75** (25–150) µg	**300** (75–900) µg
	Alpha-2-Agonist, besonders als Add-on im Entzugsdelir gegeben, Zulassung als Blutdrucksenker und bei ADHS.		
Loxapin	Das Medikament wird in einigen neueren Leitlinien zur Therapie der Unruhe bei psychiatrisch vorerkrankten Patienten genannt. Der Vollständigkeit halber werden hier Informationen gegeben, auch wenn sich das Medikament in der Palliative Care noch nicht etabliert hat: Initial 9,1 mg inhalativ, innerhalb von 24 h mit einem Abstand von mindestens 2 h. Höchstens 2 Behandlungen, dann Einleitung einer regulären Therapie. Die Möglichkeit zur bronchodilatatorischen Therapie (β_2-Mimetikum) muss gegeben sein.		

[1] Anhaltswerte: Die angegebenen Dosierungen können bei alten Patienten, kardialen, nephrologischen oder neurologischen Vorerkrankungen oder bei extremer Symptomatik mitunter deutlich unter- oder überschritten werden.

[2] Bitte weitere Hinweise, v.a. zu Nebenwirkungen und ihrem Management, Risikofaktoren und weiteren Besonderheiten beachten (s. Kap. 9.6.3)

[3] Off-Label-Use

HWZ: Halbwertszeit.

Die Evidenzlage zur medikamentösen Therapie ausgeprägter Aggression ist auch außerhalb der Palliative Care problematisch. Generell gilt, dass viele der in Tabelle 9-7 aufgeführten Medikamente unter den dort angegebenen höheren Dosierungen für Einzeldosen verabreicht werden, trotz der in der Tabelle erläuterten differierenden Ansichten zum Nutzen-/Risikoprofil der einzelnen Substanzen bzw. ihrer Kombinationen. Häufig wird ein Neuroleptikum gewählt, oft auch in Kombination mit einem Benzodiazepin.

9.6.3 Häufige Pitfalls

Opioid-induziertes Delir

Meist ist es nicht die Opioid-Wirkung an sich, sondern die **relative Überdosierung** Auslöser für ein Delir. Häufige Fallkonstellationen sind:

Niereninsuffizienz: Vor allem bei der Morphintherapie kommt es zu einer Akkumulation von aktiven Metaboliten. *Vorgehen:* Rotation auf Hydromorphon, Fentanyl u.a.

Methadon: Bei steigender Therapiedauer erhöht sich die Halbwertszeit teilweise erheblich bis in den Bereich von Tagen. *Vorgehen:* Verringerung der Tagesdosis oder Opioid-Rotation.

Schmerzfreiheit in Ruhe: Patienten, die zwar unter stärksten Schmerzspitzen leiden und dafür sehr viele „Reserven" (Bedarfsmedikation) benötigen, aber in den Zeiten zwischen den Schmerzspitzen (z.B. in Ruhe) schmerzfrei und dann überdosiert sind. Eine klassische Konstellation sind stärkste ossäre Schmerzen bei kleinsten Bewegungen oder Husten aufgrund disseminierter Knochenmetastasen. *Option:* Überweisung auf eine Palliativstation und dringliche kollegiale Beratung durch Schmerzspezialisten, Strahlen- und Nuklearmediziner zur Evaluation weiterer, ggf. auch ursächlicher Behandlungsmöglichkeiten.

Dosisreduktion versäumt: Bei andauernder Schmerzfreiheit oder gar ursächlicher Therapie der Schmerzen (z. B. Radiatio) wird versäumt, eine Reduktion der Opioiddosis zu versuchen. Gleiches gilt für die prolongierte Opioidtherapie in der Supportivmedizin trotz Abklingen der Symptome wie etwa nach einer Mukositis. *Vorgehen:* Bei jedem Patientenkontakt prüfen, ob die Opioiddosis noch adäquat ist. Patienten unter Opioiden regelmäßig einbestellen (Faustregel 1×/Monat).

Total Pain: Nicht alle Schmerzen sprechen auf Opioide an. Insbesondere in der Palliative Care sind die psycho-sozial-spirituellen Aspekte der Schmerzätiologie und Schmerzverarbeitung äußerst relevant. Häufig können Patienten den Schmerz über Isolation, Trauer und Verlust nicht mehr vom körperlichen Schmerz unterscheiden. *Option:* bestmögliche Nutzung der multiprofessionellen Mitbetreuung durch die spezialisierte Palliative Care.

Substanzmissbrauch: Die missbräuchliche Verwendung von Opioiden als Sedativum oder Rauschmittel, entweder aufgrund falscher Indikationsstellung oder vorbestehender Suchterkrankung. *Vorgehen:* Screening auf Risikopatienten zu Beginn der Opioidtherapie; Vermeidung unretardierter und v. a. Ultra-Rapid-Onset-Opioide in frühen Erkrankungsphasen bei Patienten mit sehr langer Lebenserwartung.

Merke

Vorsicht ist indiziert, nicht jedoch Opiodphobie!
Die Tatsache, dass Opioide oder eine relative Opioid-Überdosierung auch Hauptursache für ein Delir sein können, soll nicht zu einer zurückhaltenden Opioidtherapie bei starken Schmerzen führen, sondern lediglich zu einem abwägenden Umgang. Fast immer ist nicht die Opioid-Therapie selbst ursächlich für das Delir, sondern der unsachgemäße oder unreflektierte Einsatz.

Alkohol-Entzugsdelir

Das Alkohol-Entzugsdelir (Synonym: Delirium tremens) ist eine klinische Diagnose. Sie stützt sich auf Eigen- und Fremdanamnese. Die Empfehlungen zur medikamentösen Therapie unterscheiden sich grundsätzlich von anderen Delirursachen, da beim Alkohol-Entzugsdelir Benzodiazepine explizit Mittel der ersten Wahl sind.

Die adjuvante Therapie beinhaltet v. a. im stationären Setting und bei Patienten mit einer höheren Lebenserwartung auch Thiamin (Vitamin B_1) 3 × 250–500 mg i. v. über 30 min in jeweils 50–100 ml Ringer oder 0,9 % NaCl-Lsg. In Situationen der frühen Palliative Care kann auch Magnesium (3 × 100 mg), Elektrolytausgleich und Volumensubstitution indiziert sein.

Behandlungsversuche des Delirs mit Alkohol sind nicht zielführend.

Sterbephase

Unter Benutzung der unter Kap. 9.5 genannten diagnostischen Hilfsmittel wird fast jeder Sterbende positiv für die Diagnose eines (hier: terminalen) Delirs, insbesondere in der hypoaktiven Form, getestet. Auch Sterbende, die unter starken Symptomen in der Sterbephase leiden (z. B. Schmerzen oder Angst), oder aber einen erhöhten Bewegungsdrang haben, wie es von bewusstseinseingeschränkten Patienten aus der Intensivmedizin bekannt ist, werden bei Verwendung der üblichen, oben empfohlenen Skalen falsch positiv für das Vorliegen eines Delirs bewertet.

Die Abgrenzung des normalen Sterbeprozesses, der mit erhöhtem Bewegungsbedürfnis einhergehen kann (terminale „Unruhe“) von symptombedingtem Bewegungsbedürfnis im Sterbeprozess (Patienten unter Schmerzen oder Angst) sowie Sterbenden im Delir („terminales Delir“) bleibt eine klinische Herausforderung, die viel Erfahrung in der Betreuung Sterbender voraussetzt. Konsentierte oder gar validierte Empfehlungen für diese Differenzialdiagnosen liegen bisher nicht vor, sodass an dieser Stelle keine klaren Empfehlungen gegeben werden können.

Praxistipp

Bei einem Patienten mit erhöhtem Bewegungsdrang ist insbesondere in der Sterbephase zu unterscheiden, ob es der Patient ist, der unter diesem Zustand leidet, oder vielmehr das familiäre oder fachlich betreuende Umfeld, das mit dieser Situation umgehen muss. Sollte der Patient nicht belastet wirken (Mimik, Lautäußerungen, Körperhaltung, Gestik usw.) und lediglich Bewegungsdrang zeigen, so ist ihm bestmögliche Bewegungsfreiheit zu gewährleisten, z.B. durch die Lagerung auf dem Boden oder in Niederflurbetten, also ohne die vorsorgliche Verwendung von Bettgittern oder anderer die Autonomie einschränkender Maßnahmen.

Take-home-message

- Das Delir ist ein Syndrom aus verschiedenen Symptomen und damit keine Krankheit, sondern ein Zustandsbild der „Insuffizienz von Hirnleistungen".
- Die Aufmerksamkeit auf delirante Symptome ist wichtig, damit schnell interveniert und damit die weitere Entwicklung des Delirs unterbrochen werden kann.
- Beim Patienten in der Palliativsituation ist das Delir meist nicht monokausal zu erklären, vielmehr liegen i.d.R. mehrere Ursachen und Auslöser vor.
- Das Delir ist für Patienten, Angehörige und Professionelle ein belastendes Syndrom mit schlechter Prognose (hohe Letalität, bleibende Residuen).
- Die medikamentöse Behandlung vermindert die Symptome. Die nicht medikamentösen Maßnahmen versuchen, dem Patienten und insbesondere seiner Wahrnehmung (Gehirn) wieder Orientierungshilfen zu geben.

Literatur

[1] Agar MR, Lawlor PG, Quinn S, Draper B, Caplan GA, Rowett D, et al. Efficacy of Oral Risperidone, Haloperidol, or Placebo for Symptoms of Delirium Among Patients in Palliative Care: A Randomized Clinical Trial. JAMA Intern Med. 2017 Jan 1;177(1):34–42. https://doi.org/10.1001/jamainternmed.2016.7491

[2] Burry L, Mehta S, Perreault MM, Luxenberg JS, Siddiqi N, Hutton B, et al. Antipsychotics for treatment of delirium in hospitalised non-ICU patients. Cochrane database Syst Rev. 2018 Jun 18;6:CD005594. https://doi.org/10.1002/14651858.CD005594.pub3

[3] Bush SH, Tierney S, Lawlor PG. Clinical Assessment and Management of Delirium in the Palliative Care Setting. Drugs. 2017 Oct 1;77(15):1623–43. https://doi.org/10.1007/s40265-017-0804-3

[4] Candy B, Jackson KC, Jones L, Leurent B, Tookman A, King M. Drug therapy for delirium in terminally ill adult patients. Cochrane Database Syst Rev. 2012 Nov 14;11:CD004770. https://doi.org/10.1002/14651858.CD004770.pub2

[5] Finucane AM, Jones L, Leurent B, Sampson EL, Stone P, Tookman A, et al. Drug therapy for delirium in terminally ill adults. Cochrane Database Syst Rev. 2020 Jan 21;1(1):CD004770. https://doi.org/10.1002/14651858.CD004770.pub3

[6] Gärtner J, Büche D, Camartin C. Delir in der Palliative Care: Evidenz und Praxis. Ther Umsch. 2018 Jul;75(2):91–100. https://doi.org/10.1024/0040-5930/a000972

[7] Gärtner J, Eychmueller S, Leyhe T, Büche D, Savaskan E, Schlögl M. Benzodiazepines and/or neuroleptics for the treatment of delirium in palliative care? – a critical appraisal of recent randomized controlled trials. Ann Palliat Med. 2019 Sep;8(4):504–15. https://doi.org/10.21037/apm.2019.03.06

[8] Hui D, Frisbee-Hume S, Wilson A, Dibaj SS, Nguyen T, De La Cruz M, et al. Effect of Lorazepam With Haloperidol vs Haloperidol Alone on Agitated Delirium in Patients With Advanced Cancer Receiving Palliative Care: A Randomized Clinical Trial. JAMA. 2017 Sep 19;318(11):1047–56. https://doi.org/10.1001/jama.2017.11468

[9] Inouye SK. Delirium in older Persons. N Engl J Med. 2006;354:1157–1165. https://doi.org/10.1056/NEJMra052321

[10] Meagher D, Agar MR, Teodorczuk A. Debate article: Antipsychotic medications are clinically useful for the treatment of delirium. Int J Geriatr Psychiatry. 2017 Nov;33(11):1420–27. https://doi.org/10.1002/gps.4759

[11] Siddiqi N, Harrison JK, Clegg A, Teale EA, Young J, Taylor J, et al. Interventions for preventing delirium in hospitalised non-ICU patients. Cochrane Database Syst Rev. 2016 Mar 11; 3:CD005563. https://doi.org/10.1002/14651858.CD005563.pub3

[12] Wise MG, Terrell CD. In: Hall JB, Schmidt GA, Wood LD, editors. Principles of Critical Care.1st ed. McGraw-Hill Inc: New York; 1992. 1757–69.

Link

Basler Demenz-Delir-Programm mit Informationen zu Diagnosetools, FAQ [Internet; abgerufen am 13. August 2020]. Verfügbar unter: https://www.delir.info

10 Dehydratation

Catherine Weber, Sophie Pautex

10.1 Definition

Dehydratation wird definiert als eine Verringerung des Gesamtkörperwassers auf Kosten des intrazellulären und/oder intravaskulären Flüssigkeitsraums (Hypovolämie).

Fallvignette

Bei Frau S., 62 Jahre alt, wurde vor einem Jahr ein metastasierendes Lungenkarzinom diagnostiziert. Sie ist verheiratet und hat zwei Kinder, denen sie sehr nahesteht. Bei ihrem letzten Termin in der Onkologie entschied sie sich, auf eine Immuntherapie zu verzichten und alle anderen Tumorspezifischen Behandlungen abzusetzen. Seit diesem letzten Termin nimmt ihr Allgemeinzustand rasch ab. Sie lebt derzeit zu Hause, leidet unter starker Müdigkeit und muss für sämtliche Aufgaben des täglichen Lebens Hilfe in Anspruch nehmen. Sie hat keinen Appetit und isst fast nichts. Seit drei Tagen sind Schluckstörungen aufgetreten, wodurch sie Schwierigkeiten hat, ausreichend orale Flüssigkeit zu sich zu nehmen. Außer der ausgesprochenen Müdigkeit, hat Frau. S. keine weiteren Beschwerden; ihre Schmerzen sind durch subkutanes Morphin gut eingestellt. Bei der klinischen Untersuchung stellt der Arzt keinen Mundsoor fest.

Der Ehemann von Frau S. bittet das Pflegeteam, eine intravenöse Infusion zu legen, da er befürchtet, seine Frau könnte verdursten.

10.2 Ätiologie

Eine Dehydratation kann folgende Ursachen haben:

- eine Verminderung der Flüssigkeitszufuhr, deren Ursachen wiederum vielfältig sein können:
  - vermindertes Durstgefühl
  - Läsionen der Mundschleimhaut
  - Schluckstörungen
  - Anorexie
  - Übelkeit und Erbrechen
  - Verschlechterung der Kognition
  - Bewusstseinstörungen
  - Delirium
  - Depression.
- Erhöhung des Wasserverlusts:
  - durch unmerklichen Wasserverlust (Schwitzen, Tachypnoe)
  - über den Urin (Diuretika, Niereninsuffizienz)
  - durch den Magen-Darm-Trakt (Durchfall, Erbrechen)
  - in den dritten Raum (Pleuraerguss, Aszites).

10.3 Bedeutung und Prognose

- Die meisten Patienten am Lebensende sind von Dehydratation betroffen.
- Aufgrund der Symptome, welche sie potenziell auslöst oder begünstigt, kann die Dehy-

dratation beträchtliche Folgen haben und die Lebensqualität des Betroffenen beeinträchtigen.
- Wasser, Trinken oder Durst sind Wörter, die eine starke Symbolkraft besitzen und emotional besetzt sind.
- Die Prävention einer Dehydratation am Lebensende oder deren Behandlung sind weiterhin Gegenstand von medizinischen und ethischen Diskussionen und Kontroversen.
- Bei Vorliegen einer Dehydratation kann bei bestimmten Patienten eine künstliche Flüssigkeitszufuhr in Erwägung gezogen werden, mit dem Ziel, die Lebensqualität zu verbessern, manchmal auch die Lebenserwartung zu verlängern oder manchmal beides.

10.4 Pathophysiologie

Einige Studien lassen darauf schließen, dass Patienten mit fortgeschrittener Erkrankung trotz mangelnder Flüssigkeitszufuhr einen angemessenen Hydratationszustand aufrechterhalten können. Dies kann durch verschiedene Mechanismen erklärt werden: Änderung der Körperzusammensetzung unter Verminderung des Wasseranteils mit fortschreitendem Alter, Gewichtsverlust, Verminderung des unmerklichen Wasserverlusts, verringerte Ausscheidung des freien Wassers infolge der erhöhten Sekretion des antidiuretischen Hormons (z. B. bei chronischer Übelkeit oder Verabreichung von Morphin).

10.5 Beurteilung und Erfassung

Die Symptome, klinischen Zeichen und paraklinischen Untersuchungen sind für die Dehydratation mehrheitlich unspezifisch. Die Diagnose ergibt sich meist als Puzzle durch die Integration verschiedener Indikatoren (Symptome, klinische Zeichen, Laborparameter).

Folgende **Symptome** können mit einer Dehydratation einhergehen:
- Durst
- Mundtrockenheit
- Asthenie
- orthostatischer Schwindel
- Kopfschmerzen
- Übelkeit
- Verwirrtheitszustand
- Gereiztheit
- Fieber.

Eine Dehydratation kann auch die Ursache einer prärenalen Niereninsuffizienz sein und somit zu einer Akkumulation bestimmter Arzneimittel oder ihrer aktiven Metaboliten (insbesondere bei gewissen Opioiden) führen. Dadurch können wiederum Symptome wie Verwirrtheit, Übelkeit, Müdigkeit, Myoklonien, Hyperalgesie und Allodynie auftreten.

Klinische Zeichen können sein:
- trockene Schleimhäute
- verringerter Hautturgor (wenig spezifisches Zeichen)
- orthostatische Hypotonie
- Tachykardie (wenig sensibles/spezifisches Zeichen)
- Oligurie.

Zur Erfassung der Dehydratation sollten keine Laboruntersuchungen durchgeführt werden. Gewisse **Laborparameter** können jedoch auf eine Dehydratation hinweisen, z. B. im Vergleich zu Vorwerten eine Erhöhung der Plasmaproteine, des Hämatokrits, des Natriums, Harnstoffs oder Kreatinins.

10.6 Behandlung

10.6.1 Indikation für eine künstliche Flüssigkeitszufuhr

In allen Fällen sollten die Faktoren, die eine Dehydratation begünstigen oder auslösen, nach

Möglichkeit korrigiert werden: Behandlung eines Mundsoors, Übelkeit, Absetzen einer etwaigen diuretischen Behandlung etc.

Extremhaltungen – wie systematisch eine künstliche Flüssigkeitszufuhr vorzunehmen oder aus Prinzip darauf zu verzichten – lassen sich nicht rechtfertigen; die Behandlung erfordert eine individuelle Beurteilung.

Der optimale therapeutische Ansatz für einen Patienten kann nur durch einen systematischen Entscheidungsprozess festgelegt werden:

1. **Beurteilung des Patienten und seiner Symptome**
   - Einschätzung des Schweregrads der Dehydratation (Quantifizierung der oralen Flüssigkeitsaufnahme, Symptome, klinische Untersuchung)
   - Beurteilung der Symptome:
     - Mundtrockenheit rührt meist von anderen Ursachen her, etwa von anticholinergen Arzneimitteln oder von einer Atmung mit offenem Mund; die parenterale Hydratation verbessert diese Symptome nicht, im Gegensatz zur regelmäßigen und häufigen Mundpflege.
     - Die Symptome der Dehydratation sind nicht spezifisch und können auch aufgrund anderer Ursachen entstehen, insbesondere durch die Grunderkrankung, Komorbiditäten, Organinsuffizienzen (Nieren, Leber, Hirn) und/oder unerwünschten Arzneimittelreaktionen. Auch unter diesen Umständen verbessert eine parenterale Hydratation die Symptome nicht oder nur wenig.
   - Beurteilung der Auswirkungen der Symptome auf die Lebensqualität und das Leiden des Patienten und der ihm nahestehenden Personen.
2. **Abwägung der erwarteten/erhofften Vor- und Nachteile der Hydratation**
   - Bei Patienten in äußerst schlechtem Allgemeinzustand mit verringerter Funktionalität oder einer Lebenserwartung von Stunden oder Tagen bringt eine parenterale Hydratation üblicherweise keinen Vorteil hinsichtlich der Lebenserwartung und -qualität.
   - Eine Hydratation ist dagegen im Allgemeinen vorteilhaft – sowohl was die Lebensqualität als auch die Lebenserwartung betrifft – bei Patienten, die an einem Tumor im Hals-Nasen-Ohren-Bereich oder einer Peritonealkarzinose leiden und einen guten Performancestatus aufweisen.
   - Hydratation hat sich außerdem als wirksam erwiesen, um das Risiko Somnolenz, Myoklonien und wahrscheinlich von Halluzinationen bei Patienten am Lebensende, die mit Opioiden behandelt werden, zu vermindern.
   - Auch zur Linderung der Intensität eines Deliriums und Reduzierung der Neuroleptika hat sich die Hydratation als wirksam erwiesen. Dieser Punkt ist besonders wichtig bei Patienten, bei denen die Kommunikation vor einem akuten Ereignis möglich war.
   - Bei Auftreten von zumindest teilweise dehydratationsbedingten Symptomen wie Somnolenz, Verwirrtheit oder orthostatischer Schwindel ist die Hydratation als Mittel der ersten Wahl vorzuschlagen, durchzuführen und der Zustand nach einer gewissen Zeit erneut zu evaluieren.
   - Die parenterale Hydratation (besonders die intravenöse Verabreichung) kann – abgesehen davon, dass es sich um einen invasiven Vorgang mit Infektions- und Thromboserisiko handelt und die Mobilität des Patienten beeinträchtigt – die Symptome verschlimmern, die mit einer Volumenüberlastung einhergehen (z. B. Dyspnoe, Sekretion von Bronchialsekret, Pleuraerguss, Ödeme und Aszites), vor allem falls pro Tag mehr als ein Liter verabreicht wird.
3. **Berücksichtigung der Wünsche des Patienten und der ihm nahestehenden Personen, einschließlich kultureller und re-**

ligiöser Aspekte sowie der emotionalen und psychologischen Auswirkungen der Einleitung einer Hydratation oder des Verzichts darauf
Der Patient und in den allermeisten Fällen auch die ihm nahestehenden Personen sollten in die Entscheidung eingebunden werden. Dabei sind das Behandlungsziel, die Prioritäten des Patienten und seine persönlichen, kulturellen und religiösen Hintergründe zu berücksichtigen. Aufgabe des Pflegeteams ist es dabei, die Vor- und Nachteile sowie die praktischen Modalitäten einer Hydratation verständlich zu erklären. Die Haltung des Patienten sollte hierbei falls möglich antizipiert werden. Sollte eine Kommunikation mit dem Patienten nicht möglich sein, so ist abzuklären, ob eine Patientenverfügung vorliegt. Die Situation ist mit dem Behandlungsteam, dem gesetzlichen Vertreter des Patienten und den ihm nahestehenden Personen zu besprechen.

Der gewählte therapeutische Ansatz, wie auch immer dieser aussehen mag, ist regelmäßig anhand messbarer Zielvorgaben zu überprüfen.

10.6.2 Hydratation

Perorale Hydratation

Die perorale Hydratation wird allen anderen Verabreichungsarten vorgezogen. Der Patient sollte ermuntert werden, häufig und in kleinen Mengen zu trinken; zudem kann u.a. die Flüssigkeit eingedickt oder gekühlt etc. angeboten werden.

Subkutane Hydratation

Die subkutane Hydratation ist die Methode der Wahl, falls die perorale Flüssigkeitsaufnahme ungenügend ist, und weist folgende **Vorteile** gegenüber der intravenösen Hydratation auf:

- leichter Zugang
- einfach und sicher für die Anwendung zu Hause und in Langzeitpflegeinstitutionen
- wenig Überwachung nötig
- geringe Kosten
- geringes Infektions- und Thromboserisiko
- der gleiche Zugang kann 5–7 Tage beibehalten werden, sofern keine Zeichen einer lokalen Reaktion oder eines Katheterverschlusses bestehen
- einfaches Entfernen der Infusion, wenn nötig auch durch den Patienten oder die Angehörigen
- gleiche Effizienz wie bei der intravenösen Gabe
- geringeres Risiko der Kreislaufüberlastung.

Kontraindikationen für subkutane Hydratation:
- generalisierte Ödeme
- schwere Gerinnungsstörung.

Für die subkutane Therapie werden folgende **Infusionslösungen** verwendet:
- NaCl 0,9 %
- NaCl 0,45 %
- Mischlösung aus Glukose 5 %/NaCl 0,9 % (Verhältnis 2:1).

Im seltenen Fall einer symptomatischen Hypokaliämie kann auch KCl 20–40 mEq pro Liter Lösung beigefügt werden; es handelt sich dabei aber keinesfalls um eine Routineverabreichung.

Zu verabreichendes **Volumen:** In den meisten Fällen reicht ein Liter pro Tag aus, um eine angemessene Hydratation aufrechtzuerhalten. Allerdings ist das Volumen an die jeweilige Situation anzupassen.

Geschwindigkeit der subkutanen Infusion:
- Dauerinfusion über 10–24 h (höchstens 100 ml/h). Insbesondere zu Hause ist eine Schwerkraftinfusion möglich.

- Bolus: je 500 ml über 2 h, bei Bedarf 2- bis 3-mal täglich.

Kanülen und Katheter:
- Aus Sicherheitsgründen, insbesondere bei agitierten Patienten oder solchen mit Gerinnungsstörungen, ist aufgrund des geringeren Blutungsrisikos und der längeren Haltbarkeit des Produkts ein nichtmetallischer „intravenöser" Katheter zu bevorzugen.
- Subkutane Applikation einer kurzen Venenkanüle oder Butterfly-Kanüle der Größen G21 bis G23.
- Zum Fixieren durchsichtiges Verbandsmaterial verwenden; dabei eine kleine Kompresse zwischen die Flügel und die Haut legen.

Bevorzugte Punktionsstellen:
- Abdominalbereich (außer bei Aszites)
- Oberschenkel (anterior oder lateral).

Regionen mit Hautläsionen, Ödemen oder neurologischen Defiziten sowie solche, die weniger als 4 cm rund um ein Stoma oder den Nabel liegen, sind zu vermeiden.

Praxistipp

Der Einsatz von Hyaluronidase (zur Förderung der Resorption) ist von geringem Wert; ein Nutzen dieser Maßnahme konnte bisher nicht belegt werden.

Täglich ist eine **Kontrolle** vorzunehmen; diese umfasst:
- Beschwerden/Symptome des Patienten.
- subkutane Einstichstelle: Durchlässigkeit des Kathcters und Dichtheit des Systems, visuelle Inspektion und Palpation der Punktionsstelle.
- eine regelmäßige klinische Beurteilung mit Einbezug von Nutzen/Behandlungszielen und unerwünschten Wirkungen der Hydratation, um über deren Fortsetzen oder Absetzen zu entscheiden.

Intravenöse Hydratation

Indikationen:
- Kontraindikationen für eine subkutane Therapie
- intravenöse Gabe aus anderen Gründen eindeutig indiziert, insbesondere bei Patienten mit PORT-System (implantierbare Vorrichtung zum intravenösen Zugang).

10.6.3 Besondere Situationen

Der Patient kann nicht trinken, wünscht keine subkutane Hydratation und wird mit renal eliminierten Opioiden behandelt (Morphin, Hydromorphon, Oxycodon). Problem: Es besteht das Risiko Akkumulation der Opioidmetabolite. Anstelle einer Hydratation können vorgängig auch folgende Maßnahmen durchgeführt werden:
- Stufenweise Reduktion der Opiatdosen in Betracht ziehen.
- Bei Anzeichen von Toxizität eine Opiatrotation vornehmen (s. Kap. 19).

Patient kurz vor Lebensende (Agoniephase): Parenterale Hydratation ist nicht indiziert, da sie keinerlei Nutzen bringt. Vielmehr sollte hier der Mundpflege und der symptomatischen Therapie der Vorrang eingeräumt werden.

10.6.4 Mundpflege

Mundpflege ist indiziert, um dem Gefühl von Trockenheit und/oder Schmerzen im Mund vorzubeugen oder diese zu lindern. Dazu gehören tägliches Zähneputzen, die Reinigung von Zahnprothesen, die mehrmals täglich durchgeführte Befeuchtung der Mundschleimhaut mit getränkten Pflegestäbchen (Wasser oder Bikarbonat-Lösung verwenden, keine sauren Lösungen), der Einsatz von Wassersprays und Früchte-Eiswürfeln (z.B. mit Ananas) sowie das Einschmieren der Lippen mit fetthaltigen Substanzen.

10.7 Kommunikation

Die Entscheidung für oder gegen eine Hydratation ist häufig schwierig. Diese sollte vom Team unter Berücksichtigung des Patientenwunsches und der Meinung der Angehörigen gefällt werden. Zu Beginn der Hydratation ist es wichtig, ein Ziel dieser Therapie festzulegen. Auch ist festzulegen, wann die Zielerreichung evaluiert wird, um das Vorgehen entsprechend anpassen zu können.

Take-home-message

- Eine Dehydratation ist sehr häufig bei Menschen am Lebensende.
- Die Bedeutung der Dehydratation für die Lebensqualität und die Lebensdauer ist von der jeweiligen, spezifischen Situation abhängig.
- Vorhandene Symptome oder die Prophylaxe von potenziellen Symptomen einer Dehydratation können eine Hydratation rechtfertigen.
- Falls die perorale Hydratation nicht möglich ist, so ist die subkutane Verabreichung der Flüssigkeit zu bevorzugen, da dieser Zugang einfach und sicher ist
- Die Fortführung einer Hydratation muss regelmäßig bzgl. deren Nutzen und Nachteile reevaluiert werden.

Literatur

[1] Bear AJ, Bukowy EA, Patel JJ. Artificial hydration at the end of life. Nutr Clin Pract. 2017;32(5): 628–32.https://doi.org/10.1177/0884533617724741

[2] Bush SH, Tierney S, Lawlor PG. Clinical assessment and management of delirium in the palliative care setting. Drugs. 2017;77(15):1623–43. https://doi.org/10.1007/s40265-017-0804-3

[3] Caccialanza R, Constans T, Cotogni P, Zaloga GP, Pontes-Arruda A. Subcutaneous infusion of fluids for hydration of nutrition: A review. JPENJ Parenter Enteral Nutr. 2018;42(2):296–307.

[4] Dev R, Dalal S, Bruera E. Is there a role for parenteral nutrition or hydration at the end of life? Curr Opin Support Palliat Care. 2012;6(3):365–70. https://doi.org/10.1097/SPC.0b013e328356ab4a

[5] Galanakis C, Mayo NE, Gagnon B. Assessing the rose of hydration in delirium at the end of life. Curr Opin Support Palliat Care. 2011;5(2):169–73. https://doi.org/10.1097/SPC.0b013e3283462fdc

[6] Good P, Richard R, Syrmis W, Jenkins-Marsh S, Stephens J. Medically assisted hydration for adult palliative care patients. Cochrane Database Syst Rev. 2014 Apr 23:CD006273. https://doi.org/10.1002/14651858.CD006273.pub3

[7] Nakajima N, Satake N, Nakaho T. Indications and practice of artificial hydration for terminally ill cancer patients. Curr Opin Support Palliat Care. 2014;8(4):358–63. https://doi.org/10.1097/SPC.0000000000000089

[8] Pettifer A, Frofggatt K, Hughes S. The experiences of family members witnessing the diminishing drinking of a dying relative: An adapted metanarrative literature review. Palliat Med. 2019 Jul1;33(9):1146–57. https://doi.org/10.1177/0269216319859728

[9] Suchner U, Reudelsterz C, Cog C. How to manage terminal dehydratation. Anaesthesist. 2019;68:63–75. https://doi.org/10.1007/s00101-018-0527-1

11 Diarrhö

Jan Gärtner, Karin Jaroslawski

11.1 Einführung und Definition

Diarrhö beeinträchtigt die Lebensqualität der betroffenen Patienten oft massiv. Zudem kann sie durch die Dehydratation zu einer deutlichen Lebensverkürzung und ausgeprägter körperlicher Schwäche führen.

Eine einheitliche Definition der Diarrhö existiert nicht. Die praktikable WHO-Definition spricht von *häufigem und dringlichem Stuhlgang oder dem Abgang von mehr als drei ungeformten Stühlen in 24 Stunden*. Es werden verschiedene Unterteilungen vorgenommen. So unterscheidet man zwischen akutem (bis 2 Wochen), persistierendem (2–4 Wochen) und chronischem Durchfall (über 4 Wochen).

Fallvignette

Bei Herrn N. wurde im Alter von 59 Jahren ein Karzinom des proximalen Kolons kurativ mit einer R0-Resektion unter Beteiligung der Ileozökalklappe und neoadjuvanter Chemotherapie behandelt. Ein Rezidiv zeigt sich fünf Jahre später durch multilokuläre, schmerzhafte Metastasen des Achsenskeletts und mehrerer großer Röhrenknochen. Neben den indizierten Chemo- und Strahlentherapien erhält er eine Schmerztherapie mit starken Opioiden, unter denen er weitestgehend schmerzfrei und sehr gut belastbar ist. Beim Auftreten einer isolierten malignen intestinalen Obstruktion wird eine Ileumteilresektion mit End-zu-End-Anastomose vorgenommen. Während des Kostaufbaus berichtet der Patient von Diarrhö. In der Stuhlvisite zeigen sich schaumige, helle, übelriechende Stühle (Fettstühle). Zugrunde liegt ein Kurzdarmsyndrom aufgrund der Ileumresektion, wobei die nicht mehr vorhandene Ileozökalklappe die Symptomatikverstärkt. Die Durchfälle bessern sich unter der Gabe von Colestyramin und der Patient erhält eine Ernährungsberatung. Da die oralen retardierten Opioide aufgrund des Kurzdarmsyndroms nicht mehr ausreichend resorbiert werden, kommt es zu einer Schmerzverstärkung. Daher wird eine Opioidrotation auf transdermales Fentanyl vorgenommen und auf die Gabe von Laxanzien zur Verhinderung der opioidinduzierten Obstipation kann zunächst verzichtet werden.

11.2 Ursachen

Exemplarische Ursachen der Diarrhö von Patienten in Palliativsituationen sind in **Tabelle 11-1** aufgeführt.

11.3 Pathophysiologie

Man unterscheidet pathophysiologisch zwischen der osmotischen, sekretorischen, entzündlichen und motilitätsstörungsbedingten Diarrhö. Bei der osmotischen Diarrhö (z. B. Malabsorbtion) sistiert der Durchfall unter Nah-

Tabelle 11-1: Exemplarische Ursachen der Diarrhö von Patienten in Palliativsituationen.

Diarrhö	Auslöser (Beispiele)	Bemerkungen
Toxin-vermittelt	• Staphylococcus aureus • Entertoxin bildende E. coli usw.	• direkt nach einer „verdorbenen" Mahlzeit • meist ohne Erbrechen und ohne Fieber
entzündlich	• Camphylobacter • Salmonellen • Lamblien • enterohämorrhagische E. coli (EHEC) • Clostridien (s. unten)	• erst nach einer Inkubationszeit • häufig mit Fieber und Erbrechen, gelegentlich auch blutiger Stuhl • ggf. Isolation der Patienten bedenken
iatrogen	• Abführmaßnahmen • enterale Ernährung • orales Kontrastmittel • Thyroxin-Substitution • Antibiotika • Plexus coeliacus-Blockaden • Clostridium difficile (s. unten) • Strahlentherapie (s. unten) • Kurzdarmsyndrom (s. unten)	breite Anamnese und Kenntnisse der Pathophysiologie sind wichtig
Tumor-induziert	• neuroendokrine Tumoren* • Pankreas- und Gallengangs-Karzinome**	• *Karzinoid-Syndrom mit anfallsartiger Gesichtsrötung (Flush), Tachykardien, Hyperhidrosis und abdominellen Koliken • **durch Steatorrhoe (s. unten)
chologen, Steatorrhoe	Gallensäureverlust z. B. durch exokrine Pankreasinsuffizienz oder extrahepatische Cholestase (z. B. maligne Verlegung der Papilla Vateri)	• Stuhl: voluminös, lehmfarben, schaumig, oft penetranter Geruch und Fettaugen • bis hin zum Maldigestions- oder Malassimilationssyndrom • auch im Rahmen des Kurzdarmsyndroms (s. unten) • Therapie: s. Kurzdarmsyndrom
Kurzdarmsyndrom	• Dünndarmresektionen • Fisteln • Mesenterialinfarkte • chronisch-entzündliche Darmerkrankungen	Cholestyramin, ggf. Pankreasenzyme
Clostridium difficile	• binnen 4 Wochen nach Antibiotikatherapie • Protonen-Pumpen-Inhibitoren (PPI)	• häufig links distendiertes Kolon tastbar, geringer Druckschmerz, oft subfebrile Temperaturen und schnelle Dehydratation • Warnzeichen für Ileus und Sepsis: peristaltische Stille, plötzlicher Stuhlverhalt, extreme Leukozytose, hohes Fieber
Strahlen-Enterokolitis	Radiatio des Beckens	Komplikation durch „small intestinal bacteria overgrowth syndrome" (wie bei PPI-Gabe)
Chemo- oder Immuntherapie	• Nivolumab, Ipilimumab etc. • klassische Chemotherapeutika	• Auftreten oft viele Wochen nach Immuntherapie • Therapie mit Steroiden falls Immuntherapie ursächlich (z. B. 0,5 mg Prednison/kgKG/d)

Tabelle 11-1: *Fortsetzung*

Diarrhö	Auslöser (Beispiele)	Bemerkungen
Sonderformen, die abzugrenzen sind		
falsche Diarrhö	erhöhte Stuhlfrequenz bei normalem Stuhlgewicht (z. B. irritables Darmsyndrom, Proktitis, anale Inkontinenz nach Bestrahlung, Operationen oder Tumor-bedingt)	
paradoxe oder Pseudodiarrhö	Stuhlverflüssigung, verursacht durch bakterielle Vergärung des Stuhls vor Stenosen, Stase im distalen Kolon (Karzinom) und bei immobilen Patienten	

rungskarenz, bei der sekretorischen (z. B. Salmonellen), motilitätsstörungsbedingten (z. B. Karzinoid) und entzündlichen Diarrhö (z. B. Karzinoid) nicht.

11.4 Beurteilung und Erfassung

11.4.1 Anamnese

Neben Fragen zur Frequenz, Konsistenz und Menge des Stuhles sollte erfragt werden:

- seit wann das Symptom besteht (v. a. Abgrenzung chronischer Ursachen)
- ob gleichzeitig Fieber, Bauchschmerzen oder Erbrechen vorliegen (z. B. Hinweis auf Entzündungsaktivität)
- ob sich die Stuhlfarbe verändert hat (z. B. acholisch, frisch-blutig, Teerstuhl)
- ob der Stuhl weitere Auffälligkeiten zeigt (z. B. im Sinne einer Steatorrhö schaumig-seifig, mit Fettaugen, scharf riechend)
- ob kürzlich Durchfall im sozialen Umfeld aufgetreten ist oder Angst vor Durchfall besteht (psychosoziale Aspekte, z. B. Scham)
- ob und wie stark das Allgemeinbefinden im Sinne der körperlichen Belastbarkeit beeinträchtigt ist
- ob kürzlich neue Medikamente oder Therapien begonnen wurden (s. unten)
- ob die Durchfälle v. a. in den Morgenstunden auftreten (als Hinweis für Gallensäureverlustsyndrom)
- ob Laxanzien oder Elektrolyttabletten (v. a. Mg^{2+}) eingenommen werden
- ob es Besonderheiten bei der Nahrungsaufnahme gab (z. B. Sorbit- oder Xylit-induzierte Diarrhö bei Zufuhr von kalorienfreien Getränken, Diabetikerprodukten)
- ob nicht eher ein „Stuhlschmieren" vorliegt (Abgrenzung Inkontinenz)
- ob Operationen vorgenommen wurden, insbesondere Cholezystektomie oder Dünndarmresektion
- (ggf. ob Fernreisen gemacht wurden).

Praxistipp

Wichtig: Wie sehr leidet der Patient?
Wie immer in der Palliative Care sollte nicht nur das Vorliegen des Symptoms erfasst, sondern auch erfragt werden, ob und wie sehr der Patient unter dem Symptom leidet, bzw. was am meisten belastet (z. B. Scham, Geruch, körperliche Schwächung, Bauchschmerzen, Einschränkungen des alltäglichen Lebens, Angst vor Inkontinenz).

11.4.2 Körperliche Untersuchung

Bei der körperlichen Untersuchung sollte neben der Inspektion (klinischer Blick: Allgemeinzustand) der auskultatorische, perkutorische und palpatorische abdominelle Status erhoben werden, um Resistenzen, tympanischen Klopfschall, Hyperperistaltik, Druckdolenzen oder Abwehrspannung zu erfassen. Die Angemessenheit einer Stuhlvisite oder einer rektalen Untersuchung sollte abhängig von den möglichen therapeutischen Konsequenzen und der Lebenserwartung der Patienten beurteilt werden.

11.4.3 Weiterführende Diagnostik

Mögliche Indikatoren für weiterführende Diagnostik (Warnsignale)

Vor allem beim akuten Durchfall sollte vorab geklärt werden, wie dringlich und therapeutisch relevant eine weitere Diagnostik ist. Abhängig von der Krankheitsphase des Patienten und damit von der therapeutischen Konsequenz können einige Umstände Indikatoren für eine weitergehende Diagnostik darstellen:

- massive, dehydrierende Durchfälle
- blutiger Stuhl
- Fieber über 38,5 °C
- Durchfälle seit mehr als 2–3 Tagen ohne klinische Besserung
- mehrere Patienten im Umfeld mit akuten Durchfällen
- ausgeprägte Bauchschmerzen
- ältere oder immunsupprimierte Patienten, Patienten unter aktiver Chemotherapie
- (vorausgegangene Fernreise, v.a. in südliche, subtropische Länder).

Bildgebende Verfahren und weitere Diagnostik

Unter strenger Indikationsstellung können in frühen Krankheitsstadien, z.B. bei Vorliegen von Warnsignalen, bildgebende Verfahren oder weitere Diagnostik indiziert sein.

In der **Abdomen-Sonografie** lässt sich z.B. die Peristaltik, eine Verdickung der Mukosa und intra-abdominelle Tumormassen, aber auch das indirekte Bild eines Ileus erfassen. Eine **Computer-Tomografie** (CT) kann bei Hinweisen auf eine Peritonitis Komplikationen erkennen (Perforation, Enterokolitis usw). Die Indikation für eine **Duodenalbiopsie** zur Diagnose einer Zytomegalievirus- oder Giardia lamblia-Infektion oder eine **Sigmoidoskopie** zur Erfassung der typischen morphologischen Veränderungen unter Clostridien-Infektion wird wohl nur im Ausnahmefall auf einer Palliativstation gestellt werden.

Mikrobiologische Untersuchungen

Eine Stuhlbakteriologie u.a. mikrobiologische Untersuchungen sind in Palliativsituationen selten indiziert. Bei Patienten im stationären Setting sind diese nicht aussagekräftig. Aus epidemiologischen Gründen kann es sinnvoll sein, bei vermuteten hochkontagiösen Ursachen von Diarrhö (z.B. Norovirus-Infektion) den Erreger zu suchen, um andere Mitpatienten oder Bewohner zu schützen.

11.5 Behandlung

11.5.1 Rehydratation

Die wichtigste Maßnahme – vor allem bei länger andauerndem Durchfall – ist der Ersatz des verloren gegangenen Wassers und der Elektrolyte. Diese Rehydratation kann je nach Schwere des Flüssigkeitsverlustes und den Prioritäten der Patienten oral oder intravenös, in begrenztem Umfang (max. 1 l/d) auch subkutan erfolgen. Zwar stehen kommerzielle orale Elektrolytmischungen zur Verfügung, meist reicht jedoch die Gabe verdünnter Fruchtsäfte oder Softdrinks zusammen mit salzhaltigem Gebäck aus.

Da Glukose stets zusammen mit Natrium resorbiert wird, erleichtert dies auch die passive Wasserresorption. Ausgehend von modifizierten Empfehlungen gibt es diverse „Rezepte" zur Herstellung einer eigenen oralen Substitutionslösung, so z.B. für 1 l Wasser:

- ½–¼ Teelöffel Salz
- 2 Esslöffel Zucker
- ¼ Teelöffel Backpulver oder 1 zerdrückte Banane (Kalium).

Praxistipp

Bei der intravenösen Rehydratation ist v.a. bei Patienten mit Herzerkrankungen eine forcierte

Flüssigkeitsgabe zu vermeiden, denn bereits die Infusion von 0,5–1,0 Liter Flüssigkeit kann, wenn zu rasch infundiert, zu einer kardialen Dekompensation führen.

11.5.2 Symptomatische medikamentöse Therapie

Loperamid

Loperamid ist aufgrund seiner lokalen Wirkung am Darm und seiner minimalen systemischen Wirkung das am häufigsten eingesetzte Opioid zur symptomatischen Therapie der Diarrhö.

Dosierung: Initialdosis 4 mg, dann 2 mg alle 2–4 h oder nach jedem ungeformten Stuhl, maximal 16 mg/d.

Tinctura Opii (Opiumtinktur)

Tinctura Opii ist der alkoholische Auszug von Opium und enthält eine ganze Melange an Opium-Alkaloiden, darunter auch Morphin. Daher wurde es bis ins letzte Jahrhundert noch in höheren Dosen auch als Schmerzmittel verschrieben (Synonym: Laudanum oder Mohnsaft).

Dosierung zur Durchfallbehandlung: 2–20 Trpf. 3- bis 4-mal täglich, begonnen wird in niedriger Dosis und dann schrittweise hochtitriert.

Loperamid ist abzusetzen, da beide Substanzen über den gleichen Mechanismus – die Opioidrezeptoren – wirken.

Cave
Unerfahrene außerhalb der Palliative Care verwechseln „Opium-Tinktur" gelegentlich mit „Morphin".

Octreotid

Octreotid ist ein Somatostatin-Analogon, das in schweren und therapierefraktären Situationen eingesetzt werden kann. Es bewirkt über diverse Mechanismen, wie z. B. die Inhibition vasoaktiver intestinaler Peptide (VIP), eine Unterdrückung der gastrointestinalen Sekretion, Peristaltik, Durchblutung und exokrinen Pankreasfunktionen.

Dosierung: Die übliche Start-Dosis beträgt 50–100 µg 3-mal tgl. s. c., die Dosierung kann aber bis 500 µg s. c. 3-mal tgl. (bzw. 50 µg/h) erhöht werden.

Octreotid ist ein hochpotentes Medikament. Die Entwicklung eines Subileus ist unbedingt zu vermeiden, was eine engmaschige Re-Evaluation erforderlich macht. Bei bakteriell-entzündlicher Genese des Durchfalls ist Octreotid klar kontraindiziert.

Aktivkohle (Medizinalkohle)

Aktivkohle gehört zu den Adsorbenzien und kann bei Vergiftungen, aber auch bei Durchfall symptomatisch eingesetzt werden. Das tiefschwarze Pulver ist geruch- und geschmacklos und weder wasser- noch fettlöslich. Es ist als Tabletten, Kapseln, Suspension und reines Pulver erhältlich.

Dosierung: Erwachsene erhalten initial 15–50 g (–100 g), dann 15–25 g (–50 g) alle 4 h.

Da Aktivkohle die Aufnahme zahlreicher Substanzen verhindert, muss es mit ausreichendem Abstand zu anderen oral gegebenen Medikamenten verabreicht werden. Es mindert den Serumspiegel von Medikamenten und Substanzen mit enterohepatischem Kreislauf.

Aktivkohle ist arm an Nebenwirkungen, jedoch wird die Einnahme vor allem größerer Mengen von einigen Patienten als unangenehm erlebt.

Probiotika (unsicherer Empfehlungsgrad)

Probiotika werden zunehmend als adjuvante Therapie der akuten Diarrhö eingesetzt. Die Datenlage ist nicht eindeutig. Bei immunsupprimierten Patienten sollte man davon Abstand nehmen.

Nicht empfohlene Substanzen

An dieser Stelle ausdrücklich nicht empfohlen werden einige Substanzen, die zurzeit in Teilen der Palliative Care diskutiert werden. Dazu zählen orale Steroide (v.a. Budesonid) und Iflixumab (ein TNF-α-Inhibitor) außerhalb der expliziten Anwendungsindikationen. Auch vom Einsatz von Amifostin (einem sogenannten „Zytoprotektivum"), Uridintriacetat, fermentablen Oligo-, Di-, Monosacchariden und Polyolen (FODMAPs), Glutamin und Omega-Fettsäuren wird abgeraten.

11.5.3 Behandlung spezifischer Diarrhö-Formen

Steatorrho und chologene Diarrhö: Substitution von Pankreasenzymen und ggf. Colestyramin (z.B. beginnend mit 3 × 2 g).

Clostridium difficile: Einfache Formen werden in der Regel durch die orale Gabe von Metronidazol (3 × 500 mg p.o.) oder Vancomycin (4 × 125 mg [–250 mg] p.o.) behandelt. Falls eine orale Gabe nicht möglich ist, kann Metronidazol auch intravenös gegeben werden. Die zunehmend diskutierte Gabe von Toxin-bindenden Substanzen wie z.B. Tolevamer oder immuntherapeutische Maßnahmen können derzeit nicht empfohlen werden. Therapeutisch entscheidend ist, dass spätestens nach 72 h bei Nicht-Ansprechen der Therapie oder bei einer Verschlechterung des Allgemeinzustands die Therapie reevaluiert werden sollte. Bei etwa 20 % der erfolgreich behandelten Patienten ist mit Rezidiven innerhalb von 2–6 Wochen zu rechnen.

11.5.4 Beratung zur Nahrungsaufnahme

Die Patienten sollten beraten werden, dass scharfe und fettreiche Speisen, ebenso wie Alkohol, Koffein und Milchspeisen (Ausnahme: etwas Joghurt oder fester Käse) während oder direkt nach Durchfallerkrankungen ebenso zu vermeiden sind wie sehr faserreiche, ballaststoffhaltige Kost.

11.5.5 Pflegerische Maßnahmen

Hauptziele pflegerischer Maßnahmen sind die Vermeidung von Mazerationen sowie die Reduktion von Schamgefühl, wenn beispielsweise gleichzeitig auch eine Inkontinenz besteht. Dabei gilt es gleichzeitig die Privat- und Intimsphäre möglichst zu wahren. Bei Nutzung eines Toilettenstuhls kann dieser beispielsweise in die Toilette/Nasszelle geschoben werden oder zumindest ein Sichtschutz (z.B. Paravent) zum Einsatz kommen.

Die zeitnahe Versorgung nach einer Stuhlentleerung mit vorsichtiger Reinigung und anschließendem Hautschutz (Sprays oder Cremes) im genitoanalen Bereich haben einen hohen Stellenwert, um Mazerationen, Schmerzen und lokale Sekundärinfektionen mit Bakterien- oder Pilzbesiedlung zu verhindern.

Unter Umständen kann bei massiver Diarrhö in Verbindung mit Inkontinenz der Einsatz von Stuhlsammelsystemen, wie Fäkalkollektoren, Rektalkatheter oder kontinuierliche Stuhldrainagesysteme, Entlastung bringen.

Bei Sorge des Patienten um eine mögliche Inkontinenz mit der damit verbundenen Peinlichkeit, können Vorlagen und Inkontinenzhosen eingesetzt werden. Der zeitweise Einsatz von Analtampons könnte hier auch wieder eine sicherere Bewegungsfreiheit ermöglichen.

Take-home-message

- Eine unbehandelte Diarrhö kann durch Dehydratation und andere Komplikationen die Lebensqualität und Lebenszeit der Patienten deutlich beeinträchtigen. Daher ist aufmerksam auf Warnzeichen für Komplikationen wie z.B. Dehydratation, peristaltische Stille, hohes Fieber, extreme Leukozytose und starke Bauchschmerzen zu achten.

- Bei bakteriell entzündlicher Diarrhö müssen Hygienemaßnahmen und eine mögliche Isolation der Patienten erwogen werden.
- Diarrhö kann auch psychosoziale Auswirkungen haben wie etwa die Beeinträchtigung des Soziallebens, des Nachtschlafs oder negative Gefühle wie Scham.
- Die Angemessenheit der therapeutischen und diagnostischen Maßnahmen (z.B. rektale Untersuchung) sollte im Rahmen der therapeutischen Konsequenzen und der Lebenserwartung der Patienten stets kritisch überprüft werden.

Literatur

[1] Bossi P, Antonuzzo A, Cherny NI, Rosengarten O, Pernot S, Trippa F, et al. Diarrhoea in adult cancer patients: ESMO Clinical Practice Guidelines. Ann Oncol 2018;29 Suppl 4:iv109–25. https://doi.org/10.1093/annonc/mdy145

[2] Drost L, Ganesh V, Wan BA, DeAngelis C, Pasetka M, Tsao M, et al. Do patients receiving pelvic radiation and anti-emetics experience diarrhea and/or constipation? Ann Palliat Med [Internet]. 2017 Aug [cited 2020 Aug 13];6(S1): S71–6. Available from: http://apm.amegroups.com/article/view/15103/16459 https://doi.org/10.21037/apm.2017.05.05

[3] McDonald LC, Gerding DN, Johnson S, Bakken JS, Carroll KC, Coffin SE, et al. Clinical Practice Guidelines for Clostridium difficile Infection in Adults and Children: 2017 Update by the Infectious Diseases Society of America (IDSA) and Society for Healthcare Epidemiology of America (SHEA). Clin Infect Dis. 2018 Mar 19;66(7): e1–48. PubMed PMID: 29462280

[4] Nelson RL, Suda KJ, Evans CT. Antibiotic treatment for Clostridium difficile-associated diarrhoea in adults. Cochrane Database Syst Rev. 2017 Mar 3:CD004610. https://doi.org/10.1002/14651858.CD004610.pub5

[5] Pastrana T, Meißner W. Treatment of diarrhea with loperamide in palliative medicine. A systematic review. Schmerz. 2013 Apr 01;27(2):182–9. https://doi.org/10.1007/s00482-013-1296-z

[6] Schmidt-Hieber M, Bierwirth J, Buchheidt D, Cornely OA, Hentrich M, Maschmeyer G, et al. Diagnosis and management of gastrointestinal complications in adult cancer patients: 2017 updated evidence-based guidelines of the Infectious Diseases Working Party (AGIHO) of the German Society of Hematology and Medical Oncology (DGHO). Ann Hematol. 2018; 97(1):31–49. https://doi.org/10.1007/s00277-017-3183-7

[7] Senderovich H, Vierhout MJ. Is there a role for charcoal in palliative diarrhea management? Curr Med Res Opin. 2018;34(7):1253–59. https://doi.org/10.1080/03007995.2017.1416345

[8] Thompson JS. Short Bowel Syndrome and Malabsorption – Causes and Prevention. Viszeralmedizin. 2014;30:174–78. https://doi.org/10.1159/000363276

[9] Wei D, Heus P, van de Wetering FT, van Tienhoven G, Verleye L, Scholten RJ. Probiotics for the prevention or treatment of chemotherapy- or radiotherapy-related diarrhoea in people with cancer. Cochrane Database Syst Rev. 2018 Aug 31;8:CD008831. https://doi.org/10.1002/14651858.CD008831.pub3

[10] World Health Organization (WHO). The Treatment of diarrhoea: a manual for physicians and other senior health workers. 4th Rev. [Internet, cited 2020 Aug 13]. Geneva; 2005. Available from: https://apps.who.int/iris/bitstream/handle/10665/43209/9241593180.pdf

12 Dyspnoe

Sophie Pautex

12.1 Einführung und Definition

Als Dyspnoe bezeichnet man die subjektive Erfahrung der Schwierigkeit zu atmen, bestehend aus qualitativ unterschiedlichen Empfindungen wechselnder Intensität. Diese Erfahrung beruht auf einem Zusammenspiel von physiologischen, psychologischen, sozialen und umweltbedingten Faktoren und kann ihrerseits sekundäre physiologische und Verhaltensreaktionen auslösen (Definition der American Thoracic Society). Bei der Wahrnehmung der Dyspnoe spielen also – ähnlich wie beim Schmerzempfinden – eine sensorische Dimension (Intensität) und eine affektive Dimension („unangenehm") eine Rolle.

Seit 2017 existiert außerdem eine Definition für chronische Dyspnoe: trotz einer adäquaten Behandlung der Grunderkrankung anhaltende Dyspnoe, die die Funktionalität im Alltag beeinträchtigt.

Dyspnoe ist ein subjektives Empfinden und kann nur vom Patienten beschrieben werden. Genauso wie das Schmerzempfinden muss sie sorgfältig evaluiert werden, indem man ihre Intensität misst, die affektive Beeinträchtigung beurteilt und nach den auslösenden, verstärkenden und lindernden Faktoren sowie nach Begleitfaktoren (insbesondere Depression und Angstzustände) sucht. Sowohl eine schon in Ruhe bestehende als auch eine in anfallsartigen Episoden auftretende Dyspnoe müssen erfasst werden, wie auch deren Auswirkungen auf die alltäglichen Aktivitäten.

Im Laufe der letzten Jahre wurden verschiedene Bewertungsskalen entwickelt, die sich jedoch sehr eng auf eine spezifische Erkrankung beziehen und bei der Betreuung von Patienten, die unter einer oder mehreren Erkrankungen leiden und deren Dyspnoe häufig multifaktoriell ist, nicht immer hilfreich sind.

Dyspnoe geht sehr häufig mit starken Angstzuständen einher und beeinträchtigt das Wohlbefinden und die Lebensqualität entscheidend.

Fallvignette

Bei Herrn S., 74 Jahre alt, sind eine schwere chronisch obstruktive Atemwegserkrankung (COPD) sowie eine koronare Herzkrankheit mit Linksherzinsuffizienz bekannt. Vor zwei Monaten beendete er seinen Tabakkonsum. Er lebt alleine zu Hause und ist sozial durch zahlreiche Freunde und Nachbarn gut eingebunden. Im Laufe des letzten Jahres wurde er fünfmal aufgrund einer Dyspnoe im Zusammenhang mit einer Superinfektion der Lunge ins Krankenhaus eingewiesen. Momentan befindet er sich – in der Abheilungsphase einer erneuten Bronchopneumonie – stationär auf der Inneren Medizin. Trotz der Besserung seines klinischen Zustands leidet er einige Tage nach dem Absetzen der Antibiotika weiterhin schon bei leichtester Anstrengung unter Dyspnoe, dies obwohl er Atemphysiotherapie und Sauerstoff erhält. Es wird ihm eine perorale Morphin-Behandlung vorgeschlagen, doch er zögert, da er unerwünschte Wirkungen befürchtet.

12.2 Ätiologie und Epidemiologie

Die Ätiologie der Dyspnoe bei Palliativpatienten ist in **Tabelle 12-1** zusammengefasst.

Die Prävalenz der Dyspnoe unter den Patienten, die an einer fortgeschrittenen Erkrankung leiden liegt zwischen 30 und 75 %.

12.3 Pathophysiologie

Die Physiologie der Atmung ist komplex. Verschiedene Mechanismen können eine Dyspnoe auslösen:

- Stimulation
  - der Chemorezeptoren (Hypoxie, Hyperkapnie)
  - der peripheren Rezeptoren (Irritationen im Bronchialbaum, Ausmaß der Dehnung des Lungengewebes, Spannung der Atemmuskulatur, sensorische Afferenzen aus dem Gesichtsbereich)
  - des limbischen Systems und Kortex (z. B. Angst)
- Steigerung der Atemanstrengung (obstruktives und restriktives Syndrom)
- Muskelfunktionsstörung (Muskelatrophie, Kachexie, veränderter Muskelstoffwechsel z. B. bei Veränderungen der Serumelektrolyte oder Hypoxämie der Muskulatur).

Zudem greifen zwei Teufelskreise ineinander:

- Die Steigerung der Atemfrequenz führt zu einer relativen Erhöhung der Totraumventi-

Tabelle 12-1: Ätiologie der Dyspnoe bei Palliativpatienten.

Dyspnoe steht in direktem Zusammenhang mit	Beispiele
einem Tumor	• Pleuraerguss (evtl. bilateral) • Atelektase • umfangreiche Schädigung des Parenchymgewebes • Lymphangiosis carcinomatosa • Perikarderguss • massive Zunahme des Abdominalvolumens (Aszites, Meteorismus, Verstopfung, Tumor(en), Harnverhalt • Parese des Nervus phrenicus oder des Nervus laryngeus recurrens, besonders im Falle einer beidseitigen Parese • Nebenwirkungen der Chemotherapie (z. B. Bleomycin), Strahlenbehandlung oder nach einer Lobektomie
einer fortgeschrittenen Lungenerkrankung	• schwere COPD • restriktive Lungenerkrankung (z. B. Lungenfibrose) • pulmonal-arterielle Hypertonie etc.
einer fortgeschrittenen Herzinsuffizienz	• koronare Herzkrankheit • hypertensive Herzkrankheit • Vitien etc.
einer neuromuskulären Erkrankung	• amyotrophe Lateralsklerose, insbesondere die bulbäre Form
einer zugrundeliegenden Komorbidität	• Lungenembolie(n) • Pneumonie • Kachexie mit extremer Muskelschwäche (besonders des Zwerchfells) • Anämie • Angst

lation und einer Verringerung der alveolären Ventilation.
- Die Dyspnoe löst ein Angstgefühl aus. Dies führt zu einer erhöhten Atemfrequenz, die wiederum die Dyspnoe weiter verschlimmert.

12.4 Bedeutung und Prognose

Dyspnoe kann eines der bedrohlichsten Symptome der letzten Lebenswochen sein. Sie kann damit auch zum Wunsch bzw. zur Indikation für eine Sedierung (s. Kap 20) führen. Neben der vermehrten Atemarbeit und den Ängsten kann die Atemnot auch zur sozialen Isolation führen. So sind über 80% der Patienten mit fortgeschrittener COPD an ihr Haus gebunden und verlassen die Wohnung nur sehr selten. Nicht nur für die Patienten selbst, auch für die Angehörigen und das betreuende Team kann die Atemnot als bedrohliches Symptom – mit entsprechenden Stressreaktionen – erlebt werden.

Bei Patienten mit einem Tumorleiden, aber auch bei einer COPD oder Herzinsuffizienz, ist das Auftreten einer Dyspnoe häufig ein Indikator für eine schlechte Prognose. Umso mehr soll ihr bei den antizipierenden palliativen Maßnahmen eine zentrale Bedeutung gegeben werden, um nicht nur die Atemnot selbst, sondern auch die Angst vor deren obligater Verschlechterung einzudämmen.

12.5 Beurteilung und Erfassung

Um die Atemnot des Patienten möglichst umfassend – und entsprechend der Definition – einschätzen zu können, sollten mindestens folgende drei Dimensionen erfasst werden:

1. **Intensität der Atemnot (sensorische Komponente):**
   Diese kann mit einer Visuellen Analog-Skala (VAS: 0–10 cm) oder Numerischen Rating-Skala (NRS: Skala von 0–10) erfasst werden. Sie sollte sowohl für Ruhe als auch für Belastung erfasst werden.
2. **Affektive Belastung durch die Atemnot**
3. **Einfluss der Atemnot auf die Aktivität:**
   Diese kann quantitativ oder qualitativ erfasst werden:
   - quantitativ: z.B. 6-Minuten-Gehtest (in der frühen Palliation)
   - qualitativ: welche Aktivitäten des täglichen Lebens werden durch die Dyspnoe beeinträchtigt oder gar behindert?

Die **klinische Untersuchung** ist bei Patienten mit Atemnot enorm wichtig. Wesentlich sind dabei folgende Parameter zu erfassen:

- Inspektion: Zyanose, Atemfrequenz, Atemtyp, Atemhilfsmuskulatur, gleichförmige Bewegungen beider Thoraxseiten, Abdominalatmung
- Perkussion (nicht immer möglich, da für den Patienten anstrengend): Zwerchfellstand, Hinweise für Pneumothorax oder Überblähung
- Auskultation: Stridor (in- und exspiratorisch), Zeichen der Pneumonie, Herzinsuffizienz, Hypoventilation u.a.).

Neben der Erfassung der Symptome des Patienten sollten selbstverständlich auch die **sozialen Belastungen** (Unterstützungsnetz u.a.) und die Belastung der Angehörigen erfasst werden.

Merke

Abzugrenzen von Dyspnoe (Ursachen siehe **Abbildung 12-1**) sind die folgenden **drei pathologischen Atemformen**:

- Cheyne-Stokes-Atmung:
  - periodisch an- und abschwellende Atemtiefe und des Abstands der einzelnen Atemzüge, häufig unterbrochen durch einen Atemstillstand
  - tritt v.a. bei Störungen des Atemzentrums auf, z.B. bei Herzinsuffizienz, zerebrovaskulärem Insult, fortgeschrittener COPD, Opioidüberdosierung, Urämie
- Biot-Atmung:
  - periodische oder intermittierende Atmung bei ausreichend und gleichmäßig

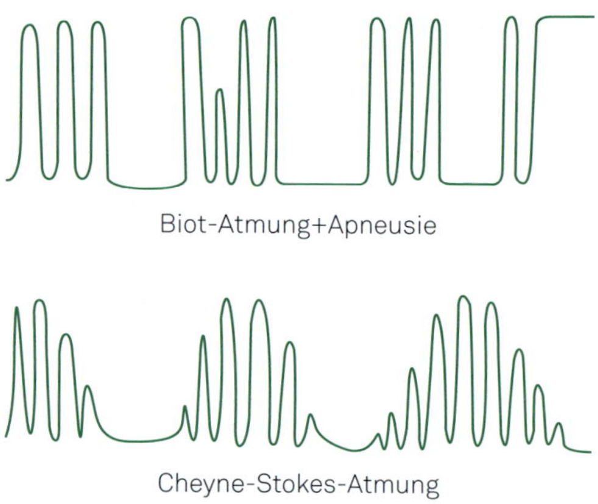

Abbildung 12-1: Biot-Atmung und Cheyne-Stokes-Atmung.

tiefen (normal tiefe oder häufig sogar vertieften) Atemzügen; Atmung ist immer wieder durch plötzliche Pausen unterbrochen
  - tritt bei Schädigung des Atemzentrums/Hirnstamms auf, z. B. bei Hirndruck, Meningoenzephalitis, direkter Schädigung des Hirnstamms
- Kussmaul-Atmung:
  - rhythmische, abnorm tiefe Atmung (Hyperpnoe) mit normaler oder erniedigter Frequenz
  - tritt bei metabolischer Azidose auf.

12.6 Behandlung

12.6.1 Ursachenbezogene Maßnahmen

Unter Berücksichtigung des Allgemeinzustands des Patienten und der Prognose sind in folgenden Situationen spezifische therapeutische Maßnahmen zu diskutieren:

- Obstruktion der Atemwege durch ein Tumorleiden: Ggf. können die Atemwege mittels Laser, Stent oder Bestrahlung wieder geöffnet werden, besonders wenn die poststenotische Atelektase erst vor kurzem entstanden und möglicherweise noch reversibel ist. Auch eine Chemotherapie kann diskutiert werden.
- Lymphangiosis carcinomatosa: Häufig behandlungsresistent. Ein Therapieversuch mit Kortikosteroiden kann durchgeführt werden (z. B. Dexamethason 16 mg täglich, nach 3 Tagen schrittweise Dosisreduzierung bis zur geringsten wirksamen Dosis).
- Postaktinische Fibrose: Therapie wie bei Lymphangiosis carcinomatosa.
- Pleuraerguss: Pleurapunktion. Im Falle eines raschen Rezidivs (innerhalb einiger Tage) kann unter Berücksichtigung der Prognose eine Pleurodese oder eine getunnelte Drainage (z. B. Pleur-X®) in Betracht gezogen werden.
- Perikarderguss: Punktion und Drainage in Betracht ziehen.
- Pneumonie: Behandlung mit Antibiotika, evtl. Expektoranzien und Physiotherapie.
- COPD/Asthma: Adäquate Behandlung mit Bronchospasmolytika und/oder Steroiden. Die Möglichkeit einer nicht-invasiven Beatmung sollte mit dem Pneumologen besprochen werden.
- Dekompensierte Linksherzinsuffizienz: Anpassung der Behandlung der Herzinsuffizienz und insbesondere eine Intensivierung der Behandlung mit Diuretika.
- Lungenembolie: Leiten Sie eine therapeutische Blutverdünnung ein (Antikoagulation).
- Anämie: Transfusion erwägen, wobei die Prognose, die Begleiterkrankungen (z. B. koronare Herzkrankheit), die Erwartungen des Patienten sowie der Nutzen vorangegangener Transfusionen ebenfalls mit berücksichtigt werden sollte.
- Azidose: Falls adäquat und möglich, Behandlung der Ursache (z. B. Hyperglykämie).
- Aszites: Punktion (s. Kap. 7).
- Obstipation: (s. Kap. 16).
- Harnverhalt: Einlage eines Blasenkatheters, entweder vorübergehend oder dauerhaft.
- Unterernährung: Verbesserung der Kalorienzufuhr und körperliches Training zur Verbesserung der muskulären Funktion. (Falls Patient in frühem Stadium; noch nicht in irreversibler Kachexie s. Kap. 5).

12.6.2 Unspezifische therapeutische Maßnahmen

Allgemeine Maßnahmen

- Für eine ruhige Atmosphäre sorgen und den Raum lüften.
- Selbst ruhig bleiben, um zu vermeiden, dass die Sorge auf den Patienten überspringt.
- Die Aufklärung des Patienten und der ihm nahestehenden Personen einschließlich genauer Erläuterungen kann dazu beitragen, Ängste zu mindern und sein „Selbstmanagement“ zu verbessern.
- Einen tragbaren Ventilator anbieten (die Wirksamkeit wurde in einer randomisierten Studie belegt).
- Dem Patienten helfen, eine bequeme (Liege-)Position zu finden, in der er sich am besten fühlt.
- Gegebenenfalls eine Gehhilfe verordnen.
- Dem Patienten vorschlagen, seine alltäglichen Aktivitäten an die verringerte Atemreserve anzupassen (z.B. sich im Sitzen waschen; um Hilfe bei der Hausarbeit bitten; den Alltag so organisieren, dass er auf einer Etage abläuft; das Bett im Erdgeschoss platzieren). Absprachen mit dem Pflegepersonal, den Physiotherapeuten usw. treffen.

Nicht-medikamentöse Herangehensweisen

Bei der Behandlung mancher Patienten mit schwerer Dyspnoe haben sich folgende Maßnahmen als wirksam erwiesen:

- Atemwegsrehabilitation
- Erlernen von Atemtechniken
- Neurostimulation
- Akupunktur
- Entspannungsübungen.

Medikamentöse und invasive Maßnahmen

Sauerstoffzufuhr und Beatmung

- Bei unter Sauerstoffmangel leidenden Patienten versucht man, die Sauerstoffsättigung über 90 % zu halten. Es gibt keine Evidenz, dass Sauerstoff bei normaler Sättigung besser ist als einfache Umgebungsluft. Ebenso wenig gibt es Faktoren, die eine Vorhersage erlauben, ob Sauerstoff die Dyspnoe eines bestimmten Patienten verbessern wird. Man verabreicht in Abhängigkeit vom Bedarf 2–6 l/min über eine Sauerstoffbrille (bei Patienten mit schwerer COPD prinzipiell nur 2 l/min, kann im Verlauf erhöht werden – unter Inkaufnahme einer Hyperkapnie – je nach Ziel der Behandlung bzw. Stadium des Patienten).
- Eine nicht-invasive Beatmung kann Patienten mit einer schweren COPD oder mit einer neuromuskulären Erkrankung Erleichterung verschaffen. Der Rat eines Pneumologen sollte hier bei Bedarf eingeholt werden. Andere Indikationen wie beispielsweise interstitielle Lungenerkrankungen werden momentan untersucht.
- Invasive Beatmungen (Intubation) sind im Gegensatz zur nicht-invasiven Maskenbeatmung bei fortgeschrittenen Lungenkrankheiten als problematisch zu beurteilen. Der Extubationsprozess kann sehr schwierig werden; es besteht die Gefahr einer Langzeitbeatmung.
- Die hochdosierte Gabe von Sauerstoff wird momentan untersucht. Er kann das Befinden und die Dyspnoe mancher Patienten verbessern, insbesondere bei Verweigerung oder Unmöglichkeit einer nichtinvasiven Beatmung. Auch hier sollte bei Bedarf der Rat eines Pneumologen eingeholt werden.

Morphin

Morphin verringert die Wahrnehmung der Dyspnoe. Bei fortschreitender, therapieresistenter Dyspnoe, unabhängig von der Art der Lungenkrankheit, wird deshalb eine Morphiumtherapie verschrieben. Im Gegensatz zum Opioidgebrauch bei Schmerzen, wo manchmal erst höhere Dosen zum Erfolg führen, ist Morphium bei Atemnot in den meisten Fällen schon bei relativ niedrigen Dosen wirksam (nach Currow 2018 sprechen über 90 % der Responder schon bei einer Tagesdosis von 20 mg p. o. an). Mit einer kontinuierlichen Steigerung bis zum gewünschten Effekt können in der Regel die quälende Dyspnoe und die Erstickungsangst adäquat behandelt werden. Ängste des Arztes vor Atemdepression sind bei kontrollierter Steigerung unbegründet und dürfen dem Erreichen des Therapiezieles nicht im Wege stehen.

Dosierung:

- Bei Patienten, die schon aufgrund von Schmerzen mit Opioiden behandelt werden: Die Dosis muss zum zusätzlich atemnotlindernden Wert erhöht werden. Dazu wird eine Dosissteigerung um 25–50 % empfohlen. Die Reservedosen werden sowohl gegen die Schmerzen als auch gegen die Dyspnoe verschrieben (s. Kap. 19).
- Bei Patienten, die noch nicht mit Opioiden behandelt werden: 5 mg Morphin p. o. alle 4 h, mit Reservedosen (können bis zu stündlich wiederholt werden). Auch bei COPD-Patienten ist Morphin hochwirksam. Anfänglich können 20–30 mg Morphium pro 24 h in normaler oder retardierter Form unter Überwachung gegeben werden. Die Dosis wird anschließend gemäß Dyspnoe gesteigert. Bei diesen Patienten ist besonders auf die frühzeitige Behandlung unerwünschter Wirkungen zu achten.
- Die Wirksamkeit von Morphin in inhalierbarer Form ist nicht nachgewiesen.
- Der Beleg für die Wirksamkeit anderer Opioide steht noch aus, auch wenn bereits Studien mit sublingualem oder inhaliertem Fentanyl begonnen wurden.

Antidepressiva, Anxiolytika und Sedativa

- Eine begleitende Depression sollte mit SSRI behandelt werden.
- Nach der Einleitung einer nicht-medikamentösen und/oder opiatbasierten Behandlung können bei Bestehen von Ängsten Anxiolytika indiziert sein. Beispiele: Lorazepam (0,5–1 mg sublingual) oder Midazolam (5 mg p. o./3 mg s. c.).
- Gemeinsam mit dem Patienten und den ihm nahestehenden Personen sollte für den Fall, dass die Dyspnoe refraktär wird, die Möglichkeit einer palliativen Sedierung diskutiert werden (s. Kap. 20).

Literatur

[1] Barnes H, McDonald J, Smallwood N, Manser R. Opioids for the palliation of refractory breathlessness in adults with advanced disease and terminal illness. Cochrane Database Syst Rev. 2016 March 31:CD011008. https://doi.org/10.1002/14651858.CD011008.pub2

[2] Booth S, Moffat C, Farquhar M, Higginson I, Burdin J. Developing a breathlessness intervention service for patients with palliative and supportive care needs, irrespective of diagnosis. J Palliat Care. 2011;27(1):28–36. https://doi.org/10.1177/082585971102700106

[3] Chin C, Booth S. Managing breathlessness: a palliative care approach. Postgrad Med J. 2016; 92(1089):393–400. https://doi.org/10.1136/postgradmedj-2015-133578

[4] Currow DC, Ekström M, Johnson MJ. The strength of evidence: low dose morphine for chronic breathlessness. Intern Med J. 2018 Jan; 48(1):102–103. https://doi.org/10.1111/imj.13660

[5] Donesky D. Management of acute breathlessness in the person with chronic refractory breathlessness. Curr Opin Support Palliat Care. 2015;9 (3):212–6. https://doi.org/10.1097/SPC.0000000000000153

[6] Mahler DA, O'Donnell DE. Recent advances in dyspnea. Chest. 2015 Jan;147(1):232–41. https://doi.org/10.1378/chest.14-0800

[7] Mahler DA, Selecky PA, Harrod CG, Benditt JO, Carrieri-Kohlman V, Curtis R, et al. American College of Chest Physicians consensus statement on the management of dyspnea in patients with advanced lung or heart disease. Chest. 2010;137(3):674–91. https://doi.org/10.1378/chest.09-1543

[8] Simon ST, Higginson IJ, Booth S, Harding R, Bausewein C. Benzodiazepines for the relief of breathlessness in advanced malignant and non-malignant diseases in adults. Cochrane Database Syst Rev. 2010 Jan 10;1:CD007354. https://doi.org/10.1002/14651858.CD007354.pub2

13 Hautprobleme

Daniel Büche

13.1 Einleitung

Die Haut ist ein großes und sichtbares Organ. Störende Symptome, die sich an der Haut beim Patienten in einer Palliativsituation manifestieren können, sind v.a. Juckreiz und maligne Wunden mit deren Folgeerscheinungen wie Geruchsbildung oder Blutungen. Diese Phänomene haben zwar einen körperlichen Ursprung, zeigen aber starke psychische und soziale Folgen (z.B. Ekel, Scham, Körperbildveränderungen) bis hin zum Wunsch nach Suizidbeihilfe, da sich der Patient in seiner „Haut" (Körper) nicht mehr wohl fühlt. Deshalb sollten Hautsymptome nicht gering geschätzt werden. Im Rahmen dieses Buches gehen wir vor allem auf die körperlichen Manifestationen und deren Behandlung ein. Häufig ist die Pflege viel unmittelbarer durch die störenden Hauterscheinungen betroffen. Doch ist eine enge interprofessionelle Zusammenarbeit zwischen Arzt und Pflegefachpersonen unabdingbar, v.a. da Hautprobleme diagnostische Hinweise geben können.

13.2 Pruritus

13.2.1 Einführung und Definition

Pruritus ist eine unangenehme Hautempfindung, die den Wunsch, sich zu kratzen, hervorruft. Patienten fühlen sich dadurch vor allem in Ruhe und im Schlaf empfindlich gestört. Kratzspuren sind immer bakteriell besiedelt, sie können zu lokalen und seltener auch systemischen Infektionen führen.

Fallvignette

Der 56-jährige Herr M. leidet an einem adenozystischen Karzinom ausgehend vom harten Gaumen, welches lokal sehr weit fortgeschritten ist. Große Teile des Unterkiefers und des Oberkiefers sind zerstört, der Tumor wächst in die Schädelbasis ein, die Nase ist tumorbedingt abgefallen. Herr M. beklagt sich über einen Juckreiz im Bereich der Kopfhaut parietal bis frontal, der ihn zu ständigem Kratzen verleitet. Ebenso besteht ein Juckreiz im Bereich der (nicht mehr vorhandenen) Nasenspitze, dieser ist begleitet von einem Schmerz an der gleichen Lokalisation. Weiter bestehen Schmerzen im Bereich der Tumormanifestationen.

13.2.2 Ätiologie

Bei Patienten in Palliativsituationen geht der Pruritus häufig von Krankheitsmanifestationen der Haut, des Nervensystems oder von der Psyche – häufig ebenfalls krankheitsbedingt – aus. Auch kann er aufgrund von Erkrankung der Ausscheidungsorgane, Stoffwechselerkrankungen oder systemischen Phänomenen (paraneoplastisch, medikamentös u.a.) auftreten.

Ursachen für Pruritus

- dermatogen: trockene Haut, entfettende Seifen, maligne Wunden u.a.
- neuropathisch: postherpetisch, zentrale Nervenläsion (Tumor, Abszess, Thrombose, MS u.a.)
- systemisch: Cholestase, Urämie, Diabetes mellitus, Zinkmangel, Eisenmangel, selten Hyperparathyreoidismus u.a.
- paraneoplastisch: Lymphome, Polycythaemia vera u.a.
- medikamentös: Allergie, nicht-allergische Histaminfreisetzung (z.B. Opioide) u.a.
- psychogene: Angst, Stress u.a.

13.2.3 Pathophysiologie

Der Pruritus wird analog zum Schmerz von der Körperoberfläche über spezialisierte C-Fasern (zum Teil mit der Schmerzleitung kombinierte Bahnen) zum Hinterhorn des Rückenmarks, von dort über den Tractus spinothalamicus zum Thalamus und weiter zum somatosensorischen Kortex geleitet. Die den Pruritus übermittelnden C-Fasern sind histaminempfindlich. Neben Histamin können Gallensalze und Trypsin als Mediatoren des Juckreizes eine Rolle spielen. Opioidrezeptoren sind in die Reizleitung des Pruritus involviert, dies zeigt sich darin, dass Opioidantagonisten (z.B. Naloxon) den Juckreiz vermindern, Opioidagonisten den Juckreiz verstärken können. Unter anderen Faktoren können Dehydration, Hitze, Angst den Juckreiz verstärken.

13.2.4 Bedeutung

Gelegentlich ist es für den Patienten schwierig, zwischen Schmerz und Pruritus zu unterscheiden, beide Sensationen können ineinander übergehen (s. Fallvignette).

Schlafstörungen und Nervosität können Folge des Pruritus sein.

13.2.5 Behandlung

Nicht-medikamentöse Therapie des Pruritus

Falls möglich soll immer die Ursache angegangen werden.

Wesentlicher Bestandteil der erfolgreichen Behandlung des Pruritus sind immer die nicht-medikamentösen Maßnahmen. Dazu gehören auch Entspannungsmethoden:

- Autogenes Training
- Progressive Muskelrelaxation
- Hypnose.

Verwenden von:

- milden, nicht-alkalischen (pH-neutralen) Seifen, rückfettenden Dusch- und Badeölen
- lauwarmem Wasser, Wasser abtupfen statt trockenreiben
- luftiger Kleidung aus Baumwolle
- „Kratzschutz“: kurz geschnittene Fingernägel, allenfalls Handschuhe
- Campher, Menthol, Schwarztee
- gekühltem Quark
- Ultraviolett-Licht.

Vermeiden von:

- Faktoren, welche die Hauttrockenheit fördern wie: trockenes Klima, alkoholische Umschläge, häufiges Waschen/Baden
- Kontakt mit irritierenden Stoffen und Substanzen wie: Wollkleider, alkalische Seife
- scharfen Gewürzen, Alkohol, sehr heißem Essen oder heißen Getränken
- Aufregung, Anspannung, Dystress.

Medikamentöse Therapie des Pruritus

Ist die Fläche, in welcher der Juckreiz wahrgenommen wird, klein, so kann eine topische medikamentöse Therapie versucht werden. Die systemische medikamentöse Therapie wird je nach wahrscheinlichster Ursache ausgesucht. Die **Tabelle 13-1** kann dabei als Indikationshilfe herangezogen werden. Sie gibt auch Auskunft über den Evidenzlevel der vorgeschlage-

Tabelle 13-1: Gasachen des Pruritus und Evidenzlevel der indizierten Antipruriginosa.

Pathologie	Substanz	Evidenzlevel
Cholestase	Naltrexon, Naloxon	A
	Rifampizin	A
	Flumecinol	A
	Colestyramin	B
Morbus Hodgkin	Cimetidin*	B
Paraneoplasie	Paroxetin	A
	Gabapentin	B
Urämie	Gabapentin	A
	Cromoglycinsäure (als zweite Substanz dazu)	A
	Naltrexon	A
	Nalfurafin	A
Spinale Opioide	Bupivacain intrathekal	A
	NSAR: Diclofenac, Tenoxicam	A
	Ondansetron	A

A: RCT (Randomized Controlled Trial, mind. 1)
B: nichtrandomisierte Studie
* in der Schweiz nicht erhältlich

nen Therapie. In **Tabelle 13-2** sind die Wirkmechanismen bzw. die Rezeptoren über welche die Antipruriginosa wirken, aufgeführt.

Topische medikamentöse Therapie des Pruritus

- Menthol 0,5–2,0 % in Basiscreme
- Campher 2 % in Basiscreme
- Nachtkerzenöl
- Harnstoff
- Polidocanol-Creme
- Antihistaminika enthaltende Salben/Cremes
- Capsaicin-Creme 0,025–0,05 %
- Lidocain.

Systemische medikamentöse Therapie des Pruritus

Hat der Juckreiz keine eindeutige Ursache, so kann nach der folgenden Stufenleiter vorgegangen werden.

Mögliche Substanzen bei Pruritus unklarer Ursache:

1. **H1-Blocker:**
   - Prinzipiell eher mit hoher Dosis beginnen und dann reduzieren.
   - Je sedativer, desto eher antipruriginös, z. B. Cetirizin (Zyrtec® u. a.) 10 mg zur Nacht, Hydroxyzin (Atarax® u. a.) 12,5–25 mg zur Nacht, kann bis 100 mg gesteigert werden.
2. **Psychopharmaka** mit u. a. antihistaminerger Wirkung
   - Doxepin (Sinequan® [H1- und H2-Blocker] u. a.) 10 mg zur Nacht, kann bis 50 mg gesteigert werden
   - Amitriptylin (Saroten® u. a.) 25 mg zur Nacht
   - andere sedierende Antidepresiva (sed. Effekt meist durch antihistaminerge Wirkung).

Tabelle 13-2: Wo wirkt welches Antipruriginosum?

	H1	H2	5HT3	5HT2	NK-1	Opioid-Antagonist	Andere Wirkmechanismen	Übliche Dosis
Cetirizin	×							1 × 5 bis 1 × 10 mg
Hydroxyzin	×							12,5–25 mg abends
Amitriptylin	×							10–25 mg abends
Doxepin	×	×						10–75 mg abends
Mirtazapin	×		×	×				15 mg abends
Paroxetin							hemmt Serotonintransporter (SERT)	10–30 mg/d
Levomepromazin	×			×				3–12 mg abends
Olanzapin	×			×				2,5–5 mg abends
Ondansetron			×	×				1 × 4 bis 1 × 8 mg
Naltrexon						×		1 × 25 bis 1 × 250 mg; bei Cholostase mit Narcan beginnen; nur in Zusammenarbeit mit einem Palliativmediziner oder Gastroenterologen
Naloxon						×		nur in Zusammenarbeit mit einem Palliativmediziner oder Gastroenterologen
Aprepitant					×			1 × 80 mg
Bupivacain intrathekal								gemäß Anästhesie
Colestyramin							unterbricht enterohepat. Kreislauf	1 × 4 g bis 2 × 4 g
Rifampicin							unterbricht enterohepat. Kreislauf	gemäß Spezialist in Palliative Care oder Gastroenterologen
NSAR, Diclofenac							?	Dosierung wie bei Schmerz
Thalidomid							?	gemäß Spezialist in Palliative Care oder Onkologen
Gabapentin, Pregabalin							α2-δ-Subunit der spannnungsabhängigen Kalziumkanäle	Dosierung wie bei Schmerz

3. **Antihistaminerg und serotoninerg wirkende Arzneimittel:**
   - Mirtazapin (Remeron® u. a.) 15 mg zur Nacht
   - Levomepromazine (Nozinan® u. a.) 7–15 mg zur Nacht
   - Olanzapin (Zyprexa® u. a.) 2,5–5 mg zur Nacht.
4. **Serotoninerge Arzneimittel:**
   - Serotonin-Reuptake-Hemmer (SSRI): Paroxetin (Deroxat® u. a.) 10–30 mg/d
   - 5HT3-Antagonist: Ondansetron (Zofran® u. a.) 4–8 mg/d
5. **Pentinoide:**
   - Gabapentin (Neurontin® u. a.) 100 mg zur Nacht, kann bis 3600 mg gesteigert werden
   - Pregabalin (Lyrica®) 25 mg zur Nacht, kann bis 600 mg gesteigert werden.
6. **Opioidantagonisten:**
   - Naloxon (Narcan®), Naltrexon (Naltrexin®) können zu Entzugssymptomen führen, auch wenn Patient keine Opioide hat.
   - Es wird empfohlen, Opioidantagonisten nur mit Unterstützung vom Palliativmediziner, Dermatologen oder Hepatologen einzusetzen.

13.3 Maligne Wunden

Fallvignette

Die 52-jährige Frau S. leidet an einem Sarkom im Bereich des Oberschenkels. Ihre Schwester wurde in jungen Jahren wegen einer akuten Leukämie mittels Chemotherapie behandelt. Leider war die Therapie nicht erfolgreich und die Schwester verstarb – gemäß Frau S. – elendiglich. Dies führte dazu, dass Frau S. keine tumorspezifische Therapie für ihr Sarkom wünschte. Wegen einer Unverträglichkeit von Fremdkörpern in ihrem Körper waren auch Infusionen kaum möglich. Als das Sarkom wuchs und das Bein immer dicker wurde, kam es zu einer Lymphabflussbehinderung, später zu einer Behinderung des venösen Rückflusses mit deutlicher Venenzeichnung am Bein und Lividverfärbung desselben. Der exophytisch wachsende Tumor perforierte, es entstanden offene Wunden, später auch Wundkrater. Der Tumor blutete immer wieder und es entwickelte sich eine massive Geruchsentwicklung, an welche sich weder die Patientin noch der Lebenspartner noch die Professionellen gewöhnen konnten. Durch das Tumorwachstum und die Stauungsphänomene kam es zu Schmerzen im Bein, die mit topischen und systemischen Opioiden kaum in den Griff zu bekommen waren. Wegen der massiven Exsudation mussten die Verbände mehrmals täglich erneuert werden. Dadurch entstand eine herausfordernde Patientensituation, die zu Hause nicht mehr händelbar war und einer Betreuung und Begleitung im stationären Hospiz bedurfte.

13.3.1 Ätiologie und Epidemiologie

Maligne Wunden sind Wunden, die durch Hauttumoren (malignes Melanom, Spinaliom u. a.), durch Hautmetastasen oder durch Perforation von Tumoren durch die Haut entstehen. Sie manifestieren sich als Wundhöhlen, Wundflächen auf exophytisch wachsenden Tumoren oder als Fisteln. 5–10 % der Menschen mit fortgeschrittener Tumorerkrankung sind betroffen.

13.3.2 Pathophysiologie

Maligne Wunden entstehen durch Zerfall von Tumorgewebe. Dieser kann begünstigt werden durch Infiltration oder Stauung der Lymphgefäße oder Venen als auch durch Kompromittierung der arteriellen Versorgung mit konsekutiver Nekrosebildung. Ein kataboler Ernährungszustand behindert die Wundheilung, da er die zur Wundheilung notwendigen anabolen Prozesse verhindert. Der Tumorzerfall und die Wunde können Blutungen, Exsudation, Sekundärinfektionen, Geruchsbildung, Schmerz und Juckreiz zur Folge haben.

Maligne Wunden sind schlecht oder nicht heilende Wunden, sofern keine tumorspezifische Behandlung mehr möglich ist.

Ulcus cruris venosum, Ulcus arteriosum oder das diabetische Fußsyndrom stellen ebenfalls schlecht heilende Wunden mit ähnlichen Folgeerscheinungen dar. Sie sind von den malignen Wunden zu unterscheiden.

13.3.3 Bedeutung

Bei Patienten in fortgeschrittenen Palliativsituationen heilen die malignen Wunden meist nicht mehr. Somit ist das Ziel der Behandlung eine gezielte Symptomkontrolle zur Verhinderung der Komplikationen wie Geruchsbildung, Blutungen, Schmerz, Pruritus u. a. und der häufig damit verbundenen Angst und sozialen Isolation. Neben der Geruchsbildung werden v. a. auch die Körperbildveränderungen sowohl vom Patienten als auch den Angehörigen als sehr belastend wahrgenommen.

13.3.4 Beurteilung und Erfassung

Neben der genauen Evaluation und Dokumentation der Wunde wie Lokalisation, Wundfläche, -tiefe, -umgebung und -bett, sind die Exploration der Co-Morbiditäten, Blutversorgung, des Lymphödems und Ernährungszustands wesentlich. Ebenso müssen die häufig belastenden Folgesymptome wie Geruchsbildung, Körperbildveränderung, Blutungsneigung, Schmerz, Pruritus u. a. erfasst werden. Genauso ist das Assessment der durch das soziale Umfeld wahrgenommenen Belastungen und die daraus folgenden psychoemotionalen Reaktionen wichtig. Hierzu gehört auch die von den Professionellen empfundene Belastung.

13.3.5 Behandlung

Grundsätzlich ist nach Möglichkeit die Ursache zu behandeln. Dies ist in der Mehrzahl der Fälle jedoch nicht mehr möglich. Wenn die Heilung der Wunde kein Ziel mehr sein kann, so muss das Hauptaugenmerk auf die Behandlung der Komplikationen (Geruch, Blutung, Schmerz u. a.) und die sozialen Folgen (Belastung der Angehörigen, Isolation u. a.) gelegt werden.

Unterstützende Gespräche mit Patient und Angehörigen, in denen Angst, Schmerz, Ekel, Scham und Isolation angesprochen werden, sind wichtig.

Der Einbezug einer Wundexpertin oder eines Wundexperten ist meist sinnvoll. Mit ihr kann entschieden werden, ob ein autolytisches oder mechanisches Debridieren des nekrotischen Tumorgewebes zielführend sein könnte. Vor dem Verbandswechsel oder einem Debridement ist eine genügende topische oder systemische Analgesie notwendig. Ebenso muss eine allfällige sinnvolle Druckentlastung oder eine Unterstützung der Revaskularisierung beachtet werden. Die Maßnahmen zur Behandlung der Geruchsbildung, der Schmerzen und der lokalen Blutung basieren meist nur auf Case-Reports und gehören damit zum Schatz des Erfahrungswissens. Da es somit keine Behandlungsrichtlinien geben kann, sind die Maßnahmen im Team zu besprechen (bezüglich Blutung s. auch Kap. 22.5).

Behandlungsmöglichkeiten der Geruchsbildung

1. **Geruchsbindung in der Wunde** (u. a. durch Verminderung des Exsudates) :
   - Wundauflagen mit Aktivkohle
   - Auflagen mit Chlorophylllösung 2%
   - Manuka-Honig (Medizinalhonig: wirkt antibakteriell und debridierend)
2. **Geruchsbindung im Raum:**
   - Aufstellen von Rasierschaum, Kaffeesatz oder Katzenstreu
   - Wundmaterial in Abfall mit Katzenstreu und schnell entsorgen.
3. **Geruchsneutralisierung im Raum:** ätherische Öle in Duftlampe: Douglasie, Zirbelkiefer, Menthol, Zitrone.
4. **Geruchsneutralisierung für Angehörige, Professionelle:**
   - Menthol-, Zitronen- oder Orangenöl auf Oberlippe streichen

   - Nosa-Plugs: Plugs für in die Nase ohne Behinderung der Atmung.
5. **Verminderung der Geruchsbildung:**
   - Wundreinigung: debridieren, ausduschen, antiseptische Behandlung
   - allenfalls antibiotische Therapie (topisch: Metronidazol aus Ampulle über Wunde sprühen oder Metronidazol Tabl. mörsern und Pulver über Wunde streuen oder systemische Applikation von Metronidazol).

Behandlungsmöglichkeiten der Schmerzen

1. **Topische Schmerztherapie** durch
   - Morphin-Ampullen (10 mg): wird wahrscheinlich wenig resorbiert, verdunstet schnell
   - Morphin-Gel 0,1 oder 0,2 % (nicht kommerziell erhältlich)
   - Lidocain 1 %-Ampullen
   - Xylocain 2 %-Gel
   - Lidocain 5 %-Gel
   - Emla-Salbe.
2. **Systemische Schmerztherapie** (s. Kap. 19): Schmerzreserve 30 min vor Verbandswechsel geben.

Behandlungsmöglichkeiten einer topischen Blutung

1. **Kompression** mit gut saugenden Kompressen.
2. **vasokonstriktiv und/oder hämostyptisch wirken:**
   - Adrenalin aus Ampulle 1 : 100 verdünnen und direkt auf Wunde träufeln
   - vasostringierende Nasentropfen (Otrivin® u. a.) direkt auf Wunde geben
   - Verbände mit Silbernitrat
   - Alginat Gel oder Alginat-Verbände
   - Stibium metallicum
   - Sucralfat direkt auf Wunde geben
   - Zinkpaste (auch bekannt als Mohs Paste) direkt auf Wunde geben.
3. **Hämostyptische Bestrahlung** evaluieren.

Take-home-message

- Hautsymptome (Juckreiz und maligne Wunden mit ihren Folgen) sind für den Patienten, die Angehörigen und die Professionellen häufig sehr belastende Symptome.
- Therapeutischer Nihilismus ist bei Juckreiz nicht angebracht.
- Die Behandlung der Komplikationen von malignen Wunden basiert mehrheitlich auf Erfahrungswissen, dieses sollte systematisch eingesetzt werden.

Literatur

[1] Cornish L. Holistic management of malignant wounds in palliative patients. Br J Community Nurs. 2019 Sep 1;24 Suppl 9:S19–S23. https://doi.org/10.12968/bjcn.2019.24.Sup9.S19

[2] Probst S, Arber A, Trojan A, Faithfull S. Caring for a loved one with a malignant fungating wound. Support Care Cancer. 2012 Dec;20(12):3065–70. https://doi.org/10.1007/s00520-012-1430-y

[3] Raap U, Ständer S, Metz M. Pathophysiology of itch and new treatments. Curr Opin Clin Immunol. 2011;11:420427. https://doi.org/10.1097/ACI.0b013e32834a41c2

[4] Recka K, Montagnini M, Vitale CA. Management of bleeding associated with malignant wounds. J Palliat Med. 2012 Aug;15(8):952–4. https://doi.org/10.1089/jpm.2011.0286

[5] Seccareccia D, Gebara N. Pruritus in palliative care: Getting up to scratch. Can Fam Physician. 2011 Sep;57(9):1010–3.

[6] Siemens W, Xander C, Meerpohl JJ, Antes G, Becker G. Drug treatments for pruritus in adult palliative care. Dtsch Arztebl Int. 2014 Dec 12;111(50):863–70. https://doi.org/10.3238/arztebl.2014.0863

[7] Siemens W, Xander C, Meerpohl JJ, Buroh S, Antes G, Schwarzer G, et al. Pharmacological interventions for pruritus in adult palliative care patients. Cochrane Database Syst Rev. 2016 Nov 16;11:CD008320. https://doi.org/10.1002/14651858.CD008320.pub3

Leitlinie

Leitlinie chronischer Pruritus, AWMF-Reg.Nr.: 013-048; Version 3.0/2016, Stand: 08.05.2016.

14 Mundschleimhautprobleme

Petra Vayne-Bossert, Bénédicte Lasne Hachin

14.1 Einführung

Der Mund ist ein lebenswichtiges Organ – körperlich wie auch psychisch. Er dient zum Kauen und Atmen, aber ist auch Organ der Sprache, des Austausches sowie des Geschmacks und Genusses. Der Mund spielt eine entscheidende Rolle, was die Gestalt des Gesichts und dessen Ausdruck angeht. Probleme, die die Mundhöhle betreffen, wirken sich daher – über funktionale und gesellschaftliche Aspekte – auch auf die Lebensqualität des Betroffenen aus. Grundlegende Funktionen wie Kauen, Schlucken und Sprechen können beeinträchtigt werden, was wiederum zu einer verminderten Nahrungszufuhr, einem Verlust der Freude am Essen und an der Teilnahme an Mahlzeiten teils bis hin zu sozialem Rückzug aufgrund von Kommunikationsmangel, Hygieneproblemen oder auch verringertem Selbstwertgefühl führt.

In der Palliative Care treten Mundschleimhautprobleme häufig auf. Bis zu ca. 80 % der Patienten können davon betroffen sein. Der wichtigste begünstigende Faktor hierbei ist Mundtrockenheit.

Dem Mund wird jedoch nur wenig Aufmerksamkeit zugewendet, seine Untersuchung sollte aber systematisch und standardisiert durchgeführt werden; dies umso mehr, da durch Präventivmaßnahmen das Auftreten zahlreicher Erkrankungen verhindert werden kann.

Es bestehen zahlreiche Schranken für die Durchführung einer regelmäßigen Mundpflege – hierzu gehören beispielsweise die mangelnde Schulung des Personals hinsichtlich der Beurteilung und Behandlung des Mundes sowie auch die fehlende Kenntnis bzgl. der Folgen von Mundschleimhautproblemen auf die Lebensqualität. Manchmal werden Zeitnot oder die durch die Behandlung verursachten Schmerzen als Argumente gegen die Mundpflege angeführt, oder sie wird gar als überflüssig betrachtet. Eine ungenügende Kooperation des Betroffenen, der unter kognitiven Störungen, Verhaltensproblemen oder einer Bewusstseinstrübung leidet, kann eine regelmäßige Pflege schwierig machen. Manchmal kommt der Widerstand auch von Seiten der Angehörigen – hauptsächlich in Unkenntnis der verfügbaren präventiven und therapeutischen Möglichkeiten.

Die Einbeziehung der Angehörigen in die Mundpflege kann aber auch ein Weg zu einer engeren Bindung sein. Das Gefühl, gebraucht zu werden in dieser Zeit am Lebensende, in der oft kein verbaler Austausch mehr möglich ist und keine Gespräche mehr stattfinden, kann für Angehörige wertvoll und kraftspendend sein.

Körperpflege einschließlich der Mundpflege ist auch ein Mittel zur Erhaltung der Würde des Betroffenen.

Dieses Kapitel befasst sich hauptsächlich mit den drei häufigsten Problemen, die in der Palliative Care auftreten, nämlich der Xerostomie – Nährboden für andere, schwerwiegendere Erkrankungen –, der Stomatitis und dem Mundsoor.

Fallvignette

Herr M., 77 Jahre alt, wird in eine spezialisierte Palliative-Care-Abteilung aufgenommen. Er leidet unter einem metastasierenden Kolonkarzinom. Bei Aufnahme teilt er uns mit, seit der letzten Chemotherapie unter Schluckproblemen und Appetitverlust im Zusammenhang mit Geschmacksverlust zu leiden. Bei der Munduntersuchung werden Trockenheit der Schleimhaut, Zungenbelag (dicke weiße Plaque, stellenweise ablösbar) und starker Mundgeruch festgestellt. Er trägt eine Vollprothese, die nicht gut gepflegt wird und schlecht angepasst ist. In den letzten Monaten hat er mehrere Kilogramm Gewicht verloren. Die Bewertungsskala für den Zustand des Mundes ergibt einen Score von 25/36 – Zeichen einer schweren Beeinträchtigung des Zustands des Mundes.

14.2 Ätiologie, Epidemiologie und Pathophysiologie

14.2.1 Ein gesunder Mund – was ist das?

Der Mund besteht aus verschiedenen Strukturen und Geweben, von denen jede eine wichtige Rolle im Zusammenspiel der verschiedenen Funktionen des Mundes spielt. Ein Ungleichgewicht einer dieser Komponenten kann zu einer Störung seiner Funktion führen. Ein gesunder Mund ist frei von dickem Schleim und jeglichen anderen Ablagerungen und weist Zeichen guter Befeuchtung auf. Die Zunge ist feucht, rosafarben und macht einen leicht rauen Eindruck. Das Zahnfleisch ist ebenfalls rosa und fest. Der Speichel ist klar und wässrig. Eine Person in gutem Gesundheitszustand produziert bis zu 1,5 Liter Speichel täglich, wobei die Speichelbildung bei Mahlzeiten eine Beschleunigung erfährt. Die Bildung und Ausscheidung des Speichels ist komplex und beruht auf Innervation mit sympathischen wie auch parasympathischen Nerven. Die Stimulation letzterer regt die Speichelbildung an, während die Aktivierung des Sympathikus Einfluss auf die Zusammensetzung und den Proteingehalts des Speichels hat. Produziert wird der Speichel hauptsächlich von den großen Speicheldrüsen (Glandula parotis, Glandula submandibularis und Glandula sublingualis). Seine primäre Funktion ist es, die Mundhöhle gleitfähig zu machen, was für das Kauen, die Beweglichkeit der Zunge und das Schlucken von entscheidender Bedeutung ist. Außerdem reguliert der Speichel den pH-Wert, schützt und remineralisiert die Zähne und unterstützt die Reinigung der Mundhöhle. Und sein Amylasegehalt schließlich trägt zur ersten Verdauungsphase bei. Durch die Sekretion von Immunglobulinen spielt der Speichel außerdem eine antibakterielle Rolle.

14.2.2 Xerostomie

Xerostomie bezeichnet das subjektive Gefühl der Mundtrockenheit. Sie kann mit einer Hyposalivation verbunden sein oder auch nicht. Falls sie auf Hyposalivation zurückzuführen ist, treten die Symptome bei einer Reduzierung der Speichelbildung ≤ 50 % auf.

Die Zeichen und **Symptome** einer Xerostomie sind:

- Probleme beim Schlucken trockener Lebensmittel, wobei das Schlucken durch Trinken von Flüssigkeit unterstützt werden muss
- Unmöglichkeit, die Speichelbildung durch Palpation der Speicheldrüsen anzuregen
- Trockenheit von Mundschleimhäuten und Lippen.

Es existieren verschiedene **Ursachen** für die Xerostomie (**Tabelle 14-1**). Sie stellt allerdings keine Erkrankung per se dar, sondern führt vielmehr beim Betroffenen zu einem stark unangenehmen Gefühl oder gar Schmerzen, ganz abgesehen vom Funktionsverlust des Organs Mund. Mundtrockenheit begünstigt bei Betroffenen mittel- wie langfristig die Entwicklung von schwerwiegenderen Mundschleimhautprobleme-

Tabelle 14-1: Ursachen der Xerostomie (nach [11]).

Ätiologie der Xerostomie	Häufigkeit in der Palliative Care
Medikamente • Anticholinergika (Scopolamin, Atropin) • Opiate • Benzodiazepine • Kortikosteroide • Antipsychotika • Blutdrucksenker (Betablocker, Alphablocker, Kalzium-antagonisten, Diuretika) • bestimmte Antidepressiva (trizyklische Antidepressiva) • bestimmte Chemotherapien	sehr häufig (Hauptursache)
Depression	häufig
Diabetes mellitus	häufig
Strahlentherapie	häufig
aktiver Tabakkonsum	relativ häufig
neurologische Erkrankungen (z.B. Morbus Parkinson)	relativ häufig
Erkrankungen der Speicheldrüsen (Infektion, Lithiasis)	selten
rheumatische Erkrankungen (z.B. Sjögren-Syndrom)	selten
HIV/AIDS	selten

men, wie beispielsweise lokalen und systemischen Infektionen (mit Bakterien, Pilzen oder Viren), traumatischen Läsionen oder Zahnleiden.

In der palliativen Situation ist die Xerostomie eines der häufigsten Symptome mit einer Prävalenz von 38–92%. Bei Personen, die sich nicht mehr selbst ernähren können, ist sie noch häufiger. Mundtrockenheit ist für betroffene Menschen eines der unangenehmsten Symptome und wird von den meisten Patienten als mittelschwer bis schwer eingeschätzt. So gut wie alle Patienten, die Opiate erhalten, leiden unter Xerostomie (97%); bei Patienten unter Benzodiazepinen beträgt diese Zahl 87%.

14.2.3 Stomatitis

Stomatitis oder Mundfäule ist eine entzündliche Reaktion auf Läsionen im Mund. In den meisten Fällen werden diese durch eine Chemo- und/oder Strahlentherapie verursacht. Die Pathogenese ist komplex und betrifft nicht nur das Epithelium, sondern auch alle anderen Strukturen der Mundschleimhaut. Stomatitis ist bei Krebspatienten sehr häufig. Je nach Art der verabreichten Chemotherapie schwankt die Inzidenz zwischen 15 und 40%. Am häufigsten betroffen sind Patienten mit einem Karzinom im HNO-Bereich oder Verdauungstrakt, einem Mammakarzinom oder einem Non-Hodgkin-Lymphom.

Obwohl die typische Stomatitis mehrheitlich durch Zytostatika induziert wird, gibt es auch andere Ursachen von Entzündungsreaktionen der Mundschleimhaut, wie etwa eine schlecht angepasste und zu Reizungen führende Zahnprothese, traumatische Verletzungen der Mundhöhle und ausgedehnte lokale Infektionen (z.B. Stomatitis herpetica).

Die Ulzerationen und offenen Wunden, die sich in der gesamten Mundhöhle finden, werden bei 48–67% der Betroffenen von Schmerzen begleitet.

14.2.4 Mundsoor

Eine Mykose der Mundschleimhaut, auch als Mundsoor oder Candidose des Mundes bezeichnet, ist in der Palliative Care ebenfalls häufig anzutreffen; es wurden Prävalenzen zwischen 6,6 und 44% berichtet. Sie ist auf eine Pilzinfektion durch Candida albicans zurückzuführen. Dieser Pilz ist ein natürlicher Bestandteil der Mund- und Darmflora; im Rahmen einer anhaltenden Immunsuppression (z. B. Chemotherapie, Behandlung mit Kortikosteroiden) kann es zu einem übermäßigen Wachstum kommen, was dann zu einer Entzündungsreaktion führt. Weitere Risikofaktoren sind vorbestehende Mundtrockenheit, eine Behandlung mit Antibiotika, insbesondere Breitband-Antibiotika, bestehender Diabetes mellitus, schlechter hygienischer Zustand der Mundhöhle, schlechter Ernährungszustand und Zahnprothesen.

14.3 Bedeutung und Folgen

Wird die Integrität und/oder das Gleichgewicht der enoralen Flora in der Mundhöhle gestört, führt dies zu belastenden Symptomen und schränkt die verschiedenen Funktionen des Mundes, die Lebensqualität und das allgemeine Befinden massiv ein.

Tabelle 14-2 fasst die Folgen von Mundschleimhautproblemen zusammen und bietet ergänzende Erläuterungen.

14.4 Beurteilung und Erfassung

Eine systematische Diagnose von Mundschleimhautproblemen und eine Munduntersuchung sind Bestandteil der Erstuntersuchung

Tabelle 14-2: Folgen von Mundschleimhautproblemen.

Symptome	Erläuterungen
Durstgefühl	
Schluckstörungen	Können im Extremfall zu einer kompletten Verweigerung der Nahrungsaufnahme oder gar Flüssigkeitsaufnahme führen.
Sprechstörungen	Sprechen ist ein essentieller Bestandteil sozialer Interaktionen. Bei Schwierigkeiten in diesem Bereich kann es zu einer starken Beeinträchtigung des Soziallebens und der Lebensqualität des Betroffenen kommen.
Schmerzen in der Mundhöhle, dem HNO-Bereich oder Gesicht	
Dysgeusie	Hierbei handelt es sich um eine Geschmacksstörung oder den vollständigen Verlust der Geschmackswahrnehmung. Dieses Symptom führt auch zu einer Appetitminderung.
Halitosis	Mundgeruch
Zahnleiden	z. B. Karies-Plaque
Infektionen	Eine exzessive Vermehrung bestimmter Bakterien in der Mundhöhle kann die Entwicklung einer Aspirationspneumonie oder gar noch schwerwiegendere systemische Infektionen begünstigen
Schlafstörungen	Können mit Trockenheit der Mundhöhle – auch der Lippen – und Durstgefühl in Verbindung stehen.
Verringertes Selbstwertgefühl	Kann schwere Auswirkungen auf die sozialen Interaktionen des Betroffenen mit seinen Angehörigen haben, bis hin zu einem sozialen Rückzug. Mundschleimhautprobleme können andererseits auch näheren Kontakt der Angehörigen mit dem Betroffenen erschweren.

beim Patienten. In der Folge sind eine regelmäßige Kontrolle und Dokumentation des Zustands der Mundschleimhaut von großer Bedeutung für die Früherkennung jeglicher Veränderungen. Der Patient kann zum Zustand seines Mundes befragt werden: Befinden, Beschwerden, Schmerzen, Sprechen und Schlucken? Die Anamnese wird durch eine klinische Untersuchung der Mundhöhle ergänzt. Hierbei werden die Lippen, der Speichel, das Zahnfleisch, die Zunge, Schleimhaut, Zähne und etwaige Zahnprothesen visuell inspiziert.

Die klinische Präsentation und die Beobachtungen, die der Untersucher machen kann, können sich je nach Ursache des Mundschleimhautproblems leicht unterscheiden. Einige Besonderheiten sind in **Tabelle 14-3** aufgeführt.

Es existieren verschiedene Bewertungsskalen für den Zustand der Mundhöhle einer Person. Die bekannteste Skala und Grundlage für verschiedene Adaptionen weltweit ist der „Oral Assessment Guide (OAG)", der 1988 von Pflegefachpersonen [4] für Krebspatienten entwickelt wurde. Der OAG beurteilt 8 Teile des Mundes. Nicht berücksichtigt werden hier allerdings Geschmacksveränderungen beim Betroffenen sowie die Besonderheiten älterer Patienten. Dagegen ist die in **Tabelle 14-4** vorgeschlagene Bewertungsskala besonders an ältere Patienten angepasst und bezieht auch Probleme im Zusammenhang mit Zahnprothesen ein.

Die Skala ermöglicht die Berücksichtigung eines jeden Bestandteils des Mundes, indem Punktwerte zwischen 1 (gesund), 2 (leicht abnormal) oder 3 (stark abnormal) vergeben werden. Der Gesamtscore dient als Anhaltspunkt für den Zustand der Mundhöhle der Person. Ein gesunder Mund erhält den geringstmöglichen Wert von 12 Punkten. Der höchstmögliche Wert sind 36 Punkte. Je nach Score sind dann Präventivmaßnahmen oder medikamentöse Behandlungen zu verschreiben.

Der Score ist insbesondere nützlich zur Verlaufskontrolle des Zustands der Mundhöhle, und sollte nach Diagnosestellung alle drei Tage – bei einem stark abnormalen Zustand

Tabelle 14-3: Klinische Präsentation einiger Mundschleimhautprobleme.

Problem	Klinik
Mundschleimhautbeläge/Borken	• Mundgeruch • Zungenbelag – Zungentrockenheit – Haarzunge • starker Zahnbelag und Zahnstein
Hyposalivation	• kein klarer Speichel • Ablagerungen auf den Lippen und Zähnen • rissige Lippen • pappige Zunge
Stomatitis	• Anzeichen einer Schleimhautinfektion (Läsionen, Blutungen, Ulzerationen) – häufig stark schmerzhaft • nicht ablösbare weiße oder gerötete Schleimhautbereiche • Ödeme
Mundsoor	• starker Belag • rote Schleimhäute und/oder weißer Belag, ablösbar oder haftend • rote, schmerzhafte Zunge (Zungenentzündung) oder schwarze Zunge • Mundwinkelrhagaden • metallischer Geschmack • Mundtrockenheit • brennendes Gefühl • manchmal diffuse Schmerzen • manchmal Dysphagie oder Odynophagie

Tabelle 14-4: Bewertungsskala für den Zustand des Mundes.

Parameter	Untersuchungsmethode	Beurteilung/Punkte 1	2	3	Daten/ Initialen
Sprechen	Sprechen Sie mit dem Patienten und hören ihm zu.	normal	rau und trocken	Schwierigkeiten beim Sprechen	
Lippen	Inspektion, Palpation	rosafarben und feucht	trocken und rissig	Ulzerationen und Blutungen	
Zähne	Inspektion	sauber und ohne Ablagerungen	Plaque und lokalisierte Ablagerungen oder schmutzige Zahnprothese	Plaque und generalisierte Ablagerungen, Schmerzen; schmutzige und beschädigte Zahnprothese	
Zahnfleisch	Inspektion	rosafarben, fest und feucht	gerötete Stellen, Ödeme, weißlicher Belag	Blutungen, dicker weißlicher Belag	
Zunge	Inspektion	rosafarben und feucht; Papillen vorhanden	pappig, weniger Papillen, abgeschwächte Färbung	gerötete Stellen, Risse, Blasen, schwarze Verfärbung	
Speichel	Inspektion	wässrig, transparent	zähflüssig, dick	nicht vorhanden, trockener Mund	
Schleimhaut	Inspektion	rosafarben und feucht	gerötete Stellen, entzündete Stellen, Belag, Blasen, keine Ulzerationen	Ulzerationen mit oder ohne Blutungen, Schmerzen	
Schlucken	Bitten Sie den Patienten zu schlucken und schauen Sie ihm dabei zu.	normal	Schwierigkeiten beim Schlucken, Schmerzen	kann weder schlucken noch sich ernähren	
Geschmackssinn	Befragen Sie den Patienten.	normal	Geschmacksveränderungen	metallischer Geschmack	
Mundgeruch	Bitten Sie den Patienten, durch den Mund zu atmen und riechen sie.	kein Geruch oder kein unangenehmer Geruch	mäßig unangenehmer Geruch	stark bis extrem unangenehmer Geruch	

Tabelle 14-4: *Fortsetzung*

Parameter	Untersuchungs-methode	Beurteilung/Punkte 1	2	3	Daten/ Initialen
Prothesen-hygiene	Bitten Sie den Patienten, die Prothese heraus-zunehmen und be-urteilen Sie diese.	sauber, ohne Ablagerungen; rosafarbene Schleimhaut	Plaque und Ablagerungen; keine Ulzeratio-nen im Mund	Plaque und Ablagerungen; Ulzeration, Schmerzen	
Zahnpro-thesenhalt	Inspektion, Palpation	Prothese hält	instabile Prothese	Prothese hält nicht	
Gesamtscore					

auch öfter – klinisch erhoben werden, um die Wirksamkeit der Versorgung und/oder der eingeleiteten Behandlungen zu beurteilen. Ist eine adäquate Gesundheit der Mundhöhle wiederhergestellt, ist eine wöchentliche Untersuchung ausreichend.

Manchmal ist eine Untersuchung durch eine hierfür speziell ausgebildete Fachperson, einen HNO/ORL-Spezialisten und/oder einen Zahnarzt angezeigt. Einige Anzeichen dafür, dass die Einbeziehung eines Spezialisten für die Gesundheit der Mundhöhle ratsam wäre, sind u. a.:

- schmerzhafte Karies
- schlecht angepasste Prothese
- durch eine schlecht angepasste Prothese verursachte Läsionen/Ulzerationen
- Mund und Zahnprothesen sehr schmutzig, so dass eine professionelle Reinigung notwendig ist
- gebrochener Zahn, der gezogen werden muss
- bestimmte Infektionen.

14.5 Behandlung

Die hygienische Versorgung der Mundhöhle ist ein essenzieller Bestandteil der Palliative Care und sollte Bestandteil eines standardisierten Protokolls für die Betreuung dieser Patienten sein. Jede hier als Mundpflege vorgeschlagene Behandlung kann und sollte dem Patienten und auf Wunsch auch den Angehörigen beigebracht werden. Selbständigkeit sowie eine Erhaltung der Selbständigkeit, was die Mundpflege angeht, stärken die Compliance und tragen dazu bei, den Patienten zum „Behandlungspartner“ zu machen.

14.5.1 Allgemeine und präventive Maßnahmen

Es ist wichtig, vom Betroffenen oder seinen Angehörigen Informationen einzuholen über seine Gewohnheiten bzgl. der Mundhygiene, Ernährungsvorlieben und ggf. Beschwerden. Entscheidend für die Prophylaxe von Mundschleimhautproblemen und die Wirksamkeit der Versorgung sind auch die **Regelmäßigkeit** und die **Häufigkeit** der Versorgung, und nicht nur das gewählte Produkt. Es ist anzumerken, dass die Mundversorgung als Eingriff in die Intimsphäre empfunden werden kann; bei Personen, die nicht mehr selbständig genug sind, um die entsprechenden Handlungen selbst vorzunehmen, sind größter Respekt und besondere Aufmerksamkeit vonnöten. In diesem Fall ist es angebracht, dem Patienten taktvoll und höflich eine Minimal-Hilfe anzubieten.

Die Möglichkeit, die Angehörigen in die hygienische Versorgung miteinzubeziehen, ist von Fall zu Fall individuell in Erwägung zu ziehen. Regelmäßige Befeuchtung der Mundschleimhaut ist einerseits die beste Lösung, dem Durstgefühl entgegenzuwirken, welches am Lebensende häufig auftritt; andererseits können die Angehörigen mit dieser Geste auch wieder eine sinnstiftende Rolle in der Begleitung am Lebensende finden.

Für eine korrekte Hygiene der Mundhöhle ist nur wenig Zeit notwendig. Eine prospektive Studie mit Hospizpatienten belegte eine signifikante Verbesserung der Mundgesundheit durch eine regelmäßige Mundpflege, welche im Schnitt 5,3 Minuten pro Patienten in Anspruch nahm (2-mal täglich durchgeführt). Die Wirksamkeit dieser Versorgung – die mit wenig Zeit- und Materialaufwand verbunden ist – war bemerkenswert: 10 Minuten nach der Mundpflege wurde das Mundgefühl von 86,6 % der Personen als sehr gut bewertet. Des Weiteren wurde drei Tage nach der Einleitung der regelmäßigen Mundpflege bei den Teilnehmern eine signifikante Verminderung von Mundtrockenheit und Dysgeusie festgestellt. All dies schlug sich nieder in einer klaren Reduzierung des OAG-Scores [8].

Zur oralen Hygiene gehört auch Zahnpflege 2- bis 3-mal täglich mit einer weichen Zahnbürste und Fluorid-Zahnpasta. Ein Pflegestäbchen kann als Ersatz für eine Zahnbürste benutzt werden. Anschließend ist der Mund mit Wasser auszuspülen oder mit einem Pflegestäbchen mit Wasser zu befeuchten. Hierbei ist besonders auf empfindliche schmerzhafte Schleimhaut oder ein Blutungsrisiko zu achten. Bei Xerostomie ist eine regelmäßige Befeuchtung der Mundschleimhaut (manchmal mehrmals pro Stunde) angezeigt. Je nach Geschmack und Vorlieben des Betroffenen können auch andere Flüssigkeiten als Wasser verwendet werden. Eiswürfel mit Ananas (oder einem anderen erfrischenden Fruchtsaft) stillen den Durst auf angenehme Weise.

Zahnprothesen sollten gleichermaßen und entsprechend der gleichen Hygieneregeln, die auch für die gesamte Mundhöhle gelten, gepflegt werden.

Die Anpassung von Mahlzeiten (Konsistenz, Temperatur, Verzicht auf säurehaltige oder zu scharfe Lebensmittel) ist essenziell und stellt zusammen mit der Mundpflege die Grundlage – sine qua non – für die Prävention und Behandlung von Mundschleimhautproblemen dar.

14.5.2 Medikamentöse und nichtmedikamentöse Behandlungen

Xerostomie

Die grundlegende Behandlung ist eine Befeuchtung der Schleimhaut. Das natürlichste Produkt hierfür ist Wasser, das durch regelmäßige Gabe von kleinen Trinkmengen verabreicht werden kann, oder aber – bei schweren Schluckstörungen – mittels eines Zerstäubers oder eines getränkten Pflegestäbchens.

Es existierten aber auch Speichelersatzprodukte. Besonders wirksam sind diese bei Schluckstörungen, wenn sie vor der Nahrungsaufnahme eingesetzt werden. Es handelt sich um wässrige Lösungen oder Lösungen auf Glycerinbasis. Letztere sind maßvoll anzuwenden, da Glycerin selbst bei häufiger Anwendung dazu neigt, den Mund auszutrocknen.

Auf dem Markt finden sich auch Mittel zur Anregung des Speichelflusses (= Sialogoga), teils in Form von Kaugummi. Diese Produkte sind wenig einsetzbar bei Patienten am Lebensende.

Und viele Apotheken schließlich haben ihre eigene Mischung oder Magistralrezeptur für Lösungen zur Mundpflege. Es gibt auch aromatisierte Produkte (Banane, Orange, Erdbeere etc.). Der Inhalt kann sich unterscheiden, meistens enthalten diese Mischungen Bikarbonat (zur Alkalisierung des Mundes), antifungale, antivirale und/oder antibakterielle Substanzen in Kombination mit Kortikosteroiden oder Lokalanästhetika. Keine Magistralrezeptur hat sich den anderen gegenüber überlegen erwiesen. Es ist von großer Bedeutung, sich über die vor Ort verfügbaren Produkte zu informieren und das für den Patienten am besten geeignete Produkt zu wählen.

Außerdem ist es wichtig, die anderen Teile des Mundes zu pflegen. Xerostomie betrifft auch die Lippen, die mit einer fetthaltigen

Crème oder einem Lippenstift behandelt werden sollten (z. B.: Bepanthen®, Labello®, etc.).

Stomatitis

Die grundlegenden Behandlungen für die Stomatitis sind die gleichen wie für die Xerostomie. Lösungen, die Kortikosteroide (Entzündungshemmer) und Lokalanästhetika enthalten, können etwas Erleichterung verschaffen. Das primäre Symptom jedoch sind die Schmerzen, die oft die Einleitung oder Dosiserhöhung einer systemischen Behandlung mit Opiaten notwendig machen. In bestimmten Situationen, insbesondere bei Patienten mit gutem Verständnisvermögen, die bereits systemisch mit einem Morphin behandelt werden, können Mundspülungen mit einer morphinhaltigen Lösung einen zusätzlichen Nutzen bringen. Voraussetzung ist, dass der Patient die Lösung nach der Mundspülung wieder ausspucken kann, um zu große Morphineinnahmen zu vermeiden, da es sich bei der Einzel-Mundspülung um 30 mg Morphin handelt, welches in 15 ml Wasserlösung gegeben wird. Dies hat sich als wirksam erwiesen und beruht pathophysiologisch auf der Tatsache, dass in entzündetem Gewebe μ-Rezeptoren gefunden wurden.

Manchmal werden zur Therapie einer Stomatitis auch andere Substanzen wie Bismutsalicylat, Sucralfat oder andere Antazida angewendet. Diese Substanzen haben sich in Studien gegenüber anderen oben aufgeführten Wirkstoffen nicht als überlegen gezeigt.

Lösungen auf Alkohol- oder Wasserstoffperoxid-Basis allerdings sind zu vermeiden, da sie das Gefühl des Brennens verstärken und die Schleimhaut weiter austrocknen.

Die Nahrungs- und Flüssigkeitszufuhr ist bei Stomatitis frühzeitig zu beurteilen und entsprechend der Kapazitäten des Betroffenen anzupassen. Je nach Behandlungsziel, Allgemeinzustand des Patienten und Prognose der Erkrankung kann auch eine künstliche Ernährung vorübergehend (z.B. via Nasensonde) bis zur spontanen Ausheilung der Stomatitis angezeigt sein. All dies ist mit dem Patienten und dessen Angehörigen zu besprechen, idealerweise bereits vor Einleitung der Chemo- und/oder Strahlentherapie.

Mundsoor

Hier ist die Verabreichung eines lokalen Antimykotikums (z. B. Nystatin zur Mundspülung) notwendig; bei schwerer Mykose, Befall der gesamten Speiseröhre oder Nichtansprechen auf eine topische Behandlung ist eine systemische Verabreichung von 100 mg Fluconazol einmal täglich über 7–10 Tage notwendig. Dabei sollten die Interaktionen von Fluconazol mit anderen Arzneimitteln (gleichzeitige Verabreichung anderer Substanzen, die vom Isoenzym CYP3A4 des Zytochroms P450 verstoffwechselt werden) und seine Nebenwirkungen (insbesondere Hepatotoxizität) auch in Betracht gezogen werden.

Mundschleimhautbelag, Borken, Halitosis

Häufige Mundpflege ist insbesondere angezeigt bei Belag oder Borken im Bereich der Mundschleimhaut mit oder ohne Mundgeruch. Bei dicken, haftenden und schwierig zu entfernenden Ablagerungen ist eine Einweichung durch Applizierung von Butter möglich. Als zusätzliche Maßnahme kommen – insbesondere bei äußerst üblem Geruch – Mundspülungen mit einer Metronidazol-Lösung infrage. Bei schwerwiegenden oder refraktären Fällen kann manchmal eine professionelle Reinigung durch den Zahnarzt notwendig sein.

14.6 Zusammenfassung

Angemessene Mundhygiene trägt nicht nur zu einer besseren Lebensqualität des Betroffenen und zum Wiederfinden der Freude am Essen und Sprechen bei, sondern reduziert darüber hinaus auch das Risiko für Infektionen in der Mundhöhle (Mundsoor) sowie das Risiko für systemische Infektionen (Bronchopneumonie) und Schmerzen.

Spezifische Behandlungen sind angezeigt bei Mundschleimhautproblemen wie etwa Stomatitis und Mundsoor.

Take-home-message

- Regelmäßige Mundpflege ist essenziell für das generelle Befinden des Patienten am Lebensende.
- Mundpflege ist eine Präventivmaßnahme und ermöglicht die Reduzierung anderer Mundschleimhautprobleme wie beispielsweise Mundsoor sowie schmerzhafte Läsionen.
- Entscheidend für die Wirksamkeit ist auch die Regelmäßigkeit und Häufigkeit der Pflege, und nicht nur das gewählte Produkt.
- Beziehen Sie den Patienten und die Angehörigen soweit möglich in die Mundpflege ein.
- Die goldene Regel: systematische Untersuchung, adäquate Pflege, regelmäßige Neubewertung.

Literatur

[1] Alt-Epping B, Nejad RK, Jung K, Gross U, Nauck F. Symptoms of the oral cavity and their association with local microbiological and clinical findings – a prospective survey in palliative care. Support Care Cancer. 2012 Mar;20(3):531–7. PubMed PMID: 21336528; PMCID: PMC3271219 https://doi.org/10.1007/s00520-011-1114-z

[2] Davies AN, Brailsford SR, Beighton D. Oral candidosis in patients with advanced cancer. Oral Oncol. 2006 Aug;42(7):698–702. PubMed PMID: 16527512 https://doi.org/10.1016/j.oraloncology.2005.11.010

[3] Davies AN, Broadley K, Beighton D. Xerostomia in patients with advanced cancer. J Pain Symptom Manage. 2001 Oct;22(4):820–5. PubMed PMID: 11576798 https://doi.org/10.1016/S0885-3924(01)00318-9

[4] Eilers J, Berger AM, Petersen MC. Development, testing, and application of the oral assessment guide. Oncology nursing forum. 1988 May–Jun;15(3):325–30. PubMed PMID: 3287344

[5] Fischer DJ, Epstein JB, Yao Y, Wilkie DJ. Oral health conditions affect functional and social activities of terminally ill cancer patients. Support Care Cancer. 2014 Mar;22(3):803–10. PubMed PMID: 24232310; PMCID: PMC3962694 https://doi.org/10.1007/s00520-013-2037-7

[6] Fitzgerald R, Gallagher J. Oral health in end-of-life patients: A rapid review. Spec Care Dentist. 2018 Sep;38(5):291–8. PubMed PMID: 30022498 https://doi.org/10.1111/scd.12316

[7] Fleming M, Craigs CL, Bennett MI. Palliative care assessment of dry mouth: what matters most to patients with advanced disease? Support Care Cancer. 2020;28:1121–9. PubMed PMID: 31201546 https://doi.org/10.1007/s00520-019-04908-9

[8] Magnani C, Mastroianni C, Giannarelli D, Stefanelli MC, Di Cienzo V, Valerioti T, et al. Oral Hygiene Care in Patients With Advanced Disease: An Essential Measure to Improve Oral Cavity Conditions and Symptom Management. Am J Hosp Palliat Care. 2019 Sep;36(9):815–9. PubMed PMID: 30754984 https://doi.org/10.1177/1049909119829411

[9] Mercadante S, Aielli F, Adile C, Ferrera P, Valle A, Fusco F, et al. Prevalence of oral mucositis, dry mouth, and dysphagia in advanced cancer patients. Support Care Cancer. 2015 Nov;23(11):3249–55. PubMed PMID: 25832897 https://doi.org/10.1007/s00520-015-2720-y

[10] Meurman JH, Pyrhonen S, Teerenhovi L, Lindqvist C. Oral sources of septicaemia in patients with malignancies. Oral Oncol. 1997 Nov;33(6):389–97. PubMed PMID: 9509121 https://doi.org/10.1016/S0964-1955(97)00032-8

[11] Narhi TO, Meurman JH, Ainamo A. Xerostomia and hyposalivation: causes, consequences and treatment in the elderly. Drugs & aging. 1999 Aug;15(2):103–16. PubMed PMID: 10495070 https://doi.org/10.2165/00002512-199915020-00004

[12] Pautex S, Zulian GB. Soins Palliatifs – Aide-mémoire déstiné aux soignants. Hôpitaux Universitaires de Genève; 2017.

[13] Thanvi J, Bumb D. Impact of dental considerations on the quality of life of oral cancer patients. Indian J Med Paediatr Oncol. 2014 Jan;35(1):66–70. PubMed PMID: 25006287; PMCID: PMC4080666 https://doi.org/10.4103/0971-5851.133724

[14] Vayne-Bossert P, Escher M, de Vautibault CG, Dulguerov P, Allal A, Desmeules J, et al. Effect of topical morphine (mouthwash) on oral pain due to chemotherapy- and/or radiotherapy-induced mucositis: a randomized double-blinded study. J

Palliat Med. 2010 Feb;13(2):125–8. PubMed PMID: 19827964

[15] Wilberg P, Hjermstad MJ, Ottesen S, Herlofson BB. Oral health is an important issue in end-of-life cancer care. Support Care Cancer. 2012 Dec;20(12):3115–22. PubMed PMID: 22434497 https://doi.org/10.1007/s00520-012-1441-8

15 Nausea und Emesis

Heike Gudat

15.1 Einführung und Definition

Übelkeit (Nausea) und Erbrechen (Emesis) sind in Palliativsituationen häufig, schränken Betroffene in ihrem Alltag ein und haben erheblichen Einfluss auf die Lebensqualität. Betroffen sind Patienten mit Tumorerkrankungen, fortgeschrittenem Nieren-, Herzleiden, HIV-Erkrankung und Menschen mit neurodegenerativen und hämatologischen Leiden.

Bei Übelkeit und Erbrechen handelt es sich um zwei unterschiedliche, aber verwandte Phänomene. Erbrechen tritt meistens in Kombination mit Nausea auf. Umgekehrt kann gerade eine anhaltende Nausea ohne Erbrechen einhergehen. So leiden Patienten mit Amyotropher Lateralsklerose (ALS) typischerweise unter einer latenten, aber anhaltenden Nausea ohne Erbrechen. Bei Tumorerkrankten geht Nausea in rund zwei Dritteln mit Erbrechen einher, bei einem Drittel ohne. Erbrechen ohne Nausea ist selten und tritt typischerweise bei erhöhtem Hirndruck auf. Betroffene können Nausea als viel belastender empfinden als Erbrechen, manchmal wird die Übelkeit sogar durch Erbrechen gelindert.

Bei chronischer Nausea bestehen oft ein Haupt- und viele Nebengründe. Wo möglich und sinnvoll, sollten Ursachen behoben werden. In fortgeschrittenen Krankheitssituationen sind die Auslöser aber oft nicht eruierbar. Dies und die multifaktorielle Genese erschweren allgemein gültige Standards für das Management von Nausea und Erbrechen. Gefragt sind eine sorgfältige Anamnese, Empathie für die Bedürfnisse der Betroffenen, pflegerische Maßnahmen und eine differenzierte Wahl der zur Verfügung stehenden Medikamente.

Definition

Nausea: Unangenehmes Gefühl in der Magengegend oder in der Kehle, das mit Brechreiz verbunden sein kann. Bei einer Dauer von mehr als 4 Wochen spricht man von chronischer Nausea.

Erbrechen: Reflektorische Entleerung von Mageninhalt durch den Mund.

Antizipatorisches Erbrechen: Durch klassisches Konditionieren erworbener Reflex. Eine Aversion gegen einen spezifischen Stimulus kann Erbrechen auslösen, z.B. der Anblick einer Infusion oder die Erwartung einer stark emetogenen Behandlung.

Reflexbogen: Glottisschluss, Relaxation von distalem Ösophagussphinkter, Magen und Pylorus, Verschluss des Pylorus, kräftige Bauchpresse und Zwerchfelldruck.

Vegetative Begleitsymptome: Blässe, kalter Schweiß, Tachykardie, Blutdruckabfall, Speichelfluss, manchmal begleitet von ungewolltem Urin- und Stuhlabgang.

Fallvignette

Die 70-jährige Patientin leidet an einem Spätrezidiv eines Mammakarzinoms. Nach Operation und Bestrahlung wurde früher die antihormonelle Therapie aufgrund von Gelenkschmerzen abgebrochen. Jetzt besteht eine systemische Metastasierung in Lungen, Mediastinum, Knochen, Leber und Peritoneum.

Aktuelle Symptome/Probleme: Atemnot NYHA III, sternale Schmerzen (VAS 7/10), Schwäche, Inappetenz, Rastlosigkeit, Schlafstörung, Gedankenkreisen, Angst, neu: Übelkeit und Erbrechen. Nimmt neu retardiertes Morphin (20 mg/d), jedoch unregelmäßig („keiner sagt mir, wie das geht"), daneben Motilium lingual, Aspirin Cardio, Prednison 5 mg (als Roborans), Pantoprazol, Laxoberon.

Entscheidungen, Haltungen: Weiß um Unheilbarkeit, will autonom und möglichst zu Hause bleiben.

Netzwerk: Vertrauen zur langjährigen Hausärztin, Spitex von Patientin abbestellt („ich möchte Privatsphäre"), das mobile Palliativteam konnte 1-mal kommen.

Soziale Situation: Verheiratet, erwachsene Kinder. Die Familie fühlt sich oft hilflos. Ehemann „zerstreut", weint oft.
Analyse und Management der Situation in der Fallschilderung s. **Tabelle 15-1**.

15.2 Ätiologie und Epidemiologie

Übelkeit (Nausea) und Erbrechen sind in Palliativsituationen häufig (je nach Literatur 40–70 %). Oft bestehen eine Haupt- und verschiedene Nebenursachen. Wo sinnvoll und möglich, sollten sie gesucht und behoben werden, oft bleiben sie aber unklar. Die Medikation sollte auf ein verträgliches Minimum aus sinnvollen Kombinationen reduziert werden.

Krankheitsbedingte Faktoren:

- Beeinträchtigung des autonomen Nervensystems: neurodegenerative Leiden, Tumoren, Anorexie-Kachexie-Syndrom (autonomen Dysfunktion mit Gastroparese, raschem Sättigungsgefühl und chronischer Nausea, s. Kap. 5)
- Tumoren im HNO-Bereich
- hämatologische Erkrankungen
- Obstipation
- Ileus (akut oder chronisch, komplett oder inkomplett; s. Kap. 8)
- erhöhter abdominaler Druck (Hepato-, Splenomegalie, Aszites, peritoneale Karzinomatose, abdominaler Tumor)
- erhöhter intrakranialer Druck (verursacht oft nur Erbrechen ohne ausgeprägte Übelkeit)
- metabolische Ursachen (Leber-, Niereninsuffizienz/Urämie, Hyperkalzämie, Hyponatriämie).

Therapiebedingte Faktoren:

- NSAR
- Opioide
- Antibiotika
- Digoxin
- Antidepressiva, speziell SSRI
- Substanzenentzug (Opioide, Psychopharmaka, Alkohol)
- Chemotherapie, speziell auch als Spätwirkung, Checkpoint-Inhibitoren
- Radiotherapie.

Begleitursachen:

- Dehydratation
- Gastritis, gastrointestinale Ulzera
- systemische oder lokale Infekte (z.B. Soorstomatitis)
- Lungenembolie
- psychogen (auch als antizipatorische Reaktion, Angst, Depression, Stress)
- schlecht kontrollierte andere Symptome (Schmerzen, Atemnot, Delir).

Bestimmte Konstellationen weisen auf die Ursache hin, s. **Tabelle 15-2**.

Tabelle 15-1: Analyse und Management der Situation in der Fallschilderung.

Mögliche Ursachen, Co-Faktoren	Therapeutische Ansätze, Bemerkungen
Opioidinduzierte Nausea mit Erbrechen bei Dosis-schwankungen	• Patient Empowerment: Instruktion der Patientin zum Basis-Bolus-Prinzip • proaktives Coaching durch Betreuer, bis Sicherheit erreicht, Kontakt-nummer für Rückfragen hinterlegen • Startdosis zu hoch? Dann zurück auf Tropfen mit geringerer Tagesdosis. • Schmerztagebuch führen *Die unregelmäßige Einnahme bei suboptimaler Antiemese dürfte der Hauptgrund für die Nausea sein. Es handelt sich nicht um eine Morphin-unverträglichkeit! Keine Rotation! Das Opioid ist gut gewählt wegen seiner Wirksamkeit bei Atemnot.*
Antiemetikum ohne zentrale Wirkung	Mit Haloperidol oder Metoclopramid würde die zentral bedingte Nausea besser aufgefangen. Metoclopramid wirkt auch peripher prokinetisch, Haldol auch anxiolytisch.
Begleitmedikation: *reduce to the max*	Ulzerogene Medikamente absetzen, die nicht zum Symptommanagement beitragen: Aspirin und Prednison, später evtl. auch Pantoprazol.
Die nicht deklarierte Obstipation behandeln	• Laxanzien anpassen • bei hartem Stuhlgang Suppositorien nicht vergessen.
Angst vor Kontroll-verlust, bei beginnen-dem Delir, bei Hirn-metastasen?	• stützende Gespräche, antizipierende Begleitung mit klaren Zielvereinba-rungen (ACP) inklusive schriftlicher Notfallplan („was mache ich, wenn...") • Anxiolytikum/Antidepressivum (z. B. schlafanstoßendes Mirtazapin [Remeron®], Trazodon [Trittico®], Diphenhydramin [Benocten®], in Reserve Benzodiazepin (Lorazepam [Temesta®], Bromazepam [Lexotanil®]) oder Quetiapin • bei Delir Quetiapin • bei Hirnmetastasen Fortecortin, Bestrahlung erwägen.
Die Familie begleiten	• Familiengespräche („*Chropfleerete*", Instruktion, Zielvereinbarung), dem Ehemann Einzelgespräch anbieten, seinen Hausarzt involvieren • regelmäßige Rücksprachen zwischen Hausärztin der Patientin/Pflege sind wichtig, ärztliche Hausbesuche Gold wert • Entlastungsangebote wie Spitex mit Bezugspflege, Hütedienste („freie Nachmittage" für den Ehemann), Tagesklinik, befristeter Entlastungs-aufenthalt in stationärer Palliativeinrichtung
Die Sinnfrage stellen	• Wo sehen Sie sich in Ihrer Krankheit? • Was bedeutet sie für Sie? • Was wünschen Sie sich für die Zukunft? Was wünschen Sie nicht? • Was wünschen Sie von mir? • Wo möchten Sie sein, wenn es zu Hause nicht mehr geht?

15.3 Pathophysiologie

Entwicklungsgeschichtlich scheint die Fähigkeit zum Erbrechen bei Säugetieren und Menschen wichtig zu sein. Die involvierten neuronalen Netze gehören zu den größten im gesamten Gehirn. Wichtigste Strukturen sind die Chemorezeptoren-Trigger-Zone und das Brechzentrum, beides funktionelle Zentren (neuronale Netzwerke) im Hirnstamm-Bereich.

Die **Chemorezeptoren-Trigger-Zone (CTZ)** liegt in der Area postrema am Boden des 4. Ventrikels. Sie unterhält neuronale Verbindungen zum Nucleus tractus solitarii und zur Formatio

Tabelle 15-2: Typische Konstellationen und ihre Ursachen.

Konstellation	charakteristisch für	Beispiele und Anmerkungen
ständige Übelkeit	metabolische oder toxische Ursachen	Nieren-, Leberinsuffizienz, Infekt, Medikamente, Hyperkalzämie (Mamma-, Bronchial-, Prostatakarzinom, Multiples Myelom), Hyponatriämie und Anorexie-Kachexie-Syndrom
Erleichterung durch Erbrechen	intestinale Ursachen	• auch Aussehen des Erbrochenen beachten: Frischblut, Melaena, Miserere, Unverdautes. • kolikartige Schmerzen bei Obstruktion • Nüchternschmerz bei Magenulkus • schwallartiges Erbrechen nach Nahrungsaufnahme bei hoher Stenose
Erbrechen ohne Nausea	zerebrale Ursachen	• Erbrechen im Schwall ohne Nausea, oft nach dem morgendlichen Erwachen, unabhängig von Mahlzeiten • weitere Hirndruckzeichen beachten wie Kopfschmerz, Verwirrtheit, Eintrübung, neurologische Ausfälle
viele Ursachen neben-einander	fortgeschrittenes oder terminales Tumorleiden	Nebeneinander von Opioidwirkung, Gastroparese (autonome Neuropathie), Obstipation, metabolischen Störungen (Nieren-, Leberinsuffizienz) und Flüssigkeitsmangel

reticularis in der Medulla oblongata. Die CTZ ist reich vaskularisiert und enthält breite Sinusoide. Eine Blut-Hirn-Schranke fehlt, sodass toxische Substanzen in Blut und Liquor detektiert werden können. In der CTZ finden sich hauptsächlich Dopamin-(D2-), daneben Serotonin-(5HT3-), Acetylcholin- und Neurokinin-(NK1-)Rezeptoren. Die D2-Rezeptoren sind unter anderem mitverantwortlich für die opioidinduzierte Nausea.

Das **Brechzentrum** liegt in der Medulla oblongata im Bereich der Formatio reticularis. Es steht in enger Nachbarschaft zum Nucleus tractus solitarii und zur Area postrema, in der sich auch die Kerne von Nervus vagus und hypoglossus befinden. Das Brechzentrum weist vorwiegend Acetylcholin-(Ach-), Histamin-(H1), daneben Serotonin-(5HT2-), vermutlich Neurokinin-(NK1-) und μ-Rezeptoren auf. Die NK1-Rezeptoren sind wichtig bei der Entstehung von Erbrechen, so auch beim verzögerten Erbrechen nach Chemotherapie.

Afferente Verbindungen zum Brechzentrum bestehen unter anderem von:

- der CTZ
- Nervus vagus (Geschmack, Gastrointestinaltrakt)
- Nervus glossopharyngeus (Geschmack)
- Nervus facialis (Geschmack)
- dem Vestibularapparat (Gleichgewichtssinn)
- dem Kleinhirn
- Thalamus und Hypothalamus
- dem zerebralen Kortex.

Die Afferenz vom zerebralen Kortex erklärt, warum Emotionen bzw. Erinnerungen Nausea und Erbrechen auslösen können (Angst, antizipatorische oder konditionierte Nausea). Die Verbindung zur Geschmacksbahn (via Nucleus tractus solitarii, bestehend aus Nn. vagus, facialis und hypoglossus) erklärt, warum eine Schädigung des Geschmackssinns Nausea auslösen kann, z.B. bei HNO-Tumoren, Bestrahlungen oder anderen Schädigungen im HNO-Bereich. Die anatomische Nachbarschaft von Brechzentrum und CTZ zu vasomotorischen Zentren (via Nervus vagus), Atemzentrum, Nervenkernen für die Speicheldrüsen (via Nervus hypoglossus) und anderen erklärt, warum Nausea und Erbrechen assoziiert sein können mit Blässe, Schwitzen, Hypotonie, Hypersalivation, Tachykardie und Tachypnoe. Das Brechzentrum ist ausgesprochen druckempfindlich (Hirndruck!)

15.4 Bedeutung und Prognose

Übelkeit und Erbrechen beeinträchtigen Alltag und Lebensqualität beträchtlich.

Mahlzeiten sind Angelpunkte des Tagesablaufs, sie bedeuten auch rituelles Zusammensein und sind Ausdruck von Zuwendung. Chronische Nausea und Erbrechen können Beziehungen zwischen Patienten und Angehörigen belasten und Gefühle von Schuld auslösen („Er isst ‚mir' nicht mehr", „Sie muss doch etwas essen" bzw. „ich kann nichts essen, nicht einmal dies kann ich beitragen"). Patienten können den Kontrollverlust unter Erbrechen als entwürdigend erleben, Angehörige durch Erbrechen Ekel empfinden. Chronische Nausea oder Erbrechen begünstigen sozialen Rückzug und Depression.

Rezidivierendes Erbrechen führt zu ösophagealen Ulzera (Mallory-Weiss-Syndrom) und zum Teufelskreis von Elektrolytverlust, Dehydratation, gesteigerter Medikamententoxizität und weiterer Übelkeit. Geschwächte, gelähmte und kognitiv eingeschränkte Patienten weisen eine erhöhte Aspirationsgefahr auf.

Belastende Erfahrungen können Grund für ein therapiebedürftiges antizipatorisches Erbrechen sein (Konditionierung nach belastenden Erfahrungen, z. B. durch Behandlung mit stark emetogener Chemotherapie). Übelkeit und Erbrechen führen gehäuft zu subtherapeutischen Medikamentendosen. Die Patienten verlieren das Vertrauen in Behandlung und Therapeuten und neigen zu vorzeitigen Therapieabbrüchen.

15.5 Beurteilung und Erfassung

15.5.1 Anamnese

- Was liegt vor? Übelkeit und/oder Erbrechen?
- Seit wann? Zusammenhang mit Medikamenten, Erkrankungsverlauf
- Nausea: Intensität messen (z. B. innerhalb von ESAS, s. Anhang 1)
- Erbrechen: Häufigkeit, Menge, Aspekt (Galle, Unverdautes, Meläna, Miserere), Linderung der Nausea? Zusammenhang mit Nahrungsaufnahme?
- Verstärkende, mildernde Faktoren?

Praxistipp

Chronische Nausea ist zermürbend, auch wenn sie nur leicht vorhanden ist. Die Betroffenen leiden still. Bei Visiten oder in der Sprechstunde geht dieses Thema allzu oft unter. Es sollte daher immer proaktiv von den Behandelnden angesprochen werden.

15.5.2 Klinische Untersuchung

- Beobachtung:
  - blasse, fahle Haut, kalter Schweiß
  - Schwindel
  - Speichel- und Tränenfluss
  - Unruhe, will aufsitzen
  - wirkt leidend oder ängstlich, Hand auf dem Bauch oder vor dem Mund
- Mundhöhle:
  - säuerlicher Mundgeruch
  - (Pilz-)Beläge, offene Läsionen (Aphthen), Tumor
- Abdomen:
  - Abwehrspannung, Druckdolenz, Loslassschmerz
  - Organomegalien, Darmwalzen, Tumormassen
  - Aszites
  - Darmgeräusche
- Neurologie:
  - fokalneurologische Ausfälle
  - Meningismus
  - evtl. Augenhintergrund (Papillenödem).

15.5.3 Ergänzende Untersuchungen

Eher zurückhaltend und nur, wenn Untersuchungen weitere Konsequenzen für die Behandlung haben.

- Labor: Natrium, Harnstoff, Kreatinin, CRP, Kalzium korrigiert, Leberenzyme, Urinbakteriologie

- Röntgen: Abdomen liegend (Koprostase) und stehend (Spiegel) bei DD schwerer Obstipation (s. Kap. 16), Ileus (s. Kap. 8)
- Ultraschall: Aszites, Koprostase, Ileus, Tumormassen, Harnaufstau.

15.6 Behandlung

15.6.1 Allgemeine Maßnahmen

Pflegerische Maßnahmen tragen viel zur Linderung bei.

Für Hygiene und Entlastung sorgen: Gute Mundhygiene, Becken in Reichweite, bei häufigem Erbrechen können Magensonde oder PEG auch in terminalen Situationen entlastend wirken (s. Kap. 8).

Für Entspannung und Ablenkung sorgen: Den Alltag den Beschwerden anpassen und nicht umgekehrt. Frische Luft, bequeme Lagerung und Kleidung, in Maßen Ablenkung durch Musik, Lesen, Gespräche; belastende Besuche reduzieren, sofern der Patient dies wünscht.

Diätetische Interventionen: Wunschkost, kleine Portionen, keine Speisen im Zimmer stehen lassen. Schluckweises Trinken, kalte Getränke und Speisen (Sorbets, Pudding) werden oft besser toleriert, Kohlenhydrate oft besser als Eiweiß und Fett. Bei Dehydratation parenterale Flüssigkeitsgabe erwägen. Geschmacksveränderungen können zu ganz neuen Vorlieben führen – ausprobieren!

Unterstützung und Anleitung von Patienten und Angehörigen: Informieren, zur Selbsthilfe anleiten (Lagerung, Mundpflege, Ernährungsanpassung, erste Maßnahmen bei Beschwerden).

Komplementäre Methoden: Schwache Evidenz für Akupunktur und Hypnose.

15.6.2 Medikamentöse Maßnahmen bei Übelkeit und Erbrechen

Grundsätzlich sollte ein Antiemetikum den pathophysiologischen Mechanismen Rechnung tragen: Prokinetika bei Hypomotilität des Magen-Darm-Traktes, Steroide bei erhöhtem Hirndruck, Antihistaminika bei vestibulären Störungen (**Abbildung 15-1**).

Eine Synopsis der wichtigsten Antiemetika und ihre Wirkungsorte ist in **Tabelle 15-3** zusammengestellt.

Obwohl chronische Nausea und Erbrechen in Palliativsituationen belastend sind, existieren bis heute kaum evidenzbasierte Empfehlungen – weder zu den Substanzen selber, deren Dosierung, noch zu allgemein gültigen Behandlungsalgorithmen.

Metoclopramid und **Haloperidol** werden als **Medikamente der ersten Wahl** angegeben, da gewisse Evidenzen vorliegen. Beide Medikamente wirken in der Chemorezeptoren-Trigger-Zone (CTZ) antidopaminerg und eignen sich damit auch bei opioidinduzierter Nausea.

Welches Medikament bevorzugt wird, hängt oft von der individuellen Situation ab (Diagnose, Begleitsymptome, -medikation, Medikamentenapplikation, befürchtete Nebenwirkungen). Es gilt im Einzelfall zu prüfen, ob eine Monotherapie oder eine Medikamentenkombination mit Wirkung auf verschiedene Rezeptorsysteme wirkungsvoller ist.

Haloperidol (Haldol®):
- vorteilhaft bei Patienten mit fortgeschrittenem Tumorleiden, da bei opioidinduzierter Nausea wirksam, bei Darmobstruktion anwendbar und Nebenwirkungen in geringen Dosen unüblich
- schon in geringen Dosen anxiolytisch, in höheren Dosen antipsychotisch
- bei Auftreten eines Delirs, wie es in fortgeschrittenen Palliativsituationen häufig vorkommt, kann es als Antidelirans gesteigert und so ein erneuter Medikamentenwechsel vermieden werden

Situation erfassen
Anamnese, klinische Untersuchung, angemessene Zusatzuntersuchungen

Instruktion von Patienten und Angehörigen

Allgemeine Maßnahmen:
Anpassung der Umgebung (Ruhe, Gerüche), Entspannung, Ablenkung

Patienten + Angehörige instruieren:
Beruhigen, erklären, einbeziehen (ruhige Abläufe, Möglichkeiten der Unterstützung, was tun bei Erbrechen)

Supportive Maßnahmen:
Angepasste Ernährung, kalte Getränke, Mundhygiene, angemessene Lagerung

Ursachen behandeln, wo möglich und sinnvoll („Treatment“)
Dehydration, Obstipation, Ileus, Infekt, Hirndruckanstieg, Nebenwirkung von Medikamenten, Hyperkalzämie

Symptome behandeln („Management“) gemäß Ätiologie und über die geeignete Route

Gastrointestinal

Opioid-induziert
- Metoclopramid
- Haloperidol
- Droperidol
- Methyl-naltrexon

Magenatonie
- Domperidon
- Metoclopramid

Obstruktion
- Haloperidol
- Dexamethason?
- Hyoscin/Octreotid

Vagale Stimuli
- Levomepromazin
- Ondansetron

Chemisch Medik./Toxine
- Haloperidol, Levomepromazin
- Droperidol
- Ondansetron u.ä.
- Aprepitant?
- Olanzapin?

Vestibulär
- Dimenhydrinat
- Scopolamin

ZNS

Emotional, Angst, Antizip. Erbrechen
- Benzodiazepine
- Cannabinoide

Erhöhter Hirndruck
- Dexamethason
- Dimenhydrinat
- Weihrauch

Unbekannt, multifaktoriell
- Metoclopramid
- Haloperidol
- Droperidol
- Cannabinoide

Behandlungserfolg re-evaluieren
Fühlt sich der Patient besser? Hydrierung gut? Medikamente steigern, wechseln, kombinieren?

Abbildung 15-1: Nausea und Erbrechen in Palliativsituationen: Algorithmus zu Erfassung und Management. Adaptiert nach: The Guidelines and Protocols Advisory Committee (Canada).

Tabelle 15-3: Synopsis der wichtigsten Antiemetika und ihre Wirkungsorte. In Klammern sind Rezeptoren und Wirkungsorte angegeben, die klinisch nicht relevant sind.

Substanz	Rezeptor	Wirkungsort	Einzeldosis bei Start	Intervall	Max. Tagesdosis	Bemerkungen
Neuroleptika	Zentral wirksam, anxiolytisch, antipsychotisch. In höheren Dosen nimmt nur noch der antipsychotisch-dämpfende Effekt zu. Nicht prokinetisch, somit auch bei Darmobstruktion einsetzbar. I: Opioidinduzierte und chronische Nausea, intestinale Obstruktion. NW: Mundtrockenheit, Obstipation, Hypotension, Sedierung, EPS (besonders bei Alter < 40 J.), Spätdyskinesien, Hyperprolaktinämie, in höheren Dosen malignes neuroleptisches Syndrom, Konvulsionen. Cave QT-Zeit-Verlängerung, daher i.v.-Gabe nur ausnahmsweise und verdünnt empfohlen.					
Haloperidol (Haldol®)	D2 (Affinität hoch)	CTZ	0,3–0,5 mg p.o./s.c./i.v. (1 Trpf. = 0,1 mg)	8–12 h	1–5 mg (empirisch)	• Butyrophenon • periphere Wirkung klinisch vermutlich nicht relevant. • NW: in niedriger Dosierung nicht zu erwarten
Chlorpromazin (Chlorazin®, Largactil®)	D2 (Affinität hoch) 5-HT2A2C H1, α1 (M1)	ganzes ZNS, v.a. subkortikal und CTZ GIT	6,25–12 mg p.o./s.c./i.v.	8 h	25 mg (empirisch)	• Phenothiazin der ersten Stunde • wirkt an multiplen Rezeptoren des ZNS und anticholinerg im GIT • stark antiadrenerg (α1,α2) und peripher anticholinerg (Ach), leicht antihistaminisch (H1) und antiserotonerg (Dopamin-Aufnahmehemmer) • Metabolisierung via Cytochrom P450 • in CH, D, A außer Handel
Levomepromazin/ Methotrimeprazin (Nozinan®, Neurocil®)	D2 (Affinität moderat), 5-HT2A, H1, α1	wahrscheinlich wie Chlorpromazin	1–6,25 mg p.o./s.c./i.v.	12–24 h	25 mg (empirisch)	• Phenothiazin mit breiter antiemetischer Wirkung ähnlich Chlorpromazin • Hauptwirkung über D2-Rezeptor.
Droperidol (Droperidol®)	D2 (α1)	CTZ, subkortikal, Mittelhirn	0,5–1 mg s.c./i.v.	8 h	5 mg	• Butyrophenon • starkes Antiemetikum • nur parenterale Applikation • NW: ausgeprägte periphere Vasodilatation (arterielle Hypotonie, orthostatische Dysregulation)
Prokinetika	D2-, (5-HT3-), 5-HT4-Rezeptor-Antagonist I: Gastroparese, opioid-, chemo-, radioinduzierte und chronische Nausea KI: Gastrointestinale Obstruktion NW: EPS, besonders bei Alter < 40 J. Verlängerung QT-Zeit. Hyperprolaktinämie (cave bei Mammakarzinom)					
Metoclopramid (Paspertin®, Primperan®)	D2, 5-HT3 D2, (5-HT4, M1)	CTZ GIT	10–20 mg p.o./s.c./i.v. (3 Trpf. = 1 mg)	Fix: 4–6 h Reserve: 1-stdl.	120 mg	• Benzemoid • wirkt in hohen Dosen zentral auch als 5-HT3-Blocker • peripher antiemetische und prokinetische Wirkung vorwiegend durch antiserotonergen und indirekt cholinergen Effekt • Metabolisierung via CYP • NW: Spätdyskinesien, Akathisie, Cave: Dauertherapie > 3 Monate

Tabelle 15-3: *Fortsetzung*

Substanz	Rezeptor	Wirkungsort	Einzeldosis bei Start	Intervall	Max. Tagesdosis	Bemerkungen
Domperidon (Motilium®)	(D2) 5-HT4 D2, D3	(CTZ) GIT	10–20 mg p.o.	6–8 h	30 mg	• Benzimidazol • periphere Wirkung klinisch im Vordergrund (prokinetisch v. a. im oberen GI-Trakt), daher suboptimal bei opioidinduz. Nausea, dafür kaum EPS • regelmäßige Einnahme > 1 Woche nicht empfohlen
Antihistaminika	Zentral wirksam. I: Intestinale Obstruktion, peritoneale Irritation, vestibulär bedingte Nausea. NW: In hohen Dosen halluzinogen, Konvulsionen.					
Diphenhydramin (Benocten®)	H1, M1	ZNS, inkl. vestibulär, Husten-/Atemzentrum; GIT, Lunge u. a.	50 mg p.o.	abends	50 mg	• sedierend, antiemetisch, spasmolytisch, anticholinerg und antitussiv • CH: Nur als Schlafmittel zugelassen • geringes Missbrauchpotenzial.
Dimenhydrinat (Antemin®, Trawell®, Vomacur® u. a.)	H1	vestibulär	50 mg p.o./Kaugummi	4–6 h	300 mg	• Kombination aus Diphenhydramin und Chlorotheophyllin • wirkt vorwiegend vestibulär • NW: Leicht sedierend, Mundtrockenheit
5-HT3-Blocker	I: Chemo- und Radiotherapie-induzierte Nausea, inklusive Spätwirkung bei Chemotherapie. In Palliativsituationen keine erste Wahl. NW: Obstipation, Kopfschmerzen. Keine EPS.					
Ondansetron (Zofran®)	5-HT3	CTZ, GIT	4–8 mg p.o./i.v. (langsam)	8–12 h	32 mg	Abbau via CYP
Tropisetron (Navoban®)	5-HT3	CTZ, NTS; GIT	5 mg p.o./i.v. (langsam)	24 h	5 mg	
Steroide	Zentrale antiemetische Wirkung: Intrinsisch und vermutlich durch Wirkungsverstärkung anderer Antiemetika, antiödematös. I: Erhöhter Hirndruck, Chemotherapie-induzierte Nausea, fraglich bei intestinaler Obstruktion. NW: GI-Ulzera, diabetogen, immunsuppressiv, Schlafstörung, Stimmungsschwankungen, Delir, Cushing.					
Dexamethason (Fortecortin®)	unbekannt, u. a. Kortikosteroid-Rezeptoren	ZNS	2–8 mg p.o./s.c./i.v.	24 h	8–16 mg	• HWZ 36 h, daher Einmalgabe (morgens) möglich • kleinste wirksame Dosis eruieren
Cannabinoide	I: Spasmolytisch, analgetisch, antiemetisch, appetitanregend, psychotrop. NW: Tachykardie, Bauchkrämpfe, mnestische Störungen.					

Tabelle 15-3: *Fortsetzung*

Substanz	Rezeptor	Wirkungsort	Einzeldosis bei Start	Intervall	Max. Tagesdosis	Bemerkungen
Tetrahydrocannabinol (Dronabinol®, Sativex®)	CB1	ZNS (Hirnstamm spärlich), Rückenmark, peripheres NS; GIT; diverse Organe	2,5–15 mg p.o.	4–8 h		erfordert Bewilligung (https://www.swissmedic.ch).
	CB2	Leukozyten, Milz, Tonsillen				
Sekretostatika	I: Erbrechen und/oder kolikartige Schmerzen unter Darmobstruktion.					
Hyoscin (Scopoderm®)	M1	GIT; vestibulär, BZ	500–1500 µg/72 h transdermal	72 h	1500 µg/72 h	• muskarinischer Antagonist mit ähnlicher Struktur wie Acetylcholin • unterbindet Signalgebung zwischen Vestibularapparat und BZ
Hyoscin-Butylbromid (Buscopan®)	M1	GIT	10–20 mg p.o./rektal/s.c./i.v.	6–8 h	120 mg	• muskarinischer Acetylcholin-Rezeptor-Antagonist • vermindert Sekretion und Motilität im GI-Trakt • passiert Blut-Hirn-Schranke nicht • NW: Stark anticholinerg
Octreotid (Sandostatin®)	Hormon	GIT	0,05–0,2 mg s.c./i.v.	8–12 h	ca. 0,6 mg	• Somatostatin-Analogon, hemmt u. a. die gastrointestinale Sekretion • I: Erbrechen unter inoperabler maligner gastrointestinaler Obstruktion (Off-Label-Use) • Wirkungseintritt nach Tagen • nicht anticholinerg (Mundtrockenheit!) • teuer
Weitere						
Aprepitant (Emend®)	NK1	ganzes ZNS	Tag 1: 125 mg Tag 2+3: 80 mg nur p.o.	24 h		• Neurokinin-1-Rezeptor-Antagonist • Metabolisierung via Cytochrome P450 (CYP3A4) • I: Hoch emetogene Chemotherapie (auch gegen Spätwirkung) • verstärkt die Wirkung von Ondansetron und Kortison • in Palliativsituationen keine sichere Indikation.

I: Indikationen; NW: Nebenwirkungen; KI: Kontraindikationen; BZ: Brechzentrum; CTZ: Chemorezeptoren-Trigger-Zone; CYP: Cytochrom P450; EPS: Extrapyramidales Syndrom; GIT: Gastrointestinaltrakt; NTS: Nucleus tractus solitarii; ZNS: Zentralnervensystem.

- sollte wegen kardiotoxischer Wirkung und Gefahr des extrapyramidalen Syndroms (EPS) nur ausnahmsweise und nur verdünnt verabreicht werden.

Metoclopramid (Paspertin®):
- wirkt zentral antiemetisch und peripher prokinetisch und eignet sich daher bei gastrointestinaler Hypomotilität; in hohen Dosen wirkt es auch als 5-HT3-Antagonist.
- kann besonders bei jüngeren Patienten, langsamen Metabolisierern (CYP2D6-Polymorphismus) oder bei höherer und längerer Einnahmedauer ein extrapyramidales Syndrom (EPS) auslösen; Dauermedikation von mehr als 3 Monaten nicht empfohlen
- ungeeignet bei Darmobstruktion (Krämpfe, retrograde Peristaltik, Erbrechen).

Droperidol:
- stark antiemetisch
- sedierend
- nur parenteral (s.c., i.v.) anwendbar
- bei rascher i.v.-Applikation Überwachung nötig (Blutdruckabfall)
- max. Tagesdosis 7 mg.

Levomepromazin (Nozinan®, Neurocil®) und **Chlorpromazin** (Chlorazin®):
- beide mit breitem Wirkungsspektrum (anticholinerg, antiadrenerg und antihistaminisch)
- sedierend, im ambulanten Bereich entsprechende Betreuung sichern
- einzelne Applikationsformen außer Handel.

Domperidon (Motilium®):
- wirkt im oberen Gastrointestinaltrakt prokinetisch und cignet sich bei Gastroparese
- praktisch kein zentralwirksamer antidopaminerger Effekt; daher ist es bei opioidinduzierter Nausea weniger wirksam, löst dadurch aber auch seltener EPS aus als Metoclopramid.

Dexamethason (Dexamethason®, Fortecortin®):
- intrinsische antiemetische Wirkung, kann den Effekt anderer Antiemetika verstärken (niedriges Evidenzniveau)
- Wirkungsmechanismen nicht abschließend bekannt
- erste Wahl bei erhöhtem Hirndruck
- Nutzen und Nebenwirkungen müssen gegeneinander abgewogen werden
- möglichst rasche Reduktion auf die kleinste wirksame Dosis.

Cannabinoide:
- diverse Substanzen mit unterschiedlich ausgeprägter antiemetischer, appetitanregender, spasmolytischer, analgetischer und psychotroper Wirkung
- orale Bioverfügbarkeit gering
- Nebenwirkung u.a. Nausea und Dysphorie
- orale Präparate unterliegen in der Schweiz dem Betäubungsmittelgesetz und werden nicht als Erstlinienpräparat eingesetzt (Evidenz gering); antiemetisch: Tetrahydrocannabinol THC (Sativex®), Dronabinol (synthetisches THC), Nabiximols (Spray, aus THC und CBD), Nabilon (Canemes®).

Ondansetron (Zofran®) und **Tropisedron** (Navoban®):
- Wirkung nur bei akuter Nausea nach Chemo- und Radiotherapie erwiesen
- möglicherweise antiemetischer Effekt auch bei einer kleinen Zahl von Patienten mit fortgeschrittenem Tumorleiden
- stark obstipierende Wirkung ist in Palliativsituationen ein ernstzunehmendes Problem
- Vorteil: keine extrapyramidalen Nebenwirkungen.

Antihistaminika:
- erscheinen in vielen Empfehlungen als Antiemetika und werden in anderen Ländern breit eingesetzt
- in der Schweiz gibt es wenige reine, geeignete Antihistaminika; es handelt sich um Wirkstoffe der 1. Generation, welche die Blut-

Hirn-Schranke überwinden, anticholinerg und wenig spezifisch wirken. Beispiele: Meclozin (Itinerol B6®), Dimenhydrinat (Trawell®) und das Schlafmittel Diphenhydramin (Benocten®)
- Antihistaminika sind Vorläufer der Neuroleptika, von denen manche ebenfalls am H1-Rezeptor wirken.

Reine **Anticholinergika** wie Atropin:
- werden wegen ihrer unerwünschten Arzneimittelwirkungen (Mundtrockenheit, Obstipation, Harnverhalt, Tachykardie) in der Palliative Care selten als Antiemetika eingesetzt
- ein Vertreter ist Scopolamin (Scopoderm® transdermal, in der Schweiz nicht erhältlich).

Benzodiazepine:
- besitzen keine intrinsische antiemetische Wirkung
- eignen sich aber wegen ihrer anxiolytischen, distanzierenden und dämpfenden Wirkung sowie der möglichen anterograden Amnesie (Midazolam) als Co-Therapeutika
- können extrapyramidale Nebenwirkungen abschwächen (Akathisie)
- werden zur Prophylaxe von antizipatorischem Erbrechen empfohlen.

Olanzapin (Zyprexa®):
- atypisches Antipsychotikum
- kleine, unkontrollierte Studien weisen auf einen antiemetischen Effekt hin.

Propofol:
- Anästhetikum, das bereits in subnarkotischen Dosen antiemetisch wirkt
- Wirkung vermutlich über CTZ und Subkortex
- Indikation: postoperative und chemotherapieinduzierte Nausea.

Aprepitant (Emend®), **Fosaprepitand** (Ivemend®) und andere **NK1-Rezeptorantagonisten:**
- indiziert bei stark emetogener Chemotherapie (deckt auch Spätwirkung ab)
- stark und anhaltend obstipierend
- in Palliativsituationen nicht empfohlen.

Merke

Unter den meisten Antiemetika kann ein **extrapyramidales Syndrom** (EPS) auftreten. Kinder und junge Erwachsene sind besonders gefährdet.
- akutes EPS: Zungen-, Schlund-, Blickkrämpfe (Doppelbilder), Krämpfe der Nackenmuskulatur
- subakutes EPS: Schlaflosigkeit, Nervosität, Akathisie (Rastlosigkeit oder äußerlich müder Patient mit innerem Bewegungsdrang)
- Therapie: Biperiden (Akineton®) 1–4 mg bis alle 6 h gemäß Schweregrad, Absetzen/Austauschen des Antiemetikums.

Wirkt ein Antiemetikum ungenügend, kann es mit einem Antiemetikum kombiniert werden, das einen anderen Wirkungsmechanismus aufweist. Bei ausgeprägter Nausea oder Erbrechen ist eine parenterale Medikamentengabe vorzuziehen (subkutan oder intravenös). Stabilisiert sich die Situation, kann auf eine perorale Gabe umgestellt oder ein Ausschleichversuch der Antiemetika unternommen werden.

Das fehlende wissenschaftliche Interesse an randomisierten Studien

Alle hier erwähnten Antiemetika werden in Palliativsituationen Off-Label eingesetzt. Bis heute fehlen randomisierte klinische Studien (RCT) zur Wirksamkeit von Antiemetika in Palliativsituationen. Systematische Reviews (z.B. die Cochrane Database) lassen daher keine evidenzbasierten Therapieempfehlungen oder sogar -standards zu. Den Medikamentenherstellern fehlt das Interesse, die antiemetische Wirksamkeit der einfach applizierbaren, gut verfügbaren, kostengünstigen Präparate nachzuweisen. Stattdessen hat der Hersteller die Indikation von Haloperidol als Antiemetikum eingeschränkt bzw. aufgehoben

(2019 Streichung der oralen Anwendung, parenterale Anwendung nur, wenn andere Arzneimittel unwirksam oder unverträglich sind).

15.6.3 Kausale Behandlung („Treatment“)

Ziele der Behandlung sind eine deutliche Linderung der Nausea und der Häufigkeit des Erbrechens. Folgende auslösende oder verstärkende Ursachen von Nausea und Erbrechen sollten identifiziert und behoben werden:

- **Obstipation:** Häufig, immer suchen! Anamnese, klinische Untersuchung inklusive Rektaluntersuchung, evtl. Ultraschall, bei V.a. Ileus Röntgenbild des Abdomens. Osmotisch wirksame und/oder stimulierende Laxanzien. Keine Quellmittel! Wird verstärkt durch Inaktivität, Dehydratation, zahlreiche Medikamente (s. Kap. 16).
- **Medikamente:** Risikomedikamente absetzen, ersetzen oder reduzieren. Bei anhaltender opioidinduzierter Nausea (z.B. unter hohen Dosen) ist eine Opioidrotation indiziert.
- **Unkontrollierte Schmerzen, Angst und andere belastende Symptome:** Sorgfältige Behandlung der Symptome, auf überschaubare Medikamentenkombination achten. Bei Risiko eines antizipatorischen Erbrechens Antiemetika prophylaktisch einsetzen, zusätzlich Benzodiazepine als distanzierende Co-Medikamente (Lorazepam, Diazepam).
- **Elektrolytstörung, Dehydratation:** Korrigieren. Dehydratation verstärkt auch Co-Faktoren wie Obstipation, Medikamententoxizität, Niereninsuffizienz.
- **Erhöhter Hirndruck:** Kortikosteroide, Bestrahlung, operative Entlastung.
- **Lokale oder systemische Infekte:** Systemische Infekte je nach Gesamtsituation behandeln.
- **Husten** als Auslöser des Erbrechens behandeln.

Praxistipps

Opioide und Nausea

- Eine echte Unverträglichkeit gegenüber Opioiden, die sich von Beginn an mit therapierefraktärer Nausea und Erbrechen äußert, ist selten. Viel häufiger sind eine ungenügende Prophylaxe mit Antiemetika, zu hohe Startdosen und zusätzliche, nicht behandelte Stressoren (Angst, Atemnot, Delir).
- Persistiert eine Nausea unter Opioiden, sind andere Ursachen wahrscheinlicher, allem voran eine opioidinduzierte Obstipation.
- Ein Opioid, das zuvor unter Stresssituation noch zu Nausea und Erbrechen führte, kann unter einer besser kontrollierten Gesamtsituation problemlos vertragen werden. Darum:
- **Eine prophylaktische Antiemese bei Therapiebeginn oder großen Dosissprüngen lässt Nausea oft gar nicht erst aufkommen. Das fördert das Vertrauen und minimiert den Stress!**
- Persistierende Nausea mit und ohne Erbrechen unter einem Opioid stellt eine Indikation für eine Opioidrotation dar.

15.6.4 Besondere Maßnahmen bei starkem Erbrechen

Bei volumenreichem Erbrechen können neben den erwähnten Antiemetika zusätzlich Medikamente eingesetzt werden, welche die gastrointestinale Sekretion vermindern (Abbildung 15-1 und Kap. 8):

- Hyoscinbutylbromid (Buscopan®): 60–120 mg/d s.c., i.v. (evtl. rektal). Die anticholinerge Wirkung (Mundtrockenheit) kann für Patienten störend sein.
- Octreotid (Sandostatin®): Somatostatin-Analogon. Linderung von Erbrechen durch antisekretorische und motilitätshemmende Wirkung im Gastrointestinaltrakt (s. Kap. 8).

Bei starkem, therapierefraktärem Erbrechen kann eine Entlastungssonde sinnvoll sein. Eine nasogastrale Sonde sollte nur kurzzeitig bzw. überbrückend eingelegt werden (Irritationen, Druckstellen, Ästhetik). Zeichnet sich eine längerfristige Entlastung ab, ist eine perkutane Enterogastrostomie (PEG) die Methode der Wahl. Dabei können auch bei terminalen und sterbenden Patienten die Vorteile einer besseren Symptomkontrolle gegenüber den Risiken und Nachteilen einer Sonde überwiegen. Bei persistierender, therapierefraktärer und für den Patienten nicht aushaltbaren Nausea oder Erbrechen kann eine tiefe kontinuierliche Sedierung bis ans Lebensende als *„Last Resort“* nötig werden.

Take-home-message

- Nausea und Erbrechen sind in Palliativsituationen häufig, belastend und oft multifaktoriell.
- Individuell angepasste nicht-medikamentöse Maßnahmen haben einen hohen Stellenwert.
- Leider existieren weiterhin zu wenige Grundlagen für einheitliche Medikamentenempfehlungen oder Standards.
- Klinisch empirisch bewähren sich Haloperidol und Metoclopramid als Medikamente der 1. Wahl. Bei Darmobstruktion sind Prokinetika (Metoclopramid u. a.) kontraindiziert.
- Vor- und Nachteile einer medikamentösen Monotherapie oder Kombination verschiedener Antiemetika müssen individuell abgewogen werden.
- Bei schwerem, anhaltendem Erbrechen kann auch in sehr fortgeschrittenen Palliativsituationen eine ableitende Magensonde/PEG Linderung verschaffen.
- Die oft bestehende chronische Obstipation ist zu suchen und zu behandeln.

Literatur

[1] Cox L, Darvill E, Dorman S. Levomepromazine for nausea and vomiting in palliative care. Cochrane Database Syst Rev. 2015;11:CD009420. https://doi.org/10.1002/14651858.CD009420.pub3

[2] Currow D, Quinn S, Agar M, Fazekas B, Hardy J, McCaffrey N et al. Double-blind, placebo controlled, randomized trial of octreotide in malignant bowel obstruction. J Pain Symptom Manage. 2015;49(5):814–20. https://doi.org/10.1016/j.jpainsymman.2014.09.013

[3] Glare P, Miller J, Nikolova T, Tickoo R. Treating nausea and vomiting in palliative care: a review. Clin Interv Aging. 2011;6:243–59. https://doi.org/10.2147/CIA.S13109

[4] Hardy JR, Skerman H, Philip J, Good P, Currow DC, Mitchell G, et al. Methotrimeprazine versus haloperidol in palliative care patients with cancer-related nausea: a randomised, double-blind controlled trial. BMJ Open. 2019;9:e029942. https://doi.org/10.1136/bmjopen-2019-029942

[5] Hardy J, Skerman H, Glare P, et al. A randomized open-label study of guideline-driven antiemetic therapy versus single agent antiemetic therapy in patients with advanced cancer and nausea not related to anticancer treatment. BMC Cancer. 2018;18:510. https://doi.org/10.1186/s12885-018-4404-8

[6] Hardy JR, Glare P, Yates P, Mannix KA. Palliation of Nausea and Vomiting. In: Cherny NI, Fallon MT, Kaasa S, Portenoy RK, Currow DC, editors. Oxford Textbook of Palliative Medicine. 5th ed. Oxford University Press; 2015:661–74. https://doi.org/10.1093/med/9780199656097.003.0202

[7] Hesketh PJ, Kris MG, Basch E, et al. Antiemetics: American Society of Clinical Oncology Clinical Practice Guideline Update. J Clin Oncol. 2017; 35:3240–61. https://doi.org/10.1200/JCO.2017.74.4789

[8] Howard P, Twycross R, Shuster J, Mihalyo M, Wilcock A. Antipsychotics. Therapeutic reviews. J Pain Symptom Manage. 2011;41(5): 956–65. https://doi.org/10.1016/j.jpainsymman.2011.03.002

[9] Lee J, Dodd M, Dibble S, Abrams D. Review of acupressure studies for chemotherapy-induced nausea and vomiting control. J Pain Symptom Manage. 2008;36(5):529–44. https://doi.org/10.1016/j.jpainsymman.2007.10.019

[10] Murray-Brown F, Dorman S. Haloperidol for the treatment of nausea and vomiting in palliative care patients. Cochrane Database Syst Rev. 2015;11:CD006271. https://doi.org/10.1002/14651858.CD006271.pub3

[11] Storrar J, Hitchens M, Platt T, Dorman S. Droperidol for treatment of nausea and vomiting in palliative care patients. Cochrane Database Syst Rev. 2014;11:CD006938. https://doi.org/10.1002/14651858.CD006938.pub3

[12] Walsh D, Davis M, Ripamonti C, Bruera E, Davies A, Molassiotis A. 2016 Updated MASCC/ESMO consensus recommendations: Management of nausea and vomiting in advanced cancer. Support Care Cancer. 2017;25:333–40. https://doi.org/10.1007/s00520-016-3371-3

[13] Whiting PF, Wolff RF, Deshphande S, Di Nisio M, Duffy S, Hernandez AV, et al. Cannabinoids for Medical Use. A Systematic Review and Metaanalysis. JAMA. 2015;313(24):2456–73. https://doi.org/10.1001/jama.2015.6358

Links

The Drug Bank Database, version 5.1.6, released 2020-04-22. [Internet; cited 2020 Aug 14]. Available from: https://www.drugbank.ca

Palliative Care for the Patient with Incurable Cancer or Advanced Disease – Part 2: Pain and Symptom Management [Internet]. Canada: The Guidelines and Protocols Advisory Committee [cited 2020 Aug 14). Available from: https://www2.gov.bc.ca/gov/content/health/practitioner-professional-resources/bc-guidelines/palliative-pain-management

16 Obstipation

Claudia Mazzocato

16.1 Einführung

Als Obstipation bezeichnet man eine erschwerte und/oder zu seltene Darmentleerung (weniger als ein Stuhlgang alle drei Tage oder gegenüber den Gewohnheiten des Patienten verringerte Häufigkeit der Stuhlgänge), mit oder ohne Verhärtung des Stuhls. Gemeinhin geht sie mit Begleitsymptomen einher wie Appetitlosigkeit, Übelkeit oder gar Erbrechen, Blähungen oder Schmerzen. Die Prävalenz unter Palliativpatienten, die keine Opioide erhalten, beträgt 50 %; bei solchen, die Opioide erhalten, kann sie bis zu 90 % betragen. Sie ist das dritthäufigste Symptom, nach Schmerzen und Anorexie. Häufige Gründe für einen chronischen Verlauf sind eine inadäquate Untersuchung, unangemessene Behandlung und/oder unzureichende Kontrolle nach der Einleitung von Behandlungsmaßnahmen.

Fallvignette

Frau B., 41 Jahre alt, leidet unter einem Uteruskarzinom, das trotz verschiedener onkologischer Behandlungen in Form einer diffusen Peritonealkarzinose fortschreitet. Aufgrund einer intestinalen Obstruktion infolge der Karzinose hat sie sich vor kurzem einer Dickdarmbypassoperation unterzogen. Vor einigen Tagen traten bei ihr erneute Schmerzen im Abdominalbereich auf, aufgrund derer man sich für eine Erhöhung der Morphindosen entscheidet. Sie leidet außerdem unter Blähungen. Sie stellt sich spontan in der Notaufnahme vor, da sie eine weitere Obstruktion befürchtet. Anamnestisch berichtet sie von täglichem Stuhlgang, der aber flüssig und von geringerer Menge als gewöhnlich ist. Zusätzlich zu den Schmerzen leidet sie unter starken Angstgefühlen bezüglich einer weiteren Obstruktion im Verdauungstrakt.

Bei der Palpation des Abdomens werden im gesamten Dickdarmbereich kleine druckdolente Massen festgestellt, jedoch ohne Vorhandensein einer Abwehrspannung oder eines Loslassschmerzes. Die Darmgeräusche sind spärlich und klingen physiologisch. Bei der Rektaluntersuchung wird (vorwiegend) harter Stuhl festgestellt. Eine Röntgenaufnahme des Abdomens bestätigt eine Koprostase in allen Bereichen des Dickdarms, ohne Anzeichen einer Obstruktion. Die Anpassung der Laxativa und ein Klistier ermöglichen eine schnelle Verbesserung der klinischen Situation und die Patientin wird nach Hause entlassen.

16.2 Ätiologie

In der Palliative Care ist eine Obstipation meist multifaktoriell sowie multikausal (**Tabelle 16-1**) und erfordert gleichermaßen eine ursächliche (gezielte, spezifische) und eine symptomatische Behandlung.

Bei der Pathophysiologie der **opioidinduzierten Obstipation** spielen die intestinalen

Tabelle 16-1: Ursachen der Obstipation.

Ursachen	Beispiele
allgemeine Ursachen	• hohes Lebensalter, Mangel an körperlicher Aktivität und/oder Mobilität • schlecht zugängliche Toiletten, mangelnde Intimsphäre • verringerte Nahrungs- und Flüssigkeitsaufnahme, ballaststoffarme Ernährung • Fatigue, Depression, Delirium, Sedierung
anatomische Ursachen	• Darmobstruktion, Tumor in Abdomen- oder Beckenregion • Divertikulose • Analfissuren, Hämorrhoiden, Abszess • postaktinische Fibrose (heute selten)
Medikamente	• Opioide • 5-HT3-Rezeptor-Antagonisten, Anticholinergika (Spasmolytika), trizyklische Antidepressiva, Phenothiazine, Antazida, Diuretika, Antikonvulsiva, Eisen, Antihypertensiva, Zytostatika (Vincaalkaloide), Immuntherapien, Barium
Störungen des Elektrolythaushalts, metabolische und endokrine Störungen	• Dehydratation • Hyperkalzämie, Hypokaliämie • Niereninsuffizienz • Diabetes mellitus • Hypothyreose
neurologische Störungen	• autonome Neuropathie • Gehirntumor • Rückenmarkläsionen • Infiltration der Sakralnerven und/oder des Plexus coeliacus • amyotrophe Lateralsklerose • Parkinson-Krankheit

μ-Opioidrezeptoren eine wesentliche Rolle. Möglicherweise sind auch genetische Faktoren von Bedeutung. Die opioidinduzierte Obstipation stellt bei den meisten Patienten eine chronische unerwünschte Arzneimittelwirkung dar. Im Gegensatz zu anderen opioidinduzierten Nebenwirkungen, wie beispielsweise Nausea und Emesis, entwickelt sich gegenüber der Obstipation keine oder nur eine geringe Toleranz. Die Pathophysiologie der opioidinduzierten Obstipation ist für die Behandlung der Obstipation von großer Bedeutung.

Pathophysiologie der opioidinduzierten Obstipation:

- verminderte Motilität des Dünndarms
- verminderte Sekretion von Elektrolyten und Wasser im Dünndarm
- erhöhter Tonus der Ileozökalklappe
- verminderte Motilität des Dickdarms
- vermehrte Absorption von Elektrolyten und Wasser im Dickdarm
- erhöhter Tonus des Sphincter ani
- verminderte anorektale Empfindlichkeit gegenüber Dehnung.

16.3 Bedeutung und Prognose

Die direkten Auswirkungen der Obstipation und ihrer Begleitsymptome beeinträchtigen die Lebensqualität des Patienten stark. Überdies ist sie ein Stressfaktor für die Angehörigen. Unbehandelt kann sie zu Störungen der Arzneimittelaufnahme, Stuhlinkontinenz, Harnverhalt, Delirium, Hämorrhoiden, perianalen Fissuren und

Abszessen, Darmobstruktion oder gar zur Entwicklung von Darmulzera bis zur Darmperforation führen.

16.4 Beurteilung und Erfassung

In Anbetracht der hohen Prävalenz der Obstipation ist mindestens zweimal pro Woche eine Erhebung der Darmfunktion bzgl. Obstipation durchzuführen. Diese umfasst eine detaillierte Anamnese, ergänzt durch eine klinische und allenfalls (selten) eine bildgebende Untersuchung, insbesondere eine Abdomenleeraufnahme.

Anamnese:

- Häufigkeit, Erscheinungsbild, Konsistenz und Volumen des Stuhlgangs. Die Bristol-Stuhlformen-Skala ermöglicht eine erste Einschätzung des Schweregrads der Verstopfung anhand des Erscheinungsbilds und der Konsistenz (**Abbildung 16-1**)
- Vorhandensein von Schleim oder Blut im Stuhl
- Mühelosigkeit und Dauer der Darmentleerung
- Windabgang
- Gefühl unvollständiger Entleerung bzw. einer Blockade (wortwörtlichen „Verstopfung“) im Rektum/Anus
- Ernährungsweise, Hydratation
- Begleitsymptome: Appetitlosigkeit, Nausea, Emesis, Blähungen, Schmerzen, Harninkontinenz oder -verhalt, Delirium
- frühere oder aktuelle Anwendung von Laxativa, Anwendung anderer Mittel (beispielsweise Arzneimittel der integrativen Medizin, Hausmittel)
- Anwendung obstipierender Medikamente (s. auch Tabelle 16-1)
- Komorbiditäten.

Stuhlformen der Bristol Stool Form Scale		
Typ 1	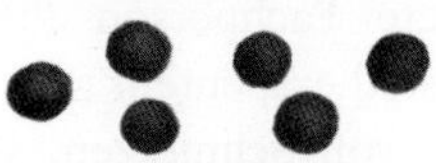	harte kleine Kügelchen, wie „Hasenknöddel“ (schwer auszuscheiden)
Typ 2		wurstförmig, aber hart und klumpig
Typ 3	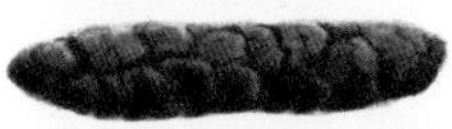	trockene Wurst mit Rissen in der Oberfläche
Typ 4	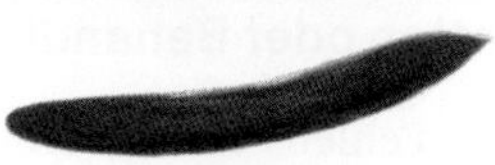	wie eine Wurst oder Schlange, weich und glatt
Typ 5	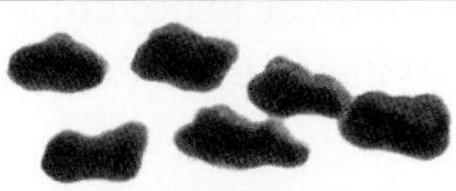	weiche, klar voneinander getrennte Häufchen (leicht auzuscheiden)
Typ 6	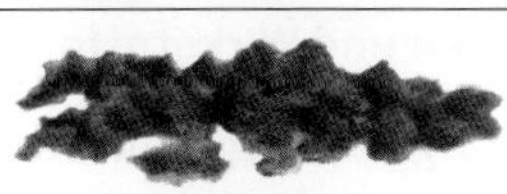	sehr weiche, lockere Stücke, die zusammenhängen, breiartiger Stuhl
Typ 7	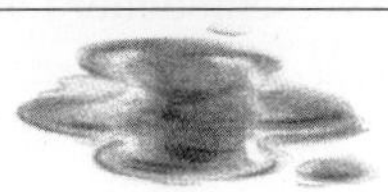	Stuhl komplett flüssig ohne feste Bestandteile

Abbildung 16-1: Bristol-Stuhlformen-Skala (aus [4]).

Cave
Auch bei normaler Häufigkeit der Stuhlgänge sind eine Obstipation und ihre Folgen nicht ausgeschlossen. Paradoxer Durchfall (s. Kap. 11) kann eine Verstopfung maskieren.

Klinische Untersuchung:
- Palpation und Auskultation des Abdomens: Suche nach Kotballen, insbesondere im Colon descendens, Anzeichen einer Darmpassagestörung (Obstruktion)
- Rektaluntersuchung (unerlässlich): Suche nach Stuhl oder einem Fäkalom, Hämorrhoiden, Tumorstenose. Wird im Rektum kein Stuhl festgestellt, so wird eine Röntgenaufnahme (Abdomenleeraufnahme) oder eine Ultraschalluntersuchung empfohlen.

Abdomenleeraufnahme oder Ultraschall:
- angezeigt bei Verdacht einer Obstipation trotz uneindeutiger Anamnese und klinischer Untersuchung, wenn sich kein Stuhl in der Ampulla recti befindet, eine Behandlung mit Abführmitteln nicht anschlägt, und/oder ein Verdacht auf eine Darmpassagestörung (Obstruktion) oder ein Fäkalom vorliegt
- ermöglicht die Einschätzung des Schweregrads der Obstipation/Koprostase.

16.5 Therapeutischer Ansatz

Es werden **zwei Ziele** verfolgt:
1. der Obstipation vorbeugen
2. bei Auftreten, rasch behandeln.

Es werden **zwei Strategien** angewendet:
1. Behandlung der Ursache, sofern möglich
2. symptomatische Therapie, bis die Behandlung der Ursache greift.

16.5.1 Nicht-medikamentöse Maßnahmen

Zu den nicht-medikamentösen Maßnahmen zählen:
- dem Patienten und den Angehörigen erläutern, wie wichtig Prävention und Behandlung der Obstipation für die Lebensqualität sind
- falls möglich und angemessen: ausreichend hydrieren und eine ballaststoffreiche Ernährung bevorzugen (umstritten bei einer opioidinduzierten Obstipation oder bei einer Obstipation bei autonomer Neuropathie)
- fördern der Mobilisation des Patienten
- schaffen eines günstigen Umfelds hinsichtlich der Intimsphäre und des Zugangs zu den Toiletten
- beachten der Sitzposition auf der Toilette (Halbhocke, Knie über der Hüfte, leicht nach vorne geneigt); dies kann durch die Verwendung einer Fußstütze erleichtert werden
- anwenden einer Kolonmassage durch eine ausgebildete Fachperson (beispielsweise einen Physiotherapeuten)
- behandeln von Schmerzen, schmerzhafte ano-rektale Läsionen und andere Symptome
- verringern der Dosis obstipierender Arzneimittel oder absetzen derselben, soweit möglich.

16.5.2 Medikamentöse Maßnahmen zur Prävention oder Behandlung

Aufgrund des Fehlens von wissenschaftlicher Evidenz, hängen diese in hohem Maße von den lokalen Gewohnheiten und Praktiken ab.

Wirkprinzipien und Wirkstoffe

Tabelle 16-2 gibt einen Überblick über die Wirkprinzipien verschiedener Laxativa.

Tabelle 16-2: Laxativa nach ihren Wirkprinzipien

Wirkprinzip	Wirkstoffe und Präparate
osmotisch wirksame Laxativa	• polymere: – Polyethylenglycol (= Macrogol): z. B. Transipeg®, Transipeg Forte®, Movicol®, Laxipeg®, Klean-Prep®, Cololyt® • salinische: – magnesiumhaltige: z. B. Magnesia San Pellegrino® – phosphathaltige: z. B. Colophos® • zuckerhaltige: – Lactulose, z. B. Duphalac® – Lactitol, z. B. Importal®
stimulierende Laxativa	• Na-Picosulfat, z. B. Laxoberon®, Dulcolax®Picosulfat • Bisacodyl, z. B. Dulcolax® Bisacodyl • Anthrachinone (Sennapräparate), z. B. X-Prep®, Valverde® Verstopfung • Rizinusöl, z. B. Laxopol®
rektale Laxativa	• osmotische: – z. B. Microlax® (Sorbitol, Natriumcitrat, Natriumlaurylsulfoacetat) – z. B. Freka-Clyss® (Natriumhydrogenphosphat) – z. B. Bulboid® (Glycerol), Practomil® (Glycerol) • stimulierende: – Bisacodyl, z. B. Ducolax® Bisacodyl Supp – Nahydrogencarbonat: Lecicarbon® Supp, macht Dehnung in der Ampulla recti und löst so den ano-kolischen Reflex aus
Gleitmittel*	• Paraffin: z. B. Paragol® N, Paragar (Kombinationsmittel mit Phenolphthalein und Agar = Quellmittel)

*Gleitmittel werden gelegentlich von den eigentlichen Laxativa abgegrenzt. Sie sollten, wegen den unerwünschten Arzneimittelwirkungen, nur in Ausnahmefällen – bei sehr hartem Stuhl und zusätzlich analen Läsionen – verwendet werden.

Merke

- Nie zwei osmotische Laxativa miteinander kombinieren, sondern eines verwenden und dieses ausdosieren.
- Die Dosierung zuckerhaltiger Laxativa ist häufig aufgrund von Blähungen limitiert.
- Eine einmal tägliche Dosis eines osmotisch wirksamen Laxativums wirkt besser als die gleiche Dosis auf zwei Gaben verteilt.
- Zwei Abführmittel mit unterschiedlicher Wirkungsweise dürfen kombiniert werden und können gelegentlich besser verträglich sein als eine hochdosierte Monotherapie.
- Der Wirkungseintritt osmotischer Abführmittel ist nach 24–72 h (bei Magnesiumsalzen häufig früher).
- Der Wirkungseintritt stimulierender Abführmittel ist nach 6–12 h.

Vorbeugende medikamentöse Maßnahmen

Besonders bei opioidinduzierter Obstipation oder eines anderen obstipierenden Medikaments:

- bei hartem Stuhl osmotische Laxativa, wie etwa Polyethylenglycol (Macrogol) 1–2 Beutel à 2,9 g täglich oder Lactulose 10 ml täglich (cave: blähend)
- bei seltenen Stuhlgängen stimulierende Laxativa, wie etwa Natriumpicosulfat 5–10 Trpf. täglich oder Bisacodyl 5–10 mg täglich.
- die Dosierung der Abführmittel etwa alle 3 Tage individuell anpassen
- bei Patienten, die Opioide erhalten, sind Quellmittel kontraindiziert.

Medikamentöse Maßnahmen bei Vorliegen einer Obstipation

- mit einem Laxativum ab dem dritten Tag ohne Stuhlgang beginnen und zwar auch bei Personen, die keine Nahrung zu sich nehmen (Nahrungsreste machen im Schnitt nur ein Drittel des Stuhlvolumens aus)
- zunächst ein osmotisches Laxativum anwenden
- im Falle von Obstipation durch unerwünschte Arzneimittelwirkungen ohne genügende abführende Wirkung, ist zusätzlich ein stimulierendes Laxativum einzusetzen (zwei Abführmittel unterschiedlicher Wirkungsweise können besser verträglich sein als eine hochdosierte Monotherapie
- bei unzureichendem Ansprechen auf traditionelle orale Abführmittel oder Unmöglichkeit der oralen Verabreichung ist eine rektale Behandlung einzusetzen:
  - Glycerolsuppositorium (im Falle harten Stuhls), Bisacodylsuppositorium (im Falle weichen Stuhls) oder wenn nötig Klistiere (z. B. Microlax®, Freka-Clyss®), im Bedarfsfall auch wiederholt
  - bei lokalen Komplikationen (Abszess, Fistel, Perforationsgefahr) oder schwerer Thrombozytopenie ist die rektale Verabreichung kontraindiziert
  - Vorsicht bei phosphathaltigen Klistieren: Rektumnekrosen sind beschrieben; kontraindiziert bei Niereninsuffizienz.
- bei Bedarf Kombination mit einem Prokinetikum, etwa Metoclopramid, Domperidon oder Prucaloprid.

Medikamentöse Maßnahmen in besonderen Situationen

Opioidinduzierte Obstipation, die nicht auf die üblichen Abführmittel anspricht:

- Kombination eines Opioids mit einem spezifischen Opioidrezeptor-Antagonisten:
  - Targin® (Naloxon kombiniert mit Oxycodon)
  - in der Palliative Care ist der Nutzen angesichts der multikausalen Natur der Obstipation jedoch oft enttäuschend
- Methylnaltrexon s.c./i.v. 0,15 mg/kgKG/d: es ist ein rascher Wirkungseintritt (nach 1–4 h) zu erwarten.
- Naloxegol p.o. 1 × 25 mg/d

Reserve-Laxativa: Spezifische Abführmittel wie Lubiproston, Naloxegol oder Prucaloprid. Es wird empfohlen, mit einem Spezialisten mit entsprechender Erfahrung Rücksprache zu nehmen.

Proximale Stuhlimpaktion:

- Polyethylenglycol (= Macrogol) 6 Beutel à 2,9 g in 1 l Wasser aufgelöst innerhalb 6 h trinken (maximal 2 Beutel/h bei Herzinsuffizienz), an den 3 darauf folgenden Tagen wiederholen, oder: Cololyt®, 1 Beutel (59 g Macrogol) in 1 l Wasser, 200 ml pro 24 h an 2–3 aufeinanderfolgenden Tagen
- hoher Einlauf zur Anregung der Peristaltik.

Distale Stuhlimpaktion:

- kleines Ölklistier, gefolgt von einem kleinen oder großen Einlauf mit einer Kochsalzlösung am Folgetag
  - Ballonkatheter bei Schwierigkeiten, den Einlauf zu halten
  - bei Vorliegen von Hämorrhoiden oder schmerzhaften Analfissuren: Lokalanästhesie (z. B. mit Lidocain) 1 h vor dem Einlauf
- bei Misserfolg manuelle Ausräumung: vorherige Anwendung eines Lokalanästhetikums und Prämedikation mit Morphin und Midazolam oder Lorazepam
- Einläufe und manuelle Ausräumung sind kontraindiziert bei Hämorrhagien oder rektalen Tumoren, dekompensierter Herzinsuffizienz mit Arrhythmierisiko und schweren Thrombozytopenien.

Verstopfung bei querschnittgelähmten Patienten: Rat eines Spezialisten einholen.

Take-home-message

- Ein Großteil der Patienten in einer palliativen Situation ist von Obstipation betroffen.
- Die Obstipation hat schwerwiegende Auswirkungen auf die Lebensqualität.
- In Anbetracht der hohen Prävalenz ist mindestens zweimal pro Woche eine Erhebung der Darmfunktion bzgl. Obstipation durchzuführen.
- Mittel der ersten Wahl sind osmotische und stimulierende Laxativa, diese können kombiniert werden.
- Bei opioidinduzierter Obstipation wird empfohlen, vor der Anwendung eines spezifischen Opioidrezeptor-Antagonisten oder spezifischen Laxativums wie Lubiproston oder Prucaloprid die Meinung eines Spezialisten einzuholen.

Literatur

[1] Clemens KE, Faust M, Jaspers B, Mikus G. Pharmacological treatment of constipation in palliative care. Curr Opin Support Palliat Care. 2013 Jun;7(2):183–91. https://doi.org/10.1097/SPC.0b013e32835f1e17

[2] Davies A, Leach C, Caponero R, Dickman A, Fuchs D, Paice J, et al. MASCC recommendations on the management of constipation in patients with advanced cancer. Support Care Cancer. 2020 Jan;28(1):23–33. https://doi.org/10.1007/s00520-019-05016-4

[3] Farmer AD, Bruckner Holt C, Downes TJ, Ruggeri E, Del Vecchio S, De Giorgio R. Pathophysiology, diagnosis, and management of opioid-induced constipation. Lancet Gastroenterol Hepat. 2018 Mar;3(3):203–12. https://doi.org/10.1016/S2468-1253(18)30008-6

[4] Gontard A. Enkopresis. Göttingen: Hogrefe. 2010.

[5] Larkin PJ, Sykes NP, Centeno C, Ellershaw JE, Elsner F, Eugene B, et al. European Consensus Group on Constipation in Palliative Care. The management of constipation in palliative care: clinical practice recommendations. Palliat Med. 2008 Oct;22(7):796–807. https://doi.org/10.1177/0269216308096908

[6] Lewis SJ, Heaton KW. Stool form scale as a useful guide to intestinal transit time. Scand J Gastroen. 1997 Sep;32(9):920–4. https://doi.org/10.3109/00365529709011203

[7] Librach SL, Bouvette M, Farley J, Oneschuk D, Pereira JL, Syme A. Canadian Consensus Development Group for Constipation in Patients with Advanced Progressive Illness. J Pain Symptom Manage. 2010 Nov;40(5):761–73. https://doi.org/10.1016/j.jpainsymman.2010.03.026

Link

Best Practice Bigorio 2007: Empfehlungen zu Obstipation, Darmverschluss und Paralytischem Ileus: Verfügbar unter: https://www.palliative.ch/fileadmin/user_upload/palliative/fachwelt/E_Standards/E_12_2_bigorio_2007_Obstipation_de.pdf

17 Ödeme

Daniel Büche

17.1 Einführung

Ödeme sind bei Patienten in der Palliativsituation häufig. Sie können kosmetisch störend sein, sie können aber auch die Funktionalität des Patienten massiv beeinflussen. Somit ist bei ihrer Beurteilung wichtig, dass die Bedeutung der Ödeme für den Patienten erfasst wird. Eine Behandlung sollte nur dann stattfinden, wenn sie zur Linderung des Leidens bzw. zur Verbesserung der Lebensqualität führt.

Fallvignette

Die 62-jährige Frau W. leidet an einem peritoneal metastasierenden Ovarialkarzinom. Dieses wurde primär operiert. Später erhielt die Patientin Chemotherapie. Seit 6 Monaten leidet sie an progredienten beidseitigen Beinödemen. Sie wird zunehmend schwächer und wegen einer Darmpassagestörung kurzfristig hospitalisiert. Neben den Problemen mit dem Stuhlgang, der Inappetenz und der Schwäche beklagt sich Frau W. über ihre schweren Beine, die stark geschwollen sind und ihr das Aufstehen, den Gang zur Toilette als auch das Absitzen auf der Toilette massiv erschweren würden. Zudem bereite das Wasserlassen Probleme und die Intimpflege könne sie kaum mehr selbständig durchführen. Angesichts der Tumorerkrankung und der stattgehabten Operation sind Lymphödeme die wahrscheinlichste Ursache. Deshalb wird der Physiotherapeut zur Lymphdrainage involviert. Innerhalb einer Woche sind die Beine deutlich schlanker, die Patientin kann selbständig aus dem Bett aufstehen und zur Toilette gehen. Auch die Intimpflege ist wieder selbständig möglich. Sie wird mit Kompressionsstrümpfen und einer Verordnung für Lymphdrainage nach Hause entlassen.

17.2 Ätiologie und Epidemiologie

Ätiologisch unterscheiden sich die Ödeme bei Patienten in der Palliativsituation nicht von jenen anderer Patienten. Lymphödeme, die chronisch-venöse Insuffizienz, der venöse Verschluss, die Wasserretention bei Herz- und Niereninsuffizienz, die Hypalbuminämie und Arzneimittel sind die häufigsten Ätiologien.

Die Mehrzahl der Ödeme bei Patienten in Palliativsituationen sind gemischter Ursache – Lymphödem und Ödeme nicht-lymphatischer Genese – die zweithäufigste Ursache sind reine Lymphödeme. Auch beim Sterbenden sind Ödeme ein häufiges Phänomen und scheinen bei hochaltrigen Menschen häufiger aufzutreten als bei alten Menschen.

17.3 Pathophysiologie

Bei Beinödemen sind folgende pathophysiologischen Überlegungen wesentlich:

- Behinderung des lymphatischen Abflusses durch:
  - Lymphknotenmetastasen
  - Kompression der Lymphbahnen
- Verschluss des venösen Abflusses durch:
  - tiefe Bein-/Beckenvenenthrombose
  - Kompression der Vena cava inferior
  - Kompression im kleinen Becken
- vermehrte Extravasation durch:
  - erhöhten kapillären/venösen Druck bei Herzinsuffizienz, verminderter Mobilität
  - verminderten onkotischen Druck durch Hypalbuminämie
  - vermehrte Durchlässigkeit der Kapillaren durch lokalen Infekt, generalisierte Entzündungsreaktion, Arzneimittel.

17.4 Bedeutung und Prognose

Ödeme können durch die Volumen- und oder Gewichtszunahme der Extremitäten zu einer Behinderung in der Mobilität als auch der Aktivitäten des täglichen Lebens des Patienten führen. Ödeme im Schambereich können zu Problemen mit dem Wasserlassen und der Intimpflege führen. Eine generalisierte Ödemneigung z. B. bei einer vermehrten Extravasation kann zudem durch Bildung von Pleuraergüssen oder Aszites die Atmung und Funktion des Darms beeinträchtigen, was wieder zu konsekutiven Problemen wie Schlafstörung, Inappetenz, Obstipation etc. führen kann.

Eine generelle Aussage zur Prognose bei Palliativpatienten mit Ödemen ist nicht möglich. Die Prognose ergibt sich vielmehr aus der Ursache bzw. der Pathophysiologie der Ödeme. So korreliert die Hypalbuminämie mit einer schlechten Prognose. Eine Herzinsuffizienz, die mit Ödemen einhergeht, ist ebenfalls weit fortgeschritten und weist auf eine schlechte Prognose hin. Im Gegensatz dazu können Lymphödeme, unabhängig von der Prognose eines Tumorleidens, durchaus auch schon in einer frühen Phase auftreten.

17.5 Beurteilung und Erfassung

Die Beurteilung von Ödemen von Patienten in einer Palliativsituation ist üblicherweise eine rein klinische Einschätzung. Die genaue Differenzierung ist meist nicht notwendig, denn die kausale Behandlung steht weit im Hintergrund.

Wichtig sind jedoch folgende Fragen:

- Leidet der Patient an den Ödemen (Gefühl der schweren Beine, Schmerzen usw.)?
- Inwiefern ist der Patient durch die Ödeme eingeschränkt (Mobilisation, Mühe beim Wasserlassen durch Penis- oder Skrotalödem usw.)?
- Liegen Komplikationen der Ödeme vor (Stauungsdermatitis u. a.)?

17.6 Behandlung

Die Therapie der Ödeme richtet sich nach den Beschwerden des Patienten. Aus rein pflegerischen oder ärztlichen Gründen müssen Ödeme nur in Ausnahmefällen behandelt werden. Häufig wird es, aufgrund von nicht hinterfragter Gewohnheit, trotzdem getan.

Wenn eine Behandlungsindikation besteht, muss man sich fragen, ob eine kausale Therapie möglich und sinnvoll ist (Therapie der Herzinsuffizienz, Bestrahlung eines allfälligen Tumors, Stenting einer Vene u. a.) oder ob eine rein symptomatische Therapie durchgeführt werden soll.

17.6.1 Kausale Therapie

Beinödeme bei venöser Kompression

Bei einer venösen Abflussbehinderung – egal ob sie durch eine Thrombose oder einen Tumor bedingt ist – stellt sich die **Frage der Antikoagulation zur Verhinderung von Lungenembolien.** Das Risiko einer akuten massiven Lungenembolie mit Todesfolge wird in der Palliativsituation vom Patienten wie auch von den Professionellen meist in Kauf genommen. Hingegen werden die rezidivierenden Lungenembolien mit Akzentuierung der Dyspnoe gefürchtet und sollten vermieden werden. Es ist zwar bekannt, dass Lungenembolien am Lebensende sehr häufig sind (Autopsiedaten); deren klinische Relevanz bzgl. Dyspnoe bleibt aber unklar. Hier wird ein pragmatischer Ansatz vorgeschlagen:

- Antikoagulation ist eher angezeigt bei:
  - stattgehabter klinisch relevanter Lungenembolie (Dyspnoe infolge der Lungenembolie)
  - aktueller Dyspnoe und durchgemachter tiefer Beinvenenthrombose oder Lungenembolie oder bei Patienten mit Beinödemen, die anders nicht erklärt werden können.
- Eher keine Antikoagulation bei Patienten (in diesen Fällen kann auch noch gehandelt werden, wenn Beschwerden auftreten):
  - ohne Dyspnoe
  - ohne durchgemachte klinisch relevante Lungenembolie
  - die nicht eindeutig an den Folgen einer allfälligen tiefen Beinvenenthrombose leiden (Schmerzen im Bein, Immobilität bei geschwollenen Beinen).

Welches Antikoagulanz soll verwendet werden? Hier ist das pragmatische Vorgehen wie folgt:

- Die Therapie sollte möglichst nach den Kriterien der EBM durchgeführt werden. Kompromisse bringen nicht den zu erwartenden Nutzen, schützen aber nicht vor Nebenwirkungen.
- Die orale Antikoagulation mit Cumarinen ist am Lebensende meist schwierig einzustellen. Daher ist sie in der späten Phase der Palliation abzulehnen oder zu ersetzen.
- Zu bevorzugen sind Therapieformen,
  - die keine Laboruntersuchungen benötigen
  - die von fortschreitenden Organinsuffizienzen (Niereninsuffizienz) unabhängig sind
  - die man gut kennt.

Aufgrund dieser Überlegungen wird man sich eher für eine Therapie mit Low-Molecular-Weight-Heparinen (LMWH) entscheiden, v.a. für solche, die auch bei Niereninsuffizienz gegeben werden können (z.B. Clexane®). Die oralen direkten Thrombinhemmer in angepasster Dosis – Rivaroxaban (Xarelto®) oder Dabigatran (Pradaxa®) können eine Alternative sein. Die Datenlage in der palliativen Situation ist allerdings noch unklar.

Eine Kompressionstherapie oder auch eine Lymphdrainage darf auch bei venöser Abflussbehinderung durchgeführt werden.

Lymphödeme

Lymphödeme sind meist bedingt durch Kompression oder Destruktion des Lympabflusses (Operation, Bestrahlung, Tumorinfiltration). Die Angst der Tumoraussaat durch Lymphdrainage bei Patienten in einer Palliativsituation ist nicht gerechtfertigt. Die Studienlage ist ausreichend gut, dass eine Lymphdrainage in dieser Situation zur Linderung der Beschwerden und Verbesserung der Funktion (Mobilität) empfohlen werden kann. Unter Lymphdrainage verstehen wir sowohl die manuelle Lympdrainage als auch die speziellen Kompressionsverbände. Meist wird beides in Kombination angewendet, es kann aber auch nur das eine oder andere (je nachdem, was der Patient tolerieren kann bzw. nach der Verfügbarkeit der Methode) verwendet werden. Neben der Lymphdrainage wird der Hautpflege und der Verhinderung von lokalen Infekten (Nagelpflege, Verletzungen u.a.) Beachtung geschenkt. Arzneimittel haben einen kleinen bis keinen Stellenwert bei der Therapie der Lymphödeme.

Eine Antikoagulation oder Diuretika sind nicht angezeigt.

Oxerutin (Venoruton®) konnte sich trotz positiver Studienlage (RCT) in der Praxis nicht durchsetzen.

Ödeme bei Hypalbuminämie

Die Hypalbuminämie wird häufig fälschlicherweise mit der Malnutrition assoziiert. Viel wesentlicher für die Hypalbuminämie ist die Syntheseleistung der Leber. Häufig ist diese durch eine Leberinsuffizienz bzw. durch die verminderte Albuminsynthese bei einer generalisierten Entzündungssituation, wie sie als gemeinsame Endstrecke vieler Erkrankungen (terminale Herzinsuffizienz, Niereninsuffizienz, Lungenerkrankungen, Tumorerkrankungen, neurologische Leiden, AIDS u.a.) auftritt, bedingt. Diese Entzündungsreaktion geht einher mit erhöhten Interleukinen, erhöhtem Tumornekrosefaktor und eben einer verminderten Albuminsynthese. Die Situation kann nicht durch Verbesserung der Ernährung (auch nicht durch eine parenterale Ernährung) oder gar durch Gabe von Albumin verbessert werden. Vielmehr ist hier das niedrige Albumin als negativer prognostischer Faktor zu sehen, der einen „Point of no Return" anzeigen kann.

Falls keine sekundäre Anorexie oder Kachexie (s. Kap. 5) vorliegt, bei der aus unterschiedlichen Gründen die Zufuhr von Nahrungsmitteln ungenügend ist, kann ebenfalls durch Kompression und Lymphdrainage versucht werden, dem Patienten Linderung zu verschaffen.

Ödeme bei Herzinsuffizienz

Hier sollte man die Therapie auf die Herzinsuffizienz fokussieren. ACE-Hemmer oder AT1-Hemmer und Frequenzkontrolle (Betablocker u.a.) sind großzügig einzusetzen. Sie bringen häufig mehr Nutzen als die Diuretika. Letztere sind v.a. als symptomatische Therapie bei Dyspnoe hilfreich. In erster Linie werden Schleifendiuretika eingesetzt, z.B. Furosemid oder Torasemid, ersteres kann auch subkutan appliziert werden. Bei Herzinsuffizienz mit Rechtsherzbeteiligung und damit reduzierter gastrointestinaler Resorption lohnt sich der Versuch einer subkutanen Dauerinfusion mit Furosemid. Bei einer allfällig auftretenden Hypokaliämie sollte Spironolacton der Substitution mit Kalium vorgezogen werden. Hier sei auch daran erinnert, dass Morphin den Preload des Herzens senkt und somit eine gute symptomatische Therapie sein kann.

17.6.2 Symptomatische Therapie

- Die Reduktion der Flüssigkeitszufuhr verbessert in der Regel die Ödeme beim Patienten in der Palliativsituation nicht.
- Mobilisation ist immer gut, egal welcher Ursache die Ödeme sind. Es gibt keine Kontraindikation gegen die Mobilisation (auch die akute Lungenembolie nicht).
- Eine probatorische Kompressionstherapie im Sinne der Lymphdrainage ist nie falsch, aber eine Frage der Ressourcen.
- Bei refraktären symptomatisch beeinträchtigenden Ödemen können diese aufgrund von klinischen Erfahrungen auch durch subkutan gelegte großlumige Venflows (die auch zur Gabe von Subkutaninfusionen verwendet werden können) abgeleitet werden.

17.7 Zusammenarbeit

Eine enge Zusammenarbeit mit Professionellen, die in Lymphdrainage ausgebildet sind – meist Physiotherapeuten, Ergotherapeuten – ist wesentlich. Insbesondere sollten die Therapeuten auch Erfahrung in der Behandlung von Patienten in Palliativsituationen haben.

Take-home-message

- Zahlenmäßig sind Lymphödeme die häufigste Form von Ödemen bei Patienten in Palliativsituationen, sei es als reine Lymphödeme oder in Kombination mit anderen Ursachen für Ödeme.

- Ödeme bei Patienten in Palliativsituationen werden meist rein symptomatisch behandelt.
- Diuretika spielen zur Behandlung von Ödemen bei Patienten in Palliativsituationen praktisch keine Rolle.
- Bei der kausalen Therapie bei Ödemen gibt es einige Besonderheiten zu beachten, speziell herausfordernd ist dabei die Behandlung bei chronisch-venöser Insuffizienz bzw. nach stattgehabter Thrombose.

Literatur

[1] Cherny N, Fallon M, Kaasa S, Portenoy R, Currow D. Oxford Textbook of Palliative Medicine. 5th ed. New York: Oxford University Press; 2017.

[2] Cheville AL, Andrews K, Kollasch J, Schmidt K, Basford J. Adapting lymphedema treatment to the palliative setting. Am J Hosp Palliat Care. 2014 Feb;31(1):38–44. https://doi.org/10.1177/1049909112475297

[3] Cobbe S, Real S, Slattery S. Assessment, treatment goals and interventions for oedema/lymphoedema in palliative care. Int J Palliat Nurs. 2017 Mar 16;23(3):111–9. https://doi.org/10.12968/ijpn.2017.23.3.111

18 Schlafstörungen

Florian Riese

18.1 Einführung und Definition

Der Einfluss des Schlafs auf das Wohlbefinden ist immens. Nach erholsamem Schlaf fühlen wir uns körperlich und seelisch entspannt, besser gestimmt und vital. In der Geschichte der Medizin gibt es deswegen vielfältige Beispiele für verschiedene Formen von Heilschlaf. Umgekehrt hat gestörter Schlaf eine Vielzahl negativer Folgen, darunter exzessive Tagesmüdigkeit, verringerte Leistungsfähigkeit und schlechte Stimmung. Dementsprechend ist die Berücksichtigung von Schlaf und Schlafstörungen ein wichtiger Aspekt einer auf Wohlbefinden ausgerichteten Behandlung und Versorgung.

Fallvignette

Bei einer 42-jährigen Frau wird neu ein Mammakarzinom diagnostiziert, für das eine neoadjuvante Chemotherapie empfohlen wird. Die Frau ist Mutter von zwei Kindern im Vorschulalter und Hauptverdienerin der Familie. Kürzlich hat die Patientin ihre Arbeitsstelle gewechselt, was einen Umzug erforderlich macht. Aktuell pendelt sie jedoch noch an die neue Arbeitsstelle.

Abends im Bett fühlt sich die Patientin von Sorgen über die Zukunft überwältigt und es gelingt ihr erst nach stundenlangem Hin- und Herwälzen einzuschlafen. Um ihren Ehemann nicht zu stören, zieht die Patientin auf das Sofa im Wohnzimmer um, wo sie sich mit Fernsehen und Internet ablenkt. Mit dem Beginn der Chemotherapie verschlechtert sich der Schlaf weiter: trotz entsprechender symptomatischer Medikation leidet die Patientin an Übelkeit, was vor allem das Einschlafen stört. Außerdem erlebt die Patientin ihren Schlaf nicht mehr als erholsam und sie ist tagsüber müde und abgeschlagen.

Schlafmedikamente möchte die Patientin nicht einnehmen, da sie eine Abhängigkeitsentwicklung fürchtet und einen Überhang vermeiden will, der sie bei der morgendlichen Versorgung der Kinder und Einhaltung von Behandlungsterminen behindern könnte. Im Rahmen der psychoonkologischen Betreuung erhält die Patientin Hinweise zur Schlafhygiene und wird verhaltenstherapeutisch angeleitet.

18.2 Physiologie

18.2.1 Der normale Schlaf

Grundsätzlich lässt sich der menschliche Schlaf in sogenannten REM-Schlaf (REM: Rapid Eye Movement) und Non-REM-Schlaf einteilen. Während des REM-Schlafes finden die meisten Träume statt und der Tonus der Skelettmuskulatur ist im Sinne einer Schlaflähmung reduziert. Non-REM-Schlaf bezeichnet den ruhigen Schlaf, zu dem u.a. die erholsamen Tiefschlafphasen hinzuzählen. Der Schlafende durchläuft während der Nacht vier bis sechs Schlafzyklen von je etwa 90 Minuten Dauer. Sie beginnen im

Non-REM-Schlaf mit zunehmender Tiefe gefolgt von REM-Schlaf. Der Anteil an Non-REM-Tiefschlaf an einem Schlafzyklus ist zu Beginn einer Nacht am höchsten, während der Anteil an REM-Schlaf über die Nacht hinweg zunimmt.

Mit zunehmendem Lebensalter sinkt die Gesamtschlafdauer. Die im Bett verbrachte Zeit bleibt dabei oft gleich, sodass die sogenannte Schlafeffizienz abnimmt (Begriffserläuterungen s. **Tabelle 18-1**). Der junge Erwachsene erreicht eine Schlafeffizienz von 95%, schläft rasch ein (sog. Einschlaflatenz geringer als 15 Minuten) und erwacht selten. Dabei ist zu beachten, dass diese Zahlen größtenteils den Schlaf im Schlaflabor abbilden, nicht den Schlaf in der gewohnten Umgebung.

Der normale Schlaf wird im Wesentlichen von drei Systemen kontrolliert:
- dem vegetativen Nervensystem
- dem homöostatischen Prozess
- der zirkadianen Rhythmik des Menschen.

Die Auswirkung des vegetativen Nervensystems auf den Schlaf wird z.B. anhand einer abendlichen reichlichen Mahlzeit, abendlicher sportlicher Betätigung oder anhand von Schlaflosigkeit aufgrund von Schmerzen deutlich.

Der homöostatische Prozess ist der das systemische Gleichgewicht des Körpers erhaltende Prozess mit seinen wichtigen – wenn auch größtenteils unbekannten – restorativen Funktionen. Menschen werden entsprechend diesem Vorgang allgemein umso müder, je länger sie wach sind.

Die etwa 24 Stunden andauernde (zirkadiane) Rhythmik wird u.a. durch die Hell-Dunkel-Abfolge von Tag und Nacht beeinflusst und steuert viele physiologische Vorgänge, z.B. auch die Wachheit. In Bezug auf den Schlaf heißt das beispielsweise, dass eine Person, die entsprechend ihrer zirkadianen Rhythmik schläft, also nachts schläft und morgens erwacht, einen besseren Schlaf und eine höhere Wachheit erreichen wird, als wenn sie die gleiche Schlafdauer tagsüber schläft und abends erwacht.

18.2.2 Der gestörte Schlaf

Die Schlafstörungen werden eingeteilt in
- Insomnien (reduzierte Schlafdauer und -qualität)
- Hypersomnien (erhöhte Schläfrigkeit auch tagsüber)
- Parasomnien (schlafassoziierte Auffälligkeiten des Verhaltens und Erlebens, z.B. nächtliche Bewegungsstörungen)

Tabelle 18-1: Wichtige schlafmedizinische Begriffe (Auswahl).

Begriff	Erläuterung
Schlafeffizienz	Verhältnis der tatsächlichen Schlafdauer zur Dauer der für Schlaf vorgesehenen Zeit (objektive Messung durch Polysomnografie). *Subjektiv als gut wahrgenommener Schlaf hat meist eine Schlafeffizienz > 90%.*
Einschlaflatenz	Zeitdauer vom Start des Einschlafversuchs bis zum tatsächlichen Einschlafen. Tagesmüdigkeit und Schlafdefizite führen zu einer kurzen Einschlaflatenz. *Eine abendlich verlängerte Einschlaflatenz (entsprechend einer Einschlafstörung) senkt die Schlafeffizienz.*
Schlafarchitektur	Abfolge und Dauer der verschiedenen Schlafphasen (z.B. REM-Schlaf).
Schlafqualität	Die Güte von Schlaf lässt sich nach objektiven und subjektiven Kriterien bemessen. Objektive Merkmale sind unter anderem Schlafeffizienz, Einschlaflatenz und Anzahl und Dauer von Wachepisoden. Der wesentliche subjektive Bewertungsmaßstab ist die Erholsamkeit, die sich zu einem gewissen Grad aus den objektiven Schlafqualitätsmerkmalen ergibt, aber auch von anderen Faktoren beeinflusst wird.

- Störungen des Schlaf-Wach-Rhythmus (z. B. durch Schichtarbeit)
- schlafbezogene Atemstörungen (vor allem das sogenannte Schlaf-Apnoe-Syndrom)
- schlafassoziierte Bewegungsstörungen (z. B. Restless-Legs-Syndrom).

Nach der Ätiologie werden organische und nicht-organische Schlafstörungen unterschieden. Selbstverständlich gehen organische und nicht-organische Faktoren in der Verursachung oft Hand in Hand. Für die Palliative Care von überwiegender diagnostischer Bedeutung sind die Insomnien als Folge organischer Erkrankungen, die deswegen im Folgenden ausschließlich behandelt werden.

Gestörter Schlaf als Symptom oder Folge anderer Krankheitszustände oder Änderungen der Lebensumstände ist wesentlich häufiger als Schlafstörungen mit Diagnosewert nach ICD-10. Gestörter Schlaf kann z. B. aufgrund von postoperativen Schmerzen in der ungewohnten und verunsichernden Umgebung des Spitals auftreten. Ebenso ist gestörter Schlaf eine häufige Folge psychischer Belastung und kann auch ein Symptom von Depression sein. Gerade in der Palliative Care sollte im Sinne einer optimalen Symptomlinderung dem symptomatisch gestörten Schlaf hohe Priorität in der Behandlung beigemessen werden.

18.3 Epidemiologie und Ätiologie

Schlafstörungen betreffen je nach Grunderkrankung, Krankheitsstadium und Behandlungssetting 30–90 % der Palliative Care-Patienten. In einer Studie an 219 Patienten mit fortgeschrittener Krebserkrankung, die auf einer Palliativstation in Italien aufgenommen wurden, war der Schlaf sogar ausnahmslos bei allen Teilnehmern gestört. Das Spektrum der auftretenden Schlafstörungen ist breit und umfasst Ein- und Durchschlafstörungen, morgendliches Früherwachen, nicht-erholsamen Schlaf und exzessive Tagesmüdigkeit. Bei Krebspatienten weisen objektive Daten zu Schlafqualitätskriterien auf eine gestörte zirkadiane Rhythmik, verringerte Schlafeffizienz und häufigere nächtliche Wachphasen hin. In einer Studie an Krebspatienten führten 52 % der Betroffenen ihre Schlafstörung auf intrusive (d. h. belastende, schwer zu unterdrückende) Gedanken und 45 % auf körperliche Beschwerden zurück.

Ätiologisch sind Schlafstörungen in der Palliative Care folglich häufig multifaktoriell. Dabei spielen folgende Faktoren eine Rolle:

- personenbezogene Faktoren: Grunderkrankung, Komorbiditäten inkl. psychischer Erkrankungen, Symptomlast, Lebensalter, physische und psychische Resilienz, Umgang mit Palliativsituation, Strategien für Schlaflosigkeit usw.
- behandlungsbezogene Faktoren: Schmerz- und sonstige Symptomkontrolle, Medikation im Allgemeinen, Chemotherapie, Operationen usw.
- Kontext und Lebenssituation: Versorgung zu Hause oder im Spital, soziale Unterstützungs- oder Belastungsfaktoren, iatrogene Faktoren (z. B. standardmäßige nächtliche Kontrollen oder Medikamentengaben oder unzureichende Dosierungen von Schmerzmitteln über die Nacht). Letztere werden erfahrungsgemäß in der Palliative Care häufig übersehen.

Eine weitere hilfreiche Einteilung der zu einer Schlafstörung beitragenden Faktoren ist diejenige nach

- prädisponierenden Faktoren: z. B. genetische Einflüsse, Persönlichkeitscharakteristika, wie Neurotizismus oder maladaptiver Perfektionismus
- auslösenden Faktoren: akute Stressoren, Belastungen
- aufrechterhaltenden Faktoren: z. B. Schmerzen, Juckreiz, Übelkeit und maladaptive Verhaltensweisen (lange Bettzeiten oder Tagesschlaf), diese sind für die Entwicklung eines chronischen Schlafproblems entscheidend.

Auch wenn gestörter Schlaf in der Palliative Care oft direkt oder indirekt mit der die Palliativsituation auslösenden Gesundheitsproblematik verbunden ist, ist es doch wichtig, auch krankheitsunabhängige Faktoren in der ätiologischen Abklärung zu berücksichtigen. Führend ist dabei mangelnde Schlafhygiene, v.a. der übermäßige Genuss von koffeinhaltigen Getränken oder Alkohol und eine Beeinträchtigung der zirkadianen Rhythmik durch abendliche Bildschirmzeiten.

18.4 Pathophysiologie

Die führende pathophysiologische Theorie zur Insomnie ist das sogenannte **Hyperarousal-Modell,** nach der eine Übererregung auf kognitiver, emotionaler und physiologischer Ebene besteht, die zur Dominanz arousalvermittelnder Hirnareale gegenüber schlafinduzierenden Hirnarealen führt. Für die primäre, also nichtorganische Insomnie gibt es verschiedene Befunde, die diese Theorie stützen. Die Pathophysiologie der Schlafstörung im Bereich der Palliative Care ist noch weitgehend ungeklärt. Bei Krebserkrankungen werden die Wirkungen verschiedener Zytokine und Neurotransmitter sowie Orexin diskutiert. Bestimmte Zytokine könnten dabei sowohl eine Rolle in der Entwicklung von Schlafstörungen wie auch tumorassoziierter Fatigue spielen. Bei Orexin handelt es sich um ein im Hypothalamus gebildetes Peptidhormon, das u.a. eine zentrale Rolle in der Schlaf-Wach-Regulation des Menschen spielt. Sowohl bei der primären Insomnie wie auch bei symptomatischen Insomnien ist jedoch weitere Forschung notwendig, um ein pathophysiologisches Verständnis zu erreichen, das eine gezieltere Intervention ermöglichen würde.

18.5 Bedeutung und Prognose

Wie bereits in der Einführung erwähnt, können Schlaflosigkeit oder Schlafmangel massive Auswirkungen auf die Lebensführungen haben. Diese umfassen einerseits subjektive Auswirkungen wie Tagesmüdigkeit, Energiemangel oder Reizbarkeit, andererseits objektive Auswirkungen z.B. auf die Kognition. Bei Krebspatienten gibt es auch Hinweise auf eine Zunahme der Anzahl medizinischer Konsultationen und Hospitalisierungen. Chronischer Schlafmangel verursacht Erschöpfung und begünstigt die Entwicklung von Depressionen. Tagesmüdigkeit als Folge von Schlafstörungen wird oft mit Fatigue verwechselt (s. Kap. 6). Mehrere Autoren weisen hier darauf hin, dass bei Fatigue in der Regel ein Einschlafen mit kurzer Latenz möglich ist (sogar tagsüber), bei Schlafstörungen hingegen gerade nicht. Die Abgrenzung der Begriffe sowie der klinischen Phänomene voneinander ist aber nicht vollends vollzogen, sowie ihre mögliche Interaktion nur unzureichend verstanden.

Gerade im Bereich der Palliative Care stellt Schlaf einen wichtigen Resilienzfaktor dar: Einigermaßen zufriedenstellender Schlaf hilft, sich den vielfältigen Anforderungen, die eine schwere Erkrankung mit sich bringt, besser zu stellen. Schlaf kann in der Palliative Care auch eine „Insel der Ruhe" darstellen, da Symptome im Schlaf weniger wahrgenommen werden. Sechs Stunden Schlaf können sechs Stunden Symptomlinderung bedeuten, die Kraft für die Bewältigung des übrigen Tages geben. Bei der palliativen Sedierung wird letztlich dieses Prinzip ausgenutzt und ausgeweitet. Umgekehrt kann gestörter Schlaf zu Komplikationen führen, z.B. durch Erhöhung des Risikos für nächtliche Stürze bei Personen mit Gebrechlichkeit oder bei Einsatz von Schlafmitteln.

Ein wichtiger – aber oft vernachlässigter – Aspekt ist der Schlaf der Angehörigen. In einer systematischen Übersichtsarbeit zu Schlafstörungen bei pflegenden Angehörigen von Personen mit fortgeschrittenen Krebserkrankungen wurde die Häufigkeit von mittleren und schweren Störungen des Schlafs mit über 72% beziffert. Im Sinne einer gelingenden Palliative Care ist es deswegen sinnvoll, bei den Angehörigenbelastungen auch an Schlafmangel zu denken.

Zur Prognose der Insomnie im Kontext der Palliative Care lässt sich aufgrund der aktuell vorliegenden Literatur keine belastbare Aussage treffen. Die Prognose dürfte aber entscheidend dadurch beeinflusst sein, welche Faktoren beim jeweiligen Patienten in der Entwicklung und Aufrechterhaltung der Schlafstörung eine Rolle spielen, vor allem ob es sich um grundsätzlich beeinflussbare oder nicht beeinflussbare Faktoren handelt.

18.6 Beurteilung und Erfassung

Patienten in der Palliative-Care-Situation berichten selten spontan über Schlafstörungen. Gründe hierfür können eine enge Erwartungshaltung darüber sein, was Inhalt von Palliative Care ist, sowie die Auffassung, dass Schlafstörungen, die sich z. B. aus abendlichem sorgenvollen Gedankenkreisen entwickeln, selbstverschuldet sind, sodass sie dem medizinischen Hilfesystem nicht mitgeteilt werden sollten. Außerdem bestehen in Palliativsituationen häufig komplexe Krankheitsgeschichten, Lebenssituationen und Symptomlandschaften, in denen der gestörte Schlaf nur ein Problem unter vielen ist und deswegen in den Hintergrund gerät. Auch im Edmonton Symptom Assessment System (ESAS, s. Anhang 1), dem in der Palliative Care wahrscheinlich verbreitetsten Symptomerfassungsinstrument, werden zwar Erschöpfung und Schläfrigkeit erfasst, nicht aber die Schlafstörung. Insofern besteht die Gefahr, dass – selbst wenn ansonsten eine systematisierte Symptomerhebung erfolgt – Schlafstörungen in ihrer Bedeutung für den Patienten übersehen oder unterschätzt werden.

Aufgrund der Häufigkeit und der starken Auswirkung von Schlafstörungen auf das Wohlbefinden sollte routinemäßig aktiv nach der Schlafstörung gefragt werden. An die Screeningfragen zum Schlaf („Wie schlafen Sie?“, „Schlafen Sie gut?“ oder Ähnliches) schließt sich zur Vertiefung eine schlafspezifische Anamnese an. Diese erfordert zweifellos Zeit, ist aber die Grundlage für zielführende schlafhygienische Maßnahmen und kausale Therapieversuche und kann somit helfen, den Einsatz von Schlafmitteln zu minimieren. Wichtige Hinweise können sich auch aus der Fremdanamnese durch den Bettpartner ergeben.

Bereiche der schlafspezifischen Anamnese

- Art der Schlafstörung (Einschlaf-, Durchschlafstörung, morgendliches Früherwachen usw.)
- Beginn und Verlauf
- Vorstellungen zu prädisponierenden, auslösenden, aufrechterhaltenden Faktoren
- bisherige Diagnostik
- bisherige Behandlungsversuche inkl. Medikamente
- Bettzeiten und Regelmäßigkeit
- Verhalten, Emotionen und Gedanken vor dem Einschlafen
- Symptomlast während des (Ein-)Schlafens (Schmerz, Nausea, Pruritus usw.)
- Einschlafdauer (Schlaflatenz)
- Schlafunterbrechungen und Wachphasen
- Tagschlaf
- Außergewöhnlichkeiten während des Schlafs (Atempausen, Beinbewegungen, Alpträume usw.)
- Befinden tagsüber
- Auswirkungen der Schlafstörung auf die Leistung tagsüber
- Einstellungen und Kognitionen dem Schlaf gegenüber.

Die Methoden zur Messung von Schlaf und Schlafstörungen lassen sich in objektive Verfahren (wie Polysomnografie und Aktimetrie) und subjektive Verfahren (wie Symptom-Skalen und Schlaftagebuch) einteilen. Die objektiven Verfahren sind hauptsächlich Schlafmedizinern zugänglich und spielen deswegen in der Palliative Care eine untergeordnete Rolle. Bei den subjektiven Verfahren sind vor allem der Pittsburgh Sleep Quality Index (PSQI), der Insomnia Severity Index (ISI) und der Schlaffragebogen (SF-A) sowie Schlaftagebücher verbreitet. In der Palliative Care kommen diese Instrumente eher selten zum Einsatz, können jedoch gerade bei hartnäckigen Schlafstörungen die Erfassung und Verlaufsbeurteilung erleichtern.

18.7 Behandlung

Leider gibt es trotz des großen Einflusses von Schlafstörungen auf das Wohlbefinden kaum spezifische Evidenz zu ihrer Behandlung in der Palliative Care. Demzufolge orientiert sich die Behandlung grundsätzlich am Vorgehen außerhalb des Palliative-Care-Kontextes sowie an der klinischen Erfahrung. Als Besonderheiten sind in der Palliative Care dabei die oft begrenzte Lebenserwartung, reduzierte körperliche Konstitution, und die oft hohe Komplexität der weiteren medizinischen Maßnahmen zu berücksichtigen.

Zunächst muss zusammen mit dem Patienten eine Entscheidung getroffen werden, ob eine Behandlung angesichts der spezifischen Situation und des Lebenskontextes begonnen werden soll und – wenn ja –, wie und in welchem Umfang. Dabei ist von entscheidender Bedeutung, ob es sich eher um frühe Palliative Care handelt oder um Versorgung in der Terminalphase. Außerdem sind die Therapieziele unterschiedlich je nachdem, ob der Patient hauptsächlich an Schlaflosigkeit oder an Fatigue leidet (s. Kap. 6). Dementsprechend wird evtl. vordringlich an der Wachheit und Leistungsfähigkeit tagsüber gearbeitet werden.

Sofern die Entscheidung für eine Therapie der Insomnie getroffen wird, wird die Behandlung in der Palliative Care oft „aggressiver“ erfolgen als in anderen Zusammenhängen, da möglichst rasch eine Symptomlinderung erreicht werden soll. Unter „aggressiver“ Behandlung ist jedoch nicht zu verstehen, Nebenwirkungen einer Behandlung grundsätzlich zu ignorieren oder tolerieren. Allerdings werden bestimmte Risiken wie Entwicklung einer Hypnotikaabhängigkeit im Entscheidungsprozess anders gewichtet werden.

Die Behandlungsansätze der Insomnie lassen sich allgemein einteilen in kausale (spezifische) und in symptomatische Behandlungsversuche. Die kausalen Behandlungsversuche leiten sich unmittelbar aus den auslösenden oder aufrechterhaltenden Faktoren ab. Im Folgenden werden daher ausschließlich die direkt auf das Symptom Schlaf zielenden Therapieansätze betrachtet. Diese lassen sich einteilen in nicht-medikamentöse und medikamentöse Maßnahmen.

18.7.1 Nicht-medikamentöse Maßnahmen

Grundlage der nicht-medikamentösen Behandlung sind **Psychoedukation** über Schlaf und vor allem über den Nutzen der sogenannten Schlafhygiene für das Erreichen und Aufrechterhalten eines besseren Schlafs.

Schlafhygienische Maßnahmen

- regelmäßige Aufwachzeiten
- regelmäßige Zubettgehzeiten
- regelmäßige Schlafdauer
- körperliche Betätigung (jedoch nicht 2–4 h vor dem Einschlafen)
- Entspannung vor dem Zubettgehen
- Dunkelheit, Ruhe und angemessene Temperatur im Schlafzimmer
- kein Koffein und Nikotin abends
- Alkohol nur maßvoll und möglichst großer Abstand vor dem Einschlafen
- vor dem Schlafengehen nur wenig trinken
- nachts nicht auf die Uhr schauen
- Tagschlaf nach Möglichkeit vermeiden
- Nicht-Schlaf-Aktivitäten nicht im Bett ausführen (v.a. Medienkonsum).

Teil der Psychoedukation ist auch, über häufige fehlerhafte Kognitionen aufzuklären „Ich muss jetzt schlafen!“ und die Rolle der Angst davor, „wieder nicht einschlafen zu können!“ zu beleuchten. Die Bearbeitung solcher, sich selbst erhaltender Kreisläufe ist ein wesentliches Element der kognitiven Verhaltenstherapie bei gestörtem Schlaf. Aus der kognitiven Verhaltenstherapie der primären, nicht organischen Insomnie (KVT-I) ist weiterhin bekannt, dass Psychoedukation um Entspannungsverfahren (gedankliche und körperliche Entspannung), Stimuluskontrolle und Schlafrestriktion ergänzt werden sollte, um eine höchstmögliche Wirksamkeit zu erreichen.

Unter **Stimuluskontrolle** wird verstanden, dass bei chronischer Schlaflosigkeit bestimmte Umgebungsreize oder Verhaltensweisen, die normalerweise Teil des Einschlafverhaltens sind, über die Zeit mit Wachheit verknüpft wurden. Um dieser Verknüpfung entgegenzuwirken, sollte nur ins Bett gegangen werden, wenn man wirklich müde ist und schlafen will. Das Bett sollte auch nur zum Schlafen genutzt werden und nicht z. B. als Ort des Medienkonsums.

Bei **Schlafrestriktion** handelt es sich um ein Verfahren, dass auf die Verbesserung der Schlafeffizienz abzielt. Die Schlafrestriktion ist im eigentlichen Sinne eine Beschränkung der im Bett verbrachten Zeit. Gerade Personen in Palliativsituationen verbringen häufig weite Teile des Tages im Bett liegend. Ist dann die gewünschte abendliche Einschlafzeit gekommen, fehlt es an Müdigkeit, da auch tagsüber geschlafen wurde, und es besteht ein allgemeiner Überdruss für das Im-Bett-Sein, da langes Liegen als unangenehm empfunden wird. Selbstverständlich ist darauf zu achten, dass der Palliativpatient überhaupt zur Mitarbeit bei der empfohlenen Schlafrestriktion in der Lage ist. Außerdem sollte die Durchführung therapeutisch begleitet werden. Es empfiehlt sich auch, während des Therapieversuchs ein Schlaftagebuch zu führen.

Für die KVT-I liegen inzwischen Wirksamkeitsnachweise aus Metaanalysen zur primären, nicht-organischen Insomnie aber auch zur Insomnie bei verschiedenen anderen Erkrankungen vor, so z. B. Krebspatienten. Im Bereich der Palliative Care fehlt jedoch ein auf höhergradiger Evidenz beruhender Wirksamkeitsnachweis für KVT-I.

18.7.2 Medikamentöse Therapie

Die Anforderungen an ein ideales Hypnotikum sind lang: Förderung eines physiologischen Schlafmusters, kein Überhang am nächsten Morgen, keine Abhängigkeitsentwicklung und vieles andere mehr. Leider steht kein solch ideales Schlafmittel zur Verfügung. Außerdem ist zu berücksichtigen, dass zwar für mehrere Substanzen Wirksamkeitsnachweise in der Behandlung der primären nicht-organischen Insomnie vorliegen, jedoch nicht für die Insomnie im Kontext von Palliative Care. Trotzdem kann die pharmakologische Behandlung in der Palliative Care oft hilfreich sein, da sie idealerweise rasch zu einer Symptomlinderung führt.

Als Besonderheit bei der medikamentösen Therapie in der Palliative Care ist allerdings zu bedenken, dass angesichts oft komplexer medikamentöser Behandlung das Risiko von Medikamenteninteraktionen steigt. Vor allem sollte immer an die synergistisch sedierende und auch atemdepressive Wirkung von Opioiden und Schlafmitteln gedacht werden. Auch können sedierende Arzneimittel zur Entwicklung von Delirien beitragen. Bei allen Substanzen ist zudem das spezifische Sicherheitsprofil hinsichtlich unerwünschter Arzneimittelwirkungen und Kontraindikationen zu berücksichtigen.

Auch in der Palliative Care darf die regelmäßige Therapieüberwachung nach Gesichtspunkten von Wirksamkeit, Verträglichkeit und Patientenpräferenzen nicht außer Acht gelassen werden. Sofern die medikamentöse Therapie nicht mehr indiziert erscheint, sollte sie beendet werden. Dies kann selbst bei fortgeschrittenen Krankheitsbildern noch möglich sein, wie eine Studie an Patienten mit fortgeschrittener Krebserkrankung zeigen konnte. Bei etwa 100 Patienten wurde ein rascher Abbau der Schlafmittel (Benzodiazepine und das heutzutage kaum noch eingesetzte Chloralhydrat) vorgenommen. Ganz überwiegend kam es zu keiner Verschlechterung des Schlafs, wohingegen sich die Kognition signifikant besserte.

Grundsätzlich beruhen die medikamentösen Behandlungsansätze der Insomnie entweder auf Verstärkung der inhibitorischen GABAergen Neurotransmission (Benzodiazepine, Z-Substanzen) oder auf Senkung der wachfördernden Neurotransmission (Off-Label-Einsatz von Antidepressiva, Neuroleptika und Antihistaminika). Mechanistisch anders oder unklar wirken Phytotherapeutika, Melatoninpräparate und Orexinrezeptor-Antagonisten.

Benzodiazepine

Mehrere Benzodiazepine sind für die Behandlung von Schlafstörungen zugelassen. Sie unterscheiden sich vor allem hinsichtlich ihrer Halbwertszeit und dem Vorhandensein aktiver Metaboliten, was bei der Anwendung unbedingt berücksichtigt werden sollte. Eine kurze Halbwertzeit verringert das Risiko des Überhangs am Folgetag. Das Fehlen von aktiven Metaboliten wiederum senkt die Wahrscheinlichkeit von Kumulation und wirkt einer Sedierung tagsüber entgegen. Wenn immer möglich, sollte die Monotherapie mit nur einem Benzodiazepin erfolgen, d.h. nicht verschiedene Benzodiazepine z.B. zur Behandlung von Angst und Schlafmangel eingesetzt werden.

Obwohl Benzodiazepine bereits seit über 50 Jahren eingesetzt werden, fehlt noch immer spezifische höhergradige Evidenz zur Wirksamkeit in der Behandlung von Schlafstörungen in der Palliative Care. In der klinischen Praxis werden diese Substanzen jedoch mit Erfolg bei dieser Patientengruppe angewandt. Neben dem schlafanstoßenden, sedierenden Effekt wirken Benzodiazepine auch anxiolytisch, antikonvulsiv und muskelrelaxierend. All diese Wirkungen können in der Palliative Care grundsätzlich erwünscht sein. Durch Sedation und Muskelrelaxation steigt jedoch auch das Sturzrisiko, mit unter Umständen fatalen Konsequenzen bei gebrechlichen Palliativpatienten. Der Einsatz von Benzodiazepinen ist weiterhin mit dem Risiko von Toleranz- und Abhängigkeitsentwicklung verbunden. Benzodiazepine sind durch den Einsatz von Flumazenil antagonisierbar.

Z-Substanzen

Die Z-Substanzen (Zolpidem, Zopiclon; sowie die nicht in der Schweiz zugelassenen Zaleplon und Eszoplicon) entfalten ihre hypnotische Wirkung ebenso wie die Benzodiazepine durch Bindung am $GABA_A$-Rezeptor. Durch ein anderes Bindungsverhalten an den Rezeptoruntereinheiten sind die Z-Substanzen jedoch kaum muskelrelaxierend, anxiolytisch oder antikonvulsiv wirksam. Auch für den Einsatz der Z-Substanzen gibt es in der Palliative Care keinen spezifischen Wirksamkeitsnachweis. Aktuell wird Zopiclon in einer Studie bei Patienten mit fortgeschrittenen Krebserkrankungen getestet, es liegen aber noch keine Ergebnisse vor. Der Einsatz von Z-Substanzen beruht also auf Evidenz und Erfahrung in anderen Bereichen. Ebenso wie bei Benzodiazepinen ist beim Einsatz der Z-Substanzen ihre Halbwertszeit im Körper zu berücksichtigen. Zolpidem weist bei gesunden Menschen etwa eine Halbwertszeit von 2,5 h auf, sodass ggf. auf die retardierte Darreichungsform zurückgegriffen werden sollte, um auch Durchschlafstörungen mitzubehandeln. Auch bei Z-Substanzen kann es zu Toleranz- und Abhängigkeitsentwicklung kommen. Wie die Benzodiazepine sind die Z-Substanzen durch Flumazenil antagonisierbar.

Antidepressiva

Verschiedene sedierende Antidepressiva werden in der Behandlung der Schlafstörung als Off-Label-Behandlungen eingesetzt. In der Regel ist beim Einsatz gegen Schlafstörungen die Dosierung deutlich niedriger als bei antidepressiver Indikation. Häufig verwendete Substanzen sind Mirtazapin (3,75–7,5 mg) und Trazodon (25–100 mg). Bestimmte trizyklische Antidepressiva (Doxepin, Trimipramin, Amitryptilin) können im Einzelfall ebenfalls eingesetzt werden. Während für den Einsatz auf Schlafstörungen allgemein begrenzte positive Daten vorliegen, die den Einsatz dieser Substanzen unterstützen, fehlt auch für sie spezifische Evidenz im Bereich der Palliative Care. Allgemein dürfte die Wirksamkeit der beschriebenen Antidepressiva auf den Schlaf geringer sein als die der Benzodiazepine und Z-Schlafmittel. Auch beim Einsatz von Antidepressiva zur Behandlung von Schlafstörungen kann es zum morgendlichen Wirküberhang kommen.

Neuroleptika

Auch verschiedene sedierende Neuroleptika werden als Off-Label-Therapie bei Schlafstörungen eingesetzt. Im Einzelfall kann hierzu in der Palliative Care eine Rationale bestehen, z. B. bei Schlafstörung und deliranter Symptomatik. Unter den modernen, sogenannten atypischen Neuroleptika haben vor allem Olanzapin und Quetiapin sedierende Eigenschaften. Allgemein werden Neuroleptika aber zur Behandlung von Schlafstörungen außerhalb psychotischer Erkrankungen nicht empfohlen. Es liegt auch keine spezifische Evidenz für Wirksamkeit vor.

Antihistaminika

ZNS-gängige Antagonisten an Histamin-H1-Rezeptoren sind teilweise rezeptfrei erhältlich und induzieren Müdigkeit. Höhergradige Evidenz zu ihrer Wirksamkeit fehlt jedoch. Auch dürfte sich rasch eine Toleranz gegenüber der schlafanstoßenden Wirkung entwickeln.

Melatonin

Melatonin ist in der Schweiz und Europa zur kurzzeitigen Behandlung der Insomnie bei Personen über 55 Jahre zugelassen. Die Wirkung der Behandlung dürfte jedoch ähnlich wie beim Melatoninrezeptoragonisten Ramelteon (Zulassung als Schlafmittel in den USA) und dem melatonergen Antidepressivum Agomelatin in der Palliative Care nicht ausreichen, um einen standardmäßigen Einsatz zu rechtfertigen. Melatonin ist als Schlaf-Reservemedikament ungeeignet, da der Einsatz entsprechend der zirkadianen Rhythmik der körpereigenen Melatoninausschüttung erfolgen muss.

Phytotherapeutika

Bei den Phytotherapeutika kommen vor allem Baldrian, Melisse und Passionsblume zum Einsatz. Entsprechende Präparationen sind frei verkäuflich erhältlich und allgemein gut verträglich. Es liegt allerdings allgemein kein überzeugender Wirknachweis vor. Auch in einer Studie zur Behandlung von Schlafstörungen bei Chemotherapie war Baldrian dem Plazebo nicht überlegen.

Opioide

Besserer Schlaf kann ein Indikator für eine wirksame Schmerztherapie sein. Die Muttersubstanz der Opioide, das Opium, wird aus Schlafmohn (Papaver somniferum) gewonnen und hat schlafanstoßende, sedierende Wirkungen (vgl. Einsatz von Tinctura Opii als Schlafmittel). Im Opium ist jedoch eine Vielzahl verschiedener Wirksubstanzen enthalten, was in modernen Opioiden nicht der Fall ist. Auch wenn die Evidenzlage insgesamt gering ist, gibt es doch Anhaltspunkte für eine Beeinträchtigung objektiver Schlafparameter durch Opioide. Daraus leitet sich ab, dass moderne Opioide über ihre analgetische und auch zentral entspannende Wirkung zwar einen wichtigen Beitrag zur Schlafförderung in der Palliative Care leisten können, aber keinesfalls als Schlafmittel im engeren Sinne eingesetzt werden sollten.

Cannabis

Zwei Studien bei Krebspatienten fanden keine Überlegenheit gegenüber Plazebo bei der Wirkung auf den Schlaf. Weitere Studien sind notwendig, um den Stellenwert der Cannabinoide zur Schlafförderung in der Palliative Care zu bestimmen.

18.8 Zusammenarbeit mit Pflegenden und anderen Fachärzten

Pflegende haben gegenüber Ärzten zumindest im stationären Setting den großen Vorteil, während des Schlafs eines Patienten tatsächlich anwesend zu sein. Jede Nacht sind sie an der Gestaltung eines schlaffördernden Stationsmilieus und an der Gestaltung der individuellen Nachtruhe beteiligt. Auch werden sie im täglichen pflegerischen Umgang Tagesmüdigkeit, Erschöpfung oder Tagschlaf viel eher bemerken. Insofern können Pflegende wertvolle Hinweise auf ein mögliches Schlafproblem, in Bezug auf die Schlafanamnese und auf geeignete Maßnahmen zur Schlafverbesserung geben. Umgekehrt können Pflegende Rückmeldung geben, welche Auswirkungen bestimmte Maßnahmen (z.B. eine Veränderung der Schmerztherapie oder nächtliches Monitoring) auf den Schlaf haben. Durch das interprofessionelle Miteinander kann so für den Schlaf viel erreicht werden.

Schlafmedizin ist ein Fachgebiet, das sich aus den Expertisen verschiedener Disziplinen entwickelt hat: Pulmologie, Neurologie, Psychiatrie und anderen. Dies folgt aus der Breite der Ursachen sowie den unterschiedlichen Diagnostik- und Behandlungsansätzen bei Schlafstörungen. Besteht der Verdacht auf eine spezifische Ursache, können die zuständigen Fachdisziplinen somit sehr zur Abklärung und Behandlung eines Schlafproblems beitragen. Allerdings sollte in der Palliative Care die Notwendigkeit aufwändiger Diagnostik wie Polysomnografie natürlich kritisch reflektiert werden. Gerade bei chronischen Verläufen ist auch die Zusammenarbeit mit einem in der verhaltenstherapeutischen Behandlung von Schlafstörungen geübten ärztlichen oder psychologischen Psychotherapeuten zu empfehlen.

Take-home-message

- Schlafstörungen sind bei fortgeschrittenen Erkrankungen insbesondere Krebserkrankungen häufig.
- Schlafstörungen führen u.a. zu verminderter Leistungsfähigkeit bis hin zur Erschöpfung und haben deswegen auf das Wohlbefinden einen großen Einfluss.
- Zur Entwicklung der Schlafstörung tragen prädisponierende, auslösende und aufrechterhaltende Faktoren bei; deren Erfassung ist wichtig zur Initiierung einer spezifischen Therapie.
- Schlafhygiene und andere nicht-medikamentöse Maßnahmen sind bei der Behandlung von Schlafstörungen wirksam.
- Die medikamentöse Therapie von Schlafstörungen erfolgt mit Benzodiazepinen oder Z-Schlafmitteln, seltener als Off-Label-Behandlung mit sedierenden Antidepressiva.

Literatur

[1] Bruera E, Fainsinger RL, Schoeller T, Ripamonti C. Rapid discontinuation of hypnotics in terminal cancer patients: a prospective study. Ann Oncol. 1996 Oct;7(8):855–6. https://doi.org/10.1093/oxfordjournals.annonc.a010766

[2] Chen D, Yin Z, Fang B. Measurements and status of sleep quality in patients with cancers. Support Care Cancer. 2017 Oct 23;26(2):405–14. https://doi.org/10.1007/s00520-017-3927-x

[3] Davidson JR, MacLean AW, Brundage MD, Schulze K. Sleep disturbance in cancer patients. Social Science & Medicine. 2002 May;54(9):1309–21. https://doi.org/10.1016/S0277-9536(01)00043-0

[4] Davis MP, Goforth H. Fighting Insomnia and Battling Lethargy: The Yin and Yang of Palliative Care. Curr Oncol Rep. 2014 Feb 18;16(377):1–18. https://doi.org/10.1007/s11912-014-0377-1

[5] Gentry MT, Atherton PJ, Lapid M, Rosen PS, Kung S, Richardson J, et al. Effects of a multidisciplinary quality of life intervention on sleep quality in patients with advanced cancer receiving radiation therapy. Palliat Support Care. 2019 Sep 26;5:1–7.

[6] Hirshkowitz M. Normal human sleep: an overview. Med Clin North Am. 2004 May;88(3):551–65. https://doi.org/10.1016/j.mcna.2004.01.001

[7] Induru RR, Walsh D. Cancer-Related Insomnia. Am J Hosp Palliat Care. 2013 Jul 28;31(7):777–85. https://doi.org/10.1177/1049909113508302

[8] Jakobsen G, Engstrøm M, Paulsen Ø, Sjue K, Raj SX, Thronæs M, et al. Zopiclone versus placebo for short-term treatment of insomnia in patients with advanced cancer: study protocol for a double-blind, randomized, placebo-controlled, clinical multicenter trial. Trials; 2018 Dec 27;19(1):1–9.

[9] Maltby KF, Sanderson CR, Lobb EA, Phillips JL. Sleep disturbances in caregivers of patients with advanced cancer: A systematic review. Palliat Support Care. 2017 Feb;15(1):125–40. https://doi.org/10.1017/S1478951516001024

[10] Mercadante S, Adile C, Ferrera P, Masedu F, Valenti M, Aielli F. Sleep disturbances in advanced cancer patients admitted to a supportive/palliative care unit. Support Care Cancer. 2017 Apr;25(4):1301–6. https://doi.org/10.1007/s00520-016-3524-4

[11] Mücke M, Weier M, Carter C, Copeland J, Degenhardt L, Cuhls H, et al. Systematic review and meta-analysis of cannabinoids in palliative medicine. J Cachexia Sarcopenia Muscle. 2018 Apr;9(2):220–34. https://doi.org/10.1002/jcsm.12273

[12] Riemann D, Baum E, Cohrs S, Crönlein T, Hajak G, Hertenstein E, et al. S3-Leitlinie Nicht erholsamer Schlaf/Schlafstörungen. Somnologie; 2017;21(1):2–44. https://doi.org/10.1007/s11818-016-0097-x

19 Schmerzen

Steffen Eychmüller

19.1 Einführung

19.1.1 Das multidimensionale Schmerzkonzept

> „Fear of pain and what we do about it may be more disabling than pain itself." [22]

Schmerzen zu haben ist eine komplexe Erfahrung: sensorische, motorische, kognitive und emotionale Reize und Faktoren bilden zusammen „den Schmerz". Wenn Schmerzen gemessen werden, beispielsweise mit einer VAS-Skala, wird das Gesamtphänomen gemessen, und man weiß wenig über den dominanten Faktor. Wenn Schmerzen behandelt werden, müssen sowohl die betroffene Person als auch die Behandler die beteiligten Faktoren möglichst gut verstehen. Eine Analgetikagabe *kann* aber *muss* nicht die adäquate Therapieform sein. Die Angst ist beim Schmerz der häufigste Co-Faktor und braucht besondere Aufmerksamkeit.

Fallvignette

Stellen Sie sich vor: Sie leiden an einem fortgeschrittenen malignen Lymphom und spüren am Morgen beim Aufwachen in der rechten Leiste einen stechenden Schmerz, der auch nach Umlagerung nicht verschwindet. An dieser Stelle hatten Sie bisher keinerlei Beschwerden, bei der letzten onkologischen Kontrolle hieß es, dass „alles im Griff sei". Der morgendliche Schmerz hat massive Folgen: Sie beginnen, die schmerzhafte Region abzutasten, und sind sich nicht sicher, ob Sie eine leichte Schwellung verspüren, die Ihnen bisher nicht aufgefallen war. Sie verlassen das Bett und stellen beim Umkleiden fest, dass die linke und rechte Seite in der Leiste nicht symmetrisch aussehen. Beim Frühstück besprechen Sie Ihre neue Sorge nicht mit Ihrem Ehepartner, da Sie diesen nicht zusätzlich beunruhigen wollen nach all den emotionalen Wellen in den letzten Monaten. Sie gehen zur Arbeit, versuchen, sich abzulenken, und trotzdem kehren die Gedanken immer wieder zu diesem Schmerz zurück, den Sie bei genauerer Beobachtung bzw. beim Hineinfühlen in sich selbst nun permanent, zwar in abgeschwächter, aber doch in deutlich wahrnehmbarer Form spüren. Bis zur Mittagszeit sind Sie kaum in der Lage, sich voll auf Ihren beruflichen Alltag zu konzentrieren und Sie entschließen sich, Ihren Hausarzt wegen der zunehmenden Angst um ein neu aufflammendes Tumorgeschehen aufzusuchen.

In der geschilderten Situation spiegelt sich sehr vieles von dem wider, was über die Pathophysiologie, aber auch über die systemischen Zusammenhänge bei persistierenden (früher: chronischen) Schmerzen bekannt ist. Neben dem sog. multidimensionalen Schmerzkonzept (nach [1]) mit den vier Hauptbereichen Nozizeption, Kognition, Emotion und soziales Umfeld stellen heute weitere wichtige Phänomene wie die Schmerzsensibilisierung die Pfeiler für ein modernes Schmerzverständnis dar (**Abbildung 19-1**).

Ein wesentlicher dieser Pfeiler ist die Rolle der Angst bei der Schmerzwahrnehmung. Christopher Brown [3] publizierte einen viel beachteten Artikel in der Zeitschrift Pain zur Schmerzmodulation durch Erwartungen und Unsicherheit und konnte klare Zusammenhänge zwischen Angst und Unsicherheit und im Weiteren dann zwischen Unsicherheit und Schmerzintensität feststellen. Dies korrespondiert sehr gut mit der lange bekannten Erkenntnis, dass die Angst oft deutlich mehr invalidisiert als der Schmerz selbst ([10]: „Fear is more disabling than pain“). Die Rolle und das Ausmaß der Angst sind bei Schmerzbehandlungen in der Palliative Care ganz besonders zu beachten.

Ein weiterer Pfeiler dieses Schmerzverständnisses ist die Kenntnis der engen Verbindung zwischen Schmerz, Angst, aber auch der Depression und der Schlafstörung. Diese unheilvollen Zusammenhänge stützen sich auf wesentliche Erkenntnisse der Neuropsychologie im Rahmen der sog. Schmerzmatrix [2]. Klinisch sind diese Zusammenhänge sehr relevant: lässt sich der Schmerz nicht bessern, entsteht Hilflosigkeit und getriggert durch die Angst sehr rasch auch die Demoralisierung bzw. eine Depression (s. Kap. 21). „Rien ne va plus“, „Das wird nie wieder besser“ sind vorherrschende Gefühle, die tags und nachts zermürben.

19.1.2 Salutogenese in der Schmerzbehandlung

Neben dem eher defizitorientierten Schmerzverständnis haben sich in den letzten Jahren aber auch hoffnungsvolle Erkenntnisse, insbesondere bei der Bewältigung der Schmerzsituationen, herauskristallisiert. Den eher „biologisch sinnlosen“ Mechanismen der peripheren und zentralen Sensibilisierung bei persistierenden Schmerzen (Nebenbemerkung: Diese Mechanismen beginnen teilweise schon Stunden nach einer ersten Schmerzepisode!) hat unser Gehirn im Rahmen der neuronalen Plastizität [23] auch Heilsames entgegenzusetzen. Diese Mechanismen werden heute unter den Schlagwörtern Neuroenhancement, funktionaler neuronaler Plastizität oder auch Relearning propagiert und basieren auf her-

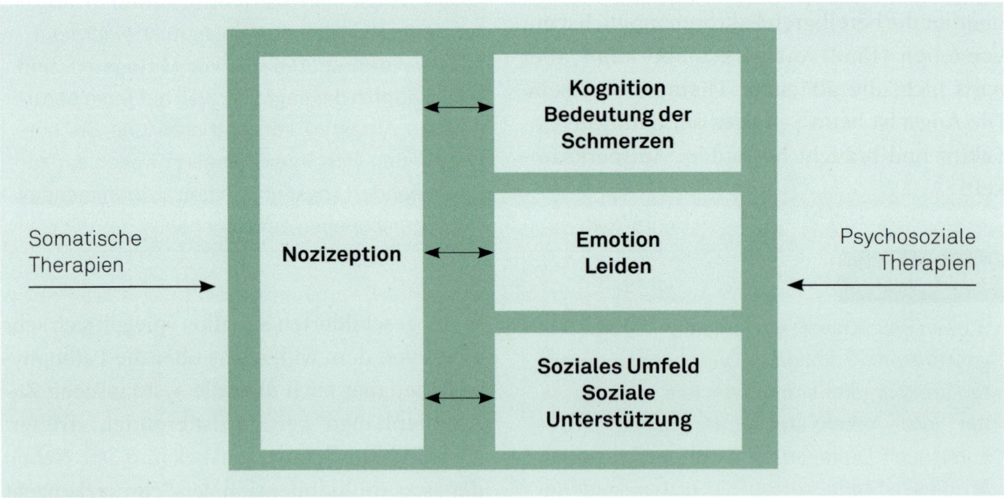

Abbildung 19-1: Multidimensionales Schmerzkonzept.

vorragenden neuropsychologischen und neurophysiologischen Erkenntnissen [26]. Diese Mechanismen weisen nun in eine Richtung, die die Konzepte der Salutogenese für die Schmerzbewältigung wirksam werden lassen. Den Umgang mit den Schmerzen, d.h. die Auswirkung des Schmerzes auf unser Denken, Fühlen und Handeln, können wir teilweise selbst beeinflussen. Das hat wenig mit purem Positivismus zu tun, sondern folgt z.B. auch den Erkenntnissen des Stressmanagements. Wir nutzen den „sense of coherence" der Salutogenese als Hilfe zur Selbsthilfe und damit zur Bekämpfung von Angst und Hilflosigkeit: Betroffene (und die Behandler) müssen den Schmerz bzw. die Schmerzursachen und Faktoren gut verstehen und teilen das Wissen über das multidimensionale Schmerzkonzept („Verstehbarkeit"). Es wird gemeinsam nach Möglichkeiten der Selbstbehandlung gesucht, insbesondere für Schmerzkrisen, sei es die selbstgesteuerte Einnahme von Schmerzmedikamenten oder nicht-medikamentöse Maßnahmen („Handhabbarkeit").

Beispiele hierfür sind die systematische Nutzung von Relaxation bis hin zur Selbsthypnose, die bewusste Ablenkung durch soziale Kontakte oder aktive Imagination oder das Training zur schrittweisen Umlenkung der Aufmerksamkeit und damit Desensibilisierung. Es ist klar, dass all diese Maßnahmen in der Palliative Care immer im Kontext einer existenziell bedrohlichen und sehr vulnerablen Situation gesehen und die Erwartungen entsprechend angepasst werden müssen.

Weitere wesentliche therapeutische Impulse auf ähnlicher Grundlage kommen in den letzten Jahren aus den Bereichen der Komplementärmedizin, die zunehmend Bedeutung auch in der Schulmedizin finden. Achtsamkeit oder noch konkreter die Vorgehensweisen der sog. achtsamkeitsbasierten Stressreduktion (Mindfulness-Based Stress Reduction, MBSR) entwickeln sich auf der Grundlage der neurophysiologischen Erkenntnisse zu wesentlichen Pfeilern einer selbstgesteuerten Schmerzbehandlung oder in größerem Umfang zu wesentlichen Stützen der sog. multimodalen Schmerzprogramme.

Diese Erkenntnisse sind sehr wesentlich für die Erfassung der aktuellen Schmerzsituation. Anamnestisch wird deshalb gefragt nach (nach [18]):

- Wer ist diese Person?
- Was sind ihre Stressoren/Ängste?
- Wie interferiert der Schmerz mit dem aktuellen Leben?
- Welche Haupteinflussfaktoren gibt es?
- Was kann die Person selbst zur Beeinflussung tun?
- Was möchte/erhofft die Person von uns?

Bei dieser Erfassung geht es also darum, die Möglichkeit der Selbstwirksamkeit der betroffenen Person ebenso zu evaluieren wie ihre teilweise vielfältigen Ängste und Sorgen, wie sie in der eingangs erwähnten Geschichte beispielhaft spürbar werden.

Wie wichtig diese Erfassung ist, zeigen verschiedene Studien zur Wirksamkeit der Schmerztherapie bei schwerkranken bzw. sterbenden Patienten (u.a. [15]). Wesentliche Faktoren für Erfolglosigkeit der Schmerztherapie waren hierbei Gefühle der Hilflosigkeit, ungenügendes Selbstmanagement des Patienten beim Gebrauch der Analgetika, ungenügende Information der Angehörigen, wenig Kommunikation mit Fachpersonen und Team sowie unbefriedigende Betreuung von Grundbedürfnissen.

19.1.3 Persistierender Schmerz und das „Total-Pain"-Konzept

Die Multidimensionalität von Schmerzen ist in der Palliative Care bekannt unter dem Titel des sog. „Total Pain", eines Konzepts, welches C. Saunders formuliert hatte, um die Dimensionen der Gesamterfahrung des Schmerzes mit körperlichen, emotionalen, sozialen und spirituellen Anteilen zu beschreiben [21]. Sinnvollerweise erweitert man dieses Total-Pain-Konzept mit einer weiteren Idee von C. Saunders, der sog. „Unit of Care". Dies bedeutet, dass die Schmerzen und die damit verbundenen Auswirkungen nicht nur den Patienten, sondern auch die Angehörigen und die Behandler betreffen. Angst ist – wie oben gezeigt – hierbei ein besonders virulenter Faktor, der die Schmerzsituation bei Schwerkranken zunehmend beherrschen kann und der leider durch alleinige analgetische Medikation nicht entscheidend beeinflusst wird.

Ein wesentlicher Unterschied des sog. Total Pain im Vergleich zum persistierenden Schmerz (früher chronischer Schmerz) ergibt sich durch besonders erschwerende Faktoren für den Betroffenen: Bei weit fortgeschrittenen Leiden sind die kognitiven Fähigkeiten häufig herabgesetzt und die Kommunikationsfähigkeit ist eingeschränkt. Die körperliche Schwäche als Hauptsymptom im Rahmen der Fatigue lässt oft nur wenig aktives Coping zu, existenzielle Ängste mischen sich in die alltagsfixierten Ängste, der Stress der Angehörigen verstärkt sich durch viele unerledigte Geschäfte. Häufig steht nur noch sehr wenig Zeit für die Planung eines längerfristigen Vorgehens bzw. Erlernen und Nutzen von Selbsthilfemaßnahmen oder aufwändige physio- oder psychotherapeutische Maßnahmen zur Verfügung.

19.2 Beurteilung und Erfassung

19.2.1 Schmerzassessment

Schmerzkategorien

Sollen die Schmerzen wirkungsvoll behandelt werden, müssen wir sie gut verstehen. Neben der Erfassung des individuellen Erlebens der Schmerzen (s. Kap. 19.1) hat sich eine Einteilung nach Schmerzdiagnosen gemäß dem beteiligten sensorischen System als sinnvoll erwiesen. Die wesentliche Unterscheidung liegt hierbei im nozizeptiven und neuropathischen Schmerz (**Tabelle 19-1**).

Nozizeptive Schmerzen:

- somatisch:
  - kontinuierlich oder intermittierend
  - oft nagend, bohrend
  - gelegentlich krampfartig
  - präzise lokalisiert
  - Mechanismus: nozizeptive Rezeptoren werden angeregt, beispielsweise durch direkten Gewebeschaden (z. B. Fraktur, aber auch durch Knochenmetastasen).
- viszeral (Eingeweideschmerz):
  - konstant
  - bohrend, drückend, krampfartig

Tabelle 19-1: Die Schmerzdiagnose.

Schmerzkategorie	Schmerzcharakter	Herkunft
nozizeptiv-somatisch	lokal, umschrieben, Druck, Ziehen, Bohren	Haut Knochen Muskeln
nozizeptiv-viszeral		Brust und Bauchorgane
neuropathisch	brennend, einschießend	Nerven/Plexus
Für alle Kategorien: Unterteilung in • Ruheschmerz • inzidentaler Schmerz • bewegungsabhängig oder lageabhängig.		

- in der Regel schlecht lokalisiert, gelegentlich übertragen (in das zugehörige Dermatom) oder ausstrahlend
- Mechanismus: nozizeptive Rezeptoren werden angeregt, beispielsweise durch intraabdominelle Metastasen oder Lebermetastasen.

Neuropathische Schmerzen:

- dysästhetische Schmerzen (Deafferenzierung), z. B. postherpetische Neuralgie:
  - konstantes Brennen
  - manchmal ausstrahlend
- neuralgische Schmerzen, z. B. Trigeminusneuralgie, Plexusinfiltration durch Tumor:
  - plötzlich elektrisierende Brennschmerzen
  - scharf einschießende Schmerzen.

Insbesondere nozizeptive Schmerzen können z. B. durch bestimmte Bewegungen oder Körperlagen ausgelöst/verstärkt werden. Dies wird als inzidentaler Schmerz bezeichnet.

Gemäß dieser Aufteilung ergibt sich auch eine Stratifizierung der medikamentösen Maßnahmen, wobei deutlich wird, dass insbesondere der neuropathische Schmerz für viele medikamentöse Maßnahmen nur schwer zugänglich ist. Dies liegt überwiegend daran, dass die pathophysiologischen Mechanismen bei der Genese des neuropathischen Schmerzes sehr stark den Mechanismen der Schmerzsensibilisierung (peripher und zentral) ähneln bzw. damit identisch sind, welche aufgrund der multiplen Mechanismen einer monofaktoriellen, d. h. Single-Drug-Therapie nur wenig zugänglich sind. In der Palliative Care sind sogenannte gemischte Schmerzen, d. h. ein Mix aus Charakteristika von nozizeptiven und neuropathischen Schmerzen, häufig.

Systematik der Schmerzerfassung: die 7 Dimensionen

Geläufig sind bei der Schmerzanamnese die Erfassung von:

- zeitlichem Ablauf
- Lokalisation
- Schmerzqualität
- Intensität
- Begleitzeichen
- auslösenden Umständen (insbesondere Beeinflussung durch Bewegung bzw. Ruhe)
- intensivierenden und lindernden Faktoren.

Messung der Schmerzintensität

Die Angaben des Patienten sind die wichtigste Informationsquelle bei der Schmerzerfassung. Das gebräuchlichste Instrument ist die VAS (Visual Analogue Scale, visuelle Analog-Skala). Aber auch numerische und verbale Skalen sind nützlich. Worte, Finger und andere Methoden sind ebenfalls Wege, um Schmerzintensitäten zu messen (**Abbildung 19-2**).

Bei lange bestehenden Schmerzen zeigt die Messung der Schmerzintensität oft eine Verschiebung der Schmerzschwelle: Auf der VAS-Skala werden z. B. selten oder nie Intensitäten unter „5" angegeben. Dies ist ein Indikator für das Ausmaß der Sensibilisierung des Schmerzleidens im Rahmen der neuronalen Plastizität. Es ist wenig sinnvoll, bei diesen Patienten die Evaluation der Behandlung nur aufgrund des Verlaufs der Intensität zu machen; es kann sogar kontraproduktiv sein, bei Menschen mit Schmerz-Sensibilisierung die Schmerzintensität repetitiv abzufragen, da damit nur die Hilflosigkeit dokumentiert und zementiert wird. Hilfreicher ist in dieser Situation, das individuell akzeptable Schmerzniveau zu bestimmen und vor allem auch den Verlauf der wichtigsten Auswirkungen zu evaluieren, also z. B. auf den Schlaf, die Stimmung die Anzahl sozialer Kontakte, und auf Alltagsfunktionszustand im Allgemeinen.

Bei kognitiv eingeschränkten Patienten ist die Bestimmung der Schmerzintensität oft nur als Fremdeinschätzung möglich. Hierfür gut validierte Messinstrumente sind z. B. die ECPA oder DoloPlus für den französischen und italienischen Sprachgebrauch (s. Anhang 4).

Auch ein Schmerzverlaufsblatt kann verwendet werden (s. Anhang 3).

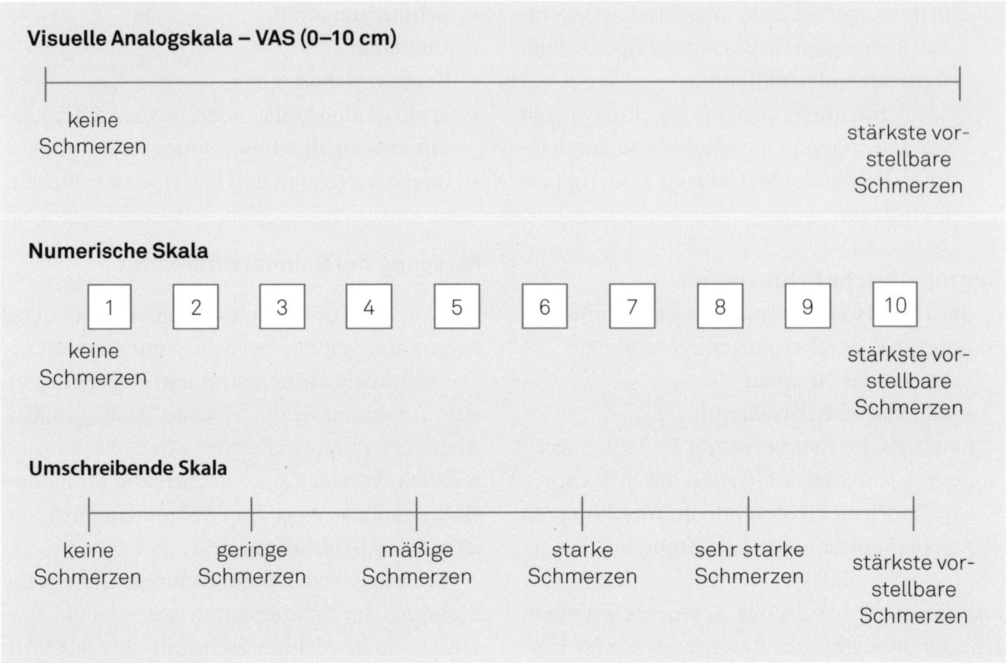

Abbildung 19-2: Schmerzmessinstrumente.

19.2.2 Die Auswirkungen der Schmerzen

Die Auswirkungen des Schmerzes auf den muskulären/statischen Bereich werden gezielt erfragt und untersucht:

- Veränderung der Bewegungsabläufe
- Schmerzverstärkung
- Schonhaltung
- Muskelverkürzung
- Asymmetrie
- Atrophie usw.

Häufig kommt es zu lokalen, teilweise aber auch zu generalisierten Verspannungszuständen, die ebenfalls einem monofaktoriellen Therapieansatz mit Analgetika wenig zugänglich sind. Hier empfiehlt sich eine besondere Aufmerksamkeit bzgl. der Möglichkeiten zur Beeinflussung des Muskeltonus, von lokalen Maßnahmen (Wärme, Massage, Anästhesie) bis hin zu generalisierter Muskelrelaxation (z.B. nach Jacobson), aber auch Akupunktur, Wickel oder weitere Entspannungsverfahren (inkl. Hypnose).

Um ein besseres Verständnis der Gesamtschmerzsituation zu erreichen, sind folgende weitere diagnostische Schritte erforderlich bzw. hilfreich:

- Erfassung der Auswirkungen des Schmerzes auf die Alltagsfunktionen (ADL) (vgl. [18])
- Erfassung der Auswirkung des Schmerzes auf den Schlaf
- bisherige Erfahrungen mit Analgetika
- Ängste vor dem Gebrauch stark wirksamer Analgetika („Morphinmythos")
- ggf. kulturelle Besonderheiten (Bedeutung der Schmerzen)
- spirituelle Aspekte (Stressoren, möglicherweise aber auch Ressourcen)
- bisherige Selbsthilfemaßnahmen und deren Auswirkung
- bildgebende Maßnahmen (häufig MRI wegen Beurteilung von Weichteilkomponenten).

19.3 Grundlagen der medikamentösen Schmerztherapie

19.3.1 Empfehlung zum Vorgehen

1986 wurde von der WHO das inzwischen auch für andere Schmerzarten anerkannte WHO-Stufenschema für Krebsschmerzen entwickelt. Es gibt viele Diskussionen darüber, ob dieses Stufenschema, von Experten als edukatorisches Konzept entwickelt, heute noch volle Gültigkeit haben kann, insbesondere auch im Bereich der Palliative Care. 2018 folgte eine Neufassung der Empfehlungen, die sich auf wissenschaftliche Evidenz abstützen, und ebenfalls nur für Schmerzen infolge Krebserkrankungen Gültigkeit haben. So findet sich beispielsweise neu in diesen Empfehlungen die Integration der Radiotherapie als Single-Dose bei schmerzhaften Knochenmetastasen.

Das frühere Stufenschema wird in dieser Neuausgabe zwar noch für die Einteilung der Analgetika, jedoch nicht mehr als Instrument für die klinische Praxis empfohlen. Vielmehr wird ein Vorgehen je nach Schmerzart empfohlen. Je nach Schmerzursache empfehlen sich NSAR (z. B. bei entzündlicher Schmerzkomponente) oder Paracetamol weiterhin als Analgetika der ersten Wahl, jedoch können sich auch stark wirksame Opioide der „Stufe 3“ nach gewissenhafter Evaluation der zu behandelnden Person als Start-Analgetika empfehlen.

Insbesondere durch die Erkenntnisse der frühen Sensibilisierung von Schmerzen bereits Stunden nach Auftreten eines Schmerzreizes mit möglicherweise katastrophalen Folgen wird heute nicht nur in der postoperativen Schmerzbehandlung, sondern auch in der Palliative Care ein Einsatz der Analgetika nach dem Motto *„nicht kleckern, sondern klotzen“* bei neu aufgetretenen starken Schmerzen befürwortet. Ganz wesentlich ist hierbei eine hervorragende Patienteninformation zur Steigerung der Selbstwirksamkeit bzw. des Selbstmonitorings durch den Patienten (s. Kap. 19.1.2), aber auch ein Screening bzgl. Suchtgefährdung, insbesondere bei guter Überlebensprognose.

Weiterhin empfohlen wird in den WHO-Guidelines von 2019 das Vorgehen zum praktischen Vorgehen: *„by mouth“*, *„by the clock“* und neu ergänzt durch *„for the individual“* (beispielsweise unterschiedliche individuelle Dosis bei Durchbruchschmerzen) und *„with attention to details“* (beispielsweise variable Gabe der Morgen- oder Abenddosis in Abhängigkeit der individuellen Gewohnheiten/Aktivitäten).

19.3.2 Einteilung der Schmerzmittel

Eine Übersicht über Schmerzmittel nach WHO gibt **Tabelle 19-2** (aus WHO Guidelines 2019).

Schmerzmittel „WHO-Stufe 1“= Nicht-Opioide

In dieser Stufe finden sich Nicht-Opioide und damit Analgetika, die zusätzlich auch entzündungshemmend und/oder fiebersenkend wirken. Typische Beispiele sind Paracetamol, Acetylsalicylsäure, Metamizol, aber auch nichtsteroidale Antirheumatika wie Diclofenac oder Ibuprofen.

Möglicherweise limitierend für all diese Medikamente ist, dass sie an denselben Stellen der umfangreichen Entzündungskaskade, und zwar bei der Umwandlung von den Phospholipiden zu den Prostaglandinen einwirken, jedoch ohne direkte Wirkung auf die Mastzelldegranulation und Kapillardilatation. Dies bedeutet für die klinische Praxis, dass nur ein sehr frühzeitiger Einsatz, z. B. bei der Kompression eines Rückenmarknervs im Rahmen einer Diskusprotrusion, pathophysiologisch Sinn macht, deutlich weniger aber, wenn bereits ein ausgeprägtes lokales Ödem und volle Aktivierung aller beteiligten Mediatoren stattgefunden haben.

Cox-2-Hemmer

Bei der Schmerz- und Entzündungshemmung durch nicht-steroidale Antiphlogistika hat die Suche nach dem sog. „guten“ Medikament

Tabelle 19-2: Einteilung der Schmerzmittel (adaptiert nach WHO Guidelines 2019, S. 25).

Medikamentengruppe	Medikamentenklasse	Beispiele
Nicht-Opioide	Paracetamol	• Paracetamol p. o., rektal, parenteral
	NSAR	• Ibuprofen p. o. • Ketorolac p. o., parenteral • Acetylosalicylsäure p. o., parenteral
Opioide	schwache Opioide	• Codein: p. o. • Tramadol: p. o., rektal, parenteral
	starke Opioide	• Morphin: oral, parenteral, rektal • Hydromorphon: oral, parenteral • Oxycodon: oral • Fentanyl: transmuccosal, parenteral, transdermal • Buprenorphin: subligual, parenteral, transdermal • Methadon: oral, rektal, parenteral

ohne wesentliche gastrointestinalen Nebenwirkungen oder Auswirkungen auf die Nierenfunktion leider keine überzeugenden Ergebnisse erbracht. Für die antiinflammatorische Wirkung eines Analgetikums wäre eine selektive Hemmung des sog. Cox-2-Enzyms (Cox: Cyclooxygenase) hilfreich, allerdings hat diese Entwicklung viele anderweitige Probleme, wie z. B. die fehlende Wirkung auf die hämostatische Funktion (Thrombozytenaggregation), oder andere nicht primär erwartete Nebenwirkungen (hepatisch, kardiologisch) mit sich gebracht. Aus diesem Grund ist klar, dass insbesondere nicht-steroidale Antirheumatika nur kurzzeitig, d. h. über max. 1–2 Wochen, oder allenfalls intermittierend (rezidivierend für einige Tage) klinisch eingesetzt werden sollten.

Paracetamol

Das Thema der Hemmung des Cox-2-Coenzyms betrifft auch die weiterhin wenig klare Wirkung des Paracetamols. Obwohl weltweit seit Jahrzehnten milliardenfach verkauft und im Einsatz, bleibt die Wirkungsweise weiterhin im Nebel. Klinisch fanden sich durchaus Hinweise für eine Cox-2-Hemmung [9], andererseits werden auch zentrale Mechanismen des Paracetamols, z. B. im Rahmen des Cannabinoid-Systems, diskutiert. Relevant für die klinische Praxis sind bei Paracetamol folgende Merkpunkte:

- Die Lebertoxizität von Paracetamol ist relevant insbesondere bei Vorschädigung: sie tritt meistens in der ersten Behandlungswoche auf, und ist insbesondere bei Dosen ab 4 g/d und bei jüngeren Patienten einer der Hauptgründe für ein Leberversagen mit Transplantationsindikation!
- Paracetamol ist bei chronischen Schmerzen nicht besser wirksam als Plazebo, insbesondere bei langdauernden Wirbelsäulenschmerzen.
- Wegen der flachen Dosis-Wirkungskurve sind 3 × 500 mg/d gleich wirksam wie 3 × 1000 mg/d.

Metamizol

Metamizol dagegen hat keine antiinflammatorische Wirkung, wobei der Wirkmechanismus insgesamt weitgehend unbekannt ist. Eine spasmolytische Wirkung auf die glatte Muskulatur scheint unbestritten. Hinweise auf kardiovaskuläre Probleme gibt es nicht. Die Gefahr der Agranulozytose wird in der Literatur sehr unterschiedlich angegeben: die Inzidenz liegt zwischen ca. 1:1500 und 1:1 Million Anwendungen. In den neuen WHO- Empfehlungen von 2018 findet sich Metamizol nicht.

Schmerzmittel „WHO-Stufe 2" = schwach wirksame Opioide

Diese Stufe wurde immer wieder revidiert, und dies wird auch in der Zukunft so sein. Fanden sich früher sog. schwache Opioide, d.h. morphinähnliche Stoffe, die teilweise zu stark wirksamen metabolisiert werden (z.B. Codein zu Morphin), so werden heute auch niedrige Dosierungen stark wirksamer Opioide in dieser Stufe subsumiert, wobei die Definition „niedrig" sehr unscharf ist.

In dieser Gruppe findet sich gemäß der WHO-Guidelines nur das **Codein** als „kleines Morphin" (ca. 10-mal weniger wirksam). In der Palliative Care wird Codein überwiegend als Antitussivum mit gutem Erfolg eingesetzt. In anderen Empfehlungen gehören zu den schwachen Opioiden auch Analgetika vom Typ **Tramadol** oder **Tapentadol** als Vertreter einer Medikamentengruppe, die mit verschiedenen Rezeptoren, z.B. Noradrenalin, interagiert. Dies erklärt teilweise auch deren gutes Ansprechen bei gemischten nozizeptiven-neuropathischen Schmerzen (aber auch überraschende zentrale Nebenwirkungen). Weitere Medikamente wie **Pethidin** oder auch **Tilidin** sind heute einerseits wegen der Abususgefahr, andererseits aber auch wegen der Dosislimitierung infolge relevanter Nebenwirkungen klinisch weniger im Einsatz. In der Palliative Care gibt es keine klaren Guidelines für den Einsatz dieser Medikamente.

Cave

Die Zuordnung von Tapentadol zu den schwachen Opioiden ist nicht einheitlich. Es ist zu beachten, dass Tapentadol im Unterschied zu Tramadol Betäubungsmittel-rezeptpflichtig ist.

Beispiele für eine Medikation der Stufe 1 oder 2

Paracetamol (500 mg p.o.) alle 6 h und 500 mg in Reserve bei Schmerzdurchbrüchen (Maximaldosis 4000 mg/24 h), kontraindiziert bei Leberschädigung.

Dihydrocodein in der Schweiz als Analgetikum z.B. Codicontin® ret. Tbl. 60 mg oder Codein als Mischpräparat mit Paracetamol: Co-Dafalgan®.

Tramadol (50 mg p.o.) alle 6–8 h regelmäßig und 15–25 mg in Reserve maximal stündlich bei Schmerzdurchbrüchen. Tramadol ist erhältlich in Tropfenform, als retardierte Kapseln und als s.c.- oder i.v.-Injektionslösung. Tramadol wirkt auch neben der Bindung an Opioidrezeptoren auf noradrenerge und serotoninerge Rezeptoren, was bei manchen Patienten zu starker Nausea oder orthostatischen Beschwerden führt, aber zu meist weniger Nausea und Obstipation im Vergleich zu stark wirksamen Opioiden.

Schmerzmittel „WHO-Stufe 3"= stark wirksame Opioide

Medikamente dieser Stufe sind **Morphium, Hydromorphon, Oxycodon, Fentanyl, Buprenorphin** und **Methadon.** Eine klare Differenzialindikation dieser verschiedenen Opioidanalgetika für bestimmte klinische Situationen gibt es nicht. Wesentlich bei diesen Medikamenten ist, dass die Wirkorte zentral sind, d.h. im Gehirn und Rückenmark, wobei es Hinweise gibt, dass bei stark entzündeten peripheren Läsionen (z.B. Hautulzera) auch peripher Opioidrezeptoren exprimiert werden, die dann analgetisch besetzt werden können.

Die Wahl des Applikationsweges

Auch das Prinzip *„by mouth"* erfährt insbesondere bei weit fortgeschrittenen Leiden Modifikationen. Bestehen Schluckbeschwerden, Nausea und/oder eine Darmobstruktion, wird dieses Prinzip verlassen und frühzeitig auf eine parenterale Applikation der Medikation umgestellt. Der subkutane Applikationsweg ist dabei praktisch und sicher. Die einzelnen stark wirksamen Opioide werden weiter unten besprochen.

Bei weit fortgeschrittenen Leiden mit lokalisierten Schmerzen im Bereich des Abdomens, des Beckens und der unteren Extremitäten, sowie bei schlecht tolerierten Nebenwirkungen einer systemischen Therapie, kann die intrathekale Gabe von Opioiden trotz des apparativen Aufwands eine sinnvolle Option sein.

19.4 Weitere medikamentöse und nicht-medikamentöse Maßnahmen der Schmerztherapie

19.4.1 Invasive Schmerztherapie

Eine häufige Diskussion insbesondere bei Schmerzbehandlungen bei schwerkranken Menschen mit ausgeprägtem Nebenwirkungsprofil (vor allem negative Auswirkungen auf die Kognition!) ist die Frage der rückenmarknahen Therapie. Hierbei wird unterschieden zwischen intrathekaler und periduraler/epiduraler Medikamentenapplikation. Intrathekal bedeutet die Gabe der Medikamente in den Spinalraum, synonym wird der Begriff „spinale" Medikamentenapplikation verwendet. Eine besonders gute Indikation in der Palliative Care ist ein Schmerzgeschehen im Ausbreitungsgebiet lumbaler Spinalnerven. Beispiele hierfür sind Tumoren oder Metastasierungen im Bereich des kleinen Beckens oder der lumbalen Wirbelsäule. Der Vorteil ist die geringere systemische Wirkung (z. B. Verstärkung der Müdigkeit oder auch der Obstipation), eher nachteilig sind der häufig hohe apparative und technische Aufwand mit Störanfälligkeit (was meistens am Wochenende ohne Anwesenheit eines kompetenten Schmerzteams geschieht!) sowie die Infektionsgefahr, insbesondere bei tunnelierten-nichtimplantierten Systemen.

Als Medikamente werden sowohl peridural als auch intrathekal Opioide, und hierbei überwiegend Morphin oder Sufentanil, mit oder ohne Kombination von Lokalanästhetika und/oder Clonidin verwendet. Die Medikamentengabe erfolgt über eine externe oder implantierte Pumpe kontinuierlich, mit oder ohne Bolusfunktion.

19.4.2 Co-Analgetika

Insbesondere im Bereich der neuropathischen Schmerzen wurden über die letzten Jahrzehnte verschiedene Versuche mit sog. Co-Analgetika (**Tabelle 19-3**) unternommen. Wesentliche Stoffklassen sind die Antidepressiva, Antikonvulsiva und Kortikosteroide. Hierzu fehlen überwiegend große randomisierte Studien. Dies gilt ganz besonders für den Einsatz bei weit fortgeschrittenen Leiden, nicht nur bei Tumorleiden, sondern auch bei fortgeschrittenen neurodegenerativen Erkrankungen.

Bei den **Antidepressiva** wird häufig Amitriptylin in niedriger Dosierung (z. B. 10–25 mg), teilweise evidenzbasiert, eingesetzt, bei den **Antikonvulsiva** Carbamazepin, Gabapentin oder Pregabalin. Bei Letzterem wird zusätzlich zur neuropathischen analgetischen Wirkung auch noch eine angstmindernde Wirkung diskutiert und beobachtet.

Bei den **Kortikosteroiden** findet als universaler „Joker" in der Palliative Care häufig Dexamethason Einsatz, um insbesondere Schwellungszustände oder Schmerzen aufgrund von Neurokompressionen zu verbessern. Steroide sind deshalb auch Teil der Empfehlungen der WHO-Guidelines von 2019.

Mit Ausnahme von Kortikosteroiden können die erwähnten Co-Analgetika nicht parenteral verabreicht werden. Dies wird bei Schluckstörungen zu einem limitierenden Faktor. Ebenso sind häufig andere Nebenwirkungen wie Schwindel, Adynamie und Mundtrockenheit wegen der multiplen Symptome einer weit fortgeschrittenen Erkrankung in der Palliative Care nur schwer evaluierbar. Weniger ist deshalb manchmal mehr: lieber ein oder zwei Analgetika mit guter Evaluierbarkeit des Effekts als zusätzliche Co-Analgetika, deren Effekt häufig nur schwierig bestimmt werden

Tabelle 19-3: In der Palliativmedizin gebräuchliche adjuvante Analgetika („Co-Analgetika“).

Medikament	Indikation	Bemerkungen	Initiale Dosis	Wirksamer Dosisbereich
Kortikosteroide (KS)	Skelett-, viszerale und neuropathische Schmerzen	• vermindern Ödeme z. B. bei Hirndruck, Rückenmarkskompression • häufige Nebenwirkungen bei länger dauernder Verwendung, minimale wirksame Dosis suchen und gezielt bezüglich Nebenwirkungen überwachen	• empirisch • Dexamethason 4–8 mg[1], 1- bis 2-mal täglich p. o. oder s. c., dann rasch reduzieren bzw. ausschleichen	• empirisch • nach Beginn der KS Reduktion der Dosis bis zur kleinsten noch wirksamen Dosis
Trizyklische Antidepressiva	neuropathische Schmerzen (dysästhetisch)	• analgetischer Effekt kann schon nach 24–72 h bemerkbar sein • am meisten Erfahrung existiert mit Amitriptylin • die adjuvante analgetische Wirkung von SSRI ist schlecht dokumentiert	• Amitriptylin 10–25 mg p. o. am Abend • ein Versuch von 7–10 Tagen mit genauer Überwachung der Nebenwirkungen kann nötig sein	Amitriptylin 25–75 mg p. o. am Abend
Antikonvulsiva				
• Carbamazepin	neuropathische Schmerzen	Blutbildkontrollen! Vorsicht bei gleichzeitiger knochenmarkstoxischer Tumortherapie	100 mg p. o. 2-mal/d	langsam bis 400 mg 8-stündlich steigern
• Gabapentin[2]			Start 100 mg p. o. 3-mal/d	bis 3600 mg steigerbar
• Pregabalin		• registriert für diabetische Neuropathie und Zosterneuralgie • Überlegenheit gegenüber Carbamazepin und Gabapentin nicht bewiesen		bis 450 mg steigerbar
• Benzodiazepine	Muskelspasmen	ohne gesicherte analgetische Wirkung bei Muskelspasmen häufig eingesetzt		
Bisphosphonate	• Knochenschmerzen (als Analgetikum Off-Label) • Indikationen: tumorbedingte Hyperkalzämie; Knochenmetastasen; multiples Myelom	• Verminderung des Frakturrisikos • nur für Patienten mit Lebenserwartung ≥ 2–3 Monate	• Zoledronat (Zometa®) 4 mg • Pamidronat (Aredia®) 30–90 mg • Ibandronat (Bonviva®) 2–4 mg (vgl. Herstellerangaben)	

[1]Dexamethason: Die wirksame und tolerierte Dosis ist individuell. In Einzelfällen können auch sehr hohe Anfangsdosen (20–40 mg) indiziert sein, die dann allerdings nur kurz, d. h. wenige Tage eingesetzt werden. [2]Antikonvulsiva, insbesondere Gabapentin, haben einen interindividuellen Schwelleneffekt. Gute Verträglichkeit vorausgesetzt, muss die Dosis daher unter Umständen hochgesteigert werden, bis die Wirkung eintritt, respektive die Unwirksamkeit erwiesen ist.

kann. Die besten „Co- Analgetika" sind in diesen Situationen meist nicht-medikamentöse Maßnahmen wie Wärme, Einreibungen, Wickel, Angstreduktion und physikalische Maßnahmen wie TENS (transkutane elektrische Neurostimulation).

In der Onkologie ist die Verabreichung von **Bisphosphonaten** sowohl für die Indikation Schmerzreduktion, insbesondere bei Knochenschmerzen, aber auch zur Verminderung von Spontanfrakturen (pathologische Frakturen) sowie bei Hyperkalzämie verbreitet. Verschiedene randomisierte Studien ergeben ein eher heterogenes Bild des klinischen Benefits im Vergleich zu Aufwand und Nebenwirkungen. Allgemein kann erwähnt werden, dass der analgetische Nutzen von Bisphosphonaten deutlich früher eintritt (teilweise bereits nach wenigen Tagen) im Vergleich zur frakturminimierenden Wirkung. Somit ist insbesondere bei der Anwendung in der Palliative Care die sekundär-präventive Indikation der Frakturverminderung eher selten im Vordergrund. Diesbezüglich wird davon ausgegangen, dass eine Überlebenszeit von ca. 6 Monaten minimal vorhanden sein muss. Als primäres „Analgetikum" sind Bisphosphonate u.a. auch wegen der Problematik des Vorgehens bei Niereninsuffizienz eher nicht indiziert.

19.4.3 Cannabis-Produkte

Bisher finden Cannabinoide überwiegend Einsatz bei neurodegenerativen Erkrankungen, und hier besonders zur Behandlung von Muskelspasmen. Es ist sicher, dass hier noch lange weitergeforscht wird, zu attraktiv erscheint das Cannabinoid-Rezeptorsystem bei der Beeinflussung von Schmerzzuständen. Das Problem ist die mangelnde Selektivität sowie der meist von plakativen Äußerungen geprägte gesellschaftliche und politische Diskurs. Besonders relevant scheint hier die Unterscheidung von Cannabisprodukten mit oder ohne Tetrahydrocannabinol (THC). Cannabisprodukte mit einem THC-Gehalt von < 1 % haben keine relevante psychoaktive Wirkung und fallen in der Schweiz deshalb nicht unter das Betäubungsmittelgesetz. Cannabisprodukte wie Cannabidiol (CBD) scheinen ebenfalls relevante zwar nicht direkt analgetische aber stressreduzierende und entspannende Wirkungen zu haben, sind aber bisher wenig systematisch untersucht. In verschiedenen Studien weltweit wurde Cannabis bzw. das teilsynthetisch produzierte Tetrahydrocannabinol (Dronabinol®) untersucht. Eine klare Empfehlung konnte sich hieraus nicht ableiten lassen, teilweise wurde ein geringerer Bedarf an Stufe-3-Opioiden festgestellt sowie eine deutliche Verbesserung der muskulären Relaxation. Neben den pharmakologischen und politischen Aspekten spielt der Umstand eine große Rolle, dass das Verfahren der Herstellung von THC-armen Cannabinoiden aus rechtlichen Gründen (Reinheit, konstanter THC-Gehalt) sehr aufwändig und damit extrem teuer ist. Wegen seiner Wirkung auf andere pharmakologische Ziele wie etwa die 5-HT3-Rezeptoren wird Cannabis in der Palliative Care auch im Zusammenhang mit der Behandlung schwerer Nausea und zur Appetitstimulation diskutiert. Für beide Bereiche fehlen klare klinische Studien, um die Wirksamkeit zu belegen. Soll Cannabis in der klinischen Behandlung eingesetzt werden, muss in der Schweiz ein individualisierter Antrag an das BAG zur Verschreibung und individuellen Zulassung gestellt werden (Bundesamt für Gesundheit [BAG], Schwarztorstrasse 96, 3007 Bern). Eine Ausnahmebewilligung wird gemäß BAG nach heutiger Gesetzgebung meist erteilt.

Bewilligungen werden meist erteilt bei chronischen Schmerzzuständen, z.B. bei neuropathischen oder durch Krebs verursachten Schmerzen; bei Spastik und Krämpfen, die durch Multiple Sklerose oder andere neurologische Krankheiten ausgelöst werden; bei Übelkeit und Appetitverlust im Falle einer Chemotherapie.

19.4.4 Konkomitierende Radiotherapie

Die Domäne der konkomitierenden Radiotherapie sind schmerzhafte ossäre Metastasen. Als Prinzip hat sich das Vorgehen in höherer Dosierung (Einzeldosis ca. 4–8 Gy) und damit Abkürzung der Sitzungsfrequenz (in der Regel 1- bis 5-mal) im palliativen Setting etabliert. Dies führt häufig zu einer guten Analgesie, jedoch von kurzer Wirkungsdauer (einige Wochen), selbstverständlich auch abhängig von der Wachstumsdynamik des Tumorleidens. Für die Radiotherapie gilt Ähnliches wie für die Bisphosphonat-Therapie: Es handelt sich de facto um eine „retardierte" Therapieform, mit einem Wirkungseintritt frühestens nach einigen Tagen. Zusätzlich ist diese Therapieform meistens vom Vorhandensein eines Zentrumsspitals abhängig. Gute Indikationen für eine konkomitierende Radiotherapie aus schmerztherapeutischer Sicht sind:

- schmerzhafte Knochenmetastasen mit guter Korrelation von Schmerzort und Lokalisation der Metastase(n)
- Schmerzen bei spinaler Kompression
- Plexusinfiltrationen
- schmerzhafte Hautmetastasen
- Kopfschmerz/Hirndruck bei Zerebralmetastasen oder Primärtumoren.

19.4.5 Weitere nicht-medikamentöse Maßnahmen

Wesentliche Therapieansätze, insbesondere aus dem Bereich der **Achtsamkeit** und **Relaxation**, wurden bereits erwähnt (s. Kap. 19.1.2). Insbesondere bei sehr guter Vorerfahrung mit komplementär-medizinischen Maßnahmen sollten diese mit den oben beschriebenen Maßnahmen kombiniert, aber auch auf Wechselwirkungen hin jeweils individuell evaluiert werden.

Ein großes Feld zusätzlicher Maßnahmen ergibt sich in der **Physiotherapie**. Dies umfasst z. B. bei neuropathischen Schmerzen den Einsatz von TENS (transkutane elektrische Neurostimulation). Dieses Verfahren hat den großen Vorteil, dass die Kontrolle über die Stimulationsfrequenz und -dauer voll in den Händen des Betroffenen liegt. Im Bereich der Palliative Care spielen auch in Zusammenarbeit mit der Physiotherapie verschiedene Techniken der Lagerung, der Mobilisation, aber auch der Einsatz von Hilfsmitteln eine wichtige Rolle. Ganz besonders ist hierbei eine gute Instruktion des Betroffenen und des Umfeldes bzgl. Belastungsgrenzen, beispielsweise als Vorgabe eines Zeitlimits bei körperlicher Bewegung, eine entscheidende Rolle.

19.5 Therapie mit Opioiden

19.5.1 Analgetische Wirkung der Opioide

Opioide hemmen die Übertragung bzw. Ausschüttung von exzitatorischen Neurotransmittern an den Synapsen des nozizeptiven Systems. Gleichzeitig aktivieren sie deszendierende hemmende Neurone im ZNS, was einen wesentlichen Effekt bei der Schmerzregulation hat (sog. „Gate Control"). Auch bei der Schmerzempfindung, also im emotionalen Bereich, können Opioide Günstiges leisten. Es finden sich verschiedene Rezeptoren im Thalamus, im limbischen System und an verschiedenen Stellen des Kortex, welche insbesondere klinisch im Sinne einer Anxiolyse wirken bis hin zur Euphorie. Letztere Wirkungen können dann auch zu Nebenwirkungen werden, indem die Vigilanz vermindert wird, bis hin zu Verwirrung. Ein wesentliches Phänomen bei den Opioiden mit Ausnahme von Methadon ist die Entwicklung einer Toleranz, d. h. der Notwendigkeit der Gabe höherer Dosen bei längerem Opioidgebrauch.

In der Peripherie, d. h. außerhalb des ZNS, dominieren Nebenwirkungen, die teilweise den Einsatz von Opioiden einschränken. Neben der Verzögerung der Magenentleerung durch Pyloruskonstriktion kommt es zu reduzierter Motilität und allgemein einem erhöhten Tonus im

Magen-Darm-Trakt mit klinischer Konsequenz einer Obstipation[3]. Durch Erhöhung des Tonus des Blasenschließmuskels kann es zu einer Harnretention kommen. Weitere Nebenwirkungen sind Orthostase, Hautrötung und Juckreiz durch Histaminfreisetzung sowie Mundtrockenheit.

19.5.2 Opioidrezeptoren

Das Wissen um verschiedene Opioidrezeptoren nimmt über die Jahre exponentiell zu. Dies wird aber leider nicht von einem wesentlichen Gewinn an Behandlungssicherheit beziehungsweise einer klaren Differenzialindikation begleitet, da teilweise mehr Fragen als Antworten generiert werden. Auch eine Genotypisierung zur prätherapeutischen individualisierten Testung des Ansprechens auf Opioide konnte bisher die Erwartungen nicht erfüllen. Das klinische Phänomen, dass bestimmte Patienten auf ein Opioid besonders gut reagieren, während sie bei einem anderen Opioid, korrekt dosiert, nahezu keine Wirkung erleben, findet seinen Niederschlag wahrscheinlich in einem ausgeprägten Polymorphismus verschiedener Rezeptoren. Der Hauptrezeptor für die Opioidbindung ist der **μ-Rezeptor.** An diesem sowie an den weiteren Rezeptoren **κ** und **δ** binden die meisten bei uns verwendeten Opioide wie Morphin, Hydromorphon, Oxycodon, Fentanyl und Buprenorphin. Ein weiterer Opioid-Rezeptor ist der sog. **NMDA** (N-Methyl-D-Aspartat), der u.a. eine wesentliche Rolle bei der Schmerzsensibilisierung spielt und an dem Methadon interagiert.

Für den klinischen Bereich spielt die Unterscheidung von Agonisten und Antagonisten bzw. partiellen Agonisten keine wesentliche Rolle (diese Aussage mögen uns Klinische Pharmakologen verzeihen). Wesentlich wichtiger ist aus klinischer Sicht die Affinität bzw. intrinsische Aktivität. Die **Affinität** beschreibt die Bindungsfreudigkeit eines Opioides an die Opioidrezeptoren. Die **intrinsische Aktivität** gibt die „Stärke" (Wirkstärke) eines Opioids an. Diese intrinsische Aktivität ist Voraussetzung für das Zustandekommen und die Intensität aller Opioidwirkungen, also der analgetischen, aber auch anderer Wirkungen. Diese anderen Wirkungen am Opioidrezeptor sind vielfältig (s. Kap. 19.5.1) und lassen sich einerseits mit den zentralen Wirkungen (neben der Analgesie die Euphorie, aber auch letztendlich die Atemdepression bei hoher Dosierung), andererseits mit peripheren Wirkungen wie der Verstopfung beschreiben.

19.5.3 Opioidnebenwirkungen

Eine fehlende oder ungenügende Prophylaxe der obligaten Nebenwirkungen, insbesondere in den ersten Tagen einer Opioidtherapie, ist neben der zu hohen Initialdosis, einer zu raschen Steigerung und einer unzureichenden Information bzgl. des „Morphinmythos" der häufigste Grund für einen Therapieabbruch oder eine „Opioid-Unverträglichkeit".

Begleitmedikation

Unangenehme Nebenwirkungen einer Schmerzbehandlung mit Opioiden müssen gelindert werden! Daher sollten alle Patienten, die mit einer Opioidtherapie beginnen, eine **Begleitmedikation** erhalten:

Laxanzien:

- prophylaktischer Einsatz obligatorisch
- Kombination eines stimulierenden Laxans (Sennapräparate, Natriumpicosulfat) mit einem Weichmacher (Lactulose, Lactitol), also z.B. Sennapräparate p.o. abends oder Natriumpicosulfat 10–20 Trpf. morgens und abends, sowie Lactitol 3 × 10 ml/d als Initialdosis
- Alternative: regelmäßige Gabe eines Macrogolpräparats (s. Kap. 16)
- die Dosis kann erhöht werden, bis der Patient zumindest jeden zweiten oder dritten Tag einen Stuhlgang hat (s. Kap. 16).

---

3 Anmerkung: Opioide wurden initial in der Seefahrt als Anti-Diarrhö-Mittel eingesetzt!

Antiemetika:

- prophylaktischer Einsatz umstritten, von einzelnen Autoren empfohlen
- Metoclopramid (Paspertin®, Primperan®, Gastrosil®): bei Bedarf 10 mg p.o. oder s.c., 4- bis 6-mal/d während der ersten 3–4 d
- Haloperidol (Haldol®): bei Bedarf 0,5–1,0 mg p.o. oder s.c., wenn nötig stündlich bei massivem Brechreiz, oder prophylaktisch 2- bis 3-mal/d während der ersten 3–4 d (vgl. Kap. 23 und Anhang 5).

Hyperalgesie und Allodynie

Die Hyperalgesie und die Allodynie sind pathophysiologisch bisher unbefriedigend erklärte Opioidnebenwirkungen. Sie treten bei höheren Dosen oder bei schneller Dosissteigerung auf. Sie werden in ihrer Häufigkeit unterschätzt. Man muss sie deshalb gezielt suchen, um sie anzugehen und um sie nicht mit ungenügender Analgesie zu verwechseln. Die ersten Maßnahmen bestehen in einer adäquaten Hydrierung und einer Dosisreduktion bzw. in einem Opiatwechsel (s. Kap. 19.5.6).

Opioidtherapie bei Niereninsuffizienz

Viele Opioide, inklusive ihrer Metaboliten, werden renal ausgeschieden. Bei einer Niereninsuffizienz müssen sie deshalb reduziert werden. Auch wenn die wissenschaftliche Evidenz gering ist, wird für die Praxis folgendes Vorgehen empfohlen:

1. Bei GFR < 60 ml/h Dosisreduktion von Morphin um 50 %; auch bei allen anderen Opioiden verstärktes Monitoring!
2. Bei Unterschreiten einer GFR von < 30 ml/h entscheidet die klinische Situation über das Vorgehen bezüglich Opioide:
   - in der Sterbephase kein Opioidwechsel, sondern Gabe von nicht-retadiertem Morphin in Einzeldosen mit längerem Intervall (bspw. alle 6 Stunden, zusätzlich Reservedosen), da weiterhin bestes Opioid zur Behandlung der Dyspnoe in der Sterbephase;
   - außerhalb der Sterbephase: Wechsel auf ein alternatives Opioid empfohlen
3. Wechsel auf alternatives Opioid bei Niereninsuffizienz:
   - Allgemein: bei jedem Wechsel auf ein anderes Opioid muss in den ersten 24 Stunden der Anwendung ein verstärktes Monitoring der Atmung und des kognitiven Zustands erfolgen. Auch die weitgehend unabhängig von der Niere ausgeschiedenen Opioide (Fentanyl, Buprenorphin, Methadon), oder solche mit weniger atemdepressiven Metaboliten (bspw. Hydromorphon, Oxycodon) können Nebenwirkungen verursachen!
   - Fentanyl: meist als transdermales System TTS; kurzwirksames Fentanyl (IV, SC oder buccal) ist in vielen Behandlungssettings nicht verfügbar.
   - Buprenorphin: ebenfalls meist als TTS, auch sublingual (s. Kap. 19.5.4).
   - Methadon: alle Applikationswege; häufig weniger Erfahrung im Einsatz in der Hausarztpraxis, Pflegeheim oder Spital. Deshalb Kontakt mit Palliativteam sinnvoll.

19.5.4 Wirkstoffe

Morphinsulfat

Handelsnamen:

- retardierte Form: (8–)12 h: MST®, Sevre-Long®
- kurzwirksam: (2–)4 h: Morphin HCL Ampullen (z.B. 10 mg/ml), Morphintropfen 2 % (z.B. Morphin HCL 2 %, 1 Trpf. = 1 mg), Sevredol® Supp./Tabl. 10 oder 20 mg.

Eigenschaften und Pharmakokinetik

Morphin ist ein μ-Agonist und weiterhin das Referenz-Opioid zum Eintitrieren einer Opioidtherapie. Gemäß Konsensusdokument der EAPC von 2012 können auch Hydromorphon oder Oxycodon zum Eintitrieren verwendet werden. Morphinsulfat zeichnet sich aus durch eine schlechte orale Bioverfügbarkeit von ca. 30 (15–60) %. Wegen des ausgeprägten First-Pass-Effekts und der Metabolisierung (Glukuronidierung) in der Leber müssen parenterale und enterale Applikationsdosen umgerechnet werden (**Tabelle 19-4**). Die Umrechnungsfaktoren in der Tabelle beziehen sich auf „gesunde Patienten" mit erhaltener Darm-, Leber- und Nierenfunktion. Der klinische Alltag sieht oft anders aus: In der Tat unterliegt die Bioverfügbarkeit großen inter- und intraindividuellen Schwankungen.

Ein aktiver Metabolit von Morphin ist Morphin-6-Glukuronid. Er kumuliert bei Niereninsuffizienz (< 30 ml/min) und entfaltet dadurch toxische Nebenwirkungen. Der Wirkungseintritt von Morphin erfolgt bei parenteraler Gabe (i.v., subkutan) ca. nach 5–10 min, nach oraler Einnahme nach ca. 15–60 min. Das orale Morphinsulfat wird bei Umrechnungen auf andere Opioide als Referenzgröße 1 für sog. Äquidosen verwendet.

Morphium und das therapeutische Fenster

Bei Beginn einer Opioidtherapie können mehr oder weniger obligate Nebenwirkungen auftreten (Verstopfung, oft auch Übelkeit, mit oder ohne Erbrechen, manchmal Harnverhalten), bevor das sog. analgetische Fenster erreicht wird. Bleibt man also mit den initialen Dosen zu niedrig, bleibt das Analgetikum unwirksam, die Nebenwirkungen sind aber trotzdem deutlich spürbar (**Abbildung 19-3**).

Steigert man die Dosis über das analgetische oder therapeutische Fenster hinaus, können sich zusätzliche toxische Nebenwirkungen einstellen, wie Einschränkung der kognitiven Fähigkeiten, Halluzinationen/Verwirrung, Muskelkrämpfe bis hin zu Atemdepression. Die meisten nicht akzeptablen Nebenwirkungen der Opioide sind dosisabhängig. Wird die Opioiddosis langsam gesteigert (z. B. täglich max. 30 % Erhöhung der Dosis), wird das therapeutische Fenster selten verfehlt, d. h. der toxische Bereich nicht zu rasch erreicht.

Nebenwirkungen wie Störungen der Kognition und Myoklonien gehen dabei der Atemdepression voraus, sodass bei einer schrittweisen Titration diese gefürchtete Nebenwirkung praktisch immer vermieden werden kann. Die gezielte Erfassung der Nebenwirkungen obliegt meist auch dem Pflegepersonal und/oder den Angehörigen.

Praxistipp

Die Angst vor einer Atemdepression ist unbegründet, wenn man schrittweise steigert und den Patienten auch in Zusammenarbeit mit anderen Berufsgruppen und den Angehörigen gut beobachtet und überwacht.

Reservedosis und Selbstmanagement des Patienten

Durchbruchschmerzen (**Abbildung 19-4**) sind in der Palliative Care ein häufiges Problem. Wesentlich ist hierbei eine sehr gute Schulung des Betroffenen und seines Umfelds in der Selbstadministration der Analgetika.

Am Beispiel der Kombination von retardiertem Morphin (z. B. MST) und kurzwirksamen

Tabelle 19-4: Applikationswege und äquianalgetische Umrechnung bei Morphin.

Applikationsweg	Faktor/Umrechnung
oral	1
subkutan	orale Menge durch 2 teilen
intravenös	orale Menge durch 3 teilen
epidural	intravenöse Menge durch 10 teilen
intrathekal	intravenöse Menge durch 100 teilen

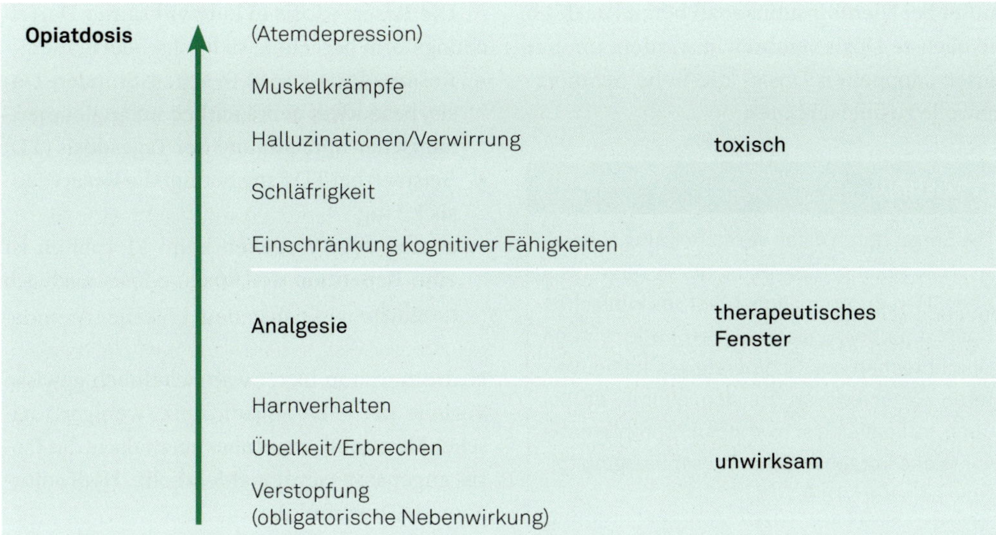

Abbildung 19-3: Morphin: therapeutisches Fenster und Nebenwirkungen.

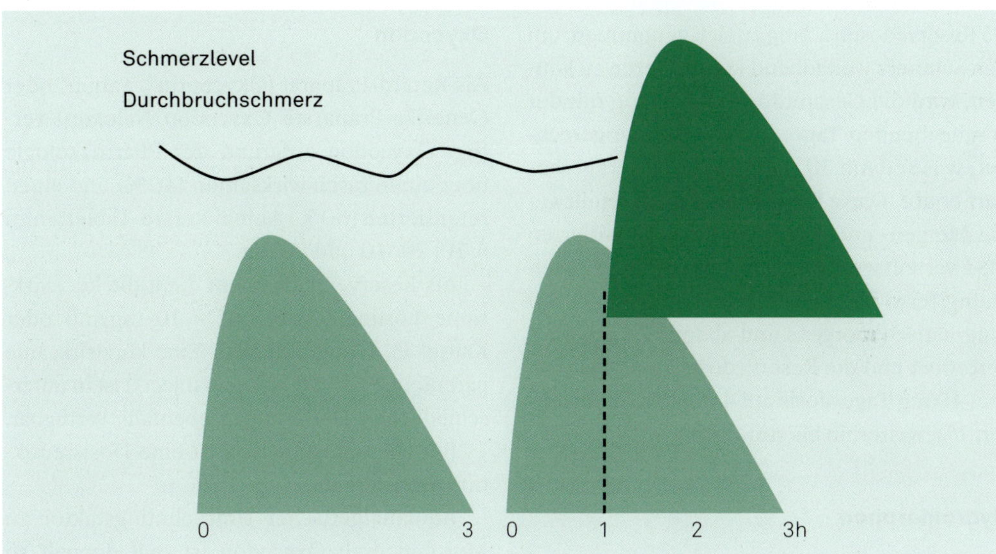

Abbildung 19-4: Durchbruchschmerz.

Reservedosen (z.B. Morphintropfen 2%) wird die Berechnung der Reservedosis hier exemplarisch dargestellt:

- Start mit MST 10 mg 1-0-1 (entsprechend einer Tagesdosis von 20 mg)
- Verordnung der Reservedosis: 10% (bis 16%, entspricht sog. „4-Stunden-Dosis" aus dem englischen Sprachraum) der Tagesdosis, in diesem Fall bei 20 mg Tagesdosis Verordnung von 2 mg Morphium (= 2 Tropfen Morphium 2%) i.R.
- Frequenz der Reservedosis: Die Reservedosis kann „bis stündlich" verordnet werden.

Da die maximale Wirkung von kurzwirksamem Morphinsulfat nach ca. 45 min erreicht ist, kann (außer bei Niereninsuffizienz!) bereits nach 1 h die nächste Dosis verabreicht werden, um mit dieser „doppelten Dosis" die hohe Schmerzschwelle zu überschreiten.

Praxistipp

Die Sorge, durch diese Verschreibung theoretisch 24 × 2 mg, also 48 mg als Reservedosis über 24 h zu ermöglichen, ist im klinischen Kontext unbegründet, da der Patient nach Durchbrechen des Schmerzlevels keine weiteren Reservedosen zu sich nimmt, es sei denn, es liegt eine schwere Suchtproblematik vor (siehe Vorgehen beim Therapiebeginn mit Opioiden, Kap. 19.6.1).

Dosisanpassung am oben genannten Beispiel MST: Hat der Patient über die vergangenen 24 h 5 Reservedosen à 2 mg zu sich genommen, um den Schmerz weitgehend kontrollieren zu können, wird die Gesamtdosis von 10 mg mit der vorangehenden Tagesdosis zusammengerechnet, was sodann 30 mg Morphin als Tagesbedarf ergibt. Diese Dosis sollte 1:1 aufgeteilt auf die Morgen- und Abenddosis des retardierten MST verteilt werden. Da es keine 15-mg-Darreichungsform beim retardierten MST gibt, wird pragmatisch morgens und abends 20 mg MST verordnet und die Reservedosis angepasst: bei nun 40 mg Tagesdosis auf 4 mg, Morphintropfen 2 %, weiterhin bis stündlich.

Hydromorphon

Hydromorphon ist eine Substanz, welche im klinischen Gebrauch dem Morphium wegen ähnlicher Pharmakokinetik und -dynamik nahekommt. Es eignet sich deshalb gut für die sog. Opioidrotation (s. unten) oder auch als Opioid der ersten Wahl.

Es gibt eine kurzwirksame und eine retardierte Form (Palladon®, Palladon retard®, Jurnista® = sog. OROS-System). Hydromorphon ist verfügbar als Kapseln und als Injektionslösung (Palladon inject®).

Die Reservedosis in kurzwirksamer Darreichungsform berechnet sich folgendermaßen:

- Reservedosis = 16 % (= sog. 4-Stunden-Dosis, besonders gebräuchlich im angloamerikanischen Sprachraum) der Tagesdosis (TD)
- Beispiel: bei TD 8 mg beträgt die Reservedosis 1,3 mg
- analog dem Vorgehen beim Morphium ist eine Repetition der Reservedosis nach 1 h möglich.

Hydromorphon bietet wahrscheinlich gewisse Vorteile bei Niereninsuffizienz (weniger toxischer Metabolit), muss aber ebenfalls in der Dosis angepasst werden (Metabolit: Hydromorphon-3-Glukuronid).

Äquianalgetischer Umrechnungsfaktor zu Morphin oral: 5- bis 7-mal stärker als Morphin.

Oxycodon

Als Retard-Präparat (Oxycontin®, Targin® oder Generika-Präparate Oxycodon Naloxon) verfügt Oxycodon aufgrund der Pharmakologie über einen rasch wirksamen (40 %) und einen retardierten (60 %) Anteil: Retard-Tabletten zu 5, 10, 20, 40 und 80 mg.

Als Reservemedikament dient die kurzwirksame Lösung (Oxynorm® = 10 mg/ml) oder Kapsel (5, 10 und 20 mg). Eine kurzwirksame parenterale Form (Oxynorm inject®) ist in unterschiedlichen Dosierungen ebenfalls verfügbar.

Bei Niereninsuffizienz ist eine Dosisreduktion erforderlich.

Äquianalgetischer Umrechnungsfaktor zu Morphin oral: Oxycodon ist oral doppelt so wirksam wie Morphium.

Fentanyl

Handelsnamen:

- als TTS-System:
  - Durogesic matrix® und verschiedene Generika (Fentanyl-Janssen, Fentanyl-Mepha, Fentanyl-Sandoz, Spirig oder Cimex)
  - die transdermalen Systeme sind retardierte Darreichungsformen von Fentanyl mit

einer Wirkdauer von bis zu 72 h, in unterschiedlichen Dosierungen (angegeben in µg/h).

- kurzwirksame Fentanyl-Präparate:
  - oral-mukosal: Abstral®, Actiq®, Effentora®, jeweils in unterschiedlichen Dosierungen von 100 µg bis ca. 800 µg
  - als i.v. oder subkutane Applikation, z. B. Fentanyl-Janssen oder Sintenyl® (20 oder 50 µg/ml).

Eigenschaften und Pharmakokinetik

Fentanyl ist eine lipophile Substanz, die überwiegend parenteral verabreicht werden muss. Es ist ca. 70- bis 100-mal stärker als Morphin. In den letzten Jahren hat sich insbesondere der Einsatz von transdermalen Systemen bewährt. Diese transdermalen therapeutischen Systeme (TTS) setzen den Wirkstoff passiv und gemäß einem osmotischen Gradienten über einen längeren Zeitraum frei und sind auf subkutanes Fettgewebe als „Zwischenlager" vor der Resorption in die Blutbahn angewiesen. Wegen der langen Wirkdauer eignen sich Fentanyl-TTS nur für sogenannte „stabile" Schmerzen, d.h. für Schmerzen, die weniger als 3–4 Reservedosen pro Tag bedürfen.

Fentanyl ist besonders gut einsetzbar bei Niereninsuffizienz (keine aktiven Metaboliten).

Praxistipp

In jüngster Vergangenheit haben sich die Angebote von kurzwirksamem Fentanyl über den oral-mukosalen Applikationsweg vervielfacht. Diese erfordern eine sehr akkurate Anwendung durch den Patienten (Kontaktzeit mit Schleimhaut für Aufbau eine pH-Brücke), was bei schwerkranken Palliativpatienten häufig nicht möglich ist.

Faustregel für die Umrechnung Morphin – Fentanyl

Die Zahl auf dem Fentanylpflaster (µg/h) entspricht ungefähr der Tagesdosis von Morphium in mg intravenös (gilt bis ca. 150 µg/h). Beispiel: Fentanyl TTS 50 µg/h entspricht ca. 50 mg Morphin i.v. pro Tag, dies entspricht (mal 3) ca. 150 mg Morphin *oral* pro Tag, woraus sich als Reservedosis 10–15 mg Morphin oral pro Reservedosis ergibt (10 % der Tagesdosis).

Wechsel von Fentanyl TTS auf ein anderes Opioid

Wird ein seit Tagen etabliertes Fentanyl TTS entfernt, findet sich nach 24 h noch ca. 50 % der Wirkstoffmenge in der Blutbahn (Lipophilität, langsame Abflutung). Erst nach 48–56 h ist der Wirkstoff weitgehend eliminiert. Dies ist bedeutsam bei Opioidwechsel von Fentanyl TTS auf ein anderes Opioid-Präparat, beispielsweise bei einem Wechsel auf Fentanyl oder Morphin parenteral wegen instabiler Schmerzsituation. Die Konsequenz ist neben bestem Monitoring der Vitalparameter eine Reduktion der errechneten Menge des „neuen" Opioids in den ersten 24 h (in dieser Zeit meist nur Reservedosen des „neuen Opioids") bzw. 48 h (nur 50 % der errechneten Menge); s. auch Kap. 19.5.6.

Buprenorphin

Handelsnamen:

- retardiertes Buprenorphin (bis 96 h): Transtec® transdermales) Pflaster
- kurzwirksames Buprenorphin: Temgesic® sublingual 0,2 und 0,4 mg, max. alle 4–6 h wegen längerer Wirkdauer!

Buprenorphin als ebenfalls lange bekanntes Opioid hat über die Darreichung als transdermales System eine Renaissance erlebt. Dank einer hohen Rezeptoraffinität kann eine sehr stabile Wirkspiegellage erreicht werden. Auch hier gilt, dass ein derartiges Pflastersystem nur für stabile Schmerzen (< 3–4 Reservedosen pro Tag) etabliert werden sollte. Das Pflaster ist mindestens 4 Tage wirksam (ca. 8-fache Pharmakoreserve). Buprenorphin ist bei der Niereninsuffizienz gut einsetzbar.

Methadon

Handelsnamen:

- Racemat = Dextro- und Levomethadon: Ketalgin®, Methadon Streuli® als Injektionslösung, Tabl., orale Lösung und Suppositorien in unterschiedlichen Dosierungen
- L-Polamidon® als reines Levomethadon (halbe Dosis im Vergleich zum Racemat).

Eigenschaften und Pharmakodynamik

Methadon zeichnet sich aus durch besondere Eigenschaften einerseits bei der Behandlung von progredienten Schmerzproblemen im Rahmen der Krebstherapie, auf der anderen Seite aber auch wegen der günstigen Eigenschaften beim neuropathischen Schmerz bzw. bei der Schmerzsensibilisierung (als NMDA-Antagonist und μ-Agonist). Die Wirkungen (und Nebenwirkungen) entsprechen denen von Morphin, bei allerdings deutlich besserer oraler Bioverfügbarkeit. Methadon ist bei Niereninsuffizienz gut einsetzbar, da keine nierenpflichtigen aktiven Metaboliten produziert werden. Außerdem steht der fäkale Ausscheidungsweg zusätzlich zur Verfügung.

Die Pharmakodynamik ist komplex: Methadon hat eine biphasische Wirkung mit einem Peak über ca. 2–3 h, dann eine sog. terminale Wirkung von 17 bis max. 190 h. Letzteres stellt größere Probleme bei der Dosierung bzw. dem Monitoring von Methadon dar.

Einstellung mit Methadon

Wesentlich ist die Diskussion mit den Patienten über den „schlechten Namen" und die Angst vor Stigmatisierung beim Gebrauch von Methadon. Die öffentlich geführte Debatte zu möglicherweise tumortherapie-sensibilisierenden Wirkungen hat das Image in den letzten Jahren insbesondere zum Einsatz in der Palliative Care und bei Krebspatienten erleichtert, wenn auch für diesen Effekt bisher keine Evidenz besteht. Daneben gilt es, folgende Faktoren zu besprechen bzw. zu monitorisieren:

- Methadon hat die langsamste Anflutung aller Opiate; die Einstellung nimmt deshalb mehrere Tage in Anspruch. Langsam steigern, d.h. nur alle 2–3 Tage außerhalb des stationären Settings und besonders gute Evaluation des Effekts nach 5–10 Tagen (5 Halbwertszeiten).
- Methadon ist das Opioid mit dem geringsten Suchtpotenzial.

Die Angaben zu den äquianalgetischen Dosen von Methadon zu oralem Morphin sind kontrovers. Die Äquipotenzkurve zu Morphium verläuft nicht linear. Sowohl die vorhergehende Morphindosis als auch die Dauer der Opioidexposition beeinflussen den Umrechnungsfaktor. Die Empfehlungen reichen von einer fixen Umrechnung 1:4–12 (Methadon 4- bis 12-mal stärker) bis hin zur Argumentation, dass Methadon wegen der Antagonisierung anderer Rezeptoren ein „eigenständiges", also zusätzliches Medikament ist. Eine Startdosis mit 2,5 mg alle 12 h (wie alle Opiate kombiniert mit Laxanzien) führt häufig bereits nach 2 Tagen zu einer ersten Wirkung und ist in der Regel sehr gut verträglich.

Zu Methadon ist eine besonders lange Liste von medikamentösen Interaktionen bekannt. Dies ist überwiegend darauf zurückzuführen, dass Methadon als Drogenersatz eingesetzt wird und dadurch Sicherheitsfragen im Umgang mit dem Medikament besonders wichtig sind. Gleichzeitig ist es das einzige Opioid in der Schweiz, welches für alle Applikationswege von parenteral bis oral und rektal zugelassen ist.

19.5.5 Die ungenügende Wirkung trotz bestem „Einmaleins"

Trotz optimaler Titration und Dosisanpassung kommt es in der Palliativmedizin leider immer wieder zu unbefriedigender Analgesie. Das Schmerzgeschehen ist meistens komplex, und eine alleinige medikamentöse Maßnahme wird dieser Komplexität oft nicht gerecht.

Trotzdem sollten folgende Faktoren geprüft werden:

- Kommt das Opioid an? Stimmt der Applikationsweg?
- Stimmt die Schmerzdiagnose?
- Sind Opioide überhaupt indiziert? Welche?
- Stimmt die Dosis, wird evtl. mangelnde Analgesie mit Hyperalgesie oder Allodynie verwechselt?
- Gibt es (dosisabschwächende) Interaktionen?

19.5.6 Der Wechsel zwischen den Opioiden

Begriffsdefinition

Im englischen Sprachraum findet sich häufig der Begriff „Opioid Rotation". Dies suggeriert, dass innerhalb der Opioidfamilie von einem zum anderen Opioid hin und her gewechselt werden kann, so lange, bis sich wieder eine befriedigende Analgesie ohne intolerable Nebenwirkungen einstellt. Dieser Idee sollte nicht kritiklos Folge geleistet werden, da die verschiedenen Opioide prinzipiell unterschiedliche Indikationen haben. Aufgrund der Vielfalt der Opiatrezeptoren und der Vielfalt ihrer Expression ist davon auszugehen, dass Empfehlungen für den Opiatwechsel den extrem interindividuellen Unterschieden nicht gerecht werden. Unser Wissen auf diesem Gebiet ist für klinisch relevante Belange immer noch rudimentär. So stellen sich auch die sog. äquianalgetischen Dosen zwischen den Opioiden immer wieder als ein zwar wünschenswertes, aber in der Praxis oft fehlerhaftes Konstrukt dar.

Indikationen

Mögliche Indikationen für den Opioidwechsel sind:

1. ungenügende Analgesie trotz korrekter Dosierung und Applikation
2. nicht akzeptierbare Nebenwirkungen
3. die Kombination von Punkt 1 und 2
4. eher selten: Notwendigkeit, die Applikationsform zu wechseln.

Der Opioidwechsel aus dem Blickwinkel der Palliative Care
Wie zu Beginn dieses Kapitels erwähnt, führt die Kombination sehr vielfältiger Faktoren aus dem körperlichen, psychischen, sozialen und spirituellen Bereich zum Gesamterleben „Schmerz". Bei weit fortgeschrittenen Erkrankungen kommt es leider häufig zu einer Erweiterung der Problemfelder. Der Ruf nach einer verbesserten medikamentösen Analgesie, sozusagen als Generallösung für diese Exazerbation des Leidens, führt häufig zu einem Opioidwechsel und/oder zu einer raschen Dosissteigerung. Allzu häufig wird dem Druck durch nicht befriedigend kontrolliertes Leiden auf dem Umweg bzw. der vermeintlichen Abkürzung eines medikamentösen Aktivismus nachgegeben. Leider führt dies oft nicht zu einer Verbesserung der Gesamtsituation. „Wundersame" Verbesserungen der Analgesie geschehen dann auch oft nicht wegen eines Opioidwechsels, sondern wegen einer erneuten Evaluation der beteiligten Faktoren, intensiverer Interaktion mit dem Patienten und der Familie und einer Überprüfung und ggf. Reduktion der Komedikation („Drug Holidays").

Praktisches Vorgehen

Die Zentralgröße für die Berechnung der sog. äquianalgetischen Dosen ist das orale Morphin. Sie beträgt „1". Die Angaben aus äquianalgetischen Tabellen beinhalten generelle Vorgaben. Wegen der erwähnten Interindividualität entbinden sie den Kliniker nicht von der erhöhten Aufmerksamkeit in Bezug auf Wirkung und Nebenwirkung der neu verschriebenen Medikamente und Dosen.

Die sechs Schritte der Opioidrotation
1. Schritt: Die totale tägliche Opioiddosis in Morphinäquivalent p.o. berechnen. Die verwendeten Reservedosen der letzten 24-h-

Periode müssen zur regelmäßigen Grunddosis zugerechnet werden.

2. Schritt: Die Dosis des neuen Opioids berechnen anhand der Umrechnungstabelle für äquianalgetische Dosierungen (**Tabelle 19-5**).

3. Schritt: Unvollständige Kreuztoleranz berücksichtigen. Wenn von einem Opioid auf ein anderes gewechselt wird, verringert man die Dosis des neuen Opioids um 20–30 %, weil die Kreuztoleranz zwischen zwei Opioiden nicht immer vollständig ist. Ein Patient kann z. B. nach dem Wechsel auf ein neues Opioid zu Beginn erneut an Schläfrigkeit leiden. Wenn ein Patient in den letzten 24 h sehr viele Reservedosen benötigt hat und verwirrt ist oder somatisiert (sein gesamtes Leid als Schmerz ausdrückt), empfiehlt es sich, bei der Berechnung der Äquivalenzdosis des neuen Opioids die Tagesdosis um bis zu 50 % zu reduzieren.

4. Schritt: Regelmäßige Dosis festlegen. Die Tagesdosis des neuen Opioids wird geteilt durch die Anzahl der Einzeldosen, die über den Tag verteilt gegeben werden sollen (je nach gewählter Form). Wenn ein schnell wirkendes Opioid verordnet wird, muss es i. d. R. alle 4 h, also 6 ×/d, eingenommen werden.

5. Schritt: Reservedosen für Durchbruchschmerzen verordnen (5–15 % der Tagesdosis). Sie darf, wenn nötig, stündlich wiederholt werden.

6. Schritt: Regelmäßige Neubeurteilung. Während der ersten Tage nach einem Opioidwechsel sollten die Patienten täglich kontrolliert werden, bis ihr Zustand stabilisiert ist. Das bedeutet, dass die Schmerzen 48 h lang gut kontrolliert sind, höchstens 3 Reservedosen täglich genommen werden und keine schweren Nebenwirkungen aufgetreten sind. Patienten und Angehörige sollten instruiert werden, dass sie sich beim Arzt melden, wenn mehr als 3 Reservedosen täglich nötig werden. Eine neue Beurteilung der Medikation ist dann notwendig.

Beispiel einer Opioidrotation

Ein Patient hat retardiertes Morphin 80 mg p. o. alle 12 h rund um die Uhr eingenommen. Er entwickelt Toxizitätszeichen (Myoklonie, Verwirrtheit). Er hat in den letzten 24 h 5 Reservedosen Morphin zu je 15 mg p. o. benötigt. Es wird entschieden, ihn auf Hydromorphon umzustellen.

1. Schritt: Gesamt-Tagesdosis berechnen:

- 80 mg × 2 = 160 mg aus regulären Dosen
- 15 mg × 5 = 75 mg Reservedosen
- gesamte Tagesdosis = 235 mg orales Morphin.

2. Schritt: äquianalgetische Dosis des neuen Opioids berechnen:
235 mg orales Morphin : 5 (s. Tabelle 19-5) = 47 mg orales Hydromorphon in 24 h.

3. Schritt: Dosis um 20–30 % reduzieren, z. B. 47 mg – 20 % = 38 mg täglich.

4. Schritt: regelmäßige Einzeldosis berechnen: 38 mg : 2 = rund 19 mg orales Hydromorphon für die 4-stündliche regelmäßige Gabe, aufgerundet auf 2 × 20 mg pro Tag.

5. Schritt: Reservedosis für Durchbruchschmerzen verordnen:
10 % der Gesamt-Tagesdosis, also 10 % von 40 mg = rund 4 mg, die bei Bedarf stündlich eingenommen werden können.

6. Schritt: Der Patient sollte nach dem Wechsel täglich kontrolliert werden, bis er stabil eingestellt ist.

Wechsel auf TTS-System am Beispiel von Fentanyl

(Bei Buprenorphin TTS wird analog vorgegangen.)

1. Schritt: regelmäßige Tagesdosis des vorbestehenden Opioids berechnen (s. oben).

2. Schritt: Fentanyldosis berechnen:
Umrechnungstabelle des Herstellers für die entsprechende Fentanyldosis benützen (ange-

Tabelle 19-5: Äquianalgetische Opioiddosen bei verschiedenen Applikationsformen.

Opioid	orale Dosis	p.o.:s.c./i.v.-Faktor	s.c./i.v.-Dosis
Stufe 2 nach WHO			
Codein	100 mg		nicht erhältlich
Dihydrocodein	40 mg		nicht erhältlich
Tramadol	50 mg	3:2	33 mg
Stufe 3 nach WHO			
Morphin	10 mg	2(–3):1	5 (3) mg
Oxycodon	5 mg		nicht erhältlich
Hydromorphon[1]	2 mg	2(–3):1	1 mg
Methadon[2]	1 mg	1(–2):1	0,5–1 mg
Fentanyl[3]-Infusion			0,05 mg
Fentanyl TTS			(nach Tabelle des Herstellers)[4]
Buprenorphin TTS			(nach Tabelle des Herstellers)[5]

Anleitung:

- 10 mg Morphin p. o. wird als Standarddosis betrachtet; die linke Kolonne (orale Dosis) gibt die äquivalenten Dosen anderer Substanzen wieder
- mittlere Kolonne: Umrechnungsfaktor enteral zu parenteral
- rechte Kolonne: äquivalente parenterale Dosen.

Legende zur Tabelle:

[1] Der Äquivalenzfaktor zwischen Hydromorphon und Morphin ist umstritten. Die Dosis der Opidol-Kapseln entspricht einem Faktor von 7,5:1, während unsere Erfahrung eher für einen Faktor von 5:1 spricht.

[2] In den meisten Tabellen wird angegeben, 1 mg Morphin entspreche 1 mg Methadon. Dieser Umrechnungsfaktor ist in Studien mit Einzeldosen ermittelt worden. Wenn aber gegen chronische Schmerzen regelmäßig wiederholt Methadon eingesetzt wird, ändert sich das Verhältnis zwischen Morphin und Methadon. Es gibt heute genügende Evidenz, dass v. a. bei hohen Morphindosen und lang dauernder Morphiumexposition ein Umrechnungsfaktor von 10:1 der klinischen Wirklichkeit näher kommt, dass also 1 mg Methadon mit 10 mg Morphin äquianalgetisch ist. Die Äquivalenzkurve zwischen Morphin und Methadon verläuft nicht linear. Je höher die Morphindosis, desto höher der Umrechnungsfaktor, d. h. umso relativ niedriger die Methadondosis. Es wird deshalb noch einmal empfohlen, mit dem in dieser Therapie Geübten Kontakt aufzunehmen.

[3] Die Äquivalenzdosis von Fentanyl zu Morphin ist nicht genau bekannt. Sie liegt bei ca. 10–50 µg Fentanyl für 1 mg parenterales Morphin. Ebenso wenig bekannt ist die Äquivalenzdosis von parenteralem zu transdermalem Fentanyl (Pflaster).

[4] Die Angaben des Herstellers zu den Äquivalenzdosen des Fentanyl TTS sind in unserer Erfahrung nach zu hoch. Sie tragen der Sicherheit mehr Rechnung als der Wirkung. So ist unserer Erfahrung nach bei der Umstellung von Morphin auf Fentanyl TTS ein größeres Pflaster nötig, als man das aufgrund der vorgeschlagenen Umrechnungstabellen erwarten würde.

[5] Die Datenlage zu Buprenorphin TTS ist nicht klar genug, um verlässliche Angaben zu machen.

gebene Faktoren eher zu hoch, s. Fußnote 4 in Tabelle 19-5).

3. Schritt: Reservemedikament bestimmen:
Da Fentanyl nicht oral eingenommen werden kann (Ausnahme Actiq®, Effentora® [buccal], s. Kap. 19.5.4) und transdermales Fentanyl nicht schnell genug wirkt, muss gegen Schmerzdurchbrüche ein anderes schnell wirkendes Opioidpräparat gegeben werden, z. B. Morphin oder Hydromorphon.

Die Reservedosis von 5–15 % der Tagesdosis wird anhand der Umrechnungstabelle des Herstellers (mit den erwähnten Einschränkungen) berechnet. Zum Beispiel entspricht ein Fentanylpflaster, das 50 µg/h freisetzt, einer oralen Morphindosis von 135–224 mg täglich. Also ist eine Reservedosis von 15 oder 20 mg oralen Morphins adäquat und kann stündlich wiederholt werden (alternatives Reservemedikament für Transtec: Temgesic sublingual, allerdings hier nur max. 4 Reservedosen pro Tag wegen langer Halbwertszeit).

4. Schritt: Übergangszeit:
Zum ersten Fentanylpflaster sollte überlappend noch während 24 h das zuvor eingesetzte Opioid weiter gegeben werden. Das sind drei der regelmäßigen schnell wirkenden Opioiddosen oder eine Dosis eines retardierten oralen oder rektalen Präparats.

5. Schritt: initiale Titration mit Fentanyl TTS®:
Wegen der langen Wirksamkeit soll die Fentanyldosis nur jeden dritten Tag erhöht werden. Wenn die berechnete Initialdosis nicht reicht, sollte die Schmerzkontrolle während der ersten 3 Tage mit Reservedosen erreicht werden. Falls schneller titriert werden muss, soll dies nur unter Anleitung eines Palliativarztes oder Schmerzspezialisten geschehen.

6. Schritt: Pflasterwechsel:
Das Pflaster ist jeden dritten Tag zu wechseln. Gebrauchsanweisung des Herstellers beachten. Relativ häufig (nach unserer Erfahrung in etwa 20–30 % der Fälle) benötigen Patienten jedoch häufigere Wechsel.

19.6 Schmerztherapie und Sucht

Die Angst vor einer Sucht beim Einsatz von Opioiden ist seitens der Patienten und der Ärzte immer wieder Grund für die Zurückhaltung bei der Verschreibung dieser Medikamente auch bei weit fortgeschrittenen Leiden, zumal nach den Medienberichten zur Opioidabhängigkeit in den USA in den letzten Jahren. Die Entstehung einer Sucht ist jedoch bei einem progredienten (Tumor-)Leiden oder anderen Erkrankungen wie neurodegenerative Leiden, die mit progredienten Schmerzen einhergehen können, sehr selten. Andererseits ist die Vorgeschichte einer Drogen-, Alkohol- oder Medikamentenabhängigkeit ein prognostisch ungünstiger Faktor für das medikamentöse Management von Schmerzen und muss anamnestisch aktiv gesucht werden (CAGE-Test). Trotz allem: In der Palliative Care mit meist limitierter Lebenszeit ist die Suchtfrage im Gegensatz zum Einsatz potenziell suchterzeugender Medikamente bei persistierenden Schmerzen weniger prominent. „Ein wenig Euphorie sei durchaus gestattet", kann man in dieser Situation auch als Meinung vertreten.

19.6.1 „Sicherheitsanforderungen" beim Beginn einer Opioidtherapie

In der Praxis ist es manchmal nicht einfach, ein Nicht-Ansprechen auf ein bestimmtes Opioid oder eine Toleranzentwicklung bei der Opioidtherapie von einer Sucht oder einer progredienten Schmerzursache, die einer stetigen Erhöhung der Opioiddosis bedarf, zu unterscheiden. Prinzipiell ist es so, dass das Ausmaß der wegen Suchtbedenken ungenügenden Schmerztherapie dasjenige der tatsächlichen Suchtentwicklung bei weitem übersteigt. Potenzielles Suchtverhalten ist Teil der Persönlichkeitsstruktur, wahrscheinlich größtenteils genetisch determiniert („nicht das Medikament selbst macht süchtig").

Ob Suchtpersönlichkeit oder nicht, beim Beginn einer Opioidtherapie sollten/müssen Patienten auf folgende Punkte hingewiesen werden:

- Aufklärung bez. Nebenwirkungen wie Müdigkeit, Schwindel, Verwirrung, Verzögerung von Reflexen, verschlechterte Koordination. Diese Nebenwirkungen haben zur Folge, dass das Führen von Fahrzeugen während einer Einstellungsphase (in der Regel bis zu 7 Tagen nach Erreichen einer stabilen Tagesdosis) nicht empfohlen wird.
- Selbstevaluation: Die Patienten werden instruiert, anhand eines Schmerztagebuchs ihre Schmerzstärke in Abhängigkeit der Medikamenteneinnahme auf einer VAS-Skala von 0–10 zu monitorisieren.
- Es ist geklärt, dass nur *eine* medizinische Fachperson die notwendigen Rezepte ausstellt.
- In der Anamnese werden Hinweise auf Suchtverhalten oder Suchterkrankung offen diskutiert und mögliche Vorsichtsmaßnahmen (z. B. zeitlich auf 7-Tage-Slots reduzierte Medikamentenverschreibung) gezielt erörtert.
- Der Patient erhält eine Telefonnummer, die 24 h erreichbar ist für den Fall von dringenden Fragen/Intoxikation. Dies wird auch dem Umfeld mitgeteilt.
- Bei ambulanter Einstellung erfolgt ein erstes Feedback an den Verschreiber, unter Umständen per Telefon oder per E-Mail über die Erfahrungen während der ersten 24 h des Gebrauchs. Die Festlegung weiterer Zeitpunkte des Feedbacks erfolgt aufgrund dieser Erfahrungen.
- Zwischen dem Verschreiber und dem Patienten werden klare „Outcomes", d. h. realistische Ziele der Behandlung mit Opioiden definiert und diese regelmäßig (spätestens nach einer Woche) ausgewertet. Es ist hilfreich und empfohlen, dass sich hierunter Aktivitäten des täglichen Lebens mit guter Messbarkeit (z. B. Möglichkeit, schmerzarm Treppen zu steigen) befinden.

19.6.2 Selbstbehandlung bei Schmerzkrisen

Ziel ist es, dass Patienten und Angehörige Schmerzexazerbationen in einem ersten Schritt selbst behandeln bzw. auf eine Veränderung der Schmerzen reagieren können. Hierfür sollen sie in der Schmerzbeobachtung und den Grundlagen der Behandlung (inkl. wichtigste Kenntnisse zu den Schmerzmedikamenten) geschult werden. Dies vermindert meist die Angst vor Hilflosigkeit, aber auch unrealistische Erwartungen an Einzelmaßnahmen.

Bei der Verlaufsevaluation besonders wichtig sind:

- Wirkungseintritt und Dauer der Schmerzlinderung nach Einnahme regulärer Dosen und von Reservedosen
- Schmerzqualitäten und -lokalisationen, die nicht auf die Behandlung reagieren (weitere Abklärung und Beurteilung beteiligter Faktoren, die einer anderen Intervention bedürfen, z. B. Angstreduktion)
- Auftreten neuer Schmerzlokalisationen oder -qualitäten.

19.7 Schmerzmedikamente: Übersicht

Tabelle 19-6: Medikamente zur Schmerztherapie in der Palliative Care – Übersicht (Ausschnitt entnommen aus [8]).

Wirkstoff (Präparat)	Indikation	Verabreichungsformen	Dosierung	Bemerkungen/Hinweise
Non-Opioide				
Paracetamol (Dafalgan)	Schmerzen • nozizeptiv	• Tbl./Br. 500, 1000 mg • Supp. 500, 600, 1000 mg • Odis s. l. 500 mg • Amp. 500, 1000 mg	• bis max. 4 × 1 g/d, alle 6 h (4 h); Maximaldosis: 4 g/d • i.v. alle 6 h 1 g	• reduzierte Dosis bei Patienten mit Leberinsuffizienz, Gewicht > 50 kg und Alter > 65 J. • Kombination Dafalgan mit Novalgin ist nicht sinnvoll!
Metamizol (Novalgin)	Schmerzen • nozizeptiv viszeral	• Trpf. (20 Trpf. = 1 ml = 500 mg) • Tbl. 500 mg • Supp. 500, 1000 mg • Amp. 2 mg/5 mg i v.; Bolus effektvoll	• p.o. und rektal bis 4 × 1 g/d • i.v., s.c. 1–2 ml (= 0,5–1 g) alle 5–6 h • Wirkung: 4–6 h	• analgetisch, spasmolytisch, antipyretisch • bei starken Halsschmerzen auch an Agranulozytose denken • NW: Schwitzen
Tramadol (Tramal, Tramundin)	Schmerzen • gemischt nozizeptiv • neuropathisch	• Kps. 50 mg • Trpf. (40 Trpf. = 100 mg) • Supp. 100 mg • Tbl. ret. 100, 150, 200 mg	• alle 6 h 50–100 mg • oder 2 × 100 mg ret. • bis 8 × 20 Trpf./d • alle 12 h	• NW: Übelkeit (vor allem bei Betagten) → Antiemetika • Ceiling-Effekt; Dosen über 400 mg in 24 h nicht sinnvoll
Dihydrocodein (Codicontin, Paracodin)	Husten	• Tbl. ret. 60, 90, 120 mg • Trpf. 1 % (1 ml = 10 mg)	• alle 12 h • individuelle Dosierung	• NW: Obstipation • günstigeres NW-Wirkungsverhältnis als Codein • maximale Dosierung 400 mg in 24 h
Codein (Codein Knoll)	Husten	• Tbl. 50 mg • Trpf. (20 Trpf. = 20 mg) • Tbl. 500/30 mg	• alle 4 h 30–50 mg • bei massivem Husten bis stdl. 20 mg	NW: • antitussiv • ausgeprägt obstipierend
Paracetamol und **Codein** (Codol, Co-Dafalgan)	Schmerzen	• Codol-Supp. 750/30 mg • Co-Dafalgan Br. 500/30 mg	• max. 300 mg/24 h • bis 4 × 1–2 Tbl./d	
Starke Opioide				
Morphin 2 % wässrige Lösung	starke Schmerzen	20 mg = 20 Trpf. = 1 ml Wirkdauer 4 h	• Titrieren: beginnen mit alle 4 h 1–2 mg • als Reservedosis bei Schmerzen bis stdl. wiederholbar	• NW: Obstipation • Reservemedikation bei Schmerzdurchbrüchen während Morphin- und Fentanyl-Therapie
oder Morphinsulfat unretardiert (Sevredol)	Atemnot (Off-Label-Use)	Tbl. oder Supp. 10 oder 20 mg	als Reservedosis bei Atemnot bis alle 20 min	theoretisch keine Maximaldosis

Tabelle 19-6: *Fortsetzung*

Wirkstoff (Präparat)	Indikation	Verabreichungsformen	Dosierung	Bemerkungen/Hinweise
Morphin retardiert (MST Continus retard, Sevre-Long)	starke Schmerzen Atemnot (Off-Label-Use)	• MST retard Tbl. und Suspension (10– 200 mg); Wirkdauer: 8–12 h • Sevre-Long: Tbl. 30, 60, 120, 200 mg; Wirkdauer: 24 h • Morphin Amp. 10, 100 , 400 mg Wirkungseintritt: • p.o./rektal: 20–30 min • i. v: ab 10 min Wirkdauer: • i.v. 2–4 h • s.c. 4–6 h	• i. d. R. alle 12 h • Start (opioidnaiv) 2 × 10 mg	Nebenwirkungen: • Obstipation (→ immer Laxanzien verordnen) • bei Therapie-Beginn: ggf. prophylaktisch Antiemetika-Gabe für 3–4 d Suspension ideal für PEG-Sonden CAVE: Kumulation bei Niereninsuffizienz/-versagen
Fentanyl (Fentanyl, Durogesic Matrix-TTS-Pflaster) • buccal: Effentora • sublingual: Abstral PecFent, Instanyl	starke Schmerzen Atemnot/ Husten (Off-Label-Use)	• Amp. 50 µg/ml • TTS-Pflaster 12, 25, 50, 75, 100 µg/h • Wirkdauer ca. 30 min • nasal: Wirkungsmaximum nach 13 min (sehr teuer!)	• separates Verordnungsblatt • Wechsel des Pflasters alle 3 d • Matrix-TTS-Pflaster darf der Länge nach geteilt werden • Reserve: Morphin oder Fentanyl i.v., buccal, s.l.	• stationäre Schmerzeinstellung mit Fentanyl i.v. • Pflastersysteme nur für stabile Schmerzen • bei Wechsel auf Fentanyl TTS: Überlappung mit Vor-Opioid ca. 6 h • bei Wechsel von Fentanyl TTS auf ein anderes Opioid: beginnen mit neuem Opioid erst nach mind. 12 h • buccales und sublinguales Fentanyl: teuer, Instruktion des Gebrauchs wichtig; nicht bei kognitiv eingeschränkten Personen
Methadon (Methadon, Ketalgin)	starke Schmerzen • gemischt nozizeptiv/neuropathisch • Neuralgien (u. a. Herpes)	• Tbl./Supp. 5 mg • Trpf./Sirup 5 mg/ml • Amp. 10 mg/ml i.v. • HWZ: sehr variabel (8–80 h); CAVE: Kumulationsgefahr durch lange HWZ	• Anfangsdosis: 2,5 mg zur Nacht, dann Steigerung alle 2 d um 2,5 mg • durchschnittliche Dosen: 3–4 × tgl. 5 bis max. 10 mg • Reserve: 10 % bis alle 3 h	• NW: wie Morphin • Einstellung nur durch erfahrene Fachärzte empfohlen • Umstellung von Morphin: Umrechnung unklar; vorsichtiger Start in Kombination mit vorbestehendem Opioid möglich
Hydromorphon (Palladon, Jurnista)	starke Schmerzen	• Palladon ret. Kps. 4, 8, 16, 24 mg • Palladon Kps. 1,3 mg und 2,6 mg • Jurnista ret. Kps. 8, 16, 24 mg alle 24 h • Palladon inject. Amp. 2,10, 20, 100 mg	• alle 12 h • Reservedosis unretardiert: bis stdl. • Kapselinhalt ist retardiert, kann auch per Sonde gegeben werden	geeignet für ältere Patienten und bei Polymedikation wegen geringem Interaktionsrisiko (Eiweißbindung < 10 %)

Tabelle 19-6: *Fortsetzung*

Wirkstoff (Präparat)	Indikation	Verabreichungsformen	Dosierung	Bemerkungen/Hinweise
Oxycodon (Oxycontin, Oxynorm; in Kombination mit Naxolon: Targin®)	starke Schmerzen	• Oxycontin ret. Tbl. 5, 10, 20, 40, 80 mg • Oxynorm: 10 mg/ml • Targin Tbl. 5/2,5 mg, 10/5 mg, 20/10 mg, 40/20 mg, 60/30 mg, 80/40 mg	alle 12 h Reserven bis stdl.	rascher Wirkungseintritt
Buprenor-phin (Temgesic)	starke Schmerzen	Temgesic Tbl. 0,2 und 0,4 mg s.l.	• alle 4 h; Wirkungseintritt nach ca. 0,5 h, Wirkdauer: 4 h; Reserve bis stdl. • Wirkdauer: 3–4 d	• geeignet bei Niereninsuffi-zienz • CAVE: partieller µ-Opioidrezeptor-Antagonist • Kombination mit anderen Opioiden unklar
(Transtec, Norspan)		Transtec TTS-Matrix-Pflaster Norspan TTS-Matrix-Pflaster	Wirkdauer: bis 7 d	
Tapentadol (Palexia)	starke Schmerzen	Palexia 50, 75, 100 mg Palexia ret. Lösung 4 mg oder 20 mg/ml	Wirkdauer 8–12 h	• geeignet bei Niereninsuffi-zienz • keine Interaktionen bei Metabolisierung zu erwarten
Ketalar (Ketamin)	starke neuro-pathische Schmerzen	Amp. 50 mg	• i.v., selten s.c. • separates Verordnungsblatt	• nur stationär • siehe SOP Ketamin
Gabapentin (Neurontin)	neuropathi-sche Schmerzen	• Kps. 100-400 mg • Filmtbl. 100-800 mg	Startdosis 1 × 300 mg, wochen-weise aufdosieren bis 1200 mg/d	• keine parenterale Formen • CAVE: Schwindel
Pregabalin (Lyrica)		Kps. 25, 50, 75, 150, 200, 300 mg	Startdosis 2 × 50 mg	Pregabalin mit anxiolytischem Effekt

Amp.: Ampulle, Br.: Brausetablette, Kps.: Kapsel, Supp.: Suppositorium, Tbl.: Tablette, Trpf.: Tropfen, TTS: transdermales therapeutisches System.

i.v: intravenös; p.o.: peroral, s.l.: sublingual.

HWZ: Halbwertszeit, NW: Nebenwirkung, PEG: perkutane endoskopische Gastrostomie, stdl.: stündlich, SOP: Standard Operating Procedure.

Literatur

[1] Ahles TA, Blanchard EB, Ruckdeschel JC. The multidimensional nature of cancer-related pain. Pain. 1983;17(3):277–88. https://doi.org/10.1016/0304-3959(83)90100-8

[2] Azad SC, Zieglgänsberger W. Was wissen wir über die Chroifizierung von Schmerz? Schmerz. 2003;17:441–44. https://doi.org/10.1007/s00482-003-0257-3

[3] Brown CA, Seymour B, Boyle Y, El-Deredy W, Jones AKP. Modulation of pain perception by expectation and uncertainty. Pain. 2008;135: 240–50. https://doi.org/10.1016/j.pain.2007.05.022

[4] Büche D. Aktuelle Schmerztherapie in der Onkologie. Schweizer Zeitschrift für Onkologie. 2010;3:14–17 und 2010;5:21–25.

[5] Caraceni A, Hanks G, Kaasa S, Bennett MI, Brunelli C, Cherny N, et al. European Palliative

Care Research Collaborative (EPCRC); European Association for Palliative Care (EAPC). Use of opioids analgesics in the treatment of cancer pain: evidence-based recommendations from the EAPC (The Lancet, 2012). Lancet Oncol. 2012 Feb;13(2):e58–68.

[6] Cherny N. Is oral methadone better than placebo or other oral/transdermal opioids in the management of pain? Palliat Med. 2011;25:488–93. https://doi.org/10.1177/0269216310397687

[7] Cormie PJ, Nairn M, Welsh J. Control of pain in adults with cancer: summary of SIGN guidelines. BMJ. 2008;337:1106–10. https://doi.org/10.1136/bmj.a2154

[8] Eychmüller S, Hrsg. Palliativmedizin Essentials. Bern: Hogrefe. 2019. https://doi.org/10.1024/85879-000

[9] Hinz B, Cheremina O, Brune K. Acetaminophen (paracetamol) is a selective cyclooxygenase-2 inhibitor in man. FASEB Journal. 2008;22(2):383–90. https://doi.org/10.1096/fj.07-8506com

[10] Keefe FJ, Lumley M, Anderson T, Lynch T, Studts JL, Carson KL. Pain and emotion: new research directions. 1991;57(4):587–607. https://doi.org/10.1002/jclp.1030

[11] Klepstad P, Kaasa S, Borchgrevink PC. Starting step III opioids for moderate to severe pain in cancer patients: dose titration: a systematic review. Palliat Med. 2011;25:424–30. https://doi.org/10.1177/0269216310386280

[12] Laugsand EA, Kaasa S, Klepstad P. Management of opioid-induced nausea and vomiting in cancer patients: systematic review and evidence-based recommendations. Palliat Med. 2011;25:442–53. https://doi.org/10.1177/0269216311404273

[13] Liechti ME. Pharmakologie von Schmerzmitteln für die Praxis. Schweiz Med Forum. 2014;14(22–23):437–440. https://doi.org/10.4414/smf.2014.01939

[14] McNicol E, Strassels SA, Goudas L, Lau J, Carr CB. NSAIDS or paracetamol, alone or combined with opioids, for cancer pain. Cochrane Database Syst Rev. 2005;1:CD005180 https://doi.org/10.1002/14651858.CD005180

[15] Miettinen TT, Tilvis RS, Kappri P, Arve S. Why is the pain relief of dying patients often unsuccessful? Palliat Med. 1998;12(6):429–35. https://doi.org/10.1191/026921698671630374

[16] Nabal M, Librada S, Redondo M, Pigni A, Brunelli C, Caraceni A. The role of paracetamol and nonsteroidal anti-inflammatory drugs in addition to WHO step III opioids in the control of pain in advanced cancer. A systematic review of the literature. Palliat Med. 2011;26(4):305–12.

[17] National Comprehensive Cancer Network: Clinical Practice Guidelines in Oncology for Adult Cancer Pain. Fort Washington, Pennsylvania, National Comprehensive Cancer Network; 2010.

[18] Nicholas M, Molloy A, Tonkin L, Beetson L. Manage your Pain. ABC books; 2003.

[19] Nicholson AB. Methadone for cancer pain. Cochrane Database Syst Rev 2007; 4; Update 2017. https://doi.org/10.1002/14651858.CD003971.pub3

[20] Rodriguez RF, Bravo LE, Castro F et al. Incidence of weak opioids adverse events in the management of cancer pain: a double-blind comparative trial. J Palliat Med. 2007;10:56–60. https://doi.org/10.1089/jpm.2006.0117

[21] Saunders C, Sykes N, editors. The Management of terminal malignant disease. London: Edward Arnold; 1993.

[22] Waddell G, Newton M, Henderson I, Somerville D, Main C. A Fear-Avoidance Beliefs Questionnaire (FABQ) and the role of fear-avoidance beliefs in chronic low back pain and disability. Pain. 1993;52:157–68. https://doi.org/10.1016/0304-3959(93)90127-B

[23] Woolf CJ. Evidence for a central component of post-injury pain hypersensitivity. Nature. 1983;306:686-88. https://doi.org/10.1038/306686a0

[24] Zaza C. Cancer Pain and psychosocial factors. J Pain Symptom Manage. 2002;24:526–42. https://doi.org/10.1016/S0885-3924(02)00497-9

[25] Zeppetella G. Opioids for the management of breakthrough cancer pain in adults: a systematic review undertaken as part of an EPCRC opioid guidelines project. Palliat Med. 2011;25:516–24. https://doi.org/10.1177/0269216310385601

[26] Zieglgänsberger W. Substanc P and pain chronicity. Cell Tissue Res. 2019;375:227. https://doi.org/10.1007/s00441-018-2922-y

Links

Bundesamt für Gesundheit BAG: Cannabis [Internet; abgerufen am 14. August 2020]. Verfügbar unter: https://www.bag.admin.ch/bag/de/home/gesund-leben/sucht-und-gesundheit/cannabis.html

WHO Guidelines for the pharmacological and radiotherapeutic management of cancer pain in adults and adolescents [Internet]. 2019 January [cited 2020 Aug 13]. Available from: https://www.who.int/ncds/management/palliative-care/cancer-pain-guidelines/en/

20 Sedierung bei refraktären Symptomen

Marta Mazzoli

20.1 Einführung

Wenn schwer kranke Patienten am Lebensende unter unerträglichen Belastungen leiden, kann eine palliative Sedierung zur Symptomlinderung eingesetzt werden, falls andere Maßnahmen nicht ausreichend wirksam sind. Hierbei handelt es sich um eine Therapie im Sinne einer Ultima Ratio *(measure of last resort)*.

In diesem Kapitel wird hauptsächlich auf die tiefe kontinuierliche palliative Sedierung eingegangen. Die Anwendung dieser Maßnahme erfordert klinische, kommunikative und ethische Kompetenz sowie entsprechende Erfahrung. Mit dem Eintritt der Sedierung verliert der Patient seine Interaktionsfähigkeit und somit seine Fähigkeit, Entscheidungen zu fällen. Deshalb sollte, sofern dies vom zeitlichen Ablauf her möglich ist, die Indikation mit dem Patienten oder seiner Vertretungsperson sorgfältig vorbesprochen werden. Auch die Angehörigen sollten entsprechend informiert und mit einbezogen werden.

Da bei der kontinuierlichen palliativen Sedierung bis zum Tod naturgemäß eine gewisse Missbrauchsgefahr besteht, sollte diese unter kontrollierten Bedingungen, gestützt auf fachliche Standards und mit entsprechender Protokollierung vorgenommen werden.

Fallvignette

Bei dem 74-jährigen Patienten wurde vor zwei Jahren die Diagnose eines fortgeschrittenen Pleuramesothelioms gestellt. In den letzten elf Monaten wurden bei symptomatischem Pleuraerguss rezidivierende Pleurapunktionen vorgenommen. Der Patient konnte bei zunehmender Dyspnoe und damit verbundenen Panikattacken vor zwei Monaten schon stationär auf die Palliativstation aufgenommen werden. Damals war der allgemeine klinische Zustand des Patienten relativ gut (ECOG 1–2). Man konnte ihn nach wenigen Tagen Aufenthalt in der Palliativstation bei sich verbessernder Symptomatik nach Hause entlassen. Vor der Entlassung wurde eine Therapie mit Opioiden und einem Benzodiazepin in die Wege geleitet; zudem wurde die ambulante Betreuung im Netz intensiviert. Auf eine onkologische Therapie wurde verzichtet; das Behandlungsziel war nach einem Gespräch mit dem Patienten selbst klar auf die Lebensqualität ausgerichtet.

Nun wurde er bei zunehmender Atemnot, Schluckstörung, ausgeprägter Fatigue und refraktärer Kachexie stationär aufgenommen. Der Patient war seit mehreren Tagen bettlägerig und auf die intensive Unterstützung durch seine Ehefrau, Spitex und spezialisierte palliative Spitex angewiesen (ECOG 4). Eine erneute Pleurapunktion konnte bei septiertem Pleuraerguss nicht mehr durchgeführt werden.

Eine Opioidrotation von oralem Morphium auf eine subkutane Applikation war schon zuhause in die Wege geleitet worden, ergänzt durch eine Behandlung mit Midazolam, mit dem Ziel einer wirksamen Anxiolyse.

Bei Eintreffen auf der Palliativstation war der Patient erschöpft. Eigentlich hätte er sich noch etwas Lebenszeit gewünscht, allerdings bei besserer Lebensqualität.
Bei nahendem Lebensende und zunehmender Atemnot wurde mit dem Patienten und dessen Ehefrau und anschließend auch im Team ein Gespräch über die Möglichkeit und die Modalitäten einer intermittierenden, aber auch einer notfallmäßig einzuleitenden kontinuierlichen palliativen Sedierung bis zum Lebensende geführt. Der Patient konnte sich mit diesem Vorgehen einverstanden erklären. Sämtliche zuvor peroral oder subkutan verabreichten Medikamente wurden ab sofort intravenös appliziert. Die Opioidtherapie wurde der Situation angepasst und es wurde mit einer intermittierenden Sedierung mit Midazolam in der Nacht und auf Wunsch des Patienten stundenweise tagsüber begonnen.
Unter dieser intermittierenden Sedierung war es dem Patienten möglich, in den Wachphasen mit seiner Familie in Kontakt zu treten und gewisse Dinge vor dem Lebensende zu regeln. Nach einer viertägigen intermittierenden Sedierung kam es zu einer akuten respiratorischen Krise. Bei refraktärer Dyspnoe mit Erstickungsangst wurde nun eine kontinuierliche Sedierung mit Midazolam eingeleitet. Zehn Stunden nach Beginn der kontinuierlichen palliativen Sedierung verstarb der Patient ruhig.

20.2 Definition und Epidemiologie

Ursprünglich als „terminale Sedierung" bezeichnet, hat sich die *European Association of Palliative Care* (EAPC) für die Verwendung des Begriffs der „palliativen Sedierung" ausgesprochen. Beim Begriff der „terminalen Sedierung" war es unklar, ob sich das Adjektiv „terminal" auf den Zustand des Patienten oder auf die Intention bezieht. „Palliativ" betont, dass das Ziel der Maßnahme die Palliation (Linderung der Symptome) und nicht die Beendigung des Lebens ist.

Gemäß EAPC wird die **palliative Sedierung** folgendermaßen definiert: „Die therapeutische (oder palliative) Sedierung wird im palliativmedizinischen Kontext verstanden als der überwachte Einsatz von Medikamenten mit dem Ziel einer verminderten oder aufgehobenen Bewusstseinslage (Bewusstlosigkeit), um die Symptomlast in anderweitig therapierefraktären Situationen in einer für Patienten, Angehörige und Mitarbeiter ethisch akzeptablen Weise zu reduzieren". Die palliative Sedierung sollte nur in Betracht gezogen und eingeleitet werden, wenn der Sterbeprozess im Gang ist.

Die **Prävalenz** der palliativen Sedierung bei refraktären Beschwerden variiert erheblich und erstreckt sich je nach Behandlungssetting von < 10 % bis zu 67 % aller am Lebensende betreuten Patienten. In England wird eine palliative Sedierung bei 19 % aller Todesfälle, in den Niederlanden in 18 % und in Belgien in 12 % aller Todesfälle eingesetzt. Eine retrospektive Erhebung in der Schweiz ergab, dass im Jahr 2001 bei 6,7 % aller verstorbenen Patienten vor dem Tod eine palliative Sedierung zum Einsatz kam; 2013 war dies bei 25 % aller Todesfälle der Fall. Möglicherweise sind diese Angaben nicht vollumfänglich vergleichbar, da unterschiedliche Modalitäten zur Sedierung zur Anwendung gelangten. In der Schweiz wird eine palliative Sedierung häufiger bei jüngeren (< 65 Jahre) als bei älteren Menschen durchgeführt und im Vergleich zu anderen Gesundheitsinstitutionen vermehrt in Einrichtungen der spezialisierten Palliative Care.

Refraktäre Symptome: Gemäß EAPC gilt ein Symptom dann als refraktär, „wenn seine Wahrnehmung für den Patienten unerträglich ist und es trotz beharrlicher Bemühungen, eine geeignete Behandlung ohne Beeinträchtigung des Bewusstseins zu finden, nicht gelindert werden kann". Dies beinhaltet, dass ein interprofessionelles spezialisiertes Palliative-Care-Team keine bessere Therapie für das belastende Symptom zur Verfügung hat.

Die häufigsten Indikationen für den Einsatz einer palliativen Sedierung in der Sterbephase sind Delirien, Verwirrtheitszustände mit begleitender Agitation, Dyspnoe, Erstickungsangst, Schmerzen, epileptische Anfälle oder massive Blutungen.

20.3 Durchführung der palliativen Sedierung

20.3.1 Voraussetzungen

Bei zu erwartendem Eintritt von refraktären Beschwerden (z. B. schwere Atemnot, Blutungsrisiko) soll eine palliative Sedierung im Voraus, idealerweise im Beisein des Patientenvertreters, besprochen werden.

Wenn eine palliative Sedierung bei einem leidenden schwer kranken Patienten in Frage kommt, ist es absolut notwendig, dass die Indikation hierfür im Team besprochen wird. Dabei ist darauf zu achten, dass ein Facharzt für Palliativmedizin mit entsprechender Erfahrung involviert ist.

Folgende Fragen sollen zur Indikation der Sedierung beantwortet werden und deren Diskussion mit Ergebnis muss zwingend dokumentiert werden:

1. Das Leiden ist für den Patienten unerträglich: Ist das Symptom refraktär? Wurden alle möglichen Maßnahmen zur Behandlung des Symptoms ausgeschöpft?
   Handelt es sich um ein vorwiegend psychisches Symptom wie Angst oder Verwirrtheit mit Agitation, sollte nach Möglichkeit ein Facharzt für Psychiatrie hinzugezogen werden. Unter Umständen ist ein ethisches Konsilium zu veranlassen.
2. Entspricht die palliative Sedierung den Wünschen des Patienten? Hat diesbezüglich ein Gespräch mit dem Patienten stattgefunden? Wenn der Patient nicht ansprechbar ist: Ist eine Patientenverfügung vorhanden bzw. der Patientenvertreter involviert? Hat der Patient selbst oder ggf. der Patientenvertreter sein Einverständnis erteilt?
3. Ist es wirklich der Patient und nur der Patient, der die Sedierung braucht?
   Nicht selten sind es die Angehörigen oder sogar das Behandlungsteam, welche das Leiden nicht mehr aushalten können. Obwohl Wünsche der Angehörigen oder auch Bedürfnisse des Teams ernst genommen werden sollen, muss die palliative Sedierung zwingend dem Patientenwunsch oder seinem mutmaßlichen Willen entsprechen.
4. Sind die Angehörigen in den Entscheidungsfindungsprozess einbezogen?
5. Wie viel geschätzte Lebenszeit bleibt dem Patienten? Ist der Tod absehbar?
6. Sind Überwachungsstrategien im Team besprochen worden? Die palliative Sedierung soll in der Regel so tief sein, dass die refraktären Beschwerden ausreichend kontrolliert sind und gleichzeitig soll das Bewusstsein so wenig wie möglich eingeschränkt werden. Hierfür soll der Grad der Sedierung gemäß einer validierten Skala überwacht werden (z. B. Richmond Agitation Sedation Scale, RASS, **Tabelle 20-1**). Auf die Überwachung bei intermittierender Sedierung wird in einem gesonderten Abschnitt eingegangen (s. Kap. 20.4.2); bei kontinuierlicher palliativer Sedierung bis zum Lebensende bei sterbenden Patienten soll das entscheidende Überwachungskriterium das „Wohlbefinden" des Patienten sein. Zusätzlich sollte die Atemfrequenz überprüft werden, um sicher zu gehen, dass der Atemantrieb nicht durch das Sedativum zu stark gemindert wird und dieses zum Atemstillstand führt.

Grundsätzlich kann eine Sedierung zur Linderung von für den Patienten unerträglichen Symptomen auch nur vorübergehend eingesetzt werden (s. Kap. 20.4.2). Häufig wird man sich aber dazu entscheiden, eine kontinuierliche Sedierung bis ans Lebensende einzuleiten. Dies soll insbesondere dann vorgesehen werden, wenn

- das Leiden des Patienten sehr ausgeprägt ist und die Situation refraktär auf andere Maßnahmen ist.

Tabelle 20-1: Evaluation der Sedierungstiefe nach Richmond Agitation Sedation Scale (RASS): häufig verwendete nicht validierte deutsche Version.

Punkte	Bewertung	Beobachtung (mit und ohne Intervention)
+ 4	aggressiv/ handgreiflich	offen aggressiv oder gewalttätig, unmittelbare Gefahr für das Personal
+ 3	sehr agitiert	zieht an Schläuchen und Kathetern oder entfernt diese, oder zeigt aggressives Verhalten gegenüber Personal
+ 2	agitiert	häufige ungezielte Bewegungen
+ 1	ruhelos	ängstlich oder besorgt, Bewegungen jedoch nicht aggressiv oder heftig
0	aufmerksam und ruhig	
–1	schläfrig	nicht ganz aufmerksam, bleibt aber wenn angesprochen, wach und hält Augenkontakt (länger als 10 s)
–2	leicht sediert	wacht kurz auf mit Augenkontakt (kürzer als 10 s) wenn angesprochen
–3	mäßig sediert	irgendeine Bewegung (aber keinen Augenkontakt) wenn angesprochen
–4	tief sediert	keine Reaktion wenn angesprochen, aber irgendeine Bewegung bei körperlicher Stimulation
–5	nicht weckbar	keinerlei Reaktion, weder wenn angesprochen noch bei körperlicher Stimulation (Rütteln an der Schulter)
–6	nicht weckbar auch bei starkem Reiz	keinerlei Reaktion auch bei starker körperlicher Stimulation (Reiben an Brustbein)

Durchführung

1. Patienten beobachten: Patient ist aufmerksam, unruhig oder agitiert	(Score 0 bis +4)
2. Wenn der Patient nicht wach ist, mit lauter Stimme beim Namen ansprechen und Patienten auffordern, die Augen zu öffnen und den Sprecher anzusehen.	
a. Patient erwacht mit anhaltendem Augenöffnen und Augenkontakt.	(Score -1)
b. Patient erwacht mit Augenöffnen und Blickkontakt, aber nicht anhaltend.	(Score -2)
c. Patient zeigt irgendeine Bewegung auf Ansprache, aber keinen Blickkontakt.	(Score -3)
3. Falls der Patient auf Ansprache nicht reagiert, Patient körperlich durch Schütteln an den Schultern oder – wenn dies nicht hilft – durch Reiben des Brustbeins stimulieren*.	
a. Patient zeigt irgendeine Bewegung auf körperlichen Reiz.	(Score –4)
b. Patient zeigt keine Reaktion auf irgendeinen Reiz.	(Score –5/–6)

In der Palliativsituation wird das Reiben am Brustbein üblicherweise nicht angewendet, damit wird häufig die RASS nur bis –5 verwendet.

- das Versterben des Patienten in einem Zeitraum von Stunden bis maximal wenigen Tagen zu erwarten ist.
- der Patient dieses Vorgehen explizit wünscht.
- der Patient sich in einer Krisensituation am Lebensende (z. B. bei massiver Blutung oder Asphyxie) befindet (s. Kap. 20.4.1).

Wenn die Angehörigen in die primäre Entscheidungsfindung, eine kontinuierliche Sedierung durchzuführen, nicht involviert waren, sollten sie – natürlich nur im Einverständnis mit dem Betroffenen resp. seinem Patientenvertreter – zeitgerecht über die geplante Sedierung informiert werden. Außerhalb von Notfallsituationen sollte den Angehörigen idealerweise ein Gespräch gemeinsam mit dem betroffenen Menschen, aber auch ein Gespräch ohne Anwesenheit des Patienten angeboten werden.

20.3.2 Konkretes Vorgehen

Bevor die Sedierung eingeleitet wird, soll das geplante Vorgehen, sofern der Patient hierzu in der Lage ist, mit ihm selbst oder dem Patientenvertreter und selbstverständlich auch im Behandlungsteam besprochen werden. Hierbei sind folgende Aspekte von Bedeutung:

- Flüssigkeits- und Nahrungszufuhr (s. Kap. 20.4.4), Begleitmedikation (z. B. Absetzen der nicht notwendigen Medikamente, Weiterführung der Medikamente zur Symptomlinderung etc.).
- Auswahl des sedierenden Medikaments: Midazolam ist das Mittel der Wahl: Der Wirkungseintritt ist rasch, es ist gut steuer- und titrierbar. Zudem steht ein wirksamer Benzodiazepin-Antagonist (Flumazenil) zur Verfügung. Alternative Medikamente sind Levomepromazin, Phenobarbital und Propofol (**Tabelle 20-2**).

Cave

Opioide sind keine Sedativa. Sollten Opioide zur Sedierung führen, handelt es sich hierbei um eine unerwünschte Nebenwirkung bei wahrscheinlicher Überdosierung mit dem Risiko eines Deliriums (sogenannte sekundäre Formen von Sedierung).

- Auswahl des Applikationswegs (je nach Verfügbarkeit, klinischer Situation und Setting): In der Regel werden Sedativa intravenös appliziert, gelegentlich subkutan, selten intramuskulär, rektal oder durch eine PEG-Sonde. Unabhängig vom Applikationsweg soll das ausgewählte Medikament titriert werden. Hierzu gehören eine Steigerung der Dosis bis zur gewünschten Symptomkontrolle und das Festlegen einer Reservedosis bei unter Sedierung auftretenden belastenden Symptomen.
- Pflegerische Verrichtungen während der Sedierung: Mundpflege, Körper- und Intimpflege sowie Dekubitus-Prophylaxe/-Behandlung sollten entsprechend den Patientenwünschen und den abgesprochenen Therapiezielen durchgeführt werden.
- Begleitung und kontinuierliche Information der Angehörigen. Eine palliative Sedierung kann für die Angehörigen sehr belastend sein, auch wenn die Entscheidung gemeinsam getroffen wurde. Bei der Kommunikation mit den Angehörigen eines sedierten Patienten soll das Behandlungsteam auf folgende Dinge achten:
  - Die Familie soll ermutigt werden, Zeit mit ihrem schwer erkrankten Angehörigen zu verbringen. Wenn Bereitschaft besteht, sich an der Pflege zu beteiligen, kann den Angehörigen die Mundpflege übertragen werden. Sie können mit dem Patienten auch sprechen, ihm etwas vorlesen oder ihn berühren und umarmen, was das Abschiednehmen erleichtern kann.
  - Den Angehörigen muss immer wieder versichert werden, dass alternative Möglichkeiten zur Symptomlinderung nicht wirksam waren und die Sedierung für den betroffenen Patienten die einzig effektive Maßnahme darstellt, um die Belastungen

Tabelle 20-2: Medikamente zur Sedierung in der Palliativmedizin (nach Cherny 2014).

Wirkstoff		**Eigenschaften**
Benzodiazepin		
Midazolam	Pharmakologie	• wasserlösliches, schnell und kurz wirkendes Benzodiazepin • wird in eine lipophile Verbindung metabolisiert, die auf das zentrale Nervensystem wirkt mit kürzerer Wirkungsdauer aufgrund von schneller Umverteilung • im Allgemeinen Verabreichung durch Dauerinfusion erforderlich, um eine kontinuierliche Wirkung aufrechtzuerhalten
	Vorteile	• schnell eintretende Wirkung • kann intravenös (i. v.) oder subkutan (s. c.) verabreicht werden
	Anfangsdosis	0,5–1 mg/h, 1–5 mg nach Wirkung
	übliche Wirkdosis	1–20 mg/h
	Nebenwirkungen	paradoxe Agitiertheit, Aspirationsgefahr, Bradypnoe
	Antagonist	Flumazenil
Neuroleptika/Antipsychotika		
Levomepromazin	allgemein	Phenothiazinderivat mit antipsychotischer Wirkung
	Vorteile	• rascher Wirkeintritt • antipsychotische Wirkung bei Delir; geringe analgetische Effekte • kann oral oder parenteral (i. v., s. c. oder i. m.) verabreicht werden
	Anfangsdosis	initial 12,5–25 mg und 50–75 mg Dauerinfusion
	übliche Wirkdosis	12,5 oder 25 mg alle 8 h oder bei Bedarf (Unruhezustände) bis zu stündlich oder bis zu 300 mg/d Dauerinfusion.
	Nebenwirkungen	orthostatische Hypotonie, paradoxe Agitiertheit, extrapyramidal-motorische Symptome, anticholinerge Wirkung
Chlorpromazin (in der Schweiz nicht registriert)	allgemein	weitverbreitetes Antipsychotikum, das oral, parenteral (i. v. oder i. m.) und rektal verabreicht werden kann
	Vorteile	antipsychotische Wirkung bei deliranten Patienten
	Anfangsdosis	i. v. oder i. m. 12,5 mg 4- bis 12-stündlich, oder 3–5 mg/h i. v. oder 25–100 mg 4- bis 12-stündlich rektal
	übliche Wirkdosis	parenteral 37,5–150 mg/d, rektal 75–300 mg/d
	Nebenwirkungen	orthostatische Hypotonie, paradoxe Unruhe, extrapyramidale Symptome, anticholinerge Wirkung

Tabelle 20-2: *Fortsetzung*

Wirkstoff		Eigenschaften
Barbiturat und Anästhetikum		
Pheno-barbital	Vorteile	schnell eintretende Wirkung
	Dosis	1–3 mg/kgKG s.c. oder i.v. als Bolus, danach Infusionsbeginn mit 0,5 mg/kgKG/h
	übliche Erhaltungsdosis	50–100 mg/h
	Nebenwirkungen	• paradoxe Reaktionen bei alten Patienten • Hypotonie • Nausea, Erbrechen • Stevens-Johnson-Syndrome • Angioödem, Hautausschlag • Agranulozytose, Thrombozytopenie
Propofol	allgemein	schnell wirkendes Allgemein-Anästhetikum
	Vorteile	• schnell einsetzende Wirkung der Sedierung • kann rasch titriert werden, schnelle Ausscheidung
	Anfangsdosis	0,5 mg/kgKG/h
	übliche Dosis	1–4 mg/kgKG/h
	Nebenwirkungen	• arterielle Hypotonie und Atemdepression • Schmerzen bei Infusion in kleine periphere Venen

erträglich zu machen. Auch sollten die Angehörigen wissen, dass eine palliative Sedierung die zu erwartende Lebenszeit kaum verkürzt.

- Immer wieder müssen die Angehörigen über das Wohlbefinden des Patienten und den zu erwartenden weiteren Verlauf informiert werden.

20.3.3 Nach dem Versterben des Patienten

Nach dem Versterben des Patienten ist es wichtig, mit den Angehörigen nochmals über den Ablauf der palliativen Sedierung zu sprechen. Den Angehörigen muss Gelegenheit angeboten werden, sich über die Begleitung des Patienten in den vergangenen Tagen auszutauschen.

Ebenso ist es unabdingbar, nach dem Versterben des Patienten eine Besprechung im Team vorzusehen, insbesondere dann, wenn der Einsatz der palliativen Sedierung im Team kontrovers beurteilt wurde, die Angemessenheit der Maßnahme von einzelnen Teammitgliedern in Frage gestellt wurde oder auch wenn es zu einem sehr protrahierten Verlauf mit erheblicher Belastung für die Behandelnden gekommen sein sollte.

20.4 Spezielle Situationen

20.4.1 Palliative Sedierung als Notfallmaßnahme

Es kann vorkommen, dass bei sterbenden Patienten in einer Krisensituation notfallmäßig eine palliative Sedierung eingeleitet werden muss *(emergency sedation)*. In der Palliativmedizin sind die häufigsten Situationen massive Hämorrhagien oder auch schwere Atemnot mit Erstickungsangst am Lebensende (z. B. bei Lungenembolien oder massiver Aspiration). Oft sind diese Notfallsituationen voraussehbar; daher ist es wichtig, eine mögliche spätere palliative Sedierung frühzeitig mit dem Patienten selbst, seinen Angehörigen und auch im Team zu besprechen.

20.4.2 Intermittierende Sedierung

In der Palliativmedizin gibt es häufig Situationen, in denen zur Linderung von belastenden Symptomen eine intermittierende Sedierung *(respite sedation)* erwogen wird. Mit einer derartigen Sedierung gelingt oftmals bei erhaltenem Bewusstsein eine ausreichende Symptomkontrolle. Die Dosierung der Sedativa soll nach einem definierten Zeitraum reduziert werden, um zu beurteilen, wie stark die Symptomatik den Patienten noch belastet und auch um den Patienten zu fragen, ob er die Beendigung oder Fortführung der Sedierung wünscht. Dies ermöglicht dem Patienten auch, intermittierend mit seinen Angehörigen in Kontakt zu treten.

Diese vorübergehende Maßnahme kann auch früher im Krankheitsverlauf vor der eigentlichen Sterbephase bei nicht refraktären, jedoch belastenden Beschwerden (z. B. Unwohlsein, Schmerzen, Unruhe, Nausea, Schlaflosigkeit) eingesetzt werden. Hierbei ist das Ziel die vorübergehende Linderung des belastenden Symptoms, bis andere eingeleitete Therapiemaßnahmen Wirkung zeigen (z. B. analgetische Bestrahlung).

Die intermittierende Sedierung beinhaltet jedoch gewisse potenzielle Risiken, die nicht zwingend kausal mit der Sedierung zusammenhängen. Diese sollten mit dem Patienten und den Angehörigen vor Einleitung der Sedierung besprochen werden:

- der Patient erlangt nicht mehr den Wachheitszustand, der vor der Sedierung bestand
- die vormaligen refraktären Symptome treten in unveränderter Intensität wieder auf
- der Patient verstirbt.

Aus den oben genannten Gründen ist eine sorgfältige Überwachung der intermittierenden Sedierung besonders wichtig, diese beinhaltet:

- Sedierungstiefe
- Atemfrequenz
- ggf. auch Herzfrequenz, Blutdruck und Sauerstoffsättigung (sofern dies aus der klinischen Situation sinnvoll).

Die genannten Parameter sollen 15 min und 2 h nach Einleitung der Sedierung und dann mindestens dreimal täglich kontrolliert und protokolliert werden.

Bei einer Sedierung mit Midazolam sollte der Benzodiazepin-Antagonist Flumazenil zur Verfügung stehen.

20.4.3 Palliative Sedierung bei psychoexistenziellem Leiden

Grundsätzlich kann eine palliative Sedierung am Lebensende nicht nur zur Linderung von körperlichen, sondern auch von refraktären psychoexistenziellen Symptomen *(psychological distress)* eingesetzt werden. Beispiele hierfür sind refraktäre depressive Zustände, Angst, Autonomieverlust oder existenzielle Not. Es gibt allerdings bei diesen Indikationen keinen übergreifenden fachlichen Konsens. Deswegen sind bei unerträglichem psychoexistenziellem Leiden besondere zusätzliche Vorsichtsmaßnahmen notwendig:

- Die beschriebene Vorgehensweise soll Patienten mit fortgeschrittenen, inkurablen und lebenslimitierten Grunderkrankungen vorbehalten sein. Es gilt zu bedenken, dass schweres psychoexistenzielles Leiden bei Palliativpatienten nicht nur am Lebensende beobachtet wird.
- Die Beurteilung, ob ein psychoexistenzielles Leiden nun refraktär ist oder nicht, erfordert diesbezügliche Kompetenz und Erfahrung; eine regelmäßige Evaluation ist absolut notwendig.
- Analog dem Vorgehen bei einer palliativen Sedierung zur Linderung von somatischen

Symptomen muss auch bei psychischen Symptomen klar dokumentiert werden, dass alle zur Verfügung stehenden Möglichkeiten der psychotherapeutischen und medikamentösen Behandlung von Angst, Depression und existenziellem Stress ausgeschöpft wurden, bevor die Sedierung eingeleitet wurde.

- Vor der eigentlichen Indikationsstellung zur Einleitung der Sedierung ist es angezeigt, einen diesbezüglich erfahrenen Facharzt für Psychiatrie oder einen erfahrenen Seelsorger zuzuziehen. Auch ein ethisches Konsilium kann angezeigt sein.
- In den seltenen Fällen, in denen eine palliative Sedierung bei psychoexistenziellem Leiden indiziert ist, empfiehlt es sich, mit einer intermittierenden Sedierung zu beginnen (z. B. eine Sedierung über vier bis sechs Stunden oder auch eine nächtliche Sedierung kann angeboten werden). Nur wenn nach mehreren intermittierenden Sedierungen vom Patienten eine kontinuierliche Sedierung bis zum Lebensende gewünscht werden sollte, sollte diese in Betracht gezogen werden.

20.4.4 Nahrungs- und Flüssigkeitszufuhr

Die Entscheidung, ob und wie viel Flüssigkeit und Nahrung zugeführt werden soll, soll unabhängig von der Entscheidung zur palliativen Sedierung gefällt werden. Norwegische Behandlungsleitlinien empfehlen, während der Sedierung keine Flüssigkeit zuzuführen, wenn der Patient vor Einleitung der Sedierung keine Flüssigkeit mehr zu sich genommen hat; wenn dem Patienten aber vor der Sedierung Flüssigkeit enteral oder parenteral zugeführt wurde, soll die Flüssigkeit auch während der Sedierung auf entsprechendem Applikationsweg (PEG-Sonde, s.c. oder i.v.) weiterhin zugeführt werden. Selten muss über eine Fortführung der Nahrungszufuhr gesprochen werden, da viele Patienten zum Zeitpunkt der Einleitung einer Sedierung nicht mehr essen resp. die Entscheidung, keine Nahrung mehr zu sich zu nehmen, schon vor Indikationsstellung zur Sedierung gefällt wurde.

In jedem Fall müssen die Entscheidungen, ob Flüssigkeit und Nahrung weiterhin aufgenommen werden soll oder nicht, individuell gefällt werden. Bestimmend hierfür sind die Wünsche des Patienten resp. das allgemeine Behandlungsziel. Falls man sich für eine Fortführung der Flüssigkeits- und evtl. auch Nahrungszufuhr während der Sedierung entscheidet, muss mit dem Patienten resp. dem Patientenvertreter vor Beginn der Sedierung besprochen werden, in welchen Situationen die Nahrungs- und/oder Flüssigkeitszufuhr beendet werden soll.

20.5 Ethische Überlegungen

Folgende ethischen Überlegungen sind in Zusammenhang mit einer palliativen Sedierung angezeigt:

- Eine palliative Sedierung ist aus ethischer Perspektive klar abzugrenzen gegenüber assistiertem Suizid und aktiver Sterbehilfe. Bei der Sedierung besteht die Intention in einer wirksamen Therapie belastender Symptome, während bei assistiertem Suizid resp. bei aktiver Sterbehilfe die Absicht besteht, den Tod beschleunigt herbeizuführen.
- Es konnte gezeigt werden, dass die palliative Sedierung bei korrekter Indikationsstellung mehrheitlich das Eintreten des Todes nicht beschleunigt (ja sogar manchmal verzögert). Allerdings besteht naturgemäß das Risiko einer medikamentös induzierten Rhythmusstörung und damit eines Herzkreislaufversagens, einer Atemdepression oder einer Aspiration, was dann zu einem raschen Tod führen kann. Dies muss insbesondere bei der intermittierenden Sedierung bedacht werden, weswegen in diesen Fällen die Überwachung besonders wichtig ist (s. Kap. 20.4.2).
- Keinesfalls darf eine palliative Sedierung dazu eingesetzt werden, den Tod beschleunigt herbeizuführen *(slow euthanasia)*. Dies

würde einem missbräuchlichen Einsatz der Methode entsprechen und ist aus ethischer Perspektive klar abzulehnen.

- Bei potenziell reversibler Symptomatik darf eine kontinuierliche palliative Sedierung nicht vorgenommen werden. Auch wenn eine Leidenslinderung angestrebt wird und die Titration des Sedativums sorgfältig durchgeführt wird, besteht bei reversibler Symptomatik keine entsprechende Indikation.
- Eine palliative Sedierung darf nie vorgenommen werden, weil Angehörige oder das Behandlungsteam die Situation nicht mehr aushalten. Die Indikation hierzu muss sich immer am Wunsch des Patienten resp. an dessen mutmaßlichem Willen orientieren.
- Es ist aber aus ethischer Perspektive auch nicht vertretbar, bei entsprechendem Patientenwunsch und klarer Indikation trotz Vorliegen von refraktären anderweitig nicht kontrollierbaren Symptomen einem Menschen eine palliative Sedierung vorzuenthalten oder hinauszuzögern, weil sich der behandelnde Arzt scheut, ein Gespräch darüber zu führen oder fürchtet, einen beschleunigten Tod herbeizuführen.

20.6 Kommunikation

Im Zusammenhang mit der palliativen Sedierung ist es wesentlich, dass folgende Begrifflichkeiten unterschieden werden und diese als Kommunikations- und Entscheidungsfindungsinstrumente auch differenziert eingesetzt werden:

Spezialärztliches Konsilium: Darunter versteht man eine patientenbezogene Beratung von Ärzten (oder eines Teams) durch einen entsprechenden Facharzt oder ein spezialisiertes Team. Diese Beratung ist somit definitionsgemäß aus der Sicht des beratenden Fachs zu sehen und kann nicht den Anspruch auf einen vollständigen Überblick über die Situation erheben.

Ethische Fallbesprechung: Gemäß SAMW ist das „Ziel einer ethischen Unterstützung (z. B. einer ethischen Fallbesprechung), die betroffenen Personen bei ethisch schwierigen Werteabwägungen in ihrer Entscheidungsfindung zu unterstützen. Sie soll zur Transparenz der Entscheidungsfindung beitragen, das Erkennen von Werte- und Interessenkonflikten fördern und Lösungsansätze aufzeigen. Empfehlungen sind konsultativ. Die Entscheidungsverantwortung bleibt beim Behandlungsteam. Es geht nicht darum, dem Behandlungsteam die Entscheidungsverantwortung abzunehmen, sondern das Behandlungsteam bei ethischen Dilemmata und Konflikten mittels einer systematischen Unterstützung zu beraten“ (gekürzter Auszug).

Shared decision making ist ein Modell der Entscheidungsfindung im klinischen Kontext, gemäß welchem Arzt/Team und Patient aktiv Informationen austauschen, verschiedene Behandlungsoptionen abwägen und partnerschaftlich eine Entscheidung fällen. Entscheidend für das Gelingen von *Shared decision making* ist, dass eine Atmosphäre geschaffen wird, in welcher sich der Patient frei äußern kann. *Shared decision making* wird in Situationen angewendet, in denen es mehrere Lösungswege gibt und keiner davon einem anderen gegenüber zu bevorzugen ist.

20.7 Zusammenarbeit

Die Entscheidung zur palliativen Sedierung fällt im Team. Je mehr unterschiedliche professionelle Sichtweisen dazu beitragen, umso fundierter wird die Entscheidungsgrundlage und umso einfacher wird es auch sein, die palliative Sedierung als Therapie bis zu deren Ende durchzutragen. Es wird nicht immer möglich sein, dass alle Teammitglieder bei der Entscheidungsfindung dabei sind. Trotzdem müssen diese aber die Entscheidung in der Durchführung mittragen. Umso wichtiger ist es, auch die kritischen Stimmen von Beginn an mit einfließen zu lassen. Dies gilt insbesondere wenn:

- eine Sedierung über längere Zeit gehen könnte (mehrere Tage bis über eine Woche)
- eine Häufung von Sedierungen in einem Team durchgeführt werden (COVID 19-Pandemie u.a.).

Take-home-message

- Bei refraktären Symptomen ist ein Therapieversuch mit einer intermittierenden Sedierung gerechtfertigt und einer kontinuierlichen Sedierung vorzuziehen.
- Eine kontinuierliche tiefe Sedierung ist eine Ausnahmesituation, die in Betracht gezogen werden kann, wenn der Patient sich in der allerletzten Lebensphase befindet mit einer zu erwartenden Prognose von Stunden bis höchstens wenigen Tagen.
- Idealerweise sollte eine Sedierung immer unter Einbezug eines interprofessionellen und erfahrenen Palliative-Care-Teams indiziert und durchgeführt werden.
- Die Entscheidung zur Sedierung ist ein Teamentscheid, der auf fachlichen, ethischen Überlegungen basiert.
- Die Umsetzung der Sedierung bedarf hoher kommunikativer Kompetenzen der Teammitglieder in der Begleitung des Patienten und seiner Angehörigen.

Literatur

[1] Cherny N, ESMO Guidelines Working Group. ESMO Clinical Practice Guidelines for the management of refractory symptoms at the end of life and the use of palliative sedation. Ann Oncol. 2014;25 Suppl 3:iii143-52. https://doi.org/10.1093/annonc/mdu238

[2] Cherny N, Radbruch L; Board of the European Association for Pallaitive Care. European Association for Palliative Care (EAPC) recommended framework for the use of sedation in palliative care. Pall Med. 2009;23(7):581-93. https://doi.org/10.1177/0269216309107024

[3] Maltoni M, Pittureri C, Scarpi E, Piccinini L, Martini F, Turci P, et al. Palliative sedation therapy does not hasten death: results from a prospective multicenter study. Ann Oncol. 2009; 20(7):1163-9. https://doi.org/10.1093/annonc/mdp048

[4] Mercadante S, Intravaia G, Villari P, Ferrera P, David F, Casuccio A. Controlled sedation for refractory symptoms in dying patients. J Pain Symptom Manage. 2009;37(5):771-9. https://doi.org/10.1016/j.jpainsymman.2008.04.020

[5] Twycross R. Reflections on palliative sedation. Palliative Care: Research and Treatment. 2019 Jan;26:1-16. https://doi.org/10.1300/J354v16n01_05

21 Trauer und das Traurig-Sein aus neophänomenologischer Perspektive

Wolf Langewitz, Steffen Kammler

Die Erfahrung der eigenen Trauer als Ressource in der Arbeit mit Trauernden.

21.1 Einführung

Jeder Leser kennt Phasen, in denen das eigene Traurig-Sein das Lebensgefühl geprägt hat. In einem Lehrbuch über Palliativmedizin geht es aber vordergründig nicht um die eigene Trauer, sondern um Trauer bei Anderen, denen wir überdies noch aus einer professionellen Warte begegnen.

Wäre es andererseits nicht schade, wenn wir das Potenzial der eigenen Expertise im Trauern brachliegen ließen? Als Autoren würden wir uns wünschen, dass die nachfolgenden Überlegungen dazu anregen, über die eigenen Erfahrungen mit dem Traurig-Sein nachzudenken, um daraus Erkenntnisse für die professionelle Arbeit zu ziehen. Wir hoffen, dass diese Selbstreflexion umso mehr Früchte tragen wird, je weniger auf psychologische Meta-Konzepte, geschweige denn auf eine psychiatrische Krankheitslehre Bezug genommen wird. Mit dem Rückgriff auf die Grundlagen der Neuen Phänomenologie wenden wir das Diktum „Philosophieren ist das Sich-Besinnen des Menschen auf sein Sich-Finden in seiner Umgebung“ [13] auf eine spezifische Lebenssituation an.

Fallvignette

Ein 68-jähriger Mann, der zunächst die Reanimation seiner Partnerin nach einem plötzlichen Herztod miterlebt hat und sie begleitet hatte, als sie drei Tage später auf der Intensivstation starb, sucht sechs Monate nach dem Tod seiner Frau professionelle Hilfe, weil er die Bilder von der Reanimation „nicht mehr los wird“. Nach einer initialen Behandlungsphase, in der es mit Hilfe von EMDR[4] gelang, die Intensität der traumatisch erlebten Bilder zu reduzieren, wird seine innere Unruhe zum Thema. Er beschreibt, dass er seinen Tag durchgetaktet hat, er erledige jetzt alle Aufgaben im Haushalt, die sie sich vorher geteilt hätten, alleine und mit hohem Arbeitseinsatz. Anschließend hätte er sich darangemacht, die Dias und Fotos der Familie zu sortieren; jetzt würde er schon Ausschau halten nach der nächsten Aufgabe. Ihn bedrückt die Aussicht, dass bald einmal alles erledigt sein wird – was dann? Im Kontakt mit ihm wird diese Hektik sehr deutlich spürbar, auch die Therapiegespräche sind hoch getaktet, es gibt wenig Raum zum Innehalten. Trotz dieses hohen Aktivitätsniveaus wirkt der Betroffene seltsam leblos und blutleer.

4 Abkürzung steht für Eye Movement Desensitization and Reprocessing – eine Traumatherapie-Methode.

21.2 Begriffsklärung

21.2.1 Trauer

Im Duden wird Trauer definiert als „[tiefer] seelischer Schmerz über einen Verlust oder ein Unglück".[5] Gerade in der Palliativmedizin kann Traurigkeit sich jedoch einstellen, bevor der Verlust einer Person eingetreten ist; allerdings gibt es sicher den Verlust des Gewohnten – dass z. B. die eigenen Eltern immer weiterleben werden. Zudem gibt es innerhalb einer Phase der Betreuung in der Palliativmedizin sowohl die Trauer des „Patienten" (des Leidenden), dessen Ende bevorsteht, als auch die Trauer der Angehörigen und Freunde, die sein Lebensende vorhersehen. Das Näherrücken eines Einschnittes durch den Tod oder das schrittweise Verlieren seiner selbst – oder des Anderen – durch das Verdämmern von Lebensäußerungen und Lebenskraft kann daher bei Menschen vor dem eigentlichen Verlusterlebnis zu tiefer Traurigkeit führen. Trauer ist etwas, das man nicht einfach loswerden kann, wenn man davon ergriffen ist[6], es ist wahrscheinlich auch etwas, das man nicht so ohne Weiteres versuchen sollte aufzugeben, weil man sich damit als Hinterbliebener die Chance zur Neuordnung der persönlichen Situation vergibt.

In philosophiegeschichtlichen Beiträgen kann man immer wieder lesen, dass Trauer als Gefühl besonders in der Antike negativ bewertet worden sei und deshalb lange Zeit in der Philosophie eine eher stiefmütterliche Behandlung erfahren habe. Hier soll der Schwerpunkt auf der Behandlung des Themas durch eine jüngere philosophische Strömung liegen, namentlich auf der Analyse der Trauer in der Neuen Phänomenologie, welche diese nicht nur als Thema ernst nimmt, sondern auch als ein Gefühl, welches den Betroffenen mit Anspruch auf Ergriffenheit in den Bann nimmt. Um die Tragfähigkeit der neuphänomenologischen Analyse der Trauer für ein besseres Verständnis dieses Gefühls abschätzen zu können, bedarf es allerdings einer kleinen methodischen Vorbemerkung, die einige Grundpfeiler der Neuen Phänomenologie erläutert: Die **Struktur des Leibes** (oder besser: des leiblichen Spürens) und die eng damit in Beziehung stehende **Theorie der Gefühle als räumlich erlebbare Atmosphären.**

5 Siehe: https://www.duden.de/rechtschreibung/Trauer

6 Man kann Trauer umgekehrt auch nicht erzwingen. Sie zeichnet sich wie andere Gefühle auch unter anderem dadurch aus, dass sie sich weder nach Belieben ein- noch ausschalten lässt. In dieser Hinsicht ist sie uns unverfügbar.

21.2.2 Die Leibtheorie der Neuen Phänomenologie

Im Gegensatz zu den romanischen Sprachen oder dem Englischen kann die deutsche Sprache mit den Begriffen von Leib und Körper zwei Bedeutungsfelder anbieten. Sich mit Leib und Seele für etwas engagieren oder dem Leibarzt vertrauen, sind Sätze, in denen „Leib" durch „Körper" nicht ersetzt werden kann. Gleiches gilt für die deutsche Übersetzung des lateinischen „Hoc enim est corpus meum" als „Das ist mein Leib" (Matthäus 26, 26) [und nicht mein „Körper"].

Die Neue Phänomenologie, die von Hermann Schmitz in einem umfangreichen System vorgelegt wurde, geht von der unwillkürlichen Lebenserfahrung des Einzelnen aus und nicht von abstrakten Begriffen; dies erklärt ihre Brauchbarkeit für den Diskurs in Disziplinen, die sich mit Menschen beschäftigen, z. B. Pädagogik, Geburtshilfe, Medizin, Psychologie etc. [1]. Das folgende Zitat illustriert den Anspruch der Neuen Phänomenologie, sich von anderen Denkschulen oder philosophischen Richtungen durch einen Bezug zur alltäglichen Lebenswelt abzusetzen:

> „Quintessenz der phänomenologischen Methode ist das Absteigen von allen hohen Rössern, auf denen jemand sitzen kann, um zu prüfen, wie gut der Boden hält, auf dem die

Rösser stehen, und wie gut die Rösser halten, auf denen die Reiter sitzen, und um den Boden genauer zu prüfen, als es vom hohen Ross aus möglich ist. Dieser Boden ist die unwillkürliche Lebenserfahrung. Unwillkürliche Lebenserfahrung ist alles, was Menschen merklich widerfährt, ohne dass sie es sich mit konstruktiver Absicht zurechtgelegt haben." [12]

Schmitz bietet folgende Definitionen zur Unterscheidung von Körper und Leib bzw. körperlichem und leiblichem Empfinden an:

„*Körperlich* ist etwas, das an einem bestimmten Ort anzutreffen ist: Der Patient kann mit dem Finger auf eine Schwellung zeigen, die Fachperson kann sie sehen und tasten etc."

„*Leiblich* ist, was jemand in der Gegend [...] seines materiellen Körpers von sich selbst spüren kann, ohne sich der fünf Sinne (Sehen, Tasten, Hören, Riechen, Schmecken) und des aus ihrem Zeugnis abgeleiteten perzeptiven Körperschemas (der habituellen Vorstellung vom eigenen Körper) zu bedienen" [11] (S. 5).

Die Möglichkeit einer präzisen Lokalisierung des Ortes, an dem körperliche Vorgänge stattfinden oder Strukturen aufzusuchen sind, fehlt leiblichen Wahrnehmungen: Der subjektive Eindruck von Wohlbefinden, der Eindruck von Frische, Erschöpfung oder eben auch Trauer sind oft eindrucksvolle und nicht zu leugnende Wahrnehmungen am eigenen Leib; wo ganz genau sie aufzusuchen wären, ist aber schwer zu sagen.

Das Alphabet des Leibes: Enge und Weite

Das Alphabet des Leibes erlaubt eine präzise Beschreibung leiblicher Phänomene und ihre Verankerung im alltäglichen Erleben von Personen.

Was am eigenen Leib zu spüren ist, also die leiblichen Regungen, hat *„Platz im Spielraum von Enge und Weite"* [11] (S. 15). Der Enge-Pol ist eindeutig repräsentiert als die Enge, in die ein von Schreck oder Schmerz getroffener Mensch getrieben wird, sie existiert in verschiedenen Graden der Aufdringlichkeit; in plötzlichem Erschrecken und im akuten, jäh einschießenden Schmerz wird sie sozusagen auf den Punkt gebracht. Ihr Gegenspieler ist die Weite, in die sich ein Mensch wohlig hineinfallen lässt, wenn er entspannt in der Badewanne liegt. Aber selbst in diesem Moment ist er noch an den Herd der Enge des Leibes gebunden, der ihn im Hier und Jetzt festhält und verhindert, dass er dösend hinübergleitet in den Schlaf.

„Die vertrauten leiblichen Regungen sind Kompromisse zwischen Enge und Weite des Leibes – ebenso wenig wie sie in maßloser Enge untergehen, gelangen sie zur unbeschränkten, reinen, maßlosen Weite." [14]

„Die Untersuchung des tatsächlichen leiblichen Befindens hat es daher nicht mit reiner Weite oder reiner Enge zu tun, sondern mit Bewegungen in Richtung auf die beiden Pole, die Schmitz als Engung und Weitung beschreibt. Beide Tendenzen kann man zwar getrennt voneinander denken, aber sie sind wie Ein- und Ausatmen aufeinander bezogen und kommen also de facto nicht getrennt voneinander vor, sondern ringen miteinander um Dominanz. Wenn in diesem antagonistischen Ringen die Engung überwiegt, sprechen wir von Spannung, wenn die Weitung überwiegt, von Schwellung. Im Wechselspiel von Spannung und Schwellung entsteht der vitale Antrieb." [9]

Diesen Begriff kann man vielleicht am ehesten mit dem vertrauteren Begriff der Vitalität in Bezug setzen, mit dem man z. B. einen „noch vitalen, aber an Jahren schon alten Menschen" beschreibt. Vitalität geht vorübergehend verloren, wenn man gezwungen ist, an einem heißen Sommertag ein kühles Haus zu verlassen, um etwas in der Stadt zu erledigen. Dauerhaft reduziert wird die eigene Vitalität durch eine Depression im engeren Sinne oder manchmal durch eine chronische Erkrankung.

21.2.3 Die Gefühlstheorie der Neuen Phänomenologie

Gefühle werden in der Neuen Phänomenologie als *„ortlos räumlich ergossene Atmosphären“* [15] verstanden. Das kann man sich am besten am klimatischen Raum des Wetters, den Atmosphären sakraler Räume, heiterer Landschaften oder Gesellschaften veranschaulichen. Wenn man etwa das Empfinden hat, beim Betreten eines Raumes mit fremden Menschen schlägt einem „dicke Luft“ entgegen, kann man nicht genau sagen, *wo* genau die Zone der „dicken Luft“ beginnt, sie hat keinen Rand, über den man beim Vorwärtsgehen in den Raum hinein stolpern würde; von daher ist das Gefühl als Atmosphäre „ortlos“. Gleiches gilt für das Hinaustreten aus dem Haus, hinein in einen drückenden Tag: Das Drückende des Tages hat keinen konkreten Ort oder eine genau anzugebende Grenze, ist aber unbezweifelbar räumlich (im Raum) erfahrbar.

An diesen Beispielen wird zugleich deutlich, dass Gefühle nicht im Menschen entstehen *müssen*, ja noch nicht einmal von diesem selbst gefühlt werden müssen, solange er sie nur registrierend wahrnimmt. Erst durch die Ergriffenheit von einer Atmosphäre wird das umgebende Gefühl zum eigenen.[7] Ergriffenwerden von einem Gefühl entsteht durch das Spüren am eigenen Leib; Gretchens berühmtes *„Es wird mir so, ich weiß nicht wie“* – beschreibt die Verwirrung angesichts dessen, was am eigenen Leib gespürt wird (*„Mir läuft ein Schauer über’n ganzen Leib“*, [7]).

7 Der Pfarrer ist meist deutlich weniger ergriffen von der Trauer im Abdankungsgottesdienst als die Trauergemeinde; nicht die Sängerin weint beim „et lux aeterna luceat eis“, sondern besonders empfängliche Zuschauer.

21.3 Woher weiß ich, dass ich traurig bin?

Wir gehen bei der Suche nach einer Antwort davon aus, dass ich mir meiner selbst gewiss bin, dass also für mich selbst außer Frage steht, dass es sich um mich handelt, „wenn es weint“. Viele Menschen ergänzen den Satz *„Wenn ich traurig bin, spüre ich...“* so: eine einengende Wahrnehmung („wie eine Kontraktion“, „als ob sich etwas zusammenzieht“) im Bauch- oder Brustbereich, oft mit einer anschwellenden Tendenz zur Entleerung nach oben in den Hals und in die Kehle, die sich dann im Weinen oder Schluchzen entlädt. Trauernde erzählen von Niedergeschlagenheit, Taubheit, Schwere, Mattigkeit, Lähmung, Orientierungslosigkeit, etwas, das man wie eine Last spürt, von der man niedergedrückt wird. Die äußeren Anzeichen der Trauer sind seit Langem beschrieben und Teil des ästhetischen Diskurses: So erkennt Charles Le Brun, „Premier Peintre du Roi“ unter dem französischen König Ludwig XIV. und langjähriger Leiter der *Académie Royale de Peinture et de Sculpture* u.a. die folgenden Anzeichen im Gesicht eines trauernden Menschen: *„les paupieres abbatuës & un peu enflées; [...] les narines tirant en bas; la bouche entre'ouverte & les coins abaissés“* [8, 10]. Basierend auf der Systematisierung der menschlichen Leidenschaften durch René Descartes in *Les Passions de l'âme* verfolgt Le Brun dabei den Anspruch, Malern und Bildhauern allgemein gültige und wiedererkennbare Beispiele für den Ausdruck unterschiedlicher Affekte zu vermitteln, darunter „Tristesse“. Seine schriftlichen Ausführungen werden von passenden Illustrationen begleitet (s. **Abbildung 21-1**).

Die oben beschriebenen Engungstendenzen am eigenen Leib werden begleitet von einem Enger-Werden, einer Schrumpfung der Welt, die ihre Farbigkeit verliert; sie erscheint dem trauernden Menschen dunkel, matt, leer, öde, trist und in eine seltsame Ferne gerückt. Prozesse verlangsamen sich, die Zeit zerdehnt, wird zäh, bis zum Stillstand. Auch die eigenen Bewe-

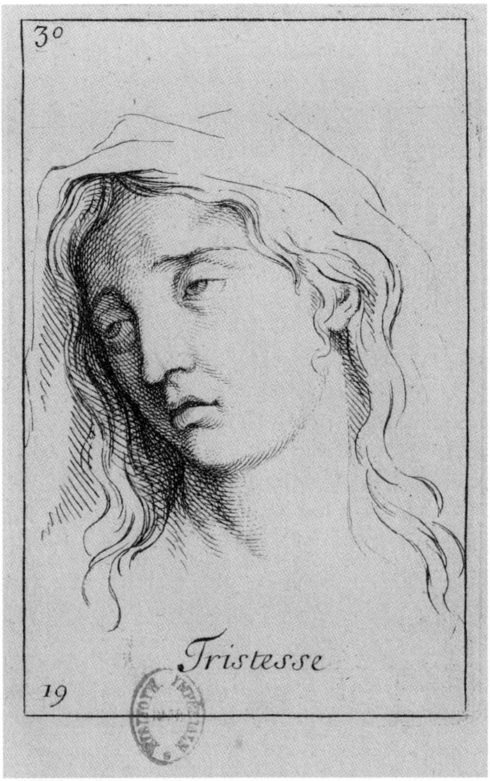

Abbildung 21-1: Tristesse (aus: Le Brun, Charles: Conférence (...) sur l'Expression generale et particuliere. Amsterdam und Paris 1698, F-Pn, V-23 892, ark:/12148/bpt6k858175n, 3.12.2019.

gungen werden langsamer, Bedürfnisse an die Welt (Hunger, Durst, Sexualität) werden blasser. Außerhalb des eigenen Leibes wird ein Sog beschrieben, der nach unten zieht, den eigenen Körper immer schwerer werden lässt.

Im Rückgriff auf die Leib-Phänomenologie lassen sich diese Phänomene einordnen als etwas, was ganzheitlich leiblich mit möglicher Dominanz einzelner Leibesinseln gespürt wird. Sie sind allgemein mit einer überwiegend engenden Tendenz und einer Abnahme des vitalen Antriebs verbunden. Diese äußert sich neben einem allgemein tieferen Niveau der Vitalität auch in einer verminderten Fähigkeit, den vitalen Antrieb auf etwas hinzuwenden, das mit einem gewissen Engagement verfolgt werden sollte. Das Ziel dieser Hinwendung kann außerhalb des eigenen Leibes liegen (z. B. als Lust auf einen Theaterbesuch) oder innerhalb des eigenen Leibes als Appetit auf eine Speise als Reaktion auf ein Hungergefühl. Man könnte vielleicht soweit gehen zu sagen, dass die für eine einzelne Person wesentlichen Elemente des eigenen vitalen Antriebs in ihrer jeweiligen Bedeutung erst in der Trauer zum Vorschein kommen, resp. im Auftauchen aus der Trauer, indem sie sich als Bedürfnisse (wieder) Gehör verschaffen.

In unserer Erfahrung macht es Sinn, mit trauernden Menschen nicht vorschnell über „Trauer" zu reden, sondern in kleinschrittigen Selbstwahrnehmungen den unterschiedlichen Aspekten der leiblichen Gestimmtheit und der Dominanz resp. dem Schwinden einzelner Leibesinseln nachzugehen. Manchmal bedarf es nicht der psychologischen Rede von der Ambivalenz in einer Beziehung, sondern es wird deutlich, dass sich die Engung in der Bauch- und Brustregion in ein intensives Engegefühl in der Kehle und in den Händen fortsetzt, sodass der Trauernde mit gepresster Stimme und geballten Fäusten das „schnöde Abhauen des Verstorbenen" beklagt.

Wenn wir den vitalen Antrieb als Resultante des antagonistischen Kräftespiels aus Spannung und Schwellung verstehen, lässt sich nachvollziehen, dass es sich lohnen könnte, in einer frühen Trauerphase die Verminderung des vitalen Antriebs zuzulassen, die z. B. das Hören vertrauter (trauriger) Musik und das reine Schwelgen in Erinnerungen vermitteln. Diese Bewältigungsformen sind durch ihren weitenden Charakter gekennzeichnet, sie bilden damit einen Gegenpol zur engenden Tendenz der ersten heftigen Trauerreaktion. In späteren Phasen der Trauer wären dann Interventionen eher hilfreich, die den Kontakt sowohl mit dem Weitepol als auch mit dem Engepol anregen. Dies könnte z. B. darin bestehen, im Gespräch mit einer Zuhörerin nicht in Erinnerungen zu versinken, sondern die situativen Begleitphänomene einer Aufnahme zu rekapitulieren. „Wo haben wir das Foto gemacht, wie heiß war es an dem Tag, worüber haben wir uns unterhalten" etc. Auf einer rein leiblichen Ebene ließe sich der vitale Antrieb restituieren durch das Aktivieren eigener Kräfte gegen einen Widerstand, z.B. durch das Wandern in widrigen Wettern und in fordernder Umgebung.

21.4 Wie reagiert eine Person leiblich als trauernde Person?

Die Bandbreite der möglichen Reaktionen ist groß – größer als die Unterschiedlichkeit im eigenen Erleben von Trauer. Gemeinsam ist den Verhaltensweisen allerdings die Bestrebung, den einengenden Wirkungen eine Bewegung in die Weite entgegenzusetzen. Diese vollzieht sich ganz naheliegend im Weinen, das als strömendes (Zer-)Fließen beschrieben wird, zu dem sich das stoßweise Schluchzen sozusagen verflüssigt. Auch die Neigung, lange Spaziergänge in der Natur zu unternehmen, lässt sich als Versuch interpretieren, die Grenzen zwischen sich selbst und „dem großen Weiten" aufzuheben, also wiederum als leibliche Impulse „In die Weite!" – alles entfernt sich vom Engepol und strebt in eine orientierungslose Weite. Aus dem oben zur leiblichen Dynamik, namentlich dem vitalen Antrieb Gesagten lässt sich aber auch ein Caveat anfügen: Irgendwann wird der Zeitpunkt kommen, an dem eine Person zur Restitution ihrer Vitalität das Hin und Her von Schwellung und Spannung wieder in den Blick nehmen muss, um nicht selbst in reiner Weite zu verschwinden oder sich am Engepol in Erstarrung wiederzufinden.

21.5 Psychologische Modelle und Definitionen von Trauer

Diesem Abschnitt müssen wir vorausschicken, dass aufgrund der Vielfalt psychotherapeutischer Schulen, die sich alleine schon aus der Tradition der klassischen Psychoanalyse entwickelt haben, eine vollständige Übersicht nicht zu leisten ist. Wir beschränken uns daher auf zwei klassische Texte, zum einem von Sigmund Freud und zum anderen von John Bowlby. Diese vermitteln wesentliche Beobachtungen, die sich immer noch als grundlegend erweisen. Darüber hinaus stützen wir uns auf die Definitionen der jetzt gültigen psychiatrischen diagnostischen Manuale am Beispiel des DSM 5.

21.5.1 Psychoanalytische Konzepte

Freud hat sich vor allem zur Melancholie geäußert, während die Trauer – oder die Trauerreaktion – relativ kurz abgehandelt wird [5].

Interessant ist, dass Freud als Ursache für eine Trauerreaktion neben den Verlust einer wichtigen Person – wie im DSM 5 – auch den Verlust *„einer an ihre Stelle gerückten Abstraktion wie Vaterland, Freiheit, ein Ideal"* [5] (S. 197) in den Blick nimmt. Die große Distanz Freud'schen Denkens zur heutigen psychiatrischen Vorgehensweise wird auch daran deutlich, dass er feststellen kann, dass *„es uns niemals einfällt, die Trauer als einen krankhaften Zustand zu betrachten und dem Arzt zur Behandlung zu übergeben, obwohl sie schwere Abweichungen vom normalen Lebensverhalten mit sich bringt. Wir vertrauen darauf, dass sie nach einem gewissen Zeitraum überwunden sein wird und halten eine Störung derselben für unzweckmäßig, selbst für schädlich"* [5] (S. 197–8). Der entscheidende Unterschied zwischen Melancholie und Trauer sei das Fehlen einer gravierenden Störung des Selbstwertgefühls bei der letzteren, beiden gemeinsam ist der Verlust des Interesses an der Außenwelt und die fehlende Bereitschaft, sich irgendein neues Liebesobjekt zu wählen. Wer trauert, leistet (Trauer-)Arbeit, die darin besteht, die Verbindungen zum verlorenen Anderen zu lösen. *„Jede einzelne der Erinnerungen und Erwartungen, in denen die Libido an das Objekt geknüpft war, wird eingestellt, überbesetzt und an ihr die Lösung der Libido vollzogen"* [5] (S. 199). Gerade die Überhöhung der Vorzüge des Verstorbenen, die Idealisierung seiner Person sind ein oft beschriebener und manchmal karikierter Zwischenschritt auf dem Weg zu einer neu entstehenden Bereitschaft, sich anderen Menschen in Liebe, mit warmem Herzen, also mit positivem eigenem Engagement (mit Libido) zuzuwenden. Das Ich wird *„nach Vollendung der Trauerarbeit wieder frei und ungehemmt“* [5] (S. 199). Ganz anders sei die Situation bei einem melancholischen Menschen: er zweifelt an sich selbst und vollbringt diese „Leistung“, indem er seine Person (sein Ich bei Freud) gleichsam aufspaltet in ein leidendes, in Trauer verfangenes Ich und ein beobachtendes, das konstatiert, dass diesem Ich recht geschieht, weil es nicht liebenswert ist. Wenn wir behaupten dürfen, dass eine Person, die die Trauer nicht beenden kann, Züge einer Melancholie sensu Freud aufweist, sind seine Überlegungen zu den Gründen für die Unmöglichkeit eines Neubeginns, einer Zuwendung zu anderen Menschen und zu anderen Interessen für das Thema Traurigkeit relevant. Freuds Vorschlag fußt auf der Idee, dass die Bindung an einen anderen Menschen (die libidinöse Besetzung) normalerweise aufgelöst wird, wenn die Beziehung in einen Verlust oder eine Enttäuschung eingemündet ist. Die „Bindungsenergie“ steht dann der Person (dem Ich) zur Verfügung, die es normalerweise nach Ableistung der Trauerarbeit auf ein anderes Objekt richtet, also neue Beziehungen aufnimmt oder neue Ideale verfolgt. Im Falle der Melancholie – oder der nicht gelingenden Trauerarbeit – bleibt das Potenzial, die eigene Vitalität neu auf ein Objekt zu richten, in der Person stecken. *„Dort [innerhalb der Person] fand sie [die Libido] aber nicht eine beliebige Verwendung, sondern diente dazu, eine Identifizierung des Ichs mit dem aufgegebenen Objekt herzustellen. Der Schatten des Objekts fiel so auf das Ich, welches nun von einer besonderen Instanz wie ein Objekt, wie das verlassene Objekt, beurteilt werden konnte“* [5] (S. 201). Überhaupt gilt, dass *„der Verlust des Liebesobjektes ein ausgezeichneter Anlass [ist], um die Ambivalenz der Liebesbeziehungen zur Geltung und zum Vorschein zu bringen“* [5] (S. 204).

21.5.2 Das Thema Trauer bei John Bowlby

John Bowlby, ein britischer Psychiater und Psychoanalytiker, hat sich mit den Besonderheiten der Entstehung von Bindungen von Personen untereinander, insbesondere mit den Bindungserfahrungen des Menschen in der Kindheit auseinandergesetzt. Naheliegend war es daher, dass er sich auch mit den Besonderheiten der Auflösung von Bindungen beschäftigt hat [2]. Bowlby berichtet über Interviews mit trauernden Witwen und Witwern und nicht über die Psychoanalyse der Betroffenen, die Basis seiner Beobachtungen ist daher wahrscheinlich breiter abgestützt als die von Freud, allerdings auch weniger tief in dem Sinne, dass die von ihm zitierten Beobachtungen nicht über längere Zeitläufe hinweg im Einzelfall validiert wurden. Er stellt zunächst Gemeinsamkeiten in den Trauerreaktionen der Hinterbliebenen fest, die er mit folgendem Schema erfassen möchte:

1. Phase der Betäubung, die gewöhnlich einige Stunden bis eine Woche dauert und unterbrochen werden kann von Ausbrüchen extrem intensiver Qual und/oder Wut.
2. Phase der Sehnsucht und Suche nach der verlorenen Figur, die einige Monate und manchmal Jahre dauert.
3. Phase der Desorganisation und Verzweiflung.
4. Phase eines größeren oder geringeren Grades von Reorganisation.

In der Phase der Sehnsucht und Suche nach der verlorenen Figur stellt der Zorn manchmal für Angehörige und Freunde oder professionelle Helfer ein Problem dar, vor allem, wenn auf den Versuch, Trost zu spenden, nicht Dankbarkeit sondern Empörung folgt. Der Zorn richtet sich gemäß seinen Untersuchungen überwiegend auf Personen, die sich möglicherweise nicht ganz korrekt verhalten haben, also auf Vertreter des Gesundheitswesens oder Geistliche, manchmal auch auf den Verstorbenen, der besser auf sich hätte achten sollen. Den Zorn erklärt Bowlby funktional damit, dass bei vorübergehenden Trennungen Wut und Zorn nützlich sind, weil sie helfen Kräfte zu mobilisieren, mit denen das oder der Verlorene wiedergefunden werden kann. Zudem mag die Äußerung von Ärger über den Verlust dazu beitragen, dass der andere beim nächsten Mal sorgfältiger mit dem Herbeiführen einer Trennung umgeht. Der Ärger über den Tröster wird zumindest in der zweiten Phase damit erklärt, dass hier der Wunsch nach einer Wiedervereinigung noch ähnlich wirksam ist wie die Einsicht, dass der Verlust unwiderruflich ist; der Tröstende, der zum Annehmen des Unvermeidlichen verhelfen will, stellt sich der Hoffnung auf Wiedervereinigung mit dem Geliebten entgegen. Vorschneller Trost wird womöglich auch deshalb als unpassend empfunden, weil er im Widerspruch steht zur Tendenz der Person, den eigenen vitalen Antrieb zu reduzieren. Gerade wenn der vorschnelle Trost darauf abzielt, Verständnis für den Verstorbenen zu erreichen, auf den der Hinterbliebene mit Zorn reagiert, ist immer wieder zu sehen, dass der Zorn heftig verteidigt wird. Ein typisches Beispiel sind Personen, die z. B. durch fahrlässiges Verhalten einen Unfall herbeigeführt haben. Der Zorn wäre dann ein Platzhalter für die Trauer, an dessen Stelle sie irgendwann einmal treten wird. Wahrscheinlich ist das vor allem dann, wenn Betroffene diesen „stellvertretenden" Zorn anders beschreiben als den Zorn, den sie typischerweise empfinden, wenn sie sonst in Zorn geraten. [3].

Auch Bowlby äußert sich zur Frage nach den Bedingungen, unter denen Trauerarbeit gelingt. Er schreibt:

> „Damit die Trauer einen günstigen Ausgang nimmt, scheint es notwendig, dass der trauernde Mensch diese emotionalen Schläge aushält. Nur wenn er den Gram, das mehr oder weniger bewusste Suchen und das scheinbar endlose Prüfen, wie und warum der Verlust geschah, sowie die Wut auf jeden, der dafür verantwortlich sein könnte, einschließlich des Toten, ertragen kann, kann er allmählich dahin gelangen, zu erkennen und zu akzeptieren, dass der Verlust tatsächlich von Dauer ist und dass sein Leben neu eingerichtet werden muss. Nur in dieser Weise scheint es ihm möglich zu sein, voll zur Kenntnis zu nehmen, dass seine alten Verhaltensmuster redundant geworden sind und darum abgebaut werden müssen." [2][8]

21.6 Psychiatrische Diagnostik

Das gängige diagnostische Manual der amerikanischen psychiatrischen Vereinigung DSM-5 unterscheidet zwischen Depression und Trauer: Während bei der Depression die „durchgehende depressive Verstimmung" und die Unfähigkeit, Glück und Freude wahrzunehmen, im Vordergrund stehen, sind dies bei Trauer Gefühle von Leere und Verlust [4] (S. 171). Neben diesen Merkmalen wird Trauer als eine Stimmungslage beschrieben, aus der sich die Betroffenen kurzzeitig befreien können, z. B. durch Humor (die Anekdoten, die über den Verstorbenen beim Essen nach der Beerdigung erzählt werden) oder Gefühle der Dankbarkeit (für die erlebte Zuwendung während der initialen Trauerphase), während die depressive Stimmungslage durchgehend besteht, nicht in Wellen verläuft oder über Wochen und Monate abnehmend wie bei der Trauer. Gedanklich stehen bei der Trauer um einen Verstorbenen die Erinnerungen an gemeinsame Erlebnisse oder nicht realisierte Zukunftspläne im Vordergrund und weniger die Auseinandersetzung mit einem als ungenügend und wertlos erlebten Selbst.

Zu einem eigentlich psychiatrischen Problem im Sinne einer Behandlungsbedürftigkeit wird die Trauer dann, wenn die Kriterien einer „anhaltenden Komplexen Trauerreaktion"

---

8 Siehe auch https://www.johanniter.de/dienstleistungen/betreuung/trauerbegleitung-von-kindern-und-jugendlichen-lacrima/lacrima-in-mittelfranken/service-wissen/wissen/trauerphasen-nach-verena-kast/

erfüllt sind (DSM-5:1080–4). Auslöser ist der Verlust eines Menschen, zu dem eine enge Beziehung bestand, eine deutliche Beeinträchtigung im Alltag durch fortbestehende Sehnsucht nach dem Verstorbenen, Verhaftet-Sein mit dem Verstorbenen und übermäßige Beschäftigung mit den Todesumständen. Dem Kriterium der „anhaltenden" Störung ist dann Genüge getan, wenn der Todesfall mehr als 12 Monate zurückliegt, ohne dass sich die Intensität der Trauer und die Beeinträchtigung durch sie wesentlich verändert hat.

21.7 Eine Annäherung an den Trauerprozess aus neophänomenologischer Perspektive

Aus neophänomenologischer Perspektive muss zunächst aufgewiesen werden, dass die Polarität zwischen Enge- und Weitepol, die wir oben als innerhalb des eigenen leiblichen Empfindens stattfindend dargestellt haben, analog *zwischen* Personen stattfinden kann, indem sich der vitale Antrieb spreizt, beide Personen umfasst, von denen eine mal mehr den Enge- und mal mehr den Weitepol repräsentieren kann. Jedes dialogische Gespräch, jeder Paartanz folgt dieser Dynamik: mal „führt" der eine, repräsentiert so den Engepol, und mal führt der andere. Dieses leibliche Miteinander von Personen nennt Hermann Schmitz wechselseitige Einleibung. Der Verlust einer Person, mit der wechselseitige Einleibung regelmäßig stattfindet, kann in diesem Verständnis dadurch zum vorübergehenden Verlust der Orientierung führen, weil das Gegenüber den Gegenpol zur eigenen leiblichen Befindlichkeit nicht mehr anbietet; es ist sozusagen das zweite Bein weggebrochen, das man zum stabilen Stand benötigt.

Die Vorstellung des gemeinsamen Leibes, zu dem sich mehrere Personen zusammenschließen, erklärt auch, warum Trauerarbeit nicht symmetrisch sein kann: Ein Aufbrechen der gemeinsamen Situation mit wechselseitiger Einleibung wirft die Personen zurück auf die je eigene Leiblichkeit und stellt jede vor eine andere Aufgabe bei der Restitution der eigenen Vitalität. Damit ist zu erklären, dass ein schwerkranker Mensch und ein Angehöriger beide Gefühle der Trauer spüren, obwohl der Anlass der Trauer fundamental verschieden ist: Eine Tochter verliert ihren Vater, der Vater verliert (wahrscheinlich) seinen Bezug zum Leben.

Ein anderer Aspekt betrifft die Vorstellung, dass eine Person, die sich einer anderen eng verbunden fühlt, bestimmten Eigenschaften der Person oder Hoffnungen an die (gemeinsame) Zukunft mit ihr einen Platz in der personalen Eigenwelt zuweist, also dem Bereich unseres Selbst, von dem wir glauben, er sei konstitutiv für unsere besondere Persönlichkeit. Dazu gehören bestimmte Verhaltensweisen, die man selber nicht mehr pflegt, weil sie beim Anderen besser aufgehoben sind. Meist ist innerhalb einer Beziehung z. B. die Neigung, über einen Verlust zu weinen, asymmetrisch verteilt; A bricht meist vor B in Tränen aus, verströmt in Weite, während B die vernünftigen, eher einengenden Überlegungen repräsentiert. B kommt dabei womöglich in der Bearbeitung seiner eigenen Trauer zu kurz. Auch Hoffnungen sind meist Teil der personalen Eigenwelt, die Erwartung, *zusammen* die Kinder zu erziehen oder alt zu werden, ist unhinterfragter Teil der Vorstellungen von sich selbst und vom eigenen Leben, aus eigener Kraft aber nicht zu bewerkstelligen. Traurigkeit entsteht, wenn diese Erwartungen enttäuscht werden, wenn sich also die Hoffnungen als solche, eben in der Gegenwart noch nicht tatsächliche herausstellen. In diesem Moment wird deutlich, dass sie nicht (mehr) verfügbarer Teil der eigenen Welt, sondern Teil der personalen Fremdwelt sind. Die Erinnerung daran, an das Leben mit jemandem bestimmte Erwartungen geknüpft zu haben, wird zwar nicht getilgt, es hat sich aber herausgestellt, dass die eigene Person und ihre Möglichkeiten nicht ausreichen, um die jetzt neu eingetretenen Veränderungen als Teile der personalen Eigenwelt zu bewahren. Im Fall einer sich langsam anbahnenden Trennung oder Enttäuschung haben beide Seiten zumindest theoretisch die Chance, sich aus der gemeinsamen Situation, der geteilten Welt, herauszulösen und sich auf die jeweils eigene zu besinnen.

Denkbar ist, dass auch der vitale Antrieb sich sozusagen auf sich selbst besinnen muss. Das Erleben der eigenen Vitalität, die sich eben zum Teil aus der gemeinsamen Situation heraus ergeben hat – sich z. B. als Paar stark fühlen und alleine schwach – fällt in sich zusammen. Strittig ist, ob dies sofort geschieht, wenn zwei Personen nicht zusammen sind, oder ob vorstellbar ist, dass der eigene Leib Erinnerungsspuren an die gemeinsame Situation in sich trägt, die das Zusammensein in einer tatsächlich momentan stattfindenden gemeinsamen Situation überdauern. Wir halten ein solches „Leib-Gedächtnis" für plausibel, auch wenn wir es nicht wie Thomas Fuchs, aus den theoretischen Konzepten von Maurice Merleau-Ponty entwickeln würden [6]. Im Sinne der Schmitz'schen Herangehensweise bevorzugen wir einen Zugang, der sich am alltäglichen Erleben des Menschen orientiert. Als Beispiel für die Fähigkeit des Leibes, sich an die Spuren einer wechselseitigen Einleibung zu erinnern, führen wir ein wahrscheinlich vielen Lesern vertrautes Erlebnis an: Am Abend nach einem sonnigen Strandtag gibt es manchmal einen inneren Nachhall von Wärme und Wind, ohne dass wir das auf erhöhte Körpertemperatur und Gänsehaut zurückführen könnten. Etwas Ähnliches wird berichtet, wenn ein geliebter Mensch nicht mehr da ist: Es wird einem „warm ums Herz", wir spüren wieder etwas von der Freude, wenn wir an gemeinsame Erlebnisse erinnert werden. Das Aufwachen nach einem Traum, in dem lebhaft empfunden wurde, wie es war, als er oder sie noch „da war", ist vor allem deshalb so schmerzhaft, weil das Erleben am eigenen Leib so überaus real war. Auch die Formulierung, jemand wurde „mitten aus dem Leben herausgerissen", trägt in sich einen Hinweis auf die materielle Komponente des Verlustes. Falls wir die Vorstellung, der Tod eines Anderen hinterlasse eine spürbare Lücke im gemeinsamen Leib, akzeptieren, gibt es grob drei Möglichkeiten, damit umzugehen:

1. die Lücke bleibt bestehen und wird mit Erinnerungs-Ritualen an gemeinsame Situationen notdürftig verdeckt,
2. die Lücke ist aus eigener Kraft nicht zu schließen und bedarf einer anderen Person, mit deren Unterstützung das Defizit ausgeglichen werden soll und
3. die Lücke verschließt sich, indem das Fehlen des leiblichen Mit-Menschen abheilt.

Im letzten Fall müsste also eine trauernde Person sich aus dem gemeinsamen Leib, respektive der lebhaften Erinnerung daran herauslösen, bevor sie sich anderen Zielen (Objekten) zuwenden kann. Bei Freud heißt das so: *„[Bei der Trauerarbeit bringt die Realität] an jede einzelne der Erinnerungen und Erwartungssituationen, welche die Libido an das verlorene Objekt geknüpft zeigen, […] ihr Verdikt heran, dass das Objekt nicht mehr existiere, und das Ich, gleichsam vor die Frage gestellt, ob es dieses Schicksal teilen will, lässt sich durch die Summe der narzisstischen Befriedigungen, am Leben zu sein, bestimmen, seine Bindung an das vernichtete Objekt zu lösen. Man kann sich etwa vorstellen, diese Lösung gehe so langsam und schrittweise vor sich, dass mit der Beendigung der Arbeit auch der für sie erforderliche Aufwand zerstreut ist." [5] (S. 209).*

Wenn diese Lösung annähernd symmetrisch verläuft, sollte diese Auflösung der Gemeinsamkeit einfacher gelingen als bei einer abrupten Trennung, bei der einzig und allein der hintanbleibende Teil Herauslösungsarbeit leistet, resp. leisten kann[9]. Im ersteren Beispiel haben

9 Hier lassen wir außer Acht, dass wahrscheinlich ein Mensch, der sich abrupt aus einer Beziehung löst, vorher bereits „Trauerarbeit" in dem Sinne geleistet hat, dass er seine Bindung an die dann verlassene Person schrittweise gelöst hat. Inwieweit ein plötzlich Sterbender in den Sekunden oder Minuten des Sterbens „Trauerarbeit" zu leisten vermag, ist nur spekulativ zu beantworten. Man könnte die immer wieder beschriebenen Erlebnisse von Menschen nach Reanimation (in etwa: „Mein Leben ist wie im Film an mir vorübergezogen") dahingehend interpretieren.

z.B. Partner über die Möglichkeit gesprochen, dass einer von ihnen vor dem anderen sterben wird – darüber gesprochen, was Bestand haben wird über den Tod hinaus, und was unwiederbringlich verloren ist. Im zweiten Fall, z.B. bei einem unerwarteten Suizid, ist genau diese symmetrische Antizipation unmöglich, die Überlebenden müssen die eigenen Anteile aus der gemeinsamen Situation mit dem Anderen herauslösen, der seine unbearbeitet in der gemeinsamen Situation stehen lässt.

21.8 Wie umgehen mit trauernden Menschen?

In diesem Abschnitt geht es um die professionelle Begleitung von trauernden Anderen und nicht um die eigene Trauer. Zwei Fragen sind aus unserer Sicht zentral:

- Wer erteilt den Auftrag, sich mit der Trauer einer Person auseinanderzusetzen?
- Was ist das Ziel der Trauerarbeit?

21.8.1 Wer erteilt den Auftrag, sich mit der Trauer einer Person auseinanderzusetzen?

Häufig kommt der Auftrag aus der Umgebung des Betroffenen, in der jemand findet, es sei so langsam an der Zeit, dass die trauernde Person an andere Dinge denke oder wieder aktiv am Leben teilhabe, kurz: ihr Verhalten und ihre Gefühlslage verändern möge. Typische Beispiele sind schnell bei der Hand: die Kinder machen sich Sorgen um die Mutter, „die den Tod des Mannes nicht verwinden kann"; der Ehemann hat Mühe zu akzeptieren, dass seine Frau immer noch den Tod eines Kindes betrauert etc. Ausgesprochen hilfreich ist es, mit „Auftraggeber" und Betroffenem gemeinsam zu sprechen. Durch den Einbezug der leiblichen Dimension einer nahen Beziehung zu anderen Personen im Allgemeinen und zum Verstorbenen im Speziellen wird deutlich, dass die Bezüge zwischen Personen *notgedrungen* unterschiedlich sind. Dieser Gedanke befreit von der Diskussion um die Intensität der Liebe zum Verstorbenen, und entzieht dem Vorwurf, nur darum die Trauer aufgeben zu wollen, weil man ihn nicht genug geliebt hat, den Boden. Die Liebe zum Verstorbenen mag für Kinder und Ehepartner „gleich intensiv" gewesen sein, der Verstorbene hat beiden „viel bedeutet", war „eine ganz wichtige Person in meinem Leben" usw., aber die Basis dieser Intensität war immer schon eine andere.

Wenn der Auftraggeber nicht erscheinen mag oder der Trauernde ihn nicht dabeihaben möchte, bietet sich an, sich über eine aus der systemischen Therapie bekannte Frage an das Thema der Einmaligkeit der Trauer anzunähern, z.B. mit den Worten: „Haben Sie eine Idee, warum Ihre Tochter gefunden hat, Sie sollten sich eine professionelle Unterstützung suchen?" Die Antwort wird unweigerlich die Differenz zwischen der Auffassung der Tochter und der eigenen Position offenlegen, wenn die Trauernde ohne die Initiative der Tochter nicht gekommen wäre. Diese Differenz öffnet das Feld für die Definition und letztendlich Akzeptanz der eigenen Beziehungsfäden zum Verstorbenen, die zu lösen je eigene Anstrengungen erfordert. Mit diesem Diskurs wird in unserer Erfahrung der normative Druck aus dem Trauerprozess herausgenommen – es kann keinen *normalen* Trauerprozess geben, es kann allerdings einen Trauerprozess geben, der stillsteht und eine Weiterentwicklung des Trauernden blockiert.

21.8.2 Was ist das Ziel der Trauerarbeit?

Wir versprechen uns von einem leib-phänomenologischen Zugang auf dieses Thema einen größeren Spielraum für Betroffene und professionelle Helfer im Vergleich zu einem psychologisch fundierten Vorgehen: An die Stelle eines Rechtfertigungsdiskurses, in dem ein womöglich trotziges „Es ist nun mal schrecklich, seine Frau zu verlieren", der Bitte, sich doch dem Leben wieder zuzuwenden, entgegensteht, tritt ein kleinschrittiges und präzises Aufdecken dessen, was ein Betroffener *am eigenen Leib spürt*, wenn er sagt: „Ich merke immer noch, wie traurig ich bin". Dies ermöglicht häufig, den Veränderungen nachzuspüren, die sich in der Art und in der Intensität der Wahrnehmungen am eigenen Leib ergeben haben. Wenn dies gelingt, ist es bereits ein wertvoller Erkenntnisschritt, denn er zeigt an, dass das Erleben der eigenen Trauer einem Wandel unterzogen ist. Es herrscht bei genauerem und leiblich informiertem Hinschauen kein Stillstand, sondern es findet eine wie auch immer geartete Entwicklung statt. Eine Zuordnung der leiblich gespürten Anzeichen von Trauer zu den Störungen des vitalen Antriebs (Intensität, Empfänglichkeit, Zuwendbarkeit) und die Anwendung des oben ausgeführten Alphabets des Leibes (Engung und Weitung, Spannung und Schwellung) auf die momentane leibliche Befindlichkeit kann in Vorschläge einmünden, wie der vitale Antrieb zu restituieren sei. Dies sei am Beispiel der eingangs skizzierten Fallvignette illustriert:

Fallvignette

Am eingangs zitierten Fallbeispiel (Kap. 21.1) lässt sich vor allem nach der initialen Behandlungsphase zeigen, dass ein leib-phänomenologisch orientierter Behandlungsansatz sinnvoll sein kann und wie sich damit arbeiten lässt. Auffallend war die Hektik im Kontakt mit dem Patienten, im eigenleiblichen Spüren beschreibt er vor allem Wahrnehmungen mit engender Tendenz, er steht „unter Spannung". Diese Neigung, sich, wie er sagt, in hektische Aktivitäten zu stürzen, sei ihm eigen, erst seine Frau hätte es geschafft, dass er sich auch mal Auszeiten gegönnt habe. Ihm fällt ein, dass sie z.B. den Tisch schön gedeckt hätte und dann hätten sie in aller Ruhe abends miteinander gegessen, mit langen Pausen zwischen der Suppe und dem Hauptgericht und nochmal später das Dessert. Offenkundig ist es der Frau gelungen, seine leibliche Disposition, also seine grundlegende leibliche Gestimmtheit, mit weitenden Impulsen anzureichern, diese Korrektur oder besser: Ergänzung fehlt ihm nach ihrem Tod. Auf der Suche nach Begegnungen, in denen er weitende Impulse wahrgenommen hat, fällt ihm ein, dass ihm beim Spielen mit seinen Patenkindern manchmal „das Herz aufgegangen sei". Mit dieser eigenen Formulierung eines Erlebens weitender Impulse hat er sozusagen eine Wünschelrute in die Hand bekommen, um in seinem Alltag nach Momenten der Weitung zu suchen. Er wird fündig, als ihm einfällt, wie gerne er mit dem Hund eines Nachbarn lange Spaziergänge gemacht hat. Ihm zuzuschauen, wie er über die Felder rennt, mal hier und mal da etwas Spannendes entdeckt, dann zu ihm zurückkommt, um sich loben und streicheln zu lassen, das sei schon toll. Er könne dem Treiben „stundenlang" zuschauen, es sei ihm nie langweilig dabei. In den nächsten Gesprächen fallen ihm andere Möglichkeiten ein, weitende Impulse aufzusuchen, z.B. das Duschen nach einem anstrengenden Spaziergang, der Besuch eines Orgelkonzertes im Münster, ein Anruf bei seinem Schulfreund. Bei dem Orgelkonzert passiert ihm etwas Unheimliches, ihm kommen die Tränen, sie laufen einfach, ohne dass er schluchzen muss, „es weint". Er fand das ein bisschen peinlich, weil er fürchtete, man hätte das Weinen sehen können, aber eigentlich war es eine gute Erfahrung. Aus leiblicher Perspektive dürfen wir annehmen, dass er für ihn ungewohntes Terrain in der Nähe des Weitepols betreten hat und doch feststellen durfte, dass er „sich benehmen" konnte, die Fassung nicht verloren hat. Wir dürfen hoffen – und er bestätigt diese Formulierung –, dass der Weitepol seinen Schrecken verloren hat und ihm als eine Möglichkeit des leiblichen Befindens in größerem Ausmaß zur Verfügung steht als vor den Gesprächen. Die Trauer um den Verlust der Frau hatte eine zusätzliche Dimension gewonnen: Sie habe ihm durch ihre Art etwas zur Verfügung gestellt, das ihn zu einem vollständigeren Menschen gemacht hatte. Jetzt muss er mühsam lernen,

diese Elemente aus eigener Kraft, so gut es geht, zu restituieren.
Vielleicht wird dieser Patient nach einer Weile feststellen, dass es ihm schwerfällt, weitende Impulse aufzusuchen, um den Spielraum der leiblichen Ökonomie zu restituieren. Dann ist er vielleicht einer der Männer, die nach dem Tod einer „innig geliebten" Partnerin eine neue Frau suchen, von der sie dann sagen werden: „Ich weiß gar nicht so genau, ob ich sie liebe; sicher nicht so, wie ich meine Frau geliebt habe, aber sie tut mir einfach gut".

21.9 Zum Verhältnis eines leibphänomenologischen und eines psychoanalytischen Zugangs

Abschließend soll sichergestellt werden, dass ein leib-phänomenologischer Zugriff auf das Phänomen der Trauer und des Traurig-Seins die sogenannten psychologischen und ja meist psychoanalytisch fundierten Ansatzweisen nicht ersetzen soll. Es geht vielmehr darum, den psychologischen Zugangsweisen eine andere Betrachtung an die Seite zu stellen und ggf. den leiborientierten Ansatz mit einem psychologischen zu kombinieren. Die gleichzeitige Betrachtung psychoanalytischer und leib-phänomenologischer Gesichtspunkte könnte dazu führen, dass aus der Vielfalt möglicher Beziehungsaspekte des Trauernden zum Verstorbenen diejenigen bevorzugt bearbeitet werden, bei denen sich lebhafte leibliche Betroffenheit einstellt. Aus psychoanalytischer Sicht ist ein wesentlicher Aspekt der nicht gelingenden Trauerarbeit eine nicht deklarierte Ambivalenz, also die Verleugnung der negativen Erinnerungen an die gemeinsame Zeit im Dienste einer Idealisierung des Verstorbenen. Bei der Trauerarbeit in Gruppen, in denen jemand über eine als weich und einhüllend beschriebene eigene Trauer berichtet, die ihn über die Maßen gefangen nimmt, kommt es manchmal vor, dass einzelne Gruppenteilnehmer die Atmosphäre im Raum anders beschreiben als die Referentin: sie spüren nicht den Wunsch, sich in weiche, warme Trauer sinken zu lassen, sondern beschreiben eher epikritische, spitzige Impulse, die sie von sich kennen, wenn sie *„gegen den Stachel löcken"* müssen, um eine zu schöne Stimmung aufzubrechen. Anstatt ihnen wiederum neurotisches Leugnen der eigenen Trauer zu unterstellen – dann wäre ja die weiche warme Traurigkeit das einzig richtige Gefühl – lassen sich solche differenten Wahrnehmungen nutzen, um die Frage zu stellen, ob in der dargestellten Trauer-Situation wohl auch diese Tendenzen einen Platz haben könnten. Manchmal führt dieser Diskurs unter nur mittelbar Beteiligten dazu, dass gefragt wird, in welchen Beziehungen diese Wahrnehmungen wohl ihren Platz finden könnten und wem von beiden sie am ehesten zuzuschreiben wären. Ist es möglich, dass der Verstorbene solche Elemente in seiner Beziehung zum Trauernden erlebt hat? Falls die Betroffene anfängt über diese Frage nachzudenken, hat sich die Frage nach dem Ort der Ambivalenz vom Trauernden gelöst. Wenn die Referentin die gemischten Gefühle beim Verstorbenen belassen kann, ist die Frage: „Und wie ging es dir damit?" naheliegend und provoziert womöglich das Bekenntnis, dass es „mit ihm auch nicht immer einfach war" – damit ist die Ambivalenz über den Umweg des eigenleiblichen Spürens anderer Gruppenmitglieder ausgesprochen, die Idealisierung wird in Ansätzen zurückgenommen.

21.10 Fazit

Wir hoffen, dass wir mit unseren Überlegungen die Annahme, Traurig-Sein sei vor allem ein psychischer Vorgang, wenn nicht widerlegen, so doch erweitern konnten um die Wahrnehmungen am eigenen Leib, die eine Person dazu veranlassen zu sagen, sie sei in diesem Moment traurig. Der Einbezug der leiblichen Grundlage dieses Gefühls öffnet den Raum für ein erweitertes Verständnis der Vorgänge, die bei einer Abnahme der Intensität von Trauer, einer letztlich erfolgreichen Trauer-Arbeit, wichtig werden könnten. Genauso lassen sich die von uns skizzierten Ansätze nutzen, wenn es um die therapeutische Begleitung von Menschen geht, die in ihrer Trauer feststecken und Mühe haben, sich neu zu orientieren. Wie wir an einem Beispiel aus der Gruppenarbeit dargestellt haben, könnte das Beachten des Reichtums und der Vielfältigkeit leiblicher Phänomene dazu beitragen, die verschiedenen und teils ambivalenten Facetten in einer Beziehung aufzuweisen, ohne sie auf ihre biografischen Wurzeln zurückführen zu müssen. Wir würden die Behauptung stark machen, dass der Einbezug der eigenen Erfahrungen mit dem Thema gerade unter Berücksichtigung des eigenleiblichen Spürens Betreuungspersonen dabei hilft, aktuell Betroffene sorgfältig und aufmerksam zu begleiten.

Literatur

[1] Becker H (Hrsg.). Zugang zu Menschen, Angewandte Philosophie in zehn Berufsfeldern. Freiburg/München: Verlag Karl Alber; 2013.

[2] Bowlby J. Bindung und Verlust. Bd. 3. Verlust: Trauer und Depression. Frankfurt am Main: Fischer-Taschenbuch-Verlag; 1983.

[3] Demmerling H, Landweer H. Philosophie der Gefühle. Stuttgart/Weimar: Verlag J. B. Metzler; 2007. https://doi.org/10.1007/978-3-476-05200-1

[4] DSM-5: Diagnostisches und statistisches Manual psychischer Störungen. Deutsche Ausgabe. Hrsg. Falkai P, Wittchen H-U. Göttingen: Hogrefe; 2015.

[5] Freud S. Studienausgabe Bd III. Trauer und Melancholie. Hrsg. Mitscherlich A, Richards A, Strachey J. Frankfurt am Main; S. Fischer; 1989:197–212.

[6] Fuchs T. Leibgedächtnis und Unbewusstes – Zur Phänomenologie der Selbstverborgenheit des Subjekts. In: Methode und Subjektivität. psycho-logik 3, Jahrbuch für Psychotherapie, Philosophie und Kultur. Freiburg: Verlag Karl Alber; 2008.

[7] Goethe JW. Faust. Hrsg. von Schöne A. 5. Aufl. Frankfurt und Leipzig: Insel Verlag; 2003: Vers 2755 und 2757.

[8] Kirchner T. L'expression des passions. Ausdruck als Darstellungsproblem in der französischen Kunst und Kunsttheorie des 17. und 18. Jahrhunderts. Mainz: P. von Zabern; 1991.

[9] Langewitz W. Leib und Körper in der Psychotherapie. PiD-Psychotherapie im Dialog. 2016; 17(1):22–28. https://doi.org/10.1055/s-0041-109258

[10] Le Brun C. Conférence [...] sur l'Expression generale et particuliere. Amsterdam und Paris 1698, F-Pn, V-23892, ark:/12148/bpt6k858175n.

[11] Schmitz H. Der Leib. Berlin, Boston: De Gruyter; 2011. https://doi.org/10.1515/9783110250992

[12] Schmitz H. Phänomenologie als Anwalt der unwillkürlichen Lebenserfahrung. Erwägen Wissen Ethik; 2004(2):215–28.

[13] Schmitz H. Höhlengänge, Lynkeus, Studien zur Neuen Phänomenologie. Bd. 6. Berlin: Akademie Verlag; 1997:13.

[14] Schmitz H. System der Philosophie II. Band 1. Studienausgabe. Bonn: Bouvier; 2005:74.

[15] Schmitz H. System der Philosophie III/2: Der Raum. Der Gefühlsraum. Studienausgabe. Bonn: Bouvier; 2005:343.

Teil III: Spezieller Fokus auf besondere Palliativ-Care-Situationen

22 Notfallsituationen

Daniel Büche

22.1 Einleitung

Es gibt Notfälle in der Palliative Care! Dies mag auf den ersten Blick widersprüchlich zur Aufgabe der Palliative Care – Lindern von Leiden und Verbessern von Lebensqualität – erscheinen, ist es aber nicht. Beim Notfall eines Patienten in der Palliativsituation steht nicht zwingend der körperliche, sondern häufiger der psychologische oder soziale Aspekt im Vordergrund. Notfallsituationen können somit sein:

- Situationen, die von Professionellen als Notfälle gesehen werden (z.B. drohende Rückenmarkkompression, massive Blutung),
- Situationen, die von den Patienten oder Angehörigen als Notfälle erlebt werden (z.B. epileptischer Anfall).

Wesentlich für die Notfallsituationen ist, dass:

- sie wenn immer möglich antizipiert werden, damit beim Auftreten der Notfallsituation möglichst keine Hektik und keine Unsicherheit auftritt (Beispiel: Medikament gegen Status epilepticus ist griffbereit)
- adäquat rasch gehandelt wird.

Denn dies hat Konsequenzen für:

- den Patienten: wichtig für seine Coping-Strategien
- die Familie: wichtig für den Trauerprozess
- die Professionellen: kein übertriebener Aktivismus mit breiter Differenzialdiagnose, denn die meisten Notfallsituationen bei Palliativpatienten sind in den letzten 48 Stunden irreversibel.

Verschiedene Symptome können sich beim Patienten in der Palliativsituation als Notfall präsentieren. Viele davon werden in anderen Kapiteln dieses Handbuchs dargelegt (Verwirrtheitszustände, Angst, akuter Schmerz, Atemnot u.a.). Nachfolgend werden deshalb nur die Rückenmarkkompression, epileptische Anfälle, massive Blutungen und die obere Einflussstauung besprochen.

22.2 Rückenmarkskompression

22.2.1 Einführung

Unter einer Rückenmarkskompression (RMK) verstehen wir die Schädigung des Myelons im Sinne einer Querschnittslähmung. Sie kommt v.a. bei onkologischen Patienten vor.

Da eine RMK beim Patienten mit fortgeschrittener Tumorerkrankung durch die konsekutive Lähmung das Leiden deutlich verstärken kann, ist rasches und konsequentes Entscheiden und Handeln gefragt.

Fallvignette

Die 58-jährige Frau M. leidet an einem fortgeschrittenem Mammakarzinom und massiver Fatigue. Sie wünscht aus weltanschaulichen Gründen keine tumorspezifische Therapie und möchte mit Diät und integrativmedizinischen Maßnahmen ihrer Krankheit begegnen. Auch mit der Einnahme von Schmerzmitteln ist sie sehr zurückhaltend. Da ihr im Akutspital nicht mehr in ihrem Sinne weiter geholfen werden kann, wird sie in eine Rehabilitationsklinik verlegt. Dort nehmen die Kräfte kaum zu – im Gegenteil, die Patientin wird schwächer und zunehmend pflegebedürftig. Da ihr nach drei Wochen in der Klinik kein Rehabilitationspotenzial mehr attestiert werden kann, sie aber zu pflegebedürftig ist, um nach Hause entlassen zu werden, wird sie zur erneuten Evaluation ins Akutspital zugewiesen. Bei der Eintrittsbefragung erfährt die Stationsärztin, dass Frau M. seit einigen Tagen zunehmend stuhl- und urininkontinent wurde. Die Ärztin stellt eine Reithosenanästhesie sowie eine Hyposensibilität als auch eine Kraftminderung beider Beine fest. Somit besteht der hochgradige Verdacht auf eine RMK, welche sich im MRI Long Spine bestätigen lässt.

22.2.2 Ätiologie und Epidemiologie

Die häufigsten Ursachen einer RMK sind extradurale Tumormassen, die von einer Wirbelkörpermetastase ausgehen. Die Infiltrationen des Rückenmarks oder ein meningealer Befall sind deutlich seltener. Somit ist die RMK auch am häufigsten mit Tumoren, die in die Knochen metastasieren, vergesellschaftet.

Die RMK kommt bei 3–5% aller Tumorpatienten vor. Am häufigsten tritt eine RMK im Bereich der Brustwirbelsäule auf. In bis zu 20% besteht eine RMK auf mehreren, nicht zwingend benachbarten Rückenmarksegmenten.

22.2.3 Pathophysiologie

Die RMK kündigt sich meist durch Symptome und Zeichen der Wirbelsäuleninstabilität und/oder den kompromittierten neuronalen Strukturen an (s. Kap. 22.2.5). Häufig werden diese frühen Symptome und Zeichen zu wenig beachtet. Bei neu auftretenden Rückenschmerzen ist somit differenzialdiagnostisch immer an die RMK zu denken und die neurologischen Zeichen des beginnenden Querschnitts sind zu suchen.

22.2.4 Prognose und Bedeutung

Die RMK ist nicht als terminales Ereignis anzusehen. Meist sind die entstandenen neurologischen Defizite wenig oder nicht reversibel. Somit entscheidet das frühzeitige Handeln über den Erhalt der Mobilität, der Selbständigkeit resp. die Zunahme der Pflegebedürftigkeit des Patienten und damit auch über die Lebensqualität. Es handelt sich um eine Notfallsituation, die sehr schnell (innert Stunden) der adäquaten Diagnostik und Therapie zugeführt werden muss. Neurologische Zeichen bedeuten immer eine schlechte Prognose. Die Prognose bezüglich Erhaltung resp. Wiedererlangung der Funktion ist abhängig von der Dauer des neurologischen Defizits bis zur Dekompression und dem Ausmaß des neurologischen Defizits (v.a. der Motorik).

22.2.5 Beurteilung und Erfassung

Zu den Symptomen und Zeichen einer RMK gehören:

- Rückenschmerzen (> 90% der Patienten): diese können typischerweise durch Husten, Pressen, Dehnungsbewegungen der Wirbelsäule verstärkt werden. Auch alleinige Ruheschmerzen sind möglich und gehen der RMK manchmal Wochen bis Monate voraus.
- radikuläre Zeichen: motorische Ausfälle (75% der Patienten), Sensibilitätsstörungen (> 50% der Patienten), Reithosenanästhesie (immer danach suchen).
- Sphinkter-Störungen: Lähmung der Schließmuskeln von Anus und/oder Harnblase (> 40% der Patienten; die Rektaluntersuchung gehört immer dazu!).

Liegen solche Symptome oder Zeichen vor, so sollte – falls der Patient noch eine Lebenserwartung von mehreren Wochen hat resp. wenn ihm ein wirbelsäulenchirurgischer Eingriff oder eine Strahlentherapie noch zugemutet werden kann – eine Einweisung ins Zentrumsspital erfolgen. Dieses sollte über folgende Möglichkeiten verfügen: MRI, Radiotherapie, Neurochirurgie/Wirbelsäulenorthopädie, Onkologie.

Das Vorgehen umfasst folgende Schritte:

- Kortikosteroidtherapie; diese sollte unverzüglich eingeleitet werden (bereits bei hochgradigem Verdacht): 16 mg Dexamethason enteral oder parenteral (i.v. oder s.c.)
- genügende Analgesie
- Blasenkatheter bei Retentionsblase
- MRI Long Spine (um multiple RMK zu erkennen)
- Entscheid bezüglich Operation oder Bestrahlung.

22.2.6 Zusammenarbeit

Die interdisziplinäre Besprechung zwischen Onkologen, Radiotherapeut, Wirbelsäulenchirurg, Palliativmediziner ist in dieser Situation unabdingbar. Dem operativen Vorgehen wird wegen der schnellen Dekompression der Vorrang gegeben, dabei sollte aber die prognostizierte Überlebenszeit noch mindestens mehrere Wochen (8–12) betragen.

Take-home-message

- Die drohende RMK ist ein Notfall und erfordert eine Therapie zur Verhinderung der Abhängigkeit und erhöhten Pflegebedürftigkeit infolge einer Querschnittslähmung
- Die drohende RMK bedarf des Teams eines Zentrumsspitals, sofern die Prognose des Patienten nicht nur Tage bis wenige Wochen (1–3) beträgt
- Der sofortige Einsatz von 16 mg Dexamethason ist fast immer gerechtfertigt.

22.3 Epileptischer Anfall, Status epilepticus

22.3.1 Einführung und Definition

Der epileptische Anfall ist ein selbstlimitierendes Ereignis, das bei den Angehörigen und beim Patienten Angst auslösen kann. Für die Professionellen ist dieser aber kein Notfall, bei welchem durch eine sofortige Intervention gehandelt werden muss. Hingegen ist daran zu denken, dass ein epileptischer Anfall häufig weitere Anfälle ankündigt oder sich daraus in einen Status epilepticus entwickeln kann. Letzterer verlangt nach einer sofortigen Therapie.

Definition

Status epilepticus
Ein epileptischer Anfall, der länger als 5 min (tonisch-klonischer Anfall) resp. 20–30 min (fokaler Anfall oder Absencen) dauert oder eine Serie von Anfällen in kurzen Abständen, zwischen denen klinisch oder elektroenzephalografisch keine vollständige Restitution erfolgt.

Fallvignette

Die 48-jährige Frau B. leidet an einem weit fortgeschrittenen Mammakarzinom mit bekannten ossären, hepatischen und zerebralen Metastasen und wird wegen einer starken Fatigue auf der Palliativstation hospitalisiert. Am Wochenende ist ihre Vigilanz sehr schwankend, gelegentlich werden auch eigenartige kurzdauernde Bewegungen der rechten Hand und des rechten Armes beobachtet. Auf Rückfrage bei der Pflege war die Patientin während dieser „Zuckungen" jeweils nicht ansprechbar. In der Annahme eines nonkonvulsiven Status epilepticus beginnt der Dienstarzt mit einer niedrig dosierten Therapie mit Benzodiazepinen, woraufhin die Zuckungen nicht mehr auftreten, die Patientin wacher wird und die Kommunikation mit ihr wieder möglich ist.

22.3.2 Ätiologie

Epileptische Anfälle deuten meist auf eine zerebrale oder meningeale Tumormanifestation hin. Seltenere Ursachen sind Infekte (inkl. Abszesse), Arzneimittel (unerwünschte Arzneimittelwirkung, Arzneimittelentzug, Alkoholentzug), intrazerebrale Blutungen und hirnorganische Erkrankungen.

22.3.3 Bedeutung und Prognose

Ein isolierter epileptischer Anfall ist selbstlimitierend. Ein Status epilepticus hat eine Letalität von 10–25 %. Die generelle Prognose bei Patienten mit Hirnmetastasen liegt bei einem Karnofsky Performance Status (KPS) von < 70 bei 2,3 Monaten (medianes Überleben), bei einem KPS > 70 bei 7,1 Monaten, ist jedoch stark von der Tumorentität abhängig. Durch Radiotherapie oder Operation kann die Lebenserwartung verlängert werden.

22.3.4 Beurteilung und Erfassung

Der konvulsive Status epilepticus ist gemäß obiger Definition korrekt zu diagnostizieren. Die Diagnose eines nicht-konvulsiven Status epilepticus ist schwierig und kann als hypoaktives Delir missinterpretiert werden. Die wahrscheinlichste Ursache (Hirnmetastasen, Entzug u. a.) eines Anfalls ist zu eruieren, da sie handlungsweisend sein kann. Das Ziel der Behandlung ist:

- Unterbrechung des Status epilepticus
- Reduktion des Risikos für weitere epileptische Anfälle
- Reduktion der Angst der Angehörigen vor erneuten Anfällen.

22.3.5 Behandlung

Wichtige Elemente beim ersten Anfall sind ruhiges Handeln, Sicherheit ausstrahlen und Information der Angehörigen.

Die **Akuttherapie** (Unterbrechung des Status epilepticus) erfolgt mit einem Benzodiazepin. Es wird empfohlen, dasjenige zu wählen, welches das Team am besten kennt und das bei einem krampfenden Patienten am einfachsten anzuwenden ist (intravenöse, sublinguale und rektale Applikationen sind häufig schwierig):

- Midazolam (Dormicum® u. a.) 1–5 mg s. c. oder i. v. oder 2 Hübe (1 Hub = 0,45 mg Midazolam) nasal
- Clonazepam (Rivotril® u. a.) 1 mg s. c. oder i. v.

Weniger geeignet sind

- Lorazepam (Temesta® u. a.) 2,5 mg sublingual oder 1–2 mg i. v./s. c. oder
- Diazepam (Valium® u. a.) 10 mg i. v. oder rektal.

Alle parenteralen Arzneimittelgaben sind nach 5 (-15) min repetierbar.

Gleichzeitig soll die Folgebehandlung **(Sekundärprophylaxe)** vorbereitet und begonnen werden.

Sekundärprophylaxe mit Antiepileptikum

- Levetiracetam (Keppra® u. a.) 2 × 500 mg als Kurzinfusion/4 h, kann auch subkutan gegeben werden. Allenfalls steigern bis 3000 mg/24 h. Nach Dosisfindung und Beruhigung der Situation Wechsel auf perorale Erhaltungstherapie (gleiche Dosis wie parenteral).
- Phenytoin (Phenhydan® u. a.) Infusionskonzentrat 750 mg/50 ml als Infusion über 4 h meist einmalig, gelegentlich braucht es am ersten Tag 30 mg/kgKG. Dann perorale Erhaltungstherapie.
- Valproat (Depakine® u. a.) 20–40 mg/kgKG/24 h kontinuierlich i. v. (wird seltener auch s. c. gegeben).

Nach erlebtem epileptischem Anfall sind folgende Überlegungen notwendig:

- Ist eine kausale Therapie (Radiotherapie, Operation, Chemotherapie) sinnvoll und möglich?

- Ist eine symptomatische Therapie mit Kortikosteroiden sinnvoll: Beginn meist mit 16 mg/d Dexamethason, langsame Reduktion, je nach nachgewiesenem perifokalem Ödem und den Möglichkeiten der kausalen Therapie.

Liegt der Patient im Sterben, dann empfiehlt sich eine kontinuierliche Applikation (Spritzenpumpe oder Infusomat) mit:

- Midazolam (Dormicum®) 0,5–1 mg/h kontinuierlich s.c. oder i.v., bei Bedarf steigern
- Clonazepam (Rivotril®) 2 mg/24 h kontinuierlich s.c. oder i.v., bei Bedarf steigern
- ausnahmsweise Lorazepam (Temesta®) 4 × 1–2,5 mg expidet/24 h, solange der Patient noch schlucken kann.

Take-home-message

- Der erstmalig epileptische Anfall ist eher ein psychosozialer als ein medizinischer Notfall.
- Der Status epilepticus soll erkannt und adäquat behandelt werden.
- Die Folgebehandlung (Sekundärprophylaxe) unterscheidet sich je nachdem, ob der Patient im Sterben liegt oder nicht.
- Beim sterbenden Patienten wird in aller Regel auf eine kausale Therapie verzichtet.

22.4 Obere Einflussstauung

22.4.1 Einführung

Als obere Einflussstauung bezeichnet man das Syndrom, welches durch die Kompression oder Obliteration der Vena cava superior entsteht.

Fallvignette

Der 72-jährige Herr K. leidet an einem fortgeschrittenen kleinzelligen Bronchialkarzinom. Er meldet sich beim Hausarzt wegen Kopfschmerzen, Schwindel und Sehstörungen. Zudem ist ihm aufgefallen, dass er morgens stark verschwollene Augen hat mit langsamem Rückgang der Schwellung im Laufe des Tages. Herr K. hat Angst, dass der Tumor zu Hirnmetastasen geführt haben könnte. Dem Hausarzt fallen bei der körperlichen Untersuchung ein feiner Stridor sowie eine prominente Venenzeichnung am Kopf auf. Er vermutet eine obere Einflussstauung. Diese kann er in der durchgeführten CT-Untersuchung nachweisen.

22.4.2 Ätiologie

Die obere Einflussstauung ist in über 90 % der Fälle durch ein Malignom bedingt, meist durch einen Lungentumor. Differenzialdiagnostisch muss an eine Thrombose gedacht werden, welche meist durch einen Eingriff (Einlage von Katheter oder Schrittmacher u.a.) bedingt ist.

22.4.3 Symptomatik

Durch den behinderten venösen Rückfluss kommt es zu folgenden typischen Symptomen:

- Atemnot
- Kopfschmerzen
- kognitive Beeinträchtigung
- Schwindel
- Sehstörungen
- allenfalls Tinnitus.

Klinische Zeichen können sein:

- Schwellung im Bereich von Kopf und oberen Extremitäten
- Konjunktivalödem
- sichtbare Venenzeichnung an Kopf und oberen Extremitäten
- Tachypnoe
- Zyanose
- evtl. Horner-Syndrom.

22.4.4 Beurteilung und Erfassung

Es handelt sich meist um eine Blickdiagnose, welche mittels CT oder MRI bestätigt wird. Die Abklärung der Ätiologie sollte, falls sie nicht offensichtlich ist, erfolgen.

22.4.5 Behandlung

Eine empirische hochdosierte Steroidtherapie (Dexamethason 12 mg/d) wird meist eingesetzt, auch wenn gute Studien dazu fehlen.

Die Einlage eines Stents in die Vena cava superior sollte evaluiert und allenfalls durchgeführt werden. Sie führt zu einer schnellen Symptomverbesserung. Eine Antikoagulation wird meist nur bei nachgewiesener Thrombose durchgeführt, da das Blutungsrisiko erhöht ist.

Nach der symptomatischen Therapie sollten allfällige kausale Therapieansätze überlegt werden, was meist eine Chemotherapie, eine Radiotherapie oder eine Kombination bedeutet.

22.5 Massive Blutung

22.5.1 Einführung

Die Herausforderung bei der massiven lebenslimitierenden Blutung ist die Kommunikation. Es muss im interprofessionellen Team sorgfältig abgeschätzt werden, wer (Patient, Angehörige, Team) über eine allfällige massive Blutung wie informiert wird und welche Notfallmaßnahmen getroffen werden. An eine massive, lebenslimitierende Blutung wird in der Palliative Care häufig gedacht, eine solche tritt aber glücklicherweise deutlich seltener auf. Zudem wird nicht jede lebensbedrohliche Blutung für den Patienten und die Angehörigen sichtbar. Die nicht wahrnehmbare massive Blutung (untere gastrointestinale Blutung, intraperitoneale Blutung u.a.) ist im Gegensatz zur sichtbaren Blutung kaum eine Herausforderung für das Palliative-Care-Team.

Fallvignette

Der 67-jährige Herr L. leidet an einem myelodysplastischen Syndrom mit einer substitutionswürdigen Thrombozytopenie und Anämie. Neben der Produktionsstörung wird die Anämie durch wiederholte okkulte Blutungen verstärkt. Durch vermehrte Antikörperbildung ist die Thrombozytensubstitution nicht mehr zielführend; es kommt kaum mehr zu einem Thrombozytenanstieg nach einer Transfusion. Dem Patienten wird kommuniziert, dass die Thrombozytensubstitution nicht mehr zielführend sei und er allenfalls an einer nächsten Blutung versterben könnte. Dies verängstigt Herrn L. sehr und er bittet, dass weiterhin mindestens einmal wöchentlich eine Transfusionstherapie durchgeführt wird. Dies bringt die Ärzte in eine Dilemma-Situation mit der Frage, ob es gerechtfertigt ist, eine nicht mehr indizierte/zielführende Therapie weiterzuführen. Eine ethische Fallbesprechung wird einberufen. Noch in der gleichen Nacht hat Herr L. eine massive Atemnotattacke, der Dienstarzt nimmt eine massive untere Gastrointestinalblutung (da keine sichtbare Blutung eruierbar) an, bestellt Thrombozyten- und Erythrozytenkonzentrate, lässt dem Patienten Sauerstoff und eine kleine Dosis Benzodiazepine geben. Innerhalb weniger als 20 min wird der immer noch tachypnoische Patient somnolent, dann komatös und verstirbt ruhig. Beim späteren Umdrehen des Patienten entleert sich eine große Menge Blut aus dem Rektum.

22.5.2 Ätiologie

Maligne Ursachen von lebensbedrohlichen Blutungen sind beispielsweise Tumoren, die durch Schleimhäute perforieren, in Gefäße infiltrieren, exophytisch wachsen und offene Wundflächen mit fragilen Gefäßen bilden.

Häufige benigne Blutungsursachen sind Ulcus ventriculi/duodeni, Ösophagusvarizen, Kavernenbildung in der Lunge, hämatologische Ursachen wie Gerinnungsstörungen oder Thrombozytopenie und als blutungsbegünstigende Faktoren Arzneimittel wie Antikoagulanzien, Thrombozytenaggregationshemmer und serotoninerge Substanzen wie SSRI.

Massive lebensbedrohliche Blutungen, die sichtbar werden können, gehen v.a. vom oberen Gastrointestinaltrakt, der Lunge und dem HNO-Bereich aus.

22.5.3 Bedeutung

Massive Blutungen sind bei den oftmals polymorbiden Patienten mit multiplen Organinsuffizienzen häufig kreislaufwirksam, sodass rasch eine Bewusstseinstrübung des Patienten eintritt bis hin zum komatösen Zustand. Die lebenslimitierende Blutung führt v.a. dann zu Leiden, wenn die Blutung sichtbar wird, gelegentlich kann ein massiver Blutverlust auch zu Atemnot führen.

Das Leiden des Patienten an der Blutung ist also meist gering – außer es kommt zu Bluthusten –, das der Angehörigen und der Professionellen hingegen potenziell sehr groß. Das Ziel der Notfallversorgung ist somit die Vermeidung eines traumatisierenden Erlebnisses oder einer komplizierten Trauer der Angehörigen und Professionellen.

22.5.4 Beurteilung und Erfassung

Die Einschätzung eines potenziellen Blutungsrisikos ist eine große Herausforderung.

An möglicherweise belastende Blutungssituationen ist bei Pathologien des oberen Gastrointestionatrakts, des HNO-Bereichs und der Lunge zu denken. Ist dies der Fall, so ist der weitere Einsatz möglicher blutungsfördernder Arzneimittel (Antikoagulanzien, Thrombozytenaggregationshemmer, SSRI und anderer serotoninerg wirksamer Substanzen) zu hinterfragen. Wird das Auftreten einer sichtbaren Blutung weiterhin als hoch eingeschätzt, so muss abgeschätzt werden, wer über ein solches Ereignis informiert werden soll. In aller Regel wird mit dem Patienten, den Angehörigen und den in der Betreuung involvierten Teammitgliedern die Situation besprochen.

Handelt es sich um eine Blutung, die voraussichtlich für den Patienten und die Angehörigen nicht sichtbar werden wird, so muss der Nutzen einer frühzeitigen Information gegenüber dem möglichen Schaden (Verängstigung) abgewogen werden. Ein Notfallset sollte trotzdem bereitgestellt werden.

In der Regel gehen einer massiven Blutung wiederholte Sickerblutungen bzw. Blutungsstigmata voraus. Somit besteht zu diesem Zeitpunkt die Möglichkeit, das therapeutische Vorgehen in einer Notfallsituation mit dem Patienten, der Familie und dem Team im Voraus zu besprechen.

22.5.5 Behandlung

Die Pflegenden – und zu Hause wenn möglich auch die Angehörigen – sollen über Sofortmaßnahmen für den Notfall instruiert sein:

- Bereitstellen von dunkel gefärbten Tüchern zum Unsichtbarmachen und allenfalls Tamponieren von Blutungen
- Bereitstellen von sedierenden Medikamenten, z.B. Midazolam 2–5 mg s.c. oder i.v. (nicht jeder Patient benötigt jedoch eine Sedation in dieser Situation). Bei Auftreten einer Atemnot ist diese mit Opioiden nicht zu lindern. In diesem Fall wäre der Einsatz von Sauerstoff oder bei massiver Angst auch Benzodiazepinen sinnvoller.
- Die Patienten sollten nicht allein gelassen werden.

Take-home-message

- Unterscheide die sichtbare (für Patienten und Angehörige wahrnehmbare) massive Blutung von der nicht sichtbaren Blutung.
- Die Kommunikation bzgl. einer allfälligen Blutung ist eine große Herausforderung, um den Patienten und die Angehörigen nicht unnötig zu verängstigen und doch auf ein mögliches Ereignis vorzubereiten.
- Neben dem Unsichtbarmachen der Blutung sind die Benzodiazepine (Midazolam) die wichtigsten Notfallmittel.

Literatur

Rückenmarkskompression

[1] Boussios S, Cooke D, Hayward C, Kanellos FS, Tsiouris AK, Chatziantoniou AA, et al. Meta-

static Spinal Cord Compression: Unraveling the Diagnostic and Therapeutic Challenges. Anticancer Res. 2018 Sep;38(9):4987–97. https://doi.org/10.21873/anticanres.12817

[2] Ferrone M, Cheville A, Balboni TA, Abrahm J. Update on Spinal Cord Compression for the Palliative Care Clinician. J Pain Symptom Manage. 2017 Sep;54(3):394–9. https://doi.org/10.1016/j.jpainsymman.2017.04.019

Epileptischer Anfall, Status epilepticus

[3] León Ruiz M, Rodríguez Sarasa ML, Sanjuán Rodríguez L, Pérez Nieves MT, Ibáñez Estéllez F, Arce Arce S, et al. Guidelines for seizure management in palliative care: Proposal for an updated clinical practice model based on a systematic literature review. Neurologia. 2019 Apr;34(3):165–97.

[4] Sutherland AE, Curtin J, Bradley V, Bush O, Presswood M, Hedges V, Naessens K. Subcutaneous levetiracetam for the management of seizures at the end of life. BMJ Support Palliat Care. 2018 Jun;8(2):129–35. https://doi.org/10.1136/bmjspcare-2016-001261

Obere Einflussstauung

[5] Niu S, Xu YS, Cheng L, Cao C. Stent insertion for malignant superior vena cava syndrome: effectiveness and long-term outcome. Radiol Med. 2017 Aug;122(8):633–8. https://doi.org/10.1007/s11547-017-0767-1

[6] Wan JF, Bezjak A. Superior vena cava syndrome. Emerg Med Clin North Am. 2009 May;27(2):243–55. https://doi.org/10.1016/j.emc.2009.01.003

Massive Blutung

[7] Bruera E, Higginson I, von Gunten CF, Morita T, editors. Textbook of Palliative Medicine and Supportive Care. 2nd ed. Boca Raton: CRC Press; 2015: 829 ff. https://doi.org/10.1201/b17901

[8] Cherny NI, Fallon MT, Kaasa S, Protenoy RK, Currow DC, editors. Oxford Textbook of Palliative Medicine. 5th ed. Oxford Universitiy Press; 2016. https://doi.org/10.1093/med/9780199656097.001.0001

[9] Ubogagu E, Harris DG. Guideline for the management of terminal haemorrhage in palliative care patients with advanced cancer discharged home for end-of-life care. BMJ Support Palliat Care. 2012;2:294–300. https://doi.org/10.1136/bmjspcare-2012-000253

23 Besonderheiten der Pharmakotherapie in der Palliative Care

Daniel Büche

23.1 Einführung

Einige Besonderheiten der Pharmakotherapie in der Palliative Care sind, dass:

- über gewisse pharmakokinetische Eigenschaften beim Patienten in der Palliativsituation (zu) wenig bekannt ist
- viele Arzneimittel im „Off-Label-Use“ verwendet werden
- die subkutane Applikation eine häufige Applikationsform ist, sei es als Bolus-Gabe oder als kontinuierliche Verabreichung.

Damit trotzdem eine sichere Arzneimitteltherapie möglich ist, sollten v. a. gut bekannte Medikamente verwendet werden, die eine breite therapeutische Breite haben.

Merke
Der in der Palliative Care tätige Arzt tut gut daran, wenige verschiedene Arzneimittel einzusetzen, diese dafür gut zu kennen.

Fallvignette

Der 37-jährige Herr Z. leidet an einer schweren Schizophrenie, die seit Jahren mit Olanzapin eingestellt ist, zudem hat er ein fortgeschrittenes Tumorleiden (Lungenkarzinom). Er ist starker Raucher und trinkt ca. 10 Tassen Kaffee und mehr pro Tag. Wegen eines aufsteigenden Harnwegsinfekts wird er auf die Palliativstation zugewiesen. Dort erhält er eine Antibiose mit Ciprofloxazin. Bald darauf wird der Patient somnolent und erwacht nicht mehr.

Was ist geschehen?
Neben der Möglichkeit, dass der Patient an den Folgen der Urosepsis verstorben ist, ist es wahrscheinlich, dass er eine Intoxikation durch Olanzapin erlitten hatte und daran verstarb. Rauchen (aromatische Kohlenwasserstoff-Verbindungen) induziert das CYP 1A2, welches das Olanzapin abbaut. Somit brauchen starke Raucher tendenziell höhere Dosen von Olanzapin. Durch die Infektion und die damit verbundene Bettlägerigkeit konnte der Patient nicht mehr rauchen gehen, wodurch sein Olanzapinspiegel sich erhöhte und er somnolent wurde. Zusätzlich hemmt Ciprofloxazin das CYP 1A2, womit der Abbau nochmals reduziert und der Spiegel erhöht wurde und damit wahrscheinlich zur Intoxikation führte.

23.2 Ursachen für Probleme der Pharmakotherapie in der Palliative Care

Besonderheiten der Pharmakokinetik: In allen Schritten der Pharmakokinetik (Absorption, Distribution, Metabolisierung und Extraktion) gibt es beim schwer kranken Menschen Unsicherheiten. Diese können nur selten sicherer gemacht werden. Somit ist es die Aufgabe dessen, der Arzneimittel anwendet, sich dieses Umstandes bewusst sein, um das Risiko einer Arzneimitteltherapie abschätzen zu können.

Die **Absorption** oraler Arzneimittel ist von der Darmtätigkeit und der Nahrungsaufnahme abhängig. Diese ist beispielsweise bei einer Darmpassagestörung (Ileus), bei Applikation über eine Jejunalsonde oder bei einer kontinuierlichen Gabe von enteraler Sondennahrung beeinträchtigt. In welcher Weise und in welchem Ausmaß dies geschieht, ist nur in den wenigsten Fällen bekannt.

Die **Distribution** von Arzneimitteln erfolgt frei (ohne Transportproteine) oder an Proteine gebunden. Albumin ist ein häufiges, aber nicht das einzige Transportprotein. Wie eine Hypoproteinämie/Hypalbuminämie bei der Dosierung von Arzneimitteln mit hoher Proteinbindung berücksichtigt werden soll, ist unklar. Die Hypalbuminämie ist bei schwer kranken Menschen häufig, womit die Unsicherheit, was dies für die Pharmakotherapie dieser Patientenpopulation bedeutet, offensichtlich wird. Die Distribution ist neben den Transportproteinen auch von der Kreislauffunktion abhängig. Aktuell gibt es kein Wissen darüber, wie sich die Pharmakokinetik bei abnehmender Kreislauffunktion verändert und wie diese in der Pharmakotherapie zu berücksichtigen ist.

Die **Metabolisierung** der Arzneimittel in der Leber ist häufig schlecht abschätzbar. So bedeutet eine Lebermetastasierung noch lange nicht, dass die Metabolisierung beeinträchtigt ist. Die Zytochrome können durch Arzneimittel, Krankheit, Genussmittel u.a. aktiviert (induziert) oder deaktiviert (kompetitive Hemmung) werden.

Die **Ausscheidung** von Arzneimitteln ist insofern schwierig einzuschätzen, als häufig beim schwer kranken und sterbenden Menschen sowohl eine Niereninsuffizienz als auch eine Leberinsuffizienz vorliegen, das Ausmaß aber kaum abgeschätzt werden kann, da die Laborwerte in der Palliativsituation (sicherlich beim sterbenden Menschen) wenig hilfreich sind. So wird z.B. die Niereninsuffizienz häufig unterschätzt.

Multimorbidität: Es ist bestens bekannt, dass die Polypharmazie eine hohe Letalität hat und ein wesentlicher Grund für Hospitalisationen, Rehospitalisationen und verlängerte Spitalaufenthalte ist. Durch die Multimorbidität haben die Patienten häufig viele Arzneimittel – meist alle mit einer klaren Indikation. Durch die krankheitsbedingte veränderte Prognose sind diese Indikationen jedoch häufig nicht mehr gegeben und gewisse Arzneimittel können somit ohne Folgen für den Patienten abgesetzt werden. Leider wird dies zu selten umgesetzt.

Off-Label-Use von Arzneimitteln: Aus Angst vor rechtlichen Konsequenzen werden gelegentlich Arzneimittel aus dem Bereich des „Off-Label-Use" nicht verwendet.

Subkutane Arzneimittelgabe: Die wichtigsten Arzneimittel in der Palliative Care können subkutan verabreicht werden. Ist diese Applikationsweise den Netzwerkpartnern nicht bekannt, werden gelegentlich essenzielle Arzneimittel am Lebensende nicht verschrieben bzw. abgesetzt.

23.3 Anwendung von Arzneimitteln außerhalb der Zulassung

Im Alltag der Palliative Care werden Arzneimittel häufig unter besonderen Voraussetzungen – nicht wie von der Arzneimittelbehörde Swissmedic zugelassen – angewendet. Dazu gehören:

- Off-Label-Use
- Unlicensed Use, unlicensed Drugs
- Arzneimittel in Spritzenpumpen
- Lagern von Arzneimitteln.

Praxistipp

Beachten der Sorgfaltspflicht

Das Heilmittelgesetz (HMG) verpflichtet zur Sorgfaltspflicht im Umgang mit Arzneimitteln. Diese ist ganz besonders zu beachten bei „Off-Label-Use", Unlicensed Drugs und Ausnahmebewilligungen. Dabei müssen sich die verschreibenden Ärzte bewusst sein, dass sie auch eine Verantwortung für die Palliative-Care-Community haben, damit der hier gewährte Freiraum auch weiter genutzt werden kann.

23.3.1 Off-Label-Use

Als Off-Label-Use wird die Anwendung eines Arzneimittels bezeichnet, wenn es als „gebrauchsfertiges Arzneimittel außerhalb der zugelassenen Indikation, Dosierung, Verabreichungsform, Verabreichungsdauer oder Population" verwendet wird.

Dies ist beispielsweise der Fall, wenn die Dosierung über der empfohlenen Dosis liegt (z. B. Metoclopramid > 40 mg/d, gewisse Opioide), die Indikation für die verschriebene Therapie fehlt (z. B. Opioide für Atemnot), der Applikationsweg (z. B. subkutane Applikation), die Therapiedauer (z. B. Levetiracetam parenteral nur für einige Tage) oder das Arzneimittel in einer gewissen Population (z. B. Kinder, Hochaltrige, Patienten in Palliativsituationen) nicht zugelassen ist.

Der Arzt kann die Anwendung trotzdem verordnen, übernimmt aber die Verantwortung („Sorgfaltspflicht", HMG). Eine solche Verschreibung gilt als gerechtfertigt, wenn

- sie sich auf Daten aus der medizinischen Fachliteratur stützt oder
- wenn folgende Bedingungen erfüllt sind:
  - der Patient leidet an einer schweren, lebensbedrohlichen Krankheit
  - es ist keine praktikable und wirksame Alternative bekannt
  - die individuelle Abwägung von Nutzen und Risiko der Anwendung fällt positiv aus.

Im Falle einer Off-Label-Verschreibung sollte der Patient in Kenntnis gesetzt werden und ein Eintrag im Patientendossier erfolgen. Studien zeigen, dass über 65 % der Arzneimittel in der Palliative Care Off-Label verwendet werden. Somit ist es nicht/kaum praktikabel den Patienten über jedes Off-Label-genutzte Arzneimittel zu informieren und dies so zu dokumentieren.

Die Krankenkasse ist nicht verpflichtet, eine solche Therapie zu finanzieren; eine Kostengutsprache muss theoretisch vorher eingeholt werden.

23.3.2 Unlicensed Use – unlicensed Drugs

Hierbei handelt es sich um Medikamente, die in der Schweiz nicht zugelassen, die aber in anderen (westlichen) Ländern registriert sind. Die Grundsätze des Off-Label-Use gelten auch für diese Medikamente. Als ein Beispiel sei hier Glycopyrronium (Robinul®) oder Scopolamin als transdermale Applikation (Scopoderm®, Transcop®) zur Linderung der Rasselatmung erwähnt.

Für einzelne Medikamente und Verabreichungen wird auf Anhang 5 verwiesen.

23.3.3 Compassionate Use

Es handelt sich um den Einsatz (noch) nicht zugelassener Arzneimittel an Patienten in besonders schweren Krankheitsfällen, die mit zugelassenen Arzneimitteln nicht zufriedenstellend behandelt werden können. Der Compassionate Use spielt in der Palliative Care keine wesentliche Rolle. Dort wo er verwendet wird, sind meist andere Spezialisten involviert, welche die diesbezüglichen Formalismen kennen.

23.3.4 Herstellung oder Zubereitung von Arzneimitteln außerhalb der Apotheke

Die **Arzneimittelzubereitung** beschreibt den Prozess der Bereitstellung eines Arzneimittels, wie er in der Fachinformation beschrieben wird. Dabei sind u. a. Volumen, Lösungsmittel und Applikationsart zu beachten.

Unter die **Arzneimittelherstellung** fällt die Bereitstellung von Arzneimitteln, die von der in der Fachinformation beschriebenen abweicht. Dazu gehören:

- Arzneimittel in Spritzenpumpen
- Mischungen von Arzneimitteln
- Herstellen von Arzneimitteln auf Vorrat und Lagern derselben.

All dies wird in der Palliative Care häufig vor Ort gemacht, z. B. das Aufziehen von Morphinspritzen für den Patienten und Lagern derselben im Kühlschrank. Prinzipiell wäre die Arzneimittelherstellung aber apothekenpflichtig!

23.3.5 Arzneimittel mit Ausnahmebewilligung

Darunter fallen v. a. die THC-haltigen Cannabinoide. Um diese verschreiben zu dürfen, benötigt der Arzt eine Ausnahmebewilligung des BAG für den spezifischen Patienten mit einer spezifischen Diagnose. Zudem muss mit der Krankenkasse abgeklärt werden, ob die Kosten übernommen werden. Der Arzt übernimmt dabei die volle Verantwortung für diese Arzneimitteltherapie und muss dem BAG alle 12 Monate Bericht erstatten.

23.4 Mitführen von Arzneimitteln ins Ausland

Gemäß dem Schengen-Abkommen müssen Patienten, die ein Arzneimittel mit sich führen, das unter das Betäubungsmittelgesetz fällt, bei Reisen in die Mitgliedsstaaten ein ausgefülltes Formular mit sich führen. Dieses kann bei Swissmedic heruntergeladen werden. Unter das Betäubungsmittelgesetz fallen neben den Opioiden auch Methylphenidat (Ritalin®) oder Benzodiazepine u. a. Der Patient darf Arzneimittel für einen Monatsbedarf mit sich führen. Verreist er für längere Zeit, muss er im entsprechenden Land einen Arzt haben, der ihm das Arzneimittel verschreibt resp. abgibt. Bei Reisen in andere Länder kann auf der Website von Swissmedic nachgesehen werden, welches die Ausfuhr- resp. Einfuhrbedingungen von Arzneimitteln sind. Bei Unklarheiten lohnt es sich, auf der Botschaft des entsprechenden Landes nachzufragen.

23.5 Die wichtigsten Arzneimittel in der Palliative Care

Es sollen nicht nochmals alle Arzneimittel aufgeführt werden, die in den verschiedenen Kapiteln dieses Buches erwähnt und beschrieben werden. Vielmehr soll aufgezeigt werden, wie der Hausarzt oder der Notfallarzt mit seinen Arzneimitteln im Notfallkoffer gute Palliative Care machen kann resp. mit welchen Arzneimitteln er den Notfallkoffer bestücken könnte, um für Palliativsituationen gerüstet zu sein.

Einen Vorschlag dazu finden sich in der **Tabelle 23-1**. Dabei ist klar, dass der Hausarzt nur selten mit Notfällen bei Palliativpatienten konfrontiert ist. Somit wurde darauf geachtet, dass möglichst Arzneimittel beschrieben werden, die der Hausarzt auch für andere Notfallpatienten dabei hat.

23.6 Zusammenarbeit

Die Zusammenarbeit mit einem Apotheker, der die Bedürfnisse der Patienten in Palliativsituationen kennt, ist hilfreich.

Take-home-message

- Die Besonderheiten der Pharmakokinetik bei Patienten in der Palliativsituation müssen dem Verordnenden bewusst sein.
- Kenne wenige Arzneimittel, diese dafür sehr genau.
- Beachte die Sorgfaltspflicht im Umgang mit Arzneimitteln, dies insbesondere bei Verwendung im „Off-Label-Use"-Bereich, bei Unlicensed Drugs, bei Arzneimittel mit Ausnahmebewilligung und bei der Arzneimittelherstellung.
- Die Verwendung der richtigen Formulare, wenn Patienten auf Reisen gehen, erspart Unannehmlichkeiten.

Tabelle 23-1: Arzneimittel für Palliative Care im Notfallkoffer des Arztes.

Arzneimittel	Indikationen	Off-Label	Bemerkungen
Adrenalin	blutende Wunden	ja	• verdünnen • direkt auf Wunde
Atropin	Koliken (Magen-Darm-Trakt, urogenital)	ja	Buscopan ist dem Atropin vorzuziehen, da weniger (keine) zentral-nervöse Wirkung.
	Rasselatmung	ja	
	Ileus (Darmobstruktion)	ja	
	Speichelfluss	ja	
Buscopan	Koliken (Magen-Darm-Trakt, urogenital)	nein	
	Rasselatmung	ja	
	Ileus (Darmobstruktion)	ja	
	Speichelfluss	ja	
Benzo-diazepin	Status epilepticus	nein	Midazolam, Lorazepam, Clonazepam sind in der Palliative Care bevorzugt, da diese auch s.c.* verabreichbar sind. Diazepam ist nicht s.c. applizierbar.
	Angst	nein	
	Schlaflosigkeit	nein	
	Muskelspasmen	nein	
Dexa-methason	Hirnmetastasen	nein	In der Onkologie/Palliative Care wird häufig Dexamethason verwendet. Für die Notfall-situation kann auch ein anderes Glukokorti-koid verwendet werden, das man gut kennt. Äquivalenzdosis beachten und allenfalls im Notfallkoffer notieren.
	spinale Kompression	nein	
	Übelkeit	nein	
	Ileus (Darmobstruktion)	ja	
Furosemid	Lungenödem	nein	• kann s.c.* verabreicht werden • kann beim Sterberasseln, das auf Buscopan oder Atropin nicht anspricht, versucht werden
	Überwässerung	nein	
	Rasselatmung	ja	
Metamizol	Schmerzen	nein	• universell einsetzbares Schmerzmittel der Stufe 1, auch s.c.* applizierbar
Metoclo-pramid	Übelkeit	nein	Applikation s.c.* ist möglich
	Erbrechen	nein	

* *Off-Label-Use*

Tabelle 23-1: *Fortsetzung*

Arzneimittel	Indikationen	Off-Label	Bemerkungen
Morphin	Schmerz	nein	• Es kann auch ein anderes Opioid verwendet werden. Im Notfallkoffer genügt ein Opioid, das man gut kennt. • Morphin und Tramadol können sowohl i. v., s. c. und auch topisch (Mukositis) appliziert werden. • Bei Niereninsuffizienz können Morphin und Tramadol gegeben werden; aber Dosis anpassen (bei terminaler NI auf 25 % der üblichen Dosis reduzieren). • Morphin nicht länger als 3 d bei Niereninsuffizienz.
	Dyspnoe	ja	
Neuroleptika (Haloperidol, Levomepromazin, Olanzapin)	Übelkeit	ja	• Haloperidol kann weiterhin als sicheres Notfallmedikament bei der Therapie des Delirs eingesetzt werden • alle 3 Arzneimittel sind s. c. applizierbar • Levomepromazin oder Olanzapin als sedierende Neuroleptika können auch als Schlaf- und Beruhigungsmittel eingesetzt werden
	Delir/Unruhe	ja	
	Schlaflosigkeit	ja	

Literatur

Nachschlagewerke für Arzneimitteltherapie in der Palliative Care

Es werden hier bewusst Werke empfohlen, die von längerem Bestand sind, wohl wissend, dass es auch noch viele andere gibt.

Elektronische Nachschlagewerke:

[1] Best Practice Bigorio 2012: Besonderheiten der Pharmakotherapie in der Palliative Care. Konsensus-Papier der Palliative Care-Spezialisten der Schweiz. [Internet; abgerufen am 31. August 2020]. Verfügbar unter: https://www.palliative.ch/fileadmin/user_upload/palliative/fachwelt/E_Standards/Besonderheiten_der_Pharmakotherapie_in_der_Palliative_Care.pdf

[2] palliativedrugs.com: Palliative Care Formulary [Internet, abgerufen am 31. August 2020]. Verfügbar unter: https://www.palliativedrugs.com/en/palliative-care-formulary.html

- enthält Informationen zu einzelnen Arzneimitteln, Therapieschemata und Therapieempfehlungen inkl. Konsensus-Papers, subkutanen Verabreichungsformen inkl. Kompatibilitäten in Spritzenpumpen und deren wissenschaftlichen Grundlagen
- ist kostenpflichtig
- ist auch in deutscher Version unter der gleichen Adresse verfügbar.

Bücher:

[3] Twycross R, Wilcock A, Howard P. Palliative Care Formulary (PCF6). 6th ed. palliativedrugs.com; 2017.

- entspricht der Buchform des obigen elektronischen Nachschlagewerks.

[4] Remi C, Bausewein C, Twycross R, Wilcock A, Howard P. Arzneimitteltherapie in der Palliativmedizin. 3. Aufl. München-Jena: Urban&Fischer; 2018. https://doi.org/10.1016/B978-3-437-23695-2.00002-9

- basiert auf dem Palliative Care Formulary (PCF)
- wurde von C. Bausewein et al. ins Deutsche übersetzt und adaptiert.

Link

Kranke Reisende (Swissmedic): Schengen-Raum & andere Länder [Internet, abgerufen am 31. August 2020]. Verfügbar unter: https://www.swissmedic.ch/swissmedic/de/home/humanarzneimittel/besondere-arzneimittelgruppen--ham-/narcotics/kranke-reisende.html

24 End-of-Life Care oder die letzten Tage

Petra Vayne-Bossert

24.1 Einführung

Auf die letzten Tage des Lebens soll ein ganz besonderes Augenmerk gerichtet werden. Natürlich geht es hier um Palliative Care, aber übergeordnet auch darum, wie das letzte Lebenskapitel des sterbenden Menschen von ihm selbst und seinen Angehörigen wahrgenommen wird. Angehörige erinnern sich über Jahre an diese Zeit; wie sie die letzten Stunden und Tage ihrer Liebsten erlebt haben beeinflusst in hohem Maße die mit ihrem eigenen Sterben verbundenen Vorstellungen, Sorgen und Ängste. Es ist deshalb wichtig, dass dieser Lebensabschnitt richtig und vor allem frühzeitig erkannt wird, um die notwendigen Maßnahmen zum bestmöglichen Wohlbefinden des sterbenden Menschen treffen zu können, aber auch um eine angemessene Unterstützung der Angehörigen anzubieten.

Auch wenn dies eigentlich selbstverständlich sein sollte, zeigt sich in der Realität – vor allem bei hospitalisierten Patienten – dass dieser Vorbereitung auf den nahenden Tod viel zu wenig Aufmerksamkeit geschenkt wird. Auch heute versterben noch viele Menschen unter maximalem Einsatz von potenziell kurativ wirkenden therapeutischen Maßnahmen, ohne dass das offensichtlich nahende Lebensende mit dem betroffenen Menschen und seinen Angehörigen angeprochen wird [1]. Dies führt letztlich zu einer Verlängerung des Sterbeprozesses und somit des Leidens, was mit den Zielen einer guten Palliative Care nicht vereinbar ist und die Lebensqualität von Patienten und ihren Angehörigen beeinträchtigt.

Bestimmte Patientengruppen sind davon besonders betroffen, da es bei den entsprechenden Erkrankungen schwierig ist, eine korrekte Prognose zu stellen. Es handelt sich hierbei einerseits um Menschen mit fortschreitendem Organversagen ohne onkologische Erkrankung. Andererseits sind auch ältere Menschen und insbesondere Menschen, welche an einer Demenz erkrankt sind, eher dem Risiko einer Ueberbehandlung in vermeintlich kurativer Intention am Lebensende ausgesetzt [4, 6].

Die Gründe, warum die Sterbephase nicht oder allenfalls viel zu spät erkannt wird, sind vielfältig: Gesundheitsfachpersonen fehlt oftmals das Wissen über die Anzeichen des nahenden Lebensendes. Mangelnde Erfahrung mit schwierigen Gesprächen am Lebensende oder auch die Angst, dass ein solches Gespräch misslingen könnte, halten Fachpersonen davon ab, sich mit der Möglichkeit des nahenden Todes ihres Patienten auseinanderzusetzen. Nicht selten wird die klinische Situation aber auch falsch eingeschätzt; mangels eindeutiger Diagnose hofft man allzu optimistisch auf eine Besserung des Zustandes. Aber auch Angst, durch ein „Kapitulieren“ den verfrühten Tod des Patienten herbeizuführen, wird immer wieder beobachtet. Je nach spirituellem oder kulturellem Hintergrund des Patienten und seiner Angehörigen kann dieses Argument von erheblicher Bedeutung sein [5].

Wenn der nahende Tod nicht frühzeitig erkannt wird, werden die entsprechenden Bedürfnisse des Patienten in dieser palliativen Lebensphase nicht wahrgenommen, unter Umständen ist die Kontrolle belastender Symptome nicht ausreichend; unnötige Untersuchungen und Behandlungen beeinträchtigen das Wohlbefinden und die Lebensqualität der Betroffenen und ihrer Angehörigen und letztlich wird damit ein würdevolles Sterben verhindert.

Angehörige fühlen sich in derartigen Situationen häufig unverstanden und reagieren nicht selten mit Vorwürfen gegenüber den Gesundheitsfachpersonen. Dies ist in Anbetracht der Tatsache, dass sie sich nicht gebührend vorbereiten und von einem geliebten Menschen Abschied nehmen können, auch nachvollziehbar [5].

Auch wenn weltweit hier noch ein beträchtlicher Nachholbedarf besteht, gibt es gerade aus der Schweiz ermutigende Hinweise, dass das nahende Sterben zunehmend früher erkannt wird und entsprechende Maßnahmen ergriffen werden: Anhand einer Befragung von Ärzten, welche im Jahr 2001 und in der Folgestudie im Jahre 2013 die Todesbescheinigungen von mehreren Tausend Menschen ausgefüllt haben, war der Tod bei ungefähr $^2/_3$ dieser Menschen weder plötzlich noch unerwartet, sondern vorhergesehen. Dabei wurden bei $^1/_3$ aller Todesfälle im Jahre 2013 lebensverlängernde Maßnahmen bewusst eingestellt und bei $^1/_5$ - wurde die Symptombehandlung unter Inkaufnahme einer möglichen Lebensverkürzung verstärkt [3]. Diese Zahlen waren 2013 besser als 2001 und insgesamt deutlich besser als in einigen anderen europäischen Ländern. In den Niederlanden z.B. wurden lebensverlängernde Maßnahmen nur bei knapp 20% der Patienten in der Sterbephase sistiert [11]. Dabei ist aber hervorzuheben, dass es Unterschiede in Bezug auf die Sprachregionen in der Schweiz gibt. In der deutschen Schweiz werden deutlich mehr lebensverlängernde Maßnahmen abgebrochen (bei 70% aller vorhersehbaren Todesfällen) als in der Westschweiz (bei 59,8%) und dem Tessin (bei 57,4%). Bedingt könnte dies dadurch sein, dass in der französischen Schweiz deutlich mehr Menschen im Spital versterben als in der deutschen Schweiz und daher in der Westschweiz bis kurz vor dem Lebensende ein kurativer Ansatz verfolgt wird. Allerdings versterben im Tessin vergleichsweise viele Menschen im häuslichen Umfeld, woraus geschlossen werden muss, dass nicht nur der Sterbeort bestimmend sein muss für die Weiterführung oder den Abbruch von lebensverlängerden Maßnahmen, sondern auch kulturelle Unterschiede von Bedeutung sein dürften [8].

Kommunikation ist der Schlüssel zu einer guten Betreuung eines Menschen am Lebensende. Wenn der Tod unausweichlich und nicht mehr eine von mehreren Ausgangsmöglichkeiten einer Krankheit ist, sollte dies auch so formuliert und angemessen kommuniziert werden, um keine falschen Hoffnungen aufkommen zu lassen. Offenheit, entgegen häufiger Vorstellungen, wird mehrheitlich als Stärke interpretiert und erlaubt eine vertrauensvolle Gestaltung der Patienten/Angehörigen-Arzt-Pflege-Beziehung.

Wahrhaftigkeit im Gespräch von Gesundheitsfachpersonen mit Patienten und Angehörigen ermöglicht auch den Einsatz eines interprofessionellen Teams, was wiederum erheblich zur Betreuungsqualität am Lebensende beiträgt.

24.2 Diagnose einer beginnenden Sterbephase

Das Erkennen der Sterbephase ist genau so wichtig, wie das Stellen einer Krankheitsdiagnose. Da es sich beim Sterben um einen Prozess handelt, welcher individuell unterschiedlich verlaufen kann, ist das Diagnostizieren der Sterbephase sehr anspruchsvoll und beinhaltet den Einbezug von verschiedenen Faktoren.

Einerseits werden klinische Zeichen auf Seiten des Patienten analysiert und interpretiert. Andererseits spielt auch die Erfahrung des Arztes, respektive der Pflegefachperson eine wichtige Rolle. Zu dieser klinischen Expertise gehört auch die Beurteilung des Krankheitsverlaufs über die letzten Tage bis Wochen. Ein frühzeitiges Erkennen der Sterbephase wird auch durch die Grundhaltung der Gesundheitsfachpersonen und deren Umgebung, die sich eher am Prinzip des *„caring"* und weniger am Prinzip des *„curing"* orientiert, positiv beeinflusst. Schlussendlich konnte dargelegt werden, dass das Vorhandensein eines interprofessionellen Palliative-Care-Teams auch von Vorteil ist. Der Einbezug eines solchen Teams und auch eine spezifische Ausbildung der Gesundheitsfachpersonen auf dem Gebiet der Palliative Care verbessern nachweislich das frühe Erkennen der Sterbephase und ermöglichen einen frühen Einsatz von entsprechenden Maßnahmen und Gesprächen [9].

24.2.1 Patientenspezifische Zeichen

Anhaltende Bettlägerigkeit, Bewusstseinstrübung und abnehmende Flüssigkeitseinnahme wurden zu Beginn dieses Jahrhunderts wohl etwas leichtfertig ohne Einbezug anderer Kriterien als Hinweis auf baldiges Sterben interpretiert. Dies führte in Großbritannien zur Einführung des sogenannten Liverpool Care Pathway. Dieser Liverpool Care Pathway war einerseits wohl mit einer landesweiten Verbesserung des Palliative-Care-Angebots verbunden. Auf der anderen Seite wurde damit der Zugang zu kurativen resp. palliativen Angeboten geregelt, was dazu führte, dass viele potenziell kurativ behandelbare Menschen aufgrund einiger weniger klinischer Zeichen fälschlicherweise als „sterbend" bezeichnet wurden und ihnen damit der Zugang zu weiteren kurativen Möglichkeiten verwehrt wurde. Im Bewusstsein, dass diese wenigen klinischen Zeichen nicht ausreichend sind, um ein baldiges Sterben zu erkennen, wurde dieser Liverpool Care Pathway wieder verlassen.

Dennoch können die obigen Zeichen und Symptome beim Menschen ein Hinweis sein auf den bevorstehenden Tod; sie sollten aber nicht isoliert betrachtet werden, sondern eingebettet in den gesamten Verlauf der Erkrankung. Dabei sollten nicht nur somatische klinische Zeichen handlungsleitend sei, sondern auch psychische, spirituelle und sogar soziale Kriterien sollten mit berücksichtigt werden.

Neben den schon beschriebenen klinischen Zeichen wie Bettlägerigkeit, ausbleibende Flüssigkeits- und Nahrungsaufnahme und anfänglich oft fluktuierend auftretenden Bewusstseinstrübungen können folgende Symptome resp. Zeichen Hinweise sein für das nahende Sterben: zunehmende Schwäche, Veränderungen der Hautfarbe, periphere Durchblutungsstörungen, zunehmende Atemnot, Atempausen, schwierig behandelbare Schmerzen, Schluckstörungen. Bei neurologischen Erkrankungen sind epileptische Anfälle Hinweise für das nahende Sterben und natürlich muss auch, wenn sich anfänglich fluktuierende Bewusststeinstrübungen zu einem Koma entwickeln, damit gerechnet werden, dass ein Mensch in absehbarer Zeit sterben wird.

Bei älteren, gebrechlichen Menschen, oder auch Menschen mit Demenz können im Gegenteil agitierte Momente, Stimmungsveränderungen oder ein zunehmender sozialer Rückzug erste Zeichen des nahenden Lebensendes sein [7].

Welche Zeichen auch immer beim Patienten auf einen nahestenden Tod schließen lassen – es ist wichtig, das Diagnostizieren der Sterbephase im Team zu besprechen, bevor weitergehende Maßnahmen getroffen werden.

Zeichen und Symptome einer möglichen beginnenden Sterbephase (nicht vollständig)

- sozialer Rückzug
- vollständige Bettlägerigkeit
- körperliche Schwäche
- zunehmender Gewichtsverlust
- abnehmende Flüssigkeits- und Nahrungseinnahme
- reduzierte Urin- und Stuhlausscheidung
- zunehmende Schluckstörungen

- Atemveränderungen: Cheynes-Stokes-Atmung, Atempausen, zunehmende Dyspnoe
- Bronchialsekretionsablagerungen
- Haut- und Gesichtsveränderungen (kalte Extremitäten, marmorierte Farbveränderungen, Bleiche)
- Unruhe, Delir
- Bewusstseinseintrübung, Bewusstseinsfluktuierungen.

24.3 Maßnahmen bei Erkennen der Sterbephase

24.3.1 Patientenbedürfnisse

Alle Behandlungsziele auch in der Sterbephase sollten auf die Werte und Wünsche des sterbenden Menschen ausgerichtet sein. Idealerweise, sofern die palliative Situation bereits in einer Frühphase erkannt wurde, haben solche Gespräche mit dem Patienten und auf dessen Wunsch auch mit den Angehörigen bereits stattgefunden. Vielleicht liegt ein Betreuungsplan vor, dem u. a. die Behandlungsziele entnommen werden können. Natürlich ist eine Patientenverfügung in solchen Situationen hilfreich, zumal in der Sterbephase immer damit gerechnet werden muss, dass eine Urteilsunfähigkeit eintritt.

Wird ein Mensch erst kurz vor dem Tode als sterbend erfasst, sollte man sobald wie möglich die Angehörigen darüber aufklären, ihre Reaktionen und Fragen aufnehmen und angemessen sowie feinfühlig auf die Angehörigen eingehen.

Befindet sich der Patient zu Beginn der Sterbephase zu Hause, sollte der gewünschte Sterbeort auf jeden Fall nach Möglichkeit mit den Patienten selbst und dessen Angehörigen besprochen werden.

1. Symptomlinderung

Wie bei allen Menschen in palliativer Situation sollten auch beim sterbenden Menschen regelmäßig die körperlichen, psychischen, sozialen und spirituellen Belastungen und Bedürfnisse wenn möglich mit anerkannten Instrumenten erfasst und behandelt werden. Ganz im Zentrum der Medikation steht jetzt die Symptombehandlung. Im allerletzten Abschnitt des Lebens sind präventiv wirksame oder auch Medikamente für chronische Krankheiten häufig nicht mehr notwendig. Deshalb wird vorgeschlagen, sobald ein Konsens besteht, dass der Patient bald sterben wird, die Indikation jedes einzelnen Medikamentes zu überprüfen. Hierbei wird man sich zwei wichtige Fragen stellen:

- Ist dieses Medikament notwendig, um die aktuellen Symptome des Patienten zu kontrollieren oder zu lindern?
- Wird der Patient ohne dieses Medikament in den letzten Tagen seines Lebens unnötigen Symptomen ausgesetzt?

Falls beide Fragen mit nein beantwortet werden, dann kann dieses Medikament ohne Weiteres abgesetzt werden. Falls eine Frage bejaht wird, sollte man sich überlegen, ob die aktuelle Verabreichungsform für den Patienten in der gegebenen Situation noch adäquat ist. Dies betrifft vor allem die orale Verabreichung von Medikamenten. Bei zu erwartender zunehmender Bewusstseinstrübung muss man sich überlegen, in welcher Verabreichsungsform (subkutan, intravenös oder rektal) das Medikament bis zum Lebensende weitergegeben werden kann. Gleichzeitig sollte man aber bestrebt sein, den sterbenden Menschen nicht mit zu vielen Injektionen zu belasten.

Der Nutzen, die Belastungen bei der Verabreichung des Medikaments und potenzielle Nebenwirkungen müssen dabei immer sorgfältig gegeneinander abgewogen werden. Handlungsleitend sollte dabei immer das Ziel der adäquaten Symptomlinderung sein. Es muss bei sterbenden Menschen mit entsprechend verändertem Metabolismus sorgfältig auf mögliche Nebenwirkungen geachtet werden; die Dosierung muss der naturgemäß veränderten Kinetik der Medikation angepasst werden.

Es folgen zwei Fallvignetten mit Erläuterungen.

Fallvignette 1

Herr A., 82-jährig, leidet an einer terminalen Herzinsuffizienz verursacht durch eine langjährige koronare Herzerkrankung. Die linksventrikuläre Auswurfsfraktion beträgt 15–20 % und er befindet sich in einer akuten kardialen Dekompensation mit Lungenstauung, welche eine ausgesprochene Dyspnoe verursacht. Zu seiner Basismedikation gehören ein Betablocker, ein ACE-Hemmer, ein Schleifendiuretikum, Aspirin und ein Statin. Vor einigen Jahren wurde ihm ein ICD (Implantable Cardioverter Defibrillator) mit Pacemaker-Funktion implantiert. Die intravenöse Verabreichung von Furosemid half kurzfristig. die Dyspnoe zu vermindern, gleichzeitig wurde Morphin subkutan verabreicht. Dennoch verschlechtert sich der Allgemeinzustand bei diesem bereits zuvor kachektischen Patienten rasch, eine Bewusstseinstrübung tritt ein und er ist nicht mehr in der Lage, seine orale Medikation zu sich nehmen. Als Symptome stehen immer noch die beträchtliche Atemnot sowie die Anasarka im Vordergrund. Herr A. befindet sich in der Sterbephase und die Medikation wird folgenderweise angepasst:

- Die oralen Medikamente werden sistiert und nicht durch parenterale ersetzt, da sie keinen Einfluss auf die Symptome haben. Eine Ausnahme sind evtl. die Diuretika, die aber auch subkutan verabreicht werden können. Dabei ist aber mehrmals täglich zu erfassen, ob diese einerseits zur Linderung der Dyspnoe beitragen und andererseits noch wirksam sind (Urinausscheidung). Da am Lebensende sich auch die Nierenfunktion progressiv einstellt, können Diuretika bei Nichtansprechen abgesetzt werden.
- Die Dyspnoe wird hauptsächlich mit Morphin subkutan und einer korrekten Lagerung des Patienten (Kopfteil erhöht) kontrolliert. Eine palliative Sedierung ist wahrscheinlich nicht nötig, da rasch ein komatöser Zustand eintreten wird.
- Es stellt sich die Frage, ob die Defibrillator-Funktion des ICD blockiert werden sollte, um unnötige Entladungen zu vermeiden. Die definitive Deaktivierung benötigt die Intervention eines Kardiologen; allenfalls kann ein starker Magnet auf das Device gelegt werden (nicht entfernen).

Fallvignette 2

Frau B. ist 71 Jahre alt und leidet unter einem metastasierenden Mammakarzinom. Vor 6 Monaten wurde eine tiefe Venenthrombose diagnostizert. Des Weiteren leidet sie an einer entzündlich-rheumatischen Erkrankung und Bluthochdruck. Ihre Arzneimittelliste enthält Morphin MST, Prednison, Calcium-Vitamin-D3-Substitution, Denosumab (letzte Injektion vor einem Monat), Folsäure, einen ACE-Hemmer, Apixaban und diverse Laxanzien. In den letzten 4 Wochen ist eine zunehmende Schwäche aufgetreten im Zusammenhang mit einer stark reduzierten Nahrungs- und Flüssigkeitseinahme und einer notwendigen Eskalation der Schmerzmedikation aufgrund der progredienten Knochen- und Lebermetastasen. Seit einigen Tagen ist ein Ikterus vorhanden. Frau B. hat keine Kraft mehr aufzustehen und verbringt den ganzen Tag im Bett. Sie isst und trinkt nichts mehr, was die Medikamenteneinnahme schwierig macht. Beim Hausbesuch wird ein beginnendes Delir festgestellt, sowie Myoklonien. Frau B. befindet sich in der Sterbephase und folgende Maßnahmen werden getroffen:

- Alle oralen Medikamente werden sistiert. Das MST wird durch ein anderes Opiat (z. B. Hydromorphone oder Buprenorphine) ersetzt (subkutane Verabreichung), da Intoxikationssymptome (Delir, Myoklonien) vorhanden sind. Die Fortsetzung der Antikoagulation (auch prophylaktisch) ist in diesem Stadium der Krankheit nicht mehr notwendig. Das Risiko von Blutungen überwiegt den Nutzen.
- Da Frau B. in einer Patientenverfügung klare Anweisungen erteilt hat, werden keine Untersuchungen durchgeführt und auch keine Flüssigkeitsinfusion verabreicht.

- Antizipatorisch werden Haloperidol subkutan (gegen Agitation) und Glycopyrroniumbromid subkutan (gegen terminales Rasseln) in Reserve verordnet.
- Alle Verwandten und Freunde werden über die Situation informiert und unterstützen den Ehemann vollumfänglich. Auch der Pfarrer kommt regelmäßig zu Hause vorbei.

2. Antizipation

Antizipation als Ausdruck einer vorausschauenden Haltung ist ein Kernelement einer qualitativ hochwertigen Palliative Care. Konkret geht es darum, das Vorgehen bei möglicherweise auftretenden Komplikationen, Symptomen oder auch Nebenwirkungen von Medikamenten frühzeitig zu planen und für alle an der Betreuung des Patienten beteiligten Personen zu dokumentieren. Von besonderer Wichtigkeit ist es, eine Reservemedikation festzulegen.

Zu den häufigsten Symptomen am Lebensende gehören das terminale Rasseln, Fieber, Schmerzen, Atemnot, Angst und Unruhe bis hin zu Agitation. Gewisse Patienten sind für epileptische Anfälle anfällig. Bei einigen Menschen kann eine palliative Sedierung notwendig werden, falls sich ein Symptom refraktär gegenüber herkömmlichen Therapien herausstellt.

In anderen Kapiteln wird vertieft auf die Behandlung von folgenden Symptomen eingegegangen: Schmerzen (Kap. 19), Atemnot (Kap. 12), Unruhe und Agitation (Kap. 9), Angst (Kap. 4) und Sedierung bei refraktären Symptomen (Kap. 20).

Da **Fieber** unter Umständen beim sterbenden Menschen Unwohlsein auslösen kann, sollte im Voraus Paracetamol oder Metamizol als Reservemedikation verordnet werden (rektal oder intravenös).

Unter **terminalem Rasseln** (oder auch Todesrasseln oder präfinale Rasselatmung) versteht man das geräuschvolle Ein- und Ausatmen, welches bei sterbenden Menschen entsteht durch oszillatorische Vibrationen von Sekret im Hals und Rachenbereich. Dies tritt vor allem bei Menschen mit Bewusstseinstrübungen auf, welche nicht mehr schlucken oder Sekret abhusten können. Es handelt sich hier *nicht* um von den Alveolen ausgehenden Geräusche im Rahmen einer Pneumonie, Linksherzinsuffizienz resp. einem Lungenödem. Die unten beschriebene Medikation ist dementsprechend auch nicht wirksam bei Geräuschen, die im Kontext einer Pneumonie oder Herzinsuffizienz entstehen.

Man nimmt an, dass das im Rachenbereich entstehende Rasseln den Patienten kaum stört; für die Angehörigen kann es aber eine Belastung darstellen und die Sterbebegleitung allenfalls erschweren. Unter gewissen Umständen ist es deshalb sinnvoll, auch dieses Symptom zu behandeln. Korrekterweise muss erwähnt werden, dass es keine medizinische Evidenz gibt für die Wirksamkeit der Behandlung eines terminalen Rasselns. Daher ist es auch nicht klar, ob eine derartige Behandlung sich positiv auf die Lebens- resp. Sterbequalität des betroffenen Menschen auswirkt [10].

Idealerweise soll daher bei Auftreten von Rasseln primär das Gespräch mit den Angehörigen gesucht werden. Häufig kann den Angehörigen erklärt werden, dass der Patient kaum unter dem Rasseln leidet, sodass eine eigentliche Behandlung des Rasselns gar nicht als notwendig erachtet wird.

Ein mechanisches Absaugen des Sekretes ist nur kurzzeitig wirksam und kann sogar das Gegenteil bewirken (verstärkte Sekretion). Zudem kann wiederholtes Absaugen Läsionen im Hals- und Rachenbereich verursachen. Wird eine medikamentöse Therapie in Betracht gezogen, stehen verschiedene anticholinerge Medikamente zur Verfügung. Die Wirkung setzt nach ca. 30–60 min ein und hält unterschiedlich lang an. Allenfalls kann eine kontinuierliche Infusion über 24 Stunden angebracht sein. Details bzgl. Dosierung finden sich in der **Tabelle 24-1**. Keines der Medikamente ist den anderen hinsichtlich der Wirkung überlegen. Eine regelmäßige Beurteilung des Patienten bzgl. anticholinerger Nebenwirkungen ist Voraussetzung für eine seriöse Behandlung.

Tabelle 24-1: Anticholinerge Medikamente gegen das terminale Rasseln [2].

Substanz	Dosierung
Hyoscinhydrobromid = Scopolaminhydrobromid (Scopoderm®)	400 µg s.c. mit einer Wirksamkeit von 5–8 h Patch: 1 mg/72 h → Wirksamkeit nach 6 h; alle 72 h wechseln
Hyoscinbutylbromid = Scopolaminbutylbromid (Buscopan®)	20 mg s.c. mit einer Wirksamkeit von ca. 1 h
Glycopyrroniumbromid (Robinul®)	200–400 µg mit einer Wirksamkeit von 5–8 h 1,2–2,0 mg/24 h s.c. kontinuierliche Infusion

Besonders soll geachtet werden auf Agitation, eine stark ausgetrocknete Mundschleimhaut oder einen Harnverhalt [10].

3. Unnötige Untersuchungen vermeiden

In den letzten Tagen des Lebens sind Untersuchungen (Blutanalysen, Röntgenbilder oder anderweitige radiologische Bildgebungen) nur sehr selten indiziert. Dennoch finden solche häufig statt, vor allem wenn der Patient hospitalisiert ist. Auch hier sollte man sich die gleichen Fragen stellen wie bei der Indikation für Medikamente und dabei immer die Symptomkontrolle als wichtigstes Ziel anstreben: beeinflusst eine Untersuchung ein Symptom nicht, kann sie unterlassen werden.

Therapeutische Maßnahmen, welche am Lebensende unterlassen werden sollten (nicht vollständig)

- Blutentnahmen
- Blutdruckmessungen
- Blutzuckermessungen
- Transfusionen von Blutprodukten
- Dialyse/Hämofiltration
- Chemotherapien
- Strahlentherapie
- Behandlungen auf der Intensivstation
- Defibrillator/Kardioverterfunktion bei einem implantierten Device
- mechanische oder medikamentöse Reanimation.

4. Flüssigkeits- und Nahrungszufuhr

Die abnehmende Flüssigkeits- und Nahrungsaufnahme durch einen schwer kranken Menschen am Lebensende belastet die Angehörigen oftmals viel mehr als den sterbenden Menschen selbst.

Die abnehmende Nahrungsaufnahme entspricht einem physiologischen Prozess bei progredienten und terminalen Erkrankungen; dieser beginnt bereits vor der letzten Lebensphase. Am Lebensende ist der Mensch dann in der Regel nicht mehr fähig, Nahrung einzunehmen, dies aus verschiedenen Gründen wie z.B. Bewusstseinstrübung, Schluckstörung, Inappetenz und Übelkeit.

In den letzten Tagen des Lebens ist eine Nahrungszufuhr auch nicht mehr notwendig und hat weder einen Einfluss auf die Überlebensdauer noch auf die Lebensqualität. Am Lebensende ist der Mensch frei von Hungergefühlen.

Wird der Patient kurz vor seinem Lebensende noch künstlich ernährt, wird empfohlen, diese Therapie abzusetzen, was bei den Anghörigen nicht immer auf Verständnis stößt. Eine individuelle Beratung unter Einbezug der Vorstellungen und Interpretation der Angehörigen und des Patienten im Zusammenhang mit der Nahrungsaufnahme ist unumgänglich. Das Wohl des sterbenden Menschen sollte letztlich jedoch immer im Vordergrund stehen. Für Fachpersonen ist es Pflicht, keine Therapie durchzuführen, welche mehr Schaden zufügt als Gutes bewirkt. Daher drängt sich manchmal das Sistieren einer künstlichen Ernährung auf, um dem betroffenen Menschen unnötige und belastende Symptome zu ersparen. Falls auch diese Begründung bei den Angehörigen nicht auf Verständnis stößt, sollte ein Kompromiss eingegangen werden. Dieser könnte z. B. so aussehen, dass die künstliche Ernährung für 24 h oder einige Tage ausgesetzt wird, mit anschließender erneuter Besprechung und Beurteilung der Lebensqualität des sterbenden Menschen. Die Aussicht, dass die Nahrungszufuhr nicht definitiv, sondern nur vorübergehend unterbrochen wird, mit der Möglichkeit, jederzeit wieder darauf zurückzukommen, führt bei den Angehörigen zu einer deutlich besseren Akzeptanz, beinhaltet sie doch nicht das Stigma des Endlichen und Unwiderruflichen. Zudem werden die Angehörigen so nicht alleine gelassen, haben Zeit, das nahende Lebensende ihres Liebsten allmählich anzunehmen und erkennen häufig selber, dass das Wohlbefinden des betroffenen Menschen ohne Nahrung oftmals sogar verbessert wird.

Auch die Flüssigkeitszufuhr sollte individuell besprochen und entschieden werden. Kapitel 10 (Dehydration) widmet sich diesem Thema.

5. Zeit und Raum ermöglichen

Die spirituellen Bedürfnisse des sterbenden Menschen können von ganz unterschiedlichem Charakter sein und sind immer häufiger nicht in einem religiösen Kontext angesiedelt. In den letzten Tagen im Leben eines Menschen sollte auch Zeit zur Verfügung stehen zum Abschiednehmen, wichtige Begegnungen zu ermöglichen und letzte Dinge auszutauschen. Zu diesem Zweck ist eine angemessene räumliche Umgebung nötig, welche Ruhe und Besonnenheit zulässt. Diese räumliche Atmosphäre hat positive Auswirkungen auf die Angehörigen und den sterbenden Menschen selbst. Falls religiöse Rituale erwünscht sind, sind diese zeitgerecht umzusetzen mitunter auch durch Beizug von Vertretern der entsprechenden Religionsgemeinschaften. Es gehört zu den Aufgaben des Pflegeteams, sich über spirituelle Bedürfnisse zu informieren und dementsprechend geeignete Maßnahmen einzuleiten.

24.3.2 Angehörigenbedürfnisse

Eine besondere Beachtung verdienen die Angehörigen eines sterbenden Menschen. Diese Personen sind auf dem Weg des Abschiedsnehmens eines geliebten Menschen, was immer eine schmerzhafte Erfahrung ist, auch wenn man darauf vorbereitet wird. Dies sollte man sich regelmäßig als Fachperson in Erinnerung rufen.

Der Einbezug der Angehörigen in die Betreuung des sterbenden Menschen ist individuell anzupassen. Diese kann von Mithilfe bei der Pflege des Körpers bis hin zur Medikamentenverabreichung reichen. Es gibt aber auch Angehörige, welche solche Interventionen lieber dem Pflegepersonal überlassen.

Angehörige haben unterschiedliche Bedürfnisse: Es kann sich dabei um Fragen betreffend des Sterbeverlaufs handeln: was zu erwarten ist und welche Zeichen auftreten werden. Dahinter können sich eventuell Ängste bzgl. eines leidhaften oder schmerzvollen Todes verbergen. Ein ausführliches Gespräch und einfühlsames Erfragen durch die Fachpersonen ermöglicht es, solche Vorstellungen oder Interpretationen vielleicht sogar basierend auf vorgängigen Erfahrungen zu klären.

Die Fragen der Angehörigen beziehen sich häufig auch auf die Abläufe nach dem Tod. Je nach Sterbeort und Region in der Schweiz ist dies unterschiedlich. Meistens stehen jedoch entsprechende Ratgeber und Broschüren zur Verfügung, welche als zusätzliche Unterstützung zum Gespräch abgegeben werden können.

Traurigkeit bei den Angehörigen ist eine natürliche Reaktion auf die Situation, welche sie durchleben. Diese kann aber verstärkt auftreten oder Formen von Verzweiflung annehmen. Solche Notlagen müssen vom Pflegeteam erkannt werden. Dabei können Screening-Instrumente als Hilfestellung genutzt werden. Einige davon werden nachfolgend aufgelistet (nicht vollständig), wobei nicht alle in andere Sprachen übersetzt und valdiert wurden.

Instrumente zum Erfassen der Bedürfnisse von Angehörigen (nicht vollständig)

- KOMMA = Kommunikation mit den Angehörigen (= Carer Support Needs Tool)
- Zarit Burden Interview
- The Caregiver's Burden Scale in End-of-Life Care
- Caregiver Tasks
- Caregiver Load Scale
- Appraisal of Caregiving Scale
- Caregiver Reaction Assessment
- Caregiver Burden Tool
- Modified Caregiver Appraisal Scale.

Nebst den psychischen Problemen, welche bei den Angehörigen auch auftreten können, sind nicht selten Schwierigkeiten im organisatorischen oder finanziellen Bereich (Arbeit, Kinderbetreuung, Haushalt usw.), sowie auf spiritueller Ebene vorhanden. Auch diese Bereiche gehören zum Tätigkeitsfeld des Pflegeteams bei der Betreuung eines sterbenden Menschen. Diese speziellen Bedürfnisse dürfen nicht vernachlässigt werden, sondern verdienen ebenfalls eine angemessene Erfassung und das Anbieten von Unterstützung mit Einbezug von weiteren Professionen falls indiziert.

24.3.3 Das Netzwerk organisieren

Bei Menschen, die zu Hause versterben, ist die Organisation des betreuenden Netzwerkes außerordentlich wichtig. Der Hausarzt zusammen mit den Pflegenden spielt dabei eine zentrale Koordinationsrolle (s. Teil V und VI).

Take-home-message

- Das Diagnostizieren der Sterbephase ist anspruchsvoll und sollte im Idealfall im interdisziplinären Team stattfinden.
- Ein rechtzeitiges Erkennen der Sterbephase ermöglicht es, geeignete Maßnahmen zum Wohlbefinden des Patienten zu treffen und die Angehörigen gebührend zu informieren sowie zu betreuen, damit ein würdevolles Abschiednehmen stattfinden kann.
- Auf unnötige Medikamente und Untersuchungen sollte verzichtet werden. Die Symptomlinderung inklusive Antizipation ist ins Zentrum der Bestrebungen am Lebensende zu stellen.
- Der Behandlungsplan orientiert sich ausschließlich an den Wünschen, Werten, Bedürfnissen und dem Glauben des Patienten. Eine besondere Aufmerksamkeit sollte der spirituellen Betreuung geschenkt werden.
- Die Bedürfnisse der Angehörigen in Bezug auf Information, psychische, spirituelle und soziale Unterstützung müssen vom Pflegeteam erfasst und aufgenommen werden.

Literatur

[1] Becker G, Sarhatlic R, Olschewski M, Xander C, Momm F, Blum HE. End-of-life care in hospital: current practice and potentials for improvement. J Pain Symptom Manage. 2007 Jun;33(6): 711–9. PubMed PMID: 17531911. https://doi.org/10.1016/j.jpainsymman.2006.09.030

[2] Bennett M, Lucas V, Brennan M, Hughes A, O'Donnell V, Wee B, et al. Using anti-muscarinic drugs in the management of death rattle: evidence-based guidelines for palliative care. Palliat Med. 2002 Sep;16(5):369–74. PubMed PMID: 12380654. https://doi.org/10.1191/0269216302pm584oa

[3] Bosshard G, Zellweger U, Bopp M, Schmid M, Hurst SA, Puhan MA, et al. Medical End-of-Life Practices in Switzerland: A Comparison of 2001 and 2013. JAMA Intern Med. 2016 Apr;176(4): 555–6. PubMed PMID: 26927307. https://doi.org/10.1001/jamainternmed.2015.7676

[4] Burt J, Shipman C, Richardson A, Ream E, Addington-Hall J. The experiences of older adults in the community dying from cancer and non-cancer causes: a national survey of bereaved relatives. Age Ageing. 2010 Jan;39(1):86–91.

PubMed PMID: 19934074. https://doi.org/10.1093/ageing/afp212

[5] Ellershaw J, Ward C. Care of the dying patient: the last hours or days of life. BMJ. 2003 Jan 4;326(7379):30–4. PubMed PMID: 12511460. PMCID: PMC1124925.

[6] Formiga F, Olmedo C, Lopez-Soto A, Navarro M, Culla A, Pujol R. Dying in hospital of terminal heart failure or severe dementia: the circumstances associated with death and the opinions of caregivers. Palliat Med. 2007 Jan;21(1):35–40. PubMed PMID: 17169958. https://doi.org/10.1177/0269216306073256

[7] Goodman C, Evans C, Wilcock J, Froggatt K, Drennan V, Sampson E, et al. End of life care for community dwelling older people with dementia: an integrated review. Int J Geriatr Psychiatry. 2010 Apr;25(4):329–37. PubMed PMID: 19688739. https://doi.org/10.1002/gps.2343

[8] Hurst SA, Zellweger U, Bosshard G, Bopp M for the Swiss Medical End-of-Life Decisions Study Group. Medical end-of-life practices in Swiss cultural regions: a death certificate study. BMC Med. 2018 Apr 20;16(1):54. PubMed PMID: 29673342. PMCID: PMC5909244. https://doi.org/10.1186/s12916-018-1043-5

[9] Kennedy C, Brooks-Young P, Brunton Gray C, Larkin P, Connolly M, Wilde-Larsson B, et al. Diagnosing dying: an integrative literature review. BMJ Support Palliat Care. 2014 Sep;4(3):263–70. PubMed PMID: 24780536. PMCID: PMC4145438. https://doi.org/10.1136/bmjspcare-2013-000621

[10] Kolb H, Snowden A, Stevens E. Systematic review and narrative summary: Treatments for and risk factors associated with respiratory tract secretions (death rattle) in the dying adult. J Adv Nurs. 2018 Jul;74(7):1446–62. PubMed PMID: 29495089. https://doi.org/10.1111/jan.13557

[11] Onwuteaka-Philipsen BD, Brinkman-Stoppelenburg A, Penning C, de Jong-Krul GJ, van Delden JJ, van der Heide A. Trends in end-of-life practices before and after the enactment of the euthanasia law in the Netherlands from 1990 to 2010: a repeated cross-sectional survey. Lancet. 2012 Sep 8;380(9845):908–15. PubMed PMID: 22789501.

Teil IV: Entscheidungsfindung

25 Gesundheitliche Vorausplanung – Advance Care Planning (ACP) – Patientenverfügungen

Klaus Bally, Sophie Pautex

25.1 Einführung

In den USA wurde schon zehn Jahre nach dem Aufkommen der ersten Patientenverfügungen mit der Einführung des „California Natural Death Act" eine erste gesetzliche Grundlage für entsprechende Dokumente geschaffen und in der Schweiz wurde mit der Einführung des neuen Erwachsenenschutzrechts im Jahr 2013 Patientenverfügungen ebenfalls eine Rechtsverbindlichkeit zugesprochen. Trotzdem hat deren Verbreitung auch in den letzten Jahrzehnten nur in bescheidenem Ausmaß zugenommen angesichts der Bedeutung, die autonomes Entscheiden in unserer säkularisierten Gesellschaft genießt. Immerhin verfügen gemäß der letzten Bevölkerungsbefragung Palliative Care aus dem Jahr 2017 35 % aller über 65 Jahre alten Menschen über eine Patientenverfügung. Über die Ursachen für die nach wie vor geringe Verbreitung von Patientenverfügungen kann man nur spekulieren – wahrscheinlich ist die Auseinandersetzung mit der eigenen Endlichkeit und ganz konkret mit dem eigenen Lebensende für viele Menschen doch noch allzu belastend, sodass sie Gedanken an ihr eigenes Sterben von sich weisen und insgeheim hoffen, noch möglichst lange leben zu dürfen ohne entsprechende Entscheidungen fällen zu müssen.

Neben diesen Hindernissen auf emotionaler Ebene wurde nicht nur betroffenen Menschen, ihren Angehörigen und auch Fachleuten klar, dass das bestehende Konzept der Patientenverfügungen nicht ausreichend ist, um dem mutmaßlichen Willen vieler Menschen in einer Situation der Urteilsunfähigkeit gerecht zu werden. Gründe hierfür sind folgende:

- Die Verfügung ist zu allgemein gehalten; sie wurde nie aktualisiert und hat keinen Bezug zu vorliegenden Erkrankungen.
- Widersprüchliche Willenskundgebungen finden sich im selben Dokument.
- Die Verfügung wurde vom Verfasser selbst ohne Beratung durch eine Fachperson niedergeschrieben.
- In der Verfügung wird zwar eine Vertretungsperson benannt; es hat aber nie ein Gespräch des Verfassers mit dieser Vertretungsperson über persönliche Werte, Wünsche oder Behandlungsziele stattgefunden.
- Der Verfasser der Verfügung hat keine konkrete Vorstellung über Chancen und Belastungen von verfügten Maßnahmen wie beispielsweise eine Reanimation oder Ernährung über PEG-Sonde.
- Das Dokument ist im entscheidenden Moment nicht auffindbar.

Diese weltweit beobachteten Phänomene haben dazu geführt, dass seit 1990 primär in den USA und Kanada, später auch in weiteren Ländern, wie z. B. Großbritannien, Australien und Neuseeland, das Konzept des **Advance Care Planning** (ACP) eingeführt wurde. Während es sich bei der Patientenverfügung um ein einzelnes Dokument handelt, geht es bei ACP um einen

Prozess der begleiteten kontinuierlichen Vorausplanung im Hinblick auf eine möglicherweise später eintretende Urteilsunfähigkeit. Eine in der Schweiz vom Bundesamt für Gesundheit (BAG) unter der Schirmherrschaft von *palliative.ch* eingesetzte Task Force entschied, dieses ACP-Konzept noch weiter zu fassen. Bei diesem in der Schweiz entwickelten Konzept der **Gesundheitlichen Vorausplanung** geht es um

- ganz allgemeine Vorausplanung
- Vorausplanung für krankheitsspezifische Situationen bei erhaltener Urteilsfähigkeit
- Vorausplanung für Situationen der Urteilsunfähigkeit (Advance Care Planning im engeren Sinn).

25.2 Vorgehen und Inhalte

Gesundheitliche Vorausplanung ist ein kommunikativer Prozess, in dessen Zentrum diejenige Person steht, die vorauszuplanen gedenkt. Diese ratsuchende Person erarbeitet und dokumentiert im Dialog mit der beratenden Fachkraft und der einzusetzenden vertretungsberechtigen Person ihre Wertvorstellungen und Wünsche, ggf. auch die von ihr angestrebten Behandlungsziele und ihren Lebenswillen bezogen auf mögliche zukünftige Situationen der Urteilsunfähigkeit und, falls zutreffend, auf gewisse konkrete Krankheitssituationen. Das handschriftliche oder elektronische Ankreuzen von vorformulierten Antworten auf einem Patientenverfügungsformular ohne Einbezug einer entsprechend geschulten Fachkraft und ohne Einbezug der im Falle einer Urteilsunfähigkeit entscheidungsbefugten Person wird den Anforderungen an eine sorgfältige Vorausplanung mit validen Ergebnissen, die eines Tages eine Umsetzung des Patientenwillens ermöglichen, nicht gerecht.

25.2.1 Allgemeine Vorausplanung

Die **allgemeine Vorausplanung** betrifft z.B. die Planung finanzieller Angelegenheiten (Vermögenssorge). Die schriftliche Dokumentation der Ergebnisse einer allgemeinen Vorausplanung kann ein **Vorsorgeauftrag** sein oder auch ein **Testament** zur Regelung von Vermögensfragen. Es können übrigens unterschiedliche vertretungsberechtige Personen für Fragen der Personensorge und der Vermögenssorge benannt werden. Auf eine solche allgemeine Vorausplanung werden vor allem jüngere und gesunde Menschen anzusprechen sein. Im Rahmen einer solchen allgemeinen Vorausplanung können durchaus auch gewisse Werte formuliert werden, die für die vorausplanende Person allgemein von Bedeutung sind, wie z.B. welchen Wert für sie ein Leben mit körperlicher oder geistiger Behinderung hat. Die beratende Person benötigt für eine allgemeine Vorausplanung kein krankheitsspezifisches Wissen; sie sollte aber über gewisse juristische Grundkenntnisse verfügen und in der Lage sein, die ratsuchende Person bei der Reflexion der für sie wichtigen Werte und Haltungen zu unterstützen. Dies können beispielsweise Personen aus dem Bereich der Seelsorge, der Psychologie oder der Sozialarbeit sein.

25.2.2 Krankheitsspezifische Vorausplanung

Die **krankheitsspezifische Vorausplanung** eignet sich für Menschen, die unter ganz konkreten, oftmals chronisch-progredienten Erkrankungen leiden. Hier geht es darum, mögliche Verläufe und Komplikationen vorwegzunehmen und diesbezüglich gewisse therapeutische Maßnahmen resp. Behandlungsziele festzulegen. Dies erfolgt nicht nur im Hinblick auf eine mögliche spätere Urteilsunfähigkeit, sondern auch, um die Werte und Behandlungspräferenzen der ratsuchenden Person für alle an der Betreuung beteiligten Fachpersonen zu dokumentieren. Hierfür ist es unabdingbar, dass die beratende Fachperson die vorliegenden Erkrankungen, deren Verläufe, die zu erwartenden Komplikationen und die entsprechenden Behandlungsalternativen versteht und mit der ratsuchenden Person reflektieren kann. Medizinische Kenntnisse werden naturgemäß für eine derartige Beratungstätigkeit vorausgesetzt. Als Dokumente zur Willensfestlegung eignen sich die **Patientenverfügung**, die **Ärztliche Notfallanordnung** (ÄNO), aber insbesondere auch ein **Betreuungsplan**, ergänzt durch Angaben für die Notfallsituation. Gerade dieser Betreuungsplan dient dazu, alle an der Betreuung beteiligten Fachpersonen über die vorliegenden Erkrankungen, die einzusetzenden und in Reserve vorgesehenen Medikamente und insbesondere über die Behandlungsziele zu informieren.

Für die Gesundheitliche Vorausplanung im Hinblick auf den Zeitpunkt einer plötzlichen, vorübergehenden oder anhaltenden Urteilsunfähigkeit, das **Advance Care Planning (ACP) im engeren Sinn**, ist der Einbezug der vertretungsberechtigen Person von größter Wichtigkeit. Dieses Advance Care Planning im engeren Sinn ist keineswegs nur für Menschen mit fortgeschrittenen schweren Erkrankungen gedacht. Es ist durchaus denkbar, dass vergleichsweise junge gesunde Menschen für eine potenziell eintretende Notfallsituation wie z. B. einen Herzkreislaufstillstand vorausverfügen möchten. Die ratsuchende Person muss verstehen, was Urteilsunfähigkeit bedeutet und muss insbesondere die Chancen und Risiken gewisser potenziell lebensverlängernder Maßnahmen wie eine kardiopulmonale Reanimation oder die Einlage einer PEG-Sonde erkennen können.

Auch hierfür müssen die beratenden Fachpersonen zwingend über medizinische Kenntnisse verfügen, insbesondere aber auch über ein solides Grundwissen auf dem Gebiet der Notfall-, der Intensivmedizin und auch der Palliative Care sowie der ethischen und juristischen Fragestellungen, die sich in Notfallsituationen, bei länger dauernder Urteilsunfähigkeit wie z. B. nach einer Hirnverletzung und auch am Lebensende ergeben. Um diese Vorausverfügungen zu dokumentieren, eignen sich wiederum die Formulare **Patientenverfügung** und **ÄNO**, sowie auch **therapiezielangepasste Notfallpläne** bei chronisch und schwer kranken Menschen, die für diese Situationen vorausplanen wollen.

Wie in den einzelnen Abschnitten erwähnt, ist es für alle Bereiche entscheidend, Behandlungsziele festzulegen. Diese individuell festzulegenden Behandlungsziele sind die Grundlage für die verschiedenen Dokumente (Patientenverfügung, ÄNO, Behandlungs-/Betreuungs- und Notfallpläne). Diese Dokumente müssen vor allem hinsichtlich der Therapieziele aufeinander abgestimmt sein und dürfen keine Widersprüche in sich und untereinander enthalten.

25.2.3 Chancen und Grenzen der gesundheitlichen Vorausplanung

Durch eine sorgfältige gesundheitliche Vorausplanung wird

- die Patientenautonomie gestärkt.
- der betroffenen Person und ihren Angehörigen Sicherheit vermittelt.
- die Verantwortlichkeit im Falle einer Urteilsunfähigkeit geklärt.
- das konkrete Vorgehen in Notfallsituationen festgelegt.
- die stellvertretend entscheidende Person von einem Entscheidungsdruck entlastet.
- das ganze an der Betreuung beteiligte Team über Werte, Haltungen, Behandlungspräferenzen und Therapieziele informiert.

Jedoch kann nicht jede erdenklich medizinische Situation antizipiert werden und es muss daher auch mit Überraschungen gerechnet werden. Eine gelegentliche Nicht-Planbarkeit des menschlichen Lebens relativiert die Möglichkeiten des Vorausplanens, was auch den ratsuchenden Menschen gegenüber durchaus kommuniziert werden darf. Die Menschen sollten auch darauf vorbereitet werden, dass gewisse Dinge nicht vorbereitet werden können (*„prepare for the unpreparable“*).

25.3 Voraussetzungen zur Implementierung

Beispiele aus Kanada, den USA, Großbritannien, Australien und Neuseeland zeigen, dass die Implementierung der gesundheitlichen Vorausplanung dann erfolgreich ist, wenn

- die Bevölkerung regional für die Anliegen der Vorausplanung sensibilisiert wird und Angebote geschaffen werden (Beratungsstellen).
- Fachpersonen eine entsprechende Ausbildung erhalten.
- die Dokumentation (Patientenverfügung, Ärztliche Notfallanordnung, Betreuungsplan) regional möglichst einheitlich gestaltet ist.
- die Verfügbarkeit der Dokumente gewährleistet ist.
- eine entsprechende Vergütung des damit verbundenen Aufwandes für die beratenden Fachpersonen gewährleistet ist.

Fachpersonen sollen über Wissen, Fertigkeiten und eine Haltung verfügen, die sie für ihre Aufgabe qualifizieren. Neben dem je nach Beratungsanlass notwendigen medizinischen Fachwissen sollten sie in der Lage sein, die Urteilsfähigkeit einer ratsuchenden Person zu prüfen, die gesetzlichen Grundlagen kennen und über die regionalen Versorgungsstrukturen Bescheid wissen. Sie sollten über eine hohe kommunikative Kompetenz verfügen und daher Suggestion vermeiden, in der Lage sein, die Wertvorstellungen der ratsuchenden Person in konkrete medizinische Maßnahmen zu übersetzen und sie beim Erstellen einer Patientenverfügung oder eine Ärztlichen Notfallanordnung und ggf. eines Betreuungsplans, ergänzt mit Angaben für Notfallsituationen, zu unterstützen. Vor der Aufnahme einer Beratungstätigkeit sollten sie eine Reflexion über die eigenen Werte und ihren eigenen Umgang mit schwierigen Themen wie Sterben und Tod vorgenommen haben.

25.4 Dokumentation

Der Dokumentation kommt im Rahmen der gesundheitlichen Vorausplanung eine wichtige Bedeutung zu. Sie gibt allen Beteiligten Gewissheit und Sicherheit; die Patientenverfügung ist ein rechtsverbindliches Instrument. Der Verfasser dieses Dokumentes darf davon ausgehen, dass nach den Anweisungen oder Verfügungen in diesem Dokument gehandelt wird.

Es wird empfohlen, die Dokumente regional einheitlich zu gestalten, was die Umsetzung der entsprechenden Verfügungen wesentlich erleichtert. Zudem sollen die Dokumente leicht zugänglich sein – in der Schweiz wird sich hierfür das elektronische Patientendossier (eHealth Suisse) anbieten. Spezielle Verfügungen wie die Bereitschaft zur Organspende können in ein hierfür geschaffenes Online Register einfließen (https://register.swisstransplant.org).

Im Folgenden werden die drei wichtigsten Dokumente einzeln besprochen:

- Betreuungsplan
- Ärztliche Notfallanordnung (ÄNO)
- Patientenverfügung.

25.4.1 Betreuungsplan

Der Betreuungsplan (Beispiel s. Kap. 35, Anhang 8) dient dem Informationsaustausch in der interprofessionellen Planung und ist ein Planungsinstrument, welches dem Patienten selbst, seinen Angehörigen und allen an der Betreuung beteiligten Fachpersonen zugänglich ist. Er enthält Angaben zu den Diagnosen, der Medikation und zu den Reservemedikamenten.

Zudem sind die wichtigsten Adressen sowie Telefonnummern aufgeführt und die Rolle der einzelnen Fachpersonen ist dokumentiert. Im Betreuungsplan ist festgehalten, ob eine Patientenverfügung oder ein Vorsorgeauftrag vorliegen, welches die grundsätzlichen Erwartungen des Patienten sind und welche Therapieziele mit ihm vereinbart wurden. Liegt keine ÄNO vor, sind die entsprechenden Angaben im Betreuungsplan enthalten (von „Lebensverlängerung mit allen vertretbaren Maßnahmen inklusive Reanimation“ bis zu „ausschließlich lindernde Behandlung unabhängig vom Behandlungsort“). Der Betreuungsplan enthält zudem klare Angaben zur Vorausplanung von weiteren medizinischen Interventionen wie der Gabe von Antibiotika, der künstlichen enteralen oder parenteralen Ernährung, Dialyse und ähnlichen therapeutischen Maßnahmen.

25.4.2 Ärztliche Notfallanordnung (ÄNO)

In einer ÄNO werden diejenigen Fragen gemeinsam geklärt, die ggf. in der Zukunft notfallmäßig entschieden werden müssen (**Abbildung 25-1**). Im Wesentlichen geht es um die wichtigsten lebensverlängernden Maßnahmen wie Reanimation, Verlegung auf eine Intensivstation, Intubation, Verlegung in ein Spital, ambulante Lebensverlängerung im häuslichen Umfeld oder ausschließlich lindernde Behandlung unabhängig vom Behandlungsort. Diese Notfallanordnung ist besonders wichtig im Rettungsdienst und in der Notfallambulanz. Sie sollte daher jederzeit den Notfalldienst leistenden Fachpersonen zugänglich sein.

Als vom Patienten und Arzt unterschriebenes Dokument ist die ÄNO auch der auf den Notfall bezogene Teil einer Patientenverfügung.

Ärztliche Notfallanordnung (ÄNO)

advance care planning medizinisch begleitet ®

Aktueller Reanimations- und Notfallstatus

Vor-/Nachname Strasse

Geburtsdatum PLZ Ort

In einer lebensbedrohlichen Notfallsituation gilt bei oben genannter Person, sofern sie nicht selbst urteilsfähig ist:
Nur eine Antwort möglich (A, BO, B1, B2, B3, C) – sonst ungültig!

Therapieziel: Lebensverlängerung - soweit medizinisch möglich und vertretbar

☐ **A** Beginn uneingeschränkter Notfall- und Intensivtherapie einschliesslich einer Herz-Lungen-Wiederbelebung

Therapieziel: Lebensverlängerung, aber mit folgenden Einschränkungen der Mittel

☐ **B0** keine **Herz-Lungen-Wiederbelebung**
ansonsten Beginn uneingeschränkter Notfall-und Intensivtherapie

☐ **B1** keine **Herz-Lungen-Wiederbelebung**
keine **invasive (Tubus) Beatmung**
ansonsten Beginn uneingeschränkter Notfall-und Intensivtherapie

☐ **B2** keine **Herz-Lungen-Wiederbelebung**
keine **invasive (Tubus) Beatmung**
keine **Behandlung auf einer Intensivstation**
ansonsten Beginn uneingeschränkter Notfalltherapie

☐ **B3** keine **Herz-Lungen-Wiederbelebung**
keine **invasive (Tubus) Beatmung**
keine **Behandlung auf einer Intensivstation**
keine **Mitnahme ins Spital/auf eine Notfallstation**
ansonsten Beginn uneingeschränkter Notfalltherapie am aktuellen Lebensort

Therapieziel: Linderung (Palliation), nicht Lebensverlängerung

☐ **C** ausschliesslich lindernde Massnahmen
wenn möglich Verbleib in der bisherigen häuslichen Umgebung
>Notfallplanung erforderlich

Diese ÄNO ist Ausdruck meines Behandlungswillens

Ort den Unterschrift (o.g. Person)

Diese ÄNO gibt den mutmasslichen/geäusserten Behandlungswillen der o. g. Person angemessen wieder

Ort den **Unterschrift (Vertreter*in)**

Ich bestätige Urteilsfähigkeit und Verständnis der Implikationen dieser Entscheidung. ☐ **Notfallplan vorhanden**

Ort **den** **Unterschrift (Ärztin/Arzt)**

Ich habe den Entscheidungsprozess begleitet.

Ort den **Unterschrift (Berater*in)**

Diese ÄNO gilt auch im Spital, solange dort nicht aus gegebenem Anlass (z.B. Operation, intensivmedizinische Behandlung oder bleibende Urteilsunfähigkeit) und in Übereinstimmung mit dem Patientenwillen eine abweichende Regelung vereinbart wird.

Abbildung 25-1: Beispiel einer ärztlichen Notfallanordnung (ÄNO), wie sie im Universitätsspital Zürich zur Anwendung gelangt (aus dem Rahmenkonzept Gesundheitliche Vorausplanung, entstanden im Kontext des Projektes „Koordinierte Versorgung“ im Auftrag des BAG).

25.4.3 Patientenverfügung

Patientenwille und Selbstbestimmung

Jeder Mensch hat das Recht auf Selbstbestimmung. Die Respektierung des Patientenwillens ist zentral für die Behandlung und Betreuung. Allerdings muss dem Willen eines Patienten oder dessen Vertreters nur entsprochen werden, wenn die entsprechende Behandlung medizinisch indiziert ist. Verweigert ein urteilsfähiger Mensch eine medizinische Maßnahme, ist diese Verweigerung absolut verbindlich. Die Patientenverfügung ist ein Instrument der Selbstbestimmung. Eine urteilsfähige Person, also grundsätzlich auch eine minderjährige Person, kann darin festlegen, welchen medizinischen Maßnahmen sie im Falle einer Urteilsunfähigkeit zustimmt und welchen nicht.

Patientenverfügungen dienen der Kommunikation zwischen einer entsprechend geschulten Fachperson und dem Patienten und dessen Angehörigen. Die Freiwilligkeit ist unbedingt zu berücksichtigen. Es gibt Menschen, die eine persönliche Auseinandersetzung mit Fragen von Krankheit, Sterben und Tod scheuen und daher davon absehen möchten, eine Patientenverfügung zu erstellen. Daher darf kein Zwang ausgeübt werden, eine Patientenverfügung zu verfassen, auch nicht als Bedingung für die Aufnahme in eine Langzeitpflegeeinrichtung. Für manche Ratsuchende ist es schwer, sich gewisse klinische Situationen vorzustellen, weswegen sie davon absehen möchten, sich beispielsweise für oder gegen eine Ernährung über eine Magensonde auszusprechen, was ebenfalls zu berücksichtigen ist.

Es wird davon abgeraten, Patientenverfügungen ohne fachliche Unterstützung durch Ankreuzen vorformulierter Fragen auf einem Formular oder online zu erstellen. Wenn es um die Formulierung einer ganz persönlichen Wertehaltung, basierend auf der individuellen Lebensgeschichte geht, oder wenn es darum geht, ganz konkrete Behandlungspräferenzen auszudrücken, ist eine professionelle Unterstützung beim Verfassen einer Patientenverfügung notwendig, um diesem Menschen eines Tages wirklich gerecht zu werden. In einem Modell der Beziehungsautonomie, wie sie für das Erstellen einer Patientenverfügung unabdingbar ist, geht es darum, die verfügende Person in ihrer Reflexionsfähigkeit und der authentischen Formulierung ihrer Wünsche zu begleiten. Es soll Verständnis für die persönliche Situation geschaffen werden und weitere Gespräche sollen angeboten werden. Dabei wird es das Ziel der beratenden Person sein, den verfügenden Menschen darin zu unterstützen, seine Wertevorstellungen, Wünsche und Lebenskonzepte so zu übersetzen, dass deren Verschriftlichung von hoher Aussagekraft und Validität ist. Gelingen wird dies nur, wenn zwischen der beratenden Person und dem Ratsuchenden eine auf gegenseitigem Verständnis beruhende vertrauensvolle Beziehung besteht.

Konkretes Vorgehen beim Erarbeiten einer Patientenverfügung

Zuerst soll der Anlass für das Verfassen einer Patientenverfügung geklärt werden. Hat der Ratsuchende selbst von einer schweren Erkrankung erfahren oder ist ein ihm nahe stehender Mensch nach langem Leiden verstorben?

Danach wird folgendes Vorgehen empfohlen:

- Erfassen der Urteilsfähigkeit des Ratsuchenden
- Erheben einer gesundheitsbezogenen Werteanamnese („Standortgespräch zur Therapiezielklärung")
- Festlegen der Therapieziele und Behandlungspräferenzen in konkreten Situationen
- Bezeichnen von einer oder mehreren Personen, die im Falle einer Äußerungs- oder Urteilsunfähigkeit stellvertretend Entscheidungen zu Lebensverlängerung oder Therapieumstellung auf eine Behandlung in palliativer Intention fällen sollen.

Je nach Situation, in der sich der Betroffene befindet, wird dem einen oder anderen Aspekt mehr oder weniger Gewicht beigemessen. Bei gesunden Menschen wird die gesundheitsbezogene Werteerklärung ganz im Vordergrund stehen.

Bei einem Patienten, der von einer schweren Erkrankung mit zu erwartender Urteilsunfähigkeit (z. B. Demenz) erfährt, muss insbesondere auch das Vorgehen in ganz konkreten Situationen besprochen werden.

Erfassen der Urteilsfähigkeit

Voraussetzung zur Erstellung einer Patientenverfügung ist eine Urteilsfähigkeit des Patienten im Hinblick auf eine bestimmte Handlung (gemäß Art. 16 Zivilgesetzbuch). Zur Abschätzung der Urteilsfähigkeit kann dem Patienten eine einfache Fallvignette vorgelegt werden. Er sollte in der Lage sein, diese zu verstehen und zusammenzufassen. Auch sollte er fähig sein, seine Behandlungspräferenz für diese konkrete Situation zu äußern, alternative Vorgehensweisen zu bewerten und die sich aus seiner Wahl ergebenden kurz- und längerfristigen Konsequenzen abzuleiten.

Praxistipp

Konkret kann man dem Ratsuchenden folgende Geschichte erzählen:
„Sie möchten eine Patientenverfügung verfassen, da Sie nach dem vor wenigen Wochen erlittenen Hirnschlag für eine Krankheitssituation, die sich bei Ihnen konkret ergeben könnte, vorausplanen möchten: Stellen Sie sich vor, dass sie einen erneuten Hirnschlag erleiden. Als Folge des Hirnschlags können Sie Ihren rechten Arm und Ihr rechtes Bein nicht mehr bewegen. Sie können auch nicht mehr sprechen und schlucken, die Sprache Ihrer Mitmenschen nehmen Sie aber noch wahr. Wegen der Schluckunfähigkeit würde man Sie fragen, ob Sie der Einlage einer Magensonde durch Ihre Bauchwand zustimmen würden, um eine ausreichende Nahrungszufuhr zu gewährleisten.

- Würden Sie mir diese kurze Geschichte bitte nochmals kurz zusammenfassen?
- Würden Sie einer derartigen Maßnahme zustimmen?
- Welche alternative Handlungsoptionen können Sie sich vorstellen?
- Was meinen Sie würde geschehen, wenn Sie der Maßnahme nicht zustimmen würden?“

Erheben einer gesundheitsbezogenen Werteanamnese

Primär geht es darum, mit dem Ratsuchenden zusammen einen Zugang zu Themen wie zukünftige gesundheitliche Verschlechterungen, schwere Krankheit und Lebensende zu finden. Hierbei wird er gefragt, wie seine gegenwärtige Lebenssituation aussieht (Gesundheit, soziale Kontakte, Zukunftspläne, Lebenswille). Auch interessiert es, wie weit er sich schon mit Fragen von Krankheit, Sterben und Tod auseinandergesetzt hat und welche Hoffnungen und Ängste in diesem Zusammenhang bestehen. Man wird ihn fragen, von welchen Personen er denkt, dass sie als Vertrauenspersonen eingesetzt werden könnten.

Praxistipp

Eine Eingangsfrage kann in folgender Art formuliert werden:
„Als Ihre behandelnde Ärztin/Ihr behandelnder Arzt ist es mir sehr wichtig, Sie möglichst genau nach ihren Wünschen und Vorstellungen zu behandeln. Es kann aber Situationen geben, in denen Sie selbst nicht entscheiden können. Daher kann es sehr wertvoll sein, darüber zu sprechen, um besser Bescheid zu wissen, was Ihnen wirklich wichtig ist und was auf keinen Fall passieren soll. Haben Sie sich dazu schon einmal selbst Gedanken gemacht?“

oder auch
„Sie wollen eine Patientenverfügung erstellen; können Sie mir erzählen warum? Um genauer zu verstehen, was Ihnen in Bezug auf mögliche zukünftige medizinische Behandlungen wirklich wichtig ist, hat es sich bewährt, einige wichtige persönliche Fragen gemeinsam zu besprechen; ist das für Sie in Ordnung?“

Daran anschließend wird eine Werteanamnese aufgenommen und dokumentiert und es werden Fragen in Zusammenhang mit Behandlungsabbruch resp. Lebensverlängerung anhand von Fallbeispielen diskutiert. Je individueller und je fokussierter die Werteerklärung auf Fragen zum guten Leben und Sterben, zu Zielen und Grenzen einer lebensverlängernden Behandlung ist, desto höher wird die Qualität der Patientenverfügung sein.

Praxistipp

Eine Werteanamnese kann erhoben werden, indem der Ratsuchende mit einer einfachen offenen Frage gebeten wird, seine Wertvorstellungen zu schildern:
„Bitte sagen Sie mir, was für Sie im Leben wichtige Werte sind, und was für Sie in einer Phase einer schweren Krankheit, oder auch, wenn Sie selbst nicht mehr entscheiden können, besonders wichtig sein könnte."

Da es Menschen oftmals schwer fällt, eine Werteerklärung abzugeben, können hierfür gewisse Bereiche (Symptome, Lebensqualität, Beziehungen, Spiritualität, Ort und Art der Betreuung am Lebensende) angesprochen oder Fragensammlungen wie das Go-Wish-Kartenspiel (http://gowish.org) gebraucht werden. Geeignete allgemeine Fragen sind auch (diese Aufzählung ist nicht abschließend):

- Wie gern leben Sie?
- Was hält Sie am Leben?
- Wenn Sie heute Nacht friedlich einschlafen würden, was würde das **jetzt** in ihnen auslösen?
- Darf medizinische Behandlung dazu beitragen, ihr Leben zu verlängern?
- Welche Hoffnungen und Sorgen bewegen Sie, wenn sie an zukünftige medizinische Behandlungen denken? Haben Sie dabei bestimmte Situationen im Sinn?
- Welche spirituellen Werte tragen Sie bei all dem?

Cave

Eine Werteanamnese soll keine Grundlage sein für unmittelbare Behandlungsentscheide. Sie dient der Wahrnehmung des betroffenen Menschen in seiner Gesamtheit. Wenn eine Person zum Ausdruck bringt, dass sie sich gerne im Hochgebirge aufhält, bedeutet dies keinesfalls, dass sie auf jegliche lebensverlängernden Maßnahmen verzichten möchte, falls z. B. aufgrund einer schweren Herzinsuffizienz zukünftig Höhenaufenthalte kontraindiziert sind.

Festlegen von Therapiezielen und Behandlungspräferenzen in spezifischen Situationen

Vor dem Ausfüllen einer ÄNO oder eines Betreuungsplans, ergänzt durch Angaben für Notfallsituationen, wird man die Therapieziele auf der Grundlage der Werteanamnese besprechen und dokumentieren. Diese Therapieziele können eher allgemein oder aber auch ganz spezifisch bezogen auf eine bestimmte Krankheitssituation oder zu erwartende Notfallsituationen formuliert werden. Es gilt zu erfassen, ob die betroffene Person sich in der jeweiligen Situation eher für eine Lebensverlängerung oder einen Therapieabbruch entscheiden würde und wie viele Belastungen sie bereit ist, hierfür in Kauf zu nehmen. Ganz entscheidend ist es, dass die ratsuchende Person auch konkrete Vorstellungen darüber gewinnt, was beispielsweise eine Reanimation für sie bedeutet, wie die Erfolgschancen einer Reanimation außerhalb eines Spitals sind und dass eine Reanimation zwingend mit einem nachfolgenden Aufenthalt auf einer Intensivstation mit evtl. notwendiger invasiver Beatmung verbunden sein wird. Auch über die Möglichkeit von schweren bleibenden neurologischen Defiziten nach erfolgter Wiederbelebung müssen verfügende Personen aufgeklärt werden, um eine möglichst realistische Vorstellung der von ihnen gewünschten oder abgelehnten Maßnahme zu gewinnen.

Vertretungspersonen

Den vom Ratsuchenden bezeichneten Vertretungspersonen soll nicht nur dessen Werteerklärung, sondern der ganze Inhalt der Patientenverfügung vertraut sein. Im Gespräch mit dem Verfasser der Patientenverfügung und den Vertretungspersonen muss darauf geachtet werden, dass Ärzte und Pflegende von der Geheimhaltungspflicht gegenüber den in der Verfügung genannten Vertretungspersonen befreit werden.

Weitere Angaben

Je nach den Wünschen der verfügenden Person können in einer Patientenverfügung Angaben gemacht werden zur erwarteten spirituellen Unterstützung, zu besonderen Wünschen in der Sterbephase, zu Forschung bei Urteilsunfähigkeit oder nach dem Tod oder auch zur Bereitschaft, Organe zu spenden. Hinsichtlich der Organspende muss besprochen werden, inwiefern Organspende und Wünsche zur Behandlung bei schwerer Krankheit miteinander in einen Konflikt geraten könnten (z. B. die Ablehnung jeglicher intensivmedizinsicher Behandlung bei schwerem Hirnschaden macht eine Organspende unmöglich, wenn nicht eine Klausel diesbezüglich enthalten ist, dass entgegen der weiteren Ausführungen in der Patientenverfügung zum Zweck einer Organspende eine Fortführung intensivmedizinischer Behandlungen gestattet wird).

Formale Kriterien

Eine Patientenverfügung muss schriftlich abgefasst sein, sie soll datiert und vom Verfasser unterzeichnet sein. Die Urteilsfähigkeit muss nicht in der Verfügung dokumentiert werden. Die Gültigkeitsdauer einer Patientenverfügung ist nicht definiert. Die verfügende Person soll aber darauf aufmerksam gemacht werden, dass jede nennenswerte Veränderung des Gesundheitszustands eine Überprüfung und ggf. Neuabfassung oder Ergänzung der bestehenden Verfügung erfordert.

Gemäß dem neuen Erwachsenenschutzrecht (Art 370 ff. ZGB) ist die Patientenverfügung das wichtigste Instrument zur Eruierung des mutmaßlichen Willens einer urteilsunfähigen Person. Dieser Verfügung muss bei der Festlegung der Behandlung entsprochen werden, außer wenn gut begründete Zweifel daran bestehen, dass die Verfügung nicht auf freiem Willen beruht oder dem mutmaßlichen Willen des Patienten nicht entsprechen könnte.

Urteilsunfähige Patienten

Ist ein Mensch aufgrund einer Erkrankung oder eines Unfalls urteilsunfähig, ist es nicht zulässig, dass Angehörige anstelle der urteilsunfähigen Person eine Patientenverfügung verfassen. In einem derartigen Fall wird unter Einbezug der Angehörigen resp. der gemäß Erwachsenenschutzrecht vertretungsberechtigen Person ein Betreuungsplan erstellt, der im weiteren Verlauf eine wichtige Entscheidungshilfe darstellen kann. Auch hier empfiehlt es sich jedoch, eine gesundheitliche Vorausplanung mit der vertretungsberechtigten Person durchzuführen, um den mutmaßlichen Willen, ggf. in Ergänzung einer bereits zuvor verfassten Patientenverfügung außerhalb einer gesundheitlichen Krise der urteilsunfähigen Person, in Ruhe zu besprechen. Damit liegt für Notfallsituationen ein Plan vor, den die vertretungsberechtigte Person kennt und unterstützt.

Literatur

[1] Bally K. Lässt sich ein gutes Lebensende planen? Konzepte, Chancen und Grenzen der Vorausplanung. ARS MEDICI. 11/2018;493–95.

[2] Betreuung und Behandlung von Menschen mit Demenz. Medizin-ethische Richtlinien der SAMW. Schweizerische Akademie der Medizinischen Wissenschaften (SAMW). 2017.

[3] Bevölkerungsbefragung Palliative Care 2017. Schlussbericht erstellt im Auftrag des BAG. Bern:Büro für Arbeits- und Sozialpolitische Studien Bass AG; März 2018.

[4] Brauer S, Strub JD, Büchler A. Autonomie und Beziehung – Bericht zur Tagung vom 7. Juli 2016 des Vortragszyklus „Autonomie in der Medizin". Schweizerische Akademie der Medizinischen Wissenschaften (SAMW). 2016;11(12).

[5] Bundesamt für Gesundheit (BAG): Rahmenkonzept gesundheitliche Vorausplanung. 2018. [Internet; abgerufen am 31. August 2020]. Verfügbar unter: https://www.bundespublikationen.admin.ch/cshop_mimes_bbl/48/48DF3714B1101EE980D45D638BC7EC11.pdf

[6] Cina C. Solothurn – erster Kanton mit einheitlichem Betreuungsplan für Schwerkranke. Schweizerische Ärztezeitung 2012;93(31–32):1123–4. https://doi.org/10.4414/saez.2012.00756

[7] Erwachsenenschutz, Personenrecht und Kindesrecht. Schweizerisches Zivilgesetzbuch; Änderung vom 19. Dezember 2008.

[8] Kommunikation im medizinischen Alltag – Ein Leitfaden für die Praxis: Gespräch über Patientenverfügungen und Wiederbelebung. Bern: Schweizerische Akademie der Medizinischen Wissenschaften (SAMW); 2013:64–8.

[9] Patientenverfügungen. Medizin-ethische Richtlinien der SAMW. Schweizerische Akademie der Medizinischen Wissenschaften (SAMW). 2009; 13. 2013 dem Erwachsenenschutzrecht angepasst.

[10] Pautex S, Gamondi C, Philippin Y, Gremaud G, Herrmann F, Camartin C, Vayne-Bossert P. Advance directives and end-of-life decisions in Switzerland: role of patients, relatives and health professionals. BMJ Support Palliat Care. 2018;8:475–484. https://doi.org/10.1136/bmjspcare-2014-000730

26 Entscheidungsfindung am Lebensende

Steffen Eychmüller

26.1 Einführung

Was es zusammenzuführen gilt… Herausforderungen der Entscheidungsfindung am Lebensende

Entscheidungsfindung bei schweren Erkrankungen am Lebensende ist nicht eine ausschließlich medizinische Domäne. Oder deutlicher gesagt: Es wäre ein Fehler, solche Entscheidungen alleine aufgrund medizinischer Kriterien zu fällen („Medikalisierung der Entscheidungsfindung am Lebensende“). Sprechen wir über Entscheide, dann geht es vorderhand um Ziele, um Outcomes. Diese lassen sich in der Palliative Care oft in zwei Kardinalfragen zusammenfassen, wie:

- „Was bereitet Ihnen am meisten Sorgen oder macht Angst?“ [15], und
- „Welche Dinge sind Ihnen in der verbleibenden Lebenszeit besonders wichtig?“ [4]

Die medizinischen Maßnahmen müssen sich daran messen lassen, ob sie diese Fragen beantworten bzw. die Wünsche des Patienten ermöglichen helfen. Angstminderung und die Unterstützung in allen Belangen, die einen Verbleib in der gewünschten Lebensumgebung ermöglichen, sind häufige Ziele. Die Hauptbetroffenen, die Patienten und ihre nächsten Angehörigen, sind oft in einer Ausnahmesituation: die Patienten sind körperlich geschwächt und oft kognitiv eingeschränkt, die Angehörigen sind massiven Stresssituationen ausgesetzt.

Die Qualität einer guten Entscheidungsfindung liegt zu einem großen Teil in ihrer Antizipation.

Eine sinnvolle Entscheidungsfindung am Lebensende beginnt deshalb weit vor der letzten Lebensphase. Die meisten Erkrankungen verlaufen chronisch, eine Vorbereitung auf das Lebensende und die damit verbundenen Fragen und Entscheidungen sind möglich. Frühes Thematisieren ist die Aufgabe der Fachpersonen; sich damit im Familienkreis aktiv auseinandersetzen ist Aufgabe der Betroffenen. Individuelle Ziele und das Abwägen der Optionen (nicht nur der medizinischen Maßnahmen, sondern auch z.B. Anpassungen in der eigenen Rolle und im Alltag) brauchen einen klaren Geist – und Zeit zum Reifen. „Last-Minute“-Entscheidungen folgen Notfallszenarien und werden meist von jenen gefällt, die die Patienten am wenigsten gut kennen.

26.2 Die „5 P“ als Praxisleitfaden

Die „5P“

- Präferenzen/Prioritäten des Patienten
- Prognose/Progress der Erkrankung
- Probleme der unmittelbar Betroffenen
- Personen, die von der Entscheidungsfindung betroffen sind
- Potenzial an positiven Kräften.

26.2.1 Präferenzen/Prioritäten des Patienten

Die individuellen Ziele des Patienten bestimmen die Therapieentscheidungen bei weit fortgeschrittenen Erkrankungen. Diese scheinbar patientenzentrierte Vorgehensweise muss reflektiert und relativiert werden. Die Präferenzen hängen von vielerlei Faktoren ab: „Traut“ sich ein Patient gegenüber einem Arzt, seine individuellen Wünsche - nicht nur bzgl. medizinischer Maßnahmen! - vorzubringen, welchen Informationsstand hat er, welche Optionen sind benannt mit welcher Erwartung, was verspricht Hoffnung, will (und kann) er (noch) selbst entscheiden und hat er die Vorerfahrung, selbst Prioritäten setzen/Entscheidungen fällen zu können. Ärzte und auch Pflegende müssen akzeptieren können, dass für bestimmte dringliche Präferenzen (z.B. Regelung der finanziellen Situation) andere (Fach-)Personen (z.B. Sozialarbeiter oder auch Familienangehörige) geeignetere Kompetenzen vorweisen können als sie selbst.

26.2.2 Prognose/Progress der Erkrankung

Die modernsten medizinischen Maßnahmen helfen nichts, wenn ihr erhoffter Effekt nicht mehr erlebt werden kann. Wesentlich bei solchen Maßnahmen ist also die zeitliche Überlebensprognose. Dabei muss man wissen, dass insbesondere Fachspezialisten (z.B. auch Onkologen) bis zum Faktor fünf überoptimistisch prognostizieren [5].

Neben der Zeit interessieren aber auch andere prognostische Bereiche, die von Fries und Ehrlich 1980 [10] zu den „5 D’s“ zusammengefasst wurden:

Die „5D“

- „Death“ – Wieviel Zeit bleibt bis zum Tod?
- „Disease“ – Wie ist der erwartbare Verlauf der Krankheit?
- „Discomfort“ – Welche Einschränkungen der Selbständigkeit sind zu erwarten?
- „Drug“-Toxicity – Welche Nebenwirkungen sind bei medizinischen Interventionen möglich?
- „Dollars“ – Was kostet das, auch im übertragenen Sinn, wenn man z.B. eine Therapiemaßnahme mit längerem Spitalaufenthalt „bezahlen“ muss?

Ein Prognosegespräch sollte sich also nicht auf die Frage „Wie lange habe ich noch?“ beschränken.

26.2.3 Probleme der unmittelbar Betroffenen

Vergleichbar den Präferenzen lassen sich bei der Entscheidungsfindung die Sorgen und Probleme der Betroffenen ganz verschiedenen Bereichen zuordnen. Die Literatur legt nahe, was auch als sog. SENS-Modell der Problemstrukturierung beschrieben wird [7] (s. auch Kap. 35.3):

S für Symptommanagement und Hilfe zur Selbsthilfe
(„Was kann ich selbst oder meine Angehörigen tun?“)

E für Entscheidungen bzw. Präventivplanung
(„Was machen wir wenn, was machen wir auch nicht?“)

N für Netzwerk
(„Wer steht mir/uns zu Hause zur Verfügung - 24 Stunden?“)

S für Support
(„Wer in meinem Umfeld braucht selbst Unterstützung, auch, wenn es mich nicht mehr gibt?“).

26.2.4 Betroffene Personen

Entscheidungsfindung betrifft immer verschiedene Personen: den Patienten, die Angehörigen und, nicht zu vergessen, viele Fachpersonen selbst. Sogenanntes Ärzteshopping oder -hopping ist meist Ausdruck der verzweifelten Suche nach Hoffnung, aber auch nach einer geeigneten Persönlichkeit, die in diesen schweren Zeiten Sicherheit und vertrauensvolle „Bergführerschaft“ verspricht. Bei allen Bemühungen um die beste Behandlungsoption kommt es immer wieder zu teilweise fatalen Schnittstellenproblemen, d. h., eine Hand weiß nicht, was die andere tut oder geraten hat. *Case Management* klingt hier nach Wunderlösung, ist es aber nicht, wenn nicht auch seitens des Patienten und der Angehörigen ein oder zwei Personen als Koordinatoren klar deklariert werden. Schriftliche Dokumente wie eine Patientenverfügung können helfen, ersetzen aber nie die wirksame Koordination und Kontinuität in der Kommunikation. Häufig sind sogenannte ethische Entscheidungsprobleme keine ethischen Dilemmata, sondern bloße Kommunikationsprobleme. Hausärzte sind als „Bergführer“ prädestiniert, vor allem wenn sie die Patienten seit Jahren kennen. Voraussetzung dazu ist, dass sie von den Fachspezialisten in dieser wichtigen Rolle ernstgenommen und deshalb regelmäßig informiert bzw. bei Entscheidungen eingebunden werden.

26.2.5 Potenzial an positiven Kräften

Die Betroffenen erleben häufig nur noch Defizite, sind „professionelle Patienten“, haben die Lektionen des Krankseins gelernt. Da braucht es besondere Energie und Aufmerksamkeit, um gemeinsam trotz sehr schwieriger Lebenslage doch noch eine Tür zu öffnen: Was macht ein wenig heil, auch wenn es keine Heilung gibt? Welches Potenzial an positiven Kräften können der Betroffene und sein Umfeld mobilisieren, um den vielen Defiziten im Sinne der Salutogenese etwas entgegenzusetzen? Bereiche zu erkunden, die zur Stress- und Angstreduktion beitragen, wird oft als unmedizinisch angesehen, obschon gerade sie den berühmten wichtigen kleinen Unterschied machen können. Oft ist es schon die Reduktion des „medizinischen Lärmes“ (beispielsweise weniger Routinekontrollen), die Platz und Ruhe schafft. Es geht aber auch darum, systematisch zu evaluieren, ob medizinische Maßnahmen, über die entschieden wird, nicht auch die Gefahr in sich tragen, das Potenzial, die Selbsthilfe bzw. eigenen Heilungskräfte zu vermindern, z. B. durch stark sedierende Nebenwirkungen.

26.3 „Concurrent care“ statt kurativ und palliativ

Die Palliativmedizin der Neuzeit reihte sich in ihren Anfängen sequenziell an die sogenannte kurative Medizin an nach dem Prinzip: „Wenn man nichts mehr tun kann, tritt die Palliativmedizin in Funktion.“

Im modernen Verständnis der Palliativmedizin gibt es nicht mehr ein „Entweder-oder“, das von einem unausweichlichen Überhandnehmen eines fatalen Krankheitsverlaufs bestimmt wird, sondern zunehmend ein „Sowohl-als-auch“. Kurativ und palliativ greifen ineinander hinein, wobei natürlich je nach Krankheitsstadium und potenziellen Möglichkeiten das eine oder das andere inter- und intraindividuell mehr gewichtet wird (integratives Modell). Diese scheinbar neue und trotzdem nahe liegende und banale Interpretation wurde in den 1980er-Jahren vor allem am Beispiel der HIV-Krankheit sichtbar: Ein Patient hatte zwar eine zu 100 % unheilbare Grundkrankheit mit absehbarer Überlebenszeit, war also in einer sogenannten palliativen Situation. Gleichzeitig wies er aber vielleicht eine Komplikation der Grundkrankheit auf, z. B. eine Pneumocystis-Pneumonie, welche als solche kurativ behandelt wurde.

Dieses Verwischen der Grenzen hat bewirkt, dass heute auch von Anfang an palliative und vielleicht bis zum Schluss kurative Maßnahmen in Betracht gezogen werden können. Das Konzept von kurativ und palliativ ist nicht evidenzbasiert. Es gibt weder einen Marker für kurativ noch für palliativ. Schwarz-Weiß-Denken zwischen kurativ und palliativ macht zunehmend der Berücksichtigung der Grautöne Platz. Möglicherweise macht es deshalb in der Zukunft mehr Sinn, statt „kurativ und palliativ“ die

Intentionen „diagnosebezogen" und „problembezogen" nebeneinanderzustellen. In diesem Kontext nimmt das Modell der *„concurrent care"*, also das Nebeneinander und nicht Nacheinander von diagnose- und problem-, beziehungsweise patientenbezogenem Vorgehen einen wichtigen Platz ein, wird dieses Vorgehen doch von der ASCO (American Society for Clinical Oncology) als Standardvorgehen propagiert [8]. Damit ist die Integration von Palliative Care in der Entscheidungsfindung weniger eine Frage des Zeitpunkts, sondern eine Frage der Inhalte und Themen, über die entschieden wird. Und noch ein Vorteil zeigt sich beim Modell der *„concurrent care"*: Zeigen diagnosebezogene Therapien zu viel Toxizität oder ist das Risiko für Nebenwirkungen zu hoch bei schlechtem Allgemeinzustand, bricht nicht die „Therapie" weg, sondern viele Maßnahmen und ein kompletter Behandlungsplan unter Einschluss eines verläßlichen Netzwerks sind klar definiert.

26.4 Gesundheitliche Vorausplanung – Advance Care Planning – Patientenverfügungen

Die gesundheitliche Vorausplanung erlebt nicht zuletzt dank der Diskussionen um die Selbstbestimmung und der gesetzlichen Bestimmungen im Rahmen des Erwachsenenschutzrechts zunehmende Aufmerksamkeit. Viele Themen werden unter diesem Begriff subsummiert, weshalb ein Differenzierungsversuch sinnvoll ist. In der Schweiz wurde deshalb ein „Rahmenkonzept gesundheitliche Vorausplanung" (2018) erarbeitet, welches drei Ebenen der Vorausplanung unterscheidet.

- Die **allgemeine Vorausplanung** umfasst zu jedem Zeitpunkt im Leben, also auch bereits in jungen Jahren, Überlegungen zu eigenen Werten und Präferenzen für den Fall einer akuten oder chronischen Gesundheitseinschränkung.
- In der **krankheitsspezifischen Vorausplanung** kommt das Vorgehen zur Sprache, z. B. in einem Betreuungs- bzw. Behandlungsplan, welches bei spezifischen Komplikation einer bestimmten Erkrankung (z. B. bei einer amyotrophen Lateralsklerose oder einer fortgeschrittenen Krebserkrankung) zum Einsatz kommen soll, und welche Maßnahmen unterlassen werden sollen. Die Urteilsfähigkeit ist bei der Umsetzung dieser Vorausplanung voll gegeben, d.h. eine direkte Kommunikation ist trotz Planungsdokument gegeben.
- Die **Vorausplanung für den Moment der eigenen Urteilsunfähigkeit** ist die Ebene des sog. „Advance Care Planning". Diese Planung umfasst die vom Betroffenen verfügte Vorgehensweise in Bezug auf lebenserhaltende Maßnahmen, Intensivbehandlung etc., wenn eine direkte Kommunikation kurzzeitig oder langfristig nicht mehr gegeben ist.

Für jede dieser Ebenen gibt es besonders kompetente Beratungspersonen und auch Dokumente. Eine Übersicht findet sich in **Abbildung 26-1**.

Relevant ist auch, welche Beratungsperson für welche Ebene und Spezifizierung der Vorausplanung geeignet ist. Keine Person, mit welchem fachlichen Hintergrund auch immer, ist für alle Ebenen gleichermaßen qualifiziert. Eine juristische Fachperson kann die rechtlichen Belange in der allgemeinen Vorausplanung möglicherweise am besten klären, eine Seelsorgerin Fragen zu Werten und allgemeinen Lebenszielen diskutieren helfen. Häufig auftretende Komplikationen bei spezifischen Krankheitsbildern und das damit verbundene Vorgehen mit Vor- und Nachteilen kennen die jeweiligen spezialisierten Fachpersonen der Medizin und Pflege, auch seitens der spezialisierten Palliative Care, am besten. Diskussionen um die Erfolgsaussichten intensivmedizinischer Maßnahmen bei fortgeschrittenen Erkrankungen ist sinnvollerweise mit erfahre-

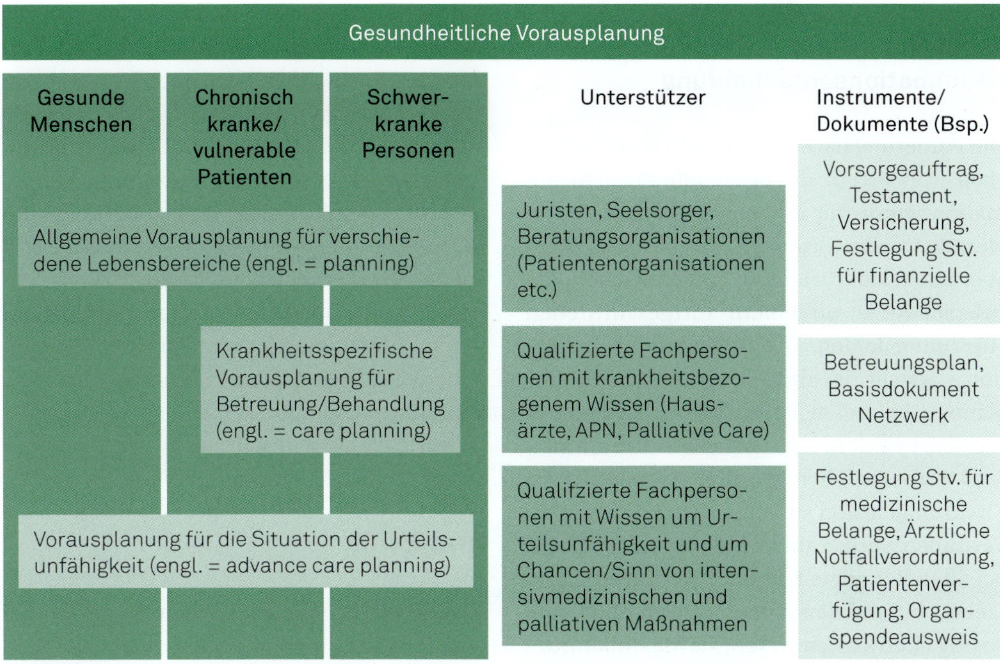
Gesundheitliche Vorausplanung
Gesunde Menschen
Chronisch kranke/ vulnerable Patienten
Schwer-kranke Personen
Unterstützer
Instrumente/ Dokumente (Bsp.)
Allgemeine Vorausplanung für verschiedene Lebensbereiche (engl. = planning)
Juristen, Seelsorger, Beratungsorganisationen (Patientenorganisationen etc.)
Vorsorgeauftrag, Testament, Versicherung, Festlegung Stv. für finanzielle Belange
Krankheitsspezifische Vorausplanung für Betreuung/Behandlung (engl. = care planning)
Qualifizierte Fachpersonen mit krankheitsbezogenem Wissen (Hausärzte, APN, Palliative Care)
Betreuungsplan, Basisdokument Netzwerk
Vorausplanung für die Situation der Urteilsunfähigkeit (engl. = advance care planning)
Qualifzierte Fachpersonen mit Wissen um Urteilsunfähigkeit und um Chancen/Sinn von intensivmedizinischen und palliativen Maßnahmen
Festlegung Stv. für medizinische Belange, Ärztliche Notfallverordnung, Patientenverfügung, Organspendeausweis

Abbildung 26-1: Ebenen der gesundheitlichen Vorausplanung, aus „Rahmenkonzept gesundheitliche Vorausplanung", [1].

nen Intentivmediziner zu führen, was bisher noch eher selten im Vorfeld stattfindet.

26.4.1 Patientenverfügung

Rechte und Pflichten sind in diesem partizipativen Vorgehen der Entscheidungsfindung gleich verteilt: Patienten und Angehörige müssen sich auf eine solche Diskussion einlassen, und die Konfrontation mit der eigenen Endlichkeit zulassen. Fachpersonen sollen Angebote für derlei Gespräche aktiv anbieten und unterstützen, und nicht unmöglich machen mit der Befürchtung, dadurch die hoffnungsvolle Ausrichtung einer heilenden Medizin zu untergraben. Es geht letztendlich mehr um die Prozesse und die Förderung der Kommunikation zwischen allen potenziell Beteiligten (bei zentraler hausärztlicher Rolle!), als um ein einzelnes Gespräch oder ein einmalig und im Alleingang verfasstes Dokument.

Eine Patientenverfügung als ein mögliches Produkt der Vorausplanung ist einerseits immer eine Momentaufnahme, die einer Revision bedarf, wenn sich die Gesamtsituation ändert. Andererseits ist sie nur wertvoll als Entscheidungsfindungshilfe, wenn die Inhalte im eigenen Umfeld der Angehörigen vorbesprochen sind, und wenn die Inhalte für medizinisches Fachpersonal im Notfall klar übersetzbar sind in medizinische Verordnungen. Dies umfasst beispielsweise, ob eine Intubation erfolgen soll oder nicht. „Sag niemals nie oder immer" ist hierbei eine häufige Erkenntnis: „nie Antibiotika" kann für eine sinnvolle Symptombehandlung ein Problem werden, wenn beispielsweise eine putride Pneumonie auch in den letzten Lebenstagen eines Menschen die Symptome der Atemnot und des massiven Auswurfs am ehesten vermindern hilft.

26.4.2 Umgang mit Hoffnung am Beispiel der Reanimationsentscheidung

Die Forderung nach „Reanimation immer" ist ebenso praxisfern: die kardiopulmonale Reanimation wurde für die Behandlung schwerer Herzrhythmusstörungen entwickelt, nicht aber zur Wiederbelebung von Menschen, die beispielsweise an einem fortgeschrittenen Hirntumor leiden. Die medizinische Indikation – wie in der dritten Ebene der Vorausplanung, im sog. ACP beschrieben – muss eher sachlich nüchtern aber kommunikativ einfühlsam vorbesprochen werden. Unrealistische Erwartungen sind sonst häufig und führen zu Vertrauensverlust und Hilflosigkeitsgefühlen bei allen Beteiligten in einer Notfallsituation. Lieber bescheiden vorausplanen und sich positiv überraschen lassen, als Maximalforderungen ausgesprochen oder unausgesprochen formulieren, die nie erfüllt werden können. Für alle Beteiligten ist wichtig zu wissen, dass eine Patientenverfügung nur für die Situation der Urteilsunfähigkeit der betroffenen Person gilt, nicht mehr, und nicht weniger.

Auch die prognostische Einschätzung ist ein ambivalentes Thema: wir möchten die Prognose hören, und gleichzeitig möchten wir sie gar nicht wissen. Das betrifft Patienten und Angehörige gleichermaßen wie Fachpersonen. Viele Fachpersonen „verweigern" die Preisgabe einer zeitlichen Prognose. Einen Weg aus dieser Pattsituation bietet eine aufrichtige Auseinandersetzung: es geht letztendlich um Wahrscheinlichkeiten, und um die doppelte Planung: „Hoffen für das Beste, und Vorbereiten für das Schwierigste", wie wir dies auch in anderen Lebenssituationen, beispielsweise bei einer Bergtour, gewohnt sind. Szenarien vorwegnehmen, die wichtigsten Gespräche führen und Vorkehrungen für „was wäre wenn" treffen, all dies führt letztendlich zu größerer Aufrichtigkeit, konkreterer Vorbereitung und vereint alle als solidarische Gruppe unter dem gemeinsamen Dach der Wahrscheinlichkeiten mit guten und schlechten Überraschungen. Die eigene Einschätzung einer ungünstigen Prognose, sei es zeitlich oder auch in Bezug auf Einschränkungen, beispielsweise der nahende Verlust der Denkfähigkeit bei einem Hirntumor, als Fachperson **nicht** zu kommunizieren, ist wahrscheinlich eine Verletzung der Sorgfaltspflicht. Jüngere Fachkollegen müssen und sollen sich hierbei Unterstützung bei erfahreneren Fachpersonen holen, ältere dürfen diese häufig gefürchtete Kommunikation einer möglicherweise ungünstigen Prognose nicht an die jüngeren delegieren.

26.5 Entscheidungsfindung und Ethik

Viele Diskussionen zum besten Vorgehen bei weit fortgeschrittenen Leiden enden häufig in der Aussage, dass hier wohl ein ethisches Problem vorliege – eine Aussage, bei der sich kaum mehr jemand als kompetent einstuft und deshalb der Ruf nach einer diesbezüglichen Fachperson laut wird. Sehr viel häufiger als um konkrete ethische Dilemmata geht es um Fragen des Fachwissens bzw. der klinischen Erfahrung (oder um Kommunikationsprobleme/-störungen, die nicht als solche erkannt werden).

Im ethischen Diskurs fällt auf, dass die Grundpfeiler der sog. Prinzipienethik besonders stark gewichtet werden bei der „ethischen" Entscheidungsfindung: Autonomie und Gerechtigkeit, neben Benefizienz und „Nicht-Schaden" sind häufig erwähnt (z. B. „der Patient wünscht diese Therapie"). Eher weniger Beachtung findet die sog. Care-Ethik [11], welche bei fortgeschrittenem Leiden den Spielräumen der Entscheidung teilweise deutlich näher kommt: Autonomie wird relativiert im Sinn der bestehenden Abhängigkeit und Beziehungen (volle Entscheidungsfreiheit besteht ja de facto in diesen schwierigen Situationen nie); Gerechtigkeit (und die daraus abgeleiteten Rechtsansprüche) wird gemildert durch das Anerkennen der eigenen Vulnerabilität, der Verletzlichkeit, und damit durch die Akzeptanz, dass man der Fürsorge anderer in dieser Lebenssituation nun mal bedarf.

26.6 Das Problem mit dem Zielkriterium Lebensqualität

„Lebensqualität ist, was der Betroffene damit meint" [12]. Und dennoch ist die Verbesserung der individuellen Lebensqualität als Behandlungsziel, und damit Nagelprobe für jede Entscheidungsfindung, in der Definition der Palliative Care fest verankert. Es ist sinnvoll, bescheidene Funktionsziele, die dem Betroffenen bei der Realisierung kleiner Wünsche helfen, als Fragmente einer gewissen Lebensqualität zu definieren. Das wesentliche Prinzip ist dabei ein Diskurs über das Soll und das Ist, und insbesondere den Abstand zwischen beidem. Dieser Abstand wird in der Forschung auch als sog. „Calman-Gap" bezeichnet. Ist dieser sehr groß („Mein Ziel ist, trotz der multiplen Knochenmetastasen nochmals den Aletschgletscher hinunterzufahren"), ist oft das Leiden ausgeprägt. Entscheidungen in der Palliative Care sollen also helfen, diesen Abstand zwischen Ist und Soll möglichst nicht durch unrealistische Erwartungen zu vergrößern. Wie oben genannt, geht es bei der Entscheidungsfindung am Lebensende darum, lieber bescheidene Ziele zu erreichen als zu hohe Ziele permanent zu verfehlen.

26.7 Entscheidungsfindung in sechs Schritten

Schritt 1: Ermittlung des aktuellen Leidens, der aktuellen Sorgen
(Gemäß: „What causes you most suffering?" [15]).
Beispiele:

- Symptome: Dyspnoe, extreme Schwäche, Thoraxschmerzen, Kälteempfindlichkeit; Entscheidungen: Patient möchte den zuständigen Spezialisten nicht enttäuschen/verlieren, wenn er sich z. B. gegen eine tumorspezifische Behandlung entscheidet.
- Netzwerk: Angst vor Komplikationen und Notfällen zu Hause.
- Support: Sorge um Überlastung des Partners, zur Last fallen.

Schritt 2: Ermittlung der individuellen Ziele/Wünsche
„Womit möchten Sie die verbleibende Lebenszeit am ehesten füllen/verbringen; was liegt Ihnen besonders am Herzen?" Definition möglichst gut überprüfbarer, bescheidener, aber dafür erreichbarer Ziele.

Schritt 3: Ermittlung von Maßnahmen, die rasch eine Verbesserung bringen
Pharmakologisch steht der Einsatz von symptomatisch rasch wirksamen Medikamenten im Vordergrund, die innerhalb weniger Stunden (nicht Tage oder Wochen) zum Erfolg führen. Dazu zählen aber auch rasch stressmindernde, nicht-medikamentöse Maßnahmen, wie die Anwesenheit einer Person am Krankenbett oder rasche Entlastung des Partners.

Schritt 4: Spezifische Beurteilung der gewählten Maßnahmen aus Sicht der Angehörigen und der vorbehandelnden Fachpersonen (Perspektivenwechsel)
Welche Folgen hat die Entscheidung/haben die Entscheidungen auf die Belastung der Angehörigen?

Was meint der Hausarzt, der vorbehandelnde Fachspezialist?

Schritt 5: Evaluation der gewählten Maßnahmen in Bezug auf das erwartbare zeitliche Überleben
Innerhalb welcher Zeitspanne darf die erwünschte Wirkung erwartet werden? Bereits kurzfristig (d. h. erste 24–48 Stunden)? Balance von Wirkung/Nebenwirkung und Aufwand/Ertrag (nicht nur finanziell, sondern auch zeitlich).

Schritt 6: Beurteilung und Definition notwendiger Kommunikationsschritte der gefällten Entscheide

Wer muss wie und worüber informiert werden? Was sollte in einem Vorsorgeauftrag oder in einer Patientenverfügung dokumentiert werden?

Anschließend: regelmäßige Beurteilung der getroffenen Maßnahmen auf ihre Wirksamkeit und Angemessenheit. Dieser wichtige Schritt ist nur umsetzbar, wenn vorhergehend eine saubere Beurteilung der Situation durchgeführt worden ist (Assessment!):

- Formulieren des Problems
- Erfassen der Ressourcen
- Festlegen eines entsprechend den Ressourcen realistischen Behandlungsziels
- Festlegen der Messparameter und/oder Indikatoren, mit welchen der Behandlungserfolg beurteilt wird.

Fallvignette 1

Der Patient klagt über belastende Müdigkeit bei einem Hämoglobinwert von 9,7 g/dL. Nach zwei Erythrozytenkonzentrat-Transfusionen steigt der Hb auf 12,3, die Müdigkeit bleibt unverändert: Die therapeutische Maßnahme hat in Bezug auf das Ziel versagt. Sie wird mit dieser Indikation beim erneuten Absinken des Hbs nicht wiederholt. Oder: Derselbe Patient hat ein Hb von 8,7 und klagt über belastende Stenokardien. Nach einer Transfusion verschwinden die Herzschmerzen: Das Ziel der Maßnahme ist erreicht.

Gelegentlich sind sogenannte zeitlich limitierte Maßnahmen notwendig, um die Wirkung auf die Symptome bei einem bestimmten Patienten beurteilen zu können.

Fallvignette 2

Eine Patientin ist stark geschwächt, somnolent und verwirrt. Sie ist sehr dehydriert und die Laboruntersuchungen decken eine Hyperkalzämie auf. Obschon die Neoplasie im fortgeschrittenen Stadium auch selbst der Grund für diese Symptome sein kann, lässt sich durch Hydrierung in einem ersten Schritt und Kalziumsenkung mittels Bisphosphonat-Behandlung in einem zweiten Schritt die Verwirrung mit dem Ziel der klaren Kommunikation über ihre Ziele und Wünsche möglicherweise verbessern. Die Entscheidung für eine Volumengabe und zusätzlich Bisphosphonatgabe kann deshalb gerechtfertigt sein. Das weitere therapeutische Vorgehen hängt von der Verbesserung der kognitiven Funktionen ab. Stellt sich durch diese zeitlich limitierte und probatorische Behandlung der Dehydratation/Hyperkalzämie eine Aufhellung des kognitiven Zustands ein, bietet sich die Gelegenheit für ein neuerliches Gespräch mit der Patientin über die bestgeeignete Vorgehensweise bei einer weiteren Komplikation bzw. Verschlechterung, welche dann dokumentiert und kommuniziert wird.

Literatur

[1] Bundesamt für Gesundheit (BAG): Rahmenkonzept gesundheitliche Vorausplanung. 2018. [Internet; abgerufen am 31. August 2020]. Verfügbar unter: https://www.bundespublikationen.admin.ch/cshop_mimes_bbl/48/48DF3714B1101EE980D45D638BC7EC11.pdf

[2] Bruera E, Lawlor P. Defining palliative care interventions. J Palliat Care. 1998;14(2):23–4. https://doi.org/10.1177/082585979801400204

[3] Calman KC. Quality of life in cancer patients – an hypothesis. J Med Ethics. 1984;10(3):124–7. https://doi.org/10.1136/jme.10.3.124

[4] Cassel EJ. The nature of Suffering and the goals of medicine. Oxford: Oxford University Press; 2004.

[5] Christakis N. Death Foretold: Prophecy and Prognosis in Medical Care. Chicago: University of Chicago Press; 2001.

[6] Doyle D, Hanks G, Cherny N, Calman K. Introduction. In: Doyle D, Hanks G, Cherny N, Calman K, editors. Oxford Textbook of Palliative Medicine. 3rd ed. Oxford: Oxford University Press; 2004.1–4.

[7] Eychmüller S. [SENS is making sense – on the way to an innovative approach to structure

Palliative Care problems]. Ther Umsch. 2012; 69(2):87–90. https://doi.org/10.1024/0040-5930/a000256
[8] Ferrell BR, Temel JS, Temin S, Alesi ER, Balboni TA, Basch EM, et al. Integration of palliative care into standard oncology care: American Society of Clinical Oncology clinical practice guideline update. J Clin Oncol. 2017;35(1):96–112. https://doi.org/10.1200/JCO.2016.70.1474
[9] Fliedner M, Mitchell G, Bueche D, Mettler M, Schols J, Eychmueller S. Development and Use of the 'SENS'-Structure to Proactively Identify Care Needs in Early Palliative Care—An Innovative Approach. Healthcare. 2019;7(1):32. https://doi.org/10.3390/healthcare7010032
[10] Fries JF, Spitz P, Kraines RG, Holman HR. Measurement of patient outcome in arthritis. Arthritis Rheum. 1980;23(2):137–45. https://doi.org/10.1002/art.1780230202
[11] Gilligan C. In a different voice. Cambridge: Harvard University Press; 1982.
[12] O'Boyle CA. Quality of Life assessment: a paradigm shift in healthcare? Irish Journal of Psychology. 1997;18:51–66 https://doi.org/10.1080/03033910.1997.10558129
[13] Saunders C. Foreword. In: Doyle D, Hanks G, Cherny N, Calman K, editors. Oxford Textbook of Palliative Medicine. 3rd ed. Oxford: Oxford University Press; 2004. XVII–XX.
[14] Singer PA, Martin DK, Merrijoy K. Quality end-of-life care: patients' perspectives. JAMA. 1999; 281:163–8. https://doi.org/10.1001/jama.281.2.163
[15] Twycross RG. Introducing Palliative Care. 4th ed. Oxford: Radcliffe Medical Press; 2003.
[16] Zweibel NR, Cassel CK. Treatment choices at the end of life: a comparison of decisions by older patients and their physician-selected proxies. Gerontologist. 1989;29:615–21. https://doi.org/10.1093/geront/29.5.615

Link

Gold Standards Framework [Internet; cited 2020 Aug 31]. Available from: https://goldstandardsframework.org.uk

27 Sterbe- und Suizidwünsche bei unheilbarer Krankheit

Heike Gudat, Claudia Gamondi

27.1 Einführung

Viele Menschen erleben die Diagnose einer schweren oder unheilbaren Erkrankung als unmittelbare Konfrontation mit der eigenen Endlichkeit. Die Betroffenen stellen sich Fragen zum Lebenssinn, zur Zukunft, die sie erwartet, ob sie leiden müssen, wie sie dies alles aushalten werden und wie sie mit dem Ganzen umgehen wollen. Gerade bei Tumorerkrankungen, die immer noch stark mit dem Stigma des Leiden- und Sterbenmüssens behaftet sind, aber auch bei anderen unheilbaren Erkrankungen wie der Amyotrophen Lateralsklerose (ALS) wissen wir, dass Betroffene ab Beginn ihrer Erkrankung bilanzieren, wie und unter welchen Umständen sie das Lebensende herbeiwünschen.

Sterbewünsche in schwerer Krankheit können Ausdruck einer momentanen Not über nicht auszuhaltende Lebensbedingungen sein. Eine schwere somatische Krankheit kann mit einer Depression einhergehen, die eine ihr eigene Suizidalität auslöst oder verstärkt. Es ist jedoch zu kurz gegriffen, Sterbewünsche einfach als „Hilferuf in der Not“ oder als Zeichen einer depressiven Episode aufzufassen. Bei unheilbarer Krankheit sind sie oft Ausdruck einer intensiven und vielschichtigen Bilanzierung der eigenen Lebenssituation. Es sind komplexe Gebilde, die eng mit der persönlichen Lebensgeschichte, dem kulturellen Hintergrund und mit Fragen zu Selbstbestimmung, Krankheitserleben, Sinnfindung und moralischen Vorstellungen verknüpft sind. Sterbewünsche können somit nur im unmittelbaren Kontext der Biografie und der persönlichen Wertehaltung eingeordnet werden.

Praxistipps

Menschen in schwerer Krankheit oder gebrechliche Menschen im Alter, die von Sterbewünschen sprechen, tun vorderhand nichts anderes, als sich mit ihrer Situation auseinanderzusetzen und dabei alle denkbaren Handlungsoptionen in Betracht zu ziehen. Grundsätzlich ist das normal und vermutlich auch gesund. *Verhandeln* erlaubt den Betroffenen, in schwer überschaubaren, instabilen oder komplexen Situationen eine aktive Rolle zu behalten, mitzugestalten, aber auch, Grenzen zu ziehen, wenn Bedingungen inakzeptabel werden. Diese aktive Rolle wird in unserem Kulturkreis oft als identitätsstiftend erlebt.

Sterbewünsche kann man nur anhand der Geschichte (Narration) des Betroffenen einordnen. Mit dem Erzählen stellen die Betroffenen einen Kommunikationsraum zu ihrem Umfeld her, in einer Lebensphase, in der für sie vieles neu, fragil, instabil oder bedrohlich ist. Durch das Erzählen ihrer Wünsche und ihrer Geschichte bleiben sie in Verbindung mit ihrem Umfeld, erhalten sich die Deutungshoheit über ihre Geschichte und bewahren ihr soziales Selbst.

Respektvolles Fragen löst keine Sterbewünsche aus. Viele Betroffene erleben es als erleichternd, wenn sie von ihren Behandelnden darauf angesprochen werden. Behandelnde sollten es nicht als Versagen, sondern vielmehr als Vertrauensbeweis interpretieren, wenn ihre Patienten Sterbewünsche formulieren.

Die wenigsten Betroffenen wünschen, das Sterben zu beschleunigen *(„to hasten death")*. Oft bestehen verschiedene, auch widersprüchliche Wünsche nebeneinander, die gewichtet und gegeneinander abgewogen werden. Triggerpunkte können die Diagnose selbst, ein Rezidiv, die Symptomlast, aber auch Beziehungsprobleme, finanzielle Sorgen oder der Verlust an Selbständigkeit sein. Prioritäten von Wünschen können sich im Verlauf der Zeit verändern, was aber nicht heißt, dass Sterbewünsche immer volatil sind.

Die Aufschlüsselung eines Sterbewunsches in **Absichten** (was wird gewünscht?) und **Motivationen** (warum wird es gewünscht?) sowie die Betrachtung der **Interaktionen mit dem Umfeld** können helfen, die komplexen Konstrukte besser zu verstehen und einzuordnen. Die Äußerung, sterben zu wollen, löst immer Reaktionen auf Beziehungsebene aus – gewollt oder ungewollt. Bei Angehörigen können Gefühle von Versagen und Schuld aufkommen. Das Gefühl, anderen zur Last zu fallen, ist Ausdruck einer aus der Balance geratenen Beziehung und einer negativen Selbstwahrnehmung. Es kann zu Sterbewünschen führen, interessanterweise kann es sie aber auch abschwächen.

Die meisten Betroffenen wünschen von ihren Behandelnden einen offenen Umgang mit den Fragen zur eigenen Zukunft und rund um das Lebensende. Patienten und Angehörige schätzen es, wenn der Arzt ihres Vertrauens die Initiative zum Gespräch ergreift. Schlechte, verspätete oder unterlassene Kommunikation zum Thema Sterben und Tod nimmt den Betroffenen und ihren umsorgenden Angehörigen die Möglichkeit zum Dialog – dies in einer der schwierigsten Lebenssituationen.

Gespräche rund um das Lebensende erfordern Zeit. Die dabei geleistete Beziehungsarbeit hilft jedoch allen Beteiligten: Den Betroffenen, weil sie sich gehört fühlen und eigene Wünsche und Bedürfnisse durch das Erzählen und Gewichten neu einordnen können – den Behandelnden, weil sie damit eine individualisierte, bedürfnisgerechte Therapie und Begleitung anbieten können.

Psychosoziale Aspekte, wie die soziale Identität, die Rolle und das Eingebettetsein in einer Gemeinschaft sollten in der Sterbehilfedebatte berücksichtigt werden, ohne das Thema der Autonomie aus den Augen zu verlieren. Haltungen und die gesundheitliche Situation der Angehörigen haben möglicherweise einen wesentlichen Einfluss auf das Gefühl von Patienten, sich getragen zu fühlen. Angehörige stützen, aber sie leiden auch mit. Ein Grund mehr, in dieser „Care Unit" immer beide Seiten anzuhören und zu begleiten.

Erst aus dem Kontext erschließt sich das ganze Gebilde: welche Absicht besteht – ob der Tod einfach kommen möge, ob er schneller kommen oder sogar aktive Schritte eingeleitet werden sollen; welche **Gründe** und **Haltungen** dem Wunsch zugrundeliegen und welche Auswirkungen das Gesagte im interpersonellen Kontext hat.

Vom „Wunsch zu sterben" ist das „Akzeptieren" abzugrenzen. Akzeptieren bedeutet, das Kommen des Todes *anzunehmen*, ohne den Tod zu *wünschen*. Akzeptanz beinhaltet implizit ein zustimmendes Werturteil dem Akzeptierten gegenüber.

Praxistipps

Gesundheitsfachpersonen werden sich, wenn Menschen Sterbewünsche zum Ausdruck bringen, immer wieder einmal fragen, ob diese Menschen suizidal sind. Von Suizidalität spricht man, wenn Erleben und Verhalten eines Menschen darauf ausgerichtet sind, den eigenen Tod selbst herbeizuführen oder passiv in Kauf zu nehmen.

Suizidalität kann unterschiedliche Dringlichkeit haben. Das „integrative motivational-volitionale Modell von Suizidalität“ (IMV) (O’Connor 2018) ist ein hilfreiches Modell, das die Ebenen von Suizidalität einreiht und sie in einen weiteren Zusammenhang zu Lebensereignissen, sozialen Faktoren und psychischer Prädisposition stellt. Das IMV unterscheidet zwischen der **prämotivationalen** und **motivationalen** Phase, in der es um die gedankliche Auseinandersetzung mit dem Sterbenwollen geht. In der **volitionalen** Phase rückt die suizidale **Handlung** in den Vordergrund, der Zugang zu Suizidmethoden wird gesucht, die Handlung kann durch einen Triggerfaktor ausgelöst werden.
Nicht alle unheilbar kranke Menschen mit Sterbewunsch sind demnach „suizidal“. Beispielsweise, wenn sie einen Sterbewunsch an Bedingungen in einer weiteren Zukunft knüpfen („Wenn ich einmal nicht mehr sprechen kann, dann will ich sterben“) oder wenn der Wunsch primär eine Funktion im Beziehungskontext hat (Bewegung in eine Beziehung bringen).

27.2 Analyse und Interpretation von Sterbewünschen

Für die Analyse von Sterbewünschen existieren verschiedene Modelle. Wichtig ist, dass ein Analysemodell offen, deskriptiv und nicht wertend ist. Ein explizit für den klinischen Alltag entwickeltes Modell unterscheidet zwischen Absicht (*was* wird gewünscht?), Gründen und Haltungen (*warum* wird es gewünscht?) und welche Wirkung das Gewünschte auf die gelebten Beziehungen hat (*welche soziale Interaktion?*) (**Abbildung 27-1**).

27.2.1 Absicht

Die Absicht (Intention) umschreibt, was eine betroffene Person wünscht. Es ist wichtig zu verstehen, dass Sterbewünsche nicht immer mit der Absicht verbunden sind, jetzt sofort sterben zu wollen oder das Sterben beschleunigen zu wollen (*to hasten death*). Leider befassen sich die Behandelnden oft erst dann mit Sterbewünschen, wenn sie medizin-ethische oder rechtliche Fragen aufwerfen.

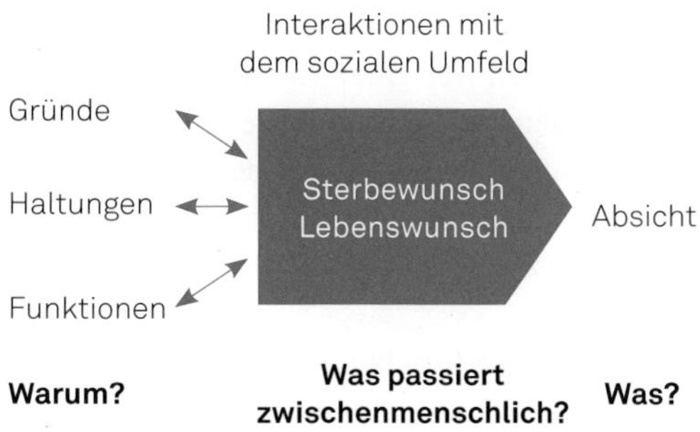

Abbildung 27-1: Die „Anatomie“ von Sterbewünschen: Idealtypisches Modell nach [4].

Absichten (Intentionen)

Sterbewunsch ohne den Wunsch zur Beschleunigung
- blickt dem Sterben positiv entgegen
- hofft, das Sterben komme bald
- wünscht das Sterben innig, aber möchte nicht beschleunigen.

Sterbewunsch, denkt über das Beschleunigen nach
- denkt hypothetisch ans Beschleunigen, z.B. falls die Beschwerden, Einschränkungen, Abhängigkeit *in Zukunft* unerträglich werden
- wünscht zu beschleunigen, aber es ist keine Option, z.B. aus moralischen, ethischen oder familiären Gründen
- wünscht zu beschleunigen, und es ist auch eine Option.

Sterbewunsch, verbunden mit einer Handlung
- explizit geäußerte Bitte („Können Sie mir nicht etwas geben?“)
- lehnt lebenserhaltende Maßnahmen ab (Verzicht oder Abbruch), erwartet dadurch das Sterben
- Sterbeplanung: assistierter Suizid, Suizid, Sterbefasten, aktive Sterbehilfe.

Nur die wenigsten Patienten verbinden ihren Sterbewunsch mit einer Handlung. Beispielsweise, indem die Betroffenen lebenserhaltende Maßnahmen bewusst abbrechen, ganz auf sie verzichten oder indem sie sich für einen assistierten Suizid an eine Sterbehilfeorganisation wenden.

Betroffene wünschen sich das Sterben nicht unbedingt erst ein bisschen und dann immer mehr. Die Absicht kann wechseln, sie kann stark oder schwach sein (also den Betroffenen mehr oder weniger beschäftigen). Betroffene können in jeder Situation viel oder wenig leiden. So können Menschen unter ihrer Situation still leiden, weil sie eigentlich sterben möchten, ihren Wunsch aber aus moralischen Gründen oder aus Rücksicht auf andere unterdrücken. Im Gespräch gilt es also herauszufinden, welche Absicht besteht und welche Dringlichkeit sie momentan für den Betroffenen einnimmt.

27.2.2 Motivation

Einem Sterbewunsch liegen oft verschiedenste Motivationen zugrunde. Es kann unterschieden werden zwischen subjektiv ausschlaggebenden *Gründen*, persönlichen *Haltungen* und *Funktionen* im Beziehungskontext.

Gründe umschreiben, was die Betroffenen als „hautnah" erleben: die körperlichen und emotionalen Beschwerden, wie Schmerzen, Atemnot, Übelkeit, Angst, Stimmungsschwankungen und Trauer, aber auch Folgen sozialer Bedingungen, wie Abhängigkeit, Einsamkeit, der fehlende Zugang zu einem Versorgungsnetz oder finanzielle Sorgen.

Haltungen spiegeln wider, welche Werte und spirituellen Vorstellungen bestehen und welchen Sinn die Betroffenen einem Sterbewunsch geben. Haltungen werden oft in Geschichten verpackt. So fällt es leichter, komplexe Bedeutungszusammenhänge zu erklären und zu verstehen: wie es zu alledem kam, wie es erlebt wurde, welche Werte dabei verletzt wurden und welche Bedeutung dies alles für die weiteren Entscheidungen hat. Durch den narrativen Ansatz offenbaren sich spirituelle Vorstellungen, wie sich Betroffene das Sterben, den Tod und das Danach vorstellen, welche Vorstellungen sie vom „guten Sterben" haben, was sie sich nicht wünschen oder was sie konkret befürchten.

Haltungen im Kontext von Sterbewünschen

- Handlungsraum für sich bewahren („Kontrolle")
- dem Leiden ein Ende setzen („Leben als Last")
- andere von Sorgen und Arbeit entlasten („anderen eine Last sein")
- einen Prozess nicht aufhalten wollen („nicht eingreifen")
- ein gutes Leben enden lassen („vollenden")
- anderen ein Vorbild sein („Vorbild")
- in ein anderes Sein übergehen, sich nach Verstorbenen sehnen („Leben nach dem Tod").

Die **Funktion** beschreibt, was ein Sterbewunsch innerhalb einer Beziehung auslöst. Es berührt das Gegenüber immer in irgendeiner Weise, wenn jemand äußert, sterben zu wollen. Steht der Beziehungskontext im Vordergrund, darf ein Sterbewunsch nicht wortwörtlich genommen werden. Dann geht es darum, Bewegung in eine Beziehung zu bringen, sie zu bewahren oder zu kontrollieren Beispielsweise wenn jemand sagt: „Wenn Du mich nicht mehr besuchst, dann will ich lieber sterben."

Im praktischen Alltag ist die Unterscheidung zwischen Gründen, Haltungen und Funktionen wichtig. Viele Gründe, wie Schmerzen oder Angst, sind heute gut behandelbar, und Bedingungen wie ein Versorgungsnetz kann man grundsätzlich verbessern. Haltungen, moralische oder spirituelle Vorstellungen sollten jedoch als Teil der Persönlichkeit und des Selbstverständnisses respektiert werden. Modifikationen, wenn überhaupt angebracht, erfordern vertiefte Gespräche und Zeit. Es erklärt, warum Sterbewünsche auch unter bester palliativmedizinischer Versorgung persistieren können. Besonders dann, wenn sie durch Wertvorstellungen oder spirituelle Ansichten bedingt sind.

27.2.3 Sterbewünsche im Kontext von Beziehungen

Reziprozität in einer Beziehung bedeutet, dass das Geben und Nehmen als ausbalanciert erlebt wird. Dies beinhaltet auch, mit sich und der eigenen Rolle in dieser Lebensgemeinschaft zufrieden zu sein. Es geht also nicht nur um Liebe und gegenseitige Unterstützung, sondern auch um individuelle Integrität, Selbstkontrolle und Akzeptanz der eigenen Rolle. Bei schwerer oder chronischer Krankheit gerät diese Balance ins Wanken.

Das Gefühl schwer kranker Menschen, für andere eine Last zu sein, bezieht sich auf eben diese Aspekte. Es entspringt einer Sorge desjenigen Menschen, der wegen Krankheit umsorgt werden muss, gegenüber denjenigen, die sich um ihn kümmern. Das Gefühl eine Last zu sein rührt aber auch von Selbstzweifeln, als Person nicht mehr zu genügen und die eigene Rolle nicht mehr auszufüllen. So kann ein verletzter Selbstwert auch dazu beitragen, sich als Last für andere zu fühlen. Dieses Gefühl kann seinerseits den Wunsch bestärken, nicht mehr leben zu wollen.

Angehörige tun in der Regel alles, um das Gefühl zur Last zu fallen nicht aufkommen zu lassen. Oft leiden sie unter dem Gefühl versagt zu haben oder sie befürchten, dass ihr umsorgter Angehöriger sonst sterben will. Aus Angst vor gegenseitiger Verletzung oder um das fragile Gleichgewicht nicht noch weiter zu gefährden, meiden viele Patienten und Angehörige das Gespräch über dieses schwierige Thema. Besonders schwer leiden Betroffene, wenn sie sich als Last für andere erleben und den Zustand beenden wollen, dies aber nicht aussprechen dürfen, weil sie annehmen, ihre Angehörigen damit noch mehr zu belasten.

Manche Menschen fühlen sich auch unter hoher Pflegeabhängigkeit nicht als Last. Neben Selbstzweifel, Scham oder Enttäuschung schwingen genauso Liebe, Fürsorge und Besorgnis für den anderen mit, und die kranke Person ist bereit, die empfangene Pflege und Zuwendung wertzuschätzen. Erfolgreich für einen geliebten Menschen sorgen zu können, scheint die Angehörigen vor Resignation zu schützen, kann ihnen das Gefühl von Handlungsraum zurückgeben und die Trauer um den bevorstehenden Verlust erträglicher machen. Sind die Partner in einer Lebensgemeinschaft bereit, sich auf die wandelnden Rollen einzulassen, kann das Gefühl eine Last zu sein aufgefangen werden durch ein Gefühl zum „Adressaten von Liebe und Fürsorge" zu werden – gebraucht zu werden. Wird das Gefühl eine Last zu sein auch unter diesem Aspekt wahrgenommen, scheint dies vor Sterbewünschen zu schützen.

27.2.4 Ambivalenz

In instabilen Lebenssituationen ist das Nebeneinander widersprüchlicher Wünsche häufig. So wägen unheilbar kranke Menschen ab zwischen aggressiven Behandlungen, Therapiealternativen, Abwarten oder Therapieverzicht. Oft bestehen widersprüchliche Wünsche nebeneinander, beispielsweise der Wunsch zu leben neben dem Bedürfnis, keine belastende Behandlung eingehen zu wollen oder der Wunsch sterben zu dürfen neben demjenigen nach aufwändigen Therapien. Betroffene erlebten dabei nicht unbedingt das Gefühl von Spannung.

Ambivalente Äußerungen können nur durch vertiefte Gespräche eingeordnet werden. Widersprüchliche Aussagen werden rasch falsch gewertet oder für pathologisch erklärt („Herr X ist einfach überfordert"), wenn die Zeit für eine fundierte Auseinandersetzung mit der Geschichte der betroffenen Person fehlt.

27.2.5 Erfassen von Sterbewünschen

Für Gespräche über Endlichkeit, Sterben und Tod sind Vertrauen, respektvolle Offenheit und gute kommunikative Fertigkeiten unerlässlich:

- Lassen Sie erzählen. Ihre Zeit ist gut investiert, wenn Sie dem Narrativ ihres Patienten oder der Angehörigen zuhören. Sie erfahren wichtige Informationen in relativ kurzer Zeit, gewichtet nach den Prioritäten der erzählenden Person. Ein Kommunikationstraining kann das Zeit- und Informationsmanagement signifikant verbessern.
- Berücksichtigen Sie die spezielle Situation bei betagten Menschen, welche häufig Sterbewünsche äußern, ohne etwas in diese Richtung zu unternehmen. Explorieren Sie die Gründe und Haltungen, die hinter dem Wunsch stehen. Geht es um den Wunsch, einen Dialog herzustellen, zu akzeptieren, um das Rollenverständnis im Alter, um die Auseinandersetzung mit dem in diesem Lebensalter immer gegenwärtigen Tod?
- Wünscht eine Person, ihr Leben aktiv zu beenden, z. B. durch einen assistierten Suizid, helfen strukturierte oder semistrukturierte Assessments bei der medizinischen, ethischen und rechtlichen Klärung der Situation (Kap. 27.3.1).

Praxistipps

Umgang mit Sterbewünschen – wie man vorgehen kann

- Das Narrativ kennen: Lassen Sie sich erzählen. Hören Sie aktiv zu: Was erzählt Ihr Gegenüber, was nicht? Wie interpretiert und reflektiert er die eigene Geschichte?
- Warum besteht der Sterbewunsch? Lassen Sie erklären.
- Passt der Sterbewunsch in die Narration?
- Ist der Sterbewunsch hypothetisch, also für die Zukunft? Können Sie Befürchtungen ausräumen, beispielsweise Angst vor Schmerzen oder Ersticken?
- Haben Sie Palliative Care ausgeschöpft? Brauchen Sie Unterstützung durch einen Palliative-Care-Spezialisten?
- Was sagen die Angehörigen? Haben Sie sie begrüßt?
- Fühlen Sie sich unwohl oder unsicher? Haben Sie sich schon mit jemandem besprochen, beispielsweise mit Ihrem besten Kollegen, Ihrem Gesprächszirkel, einem Palliativmediziner oder im interdisziplinären Board?
- Kennen Sie die ethischen und rechtlichen Grundlagen?

Abbildung 27-2 gibt eine Übersicht zur Gesprächsführung beim Erfassen von Sterbewünschen.

27.2.6 Ich fühle mich unwohl mit der Situation – was tun?

Es kann das Gefühl aufkommen, dass etwas an einem Sterbewunsch „nicht passt" oder dass jemand – Patient, Angehörige, Personen aus dem Behandlungsteam – durch einen Sterbewunsch gestresst wirkt. Auslöser können sein:

- Die kranke Person möchte sich plötzlich sehr beeilen, den Wunsch umzusetzen. Sie will z. B. sehr rasch einen assistierten Suizid vollziehen.
- Der Patient bittet Sie, die Angehörigen nicht über den Sterbewunsch oder die damit verbundenen Entscheidungen zu informieren, um sie vor einem Abschiedsschmerz zu „bewahren". Sie befürchten jedoch, dass den Angehörigen damit ein Abschied verunmöglicht wird.
- Ein Sterbewunsch im Zusammenhang mit finanziellen Sorgen.
- Wenn die betroffene Person „lieber einen assistierten Suizid vollzieht, als von zu Hause wegzugehen bzw. ins Pflegeheim zu ziehen" oder wenn sie für sich keinen lebenswerten Ort mehr sieht.
- Wenn jemand sein Leben beenden will, weil er sich als zu große Last für andere empfindet.

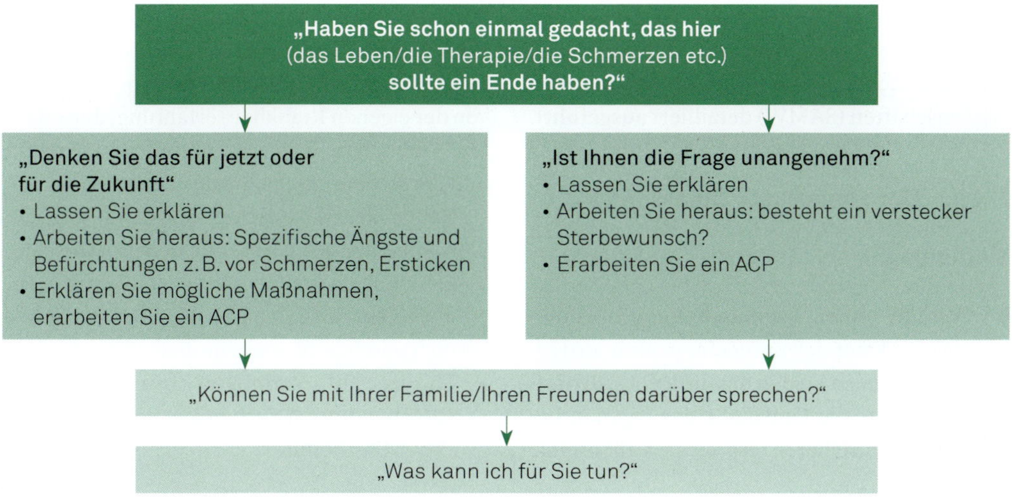

Abbildung 27-2: Erfassen von Sterbewünschen im Gespräch.

- Bei Hinweisen auf eine depressive Episode, z. B. nach einem kurz zurückliegenden Verlust eines geliebten Menschen.
- Der Wunsch nach assistiertem Suizid besteht im Frühstadium einer Demenz oder einer unheilbaren fortschreitenden Erkrankung, wobei die Lebensqualität aktuell noch als gut empfunden wird.
- Wenn Angehörige den Sterbewunsch vordergründig unterstützen („ich unterstütze alles, was er wünscht“), aber offensichtlich unter der Entscheidung leiden.
- Wenn sich Angehörige auffallend aus der Diskussion zurückziehen, unzugänglich oder abweisend werden. Dies gilt besonders für vulnerable Angehörige, wie Kinder, Jugendliche oder geistig behinderte Menschen, deren Elternteil erkrankt ist.
- Wenn Angehörige eine rasche Beendigung aller Behandlungen fordern, ohne dass der Patient befragt oder seine Geschichte ergründet werden kann.

Als Behandelnde tragen wir Verantwortung für lebenswichtige Entscheidungen der uns anvertrauten Patienten mit. Darum muss man Zweifeln oder einem „mulmigen Bauchgefühl“ unbedingt nachgehen, auch wenn man sich mit kritischen Fragen in einer (vielleicht) vermeintlichen Minderheit sieht.

Praxistipps

Empfehlenswerte Schritte sind:
- Versuchen Sie für sich zu formulieren, welche Aspekte nicht passen, warum Sie ambivalent oder besorgt sind. Hat es mit der Situation oder Aussagen des Patienten oder der Angehörigen zu tun? Tangiert es Ihre eigenen Wertvorstellungen?
- Besprechen Sie die Situation und Ihre Eindrücke mit Kollegen, Ihrem Team, in Ihrem Qualitätszirkel, mit einem Palliativmediziner.
- Klären Sie die rechtliche und medizinethische Situation.
- Halten Sie alle Gespräche und Entscheidungen schriftlich fest.

27.3 Formen der Sterbehilfe

Es gibt verschiedene Handlungen, welche in fortgeschrittenen Palliativsituationen oder am Lebensende angewendet werden, um das Sterben beziehungsweise den Eintritt des Todes eventuell oder sicher zu beschleunigen.

Die verschiedenen Formen der Sterbehilfe (**Tabelle 27-1**) werden in den Richtlinien der Schweizerischen Akademie der Medizinischen Wissenschaften (SAMW) detailliert ausgeführt.

27.3.1 Der assistierte Suizid (AS)

Einführung

Im Verlauf einer chronisch progredienten Erkrankung kann sich unter einem als unerträglich empfundenen Leiden das dringende Bedürfnis entwickeln, die Umstände des eigenen Lebensendes kontrollieren resp. dieses Lebensende beschleunigt herbeiführen zu wollen. Dieser Wunsch kann beeinflusst sein von persönlichen, moralischen und ethischen Wertvorstellungen, von der eigenen Krankheitserfahrung, den erlebten Therapien, vom sozio-familiären Umfeld und der Lebensgeschichte des Betroffenen.

Neben dem klassischen Suizid im engeren Sinn gibt es heute im wesentlichen drei verschiedene Möglichkeiten, das Lebensende mit mehr oder weniger medizinischer Unterstützung willentlich und beschleunigt herbeizuführen:

- Tötung auf Verlangen (im englischen Sprachgebrauch *Euthanasia*, im Deutschen aktive Sterbehilfe)

Tabelle 27-1: Verschiedene Formen der Sterbehilfe.

Form der Sterbehilfe (SH) und assistierter Suizid (AS)	Definition	Bemerkungen, Beispiele
passive SH	Verzicht auf eine oder Abbruch von lebenserhaltenden Maßnahmen	• anerkannter Bestandteil der Schulmedizin • straffrei • Bsp.: Abbruch einer Antibiotika-Behandlung, Verzicht auf Beatmung
indirekte SH	• Inkaufnehmen einer indirekten Lebensverkürzung durch Medikamente, die zur Linderung schwerster Symptome verabreicht werden • primäres Ziel ist die Verminderung von Leiden	• anerkannter Bestandteil der Schulmedizin • straffrei • Bsp.: hohe Opioidgaben bei schwersten Schmerzen mit Inkaufnehmen einer Atemsuppression
aktive SH (Tötung auf Verlangen)	gezielte, rasche und nicht schmerzhafte Tötung eines Menschen mit einer unheilbaren Krankheit mit dem ausdrücklichen Ziel, sein Leben zu beenden	in der Schweiz nach Art. 111, 113 und 114 des StGB strafbar
assistierter Suizid (Suizidhilfe)	• Handlungen durch Dritte, die einer urteilsfähigen Person die Durchführung einer Selbsttötung erlauben • die Tatherrschaft liegt beim Suizident • in der Regel Verschreibung oder Aushändigung eines Medikaments in letaler Dosierung	• in der Schweiz nach Art. 115 des StGB erlaubt • kann, muss aber nicht durch eine Sterbeorganisation begleitet werden
freiwilliger Verzicht auf Nahrung und eventuell Flüssigkeit (FVNF)	• bewusster und freiwilliger Verzicht auf Nahrung und eventuell Flüssigkeit • die Tatherrschaft liegt beim Sterbewilligen	• erfordert starken Willen der sterbewilligen Person • ethische Konflikte möglich, wenn in fortgeschrittener Phase Verwirrtheit auftritt

- der assistierte Suizid (AS)
- der freiwillige Verzicht auf Nahrung und Flüssigkeit (FVNF).

Gesetzlich zulässig sind in der Schweiz nur der AS und der FVNF, nicht aber die aktive Sterbehilfe.

Definition und Epidemiologie

Gemäß Definition der Europäischen Gesellschaft für Palliative Care (EAPC) spricht man dann von einem assistierten Suizid, wenn eine Person vorsätzlich einer anderen Person dabei hilft, ihr Leben zu beenden, auf den freiwilligen und sachkundigen (urteilsfähigen) Wunsch dieser Person hin. Ein ärztlich assistierter Suizid wird folgendermaßen definiert: Ein Arzt hilft vorsätzlich einer sterbewilligen Person, ihr Leben zu beenden, indem er ihr ein oder mehrere Medikamente bereitstellt, welche sicher letal wirken und die sich diese Person selbst verabreicht.

1,5 % aller Sterbefälle in der Schweiz sind auf einen AS zurückzuführen, wobei dies nicht nur primär in der Schweiz lebende Menschen betrifft, sondern auch Menschen, die aus dem Ausland für die Durchführung des AS in die Schweiz eingereist sind.

Knapp 50 % der im Rahmen eines AS aus dem Leben scheidenden Menschen leiden unter einer Tumorerkrankung; daneben sind es Menschen mit chronisch neurologischen Erkrankungen, Erkrankungen des Bewegungsapparates, Lungenkrankheiten, Demenzerkrankungen und psychiatrischen Leiden. Geschlecht und Religion scheinen keinen Einfluss auf die Entscheidung zum AS zu haben. Allerdings wird beobachtet, dass Menschen mit einer mittleren oder höheren Schulbildung diesen Weg der Lebensbeendigung eher wählen.

In den vergangenen Jahren haben Todesfälle durch AS in der Schweiz stetig zugenommen: Verantwortlich hierfür könnten das Fehlen einer klaren Reglementierung sein, aber auch eine zunehmend offene und liberale Haltung der Gesellschaft gegenüber einem AS. Entsprechend sind mittlerweile über 150 000 Menschen in der Schweiz Mitglied einer Sterbehilfeorganisation.

Rechtliche Situation

Die Beihilfe zur Selbsttötung ist in der Schweiz primär nicht erlaubt, aber auch nicht strafbar, wenn sie nicht von egoistischen Motiven geleitet wird (Art. 115 des Schweizerischen Strafgesetzbuches). Das Gesetz spezifiziert dabei nicht, ob der Patient eine schwere tödliche Krankheit haben muss. Einzige Bedingung ist das Fehlen von selbstsüchtigen Motiven.

Ein vom Patienten selbst als unerträglich empfundenes Leiden erlaubt die Durchführung eines AS und zwar unabhängig davon, ob eine unheilbare Erkrankung im Endstadium vorliegt oder nicht.

Die Selbsttötung, auch die assistierte, wird als außerordentlicher Todesfall betrachtet und muss deshalb von Gesetzes wegen der Polizei resp. der Staatsanwaltschaft gemeldet werden.

Eine detaillierte nationale Gesetzgebung zum AS existiert in der Schweiz nicht; allerdings verfügen einige Kantone (Waadt, Genf und Neuchâtel) über kantonale Gesetze, welche die Durchführung des AS in Institutionen der Gesundheitsversorgung und der Alterspflege regeln. Auf nationaler Ebene haben die Richtlinien der Schweizerischen Akademie der Medizinischen Wissenschaften (SAMW) einen starken Weisungscharakter, sie sind jedoch nicht rechtlich verbindlich.

Durchführung

Die Durchführung des AS erfordert immer eine vorgängige ärztliche Beurteilung der Situation, in der sich die betroffene Person befindet. Dass diese urteilsfähig ist und der Wunsch wohlerwogen, ohne äußeren Druck entstanden und dauerhaft ist, muss von einer unabhängigen Drittperson bestätigt werden. Diese muss nicht zwingend ein Arzt sein. Erst danach wird ein

Medikament, in der Regel das Barbiturat Pentobarbital in letaler Dosis verschrieben, wobei der Patient das Medikament selbständig und bei klarem Bewusstsein einnehmen muss.

In der Regel wenden sich Menschen mit Suizidwunsch in der Schweiz an eine sogenannte Sterbehilfeorganisation, welche den sterbewilligen Menschen Unterstützung anbieten. Diese Organisationen verfügen über ein spezifisches Wissen in der administrativen Durchführung eines AS. Sie kontrollieren primär, ob die Voraussetzungen zur Durchführung eines AS gegeben sind und bieten zudem Begleitung während des Prozesses und beim Vollzug des Suizids an.

Die bekanntesten Organisationen in der Schweiz sind EXIT Deutsche Schweiz (versorgt auch das Tessin), EXIT A.D.M.D. Suisse romand (A.D.M.D. Association pour le Droit de Mourir dans la Dignité) in der welschen Schweiz, Eternal SPIRIT und Dignitas. Die Organisationen Dignitas, EXIT International und Eternal SPIRIT bieten auch ausländischen Personen die Möglichkeit an, mit ihrer Unterstützung in der Schweiz einen assistierten Suizid durchzuführen.

Die Motivationen des Patienten

Anders als erwartet sind es nicht die körperlichen Symptome, die die Betroffenen dazu veranlassen, einen AS ins Auge zu fassen. Das Management der körperlichen Symptome ist bei diesen Patienten in der Regel recht zufriedenstellend. Vielmehr scheint es die existenzielle Bedrohung zu sein, welche die meisten Patienten zu einem AS motiviert. Es ist klinisch schwer zu unterscheiden, ob und in welchem Umfang psychiatrische Probleme wie eine Depression bei der Entscheidung für einen AS eine Rolle spielen. Der „typische“ Patient, welcher einen AS in Betracht zieht, ist ein Mensch mit hohem Kontrollbedürfnis, mit einer starken, oft durchsetzungsfähigen Persönlichkeitsstruktur und einem Unbehagen beim Gedanken, von anderen Menschen abhängig sein zu müssen. Gefragt nach ihrer Motivation äußern diese Menschen, ihre Würde nicht verlieren zu wollen, ihren Mitmenschen jetzt und zukünftig nicht zur Last fallen und die Umstände ihres Todes kontrollieren zu wollen oder sie befürchten, ihre Autonomie zu verlieren. Auch lehnen sie ein Weiterleben bei deutlich reduzierter oder schlechter Lebensqualität klar ab.

Die Entscheidung, mithilfe eines AS versterben zu dürfen, scheint mehrheitlich nicht in einer Arzt-Patienten-Beziehung, sondern weit häufiger im familiären Umfeld gefällt zu werden. In der Regel ist der Entschluss zum AS der Endpunkt eines längeren Entscheidungsprozesses, der durch typische Phasen gekennzeichnet ist (**Abbildung 27-3**).

Die Rolle der Ärzte und der Pflegenden

Gemäß den Empfehlungen der Europäischen Gesellschaft für Palliative Care (EAPC) sollen Patienten, die eine aktive Sterbehilfe oder einen AS in Erwägung ziehen, Zugang zu Angeboten der Palliative Care haben. Palliativmedizinisch geschulte Gesundheitsfachpersonen müssen in der Lage sein, die explizit und implizit geäußerten Bedürfnisse und Nöte der Betroffenen zu erfassen und auf das damit verbundene Leiden einzugehen. Auch wenn dies gesetzlich nicht vorgeschrieben ist, wird in Ländern mit erlaubter aktiver Sterbehilfe resp. Beihilfe zum Suizid dringend ein palliativmedizinisches Konsilium empfohlen, wenn der Wunsch nach Sterbehilfe geäußert wird. Damit soll nicht der Wunsch nach einem Suizid verhindert, sondern diesem Menschen bis zum selbstgewählten Lebensende eine größtmögliche Linderung von Symptomen und Einschränkungen ermöglicht werden. In Schweizer Kantonen, welche den AS in ihrer kantonalen Gesetzgebung geregelt haben, wird ein palliativmedizinisches Konsilium explizit gefordert.

In Ländern mit legalisierter Suizidhilfe, speziell in Holland und einigen Staaten der USA, wird in 90 % aller Fälle von AS ein Facharzt für Palliative Care beigezogen, auch wenn Suizidhilfe und Palliative Care aus der Perspektive mancher palliativmedizinischer Fachgesell-

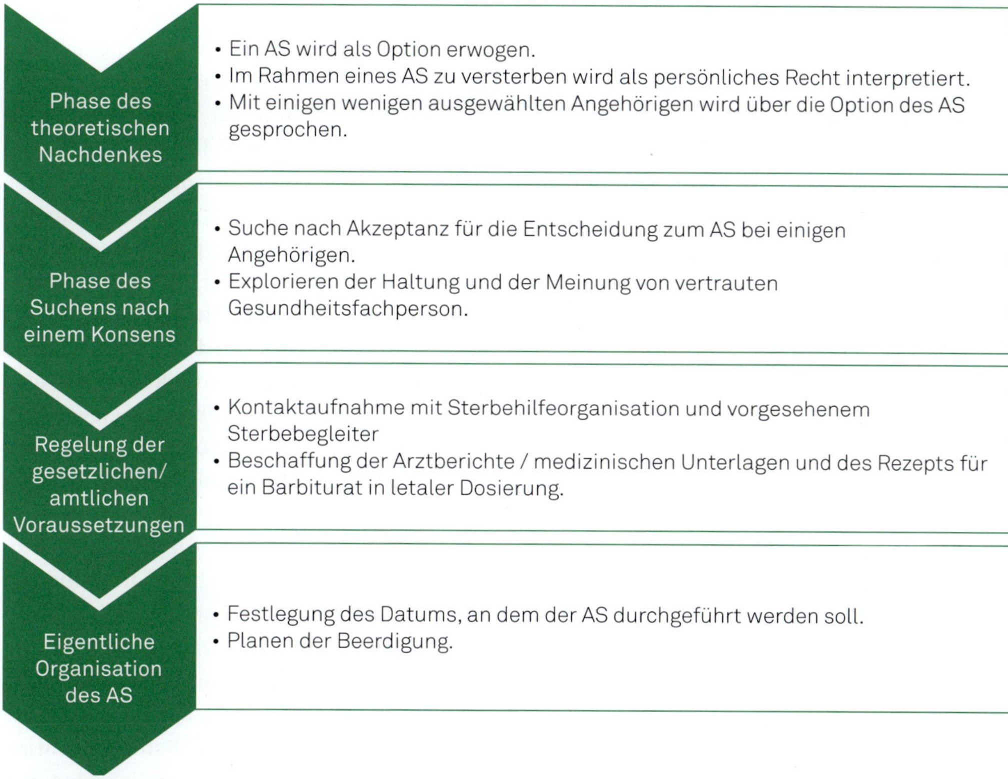

Abbildung 27-3: Phasen des Entscheidungsprozesses vor einem assistierten Suizid (AS) (eigene grafische Darstellung von C. Gamondi).

schaften nicht miteinander vereinbar sind. Je nach der in den einzelnen Ländern und von den einzelnen Professionen gelebten Kultur wird Suizidhilfe in einem palliativmedizinischen Umfeld akzeptiert oder abgelehnt.

Gemäß den Richtlinien „Umgang mit Sterben und Tod" der Schweizerischen Akademie der Medizinischen Wissenschaften (SAMW) aus dem Jahr 2018 gehört es nicht zu den ärztlichen Aufgaben, Suizidhilfe anzubieten, und es besteht auch keine Verpflichtung, sie zu leisten. Suizidhilfe ist gemäß der SAMW-Richtlinien *„keine medizinische Handlung, auf die Patienten einen Anspruch erheben könnten, sie ist jedoch eine rechtlich zulässige Tätigkeit. Sie kann vom Arzt geleistet werden, wenn er sich überzeugt hat, dass die untenstehenden Voraussetzungen erfüllt sind. Der letzte Akt der zum Tod führenden Handlung muss in jedem Fall durch den Patienten durchgeführt werden."*

Die Richtlinien der SAMW sehen also vor, dass sich ein Arzt vor der Bereitstellung der erforderlichen Dokumente (wie z.B. Erklärung der Urteilsfähigkeit) und vor dem Verschreiben eines Barbiturates in letaler Dosierung versichern muss, dass bei anhaltendem Interesse oder Wunsch nach AS die folgenden Voraussetzungen erfüllt sind:

- „Der Patient ist urteilsfähig bezogen auf die Entscheidung zum AS.
- Der Wunsch nach AS ist wohlerwogen, dauerhaft und ohne äußeren Druck zustande gekommen.
- Die Krankheitssymptome und/oder Funktionseinschränkungen stellen für den Betroffenen ein unerträgliches Leiden dar.
- Medizinisch indizierte therapeutische Optionen sowie andere Hilfs- und Unterstützungsangebote wurden gesucht und sind

erfolglos geblieben oder werden vom diesbezüglich urteilsfähigen Patienten als unzumutbar abgelehnt.

- Der Wunsch des Patienten, in dieser unerträglichen Leidenssituation nicht mehr leben zu wollen, ist für den Arzt aufgrund der Vorgeschichte und wiederholter Gespräche nachvollziehbar, und es ist für ihn vertretbar, in diesem konkreten Fall Suizidhilfe zu leisten."

Die detaillierten Angaben und Empfehlungen können den SAMW-Richtlinien „Umgang mit Sterben und Tod" entnommen werden.

Der Schweizer Berufsfachverband der Pflegefachfrauen und -männer (SBK) stellt sich auf den Standpunkt, dass AS keinen Teil des Pflegefachberufs darstellt (http://www.sbk-asi.ch/). Er schlägt allerdings vor, die Patienten mit Wunsch nach AS nicht im Stich zu lassen und ihnen beizustehen, sich aber nicht konkret zu beteiligen bei der Beschaffung, der Zubereitung und der Überreichung des Medikaments, auch nicht auf ärztliche Anweisung.

Trotz diverser Richtlinien und Empfehlungen bezüglich AS bleibt das Mitwirken der verschiedenen Professionen bei der Durchführung des AS eine offene, ethisch kontrovers diskutierte Thematik von anhaltender Aktualität. In jedem Fall sind die Gesundheitsfachleute gehalten, sich an den Richtlinien der Institutionen zu orientieren, in denen sie tätig sind. Nicht immer respektieren diese Richtlinien die individuellen Haltungen ihrer einzelnen Mitarbeitenden, die sich dadurch manchmal einsam oder verunsichert fühlen können angesichts dessen, was sich ein Patient wünscht und was auf sie zukommt.

Umgang mit dem Wunsch nach AS

Der Wunsch nach AS stellt für Gesundheitsfachpersonen eine große Herausforderung dar. Die Anliegen des Patienten gehen oft weit über das Ausstellen eines Attests zur Urteilsfähigkeit oder das Verschreiben eines Medikaments in letaler Dosierung hinaus. Viele Menschen möchten mit den ihnen vertrauten Behandelnden vertiefte Gespräche über ihre Beweggründe führen und hoffen, auf Verständnis für ihr Anliegen zu stoßen. Der Vollzug eines AS findet in der Schweiz mehrheitlich in Räumlichkeiten außerhalb der Strukturen des Gesundheitswesens statt, begleitet von ganz unterschiedlichen Akteuren, die vor dem Vollzug des Suizids nie zusammengearbeitet haben. Regelmäßig wird beobachtet, dass sich die Patienten, deren Angehörige und die Gesundheitsfachpersonen nicht in aller Offenheit über ihre jeweiligen Erwartungen, Bedürfnisse und Prioritäten austauschen. Der Wunsch nach AS wirft bei allen Beteiligten ethische Fragen auf. Die eigene Wertehaltung wird in Bezug gesetzt zu derjenigen des Gegenübers sowohl innerfamiliär als auch auf der Ebene Patient-Gesundheitsfachperson. Wenn ein echter Dialog oder eine Zusammenarbeit ausbleiben, wenn ungenügendes Wissen und Können zum Thema Suizidhilfe bestehen, können bei allen Beteiligten Missverständnisse und Gefühle von Versagen auftreten.

Gegenseitiger Respekt, das Angebot von ergebnisoffenen Gesprächen, das Versichern von Vertraulichkeit und die Achtung der Autonomie der Patienten sind die Grundpfeiler, um den Bedürfnissen der Betroffenen gerecht zu werden. Nur so kann es gelingen, Patienten in diesen Grenzsituationen kompetent zu unterstützen und in ihrer Erkrankung zu begleiten.

Zur Frage, wie Behandelnde mit einem Wunsch nach AS umgehen sollen, gibt es keine eigentlichen Richtlinien. Die Literatur vermittelt lediglich Denkanstöße. Das erstmalige Ansprechen der Möglichkeit eines AS durch den Patienten wird auch als „Türöffner-Frage" bezeichnet. Der Betroffene möchte erfahren, ob sich bei den ihn betreuenden Fachpersonen „eine Türe öffnen lässt", resp. ein vertrauensvolles Gespräch über dieses Anliegen führen lässt. Wenn Behandelnde bereit sind, diese Frage aufzunehmen, können im nachfolgenden Gespräch Themenbereiche wie das Leiden, Zukunftsängste, Würde und psychoexistenzielle Sorgen exploriert werden. Wenn immer möglich wird empfohlen, den Wunsch eines Patienten nach AS interdisziplinär zu behandeln. Der Umgang mit einem Wunsch nach AS verlangt breit gefächerte Kompetenzen, welche von einer einzigen Profession nicht vollständig abgedeckt werden können (Kommunikationstechnik, multidimensionales Symptomassessment, inklusive psychosoziale Symptomatik, Erfassen von spirituellen Bedürfnissen). Im besten Fall werden die Erwartungen und Ziele von Patienten und Behandelnden laufend geklärt, um spätere Missverständnisse zu vermeiden.

Nachfolgend wird ein Vorgehen skizziert, wie vorzugehen ist, wenn ein Mensch mit schwerer Erkrankung den Wunsch nach AS zum Ausdruck bringt:

1. Die nationale und die kantonale Gesetzgebung, die medizin-ethischen Richtlinien, diejenigen der jeweiligen Institution kennen und im Einklang mit ihnen handeln.
Die Handlungsmöglichkeiten, aber auch die durch Gesetze und Richtlinien definierten Grenzen müssen bekannt sein. Auch der Patient muss über diese Grundlagen und Rahmenbedingungen informiert sein. Gesundheitsfachpersonen sprechen zu selten von sich aus mit ihren Patienten über deren Vorstellungen von Sterben und Tod, obwohl dies von therapeutischem Wert ist und Betroffene ein entsprechendes Gesprächsangebot als hilfreich wahrnehmen. Viel häufiger spricht ein Patient seinen Arzt auf einen AS an, um sich einen Eindruck über die Haltung des Arztes zu verschaffen, aber auch, um die Bereitschaft dieses Arztes auszuloten, ihn in diesem Prozess zu begleiten, sollte er sich für einen AS entscheiden. In einem solchen Gespräch sollte geklärt werden, ob der Patient Mitglied einer Sterbehilfeorganisation ist und ob schon eine Patientenverfügung vorliegt.

2. Die individuelle Situation des Patienten, seine Biografie, sein Erleben der Erkrankung und die innerfamiliären Beziehungen erfassen und einordnen.
Der Entscheidung zum AS geht oft eine längere Zeit des Überlegens und Abwägens voraus. Es ist wichtig, dass der behandelnde Arzt die Dynamik dieses Geschehens versteht. Wie oben bei der Analyse von Sterbewünschen beschrieben, sollten die Motivationen für den AS eruiert werden: Die Gründe, Haltungen, Wertvorstellungen und die ganze Lebensgeschichte, wie sie der Betroffene darlegt und erlebt (das Narrativ). Es reicht nicht aus, nur die medizinische Vorgeschichte zu kennen.

3. Die Erwartungen des Patienten bzgl. Engagements des Arztes klären.
Ein Patient sollte die Möglichkeit haben, dem Arzt mitzuteilen, was er von ihm erwartet. Manche Patienten möchten mit dem Arzt über ihre Beweggründe für einen AS sprechen und wollen von ihm wissen, wie er darüber denkt. Oft tun sie dies auch, um ihre eigene Entscheidung noch einmal zu überdenken. In anderen Fällen geht es dem Patienten nur darum, den Arzt zu bitten, ein Zeugnis über die Urteilsfähigkeit auszustellen und das Medikament für den AS zu verschreiben.

4. Rechtzeitig erkennen, wann ein Patient an einen Berufskollegen überwiesen werden sollte.
Kein Mensch kann sich bei bioethischen Fragen vollständig werteneutral verhalten, auch ein Arzt nicht. Ein Arzt muss erkennen können, wann sein Handeln im Kontext der Suizidhilfe durch seine persönlichen Wertvorstellungen beeinflusst werden könnte. Es ist bekannt, dass Ärzte Gespräche über medizinische Entscheidungen vermeiden, wenn die zur Diskussion stehenden Entscheidungen nicht im Einklang mit ihren persönlichen moralischen Wertvorstellungen stehen. Unter diesen Umständen können sich die Patienten isoliert, unverstan-

den oder wegen ihres Wunsches sogar diskriminiert fühlen. In derartigen Situationen ist es angezeigt, die eigene Befangenheit offenzulegen und den Patienten an einen Kollegen weiterzuweisen, der bereit ist, den Patienten beim AS zu begleiten.

5. Dem Patienten die gesetzlichen Rahmenbedingungen und die Richtlinien der Institution so weit erklären, wie sie für seine Entscheidung von Bedeutung sind.
Es ist ganz wichtig, dass dem Patienten die Rahmenbedingungen bekannt sind; so sollte z.B. ein Bewohner eines Alters- und Pflegeheims wissen, wie die Haltung der Institution gegenüber einem AS ist und ob ein AS überhaupt in dieser Institution durchgeführt werden kann. Auch bei einer Einweisung in ein Spital kann dies von Bedeutung sein. Viele Spitäler verfügen über entsprechende interne Richtlinien. Der Patient muss auch darüber informiert werden, dass seine Urteilsfähigkeit nicht nur dann erhalten sein sollte, wenn der Arzt das entsprechende Zeugnis verfasst, z.B. zu Händen einer Sterbehilfeorganisation, sondern auch zum Zeitpunkt, wenn er das letale Medikament einnehmen wird. Der Patient muss zudem wissen, dass ein AS nur dann durchgeführt werden kann, wenn die Entscheidung hierzu ohne äußeren Druck entstanden ist.

6. Erfassen, was für den Patienten „unerträgliches Leiden" bedeutet unter Berücksichtigung der Multidimensionalität des Begriffs „Leiden".
Primär soll das Vorliegen einer Depression ausgeschlossen werden. Danach soll eine mögliche Suizidalität mit den üblichen Fragen erkannt oder ausgeschlossen werden. Die möglichen und sinnvollen Therapieoptionen müssen im Kontext der gegebenen individuellen Lebenserwartung und der zu erwartenden Lebensqualität gegeneinander abgewogen werden. Wenn Betroffene gefragt werden, was für sie „unerträgliches Leiden" bedeutet, geht es ihnen mehrheitlich um die Lebensqualität. Für deren Erfassung existieren verschiedene Assessments. Idealerweise wird die Lebensqualität der betroffenen Person in einem vertieften Gespräch erhoben: Welche Faktoren aus Sicht des Patienten bestimmend sind und wie und warum sich die Lebensqualität im Verlauf der Erkrankung verändert hat. Gegen Faktoren, die für die Verschlechterung der Lebensqualität verantwortlich sind, sollten therapeutische Strategien entwickelt werden. Studien unterstreichen, dass es sich hier maßgeblich um Interventionen handelt, welche die Unabhängigkeit und Selbständigkeit des Betroffenen erhalten und fördern.

7. Sich versichern, dass der Patient zu allen relevanten Informationen Zugang hat.
Der Arzt muss sich versichern, dass der Patient zu allen relevanten Informationen Zugang hat, um eine informierte autonome Entscheidung fällen zu können.

8. Palliativmedizinische Behandlungsmöglichkeiten erklären und anbieten, besonders auf die Behandlungsmöglichkeiten emotionaler Probleme und die Möglichkeit einer palliativen Sedierung eingehen.
Patienten sind oft der Ansicht, dass sich ein AS und Palliative Care gegenseitig ausschließen, sodass sie das Angebot einer palliativmedizinischen Unterstützung von vorneherein ablehnen. Diese Patienten sollten unbedingt über alle möglichen therapeutischen Optionen aufgeklärt werden, bis hin zu einer tiefen Sedierung am Lebensende, wenn Leiden nicht anders gelindert werden kann (Kap. 20). Es muss ihnen aufgezeigt werden, dass eine palliativmedizinische Betreuung auch dann möglich und sinnvoll ist, wenn ein AS geplant wird. Neben Gesprächsangeboten ist eine regelmäßige Symptomerfassung mit den anerkannten Instrumenten wichtig, um dem Leiden des Patienten jederzeit wirksam begegnen zu können.

9. Erklären, wie ein Sterben verlaufen kann, was normal ist und wie man mit frühzeitigen Entscheidungen Einfluss auf den Sterbeprozess nehmen kann (z. B. durch eine Patientenverfügung, Ablehnen lebenserhaltender Medikamente, freiwilliger Verzicht auf Nahrung und Flüssigkeit).
Viele Patienten haben Angst vor dem Sterbeprozess, am häufigsten ist die Angst vor dem Ersticken. Der Patient sollte die wichtigsten Maßnahmen zur Symptomlinderung kennen, sowohl während seiner Erkrankung als auch im Sterbeprozess. Dabei sollte man sich nicht allein auf die pharmakologischen resp. biomedizinischen therapeutischen Optionen beschränken, wie das Verordnen von Analgetika, Antidepressiva, Anxiolytika oder auch das Behandeln der Grunderkrankung. Diese Dinge müssen mit dem Patienten im Verlauf der Erkrankung immer wieder besprochen werden, da sich die Bedingungen und Bedürfnisse laufend ändern.

10. Erfassen, woraus der Patient Kraft schöpft und welche Bedeutung für ihn die Begriffe der Hoffnung, der Würde und der Heilung haben.
Das gemeinsame Besprechen existenzieller Nöte und Bedürfnisse von Patienten in schwerer Krankheit kann sehr anspruchsvoll sein. Ein Gesprächsleitfaden für eine spirituelle Anamnese kann hilfreich sein (https://www.palliative.ch > Fachbereich > best practice). Je nach Kraftquelle kann es sinnvoll sein, eine entsprechend ausgebildete Fachperson beizuziehen, beispielsweise einen Seelsorger.

11. Wann immer möglich die Familie und Freunde mit einbeziehen.
Zuerst gilt es, im Gespräch mit dem Patienten zu klären, welche Familienmitglieder und Freunde er schon in welchem Ausmaß informiert hat. Dann sollten mit dem Patienten die Modalitäten besprochen werden, wie Familienmitglieder und Freunde über die Gespräche und die Planung betreffend AS einbezogen werden sollen. Nur so lassen sich Missverständnisse vermeiden. Arzt und Patient sollen sich gemeinsam Gedanken darüber machen, was für und was gegen den Einbezug von Familienangehörigen oder Freunden für ganz konkrete Fragestellungen spricht.

12. Den Bedürfnissen von Familienmitgliedern und Freunden entsprechen, jedoch immer unter Wahrung der Autonomie und dem Anspruch auf Vertraulichkeit von Seiten des Patienten.
Häufig sind ein oder mehrere Familienmitglieder über die Absicht eines Patienten informiert, dass er mit einem AS aus dem Leben scheiden möchte. Es ist wichtig, dass die betreuenden Gesundheitsfachpersonen wissen, wem sich der Patient anvertraut hat. Angehörige können in ein moralisches Dilemma geraten, wenn von ihnen erwartet wird (oder sie dies annehmen), beim Vollzug des AS anwesend sein zu müssen oder wenn sie das Anliegen, den Tod zu beschleunigen, gutheißen müssen. Patienten mit einem Wunsch nach AS zu begleiten, bedeutet daher immer auch, die Angehörigen zu unterstützen. Der Trauerprozess der Familienangehörigen nach einem erlebten AS wurde wissenschaftlich noch wenig untersucht. Gewisse Familienmitglieder bekunden unter Umständen Mühe, ihre Trauer auszusprechen und zögern, mit ihrem Hausarzt oder anderen Fachpersonen über das Erlebte und ihre Gefühle zu sprechen. Trauernden Angehörigen sollte daher besondere Aufmerksamkeit gewidmet werden und bei Schwierigkeiten sollte ihnen Unterstützung angeboten werden.

13. Die Beziehungsgestaltung den Bedürfnissen des Patienten anpassen.
Je nach Persönlichkeitsstruktur des Patienten ist es bei diesem sensiblen Thema nicht immer einfach, in diesem Prozess eine gute Beziehung zum Patienten aufrechtzuerhalten. Manche Betroffene lehnen es ab, mit dem Arzt über ihre Entscheidung zu diskutieren, da sie ihren Wunsch nach AS als eine sehr persönliche Entscheidung resp. als eine innerfamiliär zu regelnde Angelegenheit betrachten.

Es kann sehr herausfordernd sein, einen Patienten mit Wunsch nach AS zu begleiten. Darum empfiehlt es sich, mit vertrauten Fachpersonen aus verschiedenen Gebieten über damit verbundene Zweifel und Emotionen zu sprechen und damit der eigenen Isolation vorzubeugen. Idealerweise sollte eine Besprechung im Team angestrebt werden, die auch einen Austausch über persönliche Wertvorstellungen erlaubt. Palliative-Care-Teams können dabei wertvolle Unterstützung liefern. Allerdings muss berücksichtigt werden, dass die Moralvorstellungen der einzelnen Mitglieder von Palliative-Care-Teams sehr unterschiedlich sein können, was die Begleitung durch ein ganzes Team auch sehr komplex machen kann.

In Ländern mit legalisierter aktiver Sterbehilfe bzw. AS werden Patienten mehrheitlich auch dann in einem Palliative-Care-Programm betreut, wenn sie diese Formen der Sterbehilfe suchen. Ein Palliative-Care-Team kann beim immer wichtigen Symptom-Management unterstützen und die betreuenden Fachpersonen darin schulen, mit existenziellen und spirituellen Problemen umzugehen.

27.3.2 Freiwilliger Verzicht auf Nahrung und Flüssigkeit (FVNF)

Ein freiwilliger Verzicht auf Nahrung und Flüssigkeit (FVNF), umgangssprachlich „Sterbefasten", besteht im engeren Sinn dann, wenn eine sterbewillige Person freiwillig und bewusst auf Nahrungsaufnahme und evtl. Flüssigkeitsaufnahme verzichtet mit dem Ziel, dadurch rascher zu versterben. In den medizin-ethischen Richtlinien der SAMW Umgang mit Sterben und Tod werden die ethischen Rahmenbedingungen des freiwilligen Verzichts auf Nahrung und Flüssigkeit sehr gut umschrieben:

> „Der FVNF wird von manchen Patientinnen als Möglichkeit gewählt, um den Sterbeprozess zu beschleunigen. Freiwillig ist der Verzicht dann, wenn der klar geäusserte Wille einer urteilsfähigen Person vorliegt. Immer braucht es einen angemessenen Raum und genügend Zeit, um die mit dem freiwilligen Verzicht verbundenen Vorstellungen zu diskutieren.
>
> Der FVNF kann zu unterschiedlichen Zeitpunkten innerhalb eines Krankheitsverlaufs zum Thema werden und dabei unterschiedliche Fragen aufwerfen. In der Sterbephase nehmen Hunger- und Durstempfinden häufig ab. Dies kann den Entschluss zum freiwilligen Verzicht auf Nahrung und Flüssigkeit begünstigen und dessen Umsetzung für alle Beteiligten erleichtern... . Schwieriger sind Situationen, in denen Menschen, die nicht sterbend sind, den Weg des freiwilligen Verzichts wählen. Die Motivation der Patientin, ihr Gesundheitszustand und die Werthaltung der Gesundheitsfachpersonen sind massgebend für den Entscheid, ob eine Begleitung angeboten werden kann oder nicht.
>
> Wird eine Begleitung unternommen, ist die Vorausplanung mit der Patientin und im Betreuungsteam unerlässlich, damit die Beteiligten auch nach Eintritt der Urteilsunfähigkeit Handlungssicherheit haben. Es muss frühzeitig besprochen werden, wie mit den Symptomen von Hunger und Durst sowie mit allfälligen Begleitsymptomen, wie Schmerz, Übelkeit oder Angst, umgegangen wird.
>
> Eine Sedierung zur Unterdrückung von Hunger- und Durstgefühlen ist nicht zulässig. Auch wenn die Patientin in ihrer Patientenverfügung das Gegenteil festgehalten hat, dürfen Essen und Trinken nicht vorenthalten werden, wenn sie danach verlangt." [22]

Merke

Von einem FVNF im engeren Sinn werden unterschieden:

- Wenn schwer kranke Menschen das Trinken und/oder Essen einstellen, weil sie kein Verlangen mehr danach haben, beispielsweise bei fortgeschrittener Demenz, entspricht dies einem *Bedürfnis* und keinem *Verzicht*.

- Wenn Nahrung oder Flüssigkeit wegen medizinischer Komplikationen nicht mehr aufgenommen werden kann (z.B. bei motorischer Schluckstörung, Dysphagie, Ileus) oder aus medizin-ethischen Gründen nicht mehr ersetzt werden sollen (z.B. Bewusstlosigkeit in terminaler Situation), entspricht dies am ehesten einem Verzicht auf lebenserhaltende Maßnahmen.

Bei einem vollständigen Verzicht auf Nahrung und Flüssigkeit kann es ja nach Zustand des Patienten sehr lange (2–3 Wochen) dauern, bis der Tod eintritt. Bei Nahrungsverzicht ohne Verzicht auf Flüssigkeit kann der Prozess bis zu 12 Wochen dauern. Bei Menschen mit schwerer vorbestehender Erkrankung und Kachexie ist der Zeitraum bis zum Eintritt des Todes in der Regel deutlich kürzer. Es ist wichtig, Patienten darauf aufmerksam zu machen, dass sie den FVNF nicht ganz selbständig ohne medizinische Unterstützung durchführen können. Eine palliativmedizinische Begleitung zur Behandlung von belastenden Symptomen sollte unbedingt frühzeitig organisiert werden. Ganz speziell ist an folgende Maßnahmen zu denken:

- Mund-, Lippen- und Zahnpflege
- evtl. Antidekubitus-Matratze
- nach Möglichkeit Darmentleerung mittels Laxanzien vor Beginn des FVNF
- Umgang (insbesondere Applikationsform) mit Medikamenten klären
- Umgang mit aufkommenden Durstgefühlen klären.

Auch mit Menschen, die diesen Weg der Lebensbeendigung wählen, sollen Gespräche über das Sterben und den Tod geführt werden. Es ist auch zu bedenken, dass es sich beim FVNF zumindest in der Initialphase um einen reversiblen Weg zur vorzeitigen Lebensbeendigung handelt. Immer wieder wurde berichtet, dass Menschen den FVNF abgebrochen haben, da der Leidensdruck durch das Durstgefühl erheblich war oder da sie im Verlauf des FVNF Perspektiven erkannt haben, die sie dazu veranlasst haben, weiterzuleben.

Ethisch wird ein FVNF ganz unterschiedlich bewertet. Es gibt Menschen, die den FVNF als passiven Suizid bewerten, wiederum andere rücken den FVNF ganz in die Nähe des assistierten Suizids. In palliativen präterminalen Situationen wird der FVNF aber mehrheitlich als passive Sterbehilfe (Sterbenlassen) resp. als eine Ablehnung von lebenserhaltenden Maßnahmen durch den Patienten interpretiert. Dies hat auch zur Folge, dass der nach FVNF eingetretene Tod in der Schweiz in der Regel als natürlicher Tod bewertet und nicht wie im Falle des assistierten Suizids durch die Staatsanwaltschaft untersucht wird.

Literatur

Sterbewünsche

[1] Gudat H, Ohnsorge K, Streeck N, Rehmann-Sutter C. How palliative care patients' feelings of being a burden to others can motivate a wish to die. Moral challenges in clinics and families. Bioethics. 2019;33:421–30. Available from: https://hospizimpark.ch/forschung. https://doi.org/10.1111/bioe.12590

[2] Gudat H, Rehmann-Sutter C, Ohnsorge K. Communication on death and dying. In: Rehmann-Sutter C, Gudat H, Ohnsorge K. The Patient's Wish to Die. Research, Ethics, and Palliative Care. Oxford: Oxford University Press; 2015. 203–16. Available from: https://hospizimpark.ch/forschung. https://doi.org/10.1093/acprof:oso/9780198713982.003.0019

[3] McPherson CJ, Wilson KG, Murray MA. Feeling like a burden: Exploring the perspectives of patients at the end of life. Social Science & Medicine. 2007;64(2):417–27. https://doi.org/10.1016/j.socscimed.2006.09.013

[4] Ohnsorge K, Gudat H, Rehmann-Sutter C. What a wish to die can mean: reasons, meanings and functions of wishes to die, reported from 30 qualitative case studies of terminally ill cancer patients in palliative care. BMC Palliative Care. 2014; 13(38). https://doi.org/10.1186/1472-684X-13-38

[5] O'Connor RC, Kirtley OJ. The integrated motivational-volitional model of suicidal behaviour.

Phil Trans R Soc. 2018;B 373:20170268. https://doi.org/10.1098/rstb.2017.0268

[6] Ohnsorge K, Gudat H, Rehmann-Sutter C. Intentions in wishes to die: analysis and a typology – a report of 30 qualitative case studies of terminally ill cancer patients in palliative care. Psycho-Oncology. 2014;23:1021–6. https://doi.org/10.1002/pon.3524

[7] Ohnsorge K, Gudat H, Rehmann-Sutter C. What a wish to die can mean: reasons, meanings and functions of wishes to die, reported from 30 qualitative case studies of terminally ill cancer patients in palliative care. BMC Palliat Care. 2014;13(38). https://doi.org/10.1186/1472-684X-13-38

[8] Ohnsorge K, Rehmann-Sutter C, Streeck N, Widdershoven G, Gudat H. Was bedeutet es, das eigene Sterben zu ‚akzeptieren'? Ergebnisse aus einer qualitativen Studie mit 62 Palliativpatientinnen und -patienten. Zeitschrift für Palliativmedizin. 2017;18:144–51. https://doi.org/10.1055/s-0043-100549

Der assistierte Suizid

[9] Borasio GD, Jox RJ, Gamondi C. Regulation of assisted suicide limits the number of assisted deaths. The Lancet. 2019;393(10175):982–3. https://doi.org/10.1016/S0140-6736(18)32554-6

[10] Borasio GD. „Point de vue médical sur le suicide assisté–la bienveillance négligée". Bulletin des Médecins Suisse. 2015;96:889–91.

[11] Bosshard G, Broeckaert B, Clark D, Materstvedt LJ, Gordijn B, Müller-Busch HC. A role for doctors in assisted dying? An analysis of legal regulations and medica lprofessional positions in six European countries. J Med Ethics. 2008;34:28–32. https://doi.org/10.1136/jme.2006.018911

[12] Chambaere K, Centeno C, Hernandez EA, Van Wesemael Y, Guillén-Grima F, Deliens L et al. Palliative care development in countries with a euthanasia law. Report for the Commission on Assisted Dying Briefing Papers. London, U.K.: Commission on Assisted Dying; 2011.

[13] Ethische Standpunkte 1. Schweizerischer Berufsverband der Pflegefachfrauen und Pflegefachmänner (SBK). 2005. Verfügbar unter: https://www.sbk.ch/files/Shop/publikationen_de/1112/Ethische_Standpunkte_1_deutsch.pdf

[14] Fischer S, Huber CA, Furter M, Imhof L, Mahrer Imhof R, Schwarzenegger C et al. Reasons why people in Switzerland seek assisted suicide: the view of patients and physicians. Swiss Med Wkly. 2009;139:333–8.

[15] Gamondi C, Fusi-Schmidhauser T, Oriani A, Payne S, Preston N. Family members' experiences of assisted dying: A systematic literature review with thematic synthesis. Palliat Med. 2019;33(8):1091–105. https://doi.org/10.1177/0269216319857630

[16] Gamondi C, Pott M, Preston N, Payne S. Family caregivers' reflections on experiences of assisted suicide in Switzerland: a qualitative interview study. J Pain Symptom Manage. 2018;55(4):1085–94. https://doi.org/10.1016/j.jpainsymman.2017.12.482

[17] Hurst SA, Mauron A. Assisted Suicide in Switzerland: Clarifying Liberties and Claims. Bioethics. 2017;31:199–208. https://doi.org/10.1111/bioe.12304

[18] Infoblatt Ethische Standpunkte. L'assistance au suicide ne fait pas partie de la mission des soins infirmiers. Bern: Associazione svizzera infermiere e infermieri; Mai 2005.

[19] Moynier-Vantieghem K. Comment une Equipe de soins palliatifs peut-elle aborder les demandes de suicide assisté? Bioethica Forum. 2009;2(1):16–22.

[20] Radbruch L, Leget C, Bahr P, Müller-Busch C, Ellershaw J, de Conno F, et al. Board Members of EAPC. Euthanasia and physician-assisted suicide: a white paper from the European Association for palliative Care. Palliat Med. 2016;30:104–16. https://doi.org/10.1177/0269216315616524

[21] Steck N, Junker C, Zwahlen M. Increase in assisted suicide in Switzerland: did the socioeconomic predictors change? Results from the Swiss National Cohort. BMJ open. 2018;8(4):e020992. https://doi.org/10.1136/bmjopen-2017-020992

[22] Schweizerische Akademie der Medizinischen Wissenschaften (SAMW). Umgang mit Sterben und Tod. Medizinisch-ethische Richtlinien der SAMW. Bern: SAMW; 2019.

28
Umgang mit Hoffnung

Simon Peng-Keller

„Hope for the best, and prepare for the worst."

Menschliches Leben ist durch und durch von Hoffnung geprägt. Das geflügelte Wort, dass die Hoffnung zuletzt sterbe, bringt dies deutlich zum Ausdruck. Zugleich setzt diese Redewendung Hoffen und Sterben zueinander ins Verhältnis. Der vorliegende Beitrag geht diesem Verhältnis mit Blick auf das Aufgabenfeld der Palliative Care nach.

28.1 Konzeptionelle Grundlagen

Hoffnung ist ein multidimensionales Lebensphänomen [5]. Der vielleicht beste Zugang, um es zu verstehen, sind gelungene Versuche, es aus der Innenperspektive zu beschreiben. Dazu gehört zweifellos der folgende Text von Tom Lubbock. Im August 2008 erhält der damals 51-jährige Kunstkritiker die Diagnose, an einem bösartigen Hirntumor (Glioblastoma multiforme) in einem bereits fortgeschrittenen Stadium erkrankt zu sein. In der ihm vertrauten Rolle des genau beobachtenden und interessierten Autors bewahrt Lubbock bis zuletzt einen ruhigen und gesammelten Blick auf die Szenerie seines Lebens und beschreibt in seinem posthum veröffentlichten Tagebuch auch die Dynamik von Hoffnung und Furcht:

> „Die schlechten Nachrichten. Komisch, es kann sich wie eine Verbesserung anfühlen. Was veränderte sich? Vorher lebte ich in einem Überlebensmodus, in Angst. Jetzt bin ich wieder in Gefahr, und lebe im Modus der Hoffnung. Es scheint also, dass der Blick in die Zukunft, mehr als der gegenwärtige Zustand, entscheidend sein kann. (...) Diese Ambivalenz der Hoffnung. Eine Hoffnung, die letztlich enttäuscht wird, bringt noch größeres Leiden mit sich: widerstehe ihr also. Doch Hoffnung zu verweigern, ist verrückt, mag sie auch mit dem Risiko der Täuschung verbunden sein, so ist sie doch vorteilhaft – Glück für den Augenblick oder möglicherweise ein längeres Leben. Jedenfalls ist Hoffnung keine Täuschung. Sie erhebt keinen Anspruch auf Wissen. Sie wünscht lediglich. Respektiere sie. (...) Ich weiß nicht viel über die Hoffnung. Doch scheint mir jetzt, dass es eine Art der Hoffnung gibt, die in der Überzeugung begründet ist, dass etwas möglich ist. Eine andere Art von Hoffnung besteht ganz aus Wünschen, Begehren und Bedürfnis, ohne Überzeugung. Und schließlich gibt es eine basale Hoffnung, die aufzugeben bedeutete, alles aufzugeben. Die erste oder die zweite Art von Hoffnung zu verlieren kann dazu führen, die dritte ebenso zu verlieren – oder auch nicht." [12]

28.1.1 Definitorische Annäherung

Hoffnung lässt sich bestimmen als eine positive Ausrichtung auf ein künftiges Gut, das einem am Herzen liegt und dessen Eintreten möglich, jedoch nicht sicher ist [3]. Dies lässt sich in doppelter Weise präzisieren:

- erstens in inhaltlicher Hinsicht [10]: Hoffnung hat manchmal einen spezifischen Inhalt (z. B. die Heilung einer Erkrankung), doch tritt sie auch als lebensprägende Grundhaltung auf, die Lubbock „basale Hoffnung" nennt;
- zweitens durch die Qualität des Hoffens: dieses kann mehr oder weniger intensiv sein, stärker von Vertrauen und Gewissheit oder aber von Verzweiflung und Verunsicherung geprägt sein.

28.1.2 Hoffnung als Lebenskraft

Selbst wenn Hoffnung ambivalente Auswirkungen haben kann, überwiegt ihr positiver, lebensförderlicher Zug. Was für menschliches Leben insgesamt zutrifft, gilt angesichts von Todesnähe in besonderem Maße:

> „Wer hofft, sieht auch unter widrigen Umständen einen Sinn im Leben, und ohne Sinn können Menschen nicht leben. (...) Ohne Hoffnung verliert das Leben seine Farbe, seine Lebendigkeit, sein Ziel, seinen Sinn, seine Orientierung." [4]

Fallvignette 1

„Herr K. ist Patient auf der Palliativstation. Eine palliative Operation wurde gestern abgesagt, weil er die wohl nicht überleben würde. Zunächst verlässt ihn aller Mut. Aber dann: ‚Meine Firma schickt mich nach Südamerika, ich soll dort eine wichtige Aufgabe übernehmen.'" [23]

Die Hoffnungen, die Menschen bewegen, sind anpassungsfähig, vielfältig, vielschichtig und nicht selten widersprüchlich – gerade auch am Lebensende [7, 20]. Die unmittelbare Hoffnung, dass eine bestimmte Therapie anschlägt, kann sich verbinden mit der weitreichenderen Hoffnung, eine bestimmte Lebensaufgabe noch erfüllen zu können. Bedeutsam für die palliative Versorgung ist in diesem Zusammenhang die Erkenntnis, dass es nicht die objektive Wahrscheinlichkeit ist, was die Hoffnung bestimmt, sondern die persönliche Bedeutsamkeit des Erhofften.

28.1.3 Hoffnung als Praxis

Dass der Hoffnung als einer Erwartungshaltung ein rezeptives Moment eingeschrieben ist, hat dazu geführt, sie als eine passive Einstellung zu charakterisieren. Auch die zitierte Definition könnte so verstanden werden. Demgegenüber wird in der jüngeren Literatur stärker ihr Vollzugscharakter betont. Aus psychologischer Perspektive definierte Snyder [22] Hoffnung als *„positiven Motivationszustand, der auf einem interaktiv abgeleiteten Gefühl erfolgreicher (a) Handlungsfähigkeit (zielgerichtete Energie) und (b) Wege (Planung zur Zielerreichung) beruht".* Als Praxis hat Hoffnung immer auch eine gemeinschaftliche Dimension [13]. Menschen, die hoffen, partizipieren bewusst oder unbewusst an Netzwerken und Traditionen, die sie mit Hoffnungsbildern und -geschichten versorgen. Dazu gehört auch, in durchaus ambivalenter Weise, die Medizin selbst, die starke Hoffnungen nährt.

Fallvignette 2

In einer Studie, die die Gründe für die Teilnahme an experimentellen Studien der Stufe I untersuchte, antworte eine 60-jährige Frau, die an einem metastasierten Lungenkrebs litt: „Durch die Teilnahme an dieser Studie erhielt ich neue Hoffnung, denn zuvor hatte ich alle Hoffnung verloren. Mein Arzt hat eine hervorragende Fähigkeit, einem Hoffnung zu geben, sogar wenn er aufrichtig ist (...). Ich habe Krebs und habe jede Behandlung ausprobiert. Als ich ihn fragte, welche Behandlung er mir in dieser Situation anbieten könne, antwortete er: ‚Wir sind gerade dran, dieses Medikament zu testen, und wenn es nicht anschlägt, werden wir etwas anderes versuchen. Wissen Sie, ich habe eine ganze Menge Pillen in meiner Tasche.'" [8]

28.2 Empirische Einsichten

Das empirische Wissen um Struktur und Bedeutung des Hoffens in palliativen Situationen hat in den letzten Jahrzehnten stark zugenommen. Erforscht wurde sowohl, wie sich die Hoffnung auf den Umgang mit den Herausforderungen von Krankheit und Todesnähe auswirkt, als auch die Haltung von Gesundheitsfachpersonen gegenüber der Hoffnung von Patienten.

28.2.1 Patientenperspektive: Hoffnung angesichts des Todes

Die Bedeutung, die der Hoffnung in Todesnähe zukommt, zeigt sich daran, dass es zu einer Intensivierung von Sterbewünschen kommt, wenn jemand in einen Zustand der Hoffnungslosigkeit gerät. Gezeigt werden konnte ebenso, dass Hoffnungslosigkeit sich von Depressivität unterscheidet und im Vergleich zu dieser der stärkere Prädiktor für suizidale Gedanken darstellt [1, 2]. Umgekehrt konnte auch die positive Auswirkung von Hoffnung empirisch belegt werden. In der Konfrontation mit einer infausten Prognose wirkt Hoffnung ebenso als Schutzfaktor wie als motivationale Ressource. Die mentale und praktische Ausrichtung auf einen „guten Ausgang" hilft Menschen in lebensbedrohlichen Situationen, ihr Leiden auszuhalten und das Leben trotz vielfältiger Einschränkungen als sinnvoll zu betrachten. Hoffnung setzt Lebensenergie frei, doch bedarf es eines aktiven Bemühens, um sie trotz Rückschlägen und schlechten Aussichten aufrechtzuerhalten oder neuen Bedingungen anzupassen. Palliative Patienten entwickeln vielfältige Strategien, um ihre Hoffnung aufrechtzuerhalten und zu kultivieren [15]. Insbesondere die Unsicherheit medizinischer Prognostik und die prinzipiell nie ganz auszuschließende Möglichkeit eines Wunders bieten Anknüpfungspunkte für Hoffnungsentwürfe, die sich mit Lebenszielen und unerfüllten Wünschen verbinden können.

28.2.2 Perspektive der Gesundheitsfachpersonen

Die Einstellungen und Erwartungen von Gesundheitsfachpersonen beeinflussen ihren Umgang mit ihren Patienten. Dies betrifft auch ihr Verhältnis zu „unrealistischen" Hoffnungen palliativer Patienten. Qualitative Studien belegen, dass die im klinischen Alltag wirksamen normativen Vorstellungen oft in Spannung stehen zu jenen Hoffnungen, die Patienten und ihre Angehörigen kultivieren [13, 16]. In der Forschungsliteratur zeigt sich an dieser Stelle ein auffälliger Gegensatz zwischen Nordamerika, Asien und Westeuropa. Im Vergleich zu ihren nordamerikanischen und asiatischen Berufskollegen betonen westeuropäische Gesundheitsfachpersonen die problematischen Aspekte des Hoffens stärker und tendieren eher dazu, die aus ihrer Sicht „unrealistischen" Hoffnungen von Patienten korrigieren zu wollen [16, 17]. Diese Divergenz ist umso bemerkenswerter, als sich in ihr nicht allein unterschiedliche Versorgungskulturen spiegeln, sondern auch eine Spannung zwischen zwei unterschiedlichen palliativen Leitvorstellungen. Während die nordamerikanische Forschungsliteratur herausstellt, dass Hoffnung in der Bewältigung von Krankheits- und Sterbeprozessen eine wichtige Ressource darstellt, die professionell unterstützt werden sollte [1, 2], wird in der europäischen Fachliteratur stärker betont, dass illusionäre Hoffnungen eine gute palliative Versorgung erschweren und Patienten daran hindert, sich bewusst auf ihren Tod vorzubereiten und sich von nahestehenden Menschen zu verabschieden.

28.3 Palliative Care als Hoffnungspraxis

Palliative Care verkörpert nach Erhard Weiher die Hoffnung, „dass im Sterben noch viel Leben möglich ist" [23]. Cicely Saunders formulierte dies so:

> „Die wichtigste Grundlage für St. Christopher's ist die Hoffnung. Die Hoffnung nämlich, während unseres ‚Wachens' immer besser zu lernen, wie wir sie [die Hospizbewohner] von ihren Schmerzen und Nöten befreien können, wie wir sie besser verstehen und so aus ihrer Einsamkeit befreien können, aber nicht nur das, sondern auch, wie wir schweigen, wie wir zuhören und einfach da sein können. Wenn wir das lernen, werden wir auch merken, dass die wirkliche Arbeit nicht von uns allein geleistet wird." [21] (S. 53)

In dem Maße wie Palliative Care von der Überzeugung geleitet ist, dass es auch mit einer terminalen Erkrankung möglich ist, ein zutiefst sinnvolles und beziehungsreiches Leben zu führen, stellt sie selbst eine Praxis der Hoffnung dar. Sie kann indirekt und direkt dazu beitragen, palliative Patienten durch Phasen der Verzweiflung zu begleiten und ihre Hoffnung zu stärken.

28.3.1 Indirekte Unterstützung

Da Hoffnung von sozialer Interaktion abhängt, können Begleitpersonen in vielfältiger Weise dazu beitragen, die grundlegende Lebenshoffnung von Patienten zu stärken. So vermitteln etwa achtsame Pflegehandlungen und ein respektvoller Umgang mit den Bedürfnissen von Patienten auf indirektem Wege die hoffnungsvolle Botschaft: „Ihr/Dein Leben ist nach wie vor kostbar!" Sorgende Beziehungen *(Caring Relationships)* familiärer und professioneller Art gehören zu den Faktoren, die Hoffnung in besonderer Weise begünstigen [9, 16]. Zu den begünstigenden Einflussfaktoren zählen auch gute Schmerzkontrolle, der Erhalt von Selbständigkeit sowie ein Zugang zu spirituellen Ressourcen [9].

28.3.2 Strukturierte Interventionen

Die Erkenntnis, dass Hoffnung in palliativen Situationen durch professionelle Interaktionen beeinflusst werden kann, führte in den letzten zwei Jahrzehnten zur Entwicklung und Implementierung spezifischer therapeutischer Interventionen. Neben der Sinn-zentrierten Psychotherapie, die eine von W. Breitbart geleitete Forschungsgruppe im Anschluss an V. Frankl erfolgreich erprobte [1], ist insbesondere H. M. Chochinovs *Dignity Therapy* zu nennen [2]. Ausdrückliches Ziel dieser Interventionen ist es, spezifische Lebenshoffnungen palliativer Patienten dadurch zu stärken, dass die Aufmerksamkeit in strukturierter Weise auf Sinnressourcen gelenkt wird und diese durch die therapeutische Zuwendung und Validation gestärkt werden. Zu den strukturierten Interventionen, die zur Klärung der Hoffnung beitragen, ist auch das *Advance Care Planning* (ACP) zu zählen [11]. Im Rahmen einer Werteanamnese kann hier auch die Hoffnung exploriert werden, etwa durch die Frage [14]: „Worauf würden Sie hoffen, wenn eine Heilung nicht mehr möglich ist?" Hoffnung(en) zu artikulieren, eröffnet die Möglichkeit des Abwägens zwischen unterschiedlichen Hoffnungszielen (Heilung, Schmerzfreiheit, Lebensqualität etc.) und des reflexiven Stellungnehmens zu ihnen. Zu den strukturierten Interventionen gehören nicht zuletzt auch Rituale, die Patienten erfahrbar machen, dass sie „in eine ‚gute Ordnung' eingebettet" sind [23].

28.3.3 Validieren und Explorieren

Zur direkten Unterstützung gehört es, Patienten in zurückhaltender Weise und in passenden Momenten auf ihre Hoffnungen anzusprechen und diese selbst dann zu validieren, wenn sie als unrealistisch erscheinen. Denn „Illusionen haben die Funktion von Inseln, auf die sich der Patient retten kann, um wieder zu sich zu finden und im Kampf mit dem Meer zu Atem zu kommen" [23]. Die komplexen Hoffnungen, die palliative Patienten in sich tragen, stehen nicht selten in Spannung zu den Vorstellungen und Erwartungen palliativer Fachpersonen. Die Hoffnung, geheilt zu werden oder wenigstens länger zu leben, als es die ärztliche Prognose für möglich hält, gehört in palliativen Situationen zum Normalfall [16]. Ein Beispiel dafür ist die folgende Gesprächssequenz, die der Pneumologe Santiago Ewig notierte [6]:

Arzt: „Das ist sehr mutig von Ihnen, dass Sie sich für ein Hospiz entschieden haben. Ich glaube, dass Sie dort sehr gut versorgt sein und sich aufgehoben fühlen werden."

Patientin: „Ja, man muss das Beste hoffen."

Würde der Arzt eine solche Hoffnung wider aller Hoffnung als ‚irrational' qualifizieren – und sei es in unausgesprochener Weise –, verpasste er eine Chance, die Bedeutung der Hoffnung zu explorieren. Soll die Hoffnung der Patientin gestärkt werden, tut der Arzt gut daran, die Hoffnung zu validieren – „Ja, Hoffnung ist wichtig!" – und nachzufragen, nicht nur nach dem Hoffnungsziel, sondern auch nach der Hoffnungsqualität und dem Grund der Hoffnung: „Wie sieht Ihre Hoffnung unter den aktuellen Umständen aus?" „Was gibt Ihnen Hoffnung? Können Sie mir darüber noch mehr erzählen?" Solche Fragen sind auch dann passend, wenn die Patienten selbst Zweifel äußern: „Gibt es da noch Hoffnung?" Eine Rückfrage, die die Hoffnung personalisiert, lautet: „Was gibt *Ihnen* Hoffnung?"

28.3.4 Hoffnungslosigkeit aushalten und stellvertretend hoffen

Nicht nur die Hoffnung wider alle Hoffnung, sondern auch Hoffnungslosigkeit und Verzweiflung bedürfen einer Validierung. Im Verlust bisheriger Sinnhorizonte zeigt sich die spirituelle Dimension menschlichen Lebens in Negativform. Gegen die Neigung, sich solches Leiden durch gutgemeinte Trostworte vom Leib zu halten, hat Cicely Saunders in eindringlicher Weise darauf hingewiesen, dass es die Kraft des solidarischen Daseins und Mitaushaltens ist, was Menschen in spirituellen Krisen zu tragen vermag [21]. Professionelle Verlässlichkeit und achtsame Zuwendung, für die der Begriff *„Care"* steht, bieten in Zeiten der Verzweiflung einen sicheren Anker. Sie sind ein lebendiges Zeichen, dass es Grund gibt, zu hoffen und nicht zu verzweifeln. Dass Hoffnung eine gemeinschaftliche Praxis ist, zeigt sich in besonderer Deutlichkeit, wo Menschen stellvertretend für andere hoffen und ihnen so einen Raum offenhalten, in dem sich die Hoffnung neu einstellen kann. Wenn Hoffnungslosigkeit ausgehalten und nicht überspielt wird, kann sich inmitten seelischer Not ein neuer Horizont eröffnen. Was Santiago Ewig mit Blick auf seine eigene Profession beschreibt, gilt für Palliative Care insgesamt: Hoffnung ist wechselseitiges Geschehen zwischen Begleitperson und Patient [6]: „Wir erfahren (...) gemeinsam, dass wir nicht nur im Leben immer das Beste hoffen, sondern dass wir, wenn wir es zulassen, auch immer das Beste für das gesamte Leben auf Erden hoffen, auch für ein gutes Ende dessen hoffen, was nach menschlichem Ermessen nicht mehr gut werden kann."

28.3.5 Hoffnungsgeschichten und -bilder wahrnehmen und stärken

Als Sinn für verborgene Möglichkeiten hat Hoffnung eine Nähe zum Tagträumen und Imaginieren. Hoffnung zeigt sich in Bildern, die sich spontan einstellen und die zugleich inspiriert sind vom Bild- und Erzählschatz jener Kulturen, an denen Menschen teilhaben. So erzählt beispielsweise das Märchen der Bremer Stadtmusikanten von einer ungewöhnlichen *„Caring Community"*, die angesichts drohender Todesnähe und sozialer Marginalisierung den Aufbruch wagt und mutig und kreativ neue Wege beschreitet. Zum Leitbild der modernen Hospizbewegung und heutiger Palliative Care gehört, was die Protagonisten dieser Erzählung unverhofft entdecken: Gastlichkeit und solidarische Gemeinschaft in einem provisorischen Zuhause.

Hoffnungsbilder treten in der Palliativversorgung oft so niederschwellig und beiläufig auf, dass sie leicht übersehen werden: in Erzählungen von Erkrankungen und anderen Gefährdungen, die man überstanden hat, oder von Tätigkeiten, die einem viel bedeuten, von fremden Schicksalen, von Wünschen und Sehnsuchtsorten.

Fallvignette 3

Herr K. leidet unter einem metastasierten Bronchialkarzinom und ist bereits zum zweiten Mal auf der Palliativstation zur Einstellung der Schmerzbehandlung. Er ist ein begeisterter Segler und blüht sichtlich auf, wenn er darauf angesprochen wird. Einmal erzählt er davon, wie er in einen gefährlichen Seesturm geraten sei und diesen nur mit viel Glück überlebt habe.

Die Hoffnung, die in solchen Erzählungen anklingt, wird gestärkt, wenn die symbolische Tiefendimension des Erzählten wahrgenommen und durch interessiert nachfragende Resonanz gestärkt wird. Dies kann dazu führen, dass sich die Stimmung im Raum verändert und die unmittelbaren Probleme für einen Moment in den Hintergrund treten. Die erzählende Vergegenwärtigung eines glücklich überstandenen Seesturms an einem sicheren Ort weckt Dankbarkeit und Zuversicht. Wie das erzählende Erinnern in hoffnungsvolles Imaginieren übergehen kann, zeigt sich im folgenden Fallbeispiel in besonderer Deutlichkeit:

Fallvignette 4

„Frau O., eine ältere Patientin mit einer Krebserkrankung im Terminalstadium, weist mich während eines Gesprächs auf die große, schöne Buche hin, die sich vor ihrem Fenster im Garten des Spitals erhebt. Es ist Herbst, und sie hat schon viele Blätter verloren. Frau O. sieht sich selbst darin gespiegelt. Auch sie müsse mit Verlusten fertig werden und von vielem Abschied nehmen. Wie die Buche verliere sie alle Blüten und Blätter. Sie sagt dies nicht weinerlich, sondern sehr würdevoll und gefasst. Plötzlich beginnt sie zu lächeln und berichtet mir von einer Linde, die in ihrem Leben wichtig war. Dieser Lindenbaum, der mitten auf einem Feld stand, war der Ort, wo Frau O. sich mit ihrem zukünftigen Bräutigam vor der Hochzeit regelmäßig traf. Daraufhin erzählt mir Frau O., sie stelle sich vor, dass diese Linde im Paradies unendlich schön blühen und dass sie ihren verstorbenen Mann wieder unter ihr treffen werde. Als ich mich von ihr verabschiede, liegt ein leichtes Lächeln auf ihrem Gesicht." [19]

In diesen Zusammenhang gehören auch die für das Lebensende charakteristischen visionären (Tag-)Träume, die man als „palliative Imagination" beschreiben kann [18] (s. Kap. 49). Sie stärken, was einleitend als basale Hoffnung bezeichnet wurde: die Zuversicht, dass menschliches Leben allem Widersinn zum Trotz bis zuletzt sinnträchtig ist.

Literatur

[1] Breitbart W, Rosenfeld B, Pessin H, et al. Depression, Hopelessness, and Desire for Hastened Death in Terminally Ill Patients With Cancer. JAMA. 2000;284(22):2907–11. https://doi.org/10.1001/jama.284.22.2907

[2] Chochinov HM, Wilson KG, Enns M, Lander S. Depression, Hopelessness, and Suicidal Ideation in the Terminally Ill. Psychosomatics. 1998; 39(4):366–70. https://doi.org/10.1016/S0033-3182(98)71325-8

[3] Cobb M, Puchalski CM, Rumbold B, editors. Oxford Textbook of Spirituality in Healthcare. Oxford: Oxford University Press; 2012. https://doi.org/10.1093/med/9780199571390.001.0001

[4] Dalferth IU. Hoffnung. Berlin, Boston: DeGruyter; 2016. https://doi.org/10.1515/9783110491968

[5] Dufault K, Martocchio BC. Symposium on compassionate care and the dying experience. Hope: its spheres and dimensions. Nurs Clin North Am. 1985;20(2):379–91.

[6] Ewig S. Hoffnung angesichts der Prognose. Was dürfen wir hoffen? In: Maio G, Hrsg. Die Kunst des Hoffens: Kranksein zwischen Erschütterung und Neuorientierung. Freiburg im Breisgau: Herder; 2016. 286–307.

[7] Feudtner C. The breadth of hopes. N Engl J Med. 2009;361(24):2306–7. https://doi.org/10.1056/NEJMp0906516
[8] Godskesen T, Kihlbom U. „I Have a Lot of Pills in My Bag, You Know“: Institutional Norms in the Provision of Hope in Phase I Clinical Cancer Trials. J Oncol Pract. 2017;13(10):679–82. https://doi.org/10.1200/JOP.2017.021832
[9] Herth KA. Fostering hope in terminally ill people. J Adv Nurs. 1990;15:1250–9. https://doi.org/10.1111/j.1365-2648.1990.tb01740.x
[10] Kylmä J, Duggleby W, Cooper D, Molander G. Hope in palliative care: An integrative review. Palliat Support Care. 2009;7(3):365–77. https://doi.org/10.1017/S1478951509990307
[11] Lotz JD, Daxer M, Jox RJ, Borasio GD, Führer M. „Hope for the best, prepare for the worst“: A qualitative interview study on parents' needs and fears in pediatric advance care planning. Palliat Med. 2017;31(8):764–71. https://doi.org/10.1177/0269216316679913
[12] Lubbock T. Until further notice, I am alive. London: Granta Books; 2012.
[13] Mattingly C. The Paradox of Hope. Journeys through a Clinical Borderland. Berkeley/Los Angeles/London: University of California Press; 2010. https://doi.org/10.1525/9780520948235
[14] Monteverde M. Advance Care Planning. Die Kunst, Patienten zu Entscheidungen zu befähigen. Onkologiepflege. 2018;(3):9–11.
[15] Nierop-van Baalen C, Grypdonck M, Van Hecke A, Verhaeghe S. Hope dies last... A qualitative study into the meaning of hope for cancer patients in the palliative phase. Eur J Cancer Care. 2016;25:570–9. https://doi.org/10.1111/ecc.12500
[16] Nierop-van Baalen C, Grypdonck M, Van Hecke A, Verhaeghe S. Health professionals' dealing with hope in palliative patients with cancer, an explorative qualitative research. Eur J Cancer Care. 2019;28(1):e12889. https://doi.org/10.1111/ecc.12889
[17] Olsman E, Leget C, Onwuteaka-Philipsen B, Willems D. Should palliative care patients' hope be truthful, helpful or valuable? An interpretative synthesis of literature describing healthcare professionals' perspectives on hope of palliative care patients. Palliat Med. 2014;28(1):59–70.
[18] Peng-Keller S. „Palliative Imagination“ und Spiritual Care am Lebensende. Palliat Ch. 2017a;(1):12–5.
[19] Peng-Keller S. Sinnereignisse in Todesnähe. Traum- und Wachvisionen Sterbender und Nahtoderfahrungen im Horizont von Spiritual Care. Berlin: De Gruyter; 2017b. https://doi.org/10.1515/9783110539998
[20] Robinson CA. „Our best hope is a cure.“ Hope in the context of advance care planning. Palliat Support Care. 2012;10(2):75–82. https://doi.org/10.1017/S147895151100068X
[21] Saunders C, Holder-Franz M. Sterben und Leben: Spiritualität in der Palliative Care. Zürich: TVZ; 2009.
[22] Snyder CR. Hope Theory: Rainbows in the Mind. Psychol Inq. 2002;13(4):249–75. https://doi.org/10.1207/S15327965PLI1304_01
[23] Weiher E. Das Geheimnis des Lebens berühren. Spiritualität bei Krankheit, Sterben, Tod. Eine Grammatik für Helfende. 3. Aufl. Stuttgart: Kohlhammer; 2011.

Teil V: Netzwerk im interprofessionellen Team

29 Interprofessionelle Zusammenarbeit

Daniel Büche

29.1 Einführung

Um das Ziel der Leidenslinderung und Verbesserung der Lebensqualität des Patienten und seiner Angehörigen zu erreichen, ist die interprofessionelle Zusammenarbeit in der Palliative Care zwingend notwendig. Mit zunehmender Komplexität der Situation des Patienten im Verlauf seiner Erkrankung muss sich die Herangehensweise der Komplexität anpassen. Gemäß der Systemtheorie können komplexe Fragestellungen nur mit komplexen Lösungsansätzen erfolgreich angegangen werden. Dies überfordert eine einzelne Profession und fordert die interprofessionelle Zusammenarbeit. Doch was verstehen wir unter interprofessioneller Zusammenarbeit und wie können wir sie im Alltag umsetzen?

In diesem Kapitel werden Herangehensweisen zur Umsetzung der interprofessionellen Zusammenarbeit in der Palliative Care beschrieben. Dabei wird konkret aufgezeigt, wie Interprofessionalität beim Assessment, der Diagnosestellung, der Entscheidungsfindung, dem Netzwerkaufbau und dem Support der Angehörigen zielführend sein kann.

Zu beachten ist, dass die interprofessionelle Zusammenarbeit auch innerhalb der Palliative Care – je nach Versorgungskontext – unterschiedlich gelebt wird. So wird sie im Team der Allgemeinen Palliative Care anders als in der Spezialisierten Palliative Care umgesetzt. In krankheitsspezifischen Kontexten – Patienten mit chronisch progredienter Herz-, Lungen-, Krebs-, Demenz- oder neurologischer Erkrankung – wird die interprofessionelle Zusammenarbeit nochmals anders gestaltet.

Fallvignette

Bei einem Palliativ-Konsil, das von einem Team aus Arzt und Pflege durchgeführt wurde, geschah Folgendes: Die Konsilanfrage beim 83-jährigen Patienten mit ossär metastasiertem Prostatakarzinom lautete „Wie kann die Schmerzsituation von Herrn M. verbessert werden?“ Nach der Befragung des Patienten im Zimmer besprach sich das Team wie üblich vor der Tür über das zu empfehlende weitere Vorgehen. Die Pflege übernahm zuerst das Wort und sagte: „Der Patient hat doch ein Delir.“ Worauf der Arzt erbost erwidert: „Die Diagnosen stelle hier noch immer ich als Arzt!“

29.2 Definition

Es gibt eine Vielzahl von Definitionen der Interprofessionalität/interprofessionellen Zusammenarbeit. Zur Konzeptualisierung der interprofessionellen Zusammenarbeit in der Palliative Care ist folgende Umschreibung mit deren Kenngrößen hilfreich:

Umschreibung der Interprofessionellen Zusammenarbeit

Interprofessionelle Zusammenarbeit ist

- ein sozialer Prozess,

- bei welchem zwei oder mehr Professionelle unterschiedlicher Professionen,
- bei einer komplexen Fragestellung
- im Hinblick auf ein gemeinsam festgelegtes, patientenzentriertes Ziel
- eine praktikable Lösung,
- die mit den Mitteln der einzelnen beteiligten Profession nicht zufriedenstellend erreicht werden kann, erarbeiten.

Die Lösung wird dadurch erreicht, dass die Professionellen
- sich für die Zielerreichung und den Patienten gemeinsam verantwortlich fühlen,
- die ihnen übertragenen Aufgaben erfüllen,
- sich gegenseitig informieren und
- die Expertise sowie den Beitrag jedes Einzelnen zur Zielerreichung wertschätzen.

29.3 Welches sind die Herausforderungen in der interprofessionellen Zusammenarbeit?

Nachfolgend werden die Kernelemente der interprofessionellen Zusammenarbeit erläutert.

29.3.1 Interprofessionelle Zusammenarbeit als sozialer Prozess

Hiermit soll ausgedrückt werden, dass Interprofessionelle Zusammenarbeit nur dann gelingen kann, wenn man sich als Team erlebt. Damit man sich als Team fühlen kann braucht es gemeinsame Grundwerte wie Professionalität, Eigenverantwortlichkeit, Kooperationsbereitschaft, Kommunikationsbereitschaft, Wertschätzung u.a. Dies bedingt, sich auf Augenhöhe zu begegnen, was prinzipiell eine Hierarchielosigkeit voraussetzt. Diese ist nicht zwingend gegeben, da jeder Professionelle in einer Hierarchie eingebunden ist – meist aber nicht alle Professionellen des Teams in der gleichen Hierarchie (z.B. Spitex und Hausarzt). Somit ergibt sich keine durch die Struktur gegebene Weisungsberechtigung, sondern vielmehr eine Mitverantwortlichkeit aller Professionellen des interprofessionellen Teams. Die Mitverantwortlichkeit kann jedoch nicht jegliche Kompetenzen – hier verstanden im Sinne von Auftrag, Befugnisse und Berechtigung – eliminieren. So bleibt beispielsweise die Kompetenz der Arzneimittelverschreibung dem Arzt zugewiesen, dieser tut aber im Sinne der interprofessionellen Zusammenarbeit gut daran, diese Kompetenz nicht als Machtmittel einzusetzen.

Ebenso ist es hilfreich festzulegen, wer beim spezifischen Patienten die Team-Leader-Rolle einnimmt.

29.3.2 Professionalität

Um die Kraft der interprofessionellen Zusammenarbeit auszunützen, muss jeder Professionelle einen gewissen Berufsstolz haben, sich der eigenen professionellen Kompetenzen bewusst sein und den eigenen Standpunkt (professionell, organisatorisch, persönlich u.a.) vertreten können. Der Berufsstolz birgt die Gefahr, dass man die eigene professionelle Interpretation der Fragestellung als wichtiger/richtiger einschätzt als jene eines anderen Professionellen. Diesem Stolperstein kann man insofern begegnen, indem man sich Wissen über die Kompetenzen der anderen Professionen aneignet und ihnen im Diskurs diese Kompetenzen zuspricht. Das Ringen um eine Lösung soll nicht durch Wertneutralität/Wertfreiheit, sondern durch Wertschätzung der anderen als auch der eigenen Professionalität geprägt sein. Wichtig dabei ist, dass man sich der Komplementarität der den Professionen zugrundeliegenden Wissenschaften (Naturwissenschaft, Sozialwissenschaft, Geisteswissenschaft u.a.) bewusst ist. Durch die unterschiedlichen Blickwinkel werden die Lösungsansätze für die Fragestellung vielfältiger.

29.3.3 Komplexe Fragstellungen

Als komplex kann eine Situation beschrieben werden, wenn sie folgende Charakteristika zeigt:

- schwierig anzugehen
- vielschichtig, multidimensional
- gleichzeitig
- unvorhersehbar
- unüberschaubar.

Dabei wird z. B. ein Symptom als **schwierig** behandelbar bezeichnet, wenn es durch das aktuell betreuende Team nicht innerhalb einer für den Patienten akzeptablen Zeit gebessert werden konnte. Für vorwiegend körperliche Symptome hat sich ein Zeitintervall von drei Tagen als akzeptabel erwiesen. Kann in dieser Zeit keine wesentliche Linderung (z. B. Schmerzlinderung) erreicht werden, so muss angenommen werden, dass bisher eine unzureichende Erfassung des Symptoms erfolgte oder ungeeignete Mittel eingesetzt wurden.

Die **Multidimensionalität** bezieht sich auf das bio-psycho-sozial-spirituelle Modell, womit jedes Symptom durch eine oder mehrere dieser Dimensionen mehr oder weniger geprägt sein kann. Die Mulitdimensionalität bedingt eine differenziertere Erfassung und daraus folgende differenziertere Lösungsansätze, was v. a. durch ein interprofessionelles Team gelingen kann.

Die **Gleichzeitigkeit** bezeichnet den Umstand, dass sich Symptome gegenseitig verstärken können – z. B. kann Schmerz bei gleichzeitig bestehender Übelkeit schwerer zu ertragen sein.

Die **Unvorhersehbarkeit** macht das Leiden dadurch komplexer, dass zwar eine Komplikation, z. B. eine drohende Blutung, benannt und besprochen, deren zeitliches Auftreten aber nicht abgeschätzt oder vorausgesagt werden kann. Diese Unsicherheit verstärkt das Leiden durch die erlebte Angst vor der Komplikation.

Hat der Patient gar das Gefühl, dass **niemand mehr den Überblick** über seine Situation hat, so empfindet er diese auch als komplex.

29.3.4 Gemeinsame Zielformulierung – Entscheidungsfindung

Die Festlegung eines patientenzentrierten gemeinsamen Ziels bedarf einer Entscheidungsfindung, in welche der Patient involviert ist – dies auch, wenn sich der Patient nicht mehr äußern kann. In der Palliative Care bedeutet dies *„Shared Decision Making"*. Diese basiert auf dem Informationsaustausch zwischen den Professionellen, die in der Patientenversorgung beteiligt sind, dem Patienten sowie den Angehörigen. Auf dem so gemeinsam zusammengetragenen Wissen kann die gemeinsame Entscheidungsfindung aufbauen. Je mehr Wissen von den einzelnen Informanden zusammenkommt, umso mehr Entscheidungsmöglichkeiten gibt es. Somit muss das Wissen von den verschiedenen Professionen genutzt werden, um dem Patienten möglichst viele Ziele/Entscheidungsmöglichkeiten aufzeigen zu können.

Die gemeinsame Zielvereinbarung ist das Fundament jeglicher Beziehung zum Patienten in der Palliativsituation – insbesondere auch der Arzt-Patienten-Beziehung. Die Ziele müssen formuliert und kommuniziert, somit explizit gemacht werden. Die mit dem Patienten vereinbarten Ziele können von den verschiedenen Professionen in berufsspezifischen Zielen formuliert werden, woraus sich berufsspezifische Interventionen und Maßnahmen ableiten (ein Beispiel sind die Pflegediagnosen).

29.3.5 Praktikable Lösung

Auf komplexe Fragestellungen sollte das Team mit dem Patienten und seinen Nächsten eine zielführende praktikable Lösung erarbeiten, dies im besten Sinne der Salutogenese: sie muss verstehbar, sinnhaft und handhabbar/zu managen *(Sense of Coherence)* sein.

29.3.6 Verantwortung – Eigenverantwortlichkeit

Die gemeinsam wahrgenommene (gespürte und getragene) Verantwortung für die gemeinsamen Entscheidungen zur Erreichung der gemeinsam formulierten Ziele des gemeinsam betreuten Patienten ist ein Kernelement der Interprofessionaliät in der Palliative Care. Sie bedingt eine Eigenverantwortlichkeit jedes Professionellen im Team. Eigenverantwortliche Professionelle zeichnen sich häufig durch Authentizität, Verlässlichkeit, Transparenz und Vorbildfunktion aus. Übernimmt ein Professioneller keine Verantwortung oder „versteckt" er sich hinter der Verantwortung der eigenen Profession, so behindert dies die Interprofessionelle Zusammenarbeit.

29.3.7 Arbeitsteilung – Kooperationsbereitschaft

Die ideale Arbeitsteilung ist dann gefunden, wenn jedes Teammitglied sich sicher sein kann, dass es die beste Person zur Erfüllung einer bestimmten Aufgabe ist. Dadurch steigt seine Motivation, diese zu erledigen. Dies bedingt die Koordination der Arbeiten. Zudem muss jedes Teammitglied auch mal zurückstehen können bei Aufgaben, die es gerne übernehmen würde! Es gilt somit, allfällige Konkurrenzsituationen zu identifizieren und anzusprechen bzw. zu vermeiden. Stolpersteine der Kooperationsbereitschaft sind: Konfliktvermeidung, ungelöste Konflikte, nicht deklarierte Macht- oder Hierarchieverhältnisse, unklare Zielformulierungen, Missverständnisse und die Suche nach Fehlern bei Anderen.

29.3.8 Informationsaustausch – Kommunikationsbereitschaft

Die regelmäßige Information über den Stand der Arbeit ist wichtig, damit keine Lücken, aber auch keine Doppelspurigkeiten entstehen! Die Festlegung der Regeln zum Informationsaustausch ist somit essenziell. Das richtige Maß an Information sowie das optimale Verhältnis von mündlichem (Rapporte, Telefonate u.a.) und schriftlichem (Dokumentation, Mail, Briefe u.a.) Austausch ist ebenso wie der optimale Zeitpunkt und die Reaktionsgeschwindigkeit (wie schnell wird eine Antwort erwartet) zu definieren. Dabei ist zu bedenken, dass einerseits Neugierde („Voyeurismus") nicht mit professionellem Informationsaustausch verwechselt werden darf, andererseits ist gezielte Zurückhaltung von Informationen eine ungerechtfertigte Machtausübung.

29.3.9 Wertschätzung

Gegenseitige Wertschätzung bedingt, die anderen Professionellen zu respektieren, ihnen zu vertrauen und ihnen eigene Kompetenzen zuzugestehen. Andere Professionelle zu kontrollieren, zu belehren oder sie als zudienende Professionen zu sehen sind Barrieren der interprofessionellen Zusammenarbeit.

29.4 Bedeutung

Obwohl intuitiv der Nutzen der Interprofessionellen Zusammenarbeit in der Palliative Care gegeben erscheint, so konnte dieser in Studien bisher wenig belegt werden. Zu erwarten wäre, dass durch die interprofessionelle Zusammenarbeit die Lebensqualität der Patienten sowie der Angehörigen verbessert wird und allenfalls auch die Kosten gesenkt werden können.

29.5 Wo kommt interprofessionelle Zusammenarbeit in der Palliative Care zum Tragen?

29.5.1 Interprofessionalität beim Assessment/der Diagnosestellung

Die Diagnose „sterbend" ist ein Paradebeispiel für interprofessionelle Zusammenarbeit. Diese Diagnose „gehört" keiner Profession. Wir können sie nur stellen, wenn wir die oben beschriebenen Kriterien der Interprofessionalität ernst nehmen. Es ist für jegliche Profession alleine schwierig, die Diagnose „sterbend" zu stellen, denn es gibt nur Indizien und keine Beweise dafür. Je mehr Indizien wir zusammentragen können, umso sicherer wird die Diagnose, und die Gefahr der Über- oder Unterdiagnose nimmt ab. Pflegende nehmen durch die lange Präsenzzeit am Krankenbett andere Symptome und Zeichen wahr als der Arzt, der Seelsorger, der Psychologe u. a. Ärzte hingegen haben das Wissen um die Krankheit, die Prognose, die Interventionsmöglichkeiten, und dies jeder aus der Sicht seiner Disziplin (der Palliativmediziner anders als der Onkologe oder der Hausarzt u. a.). Ebenso können Ärzte, insbesondere Hausärzte, häufig die Beobachtungen über einen längeren Zeitraum abstützen, was hilft, die Dynamik der Krankheit abzuschätzen. Dies macht klar, dass die Diagnose „sterbend" eine interprofessionelle ist und dass es nicht darum geht, wer schlussendlich Recht hat, sondern, dass wir das Optimale für den Patienten und seine Angehörigen machen.

29.5.2 Interprofessionalität bei der Entscheidungsfindung

Die interprofessionelle Entscheidungsfindung *(Shared Decision Making)* kommt speziell bei Entscheidungen in komplexen Situationen zum Tragen. Entscheidungen sind dann komplex, wenn es mehrere mögliche Behandlungs- oder Betreuungswege gibt und wir Professionelle keine klare Behandlungs- oder Betreuungsvorteile für die eine oder andere Entscheidung nennen können. Dabei kann es sich – wenn auch nicht zwingend – um Dilemmata (Wahl zwischen zwei gleichwertigen Möglichkeiten) handeln. Diese komplexen Entscheidungsfindungen basieren auf gemeinsamem Wissen von Patient, Angehörigen und Professionellen. Auch hier ist wieder das Wissen von verschiedenen Professionen und verschiedenen Disziplinen gefragt, und das Wissen jeder Profession und jeder Disziplin setzt sich aus Erfahrungswissen und erlerntem Wissen zusammen. Eine Einschätzung erfolgt, wenn das Wissen ausgetauscht und kommuniziert ist. Aus diesen Erkenntnissen wird dann mit dem Patienten und allenfalls den Angehörigen eine Entscheidung getroffen, wobei häufig auch ethische Überlegungen mit einfließen.

29.5.3 Interprofessionalität im Netzwerk

Die Zusammenarbeit im Netzwerk ist immer interprofessionell. Sie geht sogar noch ein Stück weiter, da hier zusätzlich noch die Zusammenarbeit mit den Laien – sei es mit Angehörigen, sei es mit Freiwilligen und Ehrenamtlichen – gesucht wird. Die Zusammenarbeit in einem Team ist immer nur so gut wie dessen schwächstes Glied. Somit sind wir alle dafür verantwortlich, dass alle Mitglieder des interprofessionellen Teams adäquat mit Haltung, Wissen und Fertigkeiten ausgestattet sind, damit sie ihren Aufgaben gewachsen sein können. Edukation, Wissenstransfer auf allen Ebenen, Aufbau von Kompetenzen sind die Zauberworte, die zum Erfolg führen. Das Wissen bei einer Profession zu poolen, nützt dem Netzwerk nichts. Dabei geht es nicht darum, dass jeder alles weiß, aber jeder muss über genügend Wissen und Fertigkeiten verfügen, damit er seine Aufgabe wahrnehmen kann und auch weiß, wann der Zeitpunkt gekommen ist, sich Unterstützung zu holen.

29.5.4 Interprofessionalität und Support

Der Support der Angehörigen kann nicht Aufgabe jedes einzelnen Teammitglieds sein. Im interprofessionellen Team muss besprochen werden, wer diesen Support am besten geben kann.

Auch der Support für andere Teams sollte nach Möglichkeit koordiniert und an ein Mitglied des interprofessionellen Teams delegiert werden. Andernfalls droht Überbetreuung oder gar Verwirrung.

> **Take-home-message**
>
> - Interprofessionalität ist nicht einfach dadurch gegeben, dass wir mit anderen Professionellen zusammenarbeiten.
> - Interprofessionalität ist ein sozialer Prozess, der auf der Findung der eigenen Rolle (Profession, Rolle u.a.) basiert und die Interaktion mit den anderen Professionen beinhaltet.
> - Interprofessionelle Kompetenzen umfassen Wissen (berufsspezifisches Wissen, Wissen über andere Professionen, Funktion des Teams), Fertigkeiten (Kommunikation, Kooperation, Eigenverantwortlichkeit, Shared Decision Making, Zielformulierung, Teamfähigkeit) und Haltung (Wertschätzung, Sicherheit, Patientenorientiertheit, Authentizität, Verlässlichkeit, gegenseitiges Vertrauen, Professionalität, Kontinuität der Betreuung).
> - Interprofessionalität bedingt ein ständiges Erkennen, Erlernen und Üben dieser Kompetenzen.

Literatur

[1] Arbeitsgruppe „Berufsbilder" der SAMW. Die zukünftigen Berufsbilder von Ärztinnen/Ärzten und Pflegenden in der ambulanten und klinischen Praxis. Schweiz Arzteztg. 2007;88(46): 1942–52. https://doi.org/10.4414/saez.2007.13099

[2] Gagliardi AR, Dobrow MJ, Wright FC. How can we improve cancer care? A review of interprofessional collaboration models and their use in clinical management. Surg Oncol. 2011;20(3): 146–54. https://doi.org/10.1016/j.suronc.2011.06.004

[3] Kälble K. Berufsgruppen- und fachübergreifende Zusammenarbeit – Terminologische Klärung. In: Kaba-Schönstein L, Kälble K, Hrsg. Interdisziplinäre Kooperation im Gesundheitswesen: Eine Herausforderung für die Ausbildung in der Medizin, der Sozialen Arbeit und der Pflege (Ergebnisse des Forschungsprojektes MESOP). Frankfurt am Main: Mabus-Verlag; 2004. 29–41.

[4] Reeves S, Pelone F, Harrison R, Goldman J, Zwarenstein M. Interprofessional collaboration to improve professional practice and healthcare outcomes. Cochrane Database Syst Rev. 2017; 6:CD000072. https://doi.org/10.1002/14651858.CD000072.pub3

[5] Supper I, Catala O, Lastman M, Chemla C, Bourgueil Y, Letrillart L. Interprofessional collaboration in primary health care: a review of facilitators and barriers perceived by involved autors. J of Public Health. 2015;35(4):716–27.

30
Palliative Care in der Hausarztmedizin

Andreas Gerber

Oder: Über das Zerlegen des furchteinflößenden Großen in bewältigbare Teilstücke.

> „Der Mensch: Abhängigkeit, Verlangen nach Unabhängigkeit, Bedürfnisse." (Blaise Pascal)

30.1 Einleitung

Fallvignette

Eines Morgens meldet sich die Partnerin eines 68-jährigen Patienten, den Sie hausärztlich betreuen, bei Ihnen. Dieser ist zurzeit wegen einer Komplikation eines fortgeschrittenen Tumorleidens hospitalisiert. Dessen Gesundheitszustand habe sich in kurzer Zeit rasch verschlechtert. Er sei zurzeit mobil, aber tagsüber über die Hälfte der Zeit bettlägerig. Nun habe sich ihr Mann entschlossen, die onkologische Behandlung abzubrechen. Er wolle möglichst rasch und endgültig nach Hause, um dann dort zu sterben. Er lässt sie über seine Partnerin anfragen, ob Sie ihm versprechen können, dies zu gewährleisten. Was ist zu tun?

Palliative Care im hausärztlichen Bereich ist gleichermaßen spannend und herausfordernd.

Spannend deshalb, weil wir uns jedes Mal, wenn wir Palliative Care betreiben, im Kernbereich des Arztberufs bewegen: in der stützenden Begleitung chronisch kranker, sterbender Menschen und derer Lebenssysteme [1].

Herausfordernd deshalb, weil dafür spezifisches Wissen und spezifische Fertigkeiten notwendig sind:

- Basiskenntnisse in der Pharmakotherapie bei Sterbenden (Handhabung von Opioiden!);
- die Fähigkeit zum strukturierten Nachdenken über Werthaltungen;
- die Fertigkeit, aus dem Sprechstundenalltag, welcher durch enge zeitliche Taktung sowie durch 1:1-Kommunikation hinter der Sprechzimmertür geprägt ist, in einen anderen Modus zu wechseln: in die Rolle eines Mitspielers in einem interprofessionellen Team mit Patienten und Angehörigen als dessen zentrale Akteure [2].

Für all diese Felder existieren in der Zwischenzeit Weiterbildungsangebote.

Hausärzte generell und darunter speziell jene mit vielen Jahren Berufs- und Lebenserfahrung verfügen bereits über viele Ressourcen:

- eine vorbestehende therapeutische Beziehung mit dem erkrankten Menschen;
- Kenntnis über dessen Lebenshintergrund und soziales Umfeld;
- Erfahrung in endverantwortlicher Diagnostik und Therapie;
- die Fähigkeit, bei Mehrfacherkrankungen diejenigen Krankheiten zu identifizieren, welche in der konkreten Situation hinsicht-

lich Leidenspotenzial und Lebensprognose bedeutsam sind;
- und davon abgeleitet die Fähigkeit, diagnostische Lücken zuzulassen sowie Komplexität zu reduzieren. Dies erfolgt durch Absetzen von Behandlungen, deren Nutzen-Nebenwirkungsbilanz in der gegebenen klinischen Situation als ungünstig zu beurteilen ist.

Es würde zu kurz greifen, Palliative Care nur im Kontext von Krebs zu betrachten. Auch Patienten mit fortgeschrittener Herzinsuffizienz oder chronisch obstruktiver Pneumopathie, fortgeschrittenem Morbus Parkinson, Motoneuron-Erkrankung, terminaler Niereninsuffizienz oder komplexer Alterskrankheit haben Anrecht auf Palliative Care. Sie weisen allerdings unterschiedliche Dynamiken bzgl. Krankheitsprogress auf [3].

Wenn infolge einer progredienten und voraussichtlich zum Tode führenden Erkrankung sich unsere Lebensperspektiven verengen, schwinden Gewissheiten und Ängste mögen zunehmen (vor körperlichem Leiden, vor dem Alleingelassen werden, vor dem Verlust von Lebenskontrolle, vor finanziellen Konsequenzen bei den Hinterbliebenen). Beziehungen sind zu klären, letzte Dinge sind zu regeln. Es gilt, Abschied zu nehmen, Ablösungs- und Trauerprozesse setzen ein. Spirituelle Fragen drängen. Systemisch betrachtet vollzieht sich in einem ganzen Lebenssystem ein Veränderungsprozess, welcher mit der Eröffnung der Diagnose bei dem Patienten einsetzt und sich weit über das Sterbedatum der erkrankten Person hinaus vollzieht.

Merke
- Palliative Care ist die Intensive Care des ambulanten Bereichs.
- Sie sind dabei nie allein, sondern Teil eines interprofessionellen Teams.
- Sie verbessern Lebensqualität, indem Sie Lebenssystemen Selbstwirksamkeit und damit Sicherheit verleihen.

Dies bewerkstelligen Sie, indem Sie früh und systematisch damit beginnen, das System zu strukturieren und zeitgerecht Ressourcen bereitzustellen. Ein Hauptaugenmerk verdienen die nachfolgenden Problemfelder: Angst, körperliche Symptome, Schlafstörung, Depression, Erschöpfung bei Patient sowie dem Helfersystem (damit sind auch die Freiwilligen und die Professionellen eingeschlossen!).

Merke
Zentral ist die *bestmögliche Minimierung von Angst im System*. Angst verstärkt Schmerzen, Dyspnoe, Delir und Schlafstörung.

30.2 Strukturen und Organisationsroutinen

Welche Strukturen sowie Organisations- und Kommunikationsroutinen bewähren sich für eine gelingende Begleitung Schwerkranker und derer Angehörigen im häuslichen Setting sowie im Heimbereich?

30.2.1 Eigene Rolle und Ressourcen klären

Zu klären sind folgende Fragen: Bin ich in der Lage und willens, die Prozesssteuerung zu übernehmen? Wann und wie bin ich für die Pflegenden des Mobilen Palliativdienstes (MPD) erreichbar? Wer ist mein Back-up? Wo kann ich bei Patienten mit hoher Krankheitskomplexität und/oder hoher Progressionsdynamik Fachsupport einholen?

30.2.2 Team aufstellen

Das Kernteam besteht aus dem Patienten, den engsten Angehörigen, dem Hausarzt sowie dem regional aktiven Mobilen Palliativdienst (MPD) unter Einbezug von Freiwilligen. Darum herum gruppieren sich je nach Bedarf Mitglieder des erweiterten Teams aus den Bereichen Medizin und Pflege, Seelsorge, Ernährung, Physiotherapie, Psychoonkologie, Sozialarbeit sowie weitere beratende und stützende Instanzen (Lungenliga, Krebsliga, Verein ALS, Fachleute für Fragen in Belangen der Sozialversicherung, Lehrpersonen der Kinder etc.). Sofern noch fachärztliche Behandlungen zur Bremsung der Krankheitsprogression laufen, gehört die betreffende ärztliche Fachperson mit ins Team (Onkologe, Kardiologe, Pneumologe etc.).

Merke
Der erkrankte Mensch und dessen Angehörigen sind die zentralen Mitglieder des Teams.

30.2.3 Flagge zeigen

Die Patienten werden im Anschluss an die Diagnosestellung eines lebensbedrohlichen Leidens meist fachärztlich geführt und die Hausarztpraxen gewährleisten – wenn überhaupt – oft nur noch subsidiären Support durch delegierte flankierende Kontrollen. Dabei droht vergessen zu gehen, dass sich die Aufgaben von Fachspezialisten und Hausärzten voneinander unterscheiden.

Merke
Fachspezialisten und deren Teams sind zuständig für die Kontrolle des Grundleidens. Hausärzte sind gemeinsam mit ihren Partnern von den spitalexternen Krankenpflegediensten verantwortlich für die Leidenskontrolle beim Patienten sowie für die Stützung des häuslichen Helfersystems.

Es ist die Aufgabe des Hausarztes, die Führung bei der Vernetzung und Strukturierung des Systems unter Einbezug der Fachspezialisten zu übernehmen sowie zu klären, wer in der Folge die koordinative Verantwortung übernimmt. Sämtliche angebotenen Therapien müssen gut begründet sein. Sie sind im Fall einer empirisch wenig gesicherten Nutzen-Nebenwirkungs-Evidenz kritisch zu hinterfragen und ggf. rechtzeitig abzusetzen (primum nihil nocere!)

30.2.4 Zeit nutzen

Wann mit Teambildung beginnen? Immer dann, wenn wir denken, dass es für die Installation eines häuslichen Palliative Care Supportnetzes noch zu früh sei. Denn erstens haben wir systematisch die Tendenz, zu optimistisch zu prognostizieren. Zweitens bedeutet Teambildung Aufbau von Beziehung und Vertrauen, und dafür benötigen alle Beteiligten und insbesondere Patienten und deren Angehörige Zeit. Namentlich die Krankheitsverläufe in der Onkologie sind oft tückisch: hier kippen typischerweise die Patienten nach manchmal lange anhaltenden Phasen von guter Krankheitskontrolle mit hoher Funktionalität in eine rasche Krankheitsprogression hinein. Wenn dieser Moment eintritt, muss das Team bereitstehen und die vorsorglichen Krisenregelungen müssen bereits vorbereitet sein.

Merke
Wir können mit der Teambildung nie zu früh beginnen. Oft beginnen wir damit zu spät. Deshalb: am besten sofort beginnen.

30.2.5 Symptome kontrollieren und Erschöpfung antizipieren

Die Kontrolle der Kernsymptome Angst, Atemnot, Schmerzen, Übelkeit, Erbrechen, Obstipation, Verwirrung und Schlafstörung stellt die Basis dar für gelingende Lebensendprozesse. Die über die Website von *palliative.ch* abrufbaren Bigorio-Richtlinien sind dazu hilfreich. Wenn die Symptomkontrolle mit den ambulant verfügbaren Ressourcen ungenügend ist oder wenn sich das Helfersystem zu erschöpfen droht, ist eine rechtzeitige Hospitalisation zwingend indiziert. Es wird davor gewarnt, dem Drängen von Familiensystemen stattzugeben, welche eine Zusicherung verlangen, dass die erkrankte Person bis zum Tode zu Hause betreut werden kann. In der Nationalen Palliative Care Strategie des Bundesrates sind die Akutspitäler als stationäre Anbieter für allgemeine Akut-Palliative-Care ausdrücklich designiert (Nationale Strategie Palliative Care 2013–2015). Angehörige artikulieren ihre Erschöpfung meist zu spät. Es ist Aufgabe der Professionellen, immer wieder zu fragen.

Merke
Aus der Retrospektive heraus betrachtet ist es erfahrungsgemäß für Lebenssysteme weniger entscheidend, wo ein kranker Mensch stirbt, sondern wie er stirbt und wie die Angehörigen dieses Sterben erleben.

30.2.6 Wiederholte Entscheidungsfindung mittels Standortgesprächen

Je besser sich ein erkrankter Mensch eingebettet weiß, desto freier und selbstbestimmter ist er auch in Fragen der Entscheidungsfindung.

Standortgespräche sind als strukturierende Koordinations- und Steuerungsmittel unentbehrlich für die Gewährleistung bestmöglicher Lebensübergänge. Sie ermöglichen allen Mitgliedern des Familiensystems:

- das Formulieren und Klären aller Themen, welche den einzelnen Mitgliedern des Teams unter den Nägeln brennen
- neu auftauchende Fragestellungen und Aufgaben laufend mittels Support durch Fachpersonen abzuarbeiten
- Ungewissheit zu teilen
- individuelle Situationswahrnehmungen anzugleichen
- in den Zeitspannen zwischen den Gesprächen auch wieder in den Lebensalltag einzutauchen.

30.2.7 Formulierung der Prognose nach dem Prinzip des „hope for the best, prepare for the worst"

Das Formulieren von kurzfristigen Prognosen aufgrund von statistischen Daten ist im Einzelfall nicht möglich; dies ist den Betroffenen zu deklarieren. Gleichzeitig eröffnet dies die Möglichkeit, eine hilfreiche und intellektuell redliche Struktur zu legen nach dem Prinzip Plan A und Plan B:

- Plan A: Worauf hoffen die Beteiligten? Was benötigt das System bis zum nächsten Standortgespräch?
- Plan B: Krisenszenarien und vorsorgliche Regelungen.

Dies ermöglicht dem kranken Menschen und dessen Angehörigen, sich antizipativ auf das Lebensende vorzubereiten aber gleichzeitig Hoffnung bewahren zu können (s. auch Kap. 28).

Merke
Indem Sie die einvernehmlich beschlossenen Behandlungspfade verschriftlichen (s. auch Anhang 8), erzeugen Sie Sicherheit. Zudem erleichtern Sie Notfallärzten, Rettungsdiensten und Notfallstationen deren Arbeit.

30.2.8 Sicherheit und Selbstwirksamkeit geben

Sicherheit geben:

- mittels der 24h-Telefon-Hotline des regional aktiven Mobilen Palliativdienstes (MPD)
- mittels regelmäßigem telefonischem Nachfassen durch den Hausarzt.

Selbstwirksamkeit geben:

- mittels Bereitstellung von Reservemedikamenten durch den MPD und der Instruktion von Angehörigen in der Handhabung derselben
- mittels Stützung des Helfersystems (z. B. durch den Einbezug durch Freiwillige)
- mittels vorbesprochener regelmäßiger Überprüfungen, ob die vorhandenen Systemressourcen zum gegebenen Zeitpunkt ausreichend sind:
  - Kraft der Angehörigen?
  - Ressourcen der Freiwilligen?

- fachliche und personelle Ressourcen bei Basis-Spitex sowie Mobilem Palliativdienst?

Es bewährt sich ein direktives Vorgehen besonders dann, wenn die Angehörigen zu erschöpft sind, um ihre Überforderung zu deklarieren und ihre legitimen Bedürfnisse einzufordern. Angehörige, welche einen Menschen im Sterben zu Hause begleiten, verfügen oft über viele Ressourcen. Damit diese Ressourcen aber eingesetzt werden können, benötigen diese Lebenssysteme Schulung und Support; dies umso mehr, als Familien meistens nicht auf Erfahrungen aus früheren Sterbeprozessen zurückgreifen können.

Praxistipp

Kurze aber regelmäßige Kontrolltelefonate durch den Hausarzt sind hilfreich. Obligatorisch: vor den Sonn- und Feiertagen überprüfen, ob großzügig dimensionierte Medikamentenreserven bereitstehen für den Fall, dass sich Symptome verschlimmern sollten.

30.2.9 Und über den Tod hinaus

Mit Voranschreiten des Sterbeprozesses und dem letztendlichen Todeseintritt beim Patienten rücken zunehmend die Angehörigen und deren Bedürfnisse in den Vordergrund. Die Gruppe der minderjährigen Angehörigen gehört oft zu den „vergessenen Trauernden". Sie kommen meist zu kurz und finden zudem für ihre Gefühle und Bedürfnisse innerhalb ihrer Peer-Gruppe keine Ansprechpartner. Ausgehend davon, dass ein ganzes Lebenssystem begleitet wird, gehört die rechtzeitige Erfassung allenfalls auftretender Anpassungsstörungen bei den Hinterbliebenen (pathologische Trauerformen, depressive Reaktion etc.) ebenfalls zu den hausärztlichen Aufgaben.

Praxistipp

Ein abschließendes Gespräch mit den Hinterbliebenen einige Wochen nach dem Tod des Patienten ist für alle Beteiligten hilfreich und wird in der Regel durch die Hinterbliebenen sehr geschätzt. Alle Beteiligte haben die Möglichkeit, den gemeinsam gestalteten Prozess zu reflektieren, Rückmeldungen zu geben sowie sich zu verabschieden.

Literatur

[1] End-of-life care: the neglected core business of medicine. Editorial. The Lancet March 31 2012; 379:1171. https://doi.org/10.1016/S0140-6736(12)60490-5

[2] Gerber M, Kraft E, Bosshard C. Interprofessionelle Zusammenarbeit aus Qualitätssicht. Schweiz Arzteztg. 2018;99(44):1524–29. https://doi.org/10.4414/saez.2018.17276

[3] Lunney JR, Lynn J, Hogan C. Profiles of older Medicare decedents. J Am Geriatr Soc. 2002;50: 1108–12. https://doi.org/10.1046/j.1532-5415.2002.50268.x

Links

palliative.ch. Fachportal – Arbeitsgruppen/Standards – Best Practice [Internet; abgerufen am 31. August 2020]. Verfügbar unter: https://www.palliative.ch/de/palliative-ch/

Nationale Strategie Palliative Care 2013–2015. Palliative ch, Bundesamt für Gesundheit (BAG) und Schweizerische Konferenz der kantonalen Gesundheitsdirektorinnen und -direktoren (GDK). Versorgungsstrukturen für spezialisierte Palliative Care in der Schweiz (2012) [Internet; abgerufen am 31. August 2020]. Verfügbar unter: https://www.palliative.ch/de/palliative-care/nationale-strategie/

31 Die Rolle der Pflege

Maya Monteverde, Luisella Manzambi

31.1 Einführung

Palliative Care zeichnet sich durch Interprofessionalität und Interdisziplinarität aus. Verschiedene Berufsgruppen und verschiedene Disziplinen innerhalb der jeweiligen Berufsgruppen haben ein gemeinsames Ziel: Das Erlangen oder Wiederherstellen einer möglichst guten Lebensqualität von Patienten, welche an einer lebensbedrohlichen und unheilbaren Krankheit leiden. Dieses Ziel soll durch die Gewährung der Selbstbestimmung der Betroffenen, durch ein ausgezeichnetes Symptom-Management, durch das Vermitteln von Sicherheit und durch individuell angemessenen Support sowohl von Betroffenen wie auch von deren Angehörigen gewährleistet werden.

Die Pflege nimmt in diesen verschiedenen Bereichen einen wichtigen Platz ein. Wesentliche Aufgaben der Pflege bestehen in der Beziehungsgestaltung mit dem Patienten und seinen Angehörigen, in der Planung von pflegerischen Interventionen, derer Durchführung und Evaluation, im Entscheidungsfindungsprozess, sowie in der Patienten- und Angehörigen-Edukation. Edukation lässt die Betroffenen zu Experten ihrer Erkrankung werden. Eine professionell gestaltete Pflege, im spitalexternen sowie im spitalinternen Bereich, schließt – sofern vorhanden – das soziale Umfeld des erkrankten Menschen stets in die geplanten Pflegemaßnahmen mit ein.

In diesem Kapitel werden zentrale Aufgaben von Pflegenden, welche in Palliative-Care-Einrichtungen tätig sind, beschrieben. Die unterschiedlichen Rollen der Pflege im spitalinternen und spitalexternen Bereich werden dargestellt.

31.2 Die Rolle der Pflegenden im spitalexternen Umfeld

Pflegende, welche in der Spitex tätig sind (sei es in der palliativen Grundversorgung oder in der spezialisierten Versorgung), arbeiten sehr selbständig und müssen in der täglichen Praxis Entscheidungen über das weitere Vorgehen meistens alleine fällen. Sie sehen sich in der Zusammenarbeit mit den Hausärzten mit anderen Frage- und Problemstellungen konfrontiert als Pflegende in Institutionen. Der Hausarzt wiederum ist darauf angewiesen, dass die Spitexpflegenden ihm die genauen Beobachtungen und Wahrnehmungen über den Zustand des kranken Menschen mitteilen, weil er Patienten, welche zu schwach sind, um in die Arztpraxis zu kommen, nur bei seinen Hausbesuchen sieht. In einigen Kantonen gibt es ergänzend zur örtlichen Spitex spezialisierte Spitexorganisationen (SEOP, Onko-Spitex, Palliaviva, palliativer Brückendienst, EMSP), welche als Erst- und Zweitliniendienste funktionieren und nicht multiprofessionell sind. Andere Kantone haben mobile Palliative-Care-

Teams, welche als Zweitliniendienste auftreten und in der Regel interprofessionell zusammengesetzt sind.

In der palliativen Betreuung zu Hause sind meistens verschiedene Berufsgruppen, Organisationen und Einzelpersonen involviert. Dieser Aspekt erfordert eine Klärung der Fallführung oder die Klärung, wer für welche Bereiche zuständig ist. Sind die Zuständigkeiten und die Fallführung nicht geklärt, führt dies zu Verunsicherungen bei den Betroffenen und ihren Angehörigen.

Die Pflege zu Hause beinhaltet unterschiedliche Bereiche, Funktionen und Aufgaben. Je nach Gesundheitszustand des Patienten sind unterschiedliche Interventionen nötig und möglich. Sie reichen von einfachen Hilfeleistungen bei der Körperpflege bis hin zur Pflege von vollständig bettlägerigen und sterbenden Menschen. Ärztlich verordnete Maßnahmen, wie Injektionen, Wundversorgung, enterale und parenterale Ernährung, Infusionen, Bluttransfusionen, Einsatz von Schmerzpumpen und anderen Tätigkeiten gehören ebenso zum Arbeitsfeld von Spitexpflegenden wie die Beratung und Edukation von Patienten und Angehörigen im Umgang mit der Krankheit und den belastenden Symptomen sowie die Evaluation der getroffenen Maßnahmen zur Symptomlinderung.

Das gemeinsame Erarbeiten von Bewältigungsstrategien in Bezug auf den Rollenwechsel in der häuslichen Situation (z. B. der Ehemann wird plötzlich pflegender Angehöriger), Gespräche über Abschied, Sterben und Tod sind weitere wichtige Aspekte in der häuslichen Pflege. In sehr komplexen Krankheitssituationen organisieren die Pflegenden ein Netzwerk von Nachtwachen und Freiwilligen zur Entlastung von pflegenden Angehörigen. Die entstehenden Kosten hierfür werden nicht oder nur zu einem kleinen Teil von der Krankenkasse übernommen. Eine zentrale Kompetenz von Pflegenden in der Spitex ist die Fähigkeit, Sicherheit zu Hause zu vermitteln.

Der Runde Tisch – Family Conference

Wenn Spitexpflegende bei den Patienten zu Hause neu auftretende Probleme erkennen, ist der Hausarzt in der Regel nicht anwesend. Deshalb findet die Kommunikation zwischen Pflege und Hausarzt häufig telefonisch, per Fax oder E-Mail statt. Bei telefonischen Kontakten besteht die Schwierigkeit, dass sich der Hausarzt in seiner Praxis mitten in der Sprechstunde befindet und deshalb keine Zeit hat, Maßnahmen für die weitere Pflege oder medikamentöse Änderungen zu besprechen. Die Durchführung eines Runden Tischs ist für die Betreuung zu Hause daher eine hilfreiche Methode, um zu erwartende Schwierigkeiten gemeinsam zu besprechen und zusammen nach möglichen Lösungen zu suchen. Am Runden Tisch nehmen nach Möglichkeit der Patient, seine pflegenden Angehörigen, der Hausarzt, die Spitex, das mobile Palliative-Care-Team und weitere an der Pflege beteiligte Personen oder Institutionen teil. Antizipierend können so Maßnahmen entwickelt werden, welche sowohl den Betroffenen wie auch den pflegenden Angehörigen und den Spitexpflegenden Sicherheit vermitteln. Es wird besprochen, was zu tun ist, wenn z. B. der Patient seine Medikamente nicht mehr schlucken kann, wenn er nicht mehr isst und trinkt, wenn eine Infektion auftritt, wenn er nicht mehr aufstehen kann, wenn Symptome wie Angst, Unruhe, Schlaflosigkeit, Schmerzen, Übelkeit, Atemnot und weitere auftreten. Diese Fähigkeit der Antizipation kann dazu führen, dass möglicherweise eintretende Notfallsituationen vorweggenommen werden, indem mit den beteiligten Personen gemeinsam ein „Notfallplan“ oder eine „Notfallbox“ erstellt wird. Ein weiterer Inhalt des Runden Tischs besteht darin, zu erfassen, wie es den pflegenden Angehörigen geht, welches ihre Ressourcen sind, wie sie mit den verschiedenen Belastungsfaktoren umgehen können und ob sie mehr Unterstützung oder Erholungspausen in der täglichen Pflege benötigen. Eine mögliche Grundlage für die Durchführung des Runden Tischs bietet der Betreuungsplan (s. auch Kap. 35).

Patienten- und Angehörigen-Edukation zu Hause

Da Patienten und ihre Angehörigen oft nicht wissen, wie der mögliche Krankheitsverlauf aussehen könnte, wissen sie auch nicht, worauf sie achten müssen, welche Schwierigkeiten oder Komplikationen auftreten können. Deshalb müssen sie gut geschult werden und brauchen klare Informationen, um auftretende Probleme rechtzeitig erkennen zu können. Zudem brauchen sie das Wissen, wie sie bei den jeweiligen Symptomen oder Schwierigkeiten handeln können. Die Pflegenden sollten die Kunst beherrschen, die „richtigen" Fragen zu stellen, weil die Betroffenen nicht wissen, was sie nicht wissen und deshalb auch nicht wissen können, welche Fragen sie stellen müssten, um die für ihre Situation zutreffenden Antworten zu erhalten.

Pflegende Angehörige wissen nicht, wie sich ihre Rolle im Familienkontext verändern wird, wenn sie plötzlich die Pflege eines schwerkranken und sterbenden Menschen übernehmen. Sie befinden sich plötzlich in einer Doppelrolle: einerseits übernehmen sie eine *„Co-Worker-Role"*, sie sind ein Teil des „Pflegeteams" und sollten für die Pflege befähigt werden, andererseits sind auch sie in einer *„Client Role"*, einer „Klientenrolle" und brauchen somit selbst Pflege (erfassbar mit dem CSNAT – „Carer Support Needs Assessment Tool").

Tabelle 31-1 und **Tabelle 31-2** stellen die Doppelrollen der pflegenden Angehörigen basierend auf dem CSNAT dar.

Tabelle 31-1: Pflegende Angehörige in ihrer Doppelrolle als „Co-Worker" und die entsprechenden Edukationsbereiche.

„Co-Worker-Role"	Benötigte Informationen/Befähigungen
Pflegende Angehörige wissen, wen sie wann kontaktieren können	Sie haben Kenntnisse über die verschiedenen Rollen und Aufgaben der involvierten Dienste (örtliche Spitex, Hausarzt, mobiles Palliative-Care-Team, Facharzt, weitere Dienste); wissen, welche Organisation für welche Bereiche zu kontaktieren sind und kennen die örtlichen Ressourcen.
Sie verstehen die Krankheit ihres Angehörigen	Sie wissen, welche Symptome/Probleme die Krankheit mit sich bringen kann und verstehen die Bedeutung der Erkrankung.
Sie kennen den möglichen Krankheitsverlauf	• Antizipation über den möglichen Krankheitsverlauf: Mit welchen Problemen muss gerechnet werden? Welche Handlungsmöglichkeiten bestehen? • Angehörige haben Kenntnisse bzgl. Notfallmaßnahmen und Zugang zu Notfalldiensten • Falls der Patient zu Hause versterben will, kennen die pflegenden Angehörigen mögliche Symptome und Zeichen der Sterbephase.
Symptom-Management und Medikamenten-Verabreichung	• Pflegende Angehörige werden über Schmerzarten, Schmerzerfassung und deren Behandlung geschult und haben Kenntnisse über den Umgang mit weiteren Symptomen und Problemen wie Schwäche, Fatigue, Dyspnoe, Übelkeit und Erbrechen, Stomatitis und Soor, Ödeme, Haut- und Wundpflege • Sie erhalten Tipps bzgl. Ernährung, Ernährungstechniken und Mundpflege; Umgang mit Appetit- und Gewichtsverlust; Prävention und Umgang mit Dehydratation • Sie werden im Erkennen von Symptomen geschult. • Sie haben Kenntnisse über Wirkung und Nebenwirkungen von Medikamenten sowie über Maßnahmen bei Nebenwirkungen. • Bei Bedarf werden sie für Anwendungen von komplementären Maßnahmen geschult.

Tabelle 31-1: *Fortsetzung*

„Co-Worker-Role“	Benötigte Informationen/Befähigungen
Über die Erkrankung sprechen können	Falls es vom Patienten gewünscht wird, sprechen die pflegenden Angehörigen mit ihm über seine Erkrankung.
Ausrüstung und Material für die Pflege zur Verfügung haben	• Sie haben Kenntnisse über Verfügbarkeit, Zugang und Gebrauch von technischen Hilfsmitteln; Kenntnisse über optimale Positionierung von Pflegebetten. • Sie erhalten Tipps und Unterstützung bei der Körper- und Haarpflege; Umgang mit Ausscheidung; Umgang mit Stuhl- oder Urininkontinenz; Umgang mit Blasenkatheter.
Dem Patienten individuelle Betreuung zukommen lassen	• Sie passen ihre Betreuung an die momentane Situation des kranken Angehörigen an. • Sie erkennen die Wichtigkeit von Ruhepausen. • Sie erkennen seine physischen, emotionalen und spirituellen Bedürfnisse.

Nach [3], [7], [11], [8]; Darstellung und Übersetzung der Autorin.

Tabelle 31-2: Pflegende Angehörige in ihrer Doppelrolle als „Klienten“ und entsprechende Maßnahmen.

„Client-Role“	Maßnahmen
Pflegende Angehörige tragen Sorge um die eigene Gesundheit	• Das behandelnde Team kennt den Gesundheitsstatus der pflegenden Angehörigen, erkennt Anzeichen der Erschöpfung und spricht sie darauf an. • Die pflegenden Angehörigen werden ermutigt, zur eigenen Gesundheit Sorge zu tragen. Eigene Bedürfnisse werden legitimiert. • Kenntnisse über Lagerungs- und Mobilisationstechniken, sowie eigenes rückenschonendes Arbeiten sind vorhanden.
Umgang mit eigenen Gefühlen und Sorgen	• Das behandelnde Team spricht Sorgen der Angehörigen an und gibt Raum, auch über zwiespältige Gefühle und Tabus zu sprechen. • Ressourcen der pflegenden Angehörigen werden thematisiert und gefördert („Was hilft Ihnen? Was tut Ihnen gut?“).
Glaube/Spiritualität	Unterstützungs- und Gesprächsangebote zu spirituellen Fragen zur Verfügung stellen.
Praktische Hilfe zu Hause	Das behandelnde Team übernimmt bei Bedarf die Organisation der praktischen Hilfen zu Hause, um die pflegenden Angehörigen zu entlasten.
Finanzielle, gesetzliche oder arbeitsrechtliche Themen	Bei Bedarf werden Kontakte zu sozialen Diensten hergestellt.
Zeit für sich selber haben	• Die pflegenden Angehörigen werden unterstützt, sich Auszeiten und Pflegepausen zu nehmen. • Die Thematik des „Schlechten Gewissens“ wird dabei angesprochen. • Pflegepausen werden vom behandelnden Team gefördert und legitimiert.
Möglichkeiten von Nachtpausen	• Zugang zu 24h-Erreichbarkeit • Zugang zu Nachtbetreuung • Abklärung der Finanzierung

Nach [3], [7], [11], [8]; Darstellung und Übersetzung der Autorin.

Tabelle 31-1 zeigt die sieben Bereiche der „Co-Worker-Rolle" sowie konkrete Edukations- und Informationsbereiche, wie das behandelnde Team die pflegenden Angehörigen in ihrer Rolle als „Teammitglied" beraten, schulen und unterstützen kann.

Tabelle 31-2 gibt eine Übersicht über die sieben Bereiche der „Klienten-Rolle" der pflegenden Angehörigen und mögliche Interventionen des behandelnden Teams, um die Bedürfnisse der Angehörigen wahrzunehmen.

Es sollte im behandelnden Team geklärt werden, welche Organisation welche Bereiche der Unterstützung und Edukation übernimmt. Es ist wünschenswert, dass die Rollen der verschiedenen Anbieter geklärt sind.

31.3 Die Rolle der Pflegenden in Institutionen

„... Am Anfang unseres Studiums wurde uns gesagt, dass wir für die Patienten und für ihre Angehörigen, die zu Besuch kommen, die Gastgeber sind." [16]

In der Realität jedoch betritt der Patient, der in ein Krankenhaus oder eine andere Gesundheitseinrichtung gebracht wird, ein ihm unbekanntes Territorium.

Häufig erfolgt die Einweisung, weil sich der Allgemeinzustand verschlechtert hat, weil Symptome aufgetreten sind, die zu Hause nicht zu bewältigen sind oder weil die Angehörigen vollkommen erschöpft sind. Der Patient trifft also in einer Krisensituation auf das Versorgungsteam (= das Team aus Ärzten und Pflegefachpersonen).

Folgende wesentliche Aspekte der Pflege und Behandlung innerhalb einer Institution werden in diesem Abschnitt behandelt:

- Aufnahme des Patienten
- Kennenlernen des Patienten und Aufbau einer Beziehung zu ihm und seinen Angehörigen
- schnelle Linderung der Symptome.

Auch wenn viele Gesundheitseinrichtungen rund um die Uhr Zutritt gewähren, verlieren Angehörige einen Teil ihrer Rolle als Pflegende und können sich zumindest etwas mehr um sich selbst kümmern.

31.3.1 Aufnahme des Patienten

„The caring process is facilitated through a combination of science, presence, openness, compassion, mindful attention to detail, and teamwork." [6].

Der Satz von Nancy Coyle fasst treffend zusammen, was es bedeutet, sich um eine kranke Person zu kümmern: Die Pflege und Betreuung ist eine Kombination aus Wissen, Präsenz, Offenheit, Mitgefühl, Beachtung von Nuancen und Arbeit im Team.

Manche Aspekte empfinden Patienten und Angehörige als besonders belastend, wenn sie in ein Krankenhaus kommen: z. B. den Übergang von der Notaufnahme zur Station, wenn sie die gesamte Krankengeschichte noch einmal wiederholen müssen. Somit ist von uns als Erstes gefordert, vernetzt zu arbeiten, damit die Aufnahme des Patienten – ob geplant oder notfallmäßig – reibungslos abläuft.

Der zweite wichtige Punkt ist, schon vor dem Zusammentreffen mit dem Patienten seine Unterlagen genau zu lesen und mit den Personen Kontakt aufzunehmen, die die Einweisung veranlasst haben, damit bereits grundlegende Informationen erfasst sind, bevor mit dem Patienten und den Angehörigen gesprochen wird. Deshalb ist unsere Fähigkeit, von Anfang an gemeinschaftlich zu arbeiten und den Patienten und seine Angehörigen als Team zu empfangen, bereits Teil der Versorgung.

Konkret übersetzt sich das in ein erstes Gespräch, das vom Arzt gemeinsam mit der Pflegeperson durchgeführt wird. Dabei wird die mit der aktuellen Aufnahme assoziierte Anamnese erhoben und der Patient klinisch untersucht, um eben genau die Situation zu vermeiden, dass der Patient und/oder seine Angehörigen zweimal die gleichen Fragen beantworten müssen. Für die Pflegeperson bietet sich dabei häufig die Gelegenheit, während des letzten Teils der klinischen Untersuchung den Raum zu verlassen und mit den Angehörigen zu sprechen.

Auf diese Weise kann sich das Team von Anfang an gemeinsam ein Bild von den Hauptproblemen machen, die zur Einweisung des Patienten geführt haben. Gleichzeitig kann es die unmittelbaren Ziele besprechen und erste Überlegungen zu den durchzuführenden Maßnahmen anstellen.

Der Patient bleibt Gast im Krankenhaus, sein Zuhause ist anderswo. Unser Handeln muss darauf ausgerichtet sein, ihm Erleichterung zu verschaffen und den Aufenthalt so angenehm wie möglich zu machen. Seinen Bedürfnissen ist sowohl von pflegerischer als auch von medizinischer Seite her Rechnung zu tragen.

31.3.2 Kennenlernen des Patienten und Aufbau einer Beziehung zu ihm und seinen Angehörigen

Die Pflegeperson, die im Krankenhaus oder einer anderen Einrichtung arbeitet, begleitet den Patienten und beobachtet über Stunden und Tage hinweg, wie sich seine Situation entwickelt. Sie übernimmt pflegerische Tätigkeiten, die er nicht mehr allein ausüben kann und wird dabei oft Zeugin der Mühe, die den Patienten das Weiterleben kostet und ihn in manchen Momenten mutlos macht. Hier kann ein Satz, eine Geste zu einem vertraulichen und emotional intensiven Gespräch führen.

Der Arzt kommt zur Visite und hält sich dabei meistens deutlich kürzer beim Patienten auf als die Pflegeperson. Doch kann die Visite wichtige Impulse geben, um sich ein genaueres Bild von der kranken Person und ihren Angehörigen zu verschaffen.

Die Angehörigen müssen sich selbst gestatten, einen Teil ihrer Aufgaben als Betreuende und Pflegende abzugeben. Erst dann können sie eigene Belange mehr in den Mittelpunkt stellen. Deshalb sind die vom Team organisierten Zusammenkünfte – als Runder Tisch oder Family Conference bezeichnet – mit dem Patienten und den Angehörigen so wichtig. Manchmal finden sie auch ohne den Patienten statt, weil dieser nicht daran teilnehmen kann oder weil man den Angehörigen die Möglichkeit geben will, frei über ihre Sorgen zu sprechen. Im letzteren Fall erklärt man der kranken Person, dass es in diesem Gespräch um nichts geht, was sie nicht weiß, sondern darum, auch den Angehörigen in einem für alle schwierigen Moment Raum zu geben.

31.3.3 Schnelle Linderung der Symptome

Oftmals fällt ein stationärer Aufenthalt mit der Verschlechterung des Allgemeinzustands und mit dem Auftreten von Symptomen zusammen, die zu Hause nicht bewältigt werden können. Im Krankenhaus stehen Spezialisten und technische Möglichkeiten zur Verfügung, und oftmals erwarten Patienten und Angehörige, dass „etwas Konkretes" unternommen wird und sich der Zustand bessert, wie sie es schon andere Male erlebt haben.

Gerade weil das Krankenhaus immer noch ein Ort ist, der auf Diagnostik und Therapie fokussiert ist, sind die größten Herausforderungen bei der Versorgung eines schwer kranken Patienten in diesem Umfeld, der Linderung der Symptome den Vorrang zu geben und jede Intervention sorgsam abzuwägen.

Personen, die den Patienten betreuen, stellen sich unter anderem diese Fragen:

- Wo auf seinem Lebensweg befindet sich der Patient („quantitative Prognose")?
- Welche Fragen und Untersuchungen sind in seiner Situation angezeigt und unterstützen den Patienten bzw. belasten ihn nicht?
- Welche Maßnahmen sind angemessen?
- Welche Komplikationen sind in seiner Situation am wahrscheinlichsten („qualitative Prognose"), und welche vorbeugenden Maßnahmen müssen ergriffen werden, falls doch Komplikationen auftreten?

Wenn *„nachdenken bedeutet, mit Ernsthaftigkeit, Entschlossenheit und relativer Ruhe zu denken“* [13], dann wird offenkundig, dass das Team Zeit braucht, um sich mit den gesammelten Informationen zu beschäftigen und sich über die eigenen Ansichten und Empfindungen auszutauschen. Gemeinsam wird dann das weitere Vorgehen bestimmt. Eine kohärente therapeutische Haltung gegenüber dem Patienten und seinen Angehörigen basiert auf einer effektiven Kommunikation im Team, die sicherstellt, dass alle wissen, warum welche Entscheidungen getroffen worden sind.

Im Klinikbereich überschneiden sich übrigens viele pflegerische Aufgaben mit denen der Kollegen im ambulanten Umfeld:

- Einschätzung der Ausgangslage
- Ausführung der Verordnungen und der beschlossenen Maßnahmen
- Beobachtung der Entwicklung über längere Zeit
- Einschätzung der bis zu einem gewissen Zeitpunkt erlangten Resultate
- Anpassung der Medikamente und Maßnahmen.

Zweifellos kommt der Pflegeperson bei der Beurteilung der Wirksamkeit der durchgeführten therapeutischen Maßnahmen eine entscheidende Rolle zu.

Nach der Aufnahme des Patienten und der Anhörung der Angehörigen, nach dem Aufbau einer Beziehung zu ihnen und nach der Behandlung und effektiven Linderung der Symptome des Patienten sind mindestens drei Szenarien möglich.

Szenario 1: Die Situation des Patienten stabilisiert und/oder bessert sich so weit, dass an eine Rückkehr in das häusliche Umfeld oder in die Einrichtung, in der er vorher gelebt hat, zu denken ist. Wird erstere Lösung in Betracht gezogen, müssen auch die primären Betreuungspersonen, nämlich die Angehörigen, einbezogen und die Rückkehr in das häusliche Umfeld sorgfältig geplant werden (s. auch Kap. 35).

Szenario 2: Die Situation des Patienten stabilisiert sich, allerdings auf niedrigerem Niveau als vor dem Krankenhausaufenthalt. Sein Allgemeinzustand hat sich verschlechtert und erfordert eine komplexere Pflege und Betreuung, zu der die Familie auch mit Unterstützung eines ambulanten Pflegedienstes nicht in der Lage ist. Der Patient benötigt ein neues „Zuhause“, wo er die Unterstützung erhält, die in einer nicht akuten Situation notwendig ist. Wo vorhanden, ist die ideale Lösung eine Einrichtung der subakuten bzw. der Palliativversorgung.

Szenario 3: Der Patient ist am Ende seines Lebensweges angelangt. Nun benötigt er eine für diese Situation angemessene Pflege und Betreuung, die vom Versorgungsteam entsprechende Kompetenzen verlangt. Das Krankenhaus wird für den Patienten und seine Angehörigen zum letzten „Heim“, und in diesem Bewusstsein muss das Team handeln.

31.3.4 Hinweise zur Pflege am Lebensende

„Eine sterbende Person zu pflegen fordert eure tiefsten Überzeugungen heraus“, schreibt Ostaseski und fügt hinzu: *„... es ist eine Reise, bei der man nie aufhört zu lernen, die uns immer neue Gebiete entdecken lässt.“* [13]

Gemäß dem Bundesamt für Statistik sterben in der Schweiz die meisten Menschen im Alters- oder Pflegeheim; an zweiter Stelle steht das Krankenhaus und an dritter das eigene Zuhause oder ein anderer Ort. Das Versorgungsteam muss entsprechend vorbereitet sein, um den Patienten kompetent unterstützen zu können.

Dieses Thema wird in vielen Büchern und Artikeln behandelt; einige Titel werden im Literaturverzeichnis aufgeführt. An dieser Stelle seien nur die Leitlinien „End-of-life Care during the Last Days and Hours – Clinical Best Practice Guidelines RNAO“ aus dem Jahr 2011 genannt, die im Internet in italienischer Sprache abrufbar sind (https://www.fondazioneluvi.org/wp-content/uploads/2017/01/Clinical-Best-Practice-Guidelines.pdf).

Diese Leitlinien beinhalten nicht nur eine Zusammenfassung der zentralen Kenntnisse, die für die Betreuung eines Patienten am Lebensende benötigt werden, sondern zeigen auch die erforderlichen pflegerischen Kompetenzen auf und verweisen auf zahlreiche Quellen zur Vertiefung dieses Themas.

31.4 Die Pflege im Palliativen Konsiliardienst – spitalintern und spitalextern

In den letzten Jahren sind in der Schweiz verschiedenste Modelle von palliativen Konsiliardiensten entstanden. Es handelt sich hierbei um spezialisierte, interprofessionelle Teams, welche in erster Linie von dem betreuenden ärztlichen und pflegerischen Personal auf den Stationen, den Ambulatorien und dem häuslichen Umfeld zur Beratung hinzugezogen werden. Zudem stehen sie auch Patienten und Angehörigen zur Verfügung. Diese Konsiliardienste ermöglichen, dass Patienten, Angehörige und Fachpersonal Zugang zu spezialisierten palliativen Dienstleistungen haben. „Der Dienst ist beratend tätig und bietet seine Erfahrung bei der Bewältigung komplexer Situationen von Patientinnen und Patienten mit weit fortgeschrittenen Erkrankungen an“ (aus: [2]).

Dies ist ein weiterer Schritt, einerseits die Interprofessionalität und Interdisziplinarität zu fördern, andererseits die Rolle der Pflege in den verschiedenen Arbeits- und Aufgabengebieten der Palliative Care zu stärken und somit einen wichtigen Beitrag zur Entwicklung des Pflegeberufes zu leisten.

Literatur

[1] Aranda S, O’Connor M. Palliative Care Nursing: a guide to practice. 2nd ed. Boca Raton: CRC Press; 2003.

[2] Bundesamt für Gesundheit (BAG). Palliative Versorgungsstrukturen für spezialisierte Palliative Care. 2012:14.

[3] Bee P, Barnes P, Luker K. A systematic review of informal caregivers’ needs in providing home-based end-of-life care to people with cancer. J Clin Nurs. 2008;18:1379–93. https://doi.org/10.1111/j.1365-2702.2008.02405.x

[4] Büker C. Pflegende Angehörige stärken. Stuttgart: Kohlhammer; 2009.

[5] Costantini M, Borreani C, Grubich S. Migliorare la qualità delle cure di fine vita. Gardolo: Erickson; 2008.

[6] Coyle N. Introduction to Palliative Nursing. In: Ferrell BR, Coyle N, editors. Textbook of Palliative Nursing. 2nd ed. Oxford: Oxford University Press. 2006;5–11

[7] Ellershaw J, Ward C. Care of the dying patient: the last hours or days of life. BMJ. 2003 Jan 4;326(7379):30–4. https://doi.org/10.1136/bmj.326.7379.30

[8] Ewing G, Austin L, Grande G. The role of the Carer Support Needs Assessment Tool in palliative home care: A qualitative study of practitioners’ perspectives of its impact and mechanism of action. Palliat Med. 2016;30(4):392–400. https://doi.org/10.1177/0269216315596662

[9] Ferrell BR, Paice JA. Textbook of Palliative Nursing. 5th ed. Oxford: Oxford University Press; 2019. https://doi.org/10.1093/med/9780190862374.001.0001

[10] Foucault C. L’art de soigner en soins palliatifs – perspectives infirmières. 2. édition. Montréal: Presses de l’Université de Montréal; 2004. https://doi.org/10.4000/books.pum.10599

[11] Kern M, Wessel H, Ostgathe E. Ambulante Palliativbetreuung – Einflussfaktoren auf eine stationäre Einweisung am Lebensende. Zeitschrift für Palliativmedizin. 2007;8:155–61. https://doi.org/10.1055/s-2007-986261

[12] Kränzle S, Schmid U, Seeger C. . Palliative Care. Handbuch für Pflege und Begleitung. 3. Aufl. Heidelberg: Springer; 2010. https://doi.org/10.1007/978-3-642-01325-6

[13] Ostaseski F. Saper accompagnare. Milano; Mondadori; 2005.

[14] Perrig-Chiello P, Höpflinger F, Schnegg B. Forschungsprojekt im Auftrag von Spitex Schweiz. Pflegende Angehörige von älteren Menschen in der Schweiz. 2010. [Internet; abgerufen am 31. August 2020]. Verfügbar unter: https://www.

spitex.ch/files/CEAAGB6/SwissAge-Care-2010---Schlussbericht
[15] Rabow M, Hauser J, Adams J. Supporting Family Caregivers at the End of Life. „They Don't Know What They don't know". JAMA. 2004;291(4):483-90. https://doi.org/10.1001/jama.291.4.483
[16] Saunders C. Vegliate con me. Bologna: Dehoniane; 2003.
[17] Zerwekh JV. Être infirmier en soins palliatifs. Bruxelles: De Boeck Superieur; 2006.

Links

End-of-life Care during the Last Days and Hours – Clinical Best Practice Guidelines RNAO. 2011. [Internet; abgerufen am 23. September 2020]. Verfügbar unter: https://www.fondazioneluvi.org/wp-content/uploads/2017/01/Clinical-Best-Practice-Guidelines.pdf

palliative.ch, Schweizerische Konferenz der kantonalen Gesundheitsdirektorinnen- und – direktoren. Versorgungsstrukturen für spezialisierte Palliative Care in der Schweiz [Internet; abgerufen am 31. August 2020]. Verfügbar unter: https://www.palliative.ch/fileadmin/user_upload/palliative/fachwelt/H_%20Downloads/Versorgungsstrukturen_DE.pdf

Registered Nurses' Association of Ontario. End-of-life Care During the Last Days and Hours [Internet; cited 2020 Aug 31]. Toronto, ON: Registered Nurses' Association of Ontario. 2011. Available from: https://rnao.ca/sites/rnao-ca/files/End-of-Life_Care_During_the_Last_Days_and_Hours_0.pdf

32 Seelsorgliche und gesundheitsberufliche Spiritual Care

Simon Peng-Keller

32.1 Einführung

Spiritual Care gehört zum Grundauftrag von Palliative Care [17]. Dabei geht es um die vielgestaltige Aufgabe, *die spirituelle Dimension bewusst in die Unterstützung von kranken, sterbenden und trauernden Menschen einzubeziehen.* Der vorliegende Beitrag führt dazu die Leitunterscheidung zwischen seelsorglicher und gesundheitsberuflicher Spiritual Care ein und erläutert die Schlüsselkonzepte „spirituelle Ressourcen" und „spirituelle Belastungen". Dabei wird Spiritual Care als inter- und transprofessionelles Tätigkeitsfeld beschrieben, in dem unterschiedliche Professionen je eigene Aufgaben wahrnehmen. Die unterschiedlichen Formen interprofessioneller Spiritual Care sollen an einer Fallvignette aufgezeigt werden, die gleichzeitig veranschaulicht, dass spirituelle Ressourcen und Belastungen nicht immer klar voneinander zu unterscheiden sind.

Fallvignette

Herr O. (55) wird aufgrund einer Schmerzexazerbation hospitalisiert. Da er an einem metastasierten Adenokarzinom leidet, wird er der Onkologie zugewiesen und erhält dort mehrere Bluttransfusionen. Dort wird er auch vom katholischen Spitalseelsorger erstmals besucht. Dieser trifft ihn in einem aufgebrachten Zustand an. Herr O. bemüht sich, seine finanziellen Angelegenheiten zu regeln und kämpft mit administrativen Hürden. Da er zunehmend depressiv wirkt, wird auch die Psychoonkologie eingeschaltet. Die zuständige Psychologin beschreibt Herrn O. als wachen, bewusstseinsklaren, im Kontaktverhalten zugewandten und kooperativen Patienten. Er wisse um die infauste Prognose, doch falle es ihm schwer, diese zu akzeptieren. Nach wie vor hoffe er auf Besserung. Schließlich glaube er an Gott, und er sei bereit, sich in sein Schicksal zu fügen. Besorgt ist Herr O. insbesondere um seine Familie, die über mehrere Länder zerstreut ist und die er mit seiner Krankheit nicht belasten will. Herr O. stammt aus einem afrikanischen Land. Seit vielen Jahren lebt und arbeitet er in der Schweiz. Den intensivsten familiären Kontakt hat Herr O., der getrennt von seiner Frau lebt, mit seiner Schwester. Seine beiden erwachsenen Kinder sieht er nur noch selten.

Nach einigen Tagen wird Herr O. auf die Palliativstation verlegt. Während der ersten Arztvisite bricht er in Tränen aus. Es gehe ihm einfach alles zu schnell. Die Schmerzen sind zwar inzwischen wieder unter Kontrolle, doch ist er verzweifelt und hat keinen Appetit mehr. Belastend ist die ungeklärte finanzielle Situation, für die die Sozialarbeiterin einbezogen wird. Was die religiöse Seite betrifft, ist Herr O. katholisch gemeldet. Nach Auskunft der Schwester ist er hingegen reformiert. Schließlich stellt sich heraus, dass Herr O. zwar katholisch aufgewachsen ist, doch nun einer pfingstkirchlichen Gemeinde angehört.

Da diese in einem anderen Landesteil verortet ist, dient das Smartphone als Medium der Seelsorge und des gemeinsamen Betens. Einzelne Angehörige oder Gemeindemitglieder trifft man zugleich auch in der Spitalkapelle an, wo sie mit erhobenen Händen und geschlossenen Augen halblaut beten.
Je mehr sich Herr O.s Allgemeinzustand verschlechtert und je weniger er seine Bedürfnisse zu äußern vermag, desto stärker schalten sich seine Angehörigen ein. Sie sind in vielerlei Hinsicht uneins. Was sie jedoch verbindet, ist ein starker Vorbehalt gegenüber der rein palliativen Versorgung. Sie können es nicht nachvollziehen, dass nicht alle medizinischen Möglichkeiten ausgeschöpft werden, um Herrn O. zu heilen. Und sie sind aufgebracht, dass er nur noch minimal und in ihren Augen völlig unzureichend ernährt wird. Deshalb beginnen sie, ihn mit mitgebrachten Speisen selbst zu ernähren, obwohl Herr O. kaum noch etwas aufzunehmen vermag. Daraufhin wird im interdisziplinären Rapport ausführlich darüber gesprochen, wie die Kommunikation mit den Angehörigen verbessert werden kann. In einem Rundtischgespräch, für das ein Dolmetscher beigezogen wird, wird um Klärung und Verständigung gerungen. Die Angehörigen äußern harte Vorwürfe und drohen mit rechtlichen Schritten: Herr O. werde in den Tod geschickt. Doch habe Herr O., dessen Leben und Tod in den Händen Gottes liege, ein Anrecht auf Stärkung durch Nahrung ebenso wie auf die Gabe von weiteren Bluttransfusionen, für die sie sich selbst zur Verfügung stellen möchten. Kritisiert wird insbesondere die Schmerzbehandlung. Die Angehörigen verlangen eine Reduktion des Morphins. Sie möchten, dass Herr O. wach bleiben, wieder essen und klar sprechen kann. Dem göttlichen Entscheid dürfe nicht vorgegriffen werden. Eine Wunderheilung sei auch jetzt noch möglich. Die offene Aussprache führt zwar nicht zu einer Annäherung der gegensätzlichen Sichtweisen, doch trägt sie zur Entspannung des Konfliktes bei.
Herr O. selbst wird Tag für Tag apathischer und somnolenter. In den letzten Lebenstagen greift er mit den Händen in die Luft. Wenige Tage vor seinem Tod versammeln sich die Angehörigen zusammen mit dem pfingstkirchlichen Gemeindeleiter und dem katholischen Spitalseelsorger um das Sterbebett. Es wird sehr laut und intensiv gebetet, gesungen und geklatscht, sodass es auch in den Nebenzimmern und auf dem Gang dieser sonst eher stillen Station hörbar ist. Immer wieder spricht der Prediger den Sterbenden direkt an: „Bruder N., hörst Du mich?" Dieser vermag anfangs noch ein leises Ja zu hauchen, versinkt dann aber in einen präterminalen Zustand. Im Anschluss an diese außergewöhnliche Zeremonie ist Herrn O.s Schwester Tag und Nacht präsent und kümmert sich in liebevoller Weise um ihren sterbenden Bruder. Sie ist sehr traurig und wird ihrerseits vom katholischen Spitalseelsorger begleitet. Die palliative Versorgung wird nun von der Familie stillschweigend akzeptiert. In den letzten Stunden seines Lebens wirkt Herr O. entspannt und ruhig. Nach einer 24-tägigen palliativen Komplexbehandlung verstirbt er schließlich in Anwesenheit seiner Schwester. So still Herrn O.s Tod eintritt, so explosiv erweisen sich die familiären Konflikte, die unmittelbar danach aufbrechen. Während die Pflegeverantwortlichen sich um Herrn O.s Leichnam kümmern, ist die Spitalseelsorge intensiv damit beschäftigt, die miteinander zerstrittenen Angehörigen zu begleiten und ihre teilweise heftigen Trauerreaktionen aufzufangen.

Fragen zur Vertiefung:

- Das Fallbeispiel beschreibt Herrn O.s Sterben aus unterschiedlichen Perspektiven. Welche Perspektiven treten deutlicher hervor, welche weniger?
- Welche Formen interprofessioneller Spiritual Care sind im Fallbeispiel zu finden?

32.2 Spiritual Care als inter- und transprofessionelle Aufgabe

Wie Palliative Care insgesamt ist Spiritual Care einem interprofessionellen Ansatz verpflichtet. Gemäß den Nationalen Leitlinien Palliative Care sind die „Interventionen und der Zugang zu adäquaten Angeboten im Bereich der spirituellen Begleitung (...) in regelmäßigen Abständen im interprofessionellen Team zu thematisieren". Ebenso sei „die Kontinuität der Begleitung (...) zu gewährleisten" [8]. Spirituelle Bedürfnisse, Nöte und Ressourcen wahrzunehmen, zu dokumentieren und in das professionelle Handeln einzubeziehen, gehört zu den gemeinsamen Aufgaben aller Beteiligten. Im zitierten Fallbeispiel wird das Behandlungsteam in eine Auseinandersetzung involviert, die aufgrund unterschiedlicher weltanschaulicher und religiöser Vorstellungen aufbricht. Zugleich lassen sich spezifische professionelle Zugänge, Aufgaben und Rollen herauskristallisieren. Sie lassen sich durch eine Grundunterscheidung konkretisieren: Spiritual Care kann einen *Teilaspekt* oder die *Kerndimension* der professionellen Rolle darstellen. Im ersten Fall ist sie eine *Komponente des gesundheits- und sozialberuflichen Aufgabenfelds*, während sie im zweiten Fall eine Tätigkeit darstellt, die von einer auf Spiritual Care spezialisierten Profession wahrgenommen und repräsentiert wird: der Seelsorge.

Die Unterscheidung zwischen *seelsorglicher* und *gesundheitsberuflicher Spiritual Care* ist in doppelter Hinsicht klärend: Zum einen trägt sie dazu bei, die sich ergänzenden professionellen Zugänge in ihrer Besonderheit im Blick zu halten und differenziert aufeinander zu beziehen; zum anderen macht sie darauf aufmerksam, dass es einer Integration in unterschiedliche professionelle Rollenprofile und Aufgabenfelder bedarf. Die spezifischen Kompetenzprofile sollen im Folgenden kurz umrissen werden.

32.2.1 Seelsorgliche Spiritual Care

Innerhalb des Aufgabenfelds interprofessioneller Spiritual Care kommt der professionellen Seelsorge eine zentrale repräsentative und koordinative Funktion zu [12]. Seelsorgefachpersonen bringen einerseits eine spezialisierte Ausbildung und die theologische Perspektive ein und erfüllen andererseits eine repräsentative Funktion, die mit ihrer beruflichen Rolle verknüpft ist. In einem säkular geprägten Gesundheitssystem repräsentieren sie zum einen die Glaubensgemeinschaft, der sie selbst angehören und die sie beauftragt, zum anderen sind sie personale Zugangspunkte für all das, was Menschen mit dem Thema Spiritualität und Religion verbinden. Von ihnen kann deshalb erwartet werden, dass sie ihre spirituell-religiöse Verortung transparent machen. Im Rahmen interprofessioneller Palliative Care kommen Seelsorgefachpersonen je nach Kontext unterschiedliche Aufgaben zu: neben der Begleitung von Patienten und ihren An- und Zugehörigen sind sie meist auch in der Beratung und Weiterbildung tätig und achten darauf, dass die spirituelle Dimension, die sich in vielgestaltiger Weise konkretisieren kann, in der interprofessionellen Kommunikation und Dokumentation einen ihr angemessenen Platz findet.

Im vorliegenden Beispiel ist die Seelsorge Teil des interprofessionellen Teams. Da Herr O. primär von einem externen Seelsorger begleitet wird, konzentriert sich die Aufgabe auf die Begleitung der Angehörigen, die offenbar unterschiedlichen Konfessionen angehören. Durch seine Anwesenheit während des Rituals, das vom pfingstkirchlichen Vorsteher geleitet wird, vermittelt er nicht nur zwischen den unterschiedlichen familiären Hintergründen, sondern auch zwischen Familie und Versorgungsteam. Auch wenn der Schwerpunkt der Seelsorge im psychosozialen Bereich lag, dürfte es für diese Brückenfunktion bedeutsam gewesen sein, dass der Seelsorger gegenüber den Angehörigen nicht die medizinisch-pflegerische Seite von Palliative Care verkörperte, sondern den Bezug zu einer Glaubenstradition, die ihnen vertraut war. Worin besteht nun demgegenüber die Aufgabe einer gesundheits- und sozialberuflichen Spiritual Care?

32.2.2 Gesundheits- und sozialberufliche Spiritual Care

Die Frage, wie die spirituelle Dimension in das jeweilige Arbeitsfeld integriert werden kann, ist für gesundheits- und sozialberufliche Fachpersonen professionsspezifisch zu beantworten. Um spirituelle Aspekte in der Pflege zu berücksichtigen, bedarf es anderer Fertigkeiten, als wenn es darum geht, sie im Rahmen einer psychoonkologischen Begleitung oder einer ärztlichen oder pflegerischen Therapieplanung einzubeziehen [10, 14]. Eine Studie, in der Schweizer Hausärzte befragt wurden, ergab, dass diese einen solchen Einbezug mehrheitlich als wichtiges Element einer guten palliativen Versorgung betrachten, viele sich in dieser Aufgabe aber eher unsicher fühlen [4]. Entscheidend für eine gute Integration in diese unterschiedlichen Berufsfelder sind sowohl gute Rollenvorbilder wie verbindliche Vorgaben, die an den jeweiligen professionellen Kompetenzprofilen orientiert sind. Im zitierten Fallbericht war sowohl die ärztliche wie die pflegerische Seite herausgefordert, deeskalierend auf kritische Anfragen an die palliative Versorgung zu antworten und differenziert mit religiösen Überzeugungen umzugehen, die nur schwer mit einem palliativen Behandlungskonzept vereinbar waren. Auch wenn das Beispiel nicht berichtet, in welcher Weise dies geschah, so macht es immerhin deutlich, dass der Einbezug der spirituellen Bedürfnisse und Vorstellungen im vorliegenden Fall zu jenen ärztlichen und pflegerischen Aufgaben gehörte, die nur eingeschränkt delegiert werden können. Für ein interprofessionelles Verständnis von Spiritual Care ist es entscheidend, wie diese Nicht-Delegierbarkeit verstanden wird. Zu einem integrativen Bestandteil eines gesundheits- oder sozialberuflichen Selbstverständnisses wird Spiritual Care vermutlich nur dann, wenn sie nicht als zusätzliche Pflicht wahrgenommen wird, die mit bestehenden Aufgaben in Konkurrenz tritt, sondern als zusätzliche Kompetenz, die es ermöglicht, den primären Handlungsauftrag patientenorientierter zu erfüllen. Dazu gehört auch ein bewusster Umgang mit den eigenen weltanschaulichen und spirituellen Vorstellungen, die die Beziehung zu Patienten und das professionelle Wahrnehmen und Handeln beeinflussen. Dass die persönlichen Hintergründe die professionelle Praxis prägen, dürfte im palliativen Bereich in besonderem Maße zutreffen. Ein Qualitätsmerkmal interprofessioneller Spiritual Care könnte es in diesem Zusammenhang sein, dass die voneinander abweichenden Vorstellungen und Konzepte wahrgenommen und im Blick auf die Bedürfnisse von Patienten thematisiert werden.

32.2.3 Transprofessionelle Spiritual Care

Nach Beat Sottas ist von Transprofessionalität dann zu reden, wenn es *„keinen nennenswerten Unterschied mehr [macht], wer was tut. Alle haben so viele überlappende Kompetenzen, dass sie sich gegenseitig ersetzen können; die Berufsgrenzen sind aufgelöst“* [15] (S. 25). Versteht man Transprofessionalität in diesem Sinne, so steht sie in Spannung zum skizzierten interprofessionellen Ansatz, der auf klare Rollenprofile bei intensiver Kooperation beruht. Von Transprofessionalität kann jedoch auch dann gesprochen werden, wenn jemand im Dienst einer professionellen Aufgabe bewusst und dosiert auf persönliche Überzeugungen und Praktiken zurückgreift. So scheute sich beispielsweise Cicely Saunders nicht, als behandelnde Ärztin mit ihren Patienten zu beten und ihre religiösen Überzeugungen gelegentlich transparent zu machen. Die Legitimität und die Grenzen einer solchen Transprofessionalität werden je nach gesellschaftlichem und kulturellem Kontext unterschiedlich wahrgenommen und in der Fachliteratur kontrovers diskutiert [5]. Da der Einbezug der spirituellen Dimension umso leichter fällt und umso wirksamer sein dürfte, je stärker er im Einklang mit persönlichen Überzeugungen und Praktiken steht, geht es dabei letztlich um das Kernstück von Spiritual Care, das einer direkten Regulierung nur schwer zugänglich ist und umso mehr einer professionellen Achtsamkeit bedarf. In der Situation, die im einleitenden Fallbericht beschrieben wird, wäre eine transprofessionelle Spiritual Care dann gegeben, wenn beispielsweise eine der involvierten Pflegefachpersonen selbst einen pfingstkirchlichen Hintergrund hätte und dadurch zwischen den auseinanderlaufenden Vorstellungen und Überzeugungen vermitteln könnte.

Frage zur Vertiefung: Unter welchen Voraussetzungen (wenn überhaupt) ist es mit einer gesundheitsberuflichen Rolle vereinbar, zusammen mit Patienten und Angehörigen zu beten?

32.3 Schlüsselkonzepte: Spirituelle Ressourcen und Belastungen

Spiritualität zeigt sich in palliativen Kontexten in vielfältiger und wechselnder Gestalt (s. Kap. 49). Sie kann sowohl eine Ressource darstellen als auch eine Dimension des Leidens. Eine wichtige Voraussetzung für die weiter unten beschriebenen Aufgaben einer Spiritual Care ist es, die vielfältigen Formen spiritueller Ressourcen und Belastungen zu kennen.

32.3.1 Spirituelle Ressourcen

Spirituelle Ressourcen umfassen sowohl bereits eingespielte als auch neu auftretende Formen von Spiritualität, auf die Menschen in Krisensituationen zurückgreifen können. Im ersten Fall geht es um gewachsene Überzeugungen, Einstellungen, persönliche und gemeinschaftliche Praktiken. Eingewöhnte Formen der Spiritualität bieten nicht nur Halt und Sicherheit, sondern weiten den gegenwärtigen Erfahrungsraum aus, indem sie mit identitätsbildenden Schlüsselereignissen verknüpft sind. Neben solchen lebensgeschichtlich verankerten Praktiken und Einstellungen kennt Spiritualität auch „emergente" Erfahrungsgestalten. Sie stellen sich unvermutet ein und verfestigen sich nicht unmittelbar in Praktiken und Überzeugungen (s. Kap. 49). Die Konfrontation mit Krankheit und Tod kann spirituelle Ressourcen eröffnen und stärken, doch diese auch verschütten. Spiritual Care bedeutet in diesem Zusammenhang: Menschen auf ihre Ressourcen anzusprechen und sie dabei zu unterstützen, die Kraft- und Orientierungsquellen, die ihnen zur Verfügung stehen, bewusster zu machen und für den Umgang mit den aktuellen Herausforderungen zu nutzen.

Spirituelle Ressourcen

1. Haltungen/Einstellungen (z. B. Gottvertrauen, Gelassenheit)
2. Überzeugungen (z. B. „Ich bin in etwas Größerem geborgen"; „Mein Schutzengel lässt mich nicht allein")
3. Praktiken
   a. persönliche: Gebet, Meditation, Aufsuchen von „Kraftorten", Lektüre spiritueller Schriften usw.
   b. gemeinschaftliche: Gottesdienste, Rituale, spirituelle Gespräche
4. Erfahrungen
   a. Erfahrungen, die in früheren Lebensphasen Kraft und Orientierung vermittelten
   b. aktuelle Erfahrungsprozesse (s. Kap. 49)
5. Soziale Vernetzung
   a. Verbundenheit mit Menschen/Gemeinschaften, die die eigenen Überzeugungen teilen und die in Krisensituationen präsent sind
   b. Unterstützung von anderen Menschen.

32.3.2 Spirituelle Belastung (Spiritual Distress)

Spirituelle Belastung kann in unterschiedlichen Formen und Ausprägungen auftreten und vielfältige Ursachen haben [1]. Die für palliative Situationen typische Konfrontation mit schwerer Krankheit und dem baldigen Lebensende kann dazu führen, dass Menschen sich aus dem Sinnzusammenhang ihres bisherigen Lebens herausgeworfen erleben und lebenstragende und orientierungsstiftende Gewissheiten fraglich werden. Der *Guide* des soins palliatifs du médecin vaudois beschreibt dies als *„eine Krise im Sinne einer plötzlichen Veränderung, die unter anderem durch den Zusammenbruch der spirituellen Identität charakterisiert ist. Sie stellt die Werte und die Transzendenz, wie sie bis dahin erfahren wurden, in Frage und unterbricht jegliche Suche nach einem Lebenssinn. Sie stellt auch den Wert in Frage, den der Patient seiner eigenen Würde zuschreibt.*" [6]

Spirituelle Belastungen sind nicht immer als solche bewusst. Nicht selten äußern sie sich somatisch. Cicely Saunders beobachtete, dass sie sich mit körperlichem Schmerz und anderen Krankheitssymptomen verbinden und diese verstärken können [13]. Bleiben in der palliativen Versorgung die nicht-somatischen Faktoren des Krankheitserlebens unbeachtet, droht ein symptomverstärkender Teufelskreis, dessen Auswirkung Saunders als *„Total Pain"* beschrieb (**Abbildung 32-1**).

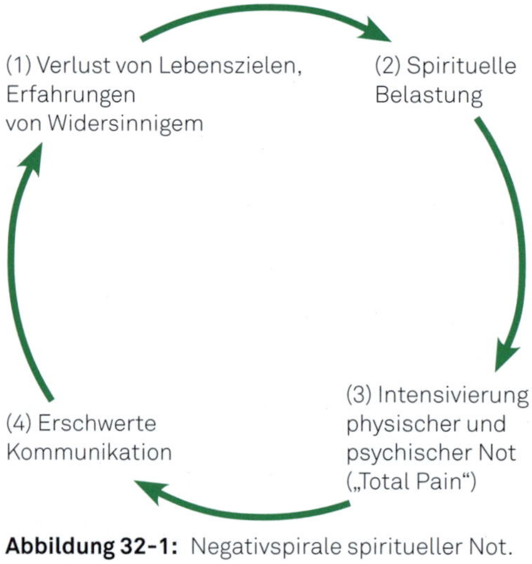

Abbildung 32-1: Negativspirale spiritueller Not.

Frage zur Vertiefung: Welche Formen der spirituellen Bedrängnis deuten sich im zitierten Fallbeispiel an?

32.4 Aufgaben von Spiritual Care in Palliative Care

Spiritual Care ist ein Prozess, der den krankheitsbedingten Schwankungen folgt. Dabei lassen sich vier kritische Übergänge benennen [7]:

- die Diagnosemitteilung
- der Eintritt in eine Institution bzw. der Austritt aus dieser
- die Beendigung kurativer Therapien
- die Terminalphase.

Unter Einbezug der bereits gesammelten und dokumentierten Informationen geht es in jeder Phase darum:

1. neu wahrzunehmen und zu erkunden, wo die Patienten aktuell stehen
2. mitgeteilte Erfahrungen zu validieren und Ressourcen zu stärken
3. das Wahrgenommene in die weitere Planung und anstehende Entscheidungsprozesse einzubeziehen.

32.4.1 Aufgabenbereich 1: Wahrnehmen, Erkunden und Dokumentieren

Achtsame Wahrnehmung ist Anfang und Grundkompetenz jeglicher Art von Spiritual Care. Im Patientenkontakt bewusst auf spirituelle Aspekte zu achten, bedarf der sorgfältigen Einübung. Leicht erinnerbare Instrumente, die zwischen verschiedenen Spiritualitätsdimensionen unterscheiden, können dabei helfen, indirekte verbale und averbale Hinweise zu erkennen [9]. Zu achten ist insbesondere auf:

- **Schlüsselsätze:** Spirituelle Belastungen und Ressourcen werden nicht selten beiläufig in Sätzen geäußert, die ebenso prägnant wie bedeutungsoffen sind: „Das hat doch alles keinen Sinn!"
- **Symbolische Sprache:** Oft werden Bilder benutzt, die eine Oberflächen- und eine Tiefendimension haben: „Ich tauche jetzt dann ab!"
- **Symbolische Gegenstände:** Diese können wichtige Hinweise auf die spirituellen Überzeugungen und Ressourcen geben (z. B. eine islamische Gebetskette auf dem Nachttisch).

Um Patienten nicht mit Fragen zu ihrem spirituellen Hintergrund zu überrumpeln, ist es ratsam, nach solchen niederschwelligen Anknüpfungspunkten zu suchen. Auch offene und ressourcenorientierte Fragen können zu wichtigen Hinweisen führen:

- Was gibt Ihnen Kraft?
- Gibt es etwas, das Ihrem Leben einen Sinn gibt?
- Würden Sie sich im weitesten Sinne des Wortes als gläubigen Menschen bezeichnen? [3]
- Gibt es Menschen oder Rituale, die Sie in spirituell-religiöser Hinsicht unterstützen können?

Ein Ansprechen spiritueller Aspekte bedeutet im klinischen Kontext eine Intervention. Sie kann Türen öffnen, doch diese auch verschließen. Indirekte Zugänge über symbolische Sprachformen und Gegenstände sowie offene Fragen lassen Patienten die Möglichkeit, selbst zu entscheiden, was sie von sich mitteilen möchten. Unverfänglich ist es auch, sachlich darüber zu informieren, dass im Sinne einer umfassenden Unterstützung auch spirituelle Aspekte Platz haben und wichtig genommen werden.

Um die Kontinuität in der Begleitung zu gewährleisten, bedarf es einer fortlaufenden Dokumentation der wahrgenommenen und zur Sprache gekommenen spirituellen Bedürfnisse. Da sich spirituelles Erleben am Lebensende rasch verändern kann, ist das Dokumentierte laufend zu überprüfen und ggf. zu korrigieren.

32.4.2 Aufgabenbereich 2: Validieren und Ressourcen stärken

Validation im Sinne eines würdigenden und wertschätzenden Umgangs mit dem, was jemand von sich mitteilt, ist die wirksamste Form, um den Zugang zu spirituellen Ressourcen zu fördern. Äußerungen zu validieren, bedeutet, sich auf die Suchbewegung des/der Anderen einzulassen und zu kommunizieren: „Ich nehme Sie in dem, was Sie mir mitteilen möchten, ernst und begegne dem, was für Sie wichtig ist, mit Wertschätzung!" Zu einer validierenden Haltung gehört es auch, kognitive Dissonanzen auszuhalten. Grundsätzlich gilt: Fachpersonen müssen „den Glauben – oder Unglauben – ihrer Patienten nicht (...) teilen, um für deren spirituelle Sensibilität offen zu sein" [2] (S. 2). Validation beschränkt sich nicht auf respektvolle Zurückhaltung. Sie versucht tastend und nahe an der Alltagssprache der Patienten ins Wort zu bringen, was diese selbst als bedeutsam benennen und schmerzlich vermissen. Eine validierende Grundhaltung entspricht dem Prinzip „großherziger Interpretation" *(Principle of Charity)*. Es beruht auf einem Vorschussvertrauen, dass das, was uns jemand mitteilt, bedeutsam ist und sich deshalb das Bemühen um ein genaueres Verstehen lohnt. Das gilt insbesondere bei nichtalltäglichen Sprach- und Erlebnisformen, die in Todesnähe nicht selten auftreten [11] (s. Kap. 49).

Frage zur Vertiefung: Wie gehen Sie damit um, wenn ein Patient oder ein vertretungsberechtigter Angehöriger sagt: „Wir dürfen dem göttlichen Plan nicht vorausgreifen. Deshalb möchten wir, dass alles medizinisch Mögliche getan wird!"?

32.4.3 Aufgabenbereich 3: Spirituelle Aspekte im Versorgungsprozess präsent halten

Der dritte Handlungsbereich umfasst drei unterschiedliche Aufgaben: *Erstens* brauchen Patienten manchmal Unterstützung organisatorischer Art (z.B., um einen Gottesdienst besuchen zu können). *Zweitens* kann sich Spiritual Care mit konkreten professionellen Handlungsvollzügen verbinden, die dadurch einen kommunikativen Mehrwert erhalten. Nach Erhard Weiher kann es sich dabei um quasi-rituelle Vollzüge handeln:

> „Die Helfer stellen durch ihre (rituell erkennbare) Haltung dar, dass hier die Leidens-, Sterbe- und Todeslandschaft nicht beiläufig hingenommen, sondern ausdrücklich begangen und damit als bedeutungsvoll angesehen wird. (...) Wie wichtig kann es für den Patienten und seine Angehörigen sein, dass und wie liebevoll und achtsam z.B. der Arzt den sterbenden Patienten abtastet und den Brustkorb abhört und sein Tun mit dem Patienten und den Angehörigen kommuniziert. Hier gibt der Arzt auch dem entstellten und tödlich verwundeten Menschen spirituelle Bedeutung – einfach durch sein Tun, nicht durch fromme Worte." [16]

Drittens geht es auch darum, die von Patienten geäußerten spirituellen Bedürfnisse und Überzeugungen ausdrücklich in Entscheidungsprozesse einzubeziehen und in diesem Zusammenhang anzusprechen.

Neben einer Einübung von Wahrnehmung- und Handlungskompetenzen ist interprofessionelle Spiritual Care angewiesen auf förderliche institutionelle Rahmenbedingungen. In welchem Maße Spiritual Care implementiert ist, lässt sich daran ablesen, ob und wie sie in regulären Formen der Kommunikation, Planung und Dokumentation vorkommt.

Fragen zur Vertiefung:

- Welche institutionellen Voraussetzungen werden im einleitenden Fallbeispiel (nicht) genannt?
- Welche Voraussetzungen sind in der Institution, in der Sie tätig sind, (nicht) vorhanden?

Literatur

[1] Abu-Raiya H, Pargament KI, Exline JJ. Understanding and addressing religious/spiritual struggles in health care. Health and Social Work. 2015;40(4):e126–34. https://doi.org/10.1093/hsw/hlv055

[2] Best Practice Bigorio 2008: Empfehlungen zu Palliative Care und Spiritualität. Konsensus-Papier der Palliative Care-Spezialisten der Schweiz [Internet; abgerufen am 31. August 2020]. Verfügbar unter: https://www.palliative.ch/fileadmin/user_upload/palliative/fachwelt/E_Standards/E_12_1_bigorio_2008_Spiritualitaet_de.pdf

[3] Borasio GD. Über das Sterben. München: C.H. Beck; 2011. https://doi.org/10.17104/9783406629792

[4] Bundesamt für Gesundheit (BAG). Nationale Leitlinien Palliative Cave. Bern: BAG; 2010. Verfügbar unter: https://www.pallnetz.ch/cm_data/Nationale_Leitlinien_Palliative-Care.pdf

[5] Giezendanner S, Jung C, Banderet H-R, Otte IC, Gudat H, Haller DM, et al. General Practitioners' Attitudes towards Essential Competencies in End-of-Life Care: A Cross-Sectional Survey. PLoS one. 2017;12/2:e0170168. https://doi.org/10.1371/journal.pone.0170168

[6] Kuczewski MG, Talking about Spirituality in the Clinical Setting: Can Being Professional Require Being Personal? Am J Bioeth. 2007;7(7):4–11. https://doi.org/10.1080/15265160701399545

[7] La spiritualité en soins palliatifs. Guide des soins palliatifs du médecin vaudois. 2008;5:5.

[8] Murray SA, Kendall M, Boyd K, Grant L, Highet G, Sheikh A, et al. Archetypal trajectories of social, psychological, and spiritual wellbeing and distress in family care givers of patients with lung cancer: secondary analysis of serial qualitative interviews. BMJ. 2010;340:c2581.

[9] Peng-Keller S, Mösli P, Aebi R, Barz B, Büche D, Bucher B, et al. Spiritual Care in Palliative Care. Leitlinien zur interprofessionellen Praxis [Internet; abgerufen am 31. August 2020]. Bern: Palli-

ative CH; 2018. Verfügbar unter: https://www.palliative.ch/fileadmin/user_upload/palliative/fachwelt/C_Fachgesellschaft/Arbeitsgruppen/Spiritual_Care/Broschuere_Leitlinien_Spiritual_Care_in_Palliative_Care_de_RZ_low.pdf

[10] Peng-Keller S. Ansätze ärztlicher Spiritual Care. Praxis. 2017a;106/24:1339–43. https://doi.org/10.1024/1661-8157/a002835

[11] Peng-Keller S. Bilder als Vertrauensbrücken. Die Symbolsprache Sterbender verstehen. Reihe: Studies in Spiritual Care. Bd. 2. Berlin: De Gruyter; 2017b. https://doi.org/10.1515/9783110532524

[12] Peng-Keller S. Professionelle Klinikseelsorge im Horizont interprofessioneller Spiritual Care. Pastoraltheologie. 2017c;106:411–21. https://doi.org/10.13109/path.2017.106.10.411

[13] Peng-Keller S. Spiritual Pain. Annäherung an einen Schlüsselbegriff interprofessioneller Spiritual Care. Spiritual Care. 2017d;6:295–302. https://doi.org/10.1515/spircare-2016-0207

[14] Peng-Keller S. Zwischen gelebter Spiritualität und säkularer Medizin. Professionalisierung pflegerischer Spiritual Care. VSH Bulletin. 2016; 3:63–6.

[15] Sottas B. Interprofessionelle Zusammenarbeit: Herausforderung für die Gesundheitsberufe. In: Kachler M, Hrsg. Die Zukunft der Biomedizinischen Analystik. Wien: Biomed Austria; 2013. 24–6.

[16] Weiher E. Spirituelle Begleitung in der Palliativmedizin. In: Aulbert E, Nauck F, Radbruch L. Hrsg. Lehrbuch der Palliativmedizin. 3. Aufl. Stuttgart: Schattauer; 2012. 1149–71.

[17] WHO Expert Committee on Cancer Pain Relief and Active Supportive Care & World Health Organization. Cancer pain relief and palliative care. Report of a WHO expert committee. Meeting held in Geneva from 3 to 10 July 1989. World Health Organization; 1990. [Internet; cited 2020 Aug 31]. Available from: https://apps.who.int/iris/handle/10665/39524

Zum Weiterlesen

Aebi R, Mösli P. Interprofessionelle Spiritual Care. Im Buch des Lebens lesen. Bern: Hogrefe; 2020. https://doi.org/10.1024/85857-000

Brem BG, Schnabel KP, Peng-Keller S. Spiritualität – Einbeziehen spiritueller Aspekte. In: Guttormsen S, Schnabel KP, editors. DocCom.Deutsch. Lernplattform für Kommunikation im Gesundheitswesen. Bern; 2021. Verfügbar unter: http://doccom.iml.unibe.ch/startseite/index.html

Peng-Keller S. Klinikseelsorge als spezialisierte Spiritual Care. Der christliche Heilungsauftrag im Horizont globaler Gesundheit. Göttingen: Vandenhoeck & Ruprecht; 2021. https://doi.org/10.13109/9783666624513

Weiher E. Das Geheimnis des Lebens berühren. Spiritualität bei Krankheit, Sterben, Tod. Eine Grammatik für Helfende. 2. Aufl. Stuttgart: Kohlhammer; 2009.

33
Soziale Arbeit – Psychosoziale Aspekte

Barbara Bucher

33.1 Einführung

Die Integration psychosozialer, psychologischer, spiritueller, kultureller und ethischer Aspekte gehört zum Grundverständnis des multidimensionalen Palliative-Care-Ansatzes. Was dies in der Praxis bedeutet, was unter psychosozialer Betreuung verstanden wird, wem dafür in welchem Maße Kompetenzen zugesprochen werden und inwieweit die Soziale Arbeit an dieser sog. „umfassenden" Versorgung beteiligt und als Ressource wahrgenommen wird, bedarf der weiteren Klärung. Unbestritten ist, dass wir als Gesellschaft aufgefordert sind, auf die Veränderungen, welche sich aufgrund hochspezialisierter Medizin und besserer Lebensbedingungen ergeben, nicht nur zu reagieren, sondern die daraus resultierenden Anforderungen zu antizipieren. Hierbei kommen der Sozialen Arbeit als klassischer „Schnittstellen-Disziplin" mehrere Aufgaben zu: Zum einen soll sie mit spezifischem Wissen und konkreter Hilfestellung zur Verbesserung der Lebenssituation von Patienten und deren Angehörigen direkt beitragen und zum anderen dem Behandlungsteam/dem Hausarzt als Ressource zur Verfügung stehen. Darüber hinaus ist die Soziale Arbeit von Berufes wegen verpflichtet, auf Veränderungen im Gesundheits- und Sozialwesen aufmerksam zu machen, sich am gesellschaftlichen Diskurs darüber zu beteiligen und für soziale Anliegen einzustehen.

33.2 Soziale Arbeit in der Palliative Care

33.2.1 Anspruch und bisherige Wirklichkeit

Der selbstverständliche Einbezug von Fachpersonen der Sozialen Arbeit im Zusammenhang mit Palliativsituationen ist in der hausärztlichen Praxis, der Spitex und im kommunalen Sozialwesen nach wie vor wenig etabliert. Dies hat verschiedene Gründe: Oft verstehen sich die Grundversorger als „von Hause aus" umfassende Betreuer und beim Einbezug weiterer Fachstellen wird ein Mehraufwand befürchtet. Außerdem sind die Unterstützungsangebote der ambulanten Beratungsstellen und Spitalsozialdienste wie auch die spezifischen Kompetenzen deren Mitarbeiter zu wenig bekannt oder begrenzt verfügbar. In Spitälern und spezialisierten Palliativ-Einrichtungen sollte die Soziale Arbeit – entsprechend den EAPC-Empfehlungen und den Qualitätsanforderungen an ein *„Center of Competence"* – obligat zum multiprofessionellen Team gehören. Tatsächlich wird sie im stationären Setting – sofern überhaupt vorhanden – oft vorwiegend für das sog. „Austritts- und Entlassungsmanagement" und die Klärung finanzieller Fragen zugezogen. Das ist insofern bedauerlich, als dass damit sowohl den Patienten und deren Angehörigen, als auch dem Behandlungsteam möglicherweise genau jener zusätzliche Benefit der spezifischen Kompetenz *und* der Einschätzung der Situation „aus einem anderen Blickwinkel" entgehen, welcher zur Betreuungsqualität und Entlastung des Pflegepersonals beitragen könnte. Allerdings sei an der Stelle auch kritisch bemerkt, dass es den Fachpersonen der Sozialen Arbeit – sei es im stationären wie auch im ambulanten Setting – bisher nicht gelungen ist, ihre – in der Palliativversorgung eigentlich besonders benötigten Kompetenzen – so darzustellen, dass sie als effektive Zusammenarbeitspartner wahrgenommen und entsprechende Ressourcen eingefordert würden. Unabdingbar für Sozialarbeitende in diesem Bereich ist die spezifische Aus- und Weiterbildung in Palliative Care. Sollen künftig – wie in der Nationalen Strategie propagiert – mehr Menschen zu Hause betreut werden und sterben können, hat dies auch (psycho-)soziale und finanzielle Konsequenzen. Es ist nicht alleine damit getan, dass die Behandlung und Pflege zu Hause technisch machbar ist, sondern was es für Patient, Angehörige und uns als Gesellschaft bedeutet (Stichwort: *Caring Community*). Sind wir dafür in jeder Hinsicht „ausgestattet"? Gibt es einen Anspruch auf Betreuung zu Hause in jedem Falle? Wo sind allenfalls die Grenzen der (evtl. vermeintlichen) Selbstbestimmung in dieser Frage?

33.2.2 Themenkatalog

Tabelle 33-1 gibt einen Überblick über die Themen der Sozialen Arbeit in der Palliative Care.

33.2.3 Wichtige Partner

Folgende Beratungsstellen und Fachpersonen sollten in die Begleitung von Palliativpatienten einbezogen und deren Dienstleistung eingefordert werden können:

- Krebsliga, Lungenliga, Rheumaliga, MS-Gesellschaft etc.
- Pro Senectute, Pro Infirmis, Caritas, Rotes Kreuz, HEKS (Hilfswerk der evangelischen Kirchen Schweiz), Alzheimer-Vereinigung
- Spitex-Dienste
- Spital-Sozialdienste, psychologische und psychiatrische Dienste
- Seelsorge, kirchliche Sozialdienste
- Gemeinde-Sozialdienste, KESB-Beauftragte, Beistände
- Entlastungsdienste zur Begleitung Schwerkranker und Sterbender
- Jugend- und Familienberatung, sozialpädagogische Familienbegleitung
- Freiwilligen-Dienste
- private Pflege- und Hausbetreuungsdienste
- Dolmetscher, interkulturelle Vermittler.

33.3 Psychosoziale Auswirkungen bei schwerer Erkrankung

Von schwerer Krankheit sind Menschen jeder Altersgruppe betroffen. In jedem Fall hat die Erkrankung erhebliche Auswirkungen sowohl in Bezug auf das individuelle Erleben und Bewältigen der Beeinträchtigung, als auch auf objektiver Ebene, was die Möglichkeiten einer autonomen Lebensführung, sozialer Integration und Teilhabe innerhalb der Gesellschaft betrifft. Kommen vorbestehende Belastungsfaktoren oder eine besondere Lebenssituation dazu, kann von einem erhöhten, resp. sich kumulierenden Unterstützungsbedarf ausgegangen werden.

Besonders vulnerable Ausgangslage – psychosoziale Unterstützung obligat:

- alleine lebende, betagte und/oder demente Patienten
- Patienten/Familien mit minderjährigen Kindern
- Kinder als Palliativpatienten
- Patienten mit besonderen Bedürfnissen (geistige oder körperliche Behinderung)
- Patienten mit psychosozialen Problemen (psychische Erkrankung, Sucht, Arbeitslosigkeit, Armut, Obdachlosigkeit, Gefangenschaft)

Tabelle 33-1: Übersicht Themenkatalog Soziale Arbeit in der Palliative Care.

Thema	Aufgaben der Sozialen Arbeit in der Palliative Care (Beispiele)
AHV/ALV	Anträge Rente, Hilflosenentschädigung (HE), Hilfsmittel, Ergänzungsleistungen (EL)
Advance Care Planning	Sensibilisieren, mit Behandlungsteam vernetzen
Angehörige	Beratung, Organisation, Entlastung, Lohnausfall-Fragen
Arbeit	Arbeitsunfähigkeit, Arbeitsrecht, Re-Integration, Arbeitslosigkeit
Assessment	Sozialanamnese, Genogramm, Ressourcen, Distress-Barometer
Aus-/Übertrittsplanung	Organisation der weiteren Betreuung
Case Management	Koordination der Hilfsmaßnahmen und Fachleute
Coping	eigene Bewältigungsstrategien und Selbständigkeit fördern
Ergänzungsleistungen (EL)	IV und AHV beantragen
Entlastung	in der Pflege; Betreuung, Haushalt organisieren
Erbrecht	Beratung
Erwachsenenschutz	Gefährdungsmeldung, Abklären Vertretungsperson etc.
Finanzen	Unterstützungsanspruch Sozialhilfe klären, EL, Budgetberatung, Gesuche finanzielle Unterstützung
Freiwilligen-Koordination	Freiwillige rekrutieren, coachen
Hilflosenentschädigung	IV/AHV, Antragsstellung, Hilfe beim Ausfüllen etc.
Hilfsmittel	Rollstuhl, Spitalbett, Treppenlift, Rollator, Perücke, Fahrzeug etc.
Invalidenversicherung (IV)	Antrag IV, Rente, Hilflosenentschädigung (HE), Hilfsmittel
Kindes- und Erwachsenen-schutzbehörde (KESB)	Anträge freiwillige Beistandschaft, Gefährdungsmeldung, Meldung betr. Validierung; Vorsorgeauftrag
Krankenkasse	Krankentaggeld, Anträge Kostenübernahme, Prämienverbilligung
Krisenintervention	in Krisensituationen ambulant/stationär
Patientenverfügung	Beratung
Pensionskasse	Rentenanspruch, Vorbezug
Pflegeheim	Vorbereiten Eintritt Pflegeheim, Entlastungsaufenthalte
Round-table-Gespräche	organisieren und leiten
Spitex	Organisation/Zusammenarbeit
Sterbewunsch	Anliegen aufnehmen, Information, Vernetzen mit Fachpersonen
Testament	Beratung
Todesfall	Vorbereiten und Hilfe bei den Formalitäten
Trauer	Beratung, Vermitteln von Selbsthilfegruppen
Urteilsfähigkeit	Ersteinschätzung, weitere Abklärung anregen bei Bedarf
Vernetzen mit Fachpersonen	Hausärzte, Pflege, Psychologie, Psychiatrie, Seelsorge, etc.
Vorsorgevollmacht	Beratung
Witwen-/Waisenrente	beantragen

AHV: Alters- und Hinterlassenenversicherung, ALV: Arbeitslosenversicherung, EL: Ergänzungsleistungen, HE: Hilflosenentschädigung, IV: Invalidenversicherung.

- Patienten in potenziellen Gefährdungssituationen (Verwahrlosung, Vernachlässigung, Misshandlung, Suizidalität)
- Patienten mit Migrationshintergrund (unsicherer Aufenthaltsstatus, Flüchtlinge).

33.4 Die Situation schwer kranker und sterbender Menschen

Der Gedanke, eigene Lebenspläne angesichts des nahenden Todes nicht verwirklichen zu können, löst verschiedenste Gefühle aus. Auch unabhängig vom Alter und – vielleicht von außen betrachtet, vielen Jahren erfüllten Lebens – wird der Verlust der eigenen Zukunft als schmerzlich empfunden und betrauert.

33.4.1 Verlust sozialer Rollen

Aufgaben und Rollen in Beruf, Familie und anderen Bezügen können sukzessive nicht mehr wahrgenommen werden. Als sehr einschneidend wird der (endgültige) Verlust der Arbeitsfähigkeit erlebt. Aber auch der Verzicht auf ein geliebtes Hobby, ein Ehrenamt abgeben zu müssen und Freundschaften nicht mehr gleichermaßen pflegen zu können, ist schmerzhaft.

33.4.2 Verlust der sozialen Sicherheit

Trotz unseres gut ausgebauten Sozialversicherungs- und Sozialwesens löst eine schwere und/oder chronische Erkrankung krankheitsbedingte Mehrkosten aus und verursacht finanzielle Einbußen. Die Angst der Betroffenen vor einem sozialen Abstieg ist nicht unbegründet. Nicht selten reduziert eine Angehörige (i.d.R. Ehefrauen, Mütter, Schwiegertöchter etc.) ihre Berufstätigkeit oder gibt die Arbeit ganz auf, um die Betreuung des Patienten zu übernehmen. Für den Ausgleich des entstehenden Lohnausfalls gibt es bis anhin wenig, resp. nur partielle Entschädigungsmöglichkeiten.

Fallvignette

Herr F. wird der Krebsliga-Beraterin am interdisziplinären Wochen-Rapport im Spital angemeldet.
Die Diagnose eines metastasierenden Bronchialkarzinoms wird bei ihm nach Auftreten einer schweren Gangataxie (Hirn-Metastasen) gestellt. Herr F. ist 46 Jahre alt, verheiratet und hat 2 Kinder im Vorschulalter. Die sofortige Bestrahlung verbessert die neurologische Symptomatik, hingegen zeigt die begonnene Chemotherapie wenig Erfolg. Das Behandlungsteam macht sich Sorgen, ob und inwieweit der Patient seine Ehefrau und die Kinder über seine Situation informiert hat, da er seine Ehefrau nie an die Verlaufsgespräche beim Arzt mitnehmen will. In Bezug auf sein Krankheitsverständnis zeigt er große Mühe, nachzuvollziehen, weshalb der Tumor und damit die Krankheit nicht einfach operiert und eliminiert werden können. Ein Gespräch mit dem Konsiliarpsychiater lehnt er vorderhand ab, ist aber offen für die Unterstützung durch die Sozialarbeiterin.
Die psychosoziale Arbeit in diesem Beispiel ist in **Tabelle 33-2** erläutert.

Fazit: Antizipieren ist für Fachpersonen Pflicht!
Dem Behandlungsteam war klar, dass dem Patienten wenig Zeit bleiben würde. Das Bearbeiten administrativer Anliegen (Finanzen, IV-Anmeldung, Krankentaggeld usw.) bedeutete einerseits konkrete Entlastung und ermöglichte zudem das Gespräch über die schwierigeren Themen: Körperliche Einschränkungen, Ungewissheit, Angst vor dem Sterben. Wichtig war die Information bzgl. der infausten Situation an den Case-Manager des Arbeitgebers, der mit seinem steten Nachfragen beim Patienten die unrealistische Erwartung der Arbeitswiederaufnahme triggerte. Der Patient starb 4 Monate nach dem Erstkontakt. Seine Ehefrau hatte er stets über die Gespräche auf dem Laufenden gehalten und sie motiviert, die Hilfe „dann" später zu beanspruchen, was sie auch tat.

Das Antizipieren ist in erster Linie Aufgabe der Fachpersonen. Mit der vorausschauenden Haltung und Planung ermöglichen und erleichtern sie dem Patienten und seinen Angehörigen eine aktive Auseinandersetzung mit ihrer Situation und dem bevorstehenden Abschied.

33.4.3 Autonomie – relativ und relational – „so autonom wie möglich"

Selbständigkeit und Selbstbestimmung – nicht angewiesen sein müssen auf Andere – ist heute für viele Menschen das wichtigste Lebensprinzip. Dieser Wunsch oder Anspruch nach fast absoluter Autonomie, verbunden mit hohen Machbarkeitsansprüchen, was die medizinische Behandlung betrifft, stellt an das Behandlungsteam oft nicht erfüllbare Erwartungen. Tatsächlich werden immer mehr Menschen mit einer schweren Erkrankung länger leben und als Folge davon oder aufgrund von Hochaltrigkeit auf Hilfe angewiesen sein. Ist die Urteilsfähigkeit eingeschränkt oder nicht mehr gegeben, sind wir gefordert, die Interessen und den mutmaßlichen Willen des Betroffenen nach bestem Wissen und Gewissen, jedoch auch unter Berücksichtigung der Schutzbedürftigkeit und unserer (Für-)Sorge-Verantwortung, wahrzunehmen. Über das aktuell vorherrschende Autonomieverständnis muss unter Fachleuten und in der Gesellschaft diskutiert werden.

> „Die Gleichsetzung von Autonomie und Würde, spricht denen Würde ab, die ihre Autonomie eingebüßt haben. Ein, der Situation schwer kranker Menschen angemesseneres Konzept, ist das der ‚relationalen Autonomie'." [4] (S. 339)

Tabelle 33-2: Psychosoziale Arbeit in der Palliative Care am Beispiel von Herrn F.

Themen	psychosoziale Interventionen
Finanzen	• Budgetberatung bei knappem Haushaltsbudget • Gesuch an Krebsliga • Kostenübernahme Höchst-Franchise KK
Arbeitsunfähigkeit	• IV-Anmeldung mit Patient ausgefüllt • Kontakt und Absprache mit dem Case-Manager des Arbeitgebers
Einbezug der Familie	• Vergewissern, dass der Patient mit der Ehefrau spricht • Information zum Umgang mit den Kindern • Hausbesuch vereinbart
Krankheitsverständnis	in Absprache mit dem Behandlungsteam regelmäßiges Rekapitulieren der Krankheitssituation und der Behandlung mit dem Patienten und Rückmeldung ans Team
Angst	• wöchentliche Termine auf Wunsch des Patienten zur Besprechung konkreter Anliegen und zur Angstbewältigung • motiviert für psychiatrische Begleitung und Medikation
Noxen	Nikotin und Alkohol (Umgang damit thematisiert)
Absicherung im Todesfall	Überblick, wie seine Ehefrau und Kinder im Todesfall abgesichert sind
Ressourcen	soziales Umfeld eruieren und Coping-Strategien stärken
Vernetzen und Sicherstellen Nachbetreuung Hinterbliebene	Einbezug des örtlichen Sozialdienstes und der Familienbegleitung bei instabiler Situation

> „Wir befinden uns das ganze Leben ‚im Spannungsfeld von Unabhängigkeit und Abhängigkeit, von Selbstgesetzgebung (= griech.: Autonomie) und Fremdbestimmung (Heteronomie), von Freisein und Gebundensein'. Wir sind auf das Wohlwollen und die Fürsorge anderer angewiesen." [18] (S. 743), [21] (S. 35 ff. und 743)

Im Laufe der Auseinandersetzung mit einer schweren, progredienten Erkrankung gelingt es vielen Betroffenen, sich an die veränderten Gegebenheiten soweit zu adaptieren, dass sie ihre Ansprüche auf Selbstbestimmung den veränderten Möglichkeiten anpassen. Es wird ihnen bewusst, dass sie keine „absolute Autonomie" erlangen werden. Vielmehr wird es darum gehen, soviel Autonomie wie möglich zu bewahren oder wieder herzustellen. Das kann z. B. bedeuten, selbst zu bestimmen, wann (und ob) die Körperpflege gemacht wird, wer zu Besuch kommen soll etc.

Für ein vertieftes Eruieren, welche Bedeutung Betroffene der Selbstbestimmung geben, was sie unter dem Begriff Würde verstehen oder was für sie Lebensqualität bedeutet, eignen sich u. a. die Fragen aus den „Dignity-Conserving Interventions for Patients Nearing Death" [7].

Praxistipps

Fragen aus den „Dignity-Conserving Interventions for Patients Nearing Death" [7]

Independence – Unabhängigkeit/Selbständigkeit
„Has your illness made you more dependent on others?"
„Hat die Krankheit Sie abhängiger von anderen Menschen gemacht?"

Role preservation – Bewahren des früheren Selbstverständnisses
„What things did you do before you were sick that were most important to you?"
„Was, das Sie vor Ihrer Erkrankung taten/unternahmen, war Ihnen am wichtigsten?"

Living in the moment
„Are there things that take your mind away from illness and offer you comfort?"
„Gibt es Dinge/Interessen, welche Sie von den Gedanken an die Krankheit ablenken und Ihnen Trost (oder Wohlbefinden) vermitteln?"

Care tenor
„Is there anything in the way you are treated that is undermining your sense of dignity?"
„Gibt es irgend etwas in der Art, wie Sie betreut und behandelt werden, das Ihr Würde-Empfinden verletzt?"

33.4.4 Erwachsenenschutz

Seit dem 1. Januar 2013 ist das neue Erwachsenenschutzrecht in Kraft. Noch immer bestehen teilweise gegenüber der KESB und/oder den eingesetzten Beistandspersonen Vorbehalte. Dass betroffene Personen skeptisch sind und sich vor einem möglichen Eingriff in ihre Privatsphäre fürchten, muss mit Respekt, Empathie und Geduld aufgenommen werden. Fast immer gelingt es, Vertrauen herzustellen, sodass betroffene Personen und ihre Angehörigen die klärenden Gespräche und allfällige Unterstützung eines Beistandes schätzen und als Entlastung wahrnehmen. Bei den Fachpersonen des Gesundheitswesens fehlen zum Teil Kenntnisse über die Möglichkeiten der Zusammenarbeit, die Abläufe im Falle einer Gefährdungsmeldung und die verschiedenen Arten von Beistandschaften. Die Abklärung, welche vor der allfälligen Errichtung einer Beistandschaft vorgenommen wird, bietet auch die Chance einer Standortbestimmung:

- „Wo steht der Patient?"
- In welchen Lebensbereichen benötigt er Hilfe (Wohnen, Gesundheit, Finanzen/Administration, Tagesstruktur, Soziales)?
- Wer könnte diese Hilfe leisten?
- Ist die betroffene Person urteilsfähig?

Praxistipp

Häufig wird die Urteilsfähigkeit etwas voreilig im Ganzen zu- oder abgesprochen. Eine differenzierte Einschätzung ist notwendig: Im Kontext der Palliativsituation bedeutet dies, die Urteilsfähigkeit immer in Bezug auf die jeweils spezifische Fragestellung einzuschätzen: So kann sich ein Patient allenfalls sehr wohl konsistent äußern zur Frage, ob er der Einlage einer PEG-Sonde zustimmt, wäre aber nicht mehr in der Lage, seine Bankgeschäfte selbständig zu erledigen.

Zu unterscheiden sind:

- **Maßnahmen, die von der betroffenen Person selbst im Voraus getroffen werden können.**
  Hier handelt es sich um Instrumente, mit denen das Selbstbestimmungsrecht auch über die Zeit der eigenen Urteilsfähigkeit hinaus gewahrt werden kann:
  - **Vorsorgeauftrag** [Art. 360 ff. ZGB] (muss bei Eintritt der Urteilsunfähigkeit von der KESB validiert werden): regelt die Personensorge, Vermögenssorge und die Vertretung im Rechtsverkehr
  - **Patientenverfügung** [Art. 370 ff. ZGB]: entfaltet im Falle der Urteilsunfähigkeit direkt aus sich heraus Wirkung!
- **Maßnahmen, die von Gesetzes wegen** für urteilsunfähige Personen eintreten (gesetzliche Vertretungsberechtigungen nahe stehender Personen):
  - Vertretung bei medizinischen Maßnahmen [Art. 377 ZGB)]
  - Vertretung Ehegatten, eingetragene Partner [Art. 374 ZGB]
  - Aufenthalt in Wohn- und Pflegeeinrichtungen [Art. 382, ZGB]
- **Behördliche Maßnahmen:** Beistandschaften [Art. 393–398 ZGB] und FU (Fürsorgerische Unterbringung, Art. 426 ZGB).

Ausschlaggebend für die Abklärung und Errichtung einer Beistandschaft ist die **„Schutz- und Hilfsbedürftigkeit aufgrund eines Schwächezustandes“**:

- Schutz- und Beistandsbedürftigkeit im persönlichen Bereich (gesundheitliche Versorgung, Hygiene, Ernährung)
- Schutzbedürftigkeit in finanziellen Angelegenheiten
- mangelnde Handlungsfähigkeit.

Praxistipp

Patientenverfügung und **Vorsorgeauftrag** sind hilfreiche Instrumente, um dem sog. Patientenwillen gerecht zu werden und konfliktreiche Situationen im Falle der Schutzbedürftigkeit/Urteilsunfähigkeit zu minimieren. Hat jemand keine solchen Vorkehrungen getroffen, sind wir aufgefordert, eine sorgfältige Einschätzung (z.B. mit Hilfe eines ethischen Entscheidungsmodells) vorzunehmen und die notwendigen Schritte einzuleiten. Eine empathische und solidarische Haltung in der Kommunikation der für die Betroffenen vielleicht (vorerst) nicht verständlichen Maßnahme ist geboten. Schwierige Entscheidungen nicht zu treffen oder Schutzmaßnahmen aus Angst vor heftigen Reaktionen nicht einzuleiten, wäre nicht angemessen.

33.4.5 Kindesschutz

Fragen des Kindesschutzes können in zweierlei Hinsicht auftauchen:

- Zum einen, wenn Kinder von Palliativpatienten in irgendeiner Weise (evtl. auch unabhängig von der Krankheit eines Elternteils) gefährdet, vernachlässigt oder misshandelt werden. Das kann u.a. der Fall sein, wenn ein Elternteil an einer vorbestehenden psychischen Erkrankung leidet oder infolge der akuten Erkrankung und Behandlung starke Wesensveränderungen mit z.B. aggressivem Verhalten auftreten.
- Zum anderen, wenn Kinder als Palliativpatienten in irgendeiner Art gefährdet sind (vernachlässigt, physisch/psychisch misshan-

delt). Besonders zu erwähnen ist hier das Vorenthalten oder Verweigern medizinisch/pflegerischer Therapie und Behandlung aus ideologischen oder anderen Gründen.

33.4.6 Benefit des Einbezuges einer „Third Person" (Sozialarbeit, Seelsorge, Psychologie)

Patient und Angehörigen profitieren von der Möglichkeit, ihre Anliegen und Sorgen mit einer „Drittperson" zu besprechen, welche nicht direkt in die medizinische Behandlung und Pflege involviert ist, aber trotzdem über ihre spezifische Krankheit und deren Auswirkungen Kenntnisse hat. Sie adressieren allfällige Probleme tendenziell eher an die mit heiklen Themen vertrauten Fachpersonen (Ängste in Bezug auf die Krankheit, das Sterben, Verluste, Probleme in der Familie, Sucht, religiöse Fragen und Zweifel, finanzielle Sorgen), vorausgesetzt, ihr Gegenüber ist dafür kompetent, resonanzfähig und empathisch. Diese *„Third Person"*-Rolle können Sozialarbeiter, Seelsorger, Psychologen oder andere Fachpersonen wahrnehmen. Idealerweise können sie eine kontinuierliche Begleitung, wenn möglich sowohl im stationären als auch im ambulanten Setting übernehmen. Patienten und Angehörige schätzen u.a., dass sich diese Personen in der Regel mehr Zeit nehmen dürfen und dass sie im Verlaufe der Erkrankung punktuell oder regelmäßig in Kontakt bleiben können und auch für die Hinterbliebenen noch verfügbar sein werden. Das Behandlungsteam kann profitieren, indem es von gewissen Aufgaben entbunden wird, die Dritte Person zuweilen eine Katalysator- oder Mediatoren-Rolle übernehmen kann und die Nachhaltigkeit der Betreuung gewährleistet ist.

33.5 Gelingende interprofessionelle Zusammenarbeit – An- und Herausforderung

Die Dienste der psychosozialen Fachbereiche müssen niederschwellig angeboten werden, spezifische Themen vorausschauend bearbeiten und flexibel auf die Anforderungen der Palliativsituation reagieren können. Voraussetzung ist die Fachkompetenz in der eigenen Profession und in Palliative Care. Was den Informationsaustausch und das Klären der Aufgaben und Rollen betrifft, besteht eine gegenseitige „Bring- und Hol-Pflicht".

33.6 Trauer

> „Hinterbliebenentrauer wird heute als aktives Geschehen interpretiert und Trauernde werden als (autopoietisch) Lernende begriffen, die die Verantwortung für ihr Weiterleben und ihr Handeln nach dem Verlust übernehmen. Trauer umfasst die ganze (leibliche, psychische, soziale, spirituelle, geistige, biografische, geschichtliche und kulturelle) Wirklichkeit des Menschen. Ob und wie ein Mensch mit einem Verlust weiterlebt, wird durch ein Wechselspiel von Individuum und (kleiner – familiärer, sozialer, kirchengemeindlicher – und großer – kultureller, nationaler, ethnischer, religiös-konfessioneller) Umwelt (Interdependenz!) beeinflusst. Einigkeit besteht in der Forschung darüber, dass sich keine zeitlichen Aussagen über die Dauer der Trauer machen lassen." [14] (S. 1142)

Jeder Mensch erfährt im Laufe seines Lebens verschiedene Arten von Verlusten. Wie ein Mensch die jeweiligen Verluste erlebt und welche Bewältigungsmöglichkeiten ihm dabei bisher zur Verfügung standen, resp. ob diese hilfreich waren, beeinflussen wiederum das Erleben und Verarbeiten weiterer Verluste. Gemäß WHO-Definition gehören die Unterstützung des Sterbenden in seinem Trauerprozess und die Begleitung der Angehörigen während der Zeit des Abschiednehmens und über den Tod hinaus zur umfassenden Betreuung. Im institutionellen Kontext endet der Kontakt und die Begleitung der Angehörigen nach dem Versterben des Patienten/Bewohners meistens. Zu Begegnungen mit den Hinterbliebenen kommt es regelmäßiger in der hausärztlichen Praxis, im Spitex-Alltag, in der Seelsorge und in den Beratungsstellen, welche die Möglichkeit und den Auftrag haben, Hinterbliebene weiter zu begleiten (z. B. Krebsliga, Pro Senectute usw.). Das Thema Trauer, Erkennen und Kennen von verschiedenen Trauerphänomenen und Trauerritualen, der sorgfältige und kompetente Umgang mit Sterbenden und Trauernden als Fachperson, das Entwickeln einer Sorge- und Abschiedskultur in der eigenen Institution, die Selbstreflexion und der bewusste Umgang mit der eigenen Trauer gehören zu diesem Thema (s. auch Kap. 21). Da es den Rahmen dieses Kapitels sprengen würde und zudem laufend sehr gute, auf die neueste Forschung abgestimmte Literatur erscheint, sei hier auf die unten aufgeführte Literatur verwiesen.

Literatur

[1] Altilio T, Otis-Green S, editors. Oxford Textbook of Palliative Social Work. Oxford: Oxford University Press; 2011. https://doi.org/10.1093/med/9780199739110.001.0001

[2] Ansen H, Gödecker-Geenen N, Nau H. Soziale Arbeit im Krankenhaus. München: Ernst Reinhardt Verlag; 2004.

[3] Beresford P, Adshead L, Croft S. Palliative Care, Social Work and Service Users – Making Life Possible. London, Philadelphia: Jessica Kingsley Publishers; 2007.

[4] Bitschnau KW. Noch ein bisschen was vom Leben haben – Transitionen auf Palliativstationen begleiten – eine internationale Studie. Band VII der Schriftenreihe des Wissenschaftlichen Beirates des DHPV e. V. Ludwigsburg; 2014.

[5] Brennan J. Cancer in Context – A practical guide to supportive care. Oxford: Oxford University Press; 2004.

[6] Breitbart WS, Alici Y. Psychosocial Palliative Care. Oxford: Oxford University Press; 2014. https://doi.org/10.1093/med/9780199917402.003.0005

[7] Chochinov HM. Dignity Therapy. Final Words for Final Days. Oxford: Oxford University Press; 2012. https://doi.org/10.1093/acprof:oso/9780195176216.001.0001

[8] Conradi E. Take Care: Grundlagen einer Ethik der Achtsamkeit. Frankfurt/Main: Campus Verlag; 2001.

[9] Domenig D. Transkulturelle Kompetenz. Lehrbuch für Pflege-, Gesundheits- und Sozialberufe. 2. Aufl. Bern: Verlag Hans Huber; 2007.

[10] Graf M. Beurteilung der Urteilsfähigkeit als zentrales Element im Spannungsfeld zwischen Selbstbestimmung und Schutz. Referat. Fachtagung Neues Kindes- und Erwachsenenschutzrecht; 11.–12.09.2012; Freiburg.

[11] Jenny A. Lebenswelt- und Alltagsgestaltung – Die Bedeutung der Sozialen Arbeit in Palliative Care am Beispiel der Caritas Luzern [Masterarbeit (MAS)]. Edition Soziothek; 2012.

[12] Kissane DW, Bultz BD, Butow PM, Finlay IG. Handbook of Communication in Oncology and Palliative Care. Oxford: Oxford University Press; 2010. https://doi.org/10.1093/acprof:oso/9780199238361.001.0001

[13] KOKES-Praxisanleitung Erwachsenenschutzrecht. Zürich/St. Gallen: Dike Verlag AG; 2012.

[14] Lamp I, Smith S. Trauer und Beratung. In: Nestmann F, Engel F, Sickendiek U (Hrsg.). Das Handbuch der Beratung. Tübingen: dgvt-Verlag; 2004.

[15] Oliviere D. Death, Dying, and Social Differences. Oxford: Oxford University Press; 2012. https://doi.org/10.1093/acprof:oso/9780199599295.001.0001

[16] Pestalozzi-Seger G. Chronisch krank – was leisten die Sozialversicherungen? Leitfaden 2014. Bern: Krebsliga Schweiz, Lungenliga Schweiz; 2014.

[17] Reith M, Payne M. Social Work in End of Life and Palliative Care. Bristol: The Policy Press; 2009. https://doi.org/10.2307/j.ctt1t89d74

[18] Reitinger E, Heller A. Ethik im Sorgebereich der Altenhilfe. Care-Beziehungen in organisatorischem Verständnisarrangements und Entscheidungsstrukturen. In: Krobath T, Heller A, Hrsg. Ethik organisieren: Handbuch der Organisationsethik. Freiburg i. Br.: Lambertus. 2010;737–65.

[19] Schärer-Santschi E. Trauern – Trauernde Menschen in Palliative Care und Pflege begleiten. Bern: Verlag Hans Huber; 2012.

[20] Student J-Ch, Mühlum A, Student U. Soziale Arbeit in Hospiz und Palliative Care. Stuttgart: Reinhardt UTB; 2004.

[21] Walser A. Autonomie und Angewiesenheit: ethische Fragen einer relationalen Anthopologie. In: Reitinger E, Beyer S, Hrsg. Geschlechtersensible Hospiz- und Palliativkultur in der Altenhilfe. Frankfurt a.M.: Mabuse. 2010;33–44.

[22] Wasner M. Pankofer S. Soziale Arbeit in Palliative Care: Ein Handbuch für Studium und Praxis. Stuttgart: W. Kohlhammer; 2014.

Literaturempfehlungen zum Thema Trauer

Dobrick B. Wenn die alten Eltern sterben. Das endgültige Ende der Kindheit. Stuttgart: Kreuz Verlag; 1989.

Firth P, Luff G, Oliviere D. Facing Death, Loss, Change and Bereavement in Palliative Care. Berkshire England: Open University Press; 2005.

Graves D. Talking with bereaved people. An Approach for Structured and Sensitive Communication. London: Jessica Kingsley Publishers; 2009.

Herbert M. Tod und Trauer. Hilfe für sterbende Kinder und ihre trauernden Eltern und Geschwister. Bern: Verlag Hans Huber; 1999.

Neimeyer RA. Grief and Bereavement in Contemporary Society, Bridging Research and Practice. New York: Taylor & Francis Group; 2011. https://doi.org/10.4324/9780203840863

Parkes CM, Prigerson HG. Bereavement, Studies of Grief in Adult Life. New York: Routledge; 2010.

Schärer-Santschi E. Trauern, Trauernde Menschen in Palliative Care und Pflege begleiten. Bern: Verlag Hans Huber; 2012.

Worden JW. Beratung und Therapie in Trauerfällen. Ein Handbuch. 4. Aufl. Bern: Verlag Hans Huber; 2011.

Znoj H. Komplizierte Trauer. Fortschritte der Psychotherapie Band 23. Göttingen: Hogrefe Verlag; 2004.

34 Physiotherapie in Palliativsituationen

Henri A. Emery

34.1 Einführung

> „... dem Sterbenden ermöglichen zu leben, bis er stirbt, sein persönliches Potential dabei bis zu den Grenzen seiner körperlichen und geistigen Leistungsfähigkeit auszuschöpfen und, soweit wie möglich, Eigenkontrolle und Unabhängigkeit zu bewahren." (Cicely Saunders in [17])

Dieses Zitat von Dame Cicely Saunders, der Grande Dame der Palliative Care, könnte als Auftrag und Zielsetzung für die Physiotherapeuten geschrieben worden sein. Es zeigt die Notwendigkeit, die traditionellen symptomspezifischen und häufig zeitgesteuerten Ansätze der Akutversorgung bzgl. Beweglichkeit, Kraft und Funktionalität in der Rehabilitation zu durchbrechen und viel mehr auf eine Problemlösung aus Sicht der Patienten zu fokussieren. Unheilbar erkrankte Patienten sehen sich häufig mit einem Verlust ihrer physischen Möglichkeiten, der damit verbundenen zunehmenden Abhängigkeit und einem Gefühl des Kontrollverlustes konfrontiert. Probleme bei der Bewältigung einfachster Alltagsaufgaben wie selbständig aufstehen, Treppen steigen oder Türen aufstoßen zehren an der Würde des Einzelnen und führen oft zu einer Zunahme der Isolation. Eine optimale Verbesserung der noch vorhandenen Fähigkeiten und Funktionen ermöglicht den Patienten, ihr Selbstvertrauen aufzubauen, eine höhere Selbständigkeit zu bewahren und dadurch ihre Lebensqualität zu erhöhen.

Der Physiotherapeut sollte bei einer ganzheitlichen Betrachtungsweise und unter Berücksichtigung der temporären Bedürfnisse der Betroffenen realistische und innerhalb eines definierten Zeitrahmens erreichbare Ziele mit dem Patienten und dessen Angehörigen festlegen, wobei der Patient aufgrund seiner Möglichkeiten die Behandlung steuert. Durch das Gefühl, aktiv beteiligt zu werden und die Dinge selbst bestimmen zu können erhöht sich das Selbstwertgefühl des Patienten [6]. Wechselhafte Krankheitsverläufe bedingen, dass der Therapeut aufgrund rasch eintretender Zustandsveränderungen häufig kurzfristig mit wechselnden Zielen rechnen muss und eine entsprechende Anpassung der Therapie dem Patienten, dessen Angehörigen und Bezugspersonen gut vermitteln und erklären sollte. Berührung, Nähe, Wohlgefühl, Entspannung jenseits des Leistungsgedankens sollen einhergehen mit einer bedürfnisorientierten Therapie im aktuellen Stadium der Erkrankung. Unter Berücksichtigung des zunehmenden physischen Abbaus bleibt eine Physiotherapie bis zum Ende indiziert und sollte stets auf die momentan relevanten Symptome ausgerichtet sein. Schmerzlinderung, Atmungserleichterung, Erhalten der Gelenkbeweglichkeit, Entspannung, Lagerung und andere physiotherapeutische Maßnahmen können den Betroffenen bis zuletzt Linderung schaffen.

34.2 Symptomlinderung

Die Bedürfnisse der Patienten müssen umfassend und ganzheitlich angegangen werden. Dies kann nur ein interprofessionelles Team leisten, welches multidimensional zusammenarbeitet und sowohl die physische, die spirituelle, die emotionale und die soziale Ebene berücksichtigt. Entsprechend ist die Physiotherapie stets im multiprofessionellen Kontext als ein Teil eines Palliative-Care-Teams zu sehen.

Christoph Ostgathe hat die Bedürfnisse von Betroffenen gemäß einer Befragung in diversen Hospizen geschildert [14]. An erster Stelle stand der Wunsch nach symptomorientierter Behandlung von Schwäche, Hilfebedarf bei *Activities of Daily Life* (ADL), Müdigkeit, Schmerz und Appetitmangel. Aulbert et al. haben als häufigste Symptome in palliativen Situationen Fatigue, Schmerzen, Dyspnoe, Obstipation, Ödeme und Dysphagie genannt [3]. Bei all diesen Symptomen kann die Physiotherapie ihren Teil zur nicht-pharmakologischen Linderung beitragen.

34.2.1 Fatigue

Fatigue ist eines der häufigsten Symptome in der Palliativmedizin und tritt bei verschiedenen fortgeschrittenen Erkrankungen mit einer hohen Prävalenz auf [9, 11]. Sie wird als das Empfinden von außerordentlicher Müdigkeit oder Erschöpfung beschrieben, welche sich multidimensional auf der physischen (fehlende Energie, schwere Glieder), der mentalen (emotionale Leere, mangelnde Motivation) und der kognitiven Ebene (Gedächtnisverlust, Konzentrationsschwierigkeiten) auswirkt. Fatigue wird weder durch Ruhe noch durch adäquaten Schlaf behoben. Sie tritt häufig als Teil eines Symptomclusters in Kombination mit anderen Symptomen, wie z. B. Angst, Dyspnoe und Fatigue oder Schmerz und Schlafstörungen auf [4].

Bei der Befunderhebung muss die Fragilität des Patienten berücksichtigt werden, ein umfassendes Assessment wird daher häufig in mehreren Sitzungen erhoben. Für ein Fatigue-Screening genügt eine Frage: „Fühlen Sie sich ungewöhnlich müde oder matt?“ [15]. Der Schweregrad wird auf einer VAS- oder NRS-Skala mit der Frage „Wo würden Sie ihre Müdigkeit der vergangenen Woche auf einer Skala von 0–10 einordnen?“ [8] erhoben. Werte über 4 sollten genauer abgeklärt werden.

Körperliche Aktivität und Training werden als effizienteste nicht-pharmakologische Therapien der Fatigue in vielen Krankheitsbildern beschrieben. Bewegung beeinflusst auch andere Clusterelemente wie Schlaf, Stimmungslage, Schmerz oder Atemsymptomatik [5, 10, 11]. Deren erfolgreiche Verbesserung kann Fatigue ebenfalls mindern (Crossover-Effekt) [11]. Die Intensität und Dosierung eines Trainingsprogramms werden kontrovers diskutiert. Bei schweren Erkrankungen wird ein progressiver Aufbau von Beweglichkeit (Dehnungen) und aerobem Training beschrieben [10]. Um einer Kachexie oder peripheren Fatigue und der dadurch bedingten Zunahme der Schwäche entgegenzuwirken, wird auch ein sanftes Krafttraining empfohlen [20]. Die Trainingseinheiten sind zu Beginn kurz (wenige Minuten) und werden über den Tag verteilt wiederholt. Die Dauer wird falls möglich sukzessive erhöht. Die Intensität der Übungen ist anfangs gering bis mäßig. Die Betroffenen dürfen, um einer Verschlechterung ihrer Fatigue vorzubeugen, nicht überanstrengt werden. Eine Kontrolle mittels Rückfrage ist nach jedem Training unerlässlich; Patienten in einem stark reduzierten Allgemeinzustand sollten mit einer geringen subjektiven Belastung von 1–3 auf einer 10er-Skala beginnen.

Massage, Entspannung, Entlastung durch Hilfsmittel bei ADL [5] und Information sowie Schulung der Patienten und deren betreuenden Personen bzgl. Copingstrategien wie Krafteinteilung und Umgang mit den verbleibenden Energiereserven (Pacing) oder Schlafhygiene [2, 15] sind ebenfalls wichtige Behandlungsstrategien. Zentral ist für die Betroffenen, dass sie ihre Lebensqualität als verbessert empfinden. Dies wird häufig durch das subjektive Gefühl der besseren Körperkontrolle dank Bewegung und Koordination vermittelt.

34.2.2 Dyspnoe

Dyspnoe ist in der Regel Teil eines Symptomkomplexes, wie z. B. Dyspnoe, Fatigue und Husten (*Respiratory Triad*, [11]) oder Dyspnoe, Angst und Schmerz. Multifaktorelle physische, psychische, emotionale, existenzielle und spirituelle Komponenten sind unauflöslich miteinander verbunden [16]. Die Belastung durch die Symptome zieht oft Bewegungsvermeidung und Isolation nach sich [7, 11], welche auch der auftretenden Angst und Panik geschuldet sind. Bei der Behandlung geht es vor allem darum, dem Patienten Strategien zum Selbstmanagement und Coping bzgl. der Bewältigung seiner Atemnot zu vermitteln. Einfache Informationen zur Anatomie und Physiologie der Atmung, die Bedeutung der Aktivität, insbesondere der aeroben Trainingstherapie, zum Pacing und zum Coping sowie die Aufklärung über Risikofaktoren (insbesondere Rauchen) sind die Pfeiler der Schulung sowohl der Betroffenen wie auch der Angehörigen und der betreuenden Personen.

Atemnot ist wie Schmerz ein subjektives Symptom: Dyspnoe ist das, was der Patient so bezeichnet, und nicht das, was ein therapeutisches Assessment ergibt. Der dabei empfundene Lufthunger verleitet die Betroffenen, instinktiv tiefer einzuatmen und als reflektorische Reaktion auf eine Bedrohung die Atemfrequenz zu erhöhen. Eine effektive Atemkontrolltechnik, deren Schwerpunkt auf der Verlängerung der Exspirationsphase liegt, lässt sich einfach durch eine Synchronatmung mit dem Therapeuten demonstrieren: Der Patient legt seine Hände seitlich auf die Rippen des Therapeuten und lernt so, langsam auszuatmen. Gleichzeitig erlebt er, wie sich der Brustkorb nach Ende der Exspiration durch die Rückstellkraft sofort wieder weitet. Eine Exspiration mit Hilfe von *Positive Exspiratory Pressure* (PEP) ermöglicht ein längeres und leichteres Ausatmen. Durch die erzeugte exspiratorische Stenose entsteht ein erhöhter innerer Druck, der das Kollabieren der Atemwege auch bei forcierter Exspiration verhindern kann und reflektorisch die Atemwege für den nächsten Atemzug öffnet. Die einfachste Form des PEP ist die Lippenbremse (**Abbildung 34-1**). Weitere effiziente Instrumente, um die Atemfrequenz zu beruhigen, sind die Atmungshand (**Abbildung 34-2**), bei der die Betroffenen mit dem Zeigefinger der einen Hand der Kontur der anderen Hand gemächlich folgen und jeweils bei jedem Finger regelmäßig ein- und ausatmen, oder altbekannte (Kinder-) Gedichte, die von den Patienten oder Begleitpersonen Vers um Vers rezitiert werden. Eine manuell unterstützte Basisatemtherapie hat das Ziel der Ökonomisierung und Automatisierung

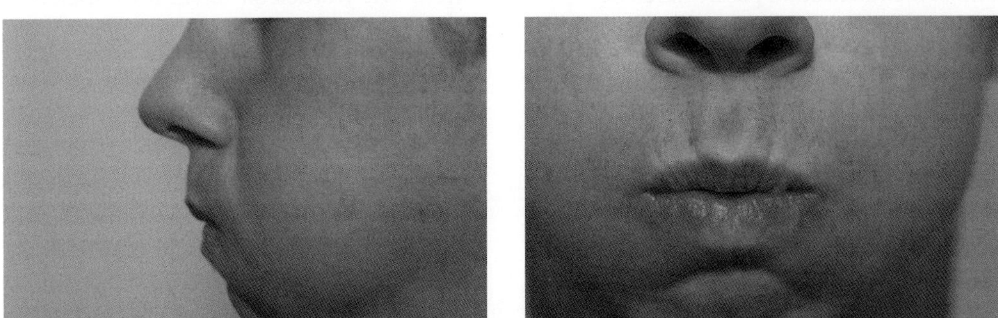

Abbildung 34-1: Lippenbremse.

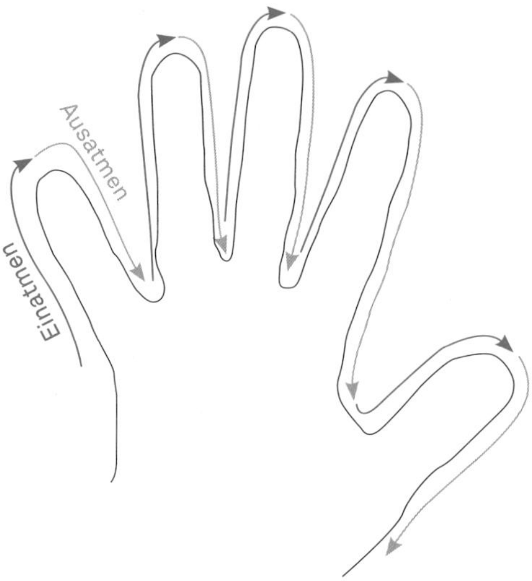

Abbildung 34-2: Atmungshand.

einer Tiefenatmung in Ruhe, bei der die thorakale und die abdominale Atmung synchron verlaufen und sich die Lunge optimal ausdehnen kann. Die Atemtherapie führt nicht zu einer Verbesserung der Ausdauerkapazität, kann aber eine Verbesserung der Lungenfunktion bewirken.

Eine starre Körperhaltung, welche die Atmung einschränkt, kann durch Angst, Aktivitätsvermeidung oder zunehmendem Konditionsverlust entstehen. Entspannungsübungen sind der erste Schritt zum Abbau der Spannungen in Kiefer, Gesicht, Schultern, Armen, Brustkorb und Wirbelsäule. Darauf aufbauend kann eine Mobilisation passiv durch den Therapeuten oder aktiv durch den Patienten mittels rhythmischer Bewegungen im Liegen, Sitzen oder Stehen durchgeführt werden. Die Übungen beginnen mit kleinen Bewegungen im Gesicht und Kopfbereich, gehen über die Schultern zu den Armen und enden in dreidimensionalen Bewegungen des Rumpfes. Diese haben eine zweifache Wirkung: Durch den Elastizitätsgewinn im Thoraxbereich und durch die Einwirkung auf die Mechanorezeptoren in Interkostalmuskulatur und Zwerchfell vergrößern sie die Lungenkapazität und machen Bewegungen wieder möglich, die oft seit längerer Zeit vermieden wurden [16]. Gleichzeig sind sie ein Einstieg in ein vorsichtiges Training.

Training im aeroben Bereich unterstützt die Atemkontrolle [12] und kann, bei bewusstem Pacing aufgebaut, die Leistungsgrenze erweitern. Training ist ein Eckpfeiler der pulmonalen Rehabilitation, welche in erster Linie die systemischen, nicht direkt lungenbezogenen Auswirkungen der Dyspnoe in physiologischer und psychologischer sowie auch in der Dimension der erlebten Symptome beeinflusst; ideal erscheint eine Kombination aus optimaler Pharmakotherapie und pulmonaler Rehabilitation [1, 11]. Die Ziele sind eine Leistungsverbesserung bzgl. Kraft, Ausdauer und Koordination sowie eine bessere Sauerstoffauswertung in der Gesamtmuskulatur, ein Abbau der Angst vor Belastung, eine Stärkung des Selbstbewusstseins und eine Reduktion der Atemnot. Die Intensität des Trainings muss immer den individuellen limitierenden Faktoren angepasst sein. Ein Low-Level-Training kann auch aus einem fünfmaligen Aufstehen und Absitzen vom und auf den Stuhl oder aus zehn Schritten vom Bett bis zum Fenster bestehen.

Ein Vergleich, um zu zeigen, wie Patienten mit einer eingeschränkten Atemkapazität umgehen sollen, ist die Analogie: „Sie sind das Auto, Ihre Atemluft ist das Benzin. Wenn die Treibstoffanzeige auf Reserve steht, würden Sie mit Vollgas bis zur nächsten Tankstelle fahren? Wie würden Sie alternativ fahren und warum?“ [16]. So kann ein Therapeut einem Patienten, der möglichst schnell die Treppen hochsteigen will, um rasch oben zu sein, erklären, warum er besser langsam und mit allfällig notwendigen Pausen sein Ansinnen in Angriff nehmen soll.

Weitere Pacing-Strategien bei Dyspnoe sind:

- langsam und mit viel Pausen essen und trinken, da bei jedem Schlucken die Luft angehalten wird

- in kurzen Sätzen sprechen und von der Familie Verständnis und ausreichende Zeit für den Wortwechsel erbitten
- bei Anstrengungen Pausen machen, sobald die Atemfrequenz ansteigt
- Atemkontrolltechniken zur Verlängerung der Exspiration anwenden, bis sich die Atemfrequenz normalisiert
- An- und Ausziehen im Sitzen vornehmen
- Schuhe ohne Schnürsenkel bevorzugen
- elektrische statt manueller Zahnbürste verwenden
- Gehstock oder Rollator zur Entlastung der Atemhilfsmuskulatur
- Rollstuhl für längere Distanzen, Greifzange, langer Schuhlöffel und Strumpfanzieher.

Ein Sekretproblem kann zur Verstärkung einer Atemwegsobstruktion führen. Die Inhalationstherapie mit Mukolytika ist eine häufig notwendige Vorbereitung zur physiotherapeutischen Sekretolyse. Die Mobilisation des Sekretes kann auf diverse Arten unterstützt werden. Drainagelagerungen, Vibrationen (manuell, mit Vibrationsgeräten oder mit Klangschalen) und Tapotage („Abklopfen“) werden zwar kontrovers diskutiert, aber häufig von den Patienten als angenehm und hilfreich bezeichnet [1].

Bei exazerbierender Dyspnoe werden die supportiven Maßnahmen der nicht-medikamentösen Therapie vom St. Christopher’s Hospice in London wie folgt beschrieben [16]:

- Ventilator: Auf das Gesicht gerichtet. Äste des N.trigeminus werden stimuliert, die auf mechanische und thermische Reize reagieren. Die subjektiv empfundene Atemnot nimmt ab.
- Kalte Kompressen: Ein kaltes Tuch wird in Eiswasser getaucht und zum Kühlen auf das Gesicht gelegt; das bewirkt vermutlich analog zum Tauchreflex eine Senkung der Herzfrequenz und spart Sauerstoff.
- Lagerung: Aufrecht oder halb zurückgelehnt im Sessel oder Bett lagern; Kopf, Arme und LWS-Lordose sowie Knie unterstützen. Durch anatomisch korrekte Unterstützung wird der Brustkorb geöffnet, das Zwerchfell kann tiefer treten und die Thoraxkapazität nimmt zu.
- Entspannung: Ruhige und warme Umgebung; Massage, Aromatherapie, Entspannungsmusik, Meditation, Hypnotherapie. Entspannung wird über afferente Impulse an das ZNS vermittelt. Durch Abnahme von Stress und Anspannung nimmt die Herzfrequenz ab und die Atmung wird ruhiger.
- Akupressur: Lungenmeridian sedieren. Das fördert die Endorphinausschüttung und lindert durch erleichterte Entspannung die Dyspnoe. 70 % der Patienten berichten über kurzzeitigen Erfolg ohne Nebenwirkungen.
- TENS: Elektroden beidseits des dritten Brustwirbelkörpers setzen, 20 min im Burst-Modus. Patientenkontrolliert durchführbar. Bei Anwendung auf Akupunkturpunkten entspricht die Wirkung der Akupressur.
- Rückversicherung: Rufglocke, Berührung oder Vermittlung von Nähe könne individuelle Ängste reduzieren.
- Singen: Unterstützt die Lungenfunktion und die Atemkontrolle, verbessert die Selbstsicherheit und die Stimmung.

Je nach Situation empfiehlt der Autor zudem Entlastungsstellungen in verschiedenen Ausgangsstellungen, die den Einsatz der Atemhilfsmuskulatur erleichtern. Dabei wird der Brustkorb vom Gewicht der Arme entlastet, denn erst wenn die Arme abgestützt sind, kann die Atemhilfsmuskulatur die Atmung unterstützen. Verbreitetes Beispiel ist der Kutschersitz (**Abbildung 34-3**): Der Patient setzt sich leicht breitbeinig auf die vordere Hälfte eines Stuhls und stützt sich mit den Ellbogen auf den Oberschenkeln oder auf einem Tisch ab. Der Kopf wird nach vorne locker hängen gelassen. In dieser Stellung vergrößert sich die Atemfläche durch die Stellung des Brustkorbs und ermöglicht ein besonders tiefes Durchatmen.

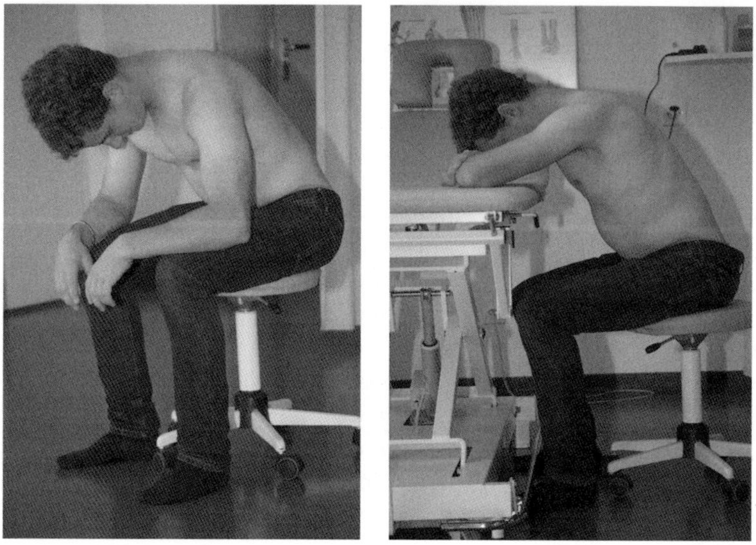

Abbildung 34-3: Kutschersitz.

34.2.3 Schmerz

Schmerz ist eines der am schwierigsten zu behandelnden Symptomen überhaupt. Patienten mit komplexen Schmerzsyndromen sind auf ärztliche Expertise angewiesen. Als Experte der nicht-pharmakologischen Symptomlinderung kann der Physiotherapeut supportiv mit verschiedenen Interventionen wie aktive Therapie, Massage, manuelle Lymphdrainage, Entspannungstherapie oder physikalische Methoden wie Wärme- und Kältetherapie, Elektrotherapie, mechanische Druck- und Zugtherapie u.a. zur Schmerzlinderung beitragen. Unter Berücksichtigung des Konzeptes der „Total Pain“ [17] kann eine umfassende palliative Rehabilitation mit Training durch Verbesserung der Kraft, der Ausdauer und der Funktionen (ADL), Angstverminderung sowie Steigerung des emotionalen Wohlbefindens und der Lebensqualität, günstige Effekte bewirken [11].

Lokale, sekundäre Schmerzen, wie z.B. liegebedingte Wirbelsäulen-, Kopf- oder Gelenkschmerzen kann der Physiotherapeut gezielt mit Massagen, Traktionen, segmentalen Mobilisationen oder osteopathischen Techniken behandeln. Unterstützend kann er oft physikalische Maßnahmen anwenden.

34.2.4 Würde, Selbstbestimmung und Lebensqualität im Lebensabschnitt Sterben

Viele weitere Symptome können physiotherapeutisch behandelt werden. Ödeme, Obstipation, Schwindel, Übelkeit, Kontrakturen, Parästhesien und Lähmungen oder Dysphagie, um einige zu nennen, können vom Therapeuten beeinflusst werden [13]. Allen ist gemein, dass aktive Bewegung eine nicht unwesentliche Rolle spielt.

Am Lebensende spielen aktive therapeutische Maßnahmen eine zunehmend kleinere Rolle. Entspannung, Beruhigung und Linderung von Angst und Depression treten in den Vordergrund [19]. Physiotherapeutische Maßnahmen in Form atemerleichternder Lagerungen, Massage und Ausstreichungen oder Applikationen von Wärme oder Kälte tragen zur Erleichterung bei.

Über den ganzen Behandlungsablauf hinweg sind die Ziele der Therapie das Erhalten der bestmöglichen Selbständigkeit und eine temporäre Verbesserung oder Stabilisierung des Allgemeinzustandes. Eine Mitbehandlung von belasteten Angehörigen ist zu erwägen.

Literatur

[1] Arcuri JF, Abarshi E, Preston NJ, Brine J, Pires Di Lorenzo VA. Benefits of intervention for respiratory secretion management in adult palliative care patients – a systematic review. BMC Palliat Care. 2016 Aug 9;15:74. https://doi.org/10.1186/s12904-016-0147-y

[2] Armstrong TS, Gilbert MR. Practical strategies for management of fatigue and sleep disorders in people with brain tumors. Neuro Oncology. 2012;14(4):65–72.

[3] Aulbert E, Radbruch L, Nauck F. Prinzipien. In: Aulbert E, Nauck F, Radbruch L, Hrsg. Lehrbuch der Palliativmedizin. Stuttgart, New York: Schattauer; 2007, 2. Aufl. 139–47.

[4] Cobbe S. Fatigue und Schwäche. In: Nieland P, Simader R, Taylor J, Hrsg. Was wir noch tun können. München: Urban&Fischer; 2013. 117–32.

[5] Cramp F, Daniel J. Exercise for the management of cancer-related fatigue in adults. The Cochrane Database Syst Rev. 2008(2): CD006145. https://doi.org/10.1002/14651858.CD006145.pub2

[6] Dahlin Y. Was haben wir bisher von unseren Patienten gelernt. In: Nieland P, Simader R, Taylor J, Hrsg. Was wir noch tun können. München: Urban&Fischer; 2013. 36–8.

[7] Ek K, Ternestedt B. Living with chronic obstructive airways disease at the end of life: a phenomenological study. J Adv Nurs. 2008;62: 470–8. https://doi.org/10.1111/j.1365-2648.2008.04611.x

[8] Escalante PC, Manzullo EF. Cancer-related fatigue: the approach and treatment. J Gen Intern Med. 2009;24(2):412–6.

[9] Jennings R. Der Physiotherapeut in der Palliative Care. In: Nieland P, Simader R, Taylor J, Hrsg. Was wir noch tun können. München: Urban & Fischer; 2013. 6–14.

[10] Matthews EE. Sleep disturbances and fatigue in critically ill patients. AACN Adv Crit Care. 2011; 22(3):204–24. https://doi.org/10.4037/NCI.0b013e31822052cb

[11] Minna R J, Surakka T, Nurminen R, Pylkkänen L. Effects of rehabilitation among patients with advanced cancer: a systematic review. Acta Oncologica. 2015;54(5):618–28. https://doi.org/10.3109/0284186X.2014.996661

[12] Nici L, Donner C, Wouters E, Zuwallack R, Ambrosino N, Bourbeau J, et al. American Thoracic Society/European Respiratory Society statement on pulmonary rehabilitation. Am J Respir Crit Care Med. 2006;173:1390–413. https://doi.org/10.1164/rccm.200508-1211ST

[13] Nieland P, Simader R, Taylor J, Hrsg. Was wir noch tun können. München: Urban&Fischer; 2013.

[14] Ostgathe Ch. Bedürfnisse der Betroffenen. Vortrag, präsentiert auf der Palliative-Care-Tagung ZH+SH. 2012; Zürich.

[15] Radbruch L et al. Fatigue in palliative care patients – an EAPC approach. Palliat Med. 2008; 22(1):13–32. https://doi.org/10.1177/0269216307085183

[16] Taylor J. Atemnot und Angst In: Nieland P, Simader R, Taylor J, Hrsg. Was wir noch tun können. München: Urban&Fischer; 2013a. 91–103.

[17] Taylor J. Von der Symptomkontrolle zur Rehabilitation. In: Nieland P, Simader R, Taylor J, Hrsg. Was wir noch tun können. München: Urban&Fischer; 2013b. 15–26.

[18] Trooster T, Gosselink R, Janssens W, Decramer M. Exercise training and pulmonary rehabilitation: new insights and remaining challenges. Eur Respir Rev. 2010:19(115);24–9. https://doi.org/10.1183/09059180.00007809

[19] Wilkinson JM, Love SB, Westcome AM, Gambles MA, Burgess CC, Cargill A, et al. Effectiveness of aromatherapy in the management of anxiety and depression in patients with cancer: a multicenter randomized controlled trial. J Clin Oncol. 2007;25(5):532–9. https://doi.org/10.1200/JCO.2006.08.9987

[20] Zimmer PR. Fatigue-Syndrom. In: Baumann FT, Jäger E, Bloch W, Hrsg. Sport und körperliche Aktivität in der Onkologie. Berlin, Heidelberg: Springer; 2012. https://doi.org/10.1007/978-3-642-25066-8_7

Teil VI:
Netzwerk: Die Arbeitsweise

35 Austrittsplanung und die Betreuung zu Hause

Maya Monteverde, Christoph Cina

35.1 Einführung

Die meisten Menschen wünschen, ihre letzte Lebensphase daheim zu verbringen und auch da sterben zu können. Jedoch leben nur etwa 20 % der Bevölkerung tatsächlich bis zu ihrem Tod zu Hause. Mit der Verbesserung der palliativen Betreuung zu Hause soll die Diskrepanz zwischen dem gewünschten und dem tatsächlichen Sterbeort von Patienten verkleinert werden. Palliative Care hat zum Ziel, eine bestmögliche Lebensqualität bis zum natürlichen Tod zu bieten – unabhängig vom Lebensort der kranken Menschen. Das bedeutet, dass Schmerzen und andere Leiden auch zu Hause angemessen gelindert und dass Betroffene und Angehörige an ihrem Lebensort individuell begleitet werden sollen. Es bedeutet auch, dass ein stabiles Netzwerk von Fachpersonen aus verschiedenen Disziplinen, Freiwilligen und Angehörigen eine nahtlose Versorgung am Lebensende gewährleistet. Patienten mit schweren, unheilbaren Krankheiten am Lebensende erleben jedoch oft mehrere Übergänge von einer Institution (Spital, Rehabilitation, Alters- und Pflegeheim) in die andere und auch wieder zurück nach Hause. Aus diesem Grund ist es wichtig, den Austritt sorgfältig und rechtzeitig zu planen.

35.2 Praktisches Vorgehen

35.2.1 Information des Patienten und seiner Angehörigen

Klare, ehrliche Informationen über die Krankheit und die erwartete Entwicklung ermöglichen es dem Patienten, Entscheidungen im Hinblick auf das Lebensende und den gewünschten Ort der Betreuung zu treffen. Wichtig ist, dass dieser Dialog den Rhythmus des Patienten und seiner Familie respektiert und keine Hoffnungen zerstört werden. Eine gute Symptomlinderung und ein beruhigendes Umfeld schaffen den erforderlichen geistigen Freiraum, um eine Heimkehr in Betracht zu ziehen. Ist dieser Wunsch einmal ausgesprochen und verstanden, sollen in einem Gespräch mit dem Patienten und den Angehörigen die Erwartungen, Befürchtungen und Ängste aller Beteiligten besprochen werden, ebenso die praktischen Folgen der Heimkehr sowie die Möglichkeiten und Grenzen der Betreuung zu Hause.

Zu Hause übernehmen meistens die Angehörigen den Hauptteil der Pflege, sowohl am Tag als auch in der Nacht. Es ist deshalb wichtig, diese Personen besonders gut zu informieren und dabei auf folgende Punkte zu achten:

- Wissen über Verrichtungen weitergeben, die durch Familienangehörige erfolgen sollen (z. B. Mundpflege, Umlagerung usw.)
- Aufklärung über den Nutzen der verschiedenen Behandlungen und die Modalitäten ihrer Anwendung oder Verabreichung

- Klärung der vorhandenen Ressourcen der pflegenden Angehörigen.

Siehe dazu auch Kap. 31.

35.2.2 Vorbereitung der Heimkehr

Die Rückkehr nach Hause sollte schon in den ersten Tagen des Spitalaufenthalts geplant werden. Es braucht eine Vorbereitung, in die alle Beteiligten eingebunden sind: der Patient und seine Familie, der Spitalarzt und der Hausarzt, das Pflegepersonal im Spital und zu Hause, der Sozialdienst sowie die weiteren Fachleute (Physiotherapeuten, Ergotherapeuten, Seelsorger). Mit diesem Vorgehen kann die Kontinuität, Qualität und Kohärenz der Pflege gewährleistet werden.

Voraussetzungen für die Pflege zu Hause sind:
- Angehörige, welche die Pflege zu Hause übernehmen wollen
- Hausarzt, welcher regelmäßige Hausbesuche durchführt
- ein Pflege- und Betreuungsteam, welches bei Bedarf eine Erreichbarkeit rund um die Uhr gewährleistet.

Die Austrittsplanung umfasst wesentliche Aspekte wie
- die frühzeitige Information an das nachbetreuende Team insbesondere Hausarzt, spitalexterne Pflege und mobiles Palliative-Care-Team
- die Klärung der Aufgaben, welche von den Angehörigen, Freiwilligen und anderen involvierten Personen wahrgenommen werden können
- Erstellen eines Betreuungsplanes inkl. Notfallplan: Klärung, ob Nachtwachen organisiert werden müssen
- die Sicherstellung der Medikation und des benötigten Materials
  - Medikamente und Material müssen bei Austritt in genügender Anzahl vorhanden sein
  - allfällige Rezepte bereits Tage vor Austritt ausstellen, damit nicht vorhandene Medikamente durch den Hausarzt bzw. Apotheker bestellt werden können
- Ausstellen allfälliger Verordnungen für z. B. Physio- oder Ergotherapie oder andere ergänzende Therapieformen
- Klärung und Beschaffung von Hilfsmitteln wie Elektrobett, Nachtstuhl, Rollator, WC-Aufsatz, Sauerstoffkonzentrator, Telealarm etc.; dabei sind die lokalen Lieferfristen zu beachten
- Klärung der finanziellen Aspekte mit dem Sozialdienst:
  - Wer übernimmt die anfallenden Kosten der pflegerischen Hilfsmittel und der Betreuung und Pflege zu Hause?
  - Können durch die Pflege finanzielle Schwierigkeiten auftreten?

> **Praxistipp**
>
> Möglichkeit einer Entlassung „auf Probe“
> Es kann sinnvoll sein, eine provisorische Heimkehr vorzusehen, z. B. für eine Nacht, während der das Spitalbett des Patienten frei gehalten wird. Wenn alles gut geht, kann der Patient zu Hause bleiben. Andernfalls kommt er ins Spital zurück, damit die aufgetretenen Probleme analysiert und die Rückkehrvorbereitungen vervollständigt werden können.

35.2.3 Zusammensetzung und Koordination des Betreuungsteams zu Hause

Die Betreuung zu Hause wird in der Regel von einem multiprofessionellen Team übernommen: Hausarzt, Spitex, mobiles Palliative-Care-Team, Nachtwachen, Freiwillige etc. Für eine effiziente Zusammenarbeit ist es deshalb nötig, dass die Mitglieder des Teams folgende Punkte definieren:
- Wer übernimmt die „Fallführung“?
- Welches sind die jeweiligen Verfügbarkeiten? (z. B. Dienstzeiten, Wochenende, Nächte)

- Wie und zu welchen Zeiten wird kommuniziert? (z.B. Telefon, Fax, Mails)
- Wann und in welcher Häufigkeit trifft man sich gemeinsam beim Patienten?

35.2.4 Besonderheiten der Pflege und Behandlung zu Hause

Die Pflegepersonen der Spitex sehen den Patienten nur punktuell und meistens erfolgen ihre Interventionen zeitlich gestaffelt. Deshalb ist es wichtig, dass ihre Einschätzungen und Beobachtungen systematisch geschehen und in geeigneter Form weiter gegeben werden. Die Häufigkeit der Evaluationen hängt vom klinischen Zustand des Patienten ab (s. auch Kap. 31).

- Die Intensität der Symptome kann mit Hilfe des ESAS (Edmonton Symptom Assessment System) überprüft werden. Damit können die verschiedenen Pflegepersonen die Symptome im zeitlichen Verlauf und die Wirksamkeit der Behandlungen rasch visualisieren (s. Anhang 1).
- Besondere Aufmerksamkeit soll der frühzeitigen Erkennung von Verwirrtheitszuständen geschenkt werden, die für den Patienten und seine Familie sehr belastend sind und zu einer Rehospitalisierung führen können. Bei einer frühzeitigen Erkennung lassen sich die geeigneten therapeutischen Maßnahmen anordnen. Dazu soll den Personen im Umfeld erklärt werden, was sie beobachten können und was sie melden sollen; ferner ist ein regelmäßiges Monitoring der kognitiven Funktionen zu gewährleisten (s. Kap. 9.5 und Anhang 2).
- Mit einer regelmäßigen Evaluation der allgemeinen, medizinischen, psychosozialen und familiären Situation können die therapeutischen Ziele, die Behandlung, die Hilfe zu Hause und die Besuchsfrequenz ständig angepasst werden. Auch die Frage nach dem am besten geeigneten Pflegeort sollte immer wieder gestellt und mit dem Patienten und seinen Angehörigen besprochen werden.
- Die Einnahmezeiten von Medikamenten sollten so einfach wie möglich sein und auf die Lebensgewohnheiten des Patienten und der Familie Rücksicht nehmen.

> **Praxistipp**
>
> Ist die orale Verabreichung nicht möglich (Schluckschwierigkeiten, Nausea und/oder Erbrechen, Störungen der intestinalen Resorption), ist der subkutane Weg am besten geeignet, die Verabreichung von Medikamenten sicherzustellen. Viele Medikamente können subkutan gegeben oder in einer Infusion/Pumpe kombiniert und kontinuierlich verabreicht werden (s. Anhang 5 und Anhang 6).

35.2.5 Vorausschauend planen

Das Lebensende ist eine Zeit großer Empfindsamkeit und Instabilität. Die Situation kann sich vom einen Moment zum anderen verändern und es kann leicht zu Krisen und Notfällen kommen, die sowohl den Patienten als auch seine Familie und die Fachleute betreffen. Deshalb ist es nötig, auf verschiedenen Ebenen vorausblickende Maßnahmen zu ergreifen. Fragen wie die Gabe von Antibiotika, Flüssigkeit, künstliche Beatmung, Transfusion, Reanimation etc. werden rechtzeitig vom Betreuungsteam mit dem kranken Menschen und seinen Angehörigen besprochen (s. auch Kap. 31).

Medikamente

- Medikamentenplan regelmäßig evaluieren und ggf. modifizieren. Opioid-Reserven immer an Basistherapie angleichen.
- Die Medikamente sollen in ausreichender Menge vorhanden sein, damit die Dosis angepasst werden kann (auch bei geschlossener Apotheke!).
- Reservemedikamente bereithalten für den Fall einer Verschlimmerung (z.B. schnell wirkendes Opioid bei Schmerzen und/oder Dyspnoe; Haloperidol bei Agitation und Übelkeit (s. Kap. 9, 12, 15, 19).

Vorhersehbare Komplikationen

Für die gegebene Situation sollen mögliche Komplikationen definiert werden, damit im Falle ihres Auftretens in geeigneter Weise reagiert werden kann. Es kann beispielsweise die Gefahr bestehen für:

- eine Epiduralkompression
- eine konvulsive Krise
- eine massive Blutung
- eine intestinale Obstruktion
- eine Dyspnoe-Krise.

Diese Gefahreneinschätzung ist in regelmäßigen Abständen zu wiederholen, damit eine Anpassung an die Entwicklung der Situation erfolgen kann. Die pflegenden Angehörigen sind zu instruieren, damit sie wissen, unter welchen Umständen es nötig ist, den Arzt oder eine Pflegeperson anzurufen (z. B. nach drei- oder mehrmaliger Gabe des Reserveanalgetikums pro Tag, bei Anzeichen einer beginnenden Verwirrung, bei Harn- oder Stuhlinkontinenz, bei zunehmender Schwäche, wenn Zeichen einer Rückenmarkskompression auftreten).

Merke

- Es muss rund um die Uhr ein Arzt für Notfälle erreichbar sein.
- Der Notfallarzt muss über die Maßnahmen beim Auftreten von Komplikationen informiert sein.
- Adresse und Telefonnummer müssen dem Patienten und der Familie bekannt sein.

Praxistipps

Es kann sinnvoll sein, im Voraus den geeigneten Ort einer allenfalls notwendigen Rehospitalisierung zu bestimmen. So kann eine belastende Aufnahme in einer Notfallstation vermieden werden.

Belastungen der pflegenden Angehörigen

Nicht nur die Symptome des Betroffenen verlangen Antizipation, auch die Situation der pflegenden Angehörigen soll regelmäßig besprochen und im Sinne einer Antizipation evaluiert werden. Durch diese Maßnahme können zu erwartende Belastungsfaktoren rechtzeitig erkannt und entsprechende Entlastungsangebote und Unterstützungsmöglichkeiten geplant und organisiert werden.

Dossier

Die Beteiligten zu Hause führen ein gemeinsames Dossier, das in der Wohnung bleibt und/oder als Online-Dossier mit passwortgeschütztem Zugang geführt wird.

In diesem Dossier wird Folgendes festgehalten und gesammelt: Beobachtungen, Evaluationsinstrumente, Behandlungen, Bemerkungen und Fragen der Fachpersonen, aber auch des Patienten und der Angehörigen.

35.2.6 Übergabe

Das Spitalteam übergibt am Austrittstag schriftliche Informationen, z. B. einen Betreuungsplan zu Händen des Hausarztes, der Spitex, des mobilen Palliative-Care-Teams, des Patienten und seiner pflegenden Angehörigen und wenn nötig zu Händen des Notfalldienstes. Sie enthalten genaue Angaben zu den wichtigsten Diagnosen, zum aktuellen Zustand des Patienten, zur erforderlichen Behandlung und Pflege sowie zu voraussehbaren Komplikationen und den empfohlenen Maßnahmen bei deren Auftreten (s. Anhang 8).

Praxistipp

Lange Krankengeschichte am Lebensende bedarf einer elektronischen Aufarbeitung

Die Informationsmenge und Komplexität der Krankengeschichte von Menschen in ihrer letzten Lebensphase wird am besten mit einer

strukturierten elektronischen Erfassung bewältigt. Um einen möglichst reibungslosen Übergang von einer Institution nach Hause zu gewährleisten, empfiehlt es sich, mit einem Betreuungs- und Maßnahmenplan zu arbeiten. Ein solches Instrument verhindert, dass die Behandlungskette von unheilbar- und schwerkranken Menschen reißt. Unnötige Spitalaufenthalte und Doppelspurigkeiten können vermieden werden, was in gewissen Fällen dazu beitragen kann, Kosten und Ressourcen zu sparen.
(Als Beispiel eines solchen Instrumentes befindet sich im Anhang 8 die Beschreibung des Betreuungsplans des Kantons Solothurn).

35.3 Das SENS-Modell als zentrales Element des Betreuungsplanes

Die praktische Umsetzung des Betreuungsplans anhand des SENS-Modells (Symptommanagement, Entscheidungsfindung, Netzwerk, Support) wird hier dargestellt (s. auch Anhang 8).

Symptom-Management

Durch die Erfassung der vorhandenen und vermutlich sich einstellenden Beschwerden des Patienten wird gemeinsam mit dem Betroffenen, seinen Angehörigen in interprofessioneller Zusammenarbeit (z.B. an einem „Runden Tisch") ein Behandlungs- und Betreuungskonzept erarbeitet. Das gemeinsam erarbeitete Behandlungskonzept bietet Gewähr, dass alle Beteiligten die gleichen Ziele verfolgen und dadurch Therapieunsicherheiten weitgehend vermieden werden können. Medikamente müssen zu Hause in ausreichender Menge und Verabreichungsform vorhanden sein, damit die Dosis jederzeit angepasst werden, bzw. von per os auf parenteral umgestellt werden kann, falls der Patient plötzlich nicht mehr schlucken kann. Reservemedikamente müssen vorhanden sein (z.B. schnell wirksames Opioid, Antiemetika, Sedativa) und der Patient und seine pflegenden Angehörigen müssen gut instruiert werden, wie, wann und wie oft sie die Reserve-Dosis einsetzen können. Die Intensität der Symptome wird mit einem geeigneten Instrument aufgezeichnet und visualisiert (z.B. ESAS: Edmonton Symptom Assessment System). Damit können die verschiedenen an der Pflege beteiligten Personen die Symptome im zeitlichen Verlauf und die Wirksamkeit der Behandlungen rasch visualisieren (s. Anhang 1).

Entscheidungsfindung

Der Betreuungsplan nimmt Bezug auf eine allenfalls vorhandene Patientenverfügung. Als Arbeitsinstrument soll er helfen, wichtige Fragen, wie die Wünsche des Patienten direkt anzusprechen. Dadurch kann eine Entscheidungsfindung ermöglicht oder erleichtert werden. Fragen, wie: „Was will ich bis zu welchem Zeitpunkt?", „Was ist mir in meiner letzten Lebensphase wichtig?", „Wo möchte ich sterben?" sollen geklärt werden. Die Erstellung einer Patientenverfügung ist eine Ermutigung, sich über die letzte Lebensphase Gedanken zu machen und entsprechende Wünsche zu formulieren. Wer vertritt die Interessen des Patienten, falls dieser seine Urteilsfähigkeit verlieren sollte? Es ist hilfreich, diese Fragen vorausschauend zu klären. In der häuslichen Situation ist es unabdingbar, dass die pflegenden Angehörigen in den Entscheidungsfindungsprozess miteinbezogen werden. Wenn der kranke Mensch wünscht, zu Hause zu sterben, gelingt dies nur mit der Unterstützung der pflegenden Angehörigen.

Netzwerk-Organisation

Schwer kranke Patienten und ihre pflegenden Angehörigen brauchen zu Hause Sicherheit durch ein stabiles interprofessionelles Netzwerk. Die lokale Spitex stellt die Pflege und Betreuung sicher und kann bei Bedarf mehrmals täglich zum Einsatz kommen. Der Hausarzt trägt zur Sicherheit bei, indem er Hausbesuche durchführt und die medikamentöse Therapie überwacht und anpasst. Die Reorganisation des Notfallwesens erschwert jedoch nicht selten die Erreichbarkeit des betreuenden Haus- oder Spezialarztes. Damit steigt das Risiko, dass Patienten in Notfallsituationen unnötig hospitalisiert werden und dabei der Wille des Patienten missachtet wird. In komplexen palliativen Situationen gibt ein mobiles Palliative-Care-Team zusätzliche Sicherheit. Im Bedarfsfall können zu Hause auch Ehrenamtliche und Nachtwachen organisiert werden, um die pflegenden Angehörigen zu entlasten. Palliative Betreuung zu Hause kann nur erfolgreich umgesetzt werden, wenn diese Betreuung über 24 Stunden sichergestellt, gut koordiniert und im Betreuungsplan festgehalten wird. Die Patienten und ihre pflegenden Angehörigen wissen so, an wen sie sich wann und bei welchen Problemen wenden können. Bei der Zusammenarbeit von verschiedenen ambulanten Diensten ist zudem die Klärung der jeweiligen Rollen und Fallführung von grundlegender Bedeutung.

Support der pflegenden Angehörigen

Die Gefahr ist groß, dass die Familie sich bei der Pflege erschöpft. Oftmals geben die Familienmitglieder ihr Bedürfnis nach Unterstützung nicht oder nur sehr spät zu erkennen, da ihre Aufmerksamkeit sich auf den Patienten konzentriert. Deshalb ist es wichtig, dass das Pflegeteam diesen Punkt besonders beachtet und dabei folgende Elemente berücksichtigt:

- Die informellen Ressourcen der Familie präzisieren: Wer kann was wann tun?
- Die nötige externe Hilfe sicherstellen (z.B. für Haushaltsaufgaben).
- Spezifisch ausgebildete Freiwillige werden oft zu wenig eingesetzt. Ihre Beteiligung sollte frühzeitig vorgeschlagen werden, weil es oft schwer fällt, in den letzten Lebenstagen neue Personen einzubeziehen.
- Feste Zeitpunkte im Wochenablauf schaffen, die für Ruhe und Erholung reserviert sind, ohne dass bei den Familienmitgliedern dabei Schuldgefühle entstehen. Hilfreich kann es sein, wenn sich die Personen aus dem Umfeld an einem „Wochenbesuchsplan“ beteiligen. Für eine Mindestzahl an ruhigen Nächten mit erholsamem Schlaf sorgen.
- Mit den Angehörigen über den Sterbeprozess sprechen, damit sie „Zeichen und Symptome des Sterbens“ erkennen können.
- Den Familienmitgliedern die Gelegenheit geben, über ihre Grenzen zu sprechen.
- Angehörige über die Möglichkeit von Trauerbegleitung und Hinterbliebenengruppen informieren.

35.4 Grenzen der Pflege zu Hause

Die Pflege zu Hause kann in folgenden Situationen an ihre Grenzen stoßen:

- Komplikationen, Verschlimmerung der Symptome oder der Pflegebedürftigkeit des Patienten, wodurch die Pflege für die Angehörigen untragbar werden kann.
- Pflegende Angehörige wollen oder können die Pflege nicht mehr übernehmen (Erschöpfung, eigene physische oder psychische Gesundheitsprobleme, fehlende Nachtruhe, berufliche Situation, fortgeschrittenes Alter, finanzielle Schwierigkeiten, Beziehungsprobleme).
- Bei alleinstehenden Patienten, welche sich eine Betreuung rund um die Uhr nicht leisten können.
- Durch bauliche Aspekte, wenn es kein Platz für Hilfsmittel gibt.

In einem solchen Fall tritt der ursprüngliche Wunsch auf das Sterben zu Hause oft in den Hintergrund; und er soll nicht auf Biegen und Brechen durchgesetzt werden.

35.5 Zu Hause leben bis zuletzt

Falls sowohl der Patient wie auch seine pflegenden Angehörigen wollen, dass der Patient zu Hause sterben kann und sein Lebensende absehbar wird, sollten folgende Vorkehrungen und Maßnahmen getroffen werden:

- Unnötige Medikamente und Behandlungen absetzen.
- Benötigte Medikamente, z.B. Opioide subkutan bei Schmerzen oder Dyspnoe, Haloperidol-Ampullen und/oder andere Sedativa (z.B. Levomepromazin oder Lorazepam bei Agitation, Anticholinergika-Ampullen oder -Suppositorien bei starker Sekretion der Luftwege *(Deathrattle)* bereitstellen und die pflegenden Angehörigen instruieren, wie die entsprechenden Medikamente verabreicht werden sollen.
- Evtl. Legen einer subkutanen Kanüle (Butterfly, Intima oder Optiva).
- Wenn der Patient hohe Dosen an peroralen Opioiden hatte, ist die rechtzeitige Umstellung auf ein Opioid, welches subkutan über eine PCA-Pumpe mit Bolus-Funktion verabreicht werden kann, sinnvoll.
- Den Pflegebedarf neu einschätzen und anpassen.
- Die pflegenden Angehörigen informieren über die Zeichen eines nahenden Todes, wie die Veränderungen der Nahrungsaufnahme (nicht mehr essen und trinken wollen), der Mobilität (zunehmende Bettlägerigkeit), der Atmung (Atempausen, Rasselatmung), des Bewusstseins (evtl. delirante Zustände oder nicht mehr ansprechbar sein) und des sozialen Kontakts (Bedürfnis nach Ruhe).
- Die pflegenden Angehörigen informieren, was im Todesfall zu tun ist (Information an Hausarzt, Spitex, mobiles Palliative-Care-Team).

Literatur

[1] Binder J, von Wartburg L. Nationale Strategie Palliative Care 2010–2012. Bundesamt für Gesundheit [BAG] und Schweizerische Konferenz der kantonalen Gesundheitsdirektorinnen und direktoren [GDK]. Bern; 2011.

[2] Brazil K, Howell D, Bedard M, Krueger P, Heidebrecht C. Preferences for place of care and place of death among informal caregivers of the terminally ill. Palliat Med. 2005;19:492–9. https://doi.org/10.1191/0269216305pm1050oa

[3] Dickmann A, Schneider J, Varge J. The syringe-driver: continuous subcutaneous infusion in palliative care. Oxford: Oxford University Press; 2002.

[4] Ellershaw J, Ward C. Care of the dying patient: the last hours or days of life. BMJ. 2003 Jan 4;326(7379):30–4. https://doi.org/10.1136/bmj.326.7379.30

[5] Fischer S, Bosshard G, Zellweger U, Faisst K. (Der Sterbeort: „Wo sterben die Menschen heute in der Schweiz?“. Z Gerontol Geriatr. 2004;37(6):467–74. https://doi.org/10.1007/s00391-004-0216-3

[6] Fliedner M, Mitchell G, Bueche D, Mettler M, Schols J, Eychmueller S. Development and Use of the ‘SENS’-Structure to Proactively Identify Care Needs in Early Palliative Care—An Innovative Approach. Healthcare. 2019;7(1):32. https://doi.org/10.3390/healthcare7010032

[7] Kränzle S, Schmid U, Seeger C. Palliative Care. Handbuch für Pflege und Begleitung. 3. Aufl. Heidelberg: Springer; 2010. https://doi.org/10.1007/978-3-642-01325-6

[8] Nakamura S, Kuzuya M, Funaki Y, Matsui W, Ishiguro N. Factors influencing death at home in terminally ill cancer patients. Geriatr Gerontol Int. 2010;10(2):154–60.

[9] Rabow M, Hauser J, Adams J. Supporting Family Caregivers at the End of Life. „They Don’t Know What They don’t know“. JAMA. 2004;291(4):483–90. https://doi.org/10.1001/jama.291.4.483

[10] Steiner N. Mourir à la maison: un désir, un défi pour les soins palliatifs. InfoKara. 2002;17(2):45–7. https://doi.org/10.3917/inka.022.0045

[11] Street A, Blackford J, Turley A, Kelso J. Issues for General practitioners caring for dying patients in the home. Aust J Prim Health-Interchange. 1999;5(2):9–19. https://doi.org/10.1071/PY99015

[12] Street A, Blackford J. Communication issues for the interdisciplinary community palliative care team. J Clin Nurs. 2001;10:643–50. https://doi.org/10.1046/j.1365-2702.2001.00549.x

[13] Tang ST. When death is imminent: where terminally ill patients with cancer prefer to die and why. Cancer Nurs. 2003;26(3):245–51. https://doi.org/10.1097/00002820-200306000-00012

[14] Townsend J, Frank A, Fermont D. Terminal cancer care and patient's preferences for place of death: a prospective study. BMJ.1990;301:415–17. https://doi.org/10.1136/bmj.301.6749.415

[15] Wiese C, Vagts D, Kampa U, Pfeiffer G, Grom U, Gerth M, et al. Palliativpatienten und Patienten am Lebensende in Notfallsituationen. Empfehlungen zur ambulanten Vorsorgeoptimierung. Anaesthesist. 2011;60:161–71. https://doi.org/10.1007/s00101-010-1831-6

[16] Wright A, Keating N, Balboni T, Matulonis U, Block S, Prigerson H. Places of Death: Correlations With Quality of Life of Patients With Cancer and Predictors of Bereaved Caregivers' Mental Health. J Clin Oncol. 2010; 28(29):4457–64. https://doi.org/10.1200/JCO.2009.26.3863

Link

Förderprogramm „Entlastungangebote für betreuende Angehörige 2017–2020" [Internet; abgerufen am 31. August 2020]. Bundesamt für Gesundheit (BAG). Verfügbar unter: https://www.bag.admin.ch/bag/de/home/strategie-und-politik/nationale-gesundheitspolitik/foerderprogramme-der-fachkraefteinitiative-plus/foerderprogramme-entlastung-angehoerige.html

36 Vernetzung und Schnittstellenmanagement

Andreas Weber, Christoph Cina

36.1 Einführung

Schwer- und unheilbar Kranke benötigen aufgrund ihrer vielfältigen und stets wechselnden Bedürfnisse verschiedenste Fachleute aus diversen Organisationen, z. B. Spitex, Hausarzt, psychologische Praxis, onkologisches Ambulatorium, die an unterschiedlichen Betreuungsorten, z. B. zu Hause, im Pflegeheim, im Akutspital, spezifische Leistungen erbringen. Idealerweise verfolgen alle diese Fachleute die gleichen Ziele, nämlich die des Patienten und jeder macht das, was er am besten kann, ohne Überschneidungen und ohne Betreuungslücken.

Die Realität ist meistens nicht ideal. Aber was bewährt sich in der Praxis, um so komplexe Betreuungsprozesse zu planen, zu organisieren und Sektor übergreifend zu steuern?

36.2 Betreuungsziele

Merke
Gemeinsame und allen bekannte Ziele sind eine entscheidende Voraussetzung für gute Zusammenarbeit.

Im Rahmen eines palliativen Assessments sollten die Ziele des Patienten erhoben werden (s. auch Kap. 29):

- Möchte er die Krankheit noch bekämpfen oder nur noch Leiden lindern?
- Welche lebensverlängernden Maßnahmen sind erwünscht (Reanimations- und Notfallstatus)?
- Was ist dem Patienten wichtig, für die kommende Zeit?
- Möchte er noch etwas Bestimmtes erleben, z. B. den Lehrabschluss der Tochter?
- Wo möchte er die restliche Lebenszeit verbringen, wo sterben?

Es bewährt sich, für solche Fragen eine Vorlage zu verwenden (z. B. im Internet unter https://www.pallnetz.ch/arbeitsinstrumente.htm). Die Befragung braucht Kommunikationsausbildung, Übung und Empathie. Einen Patienten, der noch gar nicht ans Sterben denkt, kann man nur mit Geschick fragen, wo er einst sterben möchte. Je nach Stadium der Krankheitsverarbeitung, können gewisse Fragen erst zu einem späteren Zeitpunkt oder gar nie gestellt werden.

Die Zielfindung setzt voraus, dass der Patient über Prognose, sowie Chancen und Risiken möglicher Interventionen, um die Krankheit zu beeinflussen, verständlich informiert wird (s. Kap. 26). Im Spital bewährt sich eine Palliative-Care-Visite, an der Spezialisten für die entsprechende Hauptkrankheit (Onkologe, Kardiologe, Pneumologe usw.), Stationsarzt und Pflege, sowie ein Palliative-Care-Konsiliarteam teilnehmen. Bei dieser Visite sollen mit dem Patienten kongruente und realistische Betreuungsziele erarbeitet werden.

Entscheidend ist, die vom Patienten geäußerten Ziele konkret, manchmal wortgetreu, auf häufig und von allen Betreuenden benutzten Unterlagen festzuhalten, z. B. im Spitalaustrittsbericht oder im Spitaleinweisungsbrief eines Hausarztes oder auf einem Notfallplan oder in einer Patientenverfügung. Die an der Betreuung beteiligten Fachleute sollten das Behandlungsziel in ihrem Patientendossier auf der Übersicht ganz prominent abspeichern, wie z. B. Allergien. Bei Veränderungen des Zustandes müssen auch die Ziele wieder erhoben werden.

36.3 Betreuungsteam

36.3.1 Zusammensetzung

Die Person, die das Assessment durchführt, sollte sich überlegen, welche Fachleute, Angehörige, Freiwilligen nötig sind, um die Ziele des Patienten an seinem bevorzugten Lebensort zu erreichen. Im Akutspital muss bereits das Team für die Betreuung zu Hause oder im Pflegeheim zusammengestellt werden. Bestehende Beziehungen z. B. zum Hausarzt oder zu einem Physiotherapeuten sollten genutzt und reaktiviert werden. Die Person im Akutspital muss den nachgelagerten Sektor und die dort tätigen Leistungserbringer sowie deren Möglichkeiten und Grenzen gut kennen. Das kann am besten erreicht werden, indem spezialisierte Palliative-Care-Fachleute sowohl im ambulanten wie auch im stationären, evtl. auch im Pflegeheimbereich beruflich und konsiliarisch tätig sind.

Bei der Teamgröße ist zu beachten, dass ein größeres, multiprofessionelles Team zwar ein größeres Spektrum von Leistungen anbieten kann, aber auch ein größeres Risiko für Informationsverluste, Konflikte, Missverständnisse und gegensätzliche Behandlungsstrategien mit sich bringt (**Abbildung 36-1**).

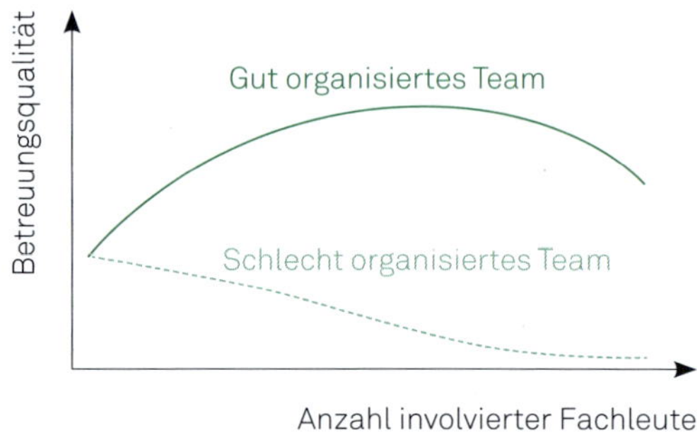

Abbildung 36-1: Einfluss der Teamgröße auf die Betreuungsqualität.

36.3.2 Organisation des „Runden Tischs“

Die Verteilung der Aufgaben kann an einem „Runden Tisch“ mit Teilnahme von Fachleuten, Patient und Angehörigen stattfinden. Die Organisation eines „Runden Tischs“ kann jedoch in der Praxis oft schwierig oder gar unmöglich sein, meist wegen fehlender, gleichzeitiger und rechtzeitiger Verfügbarkeit der Fachleute. Falls im Akutspital ein „Runder Tisch“ zur Organisation der poststationären Betreuung organisiert werden soll, kommen lange Anfahrtswege für Hausärzte und Spitex, sowie die Unmöglichkeit, Weg- und Beratungszeit in Rechnung zu stellen als zusätzliche Hindernisse dazu. So fehlen an „Runden Tischen“ in Akutspitälern die Hausärzte fast regelmäßig. Eine praktikable Alternative ist, kurz nach dem Spitalaustritt den „Runden Tisch“ zu Hause oder im Pflegeheim zu organisieren, mit Teilnahme des Palliative-Care-Konsiliarteams des Spitals. Hier sitzen Spitex und Hausärzte meist auch am Tisch oder um das Bett des Patienten und sie können ihren Aufwand verrechnen. Die Umsetzbarkeit des Notfallplans kann am Einsatzort getestet werden. Mängel bei der Entlassungsplanung werden sofort erkannt, z. B. Medikamente, die nicht mitgegeben oder nicht rechtzeitig bestellt wurden. Die Mängel können sofort behoben und in Zukunft vermieden werden.

Aber auch ein „Runder Tisch“ zu Hause ist aus Termingründen oft nicht oder nur mit einem Teil der Betreuenden durchführbar. Bei allen palliativen Patienten sollten daher mindestens drei organisatorische Maßnahmen getroffen werden:

1. Alle Betreuenden verpflichten sich, Änderungen des Zustands oder der Therapie über eine E-Mail-Verteilerliste zu versenden. Für die Patientenidentifikation wird dabei ein allen bekannter Code verwendet und der Patient unterzeichnet eine Einverständniserklärung für die E-Mail-Korrespondenz. Wenn möglich und erwünscht, werden auch der Patient und seine Angehörigen in die E-Mail-Korrespondenz einkopiert.
2. Es wird festgehalten, an wen sich Patient und Angehörige bei Problemen in erster, zweiter, allenfalls dritter Linie wenden sollen. Es muss sichergestellt werden, dass rund um die Uhr eine über den Patienten und seine Betreuungsziele informierte Fachperson erreichbar ist.
3. Für die häufigsten bei der vorliegenden Grundkrankheit zu erwartenden Komplikationen muss, basierend auf den übergeordneten Betreuungszielen, ein Notfallplan erstellt werden. Die für die vorgesehenen Notfallmaßnahmen notwendigen Medikamente oder Materialien müssen bereitgestellt werden, allenfalls gleich beim Patienten zu Hause oder im Pflegeheim und die Fachkompetenz zur Durchführung der Maßnahmen muss rund um die Uhr abrufbar sein. Falls z. B. bei einer Patientin mit fortgeschrittenem Ovarialkarzinom ein operatives Vorgehen bei erneutem Ileus nicht mehr in Frage kommt, müssen parenterale Mittel zur Hemmung der Magendarmsekrete sofort vorhanden sein, auch die parenterale Schmerztherapie muss jederzeit installiert werden können, bei Bedarf müssen eine Magensonde und jemand, der diese mit Erfahrung einlegen kann, zur Verfügung stehen.

Dank der E-Mail-Korrespondenz weiß jeder, was die anderen im Betreuungsteam tun, Fragen können diskutiert werden, alle, z. B. auch Angehörige im Ausland oder der Onkologe, der bei einem bettlägerigen Patienten zu Hause oft gar nicht mehr aktiv involviert ist, können konstruktive Ideen zur Lösung von Problemen einbringen. Ein elektronisches Patientendossier, zu dem alle Betreuenden Zugriff haben, könnte den Informationsfluss wesentlich effizienter sicherstellen. Die Erfahrung zeigt allerdings, dass solche Dossiers durch die Fachleute bis heute kaum genutzt werden, da jeder mit seiner eigenen papierbasierten oder elektronischen Patientenakte vertraut ist und sich die Zeit nicht nimmt, sich noch in andere Dossiers einzuwählen und Daten doppelt einzugeben. Bidirektionale Schnittstellen zu den wichtigsten Praxis-, Pflege- oder Klinikinformationssystemen sind bis heute kaum vorhanden und deren Finanzierung ist nicht geklärt. Daten können hingegen aus der eigenen Patientenakte relativ einfach in eine E-mail kopiert werden. Etliche IT-Systeme sind heute auch in der Lage, Verlaufs-, Medikamenten- oder Labordaten als PDF via E-mail zu versenden. Wo möglich werden dabei verschlüsselte E-Mail-Kanäle verwendet. Der Datenschutz ist allerdings für Schwerkranke meist von viel geringerer Bedeutung, als ein guter Informationsaustausch unter den Fachleuten.

36.3.3 Führung

Die Führung von verschiedensten Fachleuten aus diversen Organisationen, mit jeweils eigenen Hierarchien, ist ohne Vorgesetztenfunktion, ohne Belohnungs- und Sanktionsmöglichkeiten anspruchsvoll. Wenn jedem Mitbetreuenden stets die vom Patienten vorgegebenen Betreuungsziele bewusst sind, jeder seine Aufgaben zur Zielerreichung kennt und über die Tätigkeiten der anderen informiert bleibt, kann sich die Führungsaufgabe darauf begrenzen, die Zielerreichung laufend zu kontrollieren (s. Kap. 36.4), Zielabweichungen allen mitzuteilen und für unerledigte Aufgaben einen Verantwortlichen zu suchen. In der Regel bewährt es sich, wenn jemand aus einem spezialisierten Palliative-Care-Team diese Führungsaufgabe übernimmt.

Denkbar ist aber auch jemand aus der Spitex oder ein engagierter Hausarzt.

36.4 Controlling

Durch regelmäßige Berichte der Betreuenden, v.a. der Pflegenden, die schwerkranke Patienten meist am häufigsten sehen, können Zielabweichungen frühzeitig erkannt werden. Auch hier bewährt sich die E-Mail-Verteilerliste. Kleine Veränderungen, z.B. leichtes Fieber, werden von den einen Fachleuten oder den Angehörigen evtl. noch als harmlos interpretiert, andere sehen darin aber bereits Warnsignale für eine akute Komplikation, z.B. eine Sepsis unter Chemotherapie. Eine gute Symptomkontrolle kann am besten verfolgt werden, indem der Patient (oder die Angehörigen, in Ausnahmefällen die Pflegenden) regelmäßig das ESAS-Formular ausfüllt und das Resultat dem ganzen Betreuungsteam zustellt. Das Befinden der betreuenden Angehörigen sollte auch mindestens wöchentlich evaluiert und kommuniziert werden, sodass vor kritischer Überforderung nötige Unterstützungsangebote organisiert werden können.

Take-home-message

Acht von zehn Patienten werden im letzten Lebensjahr mindestens einmal, viele noch mehrmals hospitalisiert und wieder nach Hause oder in ein Pflegeheim entlassen. Die Probleme auf physischer, psychischer, sozialer und spiritueller Ebene nehmen gegen das Lebensende exponentiell zu. Es ist meist unvermeidlich, aber auch hilfreich, wenn verschiedene Fachleute beigezogen werden. Entscheidend ist, dass die Betreuenden, die sich vor allem im ambulanten Sektor immer wieder in neuer Konstellation begegnen, als Team zusammenarbeiten. Dazu sind vom Patienten vorgegebene und allen bekannte Betreuungsziele, Absprache und vorausschauende Planung der Aufgaben und vor allem rascher Informationsfluss im ganzen Team von zentraler Bedeutung.

37 Patientenpfade

Steffen Eychmüller

37.1 Einführung

Eigentlich ist das Begriffspaar „Patienten-Pfad" zu hinterfragen. Natürlich geht es um Patienten, aber es geht in der Palliative Care und ganz besonders am Lebensende um Menschen, deren Lebens-„Symphonie" sich dem Ende zuneigt. Dazu kommt, dass Menschen in dieser Situation eben häufig nicht auf Pfaden wandeln, die wir als Fachpersonen vorgeben. Im Dschungel ihrer individuellen Lebensgeschichten sind wir als Fährtenleser und getreue Weggefährten gefordert. Wir sollen herausfinden, welchen Weg oder welche Wege die Betroffenen gerne gehen möchten. Wir folgen ihnen idealerweise und geben allenfalls Anregungen bei der individuellen Pfadfindung.

37.2 Herausforderungen

Die Gestaltung oder das Gestaltungsangebot bei der Definition dieser Wege sind im sogenannten Gold-Standard-Framework definiert. Die Pfade sind oft verschlungen. Zur Hilfe der Ordnung der Gedanken mögen die aus dem angelsächsischen Bereich ausgeliehenen „7 C" beitragen:

- Communication
- Coordination
- Control of Symptoms
- Continuity of Care
- Continued Learning
- Carer Support
- Care of the Dying Pathway.

Es geht also um die Organisation der Betreuung, und dabei vor allem darum, den Patienten nicht nur zum passiven Erdulder der bestens organisierten „Betreuung" zu machen. Vergleichbare Zielsetzungen wurden auch im vielbeachteten Werk der *Lancet Commission* zu den Gesundheitssystemen der Zukunft formuliert.

Idealzustand

Aus dem Obengenannten ergibt sich, dass idealerweise der Betroffene selbst die Fäden in der Hand hält und „seinen" Pfad steuert. Dies betrifft z. B. auch die Dokumentation, die er „auf sich und mit sich trägt" *(Coordination, Communication, Continuity)*, aber auch das Wissen, das ihm hilft bei der „Selbsthilfe *(„Endorsement")* z. B. im Umgang mit einer Komplikation zu Hause *(Control of Symptoms)*. Schnell wird klar, dass dies ein idealisierter Zustand ist. In der Palliative Care haben wir es mit vulnerablen Menschen und instabilen Situationen zu tun, wo ein Helfernetz einige Funktionen und Aufgaben stellvertretend übernehmen muss.

„Case Management" oder menschliche Zuwendung und Hilfestellung?

Unvermeidlich kommt deshalb die Rede auf die Rolle des *„Case Managements"*. Dieser Begriff verdient mindestens ebenso viel kritische Reflexion wie „Patientenpfade". Wer oder was ist ein *„Case"* und wer oder warum soll dieser ge-*mana-*

ged werden? Die Ökonomisierung hat hier auch die Terminologie in der Humanmedizin fest im Griff, und kaum jemand widerspricht. In vielen Fällen ist der beste *„Case Manager"* der Patient selbst. In einem Anflug von Helfertum und Überprotektion unterschätzen wir dabei möglicherweise häufiger als gedacht seine Fähigkeiten oder wenigstens den Wunsch, die Zügel selbst in der Hand zu (be-)halten. Diese Art des *Case Managements* impliziert allerdings eine wesentliche Bedingung: eine frühzeitige Vorausplanung, die Antizipation von möglichen „Patientenpfaden", insbesondere auch bzgl. der involvierten Personen, die Information benötigen.

37.3 Wege für die Zukunft

Es wird empfohlen, eine gemeinsame Dokumentation zu erstellen, die mit dem Betroffenen „mitwandert". Eine entsprechende Vorlage findet sich zum Beispiel im Netzwerk Solothurn (s. Anhang 8). Derartige patientennahe Krankengeschichten funktionieren auch auf elektronischer Basis, was beispielsweise im Kanton Bern zunehmend zur Verfügung steht (https://palliativebern.ch/pallifon-basisdokumentation/basisdokumentation-netzwerk/).

Ein klar konfiguriertes regionales/lokales Palliativnetz mit bestens geregelter 24h-Erreichbarkeit (eine Telefonnummer) kann *„Coordination"*, *„Continuity"* und *„Communication"* sehr erleichtern. Beispiele hierfür sind das sogenannte „Pallifon", das initial im Kanton Zürich eingeführt wurde und schrittweise auch in anderen Regionen der Schweiz verfügbar ist (http://www.pallifon.ch). Derartige Netze führen nicht nur zu verbessertem *„Continued Learning"*, in dem z. B. gemeinsame Empfehlungen ausgearbeitet und befolgt werden, sondern sie führen sogar noch zu einem ebenso wichtigen „C": die *„Costs"* reduzieren sich signifikant allein durch bestens koordinierte Leistungen im Netz. Ein Qualitätsindikator derartig organisierter Patientenpfade im Netz ist die Häufigkeit von potenziell unerwünschten und vermeidbaren Notfallhospitalisationen, oder aber der wohl wichtigste Indikator für die Betreuung am Lebensende überhaupt: das Gefühl von Sicherheit und Vertrauen bei den Betroffenen.

Mobile Palliative-Care-Teams, welche durch ihre Fachkompetenz schwierige Lebenssituationen meistern helfen, sind eine wichtige Stütze in der Grundversorgung. In vielen Modellen (Beispiel Hospice Tessin, https://hospiceticino.ch) können sie je nach Wunsch des Hausarztes nur komplementär unterstützen oder das Fallmanagement teilweise oder ganz übernehmen. Sie haben auch Zugang zu Institutionen der Akut- und Langzeitversorgung, um als Dreh- und Angelpunkt zusammen mit den Betroffenen und Angehörigen die schwierige Lebenssituation inklusive aller Notfälle zu übernehmen.

- „Patientenpfade" sind nur gute Pfade, wenn der Betroffene weitgehend der Pfadfinder oder in der Pfadbestimmung berücksichtigt ist.
- Regionale Netzwerke in der Palliative Care sind evidenzbasiert sinnvolle Strukturen, um Menschen am Lebensende und ihren Angehörigen das Begehen der Pfade massiv zu erleichtern und ein Gefühl von Sicherheit und Vertrauen in einer sehr schwierigen Lebensphase zu ermöglichen.
- Die Politik ist besonders in einem sektorisierten Gesundheitswesen (stationär akut, ambulant, stationär Langzeit) gefordert, die Rahmenbedingungen und besondere finanzielle Anreize für den Betrieb dieser Netzwerke zu definieren.

Literatur

[1] Gomez-Batiste X, Martinez-Munoz M, Blay C, Amblas J, Vila L, Costa X, et al. Identifying patients with chronic conditions in need of palliative care in the general population: development of the NECPAL tool and preliminary prevalence rates in Catalonia. BMJ Support Palliat Care. 2013;3:300–8.

[2] Hanson LC, Usher B, Spragens L, Bernard S. Clinical and economic impact of palliative care

consultation. J Pain Symptom Manage. 2008; 35(4):340–6. https://doi.org/10.1016/j.jpainsymman.2007.06.008

[3] Kruk ME, Gage AD, Arsenault C, Jordan K, Leslie HH, Roder-DeWan S, et al. High-quality health systems in the Sustainable Development Goals era: time for a revolution. Lancet Glob Health 2018;6(11):E1196–252. https://doi.org/10.1016/S2214-109X(18)30386-3

[4] Shaw KL, Clifford C, Thomas K, Meehan H. Review: improving end-of-life care: a critical review of the gold standards framework in primary care. Palliat Med. 2010;24(3):319–27. https://doi.org/10.1177/0269216310362005

Link

Gold Standard Framework [Internet; cited 2020 Aug 31]. Available from: https://www.goldstandardsframework.org.uk

38
Selbst- und Teampflege

Michaela Forster

38.1 Einführung

Die Arbeit mit Menschen in einer palliativen Situation bringt mit sich, dass die Mitarbeitenden mit Verlust, schwierigen Entscheidungen, belastenden Symptomen, Trauer und Sterben konfrontiert sind. Diese Arbeit wird oft als sinnerfüllend beschrieben.

Entsteht jedoch längerfristig ein Missverhältnis zwischen Last und Kraft (**Abbildung 38-1**), werden die Personen unzufrieden, ineffizient oder möglicherweise sogar krank. Die Arbeitsqualität verschlechtert sich, was wiederum die Belastung im Sinne eines Teufelskreises erhöht. Ein gesundes Gleichgewicht zwischen Belastung und Ressource ist im privaten wie im beruflichen Bereich wichtig. Die beiden Felder sind in Bezug auf ihren Anteil an der Erhaltung des Wohlbefindens nicht trennbar. Die Perzeption und Expression von Belastungen sind von Person zu Person verschieden und werden durch eine Reihe von Faktoren beeinflusst. Dazu gehören der Charakter, die aktuelle Lebenssituation, die Teamkultur, die Fachkompetenz und weiteres. Die interprofessionelle Zusammenarbeit hat in diesem Kontext eine Schlüsselfunktion inne, wozu unterschiedliche Kompetenzen gefragt sind. Das Zusammenspiel von zwei oder mehreren Personen kann motivierend und passend, oder aber auch hinderlich und energieraubend sein. Insgesamt ist es von Vorteil, wenn die Einzelnen, wie auch das Team „resilient" sind.

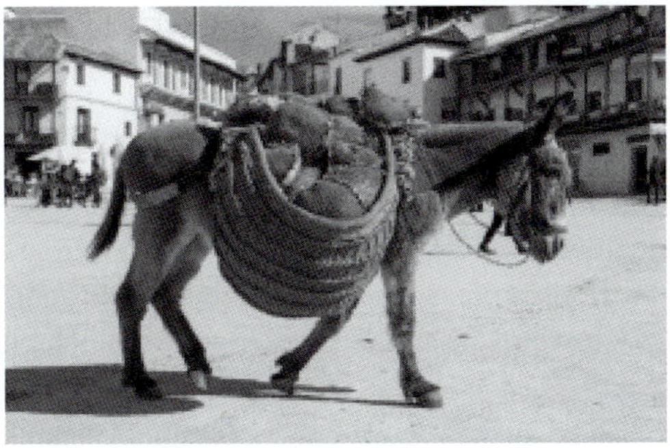

Abbildung 38-1: Beispiel für ein Missverhältnis zwischen Last und Kraft. (Getty Images)

Eine achtsame Selbst- und Teampflege scheint dazu relevant zu sein. Was heißt aber hier „Selbst", „Team" und was wird unter Pflege verstanden?

Selbst

Das Wort Selbst[10] bedeutet das „eigene Ich", die „eigene Person". Synonyme Begriffe zu Selbst sind z. B. Identität, Individualität oder eben Person. Das Wort Person kommt vom Mittelhochdeutschen persōn, lateinisch persona, zu deutsch Maske; die durch diese Maske dargestellte Rolle oder der Charakter. „Person" kann bedeuten: der Mensch als Individuum in seiner

10 Die folgenden Definitionen der Begriffe Selbst, Team, Pflege können u. a. hier nachgelesen werden: https://www.dwds.de/wb/Selbst; https://www.duden.de; https://dict.leo.org/englisch-deutsch/Pflege

spezifischen Eigenart, als Träger eines bewussten Ichs. Beispielsweise; „Diese Erfahrung muss die eigene Person (selbst) machen und nicht nur von andern kennen".

Team

Dieser Begriff kommt vom altenglischen *„team"*, was Nachkommenschaft, Familie, Gespann hieß. „Team" bedeutet heute eine Gruppe von Personen, die gemeinsam einen Wettkampf bestreiten, auf den Mond fliegen, an einer Aufgabe arbeiten. Zum Beispiel arbeitet ein Team von Fachpersonen in der Palliative Care an der Lebensqualität des Patienten und dessen Angehörigen. Ein Team ist mehr als eine Gruppe von Personen. Es hat eine eigene Identität und einen auf ein gemeinsames Ziel ausgerichteten Teamgeist. Ein Team kann mono- oder interprofessionell zusammengestellt sein. Es kann ihm als solches besser oder schlechter gehen. Da gibt es das *„Dream Team"*, nämlich ein ideal zusammengesetztes Team, das Hand in Hand zielführend arbeiten kann und sich gegenseitig energetisiert. Jedoch ist auch in solch einer Zusammensetzung „normal", dass es nicht ausschließlich gut läuft.

Pflege

Das Wort kommt vom mittelhochdeutschen „pflege" oder spätalthochdeutschen „pflega". Es bedeutet zum einen, sich um das Wohlergehen kümmern oder die Pflichten auf sich nehmen, die zur Erhaltung oder zum Gedeihen erfüllt werden müssen, z. B. die Pflege der eigenen Gesundheit. Zum anderen bedeutet es die Förderung von etwas Geistigem, z. B. die Pflege von guten Beziehungen, Wissenschaft, Sprache oder der Kunst. Pflege im Englischen heißt *„Care"*; Care als Teil von Palliative Care. *Caring* wiederum ist eine zentrale Qualität von professioneller Pflege. Dazu gehört Engagement, Mitgefühl, innere Beteiligung und mitmenschliche Anteilnahme, eben Caring, und die daraus resultierende Kraft und Stärke – Elemente, die schwierig zu messen sind. Caring wird auch als Beziehung beschrieben, in der das Gegenüber Wertschätzung erfährt, sowie Gesundheit und Wachstum möglich werden [12].

Ziel der Pflege in diesem Kontext ist das Sich-Sorgen um die Gesundheit des Selbst und des Teams.

Nachfolgend wird ein fiktives Fallbeispiel beschrieben, um eine Vorstellung für mögliche Belastungen und Ressourcen zu erhalten.

38.2 Fallvignette

Die Lage auf einer Palliativstation ist wie folgt: Die Betreuungsqualität sowie die Komplexität der Patienten ist hoch. Auch die Fluktuationssrate ist derzeit hoch. Oft ist die Zeit knapp, um die gewünschten, komplexen Leistungen zu erbringen. Trotzdem, das Gefühl von zusammenhaltender Teamarbeit, Akzeptanz der eigenen Person und kollegialer Unterstützung ist da. Die Teammitglieder sind gefordert und Missstimmung ist atmosphärisch wahrnehmbar. Über die Teamleitung, eine kompetente Person, wird zunehmend widrig debattiert. Die Teamleitung wiederum hat die Auflage, mehr Patienten mit demselben Personalbudget zu betreuen. Die Kommunikation zwischen der Teamleitung und deren Vorgesetzten ist gegenseitig mit viel Kritik „umhüllt". Die interprofessionelle Zusammenarbeit wird größtenteils als Ressource erlebt. Die Beziehung zwischen zwei Professionen ist gespannt, korreliert mit Mangel an Akzeptanz und einer Art von gegenseitigem Kampf.

Fachperson 1 hat soeben eine Weiterbildung in diesem Bereich abgeschlossen. Sie empfindet bei der Arbeit Freude und Erfüllung. Sie schätzt die gute interprofessionelle Zusammenarbeit und erlebt selten falsche Hoffnung oder unethische Entscheidungen der anderen Profession. Sie fühlt sich seit kurzem im Schulterbereich verspannt und erlebt sich teils subtil aggressiv. Sie beobachtet ihren Körper und äußert differenziert ihre Gefühls- und Gedankenlage. Sie äußert klar, dass sie vorübergehend keine Zusatzleistung bieten wird, dies unabhängig der Reaktion ihres Vorgesetzten. Einen Ausgleich findet sie im Sport, im sozialen Umfeld und durch ihre meditationsbasierte Praxis (beruflich und privat).

Fachperson 1:
- meditiert und macht Sport was sie sichtlich entspannt [4, 9, 10].
- nimmt ihre Gedanken, Gefühle und ihren Leib wahr und agiert [3].
- kennt die Korrelation von Stress und Erkrankungen [10, 16].
- kann „Nein“ sagen“ zu eigenen Ansprüchen, sowie zu Anforderungen, die ihr andere abverlangen [3].
- will vorwiegend ihre und nicht die Ansprüche anderer erfüllen [3].
- hat das Gefühl von zusammenhaltender Teamarbeit, hat privat ein gutes soziales Umfeld und Unterstützung von nächsten Bezugspersonen [1, 11, 19, 20].

Ein anderes Teammitglied, eine wertgeschätzte und perfektionistisch veranlangte **Fachperson 2,** versucht durch Pensumerhöhung die aktuelle Personalmisslage etwas zu „glätten“. Sie gibt sich überdies immer Mühe, die Wünsche der Patienten für eine bestmögliche Lebensqualität zu erfüllen. Sie lässt sich durch ihre äußerst empathische Art auf die Angehörigen ein, nimmt teils die Gefühle derer an. Sie merkt, wie sie einzelne Patientenfälle zu Hause beschäftigen, die Freude an der Arbeit nimmt kaum merklich ab. Es schleichen sich Schlafstörungen ein. Sie äußert manchmal Wut gegenüber gewissen Krankheitsbeschwerden wie auch gegenüber den Vorgesetzten, da in ihrer Wahrnehmung die Lücke zwischen Leistung und Gegenleistung immer weiter auseinander klafft. Ihr wird weiter bewusst, dass ihr Einsatz nicht mit dem Grad der erwarteten Lebensqualität der Patienten korreliert. Manchmal zweifelt sie sogar an ihrem Können und fragt sich, was sie anders machen müsste, um zu helfen, manchmal resigniert sie. Der Tod einiger Patienten stimmt sie merklich traurig und verfolgt sie über Wochen.

Fachperson 2
- belastet die Lücke zwischen der Qualität der Versorgung, die sie leisten will und dem, was sie leisten kann [11].
- ist emotional und physisch belastet [11].
- hat perfektionistische Züge und sehr hohe, teils unrealistitische Ansprüche an sich selbst [3].
- geht mit ihrem Körper und Geist wenig achtsam um, ignoriert ihre Bedürfnisse [3].
- hat momentan nicht die Sensibilität für das, was ihr wirklich wichtig ist und Energie gibt [3].
- fällt das Haushalten mit ihren Kräften schwer.
- bemerkt nicht, wo sie welche Angst antreibt [14].
- nimmt Gefühle von Patienten an und lässt sie nicht mehr los. Mögliche Ursache von *„Compassion Fatigue“* [11].

38.3 Lösungsansätze – Selbst- und Teampflege

Die oben beschriebenen Situationen sind oft ein „Sumpf“ verschiedenster Gedanken, Gefühlen und Leibempfindungen. Sie erfordern ein „Werkzeug“, das hilft, Belastungen und Ressourcen wahrzunehmen, um gesund zu bleiben.

Taucht ein Problem auf, muss es bemerkt und in der Folge reflektiert werden, wo bzw. auf welcher Ebene dessen Ursache liegt und ob oder wie es beeinflussbar ist. Wenn ein Problem durch die eigene Person bedingt ist, ist es grundsätzlich einfacher zu verändern, als wenn ein Problem durch äußere Umstände (z. B. Teamleitung, Politik) gegeben ist. Die Vielschichtigkeit der im Alltag wahrgenommenen Belastungen kann lähmende Hilflosigkeit oder ausuferndes Chaos auslösen. Ein fehlendes Bewusstsein des

Problems führt durch Kräfte raubende Stillstände und endlose Diskussionen ohne befriedigende Resultate regelmäßig in die Sackgasse.

Das Modell der „Zwiebel“ und das Modell der „Resilienz“ bieten sich als Möglichkeiten zur Analyse sowie zur Lösung von Widrigkeiten an. Diese Modelle können individuell bei sich selbst oder in Bezug auf das Team angewendet werden [2].

38.3.1 Das Zwiebel-Modell – Zuordnung der Ebenen

Die Ebenen der Problementstehung und -offenbarung werden im Zwiebel-Modell (**Abbildung 38-2**) dargestellt. Es hilft, die jeweilige Thematik der zutreffenden Ebene (Individuum bis Transzendenz) zuzuordnen und sie dann auch entsprechend anzugehen, oder allenfalls zu akzeptieren. Die Übergänge sind für das Problem selber, aber auch für dessen zeitlichen Verlauf in der Realität oft fließend.

38.3.2 Das Resilienzmodell

Was ist Resilienz? Das Wort Resilienz stammt vom lateinischen *„resilire“* und bedeutet „zurückspringen“ oder „abprallen“. In der Werkstoffkunde (aus dieser Welt stammt der moderne Gebrauch des Begriffs) bezeichnet es Materialien, die trotz extremer Belastungen nicht zerbrechen, also widerstandsfähig sind. Es bedeutet auch die Toleranz eines Systems gegenüber Belastungen.

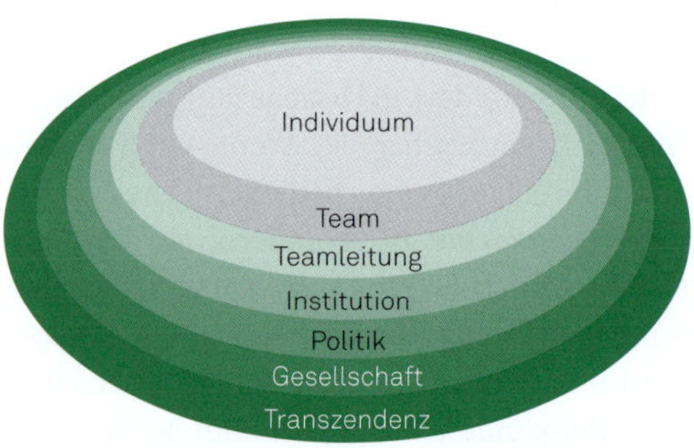

Abbildung 38-2: Modell der Zwiebel. [2]

Der amerikanische Psychologe Jack Block hat ausgehend von der Physik den Begriff erstmals 1950 in der Psychologie angewendet [13]. Bahnbrechend für das Konzept der Resilienz war die Kauai Studie von 1971 von Emmy Werner [18]. Das am meisten beachtete Ergebnis dieser Längsschnittstudie war, dass es Kinder gab, die sich trotz multipler Belastungen positiv entwickelten. Diese Kinder werden als resiliente Kinder bezeichnet [17].

Unter Resilienz in diesem Kontext wird die Fähigkeit einer Person, Gruppe oder Gesellschaft verstanden, Widrigkeiten unter Rückgriff auf persönliche und sozial vermittelte Ressourcen zu meistern und als Anlass für Entwicklung zu nutzen. Ein Individuum oder ein Palliativteam, das eine hohe Resilienz zeigt, kann Widrigkeiten standhalten oder sich nach einschneidenden Erlebnissen von diesen erholen und sich dadurch sogar weiterentwickeln [7].

Widrigkeiten (oder auch Risiko, Belastung genannt, s. **Abbildung 38-3**) können einerseits vom Individuum (z. B. wenig Sensibilität für eigene Gedanken, Gefühle, Empfindungen am Leib) oder vom Patienten und/oder Angehörigen, vom Palliativteam, von der Teamleitung, Institution usw. ausgelöst werden. Diese Widrigkeiten können einen Effekt auf die persönliche Identität, auf die Teamidentität, auf die Identität der Institution usw. haben. Es ist wichtig, zu verstehen, welche widrige Situation welche Identität „angreift“ und welche Ressourcen (oder „Kraft“, Protektion genannt, s. Abbildung 38-3) zur Verfügung stehen, um sie abzuwehren [7].

Resilienz kann als Pendant zur Vulnerabilität gesehen werden. Resilienz ist ein dynamischer Anpassungs- und Entwicklungsprozess, bei dem ein Individuum oder ein Team auf seine Umwelt reagiert [15].

Eine Situation wird je nach Identität unterschiedlich gewichtet und in unterschiedlichem Ausmaß als belastend empfunden. Es gibt keine per se resiliente Person, sondern lediglich ein resilientes Verhalten in bestimmten Situationen. Beispiel: Wenn jemand den Tod eines

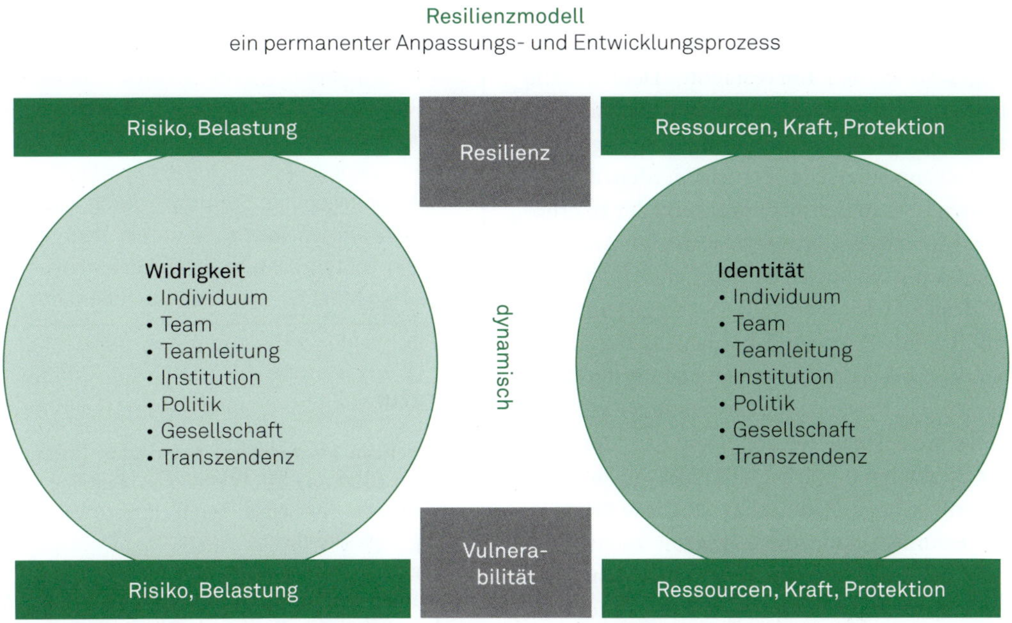

Abbildung 38-3: Wechselspiel zwischen Last und Ressourcen (Darstellung der Autorin, angelehnt an [8]).

Patienten gut wegsteckt, bedeutet das nicht automatisch, dass er auch mit dem Alkoholproblem eines Angehörigen einfach klarkommt. Dies hilft zu verstehen, warum einzelne Personen auf bestimmte Situationen stark reagieren, die von anderen als belanglos bewertet werden [7].

Im Hinblick auf Krankheit oder das Altern ist resilientes Verhalten als wichtiger Schutzfaktor zu sehen, der bei der Krankheitsbewältigung protektiv wirken kann [5].

Bei Personen mit hoher Resilienz werden Persönlichkeitsmerkmale beschrieben wie

- eine positive Sicht auf sich selbst,
- Vertrauen in die eigenen Fähigkeiten,
- Kommunikationsfähigkeiten und Problemlösung,
- Regulierung der eigenen starken Gefühle und Impulse.

Im Umgang mit Risikoumständen (Widrigkeiten) spielen diese Schutzfaktoren des Individuums eine große Rolle. Weiter sind Schutzfaktoren des Umfelds von großer Bedeutung.

Die Fähigkeiten, Hilfe anzufordern, fürsorgliche und unterstützende Beziehungen zu Mitarbeitenden und Privatpersonen zu haben, sowie die Verbundenheit mit anderen schützen und stärken vor „Angriffen" [1]. Die Ressourcen jedes Einzelnen können hier wechselseitig zur Verfügung gestellt werden.

Diese Resilienzmerkmale sind zum einen nicht vollständig, zum anderen sind es keine starren Faktoren, sondern sie haben wie oben erwähnt, je nach Situation verschiedene Auswirkungen. Zudem hat jeder Mensch im Laufe des Lebens Zeiten, während derer er mal resilienter, mal vulnerabler ist. Resilienz ist nicht wie anfänglich in der Forschung angenommen, ausschließlich eine angeborene Qualität, sondern sie kann auch verstärkt, gefördert und entwickelt werden. Literatur zur Resilienz sagt, dass Widrigkeiten nicht vermieden werden sollen, denn der Weg zur Resilienz sei u.a. auch ein Weg des Lernens [7]. In diesem Sinne kann die Arbeit im palliativen Bereich aufgrund der Herausforderungen lehrreich sein.

Zur Förderung der Resilienz, zur Selbst- und Teampflege kann an unterschiedlichen Punkten angesetzt werden. Ein resilientes Denken kann helfen, Widrigkeiten und Ressourcen rascher zu erkennen und darauf konstruktiv zu reagieren.

Es kann einerseits versucht werden, die einzelnen Ressourcen zu entdecken oder zu erhöhen (ressourcenzentrierte Strategie). Andererseits kann versucht werden, das Risiko/die Widrigkeit (risikozentrierte Strategie) zu minimieren [6]. Ergänzend braucht es die Wachsamkeit und Gelassenheit, rechtzeitig die Grenzen zu sehen, wenn eine Zusammenarbeit trotz verschiedenster ressourcen- und risikozentrierter Strategien einfach nicht passt, nicht mehr beeinflussbar und änderbar ist. Diese Erkenntnis erfordert dann die Fähigkeit zu handeln oder die Einstellung zu ändern, um sich selbst zu schützen und zu „pflegen". Es braucht die Schlauheit, was kann man ändern und was muss man akzeptieren oder respektieren.

Es wird empfohlen, Lösungsansätze erst ins Auge zu fassen, wenn die jeweilige Störung der bzw. den Ebenen zugeordnet ist (Zwiebel-Modell). Als nächsten Schritt gilt es dann, sowohl Risiko als auch Ressource auf der richtigen Ebene zu ergründen. Aufgrund dieser Analyse kann das weitere sinnvolle Vorgehen in Form und Inhalt festgelegt werden.

Für eine Vertiefung und Anleitung zum Gebrauch des vorgestellten Modells wird auf die „Bigorioempfehlung 2010" verwiesen [2]. Dort werden Inhalte von möglichen Ressourcen und möglichen Widrigkeiten benannt. Sie sind als Grundlage und Anregung für Diskussionen in den eigenen Arbeitsbereichen gedacht und können den eigenen Bedürfnissen angepasst werden.

Take-home-message

Das „Selbst" und das „Team" können dann gesund bleiben, wenn die Mitglieder in der Lage sind, ein gestörtes Gleichgewicht zwischen Last und Kraft zu identifizieren, zu korrigieren oder auszuhalten. Ein guter Teamgeist kann durchaus heilenden Einfluss auf die Patienten und ihre Angehörigen sowie auf die einzelnen Teammitglieder ausüben. Selbst- und Teamgesundheit bedingen sich gegenseitig. Die Teamgröße ist ebenfalls entscheidend für die Teamgesundheit. Ein großes Team ist resilienter gegenüber Störungen durch einzelne Personen des Teams. Wenn ein Team nur aus drei Leuten besteht, ist es umso heikler, sobald ein Mitglied nicht mehr „funktioniert".

Literatur

[1] American Psychological Association [Internet; cited 2020 Aug 31]. Washington. Building your resilience. Available from: https://www.apa.org/topics/resilience

[2] Bigorio 2010. Caring for the Cares [Internet; abgerufen am 31. August 2020]. Verfügbar unter: https://www.palliative.ch/fileadmin/user_upload/palliative/fachwelt/E_Standards/Bigorio_2010_DE.pdf

[3] Eberle U. In: GEO kompakt. Die Grundlage des Wissens. Wege aus dem Stress. Wie sich Burnout, Ängste und Depressionen überwinden lassen. GEO kompakt 9/2014;40: 20–9.

[4] Janssen M, Heerkens Y, Kuijer W, Van der Heijden B, Engels J. Effects of Mindfulness-Based Stress Reduction on employees' mental health: A systematic review. PLOs One. 2018;13(1): e0191332. https://doi.org/10.1371/journal.pone.0191332

[5] Lloyd M. Resilience promotion – its role in clinical medicine. Aust Fam Physician. 2006 Jan-Feb;35(1-2):63-4.

[6] Masten AS. Resilienz in der Entwicklung: Wunder des Alltags. In: Röper G, Noam G, v. Hagen C, Hrsg. Entwicklung und Risiko: Perspektiven einer klinischen Entwicklungspsychologie. Stuttgart: Kohlhammer; 2001. 192–219.

[7] Monroe B, Oliviere D. Resilience in Palliative Care. Oxford/NewYork/Auckland: Oxford University Press; 2009.

[8] Payne M. Resilient multiprofessional teams. In: Monroe B, Oliviere D. Resilience in Palliative Care. Oxford/New York/Auckland: Oxford University Press; 2009. 180–98.

[9] Park JM, Choi IR. The Effect of K-MBSR Program on Stress, Stress Coping Style, Depression,

Anger and Sleep of Middle Aged Women. J Korean Acad Nurs. 2016;46(2):194–206. https://doi.org/10.4040/jkan.2016.46.2.194

[10] Perez GK, Haime V, Jackson V, Chitenden E, Mehta DH, Park ED. Promoting resiliency among palliative care clinicians: stressors, coping strategies, and training needs. J Palliat Med. 2015 Apr;18(4):332–7. https://doi.org/10.1089/jpm.2014.0221

[11] Perry B, Toffner G, Merrick T, Dalton J. An Exploration of the Experience of Compassion Fatigue in Clinical Oncology Nurses. Can Oncol Nurs J. 2011;21(2),91–105.

[12] Professionelle Pflege Schweiz, Perspektive 2020, Positionspapier des Schweizer Berufsverbands der Pflegefachfrauen und Pflegefachmänner SBK [Internet; abgerufen am 31. August 2020]. Verfügbar unter: https://www.sbk.ch/pflegethemen/perspektive-2020.html

[13] Rentschler R. Am Leben wachsen. Gehirn& Geist. 2010;3:46–50.

[14] Rosa H. In: GEO kompakt. Die Grundlage des Wissens. Wege aus dem Stress. Wie sich Burnout, Ängste und Depressionen überwinden lassen. GEO kompakt 9/2014;40:42–50.

[15] Rutter M. Psychosocial resilience and protective mechanisms. Am J Orthopsychiatry. 1987;57(3):316–31. https://doi.org/10.1111/j.1939-0025.1987.tb03541.x

[16] Song H, Fang F, Arnberg F, Mataix-Cols D, Fernandes de la Cruz L, Almqvist C, et al. Stress related disorders and risk of cardiovascular disease: population based, sibling controlled cohort study. BMJ. 2019;365:l1255. https://doi.org/10.1136/bmj.l1255

[17] Welter-Enderlin R, Hildebrand B. Resilienz – Gedeihen trotz widrigen Umständen. 3. Aufl. Heidelberg: Carl-Auer; 2010.

[18] Werner EE. Wenn Menschen trotz widrigen Umständen gedeihen – und was man daraus lernen kann. In: Welter-Enderlin R, Hildebrand B. Resilienz-Gedeihen trotz widrigen Umständen. 3. Aufl. Heidelberg: Carl-Auer; 2010. 28–42.

[19] Wu S, Singh-Carlson S, Odell A, Reynolds G, Su Y. Compassion Fatigue, Burnout, and Compassion Satisfaction Among Oncology Nurses in the United States and Canada. Oncol Nurs Forum. 2016;43(4):E161–9. https://doi.org/10.1188/16.ONF.E161-E169

[20] Yu H, Jiang A, Shen J. Prevalence and predictors of compassion fatigue, burnout and compassion satisfaction among oncology nurses: A crosssectional survey. Int J Nurs Stud. 2016;57:28–38. https://doi.org/10.1016/j.ijnurstu.2016.01.012

Teil VII: Netzwerk in speziellen Settings und besonderen Patientengruppen

39 Palliative Care Community – regionales Netzwerk Palliative Care

Christoph Cina

39.1 Einführung

In unserer hochaltrigen Gesellschaft, in der – gemäß einer Schätzung des Bundesamtes für Statistik – das Kollektiv der über 80-Jährigen von 380.000 im Jahre 2010 auf über eine Million im Jahre 2060 ansteigen wird, wird Palliative Care weiterhin an Bedeutung zunehmen. Palliative Care trägt als Modell einer modernen Gesundheitsversorgung wesentlich zur Verbesserung der Lebensqualität in der letzten Lebensphase bei. Eine moderne Gesundheitsversorgung beinhaltet eine interprofessionelle Zusammenarbeit auf hohem Niveau. Ziel dieser Zusammenarbeit ist eine nachhaltige Verbesserung der Betreuungsqualität von Patienten in ihrer letzten Lebensphase und eine optimale Unterstützung der involvierten Bezugspersonen. Damit dieses Ziel erfolgreich umgesetzt werden kann, müssen vorerst günstige Rahmenbedingungen geschaffen werden. Dabei spielt die Umsetzung im Sinne einer regionalen *Palliative Care Community,* bei der sich die interprofessionelle Zusammenarbeit auf konsensbasierte Standards und Tool abstützt, eine bedeutende Rolle. Die zunehmende Komplexität menschlicher Bedürfnisse in der letzten Lebensphase kann in der Regel nur in einem gut funktionierenden interprofessionellen Team bewältigt werden.

39.2 Eine neue Sorgekultur und die Umsetzung im regionalen Netzwerk Palliative Care

Der Begriff der Sorgekultur ist im internationalen Diskurs von Sorge/Care sehr aktuell geworden. *„Culture of Care"* dient als Signal für die Überwindung einer durchgehend ökonomisierten Sichtweise menschlicher Existenz und die Überwindung des Trends zur Überprofessionalisierung, welcher zu Eigenlogiken von Institutionen und Organisationen mit hochschwelligen Schnittstellen führt. Diese Sorgekultur bedeutet die verantwortliche und vertrauensvolle Anteilnahme des Menschen an seiner Umwelt und sich selbst. Das regionale Netzwerk Palliative Care selber beinhaltet eine geografisch definierte Lebensgemeinschaft, welches einerseits von dieser Gesellschaft getragen und von den lokal ansässigen Professionen und Institutionen betreut wird. So gehört es zu den Aufgaben des Netzwerkes, die Bevölkerung und deren politische Verantwortungsträger entsprechend zu sensibilisieren und die Angebote bekannt zu machen. Dies kann mittels öffentlicher Veranstaltungen unter Einbezug der Verantwortungsträger sowie der Presse erfolgen. Zu den Verantwortungsträgern gehören Institutionen wie Alters- und Pflegeheime, Behindertenheime, Tagesstätten, Grundversorgerspitäler, spezialisierte Palliative-Care-Abteilungen und Hospize sowie Organisationen von Hausärzten, ambulant tätigen Spezialärzten, Spitex, freiberufliche Pflegefachpersonen, aber auch Rettungsdienst, ALS-Vereinigung und Alzheimerstiftung etc. Diese regionalen Versorgungsräume, sogenannte „Palliative Care Communities", ermöglichen eine enge vertrauensvolle Zusammenarbeit.

In den genannten Versorgungsräumen sollen auf Konsens basierte Standards und Tools Anwendung finden. Zu diesen Standards gehört ein einheitlicher Betreuungsplan, der am sogenannten „Runden Tisch" gemeinsam mit dem Patienten und dessen Bezugspersonen erarbeitet wird. Dieser dient als Leitlinie für alle involvierten Professionen und Stütze für die Angehörigen und Bezugspersonen. Eine möglichst digitale Vernetzung, wie z. B. PalliaCare App, zusammen mit dem Betreuungsplan, integriertem Medikamentenplan und Kommunikationstool, erleichtert die interprofessionelle Zusammenarbeit.

39.3 Die Grundbedürfnisse des Menschen

39.3.1 Bedeutung in der Palliative Care

Der Säugling erlebt bei der Geburt eine enge Beziehung zu seiner sorgenden Mutter und erfährt gleichzeitig seine zunehmende Autonomie und Selbstwirksamkeit. Diese Verbundenheit und sein Wachstum sind bereits intrauterin prägend. Die Erfahrung von Verbundenheit und Autonomie und deren Erleben im Alltag sind entscheidend für die Lebensqualität des Betroffenen. Der Mensch ist als soziales Wesen auf ein Gegenüber, von dem er lernt und sich aufgehoben fühlt, angewiesen. Andererseits möchte er autonom, d. h. in Freiheit leben und sich als Gestalter seines Lebens fühlen. Eine Störung dieser menschlichen Sehnsüchte hat eine fundamentale Auswirkung auf die psychische und physische Gesundheit des Menschen.

Palliative Care richtet sich nicht primär auf die Behandlung von Diagnosen sondern fokussiert auf die Lebensqualität, welche unter Einbezug der Bezugspersonen optimal gefördert werden soll. Dabei sollen die menschlichen Erfahrungen nach Verbundenheit und Autonomie maximal unterstützt werden. Die letzte Lebensphase, eingebettet in einem sorgenden Umfeld, kann so als integrierender Bestandteil menschlicher Existenz und als Bereicherung aller Beteiligten erlebt werden.

Die drohende Unselbständigkeit und Abhängigkeit mit Verlust der bisherigen sozialen Rolle lösen Angst und Stress aus:

- „Wie lange habe ich noch zu leben?
- Werde ich von Schmerzen, von Atemnot, von Übelkeit und Erbrechen geplagt?
- Wer hilft mir, wenn ich mir nicht mehr selber helfen kann?
- Wo und wie möchte ich meine letzten Tage verbringen?
- Was kann ich vorausschauend planen und entscheiden?"

In dieser existenziellen Bedrohung ist der Betroffene auf Hilfe von Bezugspersonen und Fachkräften angewiesen. Die Komplexität der Betreuung erfordert ein funktionierendes vertrautes Netzwerk und eine gute Teamarbeit. Eine auf Konsens basierte Vorgehensweise ist die beste Voraussetzung für eine erfolgreiche Teamarbeit. Wie können die geschilderten menschlichen Grundbedürfnisse in einem Modell abgebildet werden und als Leitlinie für alle Beteiligten dienen?

39.3.2 SENS-Modell

Das SENS-Modell ist durch vier zentrale Aspekte charakterisiert und bildet die menschlichen Grundbedürfnisse nach Autonomie und Verbundenheit ab. Ein effizientes Symptommanagement und eine gute Vorausplanung bzw. Entscheidungsfindung zielen auf die Erhaltung der Autonomie des Menschen ab. Ein gut funktionierendes Netzwerk und der Support der Bezugspersonen kommen dem Bedürfnis nach Verbundenheit nach. Das SENS-Modell beinhaltet eine Bewältigungsstrategie von Angst und Stress, welche wesentlich die Lebensqualität des Patienten steigern kann.

Symptom-Management

Die letzte Lebensphase ist häufig geprägt von Krankheiten und damit verbunden mit belastenden Symptomen. Die Patienten fürchten sich vor der unbekannten Zukunft und Symptomen wie Schmerzen, Atemnot, Ersticken, Übelkeit, Erbrechen und Verlust der physischen und kognitiven Integrität. Diese Befürchtungen gilt es sorgsam zu erfragen und anschließend gemeinsam und vorausschauend Behandlungsstrategien zu erarbeiten.

Entscheidungsfindung

- Kennen wir als Betreuende die Sorgen und Befürchtungen unserer Patienten?
- Besteht bereits eine Patientenverfügung? Besteht ein Vorsorgeauftrag?
- Auf welche Maßnahmen möchte der Patient allenfalls verzichten?
- Spitaleinweisung?
- Welche Behandlungsziele sollen angestrebt werden?
- Reanimation? Künstliche Beatmung?
- Chemotherapie/Antitumortherapie?
- Kennen wir den Willen und die Möglichkeiten der Bezugspersonen und der involvierten Professionen?

Netzwerk

Mit zunehmender Abhängigkeit und drohender Überforderung des Patienten und dessen Umfeld steigt der Betreuungsbedarf, welcher durch ein funktionierendes Netzwerk geleistet werden kann. Obwohl es vielen Patienten schwerfällt, die nötige Hilfe in Anspruch zu nehmen, ist der frühzeitige Aufbau eines Unterstützungs- und Entlastungsnetzes von großer Wichtigkeit. Damit können nicht nur Notfallsituationen und unnötige Hospitalisationen vermieden werden, sondern auch die Ressourcen des Betreuungsumfeldes geschont werden.

Support

Das soziale Umfeld, d.h. die Angehörigen und Bezugspersonen, wird durch die Krankheit des Patienten stark belastet. Die Krankheit verändert den Patienten und damit auch seine Beziehung zu seinem Umfeld. So verliert nicht nur der Patient zunehmend seine Autonomie, auch die Angehörigen und Bezugspersonen werden eingeschränkt. Der Freiraum für eigene Bedürfnisse und Aufgaben gerät unter Druck. Aggressionen, Verletzungen, Schuldgefühle können den Alltag belasten. Palliative Care nimmt sich solcher Fragen an und bietet Lösungsansätze. Zum Support kann aber auch Instruktion in der Applikation von Medikamenten und z.B. in der Umsetzung eines Notfallplans bei Atemnot hilfreich sein.

39.3.3 Abbildung des SENS-Modells im Betreuungsplan

Wie kann nun dieses Modell alltagstauglich abgebildet werden? Als Basisdokument dient der Betreuungsplan (s. Anhang 8), welcher diese vier Kernaspekte (Symptommanagement, Entscheidungsfindung, Netzwerk und Support) aufnimmt und sich nach den bio-psycho-sozialen, existenziellen und spirituellen Bedürfnissen des Menschen richtet.

39.4 Konkrete Umsetzung in der Palliative Care Community

Die Leidensgeschichte beginnt sehr oft in der Sprechstunde des Hausarztes. Dieser betreut den Patienten meistens über Jahre. Als Vertrauensperson kennt er die Lebensumstände des Patienten, seiner Familie und seiner Bezugspersonen. Damit ist er befähigt, mit dem Patienten auch über heikle Themen, wie sie die letzte Lebensphase darstellt, zu sprechen.

Ereignisse, wie eine akute Erkrankung oder eine Hospitalisation, sind für ein Gespräch besonders geeignet. Ein möglicher Gesprächseinstieg ist dabei die Frage nach einer Patientenverfügung. Eine vorausschauende Planung braucht von Seiten des Arztes Zeit und Geduld. Bei fortschreitender Krankheit nimmt die Hilfsbedürftigkeit des Patienten zu und die Belastung für Angehörige und Bezugspersonen wird größer.

Damit reift auch der Zeitpunkt für ein sogenanntes Rundtischgespräch, welches sorgsam mit dem Patienten und seinen Angehörigen geplant werden muss. An diesem Rundtischgespräch nehmen, wenn immer möglich der Patient selbst und seine Bezugspersonen sowie die involvierten Personen/Professionen teil. Als Grundlage dieses Gesprächs dient der Betreuungsplan, welcher gemeinsam ausgefüllt wird, unterschrieben vom Patienten in Papierform am Krankenbett aufliegt und möglichst digital für das ganze Team verfügbar ist. Ideal ist dabei eine kollaborative Plattform, wie z.B. PalliaCare App, welche den Betreuungsplan, wichtige Dokumente und den aktuellen Medikamentenplan beinhaltet, aber auch der sicheren Kommunikation und Dokumentation dient.

Voraussetzung für das gute Gelingen sind möglichst konstante und kompetente Teams, die sich gut kennen und mit den lokalen Gegebenheiten vertraut sind.

Eine erfolgreiche interprofessionelle Zusammenarbeit wird durch gemeinsame Fallbesprechungen und Fortbildungen gestärkt und kommt dem Patienten im Sinne einer verbesserten Betreuungsqualität zugute.

40 Palliative Care bei Patienten mit Tumorerkrankungen

Claudia Mazzocato, Petra Vayne-Bossert

40.1 Einführung

Palliative Care ist eng mit der Geschichte der Onkologie verknüpft. Die moderne Palliative-Care-Bewegung nahm ihren Anfang in London, wo Dame Cicely Saunders sich am St. Christopher's Hospice der Pflege von Patienten widmete, die im Zusammenhang mit einer Krebserkrankung im Endstadium an Schmerzen und anderen Symptomen litten. Damals starben Patienten immer häufiger im Krankenhaus. Als Vorreiter einer Gegenbewegung, die den Patienten und nicht die Tumorerkrankung in den Mittelpunkt der Bemühungen stellte, wurde das St. Christopher's Hospice zum Symbol eines ganzheitlichen Ansatzes und einer humanen Herangehensweise an ein leidfreies Lebensende. Diese Entstehungsgeschichte hat das Bild von Palliative Care so stark geprägt, dass sie bis heute oft mit dem Lebensende gleichgesetzt wird.

Dabei ist Palliative Care viel mehr. Die Erfahrungen der letzten Jahrzehnte und zahlreiche Forschungsarbeiten zeigen auf, dass den Tumorpatienten und den ihnen nahestehenden Personen ein frühzeitiger Zugang zur Palliative Care wesentlich mehr nützt als eine Einbindung im späten Krankheitsverlauf.

Daher wird die frühzeitige und komplementäre Einbindung der Palliative Care in die Versorgung tumorbetroffener Patienten von verschiedenen internationalen onkologischen Gesellschaften unmissverständlich gefordert, wie der European Association of Medical Oncology (ESMO), der American Society of Clinical Oncology (ASCO) und des Comprehensive Cancer Network (NCCN), um nur einige wenige zu nennen. Der Einsatz von Palliative Care richtet sich nicht mehr nach der Prognose oder dem Entwicklungsstadium der Tumorerkrankung, sondern nach den Bedürfnissen des Patienten und der ihm nahestehenden Personen.

Zu den erwiesenen Vorteilen eines frühzeitigen Einsatzes von Palliative Care in der Onkologie gehören

- die Verbesserung der Lebensqualität
- die Linderung von affektiven Störungen und Angststörungen
- ein geringerer Einsatz aggressiver Behandlungen am Lebensende.

Außerdem setzen unter Palliative Care mehr Patienten eine Patientenverfügung auf. Auch dadurch verringert der frühzeitige Zugang zu Palliative Care die Belastung der Angehörigen, die den Patienten begleiten. Bei ausgewählten Tumorerkrankungen führt Palliative Care sogar zu einer längeren Überlebenszeit, wenn sie ab einem frühen Krankheitsstadium eingesetzt wird [12].

40.2 Besondere Bedürfnisse von Patienten mit Tumorerkrankungen

40.2.1 Tumorerkrankungen im Vergleich zu chronischen Organerkrankungen oder Demenz

Der Verlauf von Tumorerkrankungen unterscheidet sich vom Verlauf chronisch fortschreitender Erkrankungen wie Organinsuffizienzen (z. B. Herz- oder Lungeninsuffizienz) oder Demenz. Bei Tumorerkrankungen erreicht der funktionelle Zustand unter Therapieansprechen ein mehr oder weniger stabiles Niveau, die Zeitdauer ist abhängig von der Tumordiagnose. Der Patient befindet sich währenddessen in einem guten Allgemeinzustand und kann durchaus erleben, „sich nicht krank zu fühlen". Wenn die Erkrankung trotz der onkologischen Behandlungen fortschreitet, verschlechtert sich der Allgemeinzustand bis zum Tod relativ schnell, in der Regel innert Wochen bis wenigen Monaten.

Bei chronischem Organversagen hingegen verschlechtert sich der Funktionszustand langsam, aber kontinuierlich über mehrere Jahre. Diese oft schleichende und unbemerkte Verschlechterung wird durchbrochen von akuten Krisen, welche eine ärztliche Betreuung oder sogar eine Klinikeinweisung notwendig machen. Die noch zu erwartende Lebenszeit ist bei diesen Erkrankungen bis zuletzt schwer vorhersehbar.

Demenzerkrankungen äußern sich als ein funktioneller und kognitiver Zerfall, der über mehrere Jahre fortschreitet. Anzeichen des nahenden Lebensendes (bettlägeriger Patient, kann sich nicht mehr selbst ernähren usw.) können bereits einige Monate vor dem Tod auftreten. Wie bei Organinsuffizienzen ist die Prognose schwer abschätzbar.

Obwohl auch der Verlauf einer Tumorerkrankung im Einzelfall schwer vorhersagbar ist, lässt sich bei ihr der Eintritt in die letzte Lebensphase besser abschätzen als bei chronisch fortschreitenden Erkrankungen. Dieser charakteristische Krankheitsverlauf *(„illness trajectory")* ist der Schlüssel zum Verständnis, warum Tumorbetroffene im Vergleich zu anderen Patienten im Allgemeinen besseren – wenngleich verspäteten – Zugang zu Palliative Care erhalten.

40.2.2 „Krebs": ein Sammelbegriff für ganz unterschiedliche Erkrankungen

Es gibt nicht eine, sondern viele verschiedene Tumorerkrankungen. Die somatischen Probleme und psychosozialen Bedürfnisse der Betroffenen sind individuell sehr unterschiedlich [7].

Auf **somatischer Ebene** sind diese abhängig von:

- der Art der Tumorerkrankung und deren Entwicklungsstadium zum Zeitpunkt der Diagnose: So werden Lungenkarzinome oft spät und in einem fortgeschrittenen Stadium diagnostiziert. Dabei besteht mangels mittelfristig wirksamer Behandlungsoptionen oft eine ungünstige Prognose; die Patienten erleben durch ihre Symptome einen Leidensdruck, der vergleichsweise höher erscheint als bei Patienten mit anderen Tumorerkrankungen.
- der Art der onkologischen Behandlung: Chirurgische Eingriffe und bestimmte Tumorbehandlungen (Chemotherapie, Immuntherapie, Strahlenbehandlung) können zu chronischen Schmerzen, anhaltender Müdigkeit (Fatigue) und anderen stark beeinträchtigenden körperlichen Symptomen führen, und zwar auch bei Patienten, die sich in einer anhaltenden Remission befinden.
- dem Alter des Patienten: Angesichts unserer alternden Bevölkerung leiden immer mehr geriatrische Patienten an einem Tumor; sie weisen oftmals diverse Komorbiditäten auf sowie eine erhöhte Empfindlichkeit gegenüber Nebenwirkungen der onkologischen und symptomorientierten

Behandlungen. Dies erschwert die Betreuung erheblich.

Auf **psychosozialer und spiritueller Ebene** findet man folgende Bedürfnisse:

- Die Diagnose „Krebs“ ist nach wie vor sehr stigmatisiert. Betroffene (und nicht wenige Behandelnde) verbinden die Diagnose mit großem Leiden und einem baldigen und qualvollen Tod. Dieses Thema muss von den Behandelnden aufgegriffen werden.
- Auch wenn dies von den betroffenen Patienten oft nicht so erlebt wird, handelt es sich bei einer Tumorerkrankung um eine chronische Erkrankung, die sich – wie bei einem Pankreaskarzinom – innerhalb einiger weniger Monate entwickeln kann, oder aber auch – wie bei Brustkrebs – mehrere Jahre andauern kann. Im ersten Fall kann es angesichts der begrenzten Lebenserwartung und des Mangels an verfügbaren Behandlungsoptionen für den Patienten schwierig sein, mit der existentiellen Bedrohung umzugehen und sich der herausfordernden mit Verlust verbundenen Lebenssituation anzupassen. Im zweiten Fall ist die Betreuung geprägt durch das wiederholte Überbringen schlechter Nachrichten wie die eines Rezidivs oder einer Progression, was unter Umständen als noch belastender erlebt wird als die Erstdiagnose selber.
- Weitere psychologische (z. B. der Übergang von der pädiatrischen Onkologie zur Onkologie für Erwachsene, Kommunikationsmangel), familiäre (Patienten mit jungen Kindern), soziale (Patienten mit Migrationshintergrund, betagte Patienten) und finanzielle Aspekte stellen besondere Herausforderungen für Tumorpatienten dar.

Erfreulicherweise steigt die Zahl der Patienten, die eine anhaltende Remission ihrer Tumorerkrankung erreichen. Erste Studien belegen jedoch, dass immobilisierende körperliche Symptome – wie Schmerzen und Müdigkeit – und psychosoziale Belastungen (das Gefühl, von ihren Behandelnden im Stich gelassen worden zu sein, Schwierigkeiten bei der beruflichen Wiedereingliederung usw.) bei diesen langzeitüberlebenden Patienten, sogenannten „Survivors“, persistieren [1].

40.2.3 Vernachlässigte Bedürfnisse

Trotz der wissenschaftlichen Fortschritte der letzten Jahrzehnte und der Empfehlungen der ESMO, ASCO und des NCCN, Palliative Care frühzeitig einzubeziehen, werden die Bedürfnisse von Tumorpatienten immer noch zu wenig berücksichtigt. Laut einer Metaanalyse wird einer von zwei Tumorpatienten unzureichend gegen Schmerzen behandelt [2]. Auch zahlreiche andere Beschwerden werden ungenügend erfasst und angegangen – so auch in der Schweiz. Dies betrifft die Kommunikation (30–55 %), das seelische Befinden (17–48 %), soziale Aspekte und das Funktionieren im Alltag (17–37 %) [10, 11]. Ähnliche Beobachtungen lassen sich auch bei Patienten in Tumorremission sowie bei Langzeitüberlebenden machen [1].

Die Versorgung von Tumorpatienten erweist sich auch wegen der zahlreichen Akteure und deren Koordination als komplex (Onkologen, Pneumologen, Chirurgen, Palliativmediziner, Ernährungsberater usw.). Zudem haben die Fortschritte der letzten Jahre eine erhöhte Anzahl paraklinischer Untersuchungen, klinischer Kontrollen und Behandlungen zur Folge, was wiederum zu gehäuften Kontrollen durch Spezialisten führt. Daher „verlieren“ viele Patienten im Verlaufe ihrer Behandlung ihren „Hausarzt“, der eigentlich eine Schlüsselrolle in ihrer Begleitung spielen müsste.

40.3 Barrieren für einen frühzeitigen Zugang zu Palliative Care

Neben diesen so unterschiedlichen Situationen und Bedürfnissen von Tumorpatienten existieren noch zahlreiche weitere Hindernisse für einen frühzeitigen Zugang zu Palliative Care. Sie finden sich auf professioneller und struktureller Ebene, aber auch bei den Patienten und deren Angehörigen. Gründe können Kommunikationsprobleme rund um emotional belastende Themen sein, fehlende Kenntnisse über verfügbare Ressourcen und Angebote, ein Mangel an Bildung, Forschung, palliativmedizinischen Strukturen oder sogar eine negative Darstellung der palliativmedizinischen Betreuung – wie etwa die Angst, Palliative Care bedeute einen Patienten aufzugeben [3, 9]. Zwei primäre Barrieren scheinen jedoch zu bestehen:

- Viele Gesundheitsfachpersonen setzen Palliative Care auch heute noch mit Betreuung am Lebensende gleich. Wenn die Überlebensprognose des Patienten und nicht dessen Bedürfnisse bestimmend sind für den Einsatz von Palliative Care, kann ihr Potential nicht ausgeschöpft werden. Zunehmend wird Palliative Care allerdings bedürfnisgerecht schon zum Zeitpunkt der Diagnose in Sinne der „Supportive Care" initiiert.
- In den Tumorzentren ist die Einbindung von Palliative Care ungenügend. Hui und Bruera [6] identifizieren drei Modelle einer Einbindung, basierend auf deren unterschiedlicher Formen der Zusammenarbeit zwischen Onkologen und Palliativmedizinern. Im *„Solo Practice Model"* deckt das Onkologieteam alle Aspekte der Tumorbehandlung und der Palliative Care ab. Im *„Congress Practice Model"* konzentriert sich das Onkologieteam auf die onkologische Versorgung und delegiert die Supportive Care an andere Fachpersonen, insbesondere an Palliative Care-Teams. Das dritte Modell, *„Integrated Care Model"*, setzt auf eine enge Zusammenarbeit und frühzeitige Koordination zwischen dem palliativmedizinischen und dem onkologischen Team. Auch wenn letzteres Modell den beiden Teams mehr Verfügbarkeit abverlangt, scheint es das Effizienteste zu sein [5, 9].

40.4 Supportive Care und Palliative Care

„Supportive Care" hat sich in den 1980er Jahren etabliert. Zielte sie ursprünglich auf die Behandlung der chemotherapieinduzierten Komplikationen ab, entwickelte sie sich rasch zum Versorgungsansatz für alle möglichen Probleme, unter denen Tumorpatienten zu leiden haben. Dies geschieht immer im engen Nebeneinander mit den spezifischen onkologischen Behandlungen.

> Die Multinationale Gesellschaft für Supportive Care in der Onkologie (MASCC) definiert die „Supportive Care" als *„[...] die Prävention und das Management der unerwünschten Wirkungen einer Tumorerkrankung und deren Behandlung. Dies umfasst die Behandlung körperlicher und psychischer Symptome sowie weiterer Folgen der Tumorerkrankung, als Kontinuum während der gesamten Krankheitserfahrung von der Diagnose über die Behandlung bis zur Nachbetreuungsphase. Die Stärkung der Rehabilitation, der sekundären Tumorprävention, des Überlebens und der Versorgung am Lebensende sind integrale Bestandteile der Supportive Care."*

Ziel der Supportive Care ist die Verbesserung der Lebensqualität der Patienten durch eine ganzheitliche, interprofessionelle Betreuung und eine Koordination der verschiedenen Akteure. Es handelt sich um eine neue Form der Zusammenarbeit und nicht um eine neue Fachrichtung.

Palliative Care fügt sich ähnlich wie die anderen Behandlungsansätze wie z. B. Rehabilitation oder Psychoonkologie in unterschiedlichem Ausmaß in die Supportive Care ein, zu unterschiedlichen Zeitpunkten im Verlauf der Erkrankung und in Abhängigkeit von den Bedürfnissen des Patienten und dessen Angehörige:

- In der kurativen oder frühen palliativen Phase, in welcher spezifische Behandlungen zu einem vollständigen oder teilweisen Ansprechen der Erkrankung führen sollen.

- In der terminalen Phase, d.h., wenn keine tumorspezifischen Behandlungsoptionen mehr zur Verfügung stehen. Zu dieser Phase gehört die letzte Lebensphase vor dem Tod.

Drei klinische Vignetten illustrieren die Einbindung von Palliative Care in die Supportive Care.

Die Geschichte von Martine (Abbildung 40-1)

- Die Patientin, Lehrerin und Mutter, leidet unter einem Melanom der linken Thoraxseite, das durch lokale Resektion und Lymphonodektomie der linken Achselhöhle behandelt wurde. Postoperativ kommt es zu immer intensiveren Schmerzen. Nach Aussage des Chirurgen mussten während des Eingriffs sensible Nerven auf der Höhe der Achselhöhle reseziert werden.
- Vier Monate nach dem Eingriff klagt die Patientin über schwere neuropathische Schmerzen im Bereich der Narbe links axillär, ausstrahlend nach anterior und in den ganzen linken Arm. Sie wird zur Analgesie in die Palliative-Care-Sprechstunde überwiesen.
- Eine kombinierte analgetische Behandlung mit einem Opioid, einem Antikonvulsivum und einem Antidepressivum wird eingeleitet, daneben werden eine physiotherapeutische und eine psychologische Behandlung begonnen. Wegen unzureichender Schmerzlinderung wird die Abteilung für interventionelle Schmerztherapie involviert: Nervenblock und Ketamininfusionen bringen einen moderaten Nutzen. Andere komplementäre Therapien (Hypnose und Meditation) bleiben erfolglos. Die Patientin wird in der Folge durch die verschiedenen Spezialisten betreut, die sich regelmäßig treffen und austauschen.

Die Geschichte von Rosette (Abbildung 40-2)

- Die alleinstehende Mutter einer Tochter im Teenager-Alter ist 45 Jahre alt, als bei ihr Brustkrebs mit Knochenmetastasen diagnostiziert wird. Rosette leidet unter Schmerzen, die es fraglich machen, ob sie noch arbeiten und für ihre Tochter sorgen kann. Sie akzeptiert eine unterstützende und palliative Beratung, die in Anwesenheit des Onkologen durchgeführt wird. Es dauert

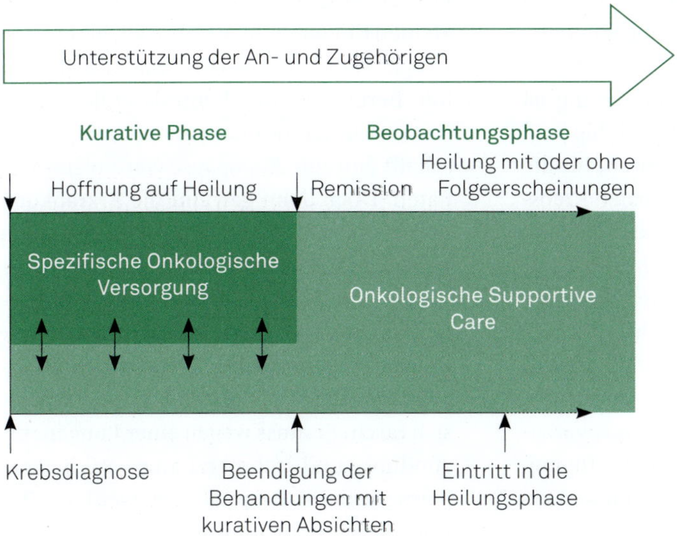

Abbildung 40-1: Supportive Care und Palliative Care in der kurativen Phase, angepasst nach [8].

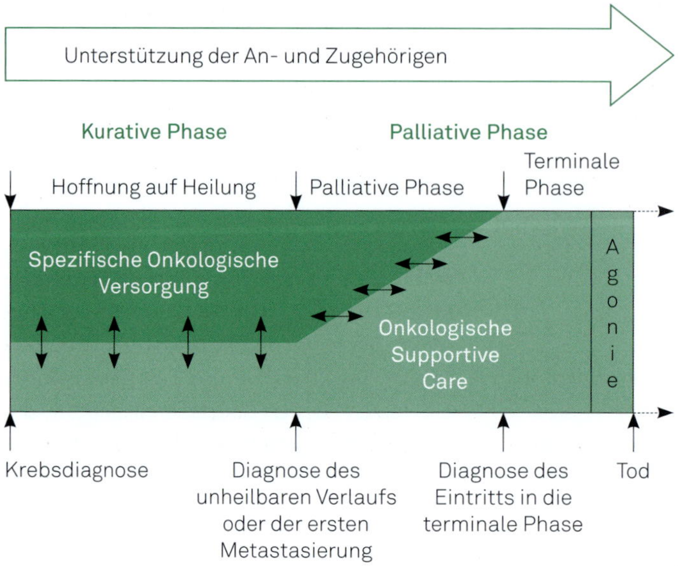

Abbildung 40-2: Supportive Care und Palliative Care in der kurativen Phase, angepasst nach [8].

einige Wochen, bis eine zufriedenstellende Analgesie erreicht wird. Dabei entwickelt sich ein vertrauensvolles Verhältnis mit dem Arzt für Palliative und Supportive Care.

- Vier Jahre vergehen, geprägt durch die Gabe verschiedener Chemotherapie-Linien und anderen Behandlungen. Rosette möchte unbedingt die Volljährigkeit ihrer Tochter miterleben. Die Patientin trifft sich regelmäßig mit ihrem Arzt für Palliative und Supportive Care – im Rahmen von Beratungsgesprächen oder auch nur bei zufälligen Begegnungen im Flur.
- Mit fortschreitender Tumorerkrankung ist die Patientin nicht mehr arbeitsfähig und gerät in finanzielle Schwierigkeiten, für die sie Unterstützung von der kantonalen Krebsliga erhält. Sie neigt dazu, sich unzureichend zu ernähren, weshalb eine Ernährungsberatung beigezogen wird. Rosette revidiert ihre Lebenspläne nach und nach; ihre Tochter wird volljährig und beginnt zu arbeiten. Die Patientin verleiht ihrem Wunsch Ausdruck, alles Nötige für ein gutes Lebensende vorzubereiten, und setzt ihre Patientenverfügung auf. Die Perspektive sterben zu müssen erscheint ihr nicht mehr als inakzeptabel, aber sie möchte das Lebensende noch so weit wie möglich hinausschieben. Einige Monate nach dem 18. Geburtstag ihrer Tochter wird Rosette wegen eines septischen Schocks in eine Klinik eingewiesen und verstirbt 48 Stunden später friedlich.

Die Geschichte von Olivier (Abbildung 40-3)

- Olivier ist Geschäftsmann, Vater von drei kleinen Kindern und 40 Jahre alt, als bei ihm Lungenkrebs diagnostiziert wird. Der Tumor hat bereits in die kontralaterale Lunge metastasiert. Eine erste Chemotherapie verschafft ihm eine Atempause von einigen Monaten. Doch dann gewinnt die Erkrankung wieder die Oberhand und metastasiert in Leber und Knochen. Olivier erhält eine Zweit- und dann auch eine Drittlinienchemotherapie; allerdings kommt es trotz dieser Behandlungen zu einer Tumorprogredienz. Oliviers Allgemeinzustand verschlechtert sich rasch. Er muss wegen einer Lungenentzündung und schmerzhafter Wirbelkörpermetastasen hospitalisiert werden. Das Pflegeteam schlägt ihm vor, das mobile

Palliative-Care-Team beizuziehen, um die Schmerzen besser in den Griff zu bekommen.

- Olivier ist schockiert und lehnt dies zunächst ab. Er will weiterkämpfen. Der Gedanke, Palliative Care in Anspruch zu nehmen, ist für ihn noch unvorstellbar. Er erhofft sich einerseits einen therapeutischen Erfolg von einer weiteren Chemotherapie und fühlt sich auf der anderen Seite schon jetzt von zu vielen Spezialisten umgeben. Die Intensität der Schmerzen bewirkt schließlich ein Umdenken, und er nimmt das Angebot einer palliativmedizinischen Betreuung an.
- Beim Erstkontakt trifft das mobile Palliative Care-Team einen erschöpften, unter Schmerzen, Ruhedyspnoe und Angst leidenden Patienten an. Seine Ehefrau, im Balanceakt zwischen der Unterstützung ihres Ehemannes und dem Wahrnehmen ihrer Rolle als Mutter, ist ebenfalls erschöpft. Einer seiner Söhne hat große Schulprobleme. Das mobile Palliative-Care-Team kann in der kurzen zur Verfügung stehenden Zeit nur wenig ausrichten. Nach einem akuten Verwirrtheitszustand fällt Olivier ins Koma und verstirbt kurz darauf.

40.5 Früherkennung von palliativen Situationen bei Tumorpatienten

Wie die drei klinischen Fallbeispiele illustrieren, lassen sich palliative Situationen bei Tumorpatienten nicht immer leicht erkennen. Eine hohe Symptomlast welche häufig erst am Lebensende auftritt, wirkt oft als Auslöser; tatsächlich aber erweist sich diese Strategie als wenig wirksam. Sie integriert den palliativen Ansatz damit erst am Lebensende und somit viel zu spät. Wenn man die Einleitung einer Palliativversorgung an eine Lebenserwartung von mindestens zwei Jahren knüpfen würde, würden Palliativsituationen vielleicht früher erkannt werden! Der Hintergrund ist der, dass die Prognose von Ärzten sehr unterschiedlich und gemäß Studien häufig zu optimistisch eingeschätzt wird [11]. Dabei existierten diverse Instrumente, um palliative Situationen bei onkologischen oder auch nicht-onkologischen Patienten zu erkennen (siehe Kap. 3). Das Deutsche Zentrum für integrierte Onkologie hat für neunzehn Tumorerkrankungen spezifische Leitlinien erarbeitet. Diese Leitlinien beschrei-

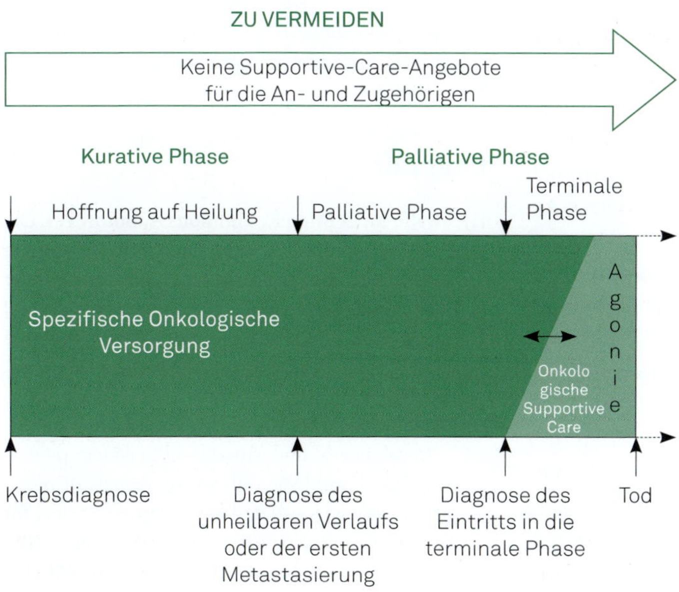

Abbildung 40-3: Supportive Care in der terminalen Phase, angepasst nach [8].

ben für jede dieser Erkrankungen die möglichen kritischen Ereignisse und einen Algorithmus, mit dem der Zeitpunkt für eine sinnvolle Einbindung von Palliative Care eruiert werden kann [4].

40.6 Die Einbindung von Palliative Care in die Onkologie

Die frühzeitige Einbindung von Palliative Care in die onkologische Behandlung hat sich als das sinnvollste Modell erwiesen, um Patienten eine bestmögliche Versorgung zu bieten. Die ESMO ist hierbei eine der aktivsten Vorreiterinnen und Förderinnen. Diese Gesellschaft betreibt seit 2003 ein entsprechendes Akkreditierungsprogramm. Zentren mit einem hohen Standard bezüglich der Einbindung von Supportive und Palliative Care dürfen sich „ESMO Designated Center of Integrated Oncology & Palliative Care" nennen. Bis heute haben rund 200 Zentren diesen Titel erworben. (https://www.esmo.org/Patients/Designated-Centres-of-Integrated-Oncology-and-Palliative-Care).

Im Jahr 2015 hat eine Kommission bestehend aus 47 Experten der Onkologie und Palliative Care mittels Delphi-Prozess die Kriterien bestimmt, die auf eine gute Einbindung von Palliative Care in die Onkologie schließen lassen. Es wurden dreizehn Hauptkriterien und dreißig Nebenkriterien bestimmt, u. a. Kriterien bezüglich der Organisationsstrukturen, -prozesse und -ergebnisse, aber auch bezüglich der Ausbildung der Mitarbeitenden. Diese Aspekte gelten als Qualitätskriterien und können so als Instrument zur besseren Einbindung der Palliative Care in die Onkologie verwendet werden [5].

Bei all diesen Maßnahmen zur besseren Einbindung der Palliative Care in die Onkologie sollte nicht vergessen gehen, dass in der Schweiz viele Gesundheitsfachpersonen bereits über eine Basisausbildung in Palliative Care verfügen. Diese ermöglicht ihnen, die Bedürfnisse der Patienten und der ihnen nahestehenden Personen frühzeitig zu erkennen. Es ist anzumerken, dass der Erwerb des Schweizer FMH-Facharzttitels in Medizinischer Onkologie inzwischen eine solche Schulung voraussetzt. Letztlich sind alle Fachpersonen, die tumorbetroffene Menschen und ihre Angehörigen begleiten, bestrebt, die bestmögliche Betreuung anzubieten, auch wenn eine Heilung nicht mehr das primäre Ziel der Versorgung ist.

Take-home-message

1. Die Einbindung von Palliative Care in die Onkologie ist eine Standardmaßnahme, die von onkologischen Gesellschaften wie der ESMO und ASCO empfohlen und unterstützt wird.
2. Eine frühzeitige Einbindung der Palliative Care wirkt sich besser auf die Lebensqualität der Patienten aus.
3. Die Früherkennung von onkologischen Patienten in palliativen Situationen kann schwierig sein. Es stehen diverse Erfassungsinstrumente zur Verfügung.
4. Die Einbindung der Palliative Care richtet sich nach den Bedürfnissen der Patienten und deren Angehörige.
5. Selbst in der kurativen Phase oder während einer Remission leiden Patienten unter körperlichen Beschwerden und haben psychosoziale Bedürfnisse, auf die auch heute nur unzureichend eingegangen wird.

Literatur

[1] Balfe M, O'Brien K, Timmons A, Butow P, E OS, Gooberman-Hill R, et al. The unmet supportive care needs of long-term head and neck cancer caregivers in the extended survivorship period. J Clin Nurs. 2016 Jun;25(11–12):1576–86. PubMed PMID: 27139171. https://doi.org/10.1111/jocn.13140

[2] Deandrea S, Montanari M, Moja L, Apolone G. Prevalence of undertreatment in cancer pain. A review of published literature. Annals of oncology : official journal of the European Society for Medical Oncology/ESMO. 2008 Dec;19(12): 1985–91. PubMed PMID: 18632721. PMCID:

PMC2733110. https://doi.org/10.1093/annonc/mdn419

[3] Escher-Imhof M, Mazzocato C, Pautex S. [Access to palliative care: which barriers for which patients?]. Revue medicale suisse. 2008 Feb 20;4(145):470–2, 4. PubMed PMID: 18376524. Acces aux soins palliatifs: quels obstacles pour quels patients?

[4] Gärtner J, Wolf J, Hallek M, Glossmann JP, Voltz R. Standardizing integration of palliative care into comprehensive cancer therapy--a disease specific approach. Supportive care in cancer : official journal of the Multinational Association of Supportive Care in Cancer. 2011 Jul;19(7):1037–43. PubMed PMID: 21432009.

[5] Hui D, Bansal S, Strasser F, Morita T, Caraceni A, Davis M, et al. Indicators of integration of oncology and palliative care programs: an international consensus. Annals of oncology : official journal of the European Society for Medical Oncology/ESMO. 2015 Sep;26(9):1953–9. PubMed PMID: 26088196. PMCID: PMC4551157.

[6] Hui D, Bruera E. Models of integration of oncology and palliative care. Ann Palliat Med. 2015 Jul;4(3):89–98. PubMed PMID: 26231806.

[7] Kaasa S, Loge JH, Aapro M, Albreht T, Anderson R, Bruera E, et al. Integration of oncology and palliative care: a Lancet Oncology Commission. The lancet oncology. 2018 Nov;19(11):e588–e653. PubMed PMID: 30344075. https://doi.org/10.1016/S1470-2045(18)30415-7

[8] Krakowski I, Boureau F, Bugat R, Chassignol L, Colombat P, Copel L, et al. [For a coordination of the supportive care for people affected by severe illnesses: proposition of organization in the public and private health care centres]. Bull Cancer. 2004 May;91(5):449–56. PubMed PMID: 15281285. Coordination des soins de support pour les personnes atteintes de maladies graves: proposition d'organisation dans les etablissements de soins publics et prives.

[9] Lunney JR, Lynn J, Foley DJ, Lipson S, Guralnik JM. Patterns of functional decline at the end of life. JAMA : the journal of the American Medical Association. 2003 May 14;289(18):2387–92. PubMed PMID: 12746362. https://doi.org/10.1001/jama.289.18.2387

[10] Moghaddam N, Coxon H, Nabarro S, Hardy B, Cox K. Unmet care needs in people living with advanced cancer: a systematic review. Supportive care in cancer : official journal of the Multinational Association of Supportive Care in Cancer. 2016 Aug;24(8):3609–22. PubMed PMID: 27137214. https://doi.org/10.1007/s00520-016-3221-3

[11] Stiel S, Bertram L, Neuhaus S, Nauck F, Ostgathe C, Elsner F, et al. Evaluation and comparison of two prognostic scores and the physicians' estimate of survival in terminally ill patients. Supportive care in cancer : official journal of the Multinational Association of Supportive Care in Cancer. 2010 Jan;18(1):43–9. PubMed PMID: 19381693. PMCID: PMC3085748.

[12] Temel JS, Greer JA, Muzikansky A, et al. Early palliative care for patients with metastatic non-small-cell lung cancer. N Engl J Med 2010; 363(8): 733–742. https://doi.org/10.1056/NEJMoa1000678

41 Palliative Care bei Patienten mit neurologischen Erkrankungen

Gian Domenico Borasio, Heidrun Golla, Raymond Voltz, Johanna Anneser

41.1 Einleitung

Etwa 25 % der Menschen in der Schweiz versterben an einer bösartigen Tumorerkrankung, wogegen in den meisten palliativmedizinischen Einrichtungen > 90 % der Patienten an einem Tumor leiden. Dies hat einerseits historische Gründe, liegt aber auch daran, dass Patienten mit sogenannten nicht-malignen Erkrankungen trotz deutlich verkürzter Lebenserwartung und schweren körperlichen und/oder psychosozialen Einschränkungen nicht als Palliativpatienten gesehen werden. Dies hängt auch mit den sehr unterschiedlichen zeitlichen Verläufen bei neurologischen Erkrankungen zusammen, die sich nicht einfach in das klassische, onkologisch geprägte Palliativschema einordnen lassen (**Tabelle 41-1**).

Gelegentlich besteht auch eine gewisse Sorge der behandelnden Ärzte, die Patienten durch die Einbeziehung palliativmedizinischer Angebote zu „erschrecken". Dies mag zwar verständlich sein, jedoch sollte auch reflektiert werden, dass den Patienten und ihren Angehörigen in diesem Fall möglicherweise hilfreiche Unterstützungsangebote vorenthalten werden.

In diesem Kapitel werden exemplarisch für die große Vielfalt der neurologischen und neurodegenerativen Erkrankungen die amyotrophe Lateralsklerose (ALS) und der Schlaganfall behandelt. Die anhand dieser Erkrankungen aufgezeigten Prinzipien lassen sich auch auf andere neurologische Erkrankungen übertragen.

41.2 Amyotrophe Lateralsklerose (ALS)

41.2.1 Definition und Epidemiologie

Die amyotrophe Lateralsklerose gilt als paradigmatisch für nicht-onkologische Erkrankungen in der Palliativmedizin. Sie ist die häufigste de-

Tabelle 41-1: Zeitliche Verläufe neurologischer Erkrankungen.

Verlauf	Beispiele
(sub)akut progredient (Tage – Wochen)	Progressive Stroke, Meningitis/Enzephalitis, Creutzfeld-Jakob-Disease
chronisch progredient (Monate – Jahre)	ALS, Hirntumoren, Chorea Huntington, Muskeldystrophien, Multiple Sklerose, Morbus Alzheimer
chronische Behinderung (± Fluktuationen)	Schlaganfall, Syndrom reaktionsloser Wachheit, Multiple Sklerose, Morbus Parkinson

generative Motoneuron-Erkrankung beim Erwachsenen (Prävalenz 6–8/100 000).

Der klinische Verlauf ist charakterisiert durch fortschreitende Lähmungen, Atrophien und Spastik der willkürlich aktivierbaren Skelettmuskeln infolge Degeneration der zentralen und peripheren Motoneurone. Muskelkrämpfe, Spastik, Schluckstörungen, progrediente Bewegungs- und Sprechunfähigkeit sowie Ateminsuffizienz treten regelhaft, wenn auch in unterschiedlicher Ausprägung und Reihenfolge auf. Die Augen- und Sphinktermotilität ist fast immer klinisch ausgespart, ebenso das sensorische und autonome Nervensystem. Bis zu 50 % der Patienten zeigen kognitive Defizite vom frontotemporalen Typ, die in 10–15 % die Kriterien der frontotemporalen Demenz erfüllen.

Ätiologie und Pathogenese der ALS sind noch weitgehend ungeklärt. Die einzige zugelassene Therapie mit erwiesener Wirkung auf die Lebenserwartung (der Wirkstoff Riluzol) verlängert das Leben der Patienten um ca. drei Monate. Die mittlere Überlebensdauer beträgt drei Jahre, wobei etwa 10 % der Patienten 10 Jahre und länger überleben. Der Tod tritt durch Ateminsuffizienz ein, oft vergesellschaftet mit einer Aspirationspneumonie. Aufgrund der meist schon bei Diagnosestellung vorhandenen und im Verlauf der Erkrankung zunehmenden Symptomen und Einschränkungen, ist die Behandlung der ALS von Beginn an als palliativmedizinisch zu betrachten (**Abbildung 41-1**).

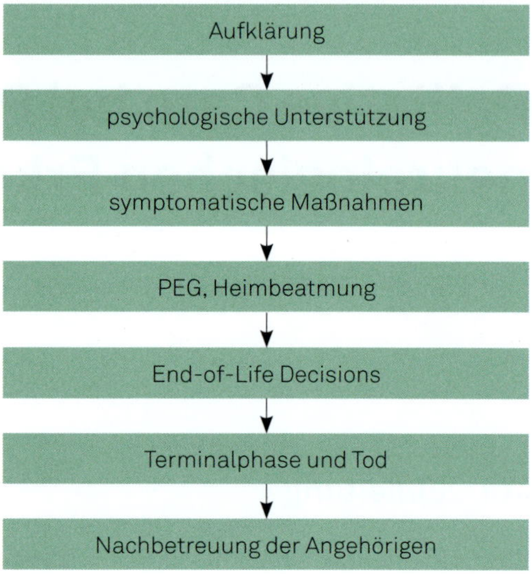

Abbildung 41-1: Verlauf der Palliativbetreuung bei ALS.

41.2.2 Kommunikation

Das A und O der Palliativmedizin, und der Medizin überhaupt, ist die Arzt-Patienten-Kommunikation. Palliative Care beginnt schon bei der Mitteilung der Diagnose einer lebensbedrohlichen Erkrankung. Wir wissen durch viele Studien, gerade auch bei ALS, dass dies oft insuffizient erfolgt: Die Patienten klagen über unverständliche Ärztesprache, unzureichende Information über Hilfsmöglichkeiten, das Fehlen einer ehrlichen Aussage zur Prognose und allgemein einen Mangel an Empathie. Zudem schaffen die heutigen Informationsmöglichkeiten über das Internet eine ganz andere Basis für das Arzt-Patienten-Gespräch als früher, sodass es sich sehr empfiehlt, jedes Aufklärungsgespräch mit der Frage zu beginnen: „Was wissen oder vermuten Sie schon über Ihre Krankheit?“ Die Antworten sind oft erstaunlich präzise.

Die drei Grundregeln des Aufklärungsgesprächs sind einfach zu merken:

- Information, die der Patient wünscht, darf nicht vorenthalten werden
- Information, die der Patient nicht wünscht, darf nicht aufgezwungen werden
- Der Arzt muss sich an den verbalen und nonverbalen Reaktionen des Patienten orientieren.

Aufklärung ist ein Prozess, kein Einmal-Ereignis. Der Patient wird Inhalte verdrängen, sie aber beim nächsten Besuch wieder hören wollen. Wie schon der Philosoph Søren Kierkegaard sagte: *„Wenn wir jemandem helfen wollen, müssen wir zunächst herausfinden, wo er steht. Das ist das Geheimnis der Fürsorge. Wenn wir dies nicht tun können, so ist es eine Illusion zu meinen, wir könnten anderen helfen“.*

41.2.3 Antizipation und Advance Care Planning

Im Verlauf der ALS treten erwartbare Komplikationen auf, deren Folgen für die Lebensqualität der Patienten und Angehörigen signifikant durch vorausschauende Versorgungsplanung (neudeutsch: *Advance Care Planning*) gelindert werden können. Zum Advance Care Planning gehört die rechtzeitige Information über absehbare Entwicklungen der Erkrankung. Es hat sich bewährt, die Patienten beim Auftreten der ersten Symptome der Ateminsuffizienz (meist Dyspnoe-Attacken unter Belastung) proaktiv nach etwaigen Ängsten vor einem qualvollen Tod durch Ersticken zu befragen. Diese werden regelmäßig bejaht. Eine Beschreibung des bei ALS zu erwartenden friedlichen Tods im Schlaf unter CO_2-Narkose lindert diese Ängste. Sie stellt zudem die Basis dar für eine Diskussion über die Wünsche des Patienten im Hinblick auf potenziell lebensverlängernde Maßnahmen wie nicht-invasive oder invasive Beatmung, oder künstliche Ernährung (s. Kap. 41.2.4). Diese Diskussion sollte im Beisein der pflegenden Angehörigen geführt und die Ergebnisse sollten in einer Patientenverfügung oder in einem Betreuungsplan niedergelegt werden.

41.2.4 Symptomkontrolle

Im Verlauf der Erkrankung treten eine Vielzahl von direkten und indirekten Symptomen auf, die in der Regel gut behandelbar sind (**Tabelle 41-2**). Im Folgenden werden die palliativen Optionen für die wichtigsten Symptome dargestellt.

Muskelschwäche

Der Muskelschwäche sollte mit regelmäßiger Physiotherapie (nie bis zur Erschöpfung) und der rechtzeitigen Verschreibung notwendiger Hilfsmittel (z.B. Peronäusschiene, Rollstuhl, Hilfsmittel zum Ankleiden und zum Essen) begegnet werden. Um Unabhängigkeit und Mobilität so lang wie möglich zu erhalten, ist die frühzeitige Einschaltung eines Ergotherapeuten zu empfehlen.

Dysphagie

Einer Dysphagie sollte zunächst mit einer Veränderung der Speisenkonsistenz (Vermeidung von Dünnflüssigem und Krümeligem) begegnet werden (es gibt ein speziell für ALS-Patienten konzipiertes Kochbuch „Ernährung bei Schluckstörungen", [6]). Schlucktraining durch spezialisierte Logopäden kann hilfreich sein. Wenn die orale kalorische Zufuhr unzureichend oder die subjektive Belastung durch die Schluckstörungen erheblich wird, sollte frühzeitig eine perkutane Enterogastrostomie (PEG) erwogen werden. Den Patienten muss erläutert werden, dass es hierbei primär um ihre Lebensqualität geht, und dass die Ernährung über die PEG-Sonde auch jederzeit wieder beendet werden kann, wenn sie nicht mehr erwünscht ist. Die Anlage

Tabelle 41-2: ALS-bedingte Symptome.

primär	sekundär
• atrophische Paresen • Faszikulationen, Crampi • Spastik • Dysarthrie • Dysphagie • Dyspnoe • pathologisches Lachen/Weinen • kognitive Störungen	• psychische Störungen • Schlafstörungen • Obstipation • Pseudo-Hypersalivation • Verschleimung • Hypoventilationssymptome • muskuloskelettaler Schmerz

einer PEG im fortgeschrittenen Stadium der Erkrankung ist in aller Regel nicht zu empfehlen.

Dysarthrie

Die Dysarthrie ist für Patienten und Angehörige besonders belastend. Zum Erhalt der Kommunikationsfähigkeit ist zu Beginn Logopädie hilfreich. In späteren Stadien kommen elektronische Kommunikationshilfen zum Einsatz.

Dyspnoe

Die Dyspnoe ist das schwerste Symptom der ALS. Zu Beginn steht die Angstkomponente in der Regel im Vordergrund, sodass kurz wirksame Benzodiazepine (z. B. Lorazepam 0,5–1 mg s. l.) zu empfehlen sind. Im weiteren Verlauf kann eine nächtliche Hypoxie/Hyperkapnie die Lebensqualität erheblich beeinträchtigen (s. unten: „Symptome der respiratorischen Insuffizienz"). Bei guter Motivation und supportivem familiären Umfeld sollte eine nicht-invasive Heimbeatmung über Maske erwogen werden. Diese wird nachts angewendet und kann die Symptome der chronischen respiratorischen Insuffizienz sehr wirkungsvoll lindern. Primäres Ziel ist dabei immer die Verbesserung der Lebensqualität, nicht die Lebensverlängerung. Technische und finanzielle Probleme stehen bei einer nicht-invasiven Beatmung meist weniger im Vordergrund als der zusätzliche pflegerische Aufwand. Die meisten Patienten entscheiden sich bei Fortschreiten der Krankheit gegen die Einleitung einer invasiven Beatmung, zumal es darunter zum kompletten Verlust der Bewegungs- und Kommunikationsfähigkeit kommen kann (Locked-in-Syndrom).

Eine Sauerstoffgabe ist bei ALS in der Regel nicht indiziert, da keine Austauschstörung besteht und die Gefahr der Austrocknung der Mundschleimhäute gegeben ist. Bei chronischer Dyspnoe ist Morphin (beginnend mit 2,5–5 mg p. o./s. c./i. v. alle 4 h; Dosis nach der klinischen Wirkung titrieren) das Medikament der ersten Wahl. Bei korrekter Anwendung werden dabei weder die Blutgase noch die Ventilationsparameter negativ beeinflusst.

Symptome der chronischen respiratorischen Insuffizienz

- Ein- und Durchschlafstörungen, Alpträume
- Müdigkeit und Einnicken am Tage
- morgendlicher Kopfschmerz, Abgeschlagenheit
- Leistungsabfall, Konzentrationsstörungen
- Nervosität, Hyperhidrosis, Tremor
- Depressionen, Angstzustände
- Tachykardie und Tachypnoe
- Einsatz der auxiliären Atemmuskulatur
- Dyspnoe, Stimmveränderungen
- hartnäckige Bronchialverschleimung
- rezidivierende respiratorische Infekte
- Appetitlosigkeit, Gewichtsverlust
- rezidivierende Gastritiden
- persistierende Ödeme
- Kopf-, Nacken- und Gliederschmerzen
- Sehstörungen, Schwindel, Synkopen
- Zyanose.

Verschleimung und Pseudohypersalivation

Zähe tracheobronchiale Sekrete können häufig nicht abgehustet werden, was für die Patienten sehr unangenehm ist und Erstickungsgefühle auslösen kann. Zunächst lohnt ein Versuch mit medikamentösen Maßnahmen zur Sekretolyse (z. B. N-Acetylcystein), meist wird im Verlauf der Einsatz von mechanischen „Abhusthilfen" (z. B. Cough-Assist) unter lungenärztlicher Aufsicht notwendig.

ALS-Patienten haben – bedingt durch die Schluckstörung – oft einen Überschuss an Mundspeichel (Pseudohyersalivation). Dieses sozial mitunter sehr belastende Symptom kann medikamentös behandelt werden (**Tabelle 41-3**) oder mit Injektionen von Botulinustoxin in die Speicheldrüsen.

Tabelle 41-3: Medikamente bei Pseudohypersalivation.

Medikament	mittlere Tagesdosis
Amitriptylin	10–100 mg
transdermales Scopolamin	1–2 Pflaster
Butylscopolamin	10–60 mg
Glycopyrroniumbromid	0,2 mg 4×/d s.c./i.v.

Schmerzen

Schmerzen sind v.a. bedingt durch Spastik sowie durch unphysiologische Belastungen der Knochen, Ligamente und Gelenke, die ihre schützende Muskelhülle infolge Atrophie verloren haben. Behandelt wird zunächst mit einer Kombination aus nicht-steroidalen Antiphlogistika und Physiotherapie, bei stärkeren Schmerzen sind Opioide nach WHO-Schema notwendig. Als Prophylaxe dienen regelmäßige, v.a. passive krankengymnastische Übungen und häufige Lagewechsel (auch nachts).

Obstipation

Eine Obstipation tritt regelhaft als Folge von u.a. Bewegungsmangel, Medikamenten, Dehydratation und falscher Diät bei Dysphagie auf. Zu empfehlen sind diätetische Maßnahmen (Ballaststoffe, Nahrungsmittel mit hohem Wassergehalt), Überprüfen der Medikation (cave Muskelrelaxanzien, Sedativa und Anticholinergika) und Laxanzientherapie (obligat bei bettlägerigen Patienten sowie bei Opioidgabe).

Unkontrolliertes Lachen und Weinen

Typisch für die ALS ist das Auftreten von unkontrolliertem Lachen oder Weinen (früher auch als „pseudobulbärer Affekt" bezeichnet), eine für den Kranken und seine Umgebung oft sehr belastende Symptomatik, die aber von den Patienten selten erwähnt wird. Das Symptom reagiert gut auf niedrig dosiertes Amytriptylin oder Fluoxetin.

Kognitive Symptome

Kognitive Symptome treten in bis zu 50 % der Patienten auf und sind meist vom dysexekutiven Typ. Frontotemporale Verhaltensstörungen können ebenfalls auftreten. Eine voll ausgeprägte Demenz findet sich in 10–15 % der Patienten.

Psychische Symptome

Psychische Symptome bestehen vor allem in einer reaktiven Depression, die meist kurz nach Diagnosestellung auftritt. In schweren Fällen sollte eine Psychotherapie (fast immer als Familientherapie sinnvoll) und evtl. eine antidepressive Medikation eingeleitet werden.

41.2.5 Psychosoziale und spirituelle Aspekte

Die meisten Patienten wünschen, zu Hause zu sterben. Die häusliche Betreuung von ALS-Patienten scheitert aber häufig an der unzureichenden Pflegeversorgung, da aufgrund der Schwere der Behinderung in fortgeschrittenen Stadien eine Rund-um-die-Uhr-Betreuung notwendig ist. Die Überlastung der pflegenden Angehörigen kann durch den Einsatz von Freiwilligen und durch kurzfristige stationäre Aufenthalte zur Entlastung der Familie (sog. „*Respite Care*") aufgefangen werden. Eine frühzeitige Zusammenarbeit mit Palliative-Care-Einrichtungen ist unbedingt zu empfehlen.

Die Schwere und Ausweglosigkeit der Erkrankung führt in fortgeschrittenen Stadien nicht selten zum Verlust des Lebenssinns und zu schweren existenziellen bzw. spirituellen Krisen. Eine frühzeitig beginnende psychologische und/oder spirituelle Begleitung von Patient und Familie kann helfen, diese Entwicklung abzumildern. Suizidwünsche treten bei einigen ALS-Patienten trotz bester Palliative Care auf und sind zu respektieren. Auf der anderen Seite gibt es auch ALS-Patienten, die eine erstaunliche persönliche Entwicklung durchmachen und glaubhaft behaupten, dass ihre Lebensqualität mit ALS besser ist als vor der Erkrankung.

41.2.6 Terminalphase

Fast alle ALS-Patienten sterben friedlich im Schlaf. Wichtig ist es, im Vorfeld der Terminalphase Ängste vor einem qualvollen „Tod durch Ersticken“ zu zerstreuen (s. Kap. 41.2.3). Bei Angstzuständen sind Benzodiazepine anzuwenden und bei Atemnot Morphin – nicht umgekehrt. Eine Sauerstoffgabe ist in der Regel nicht sinnvoll und kann in der Terminalphase zu Durstgefühlen aufgrund von Austrocknung der Mundschleimhäute führen.

41.2.7 Trauerbegleitung

Aufwändige Pflege, Einschränkung der Kommunikation und allfällige kognitive Störungen machen die Begleitung von ALS-Patienten zu einer schweren Belastungsprobe für die pflegenden Angehörigen. Das gilt auch für andere progrediente neurodegenerative Erkrankungen wie Morbus Parkinson oder Morbus Alzheimer. Das Risiko einer komplizierten Trauer ist erhöht, das proaktive Angebot einer professionellen Trauerbegleitung daher besonders wichtig.

41.3 Schlaganfall

41.3.1 Definition und Epidemiologie

Ein Schlaganfall ist ein plötzlich auftretendes, schweres vaskuläres Ereignis im Gehirn, verursacht durch Minderdurchblutung (Ischämie, ca. 85 %) oder durch Blutung (ca. 15 %). In ischämischen Arealen kann es zu sekundären Einblutungen kommen.

Cave
Bei Tumorpatienten besteht ein erhöhtes Schlaganfallrisiko, u.a. durch Einblutung in Hirnmetastasen.

Die jährliche Inzidenz von Schlaganfällen liegt bei etwa 6/1000 Männer und 4,5/1000 Frauen (altersabhängig: 45–54 J. 0,8/1000, 75–84 J. 9,4/1000). Die Schlaganfallraten in Westeuropa sind deutlich niedriger als in Osteuropa. Etwa 20 % aller Patienten mit Schlaganfall versterben innerhalb von einem Monat, weitere 10 % im ersten Jahr und weitere 5 % im darauffolgenden zweiten Jahr.

41.3.2 Sonderformen des Schlaganfalls

- **Maligner Mediainfarkt:** Ausgedehnter, raumfordernder Infarkt der A. cerebri media, v.a. bei jüngeren Patienten. Knapp 50 % der Patienten überleben das Ereignis mit mäßiger bis schwerer Behinderung, etwa 30 % versterben in der Akutphase.
- **Basilaristhrombose:** Hier kommt es zur Infarzierung von Hirnstammrealen und schweren neurologischen Störungen, u.a. zu schweren Lähmungen aller Extremitäten und zum Locked-in-Syndrom. Die Mortalität beträgt nach der Einführung der Lysebehandlung noch etwa 40–60 %.
- **Zerebrale Massenblutung:** Die Prognose ist von der Lokalisation und Größe der Blutung abhängig. (Blutungsvolumen > 50 ml → Letalität 50 %) Schwere neurologische Restdefizite sind häufig.
- **Subarachnoidalblutung:** Blutung in den Liquorraum, meist aus einem Hirnarterien-Aneurysma. Die 30-Tages-Mortalität beträgt 45–50 %.

41.3.3 Palliativbetreuung

Der plötzliche, unvorbereitete Beginn der Symptome und die begleitende Bewusstseinsstörung sind typisch für einen Schlaganfall. Das ist eine grundsätzlich andere Situation im Vergleich zu chronischen oder subakuten Krankheiten, da keine Vorbereitungszeit besteht und die Symptomkontrolle wie auch die pflegerische Versorgung erschwert sind. Folgenden Symptomen kommt eine besondere Bedeutung zu:

Dekubitus und Kontrakturen

Hier sind die pflegerischen Maßnahmen die wichtigste Intervention zur Vorbeugung, insbesondere die regelmäßige fachgerechte Lagerung.

Schluckstörungen

Betreffen etwa 50 % aller Patienten mit Schlaganfall, zumindest in der Anfangsphase, und stellen einen negativen prognostischen Faktor dar. Es kommen diätetische Maßnahmen (Veränderung der Speisenkonsistenz) und logopädisches Schlucktraining zum Einsatz; evtl. PEG-Anlage.

Inkontinenz

Eine Harninkontinenz tritt bei 30–80 %, eine Stuhlinkontinenz bei 30–40 % der Patienten auf. Sie sind mit erhöhter Mortalität assoziiert, für die Patienten auch psychisch sehr belastend und erfordern besondere Sorgfalt bei der Pflege. Die frühzeitige Anlage einer suprapubischen Blasenfistel ist, auch im Hinblick auf die Infektionsprophylaxe, besser als eine länger andauernde Katheterisierung.

Sprach- und Sprechstörungen

Sie erschweren die Anpassung an die Situation und die Krankheitsverarbeitung erheblich. Die daraus resultierende soziale Isolation wird von den Patienten oft als die stärkste Beeinträchtigung erlebt. Notwendig ist ein einfühlsames Eingehen auf die non-verbalen Äußerungen der Patienten.

Depression

„Post-Stroke-Depression“: Eine relevante Depression tritt bei ca. 25 % der Schlaganfallpatienten auf. Die Ursachen sind wahrscheinlich sowohl organisch als auch seelisch reaktiv bedingt. Psychotherapeutische Begleitung kann ebenso indiziert sein wie antidepressive Behandlung (Serotonin-Wiederaufnahmehemmer).

Schmerzen

Schmerzen sind bei Schlaganfall-Patienten häufig unterschätzt und können unterschiedliche Ursachen haben: Lagerungsbedingte muskuloskelettale Schmerzen sind primär physiotherapeutisch und pflegerisch zu behandeln. In bis zu 72 % entwickelt sich ein Schulter-Hand-Syndrom, mit Ödemen und trophischen Hautveränderungen, das gut auf kurzfristige Steroidgabe anspricht. Kopfschmerzen treten oft bei Infarkten im hinteren Strombahngebiet auf. Bei Thalamusinfarkten sind auch therapeutisch schwer beherrschbare zentrale neuropathische Schmerzsyndrome möglich, welche die Hinzuziehung eines Schmerzspezialisten notwendig machen.

41.3.4 Psychosoziale Aspekte

Angehörige von Schlaganfall-Patienten sind wegen des plötzlichen Beginns ohne die Möglichkeit der Vorbereitung besonders belastet. Hinzu kommen die eingeschränkte Kommunikation mit dem Patienten, die Unsicherheit über die weitere klinische Entwicklung und die Last der ggf. zu treffenden Therapieentscheidungen. Notwendig ist hier eine engmaschige psychologische und sozialarbeiterische Unterstützung der gesamten Familie. Die Angehörigen sollten zur verbalen und non-verbalen Kontaktaufnahme mit dem Patienten aufgefordert und in die Evaluation seines Allgemeinzustandes eingebunden werden. Dazu ist eine Edukation durch Ärzte, Pflegende oder andere Fachkräfte sinnvoll. Wichtig sind vor allem klare und verständliche Erläuterungen der klinischen Situation und der weiteren Therapieplanung seitens der behandelnden Ärzte.

41.3.5 Ethisch-rechtliche Aspekte

Bei vielen Schlaganfall-Patienten ist die Urteilsfähigkeit infolge von Bewusstseinsstörung, kognitivem Defizit oder Beeinträchtigung der Kommunikationsfähigkeit derart eingeschränkt, dass eigenständige Therapieentscheidungen nicht möglich sind. Hier ist zunächst der schriftlich festgelegte Wille des Patienten (Patientenverfügung) zu befolgen, falls vorhanden. Ansonsten ist der gesetzlich festgelegte Vertreter (in der Regel der Ehepartner) gemäß dem seit 1.1.2013 in der Schweiz geltenden Erwachsenenschutzrecht zu befragen. Dieser hat sich allerdings an dem mutmaßlichen Patientenwillen zu orientieren und seine Entscheidung dahingehend zu begründen.

Sollte der vorausverfügte oder mutmaßliche Patientenwille – z.B. angesichts schwerer und voraussichtlich irreversibler Hirnschäden – eindeutig so auszulegen sein, dass der Patient unter den gegebenen Umständen keine weiteren lebensverlängernden Maßnahmen wünschen würde, so sind diese als Folge der dann zwingend durchzuführenden **Therapiezieländerung** zu unterlassen. Dies betrifft auch die künstliche Nahrungs- und Flüssigkeitsgabe, außer der Patient äußert Zeichen von Hunger- oder Durstgefühlen, die in jedem Fall zu stillen sind. Entsprechende palliativmedizinische Maßnahmen sind einzusetzen, um Leiden vorzubeugen (v.a. Mundpflege zur Verhinderung von Durstgefühl). Eine enge Zusammenarbeit von Stroke Units und palliativmedizinischen Konsiliardiensten hat sich in der Praxis sehr bewährt.

Literatur

[1] Albom M. Dienstags bei Morrie: Die Lehre eines Lebens. München: Goldmann Taschenbuch; 2002.
[2] Borasio GD. The role of palliative care for patients with neurological diseases. Nat Rev Neurol. 2013;9:292–5. https://doi.org/10.1038/nrneurol.2013.49
[3] Creutzfeldt CJ, Holloway RG. Treatment Decisions for a Future Self. Ethical Obligations to Guide Truly Informed Choices. J Am Med Assoc online, Jan 2, 2020. https://doi.org/10.1001/jama.2019.19652
[4] Holloway RG, Arnold RM, Creutzfeldt CJ et al. for the American Heart Association Stroke Council, the Council on Cardiovascular and Stroke Nursing, and the Council on Clinical Cardiology. Palliative and end-of-life care in stroke: a statement for healthcare professionals from the American Heart Association/American Stroke Association. Stroke. 2014;45:1887–916.
[5] Mitchell D, Borasio GD. Amyotrophic lateral sclerosis/motor neurone disease. Lancet 2007; 369:2031–41. https://doi.org/10.1016/S0140-6736(07)60944-1
[6] Nißle D, Husemeyer IM, Borasio GD, Hrsg. Ernährung bei Schluckstörungen. 8., überarbeitete Aufl. Stuttgart: Kohlhammer; 2016.
[7] Oliver D, Borasio GD, Johnston W, Hrsg. Palliative Care in Amyotrophic Lateral Sclerosis – From Diagnosis to Bereavement. 3rd ed. Oxford: Oxford University Press; 2014. https://doi.org/10.1093/acprof:oso/9780199686025.001.0001
[8] SAMW und FMH, Hrsg. Rechtliche Grundlagen im medizinischen Alltag – Ein Leitfaden für die Praxis. 2., überarbeitete und erweiterte Aufl. 2013. [Internet; abgerufen am 31. August 2020]. Verfügbar unter: https://www.samw.ch/de/Publikationen/Leitfaden-fuer-die-Praxis.html
[9] Simmons P. Learning to fall. The blessings of an imperfect life. Bantam Dell; 2003.
[10] Voltz R, Bernat J, Borasio GD, Maddocks I, Oliver D, Portenoy R, Hrsg. Palliative Care in Neurology. Oxford: Oxford University Press; 2004.

42 Palliative Care bei Patienten mit chronischem Organversagen

Jean-Paul Janssens, Piotr Sobanski, Tanja Fusi-Schmidhauser

42.1 Einleitung

Chronisches Organversagen im Endstadium stellt weltweit eine bedeutsame Ursache für Morbidität und Mortalität dar. Die Patienten sind durch die Symptome einer beträchtlichen körperlichen und seelischen Belastung ausgesetzt, und die Überlebensprognose für diese Population ist gar noch ungünstiger als bei vielen bösartigen Erkrankungen.

Oft beschränken Unsicherheit bzgl. des Erkrankungsverlaufs bei chronischem Organversagen im Endstadium sowie falsche Vorstellungen von der Rolle von Palliative Care bei diesen Patienten den Zugang zu Palliative Care auf deren letzten Lebenstage. Dennoch gibt es im In- wie auch Ausland mehr und mehr Erfahrungen bzgl. der Einbindung von Palliative Care bei Gesundheitsdienstleistern, die mit der Versorgung von Patienten mit chronischem Organversagen im Endstadium betraut sind.

Die Versorgung von Patienten mit chronischem Organversagen im Endstadium erfordert ein hohes Maß an Zusammenarbeit und Vernetzung zwischen den Gesundheitsfachkräften – einschließlich Palliative-Care-Teams –, die diese Menschen in verschiedenen klinischen Situationen betreuen. Eine vorausschauende Versorgungsplanung sowie Entscheidungsfindung mit den Patienten und ihren An- und Zugehörigen trägt dazu bei, Behandlungen von fraglichem Nutzen nicht einzuleiten oder abzusetzen.

Das vorliegende Kapitel beschreibt verschiedene Aspekte von Palliative-Care-Ansätzen bei Patienten mit Atemwegserkrankungen im Endstadium, Herzerkrankungen im Endstadium und Nierenerkrankungen im Endstadium.

42.2 Palliative Care bei chronischen Atemwegserkrankungen

Jean-Paul Janssens

42.2.1 Für wen ist Palliative Care eine Option?

Zu den häufigsten Atemwegserkrankungen, bei denen Palliative Care in Erwägung gezogen und zur Verfügung gestellt werden muss, zählen die chronisch obstruktive Lungenerkrankung (COPD) und interstitielle Lungenerkrankungen (*Interstitial Lung Disease,* ILD).

Weitere, weniger häufige Erkrankungen, die zu chronischer Ateminsuffizienz (*Chronic Respiratory Insufficiency,* CRI) führen, sind pulmonale Hypertonie und diffuse Bronchiektasen.

Patienten mit COPD

Die chronisch obstruktive Lungenerkrankung stellt eine signifikante Ursache für Morbidität und Mortalität weltweit dar. Es handelt sich hier um eine progrediente Erkrankung, welche die gesundheitsabhängige Lebensqualität (*Health-related Quality of Life*, HRQL) und körperliche Leistungsfähigkeit beeinträchtigt, und schlussendlich zu Ateminsuffizienz führt. Im Rahmen der Progression der Erkrankung kommt es immer wieder zu Exazerbationen und Spitalhausaufenthalten, die meist mit einer weiteren Verschlechterung der Lungenfunktion und Einschränkung der Autonomie einhergehen. Wie bei allen Ursachen einer chronischen Ateminsuffizienz ist auch bei der COPD Dyspnoe das unangenehmste sowie beunruhigendste Symptom. Auch die Prävalenz von Angststörungen, Depressionen sowie körperlichen Schmerzen (auch wenn dessen Pathophysiologie noch nicht aufgeklärt ist) ist in dieser Population hoch. Die medikamentöse Behandlung basiert hauptsächlich auf inhalierten Bronchodilatoren, bei manchen Patienten in Kombination mit inhalierten Glukokortikoiden, sowie der Behandlung von Exazerbationen (Antibiotika, kurzzeitige Verabreichung von oralen Glukokortikoiden). Lungenrehabilitation stellt ebenso einen wichtigen Bestandteil der Versorgung dieser Patienten dar, und führt zu einer Verbesserung der körperlichen Leistungsfähigkeit und der HRQL. Schreitet die Erkrankung zu einer chronischen Ateminsuffizienz (CRI) fort, so kann eine Sauerstoff-Langzeittherapie (*Long-term Oxygen Therapy*, LTOT) angezeigt sein. Bei eng abgegrenzten Untergruppen von COPD-Patienten mit einer fortgeschrittenen Erkrankung kann LTOT das Überleben verbessern, auch wenn die Prognose der Patienten insgesamt ungünstig bleibt [9]. Bei Patienten mit CRI und chronischer Hyperkapnie wurde belegt, dass eine nichtinvasive Beatmung – bei Anwendung alleine oder in Kombination mit einer LTOT – das Überleben verbessert, die Anzahl von Krankenhausaufenthalten reduziert und eine Verlangsamung der Verminderung der HRQL bewirkt wird [6, 7]. Trotz dieser unterstützenden Therapie sind diese Patienten häufig stark symptomatisch, insbesondere in ihren letzten Lebensjahren.

Patienten mit ILD

Patienten mit interstitiellen Lungenerkrankungen sind die zweite Patientengruppe, bei denen Palliative Care in Erwägung gezogen und zur Verfügung gestellt werden muss. ILD bezeichnet eine äußerst heterogene Gruppe von Erkrankungen mit stark unterschiedlicher Prognose. Bei dieser Patientengruppe stellen die idiopathische Lungenfibrose oder die Sarkoidose im Endstadium Erkrankungen dar, die zu schwerer und häufig hartnäckiger Dyspnoe führen. Die Kontrolle von Symptomen bei fortgeschrittenen Erkrankungsstadien ist hier eine Herausforderung.

42.2.2 Haben Patienten mit CRI Zugang zu Palliative Care?

Häufig lässt sich beobachten, dass bei Patienten mit einer ähnlichen Prognose und einem vergleichbaren Schweregrad der Symptome Palliative-Care-Spezialisten im Vergleich zu Patienten mit onkologischen Erkrankungen nur selten beigezogen werden [2, 12]. Dies trifft sowohl auf Patienten mit COPD als auch solche mit fortgeschrittener ILD zu.

Hierfür gibt es wahrscheinlich mehrere Erklärungsansätze:

1. Ärzte (einschließlich Pneumologen) besprechen ungern Probleme, die das Lebensende oder Palliative Care betreffen, mit ihren CRI-Patienten. Sie schieben diesen Aspekt der Versorgung häufig auf oder lassen ihn gar aus; auch widerstrebt es ihnen, bei diesen Patienten Opioide anzuwenden [5].
2. Außerdem ist für behandelnde Ärzte eine verlässliche Bestimmung der Prognose ihrer Patienten schwieriger, auch wenn hierfür mehrere Algorithmen zur Verfügung stehen. Obwohl bekannt ist, dass bei einem Spitalaufenthalt wegen einer akuten COPD-Exazerbation die 2-Jahres-Mortalitätsrate bei 30–50 % liegt, löst dieses Ereignis nur selten den Beizug eines Palliative Care Spezialisten aus [1, 7].

3. COPD-Patienten scheinen ungern Palliative Care in Anspruch nehmen zu wollen. Wohl aufgrund der Tatsache, dass die Patienten falsche Vorstellungen bzgl. des Schweregrades ihrer Krankheit und deren Prognose haben oder diese gar nicht wahrhaben wollen. Im Gegensatz zu onkologischen Patienten gibt es oft unverhältnismäßige Erwartungen, dass „alles auch wieder besser wird" [10]. In einer randomisierten, kontrollierten Studie zum frühzeitigen Einsatz von Palliative Care bei COPD erwies sich die Rekrutierung von Patienten als äußerst schwierig, da viele Patienten der Meinung waren, Palliative Care sei für sie nicht relevant [11]. Auch vorausschauende Versorgungsplanung gestaltet sich bei dieser Population schwieriger.
4. Palliative-Care-Teams sind möglicherweise manchmal mit dieser speziellen Population sowie der eingesetzten „High-Tech" weniger vertraut (LTOT mit mehreren Geräten, nicht-invasive Beatmung, Inhalationsgeräte, etc.).

Zusammenfassend lässt sich sagen, dass noch ein weiter Weg vor uns liegt, bis Palliative-Care-Teams frühzeitig in die Versorgung von COPD-Patienten eingebunden werden.

Bei ILD-Patienten kann sich die Dyspnoe bei einer fortgeschrittenen Erkrankung in besonders unangenehmer und beunruhigender Form äußern, sodass hier Palliative-Care-Teams möglicherweise mehr Akzeptanz erfahren.

42.2.3 Welchen Beitrag leistet Palliative Care bei CRI-Patienten?

Einer der potenziell wichtigsten Beiträge eines Palliative-Care-Teams bei schwerer CRI ist ein ganzheitlicher Ansatz. Es erfolgt eine systematische Beurteilung der Symptome (beispielsweise durch die Edmonton Symptom Assessment Scale, s. Anhang 1). Auch eine vorausschauende Versorgungsplanung kann dazu beitragen, Überweisungen auf die Intensivstation oder auf die Akutabteilung zu reduzieren (obwohl dies noch nicht belegt wurde). Die engsten Angehörigen und somit häufig auch Bereuungspersonen sind in diesen Situationen extremen Belastungen ausgesetzt. Die Palliative Care Betreuung ermöglicht eine adäquate Unterstützung (psychologische Unterstützung, Ermöglichung von Momenten, in denen die Betreuer etwas Zeit für sich haben, Abklärung des ärztlichen Netzwerks, etc.).

Für manche Aspekte gelten sowohl die Prinzipien der „guten klinischen Praxis" als auch des palliativen Ansatzes, beispielsweise für die Rolle der Ernährung. Bei schwer unterernährten COPD-Patienten, die von Sarkopenie betroffen sind, kann ein proaktiver Ansatz, der in manchen Fällen auch eine künstliche Ernährung über ein Gastrostoma oder eine Nasensonde beinhalten kann, die Kontrolle der Symptome verbessern.

Häusliche Rehabilitation (einschließlich körperliche Anstrengung unter Sauerstoffzufuhr und manchmal nicht-invasiver Beatmung) kann sich bis zu einem gewissen Grad positiv auf die Dyspnoe und Autonomie zu Hause auswirken. Die Kombination von häuslicher Rehabilitation, Testosteron-Gabe und erhöhter Nahrungszufuhr bei schwerer COPD mit einem reduzierten BMI verbessert die körperliche Leistungsfähigkeit sowie die HRQL [8].

LTOT spielt eine wichtige Rolle, auch wenn der Beitrag von Sauerstoff zur Linderung der Dyspnoe äußerst unterschiedlich ausfallen kann und unvorhersehbar ist, auch bei Belastung. Es ist daher sinnvoll, den Einfluss von Sauerstoff auf die Gehfähigkeit des Patienten zu dokumentieren, um unnötige Komplexität in der Behandlung des Patienten zu vermeiden.

Für eine nicht-invasive Beatmung (NIV; hauptsächlich Druckbeatmung) gibt es zum aktuellen Stand klare Indikationen bei COPD-Patienten. Manche Patienten entwickeln eine starke oder gar vollständige Abhängigkeit von der nicht-invasiven Beatmung (24/24 h). Selbst bei Patienten ohne oder mit leichter Hyperkapnie kann eine versuchsweise Anwendung von nicht-invasiver Beatmung als Behandlung für die Dyspnoe von Nutzen sein; aber dies ist noch Gegenstand von Debatten.

Die Hochfrequenzbeatmung (*High Frequency Oscillation Ventilation*, HFOV) kommt bei Palliative Care Patienten immer häufiger zum Einsatz. Die Kombination aus befeuchteter Atmungsluft, die leichte „CPAP"-Wirkung (*Continuous Positive Airway Pressure*, CPAP) und die Sauerstoffversorgung haben einen positiven Effekt auf die Dyspnoe bei COPD- und ILD-Patienten [4]. Das Team muss jedoch eingehend über die Grenzen dieser Technik im Rahmen einer häuslichen Pflege aufgeklärt werden; Fluss und FiO_2 (inspiratorische Sauerstofffraktion) müssen angepasst werden.

CPAP kann zusätzlich zu einer symptomatischen Behandlung und Sauerstofftherapie eingesetzt werden, insbesondere bei ILD. Der Ersteinsatz soll versuchsweise durch mit dieser Technik vertrauten Physiotherapeuten und/oder Ärzten durchgeführt werden.

Nicht zuletzt beruht die medikamentöse Behandlung von Dyspnoe hauptsächlich auf Morphin. Die Anfangsdosis beträgt 2–3 mg einer oralen Morphinlösung 4–6×/d. Inhaliertes Morphin wird nicht empfohlen. Die üblichen Dosen zur Linderung von Dyspnoe liegen bei 10–30 mg Morphin respektive MST Continus pro Tag. Bei symptomatischen Patienten kann Morphin schon früh im Verlauf der Erkrankung nützlich sein, und in manchen Fällen über viele Jahre angewendet werden.

Auch niedrige Prednisondosen (bis zu 10 mg Prednison/d) können in Erwägung gezogen werden:

1. zur Linderung hartnäckigen Hustens bei ILD und
2. aufgrund der anabolen Wirkung auf unterernährte Patienten.

Wo dies relevant ist, ist eine Kontrolle der Atemwegssekrete und eine Förderung der Ausscheidung der Sekrete unerlässlich. Bei Patienten mit fortgeschrittener CRI und nennenswerter Sekretion (z. B. bei diffusen Bronchiektasen) können Gesundheitsfachkräfte oder Betreuer (nach entsprechender Anleitung) einen mechanischen Insufflator/Exsufflator (*Mechanical Insufflator-Exsufflator*, MIE) einsetzen.

Take-home-message

Eine frühzeitige Vernetzung von Hausarzt, Pneumologen und dem Palliative-Care-Team kann zu besserer Kontrolle der Symptome und Unterstützung von Angehörigen führen und ermöglicht es außerdem, eine vorausschauende Versorgungsplanung anzubieten. Der Einsatz verschiedener Formen von Atmungsunterstützung bei diesen Patienten (LTOT, HFOV, NIV, MIE) ist sorgfältig zu planen, um eine Symptomlinderung zu gewährleisten, ohne unnötige Komplexität hinzuzufügen.

42.3 Palliative Care bei Patienten mit Herzinsuffizienz

Piotr Sobanski

42.3.1 Zielpopulation

Herzinsuffizienz ist ein polyätiologisches Syndrom und gemeinsame pathophysiologische Endstrecke vieler Herzerkrankungen (beispielsweise Kardiomyopathien, Klappenvitien, angeborene Herzerkrankung), Kreislauferkrankungen (z. B. arterielle Hypertonie oder pulmonale arterielle Hypertonie) oder andere Systeme betreffender bzw. systemischer Erkrankungen (z. B. Diabetes mellitus, Niereninsuffizienz). Jede der Grunderkrankungen kann in einem gewissen Stadium der Progression dazu führen, dass das Herz bei Belastung (z. B. körperlicher Anstrengung) – sowie in weiter fortgeschrittenen Stadien auch im Ruhezustand – nicht mehr genügend Blut pumpen kann, um den ganzen Körper ausreichend zu versorgen. Palliative Care für Menschen mit Herzinsuffizienz ist daher für alle Patienten gedacht, die unter verschiedenen Herz-Kreislauf-Erkrankungen oder systemischen Erkrankungen leiden und nicht nur für Menschen mit einer bestimmten Erkrankung. Die Symptome und Belastungen, denen die Betroffenen ausgesetzt sind, sind eine Folge der Herzinsuffizienz selbst (z. B. Dyspnoe, Husten, Müdigkeit), der Grunderkrankung, die zur Herzinsuffizienz geführt hat (z. B. Schmerzen im Zusammenhang mit Angina pectoris, ischämische Gliederschmerzen), einer Begleiterkrankung oder von gleichzeitig vorliegenden Zuständen (z. B. Muskel- und Knochenschmerzen, diabetische Neuropathie, altersbedingte Gebrechlichkeit).

Der Verlauf aller chronischer nicht-bösartiger Erkrankungen ist unvorhersehbar, doch Herzinsuffizienz ist die unberechenbarste aller dieser Erkrankungen. Bei der ersten Vorstellung aufgrund von Herzinsuffizienz leidet der Patient für gewöhnlich unter Dyspnoe bei leichter Anstrengung (entsprechend Klasse III der funktionalen Klassifikation für Herzinsuffizienz der New York Heart Association, NYHA); zwar tritt bei den meisten dieser Patienten nach Einleitung einer spezifischen kardiologischen Behandlung eine Besserung ein, doch nicht bei allen. Die zuletzt genannte Gruppe leidet trotz einer optimalen kardiologischen Behandlung unter schweren Symptomen und verstirbt kurz (Wochen bis Monate) nach der Diagnosestellung der Herzinsuffizienz. Daher sind weder die Prognose noch die Zeitdauer, die der Patient bereits unter der Krankheit leidet, zur Bestimmung von Patienten geeignet, die von einer Einbindung von Palliative Care in die Behandlungsstrategie profitieren könnten. Die am schwersten betroffenen Patienten profitieren von einer äußerst frühzeitigen Einleitung von Palliative Care schon im Rahmen der ersten Hospitalisation aufgrund der Herzinsuffizienz, für gewöhnlich vor der Entlassung.

Das Vorliegen von ungedeckten gesundheitsbezogenen Bedürfnissen sollte zu einer Einleitung von Palliative Care führen, hauptsächlich in Form eines allgemeinen Palliative-Care-Ansatzes mit Unterstützung durch spezialisierte Palliative Care bei komplexen Bedürfnissen oder Problemen oder Ausbleiben einer Besserung. Diese Bedürfnisse können sich auf einer körperlichen, emotionalen, existenziellen oder spirituellen Ebene abspielen. Da die kardiologische Behandlung laufend optimiert werden sollte, ist es bei der Kontrolle von Symptomen im Zusammenhang mit Herzinsuffizienz wichtig, die Palliative Care zusätzlich zu dieser zur Verfügung zu stellen, nicht anstelle von ihr.

42.3.2 Symptome und Probleme von Patienten mit Herzinsuffizienz

Dyspnoe, Schmerzen, Depressionen, Müdigkeit, Verstopfung, Übelkeit und Appetitlosigkeit sind die häufigsten Symptome, die bei Patienten mit Herzinsuffizienz auftreten.

Dyspnoe wird von fast 90 % der Patienten, die unter einer fortgeschrittenen Herzinsuffizienz leiden, berichtet. Damit ist sie das Symptom, das in dieser Population am häufigsten festgestellt wird.

Leider wird die Dyspnoe meist nur zur Einordnung in die entsprechende NYHA-Klasse herangezogen, es folgt jedoch keine Intervention zur Linderung. Nur ungefähr ein Viertel der Patienten, die bei leichter Anstrengung oder Ruhe unter Dyspnoe leiden, erhalten eine symptomatische/palliative Behandlung. Grundlage der Behandlung von Dyspnoe ist eine Wiederherstellung/Erhaltung der Normovolämie, optimalen Herzfrequenz und Nachlast.

Es sollte aktiv nach potenziell reversiblen Ursachen wie Anämie, Pleuraerguss oder Infektionen gesucht werden und ggf. eine entsprechende Behandlung erfolgen. Bleibt eine relevante Dyspnoe trotz angemessener „kausaler" Behandlung bestehen, so sollte eine symptomatische (= palliative) Behandlung eingeleitet werden. **Morphin** ist in dieser Indikation der Goldstandard, auch wenn momentan äußerst wenige Wirksamkeits- und Sicherheitsdaten in der Herzinsuffizienz-Population zur Verfügung stehen. Es sollte mit einer sehr geringen Dosis begonnen werden (bis zu 10 mg/24 h p.o.), die innerhalb einiger weniger Wochen bis zu einer

Höchstdosis von 30 mg/24 h gesteigert werden kann.

Cave

Morphin ist Mittel der Wahl bei Behandlung von Dyspnoe. Besondere Vorsicht bei der Gabe von Morphin ist jedoch angezeigt bei Patienten, bei denen gleichzeitig eine schwere Niereninsuffizienz vorliegt (GFR < 30 ml/min/1.73m²). In dieser Situation sollen eher andere Opioide ohne potenziell toxische Metaboliten eingesetzt werden, da eine Verlängerung des Intervalls zwischen Verabreichungen zur Prävention der Toxizität nicht ausreichend ist.
Es stehen nicht genügend Daten zur Verfügung, um Aussagen bzgl. der Wirksamkeit und Sicherheit anderer Opioide zur Kontrolle von Dyspnoe bei Patienten mit Herzinsuffizienz und Niereninsuffizienz zu treffen, doch allein auf der Grundlage der Pharmakokinetik können Buprenorphin, Fentanyl und (von Ärzten, die entsprechende Erfahrung haben) Methadon theoretisch in Erwägung gezogen werden.

Schmerzen können durch ischämische Erkrankungen (Schmerzen im Zusammenhang mit Angina pectoris, mesenteriale Ischämie, Angina abdominalis oder Claudicatio intermittens aufgrund einer Extremitätenischämie), eine degenerative Gelenkerkrankung oder (beispielsweise diabetische) Neuropathie verursacht werden. Die Prävalenz steigt proportional zur NYHA-Klasse an und kann bis zu 90 % betragen, auch unter relativ jungen Patienten. Wie auch Dyspnoe sind Schmerzen bei Patienten mit Herzinsuffizienz unterbehandelt. Wahrscheinlich ist dies der Fall, weil nicht-steroidale Antirheumatika bei Herzinsuffizienz kontraindiziert sind und Ärzte, die Patienten mit Herzinsuffizienz behandeln, ungern Opioide verschreiben.

Alle Symptome sollten entsprechend dem generellen Grundsatz der Palliative Care behandelt werden, doch es ist Vorsicht geboten, da die Wirksamkeit und Sicherheit dieser Behandlung häufig nicht spezifisch in der Population mit Herzinsuffizienz untersucht wurden.

42.3.3 Umgang mit kardialen implantierten elektronischen Geräten am Lebensende

Eine steigende Anzahl von Patienten mit Herzinsuffizienz trägt kardiale implantierte elektronische Geräte (*Cardiac Implantable Electronic Devices,* CIED): Schrittmacher zur Behandlung von Bradykardie, Schrittmacher zur kardialen Resynchronisationstherapie (CRT), implantierbare Kardioverter/Defibrillatoren (ICD) oder komplexe Geräte, die mit einer Kombination dieser Elektrotherapien ausgestattet sind.

Sorgen darüber, dass eine **Schrittmacherbehandlung gegen Bradykardie** den Sterbeprozess verlängern könnte, veranlassen Patienten und Angehörige dazu, während der aktiven Sterbephase um die Beendigung der Schrittmacherbehandlung zu bitten. Dies ist nicht nur nicht notwendig, da Schrittmacher den Sterbeprozess nicht verlängern, sondern sogar kontraindiziert, da durch den Verlust der Schrittmacherbehandlung gegen Bradykardie auch der Schutz vor Symptomen der Bradykardie oder längeren Pausen im Herzrhythmus wegfällt.

Geräte mit Antitachykardie-Funktionen (ICD, sowie CRT-Schrittmacher mit Defibrillationsfunktion – CRT-D) können dem Patienten als **Hochspannungstherapien (Defibrillation und Kardioversion)** sogenannte „Schocks“ geben, um die Arrhythmie zu beenden. Diese Art der Intervention wird häufig als äußerst schmerzhaft empfunden. Löst das Gerät bei einer sterbenden Person eine vorprogrammierte Schocktherapie aus – manchmal zahlreiche Male, bevor die Person stirbt, wobei das Gerät den Vorgang nicht beeinflusst –, so wird die Sterbequalität beeinträchtigt. Die wiederholten Schocks wirken auf die beiwohnenden Angehörigen äußerst verstörend. Daher sollten, sofern der Patient hierin einwilligt, Hochspannungstherapien (= Schockfunktionen) deaktiviert werden, nicht aber alle Funktionen (so sollten/können beispielsweise die

Antibradykardie-Funktion und manchmal auch die Antitachykardie-Funktion aktiv bleiben). Diese Umprogrammierung erfolgt elektronisch; in einer Notfallsituation kann die Schockfunktion durch das Anbringen eines Magnets über dem Gerät mit Klebeband unterbrochen werden. Wird der Magnet entfernt, so funktioniert die Schockfunktion wieder, weswegen nach einer Umpositionierung des Patienten möglicherweise der Magnet angepasst werden muss.

42.4 Palliative Care bei Patienten mit einer terminalen Niereninsuffizienz

Tanja Fusi-Schmidhauser

42.4.1 Einführung

Eine Nierenerkrankung im Endstadium setzt die Lebenserwartung herab und geht mit hoher Morbidität und hohen Sterblichkeitsraten einher. Die Patienten leiden unter mehreren Komorbiditäten sowie einer hohen Symptomlast. Sie haben komplexe Bedürfnisse bzgl. ihrer ärztlichen und sozialen Versorgung. Außerdem liegt bei ihnen ein komplexer Krankheitsverlauf vor, im Rahmen dessen eine Nierenersatztherapie wie beispielsweise eine Hämodialyse oder aber auch ein konservativer Ansatz zum Einsatz kommen können.

Bei den folgenden Szenarien ist der Einbezug von Palliative Care bei Patienten mit terminaler Niereninsuffizienz sinnvoll:

- bei hoher Symptomlast
- bei konservativer Behandlung der terminalen Niereninsuffizienz
- bei Absetzen einer Nierenersatztherapie.

42.4.2 Symptome bei Patienten mit einer terminalen Niereninsuffizienz

Patienten mit einer Nierenerkrankung im Endstadium sind einer starken Symptomlast ausgesetzt. Laut der Fachliteratur gehören Fatigue, Pruritus und Schmerzen zu den häufigsten Symptomen, die bei dieser Patientengruppe erfasst werden. Außerdem leiden Patienten mit einer terminalen Niereninsuffizienz oft an Depressionen oder Angststörungen.

Schmerzen sind häufig bei Patienten mit einer Nierenerkrankung im Endstadium, wobei die Ursachen divers sein können. Eine der häufigsten Ursachen von Schmerzen in dieser Population sind Muskel- und Knochenschmerzen, insbesondere solche im Zusammenhang mit sekundärem Hyperparathyreoidismus, neuropathische Schmerzen und solche im Zusammenhang mit einer peripheren arteriellen Verschlusskrankheit. Die Schmerzbehandlung richtet sich nach der jeweiligen Ursache, der aktuellen Nierenfunktion und einer etwaigen gleichzeitigen Nierenersatztherapie. Diese werden im Kapitel über Schmerzbehandlung des vorliegenden Buches behandelt.

Mögliche Ursachen für **Pruritus** bei Patienten mit einer Nierenerkrankung im Endstadium sind hohe Phosphatspiegel bei renaler Osteodystrophie, erhöhte Harnstoffwerte, insbesondere in den späteren Phasen einer terminalen Niereninsuffizienz; er kann aber auch einfach durch trockene Haut begünstigt werden. Entsprechend der primären Ursache können Präparate, die das mit der Nahrung aufgenommene Phosphat binden, eine versuchsweise Anwendung von UVB-Phototherapie oder niedrig dosiertes Gabapentin und feuchtigkeitsspendende Produkte dazu beitragen, den Juckreiz zu kontrollieren.

Patienten mit einer terminalen Niereninsuffizienz sind oft von **Depressionen, Angststörungen** und **kognitiven Beeinträchtigungen** betroffen. Diese Erkrankungen wirken sich stark auf die Lebensqualität aus und führen auch zu längeren Spitalaufenthalten und einer höheren Mortalität. Hier ist eine proaktive Beurteilung von enormer Bedeutung, da Symptome von Depressionen und Angststörungen großen Einfluss auf die Prognose von Patienten mit einer terminalen Niereninsuffizienz haben.

42.4.3 Konservative Behandlung einer terminalen Niereninsuffizienz

Die Entscheidung, eine Nierenersatztherapie einzuleiten, ist schwierig, insbesondere bei älteren Patienten, die unter mehreren Komorbiditäten leiden. Bei diesen Patienten zeigt die Fachliteratur, dass Nierenerkrankungen nicht zwingend so schnell fortschreiten wie bei jüngeren Patienten. Zudem benötigt die Nierenersatztherapie ein bedeutsames und kontinuierliches Engagement zu einer lange andauernden Behandlung, die zu Einschränkungen im Alltag sowie klinischen Komplikationen führen kann. Diese Therapie ist mit einem gemeinsamen Entscheidungsfindungsprozess, an dem der Patient sowie deren Angehörige und Betreuungspersonen beteiligt sein sollten, verbunden. Bei diesem Prozess sind klinische, ethische und soziale Fragen ebenso zu berücksichtigen wie die Tatsache, dass eine Nierenersatztherapie nicht immer zu besseren Ergebnissen oder einer Verbesserung der Lebensqualität führt. Frühzeitige Diskussionen mit Patienten und Familien in Situationen, in denen die Nierenfunktion sich noch nicht im Endstadium befindet, sind von enormer Bedeutung, da die Bedürfnisse, Wertvorstellungen und Erwartungen des Patienten sich dann im Detail beurteilen und besprechen lassen. Dennoch hängt der richtige Zeitpunkt für diese Gespräche immer vom individuellen Krankheitsverlauf ab.

Zu den essenziellen Bestandteilen der konservativen Behandlung einer terminalen Niereninsuffizienz gehören eine proaktive Beurteilung sowie die Kontrolle der Symptome, eine Abschätzung und Kommunikation der Prognose, die gemeinsame Entscheidungsfindung, eine vorausschauende Versorgungsplanung, die Betreuung am Lebensende sowie die Trauerbewältigung. Da Patienten, die die Einleitung einer Nierenersatztherapie ablehnen, mit angemessener unterstützender Therapie noch Monate bis Jahre leben können, sind eine proaktive Beurteilung sowie die Symptomkontrolle einschließlich der Erfassung von Muskelkrämpfen, Fatigue und Pruritus unerlässlich. Eine gewissenhafte Korrektur einer etwaigen Azidose sowie Hyperkaliämie, die Behandlung einer renalen Anämie und Achtsamkeit bzgl. des Kalzium-/Phosphor-Stoffwechsels tragen dazu bei, die genannten Symptome zu kontrollieren. Darüber hinaus verhindern eine Überwachung des Blutdrucks und des Flüssigkeitshaushalts eine Überwässerung, welche eine Dyspnoe begünstigen oder verstärken kann. Über die Nieren verstoffwechselte Arzneimittel sind zu vermeiden, und alle Medikamente müssen an die aktuelle Nierenfunktion angepasst werden.

42.4.4 Absetzen einer Nierenersatztherapie

In Situationen, in denen die Belastungen durch die Therapie den Nutzen für den Patienten übersteigen, stellt das Absetzen einer Nierenersatztherapie (Hämodialyse oder Peritonealdialyse) eine angemessene Option dar. Die Entscheidung, die Dialyse zu beenden, sollte auf Grundlage eines wohlüberlegten Entscheidungsfindungsprozesses getroffen werden, an dem alle Parteien beteiligt sind, die in der Versorgung des Patienten eine wichtige Rolle spielen. Außerdem müssen depressive Symptome untersucht und behandelt werden, da sie sich auf die Entscheidungsfähigkeit des Patienten auswirken könnten.

In dieser Situation ist es von enormer Bedeutung, den komplexen und emotional beladenen Entscheidungsfindungsprozess zu berücksichtigen, der zum Absetzen der Dialyse führt. Dieser Prozess sollte grundlegende Aspekte wie eine Abschätzung der Prognose unter Dialyse, eine Berücksichtigung von Patientenverfügungen, die Implementierung eines systematischen Ansatzes zur Konfliktlösung bei Unstimmigkeiten sowie eine Gewährleistung der Bereitstellung von Palliative Care und einer Versorgung am Lebensende beinhalten. Darüber hinaus ist es entscheidend, mit den Patienten und den Angehörigen den bevorzugten Sterbeort zu erörtern sowie darüber zu sprechen, ob eine häusliche Betreuung am Lebensende gewünscht und machbar ist.

Symptome, die bei Patienten mit einer terminalen Niereninsuffizienz am Lebensende sowie nach dem Absetzen einer Nierenersatztherapie häufig auftreten, wie z. B. Fatigue, Pruritus und Dyspnoe, werden verursacht durch die Akkumulation von toxischen Metaboliten, Elektrolytstörungen und unzureichende Flüssigkeitskontrolle. Übelkeit kann zwar auftreten, ist aber selten ein dominantes Symptom in dieser speziellen Situation. Eine Reduzierung der Flüssigkeitszufuhr und eine gewissenhafte Kontrolle der Symptome stellen nach Absetzen einer Nierenersatztherapie die wichtigsten Pfeiler der Betreuung am Lebensende dar. In besonderen Situationen und bei refraktären Symptomen wie Dyspnoe im Endstadium kann eine palliative Sedierung zur Optimierung des Patientenkomforts notwendig sein.

Literatur

Palliative Care bei chronischen Atemwegserkrankungen

[1] Chu CM, Chan VL, Lin AW, Wong IW, Leung WS, Lai CK. Readmission rates and life threatening events in COPD survivors treated with non-invasive ventilation for acute hypercapnic respiratory failure. Thorax. 2004;59:1020–5. https://doi.org/10.1136/thx.2004.024307

[2] Claessens MT, Lynn J, Zhong Z, Desbiens NA, Phillips RS, Wu AW, et al. Dying with lung cancer or chronic obstructive pulmonary disease: insights from SUPPORT. Study to Understand Prognoses and Preferences for Outcomes and Risks of Treatments. J Am Geriatr Soc. 2000; 48(5 Suppl):S146–53.

[3] Nocturnal Oxygen Therapy Trial Group. Continuous or nocturnal oxygen therapy in hypoxemic chronic obstructive lung disease: a clinical trial. Ann Intern Med. 1980 Sep;93(3):391–8. https://doi.org/10.7326/0003-4819-93-3-391

[4] Ergan B, Nava S. Long-Term Oxygen Therapy in COPD Patients Who Do Not Meet the Actual Recommendations. COPD. 2017;14(3):351–66. https://doi.org/10.1080/15412555.2017.1319918

[5] Janssen DJ, de Hosson SM, bij de Vaate E, Mooren KJ, Baas AA. Attitudes toward opioids for refractory dyspnea in COPD among Dutch chest physicians. Chron Respir Dis. 2015;12(2): 85–92. https://doi.org/10.1177/1479972315571926

[6] Kohnlein T, Windisch W, Kohler D, Drabik A, Geiseler J, Hartl S, et al. Non-invasive positive pressure ventilation for the treatment of severe stable chronic obstructive pulmonary disease: a prospective, multicentre, randomised, controlled clinical trial. Lancet Respir Med. 2014; 2(9):698–705.

[7] Murphy PB, Rehal S, Arbane G, Bourke S, Calverley PMA, Crook AM, et al. Effect of Home Noninvasive Ventilation With Oxygen Therapy vs Oxygen Therapy Alone on Hospital Readmission or Death After an Acute COPD Exacerbation: A Randomized Clinical Trial. JAMA. 2017; 317(21):2177–86.

[8] Pison CM, Cano NJ, Cherion C, Caron F, Court-Fortune I, Antonini MT, et al. Multimodal nutritional rehabilitation improves clinical outcomes of malnourished patients with chronic respiratory failure: a randomised controlled trial. Thorax. 2011;66(11):953–60. https://doi.org/10.1136/thx.2010.154922

[9] Stuart Harris C, Bishop J, Clark TJH, Dornhorst AC, Cotes JE, Flenley DC, et al. Long term domiciliary oxygen therapy in chronic hypoxic cor pulmonale complicating chronic bronchitis and emphysema. Report of the Medical Research Council Working Party. Lancet. 1981 Mar 28; 1(8222):681–6.

[10] Veron C, Pautex S, Weber C, Janssens JP, Cedraschi C. Recollection of participating in a trial: A qualitative study of patients with severe and very severe chronic obstructive pulmonary disease. PLoS One. 2018;13(9):e0204701. https://doi.org/10.1371/journal.pone.0204701

[11] Weber C, Stirnemann J, Herrmann FR, Pautex S, Janssens JP. Can early introduction of specialized palliative care limit intensive care, emergency and hospital admissions in patients with severe and very severe COPD? a randomized study. BMC Palliat Care. 2014;13:47.

[12] Wysham NG, Cox CE, Wolf SP, Kamal AH. Symptom Burden of Chronic Lung Disease Compared with Lung Cancer at Time of Referral for Palliative Care Consultation. Ann Am

Thorac Soc. 2015;12(9):1294–301. https://doi.org/10.1513/AnnalsATS.201503-180OC

Palliative Care bei Patienten mit Herzinsuffizienz

[13] Calkins H, Kuck KH, Cappato R, Brugada J, Camm AJ, Chen S, et al. 2012 HRS/EHRA/ECAS expert consensus statement on catheter and surgical ablation of atrial fibrillation: recommendations for patient selection, procedural techniques, patient management and follow-up, definitions, endpoints, and research trial design. J Interv Card Electrophysiol. 2012;33(2):171–257. https://doi.org/10.1007/s10840-012-9672-7

[14] Evangelista LS, Sackett E, Dracup K. Pain and heart failure: unrecognized and untreated. Eur J Cardiovasc Nurs. 2009;8(3):169–73. https://doi.org/10.1016/j.ejcnurse.2008.11.003

[15] Gonzalez-Jaramillo V, Sobanski P, Calvache JA, Arenas-Ochoa LF, Franco OH, Hunziker L, et al. Unmet device reprogramming needs at the end of life among patients with implantable cardioverter defibrillator: A systematic review and meta-analysis. Palliat Med. 2020. https://www.doi.org/10.1177%2F0269216320929548

[16] Kinch Westerdahl A, Sjöblom J, Mattiason A, Rosenqvist M, Frykman V. Implantable cardioverter-defibrillator therapy before death: high risk for painful shocks at end of life. Circulation. 2014;129(4):422–9. https://doi.org/10.1161/CIRCULATIONAHA.113.002648

[17] Pham PC, Kaing K, Sievers TM, Pham PM, Miller JM Pham SV, et al. 2017 update on pain management in patients with chronic kidney disease. Clin Kidney J. 2017;10(5):688–97. https://doi.org/10.1093/ckj/sfx080

[18] Sobanski PZ, Alt-Epping B, Currow DC, Goodlin SJ, Grodzicki T, Hogg K, et al., Palliative care for people living with heart failure: European Association for Palliative Care Task Force expert position statement. Cardiovasc Res. 2020;116(1): 12–27. https://doi.org/10.1093/cvr/cvz200

Palliative Care bei Patienten mit einer Nierenerkrankung im Endstadium

[19] Berger JR, Jaikaransingh V, Hedayati SS. End-Stage Kidney Disease in the Elderly: Approach to Dialysis Initiation, Choosing Modality, and Predicting Outcomes. Adv Chronic Kidney Dis. 2016;23:36–43. https://doi.org/10.1053/j.ackd.2015.08.005

[20] Finamore P, Spruit MA, Schols JMGA, Incalzi RA, Wouters EFM, Janssen DJA Clustering of patients with end-stage chronic diseases by symptoms: a new approach to identify health needs. Aging Clin Exp Res. 2020; https://doi.org/10.1007/s40520-020-01549-5

[21] Murtagh FEM, Burns A, Moranne O, Morton RL, Naicker S. Supportive Care: Comprehensive Conservative Care in End-Stage Kidney Disease. Clin J Am Soc Nephrol. 2016;11:1909–14. https://doi.org/10.2215/CJN.04840516

[22] Raj R, Thiruvengadam S, Ahuja KDK, Frandsen M, Jose M. Discussions during shared decision-making in older adults with advanced renal disease: a scoping review. BMJ Open. 2019;9: e031427. https://doi.org/10.1136/bmjopen-2019-031427

[23] Wetmore JB, Yan H, Hu Y, Gilbertson DT, Liu J. Factors Associated With Withdrawal From Maintenance Dialysis: A Case-Control Analysis. Am J Kidney Dis. 2018;71:831–41. https://doi.org/10.1053/j.ajkd.2017.10.025

43 Palliativmedizin in der Geriatrie

Roland Kunz

43.1 Einführung

In den Industrienationen erleben wir eine eindrückliche Zunahme der Lebenserwartung. Neben verschiedenen sozioökonomischen Faktoren (Wohlstand, soziale Sicherheit, verändertes Gesundheitsbewusstsein und -verhalten) haben veränderte Möglichkeiten und neue Erkenntnisse der Medizin entscheidend dazu beigetragen. Über zwei Drittel der Menschen erreichen heute ein Alter von 80 bis über 90 Jahren. Durch diese Entwicklungen sind Sterben und Tod heute vor allem ein Phänomen des Alters geworden.

Mit zunehmendem Alter steigt die Wahrscheinlichkeit, dass Krankheiten nicht mehr definitiv geheilt werden können, jedoch durch die medizinische Behandlung in chronische, mehr oder weniger progrediente Krankheiten transformiert werden. Die steigende Lebenserwartung hat immer komplexere Situationen zur Folge durch das Nebeneinander von verschiedenen chronischen Leiden. Die mit dem Alter steigende Prävalenz der Demenzerkrankungen kann die Begleitung und Betreuung geriatrischer Patienten zusätzlich erschweren. Geriatrie befasst sich mit den Auswirkungen chronisch progredienter Krankheiten – den Funktionseinschränkungen wie den Krankheitssymptomen – und muss Haltung und Kenntnisse von Palliative Care integrieren.

43.2 Multimorbidität

Der geriatrische Patient leidet sehr oft an verschiedenen chronischen Krankheiten gleichzeitig. Im Gegensatz zum onkologischen Patienten, bei dem der Krebs als Grundkrankheit im Vordergrund steht und sowohl Lebensqualität wie Prognose bestimmt, sind es beim alten Menschen alle Krankheiten miteinander, welche sich gegenseitig beeinflussen, sich in den Symptomen addieren und in den Auswirkungen auf die Aktivitäten des täglichen Lebens potenzieren.

43.2.1 Unklare Prognose

Oft ist nicht voraussehbar, welche Diagnose schließlich zum Tode führen wird. Die Patienten befinden sich in einem labilen Gleichgewicht der verschiedenen Störungen und häufig in einem Zustand allgemeiner Gebrechlichkeit (*„Frailty"*) mit hohem Betreuungsbedarf. Die Verschlechterung in einem System kann das Gleichgewicht zum Kippen bringen und zu einer lebensbedrohlichen Situation führen. Solche Verschlechterungen sind oft nicht voraussehbar. Entsprechend schwierig ist es, eine Prognose zu stellen und Entscheidungen zu treffen. Eine terminale Phase kann beim multimorbiden geriatrischen Patienten häufig nicht abgegrenzt werden, wodurch auch die Angehörigen mit einer großen Ungewissheit belastet werden.

Entsprechend wichtig sind vorausschauende Diskussionen über das Vorgehen bei einer allfälligen Verschlechterung, um die Entscheidungsfindung in der Akutsituation zu erleichtern *(Advance Care Planning)*.

43.2.2 Umfassende statt organzentrierte Sichtweise

In einer Zeit der zunehmenden Spezialisierung der Medizin besteht die Tendenz zu einer fragmentierten Sichtweise durch die einzelnen Organspezialisten, die beim multimorbiden alten Menschen in erster Linie die Behandelbarkeit der einzelnen Organstörung sehen und die Auswirkung auf die Gesamtsituation und die Lebensqualität des Patienten vernachlässigen. Die Gefahr besteht, dass die erfolgreiche Durchführbarkeit einer Behandlung zum Kriterium wird und der wahre Gewinn für den Patienten in den Hintergrund gerät.

Die komplexe Situation des geriatrischen Patienten erfordert ein umfassendes und kontinuierliches Assessment seiner Funktionen und Symptome, seiner physischen, psychischen, sozialen und spirituellen Bedürfnisse, seiner Ziele und seines Willens, aber auch der Belastung, Befindlichkeit und Tragfähigkeit des Betreuungsnetzes. Erst dieses breite Assessment ermöglicht eine Entscheidungsfindung, die alle für den Patienten relevanten Aspekte einbezieht.

43.3 Assessment

43.3.1 Allgemeine Aspekte

Palliative Care in der Geriatrie kann niemals losgelöst von der übrigen Geriatrie verstanden werden. Die Multimorbidität des alten Menschen erfordert ein Nebeneinander einerseits von rehabilitativen, kurativen Anstrengungen und andererseits von rein palliativen Maßnahmen, wobei sich im Krankheitsverlauf das Verhältnis immer mehr auf die palliative Seite verschiebt. Ein umfassendes geriatrisches Assessment hat deshalb einerseits Funktionseinschränkungen und erhaltene Ressourcen zu erfassen, andererseits Symptome, welche einer vorwiegend palliativen Behandlung bedürfen.

43.3.2 Prioritäten des Patienten

Das Nebeneinander von chronischen, oft langjährigen Krankheiten, vorwiegend altersbedingten Funktionseinschränkungen und von Symptomen neu aufgetretener Krankheiten, zum Beispiel einer Krebskrankheit, ergibt nach einem umfassenden Assessment eine lange Reihe von Problemen und Symptomen. Zur Behandlungsplanung ist deshalb primär eine Liste zu erstellen, die alle vom Patienten geäußerten Symptome und Befindlichkeitsstörungen sowie alle mit spezifischen Assessment-Instrumenten erfassten Funktionseinschränkungen auflistet. In Anlehnung an ESAS (s. Anhang 1) ist daraufhin mit dem Patienten eine subjektive Gewichtung vorzunehmen.

Die Behandlung der Probleme, denen der Patient die höchste Priorität zumisst, wird ihm den größten Gewinn an Lebensqualität bringen. Oft sind dies nicht Symptome und Einschränkungen, welche leicht erfassbar und offensichtlich sind, sondern dem Behandelnden unbedeutend erscheinen und deshalb ohne sorgfältiges Assessment unbehandelt bleiben (beispielsweise eine Urininkontinenz).

43.3.3 Assessment der Symptome und Behinderungen des alten Menschen

Es lohnt sich, auch in der auf palliative Behandlung ausgerichteten Situation den geriatrischen Patienten möglichst breit und offen zu erfassen.

Dies bedeutet, dass zum einen seine Symptome systematisch erfasst und dokumentiert werden sollen.

Häufige Symptome:
- Schmerzen
- Atemnot
- Übelkeit
- Appetitlosigkeit
- Obstipation
- Müdigkeit
- Schlaflosigkeit
- Juckreiz
- vermehrter Speichelfluss
- trockener Mund
- Angst
- Depression.

Andererseits ist beim alten Menschen jenen Funktionsstörungen besondere Beachtung zu schenken, welche oft keinen Zusammenhang mit der aktuellen Hauptdiagnose haben, vom Patienten nicht erwähnt werden, jedoch seine Lebensqualität zusätzlich beeinträchtigen und oft durch einfache rehabilitative Maßnahmen gebessert werden können. Mit geeigneten Assessment-Instrumenten und einer sorgfältigen Anamnese sind die erhaltenen und beeinträchtigten Funktionen und Fähigkeiten zu erfassen, um gezielte Maßnahmen zu planen, die der Förderung der Selbständigkeit und damit der Lebensqualität dienen.

Funktionsstörungen:
- Bewegungseinschränkungen (der unteren und oberen Extremitäten) durch Lähmungen, degenerative Prozesse
- Kraftverlust (Sarkopenie)
- Gleichgewichts- und Gangstörungen (Sturzangst kann für den Patienten dominierend werden)
- Sensibilitätsstörungen (Polyneuropathie)
- Sprachstörungen (Aphasien und oft unbemerkte Sprachverständnisstörungen)
- Hörstörungen (führen oft zu Rückzug, Isolation und Depression)
- Sehstörungen (führen zu Leseunfähigkeit, eingeschränkter Compliance)
- Inkontinenz (Urin- und/oder Stuhlinkontinenz, bewirkt oft soziale Isolation)
- Kauprobleme (Zahnstatus, schlecht sitzendes Gebiss).

Kognitive Störungen:
Kognitive Probleme werden mit zunehmendem Alter immer häufiger. Rund ein Drittel der Menschen über 85 Jahren sind von Demenzerkrankungen betroffen, in Pflegeheimen sind es sogar zwei Drittel. Betroffene und Betreuende sind durch folgende Einschränkungen belastet:
- Gedächtnisstörungen
- Orientierungsstörungen
- verändertes Körperschema (erschwerte Lokalisierung von Beschwerden)
- Wahrnehmungsstörungen
- Kommunikationsstörungen (erschwerte Symptomerfassung)
- Denkstörungen (Verstehen von Zusammenhängen)
- Handlungsplanungsstörungen
- Apraxien (z. B. selbständiges Essen)
- Persönlichkeitsveränderungen (Enthemmung, Indifferenz usw.)
- affektive Veränderungen (Aggressionen, Gleichgültigkeit usw.)
- emotionale Reaktionen (Depressionen, Apathie).

Bei allen älteren Patienten ist ein Screening der kognitiven Fähigkeiten durchzuführen, da Patienten mit leichter Beeinträchtigung ihre Defizite im Allgemeinen gut überspielen können. Die Nichtberücksichtigung dieser Einschränkungen kann zu falscher Beurteilung und zu mangelhafter Compliance durch Überforderung führen. Als Screening-Instrumente eignen sich der MMS (s. Anhang 2, Werte unter 27/30 sind verdächtig auf eine kognitive Beeinträchtigung) oder der Uhren-Test (s. Anhang 2). Die Befragung der betreuenden Angehörigen, wie der Patient seinen Alltag bewältigt und ob er vermehrt auf Unterstützung zurückgreift, kann wichtige zusätzliche Hinweise auf eine kognitive Verschlechterung liefern.

Werden diese Aufgaben nicht korrekt bewältigt, empfiehlt sich eine eingehendere neuropsychologische Abklärung, um behandelbare Ursachen auszuschließen, die Fähigkeiten und Einschränkungen des Patienten genauer einschätzen zu können, Überforderungen zu vermeiden und die Betreuung entsprechend zu planen. Eine Demenzabklärung ermöglicht erst die gezielte Beratung der Angehörigen im Umgang mit den Patienten und soll auch zu einem frühzeitigen *Advance Care Planning* führen, solange die Urteilsfähigkeit noch erhalten ist. Dies erleichtert die Entscheidungsfindung in Situationen der fortgeschrittenen Krankheit.

43.3.4 Assessment der Risiken

Um die Lebensqualität geriatrischer Patienten nachhaltig zu bewahren, ist eine vorausschauende Beurteilung möglicher Risiken notwendig. Aufgrund alterungsbedingter und degenerativer Prozesse bestehen für folgende Komplikationen erhöhte Risiken:

- **Druckulkus:** Haut- und Muskelatrophie sowie durch Kreislaufschwäche bedingte verminderte Mikrozirkulation und Immobilität (Sedativa!) erhöhen das Risiko.
- **Stürze:** Bewegungseinschränkungen, orthostatische Probleme, Gleichgewichtsstörungen und Sensibilitätsstörungen infolge Polyneuropathie führen zur Sturzgefährdung, die durch eine Opiattherapie noch erhöht wird.
- **Schwindel:** Eingeschränkte Kreislauffunktionen erhöhen die Sensibilität auf Anämien. Geriatrische Patienten profitieren stärker von Transfusionen.
- **Medikamentennebenwirkungen:** Die Multimorbidität führt zur Polypharmakotherapie, womit das Interaktionsrisiko steigt und iatrogene Probleme häufig werden.
- **Toxizität:** Eingeschränkte Nieren- und Leberfunktion sowie oft verminderte Flüssigkeitsaufnahme erhöhen die Gefahr toxischer Medikamentennebenwirkungen.

43.4 Beurteilung von Krankheitsverlauf und Prognose

Chronische Leiden wie Herz- und Lungenkrankheiten zeichnen sich durch einen langsam progredienten Verlauf aus, der immer wieder durch akute Dekompensationen unterbrochen wird. Eine Prognose zu stellen, wann eine solche Dekompensation schließlich zum Tode führen wird, ist selten möglich. Das zwischenzeitlich gute Befinden hindert Patient und Angehörige oft daran, sich der Todesnähe bewusst zu sein. Der vorausschauende palliative Therapieansatz erfolgt deshalb häufig zu spät.

Eine vorausschauende Besprechung der möglichen nächsten Dekompensation und des Vorgehens in diesem Falle (Notfallplan) unter Berücksichtigung des Willens des Patienten kann Notfallhospitalisationen von Patienten verhindern, welche zu Hause sterben möchten.

Multimorbide schwerkranke Menschen (*„Frailty“*) können sich über Monate in einem fragilen Gleichgewicht befinden, das innert weniger Tage zum Tode führen kann. Palliative Care als Haltung steht hier im ganzen Verlauf im Vordergrund und sucht die Balance zwischen Lebensorientierung und Abschied.

43.5 Symptomtherapie beim multimorbiden geriatrischen Patienten

Die palliative Behandlung der Symptome des älteren Menschen in seinem letzten Lebensabschnitt unterscheidet sich von der Behandlung jüngerer onkologischer Patienten. Wir werden mit einer Vielzahl von Symptomen, Funktionsstörungen und Beschwerden konfrontiert, die einerseits durch sein fortgeschrittenes Alter und chronische, nicht terminale Erkrankungen bedingt sind, andererseits durch Symptome und Probleme seiner finalen Krankheit. Diese Kumulation führt zu komplexen, polyätiologischen Symptomen, welche oft schwieriger zu beeinflussen sind und in ihrer Kausalität nicht sicher zugeordnet werden können. Entsprechend groß ist der Bedarf in dieser Patientengruppe für eine wohlüberlegte Symptomtherapie. Wir können kaum alle Probleme behandeln, weshalb primär die Symptome zu behandeln sind, welche die Lebensqualität des alten Menschen am stärksten beeinträchtigen.

43.5.1 Schmerzen

Chronische Schmerzen sind, unabhängig von den Grundkrankheiten, das wohl häufigste Symptom in der Geriatrie. Je nach Untersuchung leiden bis 60 % der alten Menschen täglich unter Schmerzen. Etwa ein Drittel leidet unter kontinuierlichen Schmerzen, zwei Drittel berichten über intermittierend auftretende Schmerzzustände. Gerade wegen dieser Häufigkeit besteht die Gefahr, dass sowohl beim Patienten wie beim Behandlungsteam der Eindruck entsteht, dies sei bis zu einem gewissen Grade ein normales Phänomen des Alters. Der ältere Mensch äußert seine Schmerzen deshalb weniger nachdrücklich und wird oft mit bagatellisierenden Antworten vertröstet.

Ältere Menschen haben keine verminderte Schmerzempfindung, wie häufig postuliert wird. Die Schmerzschwelle ist unverändert, hingegen werden Schmerzen vermehrt über die langsameren C-Fasern geleitet und weniger über die A-Delta-Fasern, was zur Folge hat, dass der Schmerzeintritt langsamer und der Schmerzcharakter eher dumpf und tief erlebt wird.

Ursachen

Häufigste Schmerzursachen im Alter:

- degenerative Gelenkerkrankungen
- degenerative Wirbelsäulenveränderungen
- Osteoporose
- Frakturfolgen
- krebsbedingte Schmerzen
- neuropathische Schmerzen:
  - Post-Zoster-Neuralgien
  - Polyneuropathien
  - zentrale und periphere Schmerzen nach Schlaganfall.

Auswirkungen chronischer Schmerzen

Folgen von chronischen Schmerzen werden oft nicht in ihrem Zusammenhang erkannt, sondern als eigenständige Störungen betrachtet und behandelt. Häufige Probleme alter Menschen, die durch Schmerzzustände bedingt sein können, sind:

- **Schlafstörungen:** Fragen Sie den Patienten, warum er nicht schlafen kann. Eine analgetische Therapie kann die bessere Lösung als Sedativa sein.
- **Isolation, Interesselosigkeit:** Immobilität als Schmerzfolge führt zu Rückzug und sozialer Isolation. Die soziale Vereinsamung hat ihrerseits eine negative Auswirkung auf die Schmerzverarbeitung.
- **Depressionen:** Altersdepressionen bis zu fehlendem Lebenswillen können durch unbehandelte Schmerzzustände ausgelöst werden.
- **Appetitlosigkeit, Gewichtsverlust:** Schmerzen reduzieren die Freude am Essen.
- **Inkontinenz:** Schmerzhaft eingeschränkte Mobilität kann zu funktioneller Urininkontinenz und als Folge zu verminderter Flüssigkeitsaufnahme führen.

Schmerzassessment

Aus den oben erwähnten Gründen, die zu verminderter Schmerzäußerung führen können, ist ein gutes Schmerzassessment mit gezielter, routinemäßiger Befragung des alten Menschen von entscheidender Bedeutung. Hörstörungen und kognitive Defizite sowie eine verlangsamte Reaktionsweise erfordern Geduld und Anpassung beim Assessment. Nicht nur das Vorhandensein von Schmerzen ist zu erfassen, sondern auch Dauer, Intensität und beeinflussende Handlungen und Umstände sowie die Auswirkungen auf die Alltagsaktivitäten. Oft kann schon durch Anpassungen im Pflegealltag (z. B. Art der Mobilisation) eine Erleichterung erreicht werden.

Instrumente der Schmerzerfassung

Neben den üblichen Tools wie der VAS (wird in senkrechter Anwendung wie ein Thermometer oft besser verstanden) haben sich beim geriatrischen Patienten Assessment-Instrumente bewährt, welche auf Fragebogen basieren. Dazu gehört das McGill-Pain-Questionnaire, das jedoch sehr zeitaufwendig ist. Einfacher in der Anwendung ist die in **Tabelle 43-1** dargestellte Skala.

Schmerzerfassung bei kognitiv beeinträchtigten Patienten

Die Erfassung von Symptomen kann bei demenzkranken Menschen schwierig werden, wenn die verbale Kommunikation beeinträchtigt ist. Eine sorgfältige Beobachtung und Hinterfragung von Verhaltensänderungen bleibt in diesem Falle die einzige Möglichkeit, auf unbehandelte Symptome aufmerksam zu werden. Die Anwendung von etablierten Schmerz-Assessment-Tools setzt eine weitgehend erhaltene Kommunikationsfähigkeit und kognitive Kompetenz voraus. Kognitive Einschränkungen können die Anwendung von abstrakten Erfassungsinstrumenten wie der VAS erschweren oder verunmöglichen; auch Skalen mit Gesichtern überfordern das Vorstellungsvermögen. In

Tabelle 43-1: Philadelphia Geriatric Center Pain Intensity Scale.

Frage		überhaupt nicht = 1	ein wenig = 2	mäßig = 3	ziemlich stark = 4	sehr stark = 5
1.	Wie stark sind Sie in den letzten Wochen ganz allgemein durch Schmerzen beeinträchtigt worden?					
2.	Wie stark sind Sie im Moment durch Schmerzen beeinträchtigt?					
3.	Wie stark sind Sie von den Schmerzen beeinträchtigt, wenn sie am stärksten sind?					
4	Wie viele Tage in der Woche werden die Schmerzen richtig schlimm?					
5.	Wie stark werden Sie von den Schmerzen beeinträchtigt, wenn sie am schwächsten sind?					
6.	Wie stark haben die Schmerzen ihre Alltagsaktivität beeinträchtigt?					
Summe						

Mit Ausnahme von Punkt 4, für den die Anzahl Tage verzeichnet wird, gilt folgende Skala:

1 = überhaupt nicht, 2 = ein wenig, 3 = mäßig, 4 = ziemlich stark, 5 = sehr stark.

Bewertung: Bei einer Gesamtsumme ≥ 12 ist eine analgetische Therapie zu evaluieren, ≥ 18 dringend indiziert leichteren Demenzstadien ist eine Befragung noch möglich, wobei auf einfache Fragestellung zu achten ist. Zeitliche Zusammenhänge gehen aber meistens schon früh verloren, der Patient vergisst schmerzauslösende Umstände oder kann sich nicht mehr an den starken Schmerz erinnern, den er eine Stunde vorher verspürte. Je mehr die Kommunikationsfähigkeit verloren geht, umso wichtiger wird die Beobachtung des Patienten.

Mögliche schmerzbedingte Verhaltensänderungen:

- Veränderungen von Mimik, Ausdruck
- Haltungsänderung, Schonhaltungen
- erschwerte Mobilisation (inkl. Abwehrverhalten)
- Reaktionen während der Pflege
- affektive Veränderungen: Apathie, Reizbarkeit, Aggressionen
- Lautäußerungen wie Stöhnen, Schreien, Weinen
- motorische Unruhe, Wandern
- Schlafstörungen, Verweigerung der Nahrungsaufnahme.

Instrumente zur Verhaltensbeobachtung helfen, verändertes Verhalten zu erfassen und zu dokumentieren. Dadurch kann nach eingeleiteter Schmerztherapie der Erfolg beurteilt werden, wobei auch bei maximaler Schmerztherapie nicht alle Verhaltensstörungen verschwinden werden, da sie teilweise durch die Grundkrankheit Demenz bedingt sind. Bewährte Skalen zur Beobachtung und Dokumentation von Verhaltensänderungen sind Doloplus und ECPA (s. Anhang 4).

Schmerzlokalisation

Die Lokalisation von Schmerzen kann sich bei dementen Patienten sehr schwierig gestalten. Eine oft veränderte Körperwahrnehmung verunmöglicht es dem Patienten, den Ort des Schmerzes zu zeigen. Auf die Frage „Tut es hier weh?" antworten die Patienten oft mit ja, wobei diese Antwort an den verschiedensten Stellen des Körpers wiederholt wird.

Die genaue Beobachtung des Verhaltens des Patienten, seiner Bewegungen und die Überprüfung seiner Anamnese können wichtige Hinweise zur Lokalisation liefern. Das Krankheitsbild Demenz dominiert oft so stark, dass schmerzhafte Nebendiagnosen nicht mehr beachtet werden. Das Studium der Krankengeschichte und die Erhebung einer Schmerzanamnese mit den Angehörigen kann wichtige Hinweise liefern bzgl. möglicher Ursachen und Reaktionen.

Praxistipps

Schmerzempfindung

Das oft gehörte Vorurteil, Demenzkranke seien weniger schmerzempfindlich als andere Menschen, konnte experimentell nicht bestätigt werden. Die Schmerzschwelle bleibt unverändert, nur die Schmerztoleranz erhöht sich leicht. Dies ist möglicherweise durch die Unfähigkeit zur raschen, adäquaten Reaktion zu erklären.

Schmerztherapie

Die Grundsätze der medikamentösen Schmerztherapie, wie sie in Kap. 19 beschrieben werden, gelten auch in der Geriatrie.

Pharmakokinetik bei geriatrischen Patienten

Besonders zu beachten sind aber einige Veränderungen in der Pharmakokinetik:

- **Nierenfunktion:** Die Kreatinin-Clearance nimmt mit zunehmendem Alter ab, ein normales Serum-Kreatinin kann darüber hinwegtäuschen. Die häufig verminderte Flüssigkeitsaufnahme kann den Metabolismus zusätzlich beeinflussen.
- **Leberfunktion:** Die altersbedingte Atrophie der Leber verlangsamt den Metabolismus.
- **Kreislauffunktionen:** Eine häufig bestehende Herzinsuffizienz kann die Kreislauf-

funktion verlangsamen, was sich verzögernd auf den Wirkungseintritt auswirkt. Die periphere Zirkulation ist oft reduziert, wodurch die Resorption von peripher verabreichten Analgetika (v.a. bei subkutaner oder transdermaler Applikation) verzögert und vermindert werden kann.
- **Hautatrophie:** Im Alter besteht allgemein eine deutliche Atrophie der Haut inklusive des subkutanen Fettgewebes. Transdermale Systeme sind dadurch in ihrer Wirkung oft unberechenbar.
- **Wasser- und Fettverteilung:** Das totale Körperwasser ist reduziert, der relative Anteil des Körperfetts steigt an. Dadurch verändern sich die Verteilvolumina für wasser- bzw. fettlösliche Substanzen, was zu verminderter Clearance bzw. zu längeren Halbwertszeiten führt.
- **Proteinbindung:** Die Abnahme der zirkulierenden Proteine und ihrer Bindungskapazität erhöht die Gefahr toxischer Wirkungen. Verminderte Proteinbindung erleichtert die Passage von Analgetika durch die Blut-Hirn-Schranke, wodurch zentralnervöse Nebenwirkungen begünstigt werden.

Grundsätze der Schmerztherapie
- **Start low – go slow:** Wegen des veränderten Metabolismus ist die Therapie mit kleinen Dosen einzuleiten und schrittweise zu erhöhen. Eine Monitorisierung der Wirkung und der Nebenwirkungen hilft bei der Dosis- und Dosierungsintervallanpassung.
- **Geeignete Galenik:** Geriatrische Patienten haben oft Mühe, neben den anderen Medikamenten noch eine Anzahl größerer Schmerztabletten zu schlucken.
  - Das Ausweichen auf Tropfen oder Brausetabletten kann die Verabreichung erleichtern.
  - Retardierte Präparate erleichtern die Compliance, vor allem beim alleinstehenden Patienten.
  - Kindersichere Tropfflaschen können von vielen alten Menschen nicht mehr geöffnet werden, ihre Handhabung ist deshalb zu überprüfen.
- **Interaktionen:** Bei der oft großen Anzahl anderer Medikamente, welche eingenommen werden, steigt die Gefahr von Interaktionen. Eine regelmäßige Überprüfung aller verordneten Medikamente bezüglich weiterbestehender Indikation ist sinnvoll. Zusätzlich ist der Patient zu befragen, welche anderen, nicht rezeptpflichtigen Medikamente er möglicherweise einnimmt.

Hinweise zu den einzelnen Analgetikagruppen

(Grundsätze s. Kap. 19)

Analgetika der WHO-Stufe I (nicht-opioide Analgetika):
- Paracetamol:
  - gute Verträglichkeit auch beim alten Menschen, Dosierung bis 2 g/d
  - Elimination kaum verändert
  - Probleme: kurze Wirkdauer, große Tabletten.

Praxistipp

Brausetabletten, Schmelztabletten oder Kapseln verwenden, welche geöffnet werden können.

- Metamizol:
  - zeigt neben analgetischer auch spasmolytische Wirkung
  - Tropfen als beliebte galenische Form
  - Agranulozytose-Risiko: selten, in den ersten Behandlungswochen am häufigsten; bei Infektzeichen Blutbildkontrolle!
  - Blutdrucksenkung: selten problematisch bei peroraler, jedoch häufig bei parenteraler Verabreichung; von intravenöser Applikation ist deshalb bei alten Menschen abzusehen.
- NSAR:
  - werden zu häufig und zu lange eingesetzt in der Geriatrie

  - sind nur kurzfristig (1 Woche) indiziert, wenn der antiphlogistische Effekt erwünscht und nötig ist; Schmerzen des Bewegungsapparates sind bei geriatrischen Patienten vorwiegend degenerativen Ursprungs und höchstens kurzfristig entzündlich überlagert.

Cave
Langzeittherapien mit NSAR sind wegen der steigenden Häufigkeit gefährlicher Nebenwirkungen zu vermeiden (gastrointestinale NW bleiben bei alten Menschen oft asymptomatisch bis zur lebensgefährlichen Blutung, die Nephrotoxizität ist bei eingeschränkter Nierenfunktion massiv erhöht, Wasserretention kann zur kardialen Dekompensation führen).

Praxistipp
Opioide sind bei degenerativen Schmerzursachen eine besser verträgliche Alternative!

Analgetika der WHO-Stufe II (sog. schwache Opioide):

- Tramadol:
  - breite galenische Palette mit Kapseln, Tropfen, Suppositorien und Retardformen
  - Übelkeit und Verwirrung als NW häufiger als bei jüngeren Patienten
  - enzymatische Aktivität der Leber zum Umbau in die aktiven Metaboliten ist reduziert
  - in niedriger Dosierung gute Verträglichkeit, ab Dosen von 200 mg/d rasche Zunahme vor allem von zentralnervösen Nebenwirkungen (Verwirrung, Schwindel)
  - Wechsel auf ein starkes Opioid vor der Maximaldosis von 400 mg/d empfohlen.

Analgetika der WHO-Stufe III (sog. starke Opioide):

- Morphin:
  - das Opioid der ersten Wahl auch beim alten Menschen: breite galenische Palette mit kurzwirksamen Tropfen und Tabletten zur Therapieeinleitung und als Reserveverordnung, mit retardierten Präparaten in Tabletten-, Kapsel- und Suspensionsform
  - gute Verträglichkeit bei langsamer Aufdosierung
  - bei Schluckproblemen kann retardiertes Morphinsulfat als Suspension eingesetzt werden; Sevre-Long®-Kapseln dürfen geöffnet werden und können so auch über eine Ernährungssonde verabreicht werden.

Cave
Bei einer GFR < 30 ml/min besteht bei Morphingabe die Gefahr einer Kumulation von aktiven Metaboliten.

- Hydromorphon:
  - erste Alternative zu Morphin beim geriatrischen Patienten
  - kaum zu ersetzen durch weniger aktive Metaboliten, daher auch bei Niereninsuffizienz mit Dosisanpassung bedingt einsetzbar
  - kurzwirksame (Hydromorphon-Tropfen, Kapseln) und retardierte Formen verfügbar
  - Kapseln dürfen geöffnet werden.
- Oxycodon:
  - vergleichbare Indikation wie Hydromorphon, ebenfalls bzgl. Niereninsuffizienz
  - kurzwirksame Tropfen und retardierte Tabletten.
  - als Kombination mit Naloxon indiziert bei starker Obstipation (aber nur, wenn diese tatsächlich durch das Opiat verursacht wird).
- Methadon:
  - schwierige Dosis-Titration wegen individuell variierender Halbwertszeit und Akkumulationstendenz
  - intensive Begleitung während der Einstellungsphase notwendig
  - verzögerte Elimination bei Niereninsuffizienz
  - gehört in die Hände von Ärzten, die im Umgang mit Methadon erfahren sind.

Transdermale Systeme (Fentanyl und Buprenorphin):

- Sind in der Geriatrie vor allem für chronische Schmerzen beliebt, aber zu träge für instabile Schmerzsituationen.
- Eignen sich nicht als Einstiegsopiate, da eine Titration nicht möglich ist und der Wirkungseintritt verzögert erfolgt.
- Hautatrophie und fehlendes subkutanes Fettgewebe sowie schlechte periphere Zirkulation können die Resorption unberechenbar machen
- Eine Reservemedikation mit einem kurzwirksamen Opioid ist immer zu verordnen.

Opioid-Nebenwirkungen beim älteren Patienten

Die Opioid-Nebenwirkungen unterscheiden sich nicht grundsätzlich von denen bei jüngeren Patienten (s. Kap. 19). Das Risiko für folgende unerwünschte Reaktionen ist aber beim alten Menschen erhöht:

- **Obstipation:** Ältere Menschen sind praktisch immer von einer Obstipation betroffen (Immobilität, verminderte Flüssigkeitsaufnahme, obstipierende Medikation). Deshalb ist unbedingt bei Beginn einer Opioidtherapie eine begleitende laxative Behandlung zu verordnen:
  - keine Quellmittel (ungenügende Flüssigkeitsaufnahme, fehlende Peristaltik)
  - osmotisch wirkende Laxanzien wie Lactitol, Lactulose meiden wegen störendem Meteorismus, besser Macrogol oder Magnesiumhydroxid
  - Peristaltikförderung und Sekretionsförderung durch Natriumpicosulfat (Tropfen) oder Senna-Produkte
  - CO_2-Suppositorien (Lecicarbon®) oder Miniklistiere bei fehlendem Defäkationsreiz.
- **Harnverhalten:** Vor allem bei vorbestehender Prostataerkrankung oder Therapie mit Anticholinergika wegen Urininkontinenz besteht ein deutlich erhöhtes Risiko für Harnverhalten. Patient und Betreuungspersonen sind darauf hinzuweisen, in der Akutsituation ist eine Katheterisierung unumgänglich.
- **ZNS-Symptome:** Verwirrungszustände und Halluzinationen treten bei alten Menschen gehäuft auf wegen vorbestehender Niereninsuffizienz oder Dehydratation (cave: Diuretika) mit Akkumulation von toxischen Metaboliten. Therapie der Wahl:
  - Hydrierung (p.o. oder mittels subkutaner Infusion)
  - Haloperidol oder Risperidon bei Halluzinationen (s. auch Kap. 9)
  - Opioidwechsel (z.B. auf Hydromorphon, Oxycodon).

Neuropathische Schmerzen

Periphere und zentrale neuropathische Schmerzen werden bei alten Menschen gehäuft festgestellt. Post-Zoster-Neuralgien, periphere Neuropathien und Schmerzzustände nach zerebralen Schlaganfällen sind dabei häufiger als krebsbedingte Infiltrationen und Kompressionen von Nervengewebe. Der Erfolg üblicher Analgetika ist oft ungenügend, es bestehen aber folgende adjuvante Therapieoptionen:

- Antikonvulsiva: Gabapentin 300–3600 mg/d oder Pregabalin 150–600 mg/d
- Steroide: v.a. bei Kompressionssymptomatik
- Antidepressiva: dual wirkende wie Duloxetin 30–60 mg/d, Trizyklika sind wegen der anticholinergen Nebenwirkungen zu vermeiden.

43.5.2 Depressionen

Die Prävalenz von Depressionen ist im fortgeschrittenen Alter deutlich erhöht. Auf ihren Zusammenhang mit chronischen Schmerzen wurde bereits hingewiesen. Eine depressive Grundstimmung kann andere Symptome verstärken. Als Assessment-Instrument bietet sich die *Geriatric Depression Scale* an. Folgende Antidepressiva bewähren sich beim geriatrischen Patienten:

- SSRI:
  - gute Verträglichkeit
  - mit halbierter Einstiegsdosis beginnen und über einige Wochen steigern bis zum gewünschten Effekt
  - NW: gastrointestinale Beschwerden, innere Unruhe
  - nicht mit Tramadol kombinieren (Serotoninsyndrom)
- Mirtazapin: 15–30 mg am Abend, wirkt leicht sedierend
- Mianserin: 15–60 mg am Abend, stärker sedierend, Alternative bei Schlafstörungen
- Venlafaxin: 37,5–150 mg; nicht mit Tramadol kombinieren (Serotoninsyndrom).

43.5.3 Schlafstörungen

Schlafstörungen im Alter sind häufig, oft sind Schmerzzustände oder Nykturie ursächlich mitbeteiligt und mitzubehandeln. Vorsicht ist geboten bei der Anwendung üblicher Sedativa wegen der erhöhten Sturzgefahr. Als Alternativen bieten sich an:

- Melatonin: 2 mg retard bei leichteren Schlafstörungen
- sedierende Antidepressiva (Trazodon 50–100 mg, Mirtazapin, Mianserin)
- Pipamperon: 20–40 mg vor dem Schlafen (v. a. bei Tag-Nacht-Umkehr)
- Clomethiazol: 1–2 Kapseln v. a. bei Erregungszuständen oder als Reserve.

43.5.4 Halluzinationen, Wahnvorstellungen

Nach Ausschluss einer Medikamentennebenwirkung gezielte Behandlung mit Neuroleptika.

- Risperidon: 0,25 bis max. 2 mg/d
- Quetiapin: 25–200 mg/d
- Haldol 2–5 mg/d (längerfristige Verabreichung vermeiden wegen Nebenwirkungen).

43.5.5 Verwirrtheitszustände, Delir

Primär ist die Ursache zu suchen: Nebenwirkung anderer Medikamente (Opiat-Metaboliten), asymptomatische Infekte (Harnwege!), Dehydratation, Stoffwechsel- und Elektrolytstörungen sowie Hirnmetastasen oder zerebrovaskuläre Ereignisse. Nicht-medikamentöse Maßnahmen wie Reizabschirmung und Reorientierungsmaßnahmen sind wichtiger als die symptomatische Therapie mit:

- Neuroleptika (s. oben Kap. 43.5.4)
- Lorazepam Expidet: als Notfallmaßnahme, können beim erregten Patienten in den Mund gelegt werden; die Resorption erfolgt aber gastrointestinal.

43.6 Die Angehörigen des geriatrischen Patienten

Sofern der schwerkranke alte Mensch noch einen Partner hat, ist dieser meistens ebenfalls in fortgeschrittenem Alter und deshalb oft auch in reduziertem Gesundheitszustand. Seine Belastbarkeit ist begrenzt, trotzdem übernimmt er aus moralischer Verpflichtung Betreuungsaufgaben bis zur Überforderung. Rechtzeitige Organisation von Entlastung und Unterstützung ist notwendig, um akute Dekompensationen mit folgender Spitaleinweisung beider Partner zu vermeiden:

- Spitex und Hauspflege
- geriatrische Tageskliniken
- vorübergehende Entlastungsaufenthalte in einem Pflegeheim.

Angehörige von Demenzpatienten

Die Betreuung dementer Patienten ist besonders belastend, da sie sich nicht nur auf pflegerische Maßnahmen beschränkt, sondern eine Überwachung rund um die Uhr erfordert. Es sind weniger die mnestischen Störungen, die belastend sind, als vielmehr die BPSD *(Behavioural and Psychological Symptoms of Dementia)*, nach denen gezielt gefragt werden soll. Zeitliche Entlastung, um Freiraum für die Betreuer zu gewinnen, ist ebenso wichtig wie fachliche Beratung und Begleitung.

Für die Kinder von Demenzkranken kommt der Konflikt hinzu, Entscheidungen für die Eltern übernehmen zu müssen, die früher für die Kinder entschieden haben. Je nach familiärer Biografie kann dies zu einer extremen Überforderung führen. Ein *Advance Care Planning* früh im Krankheitsverlauf von Demenzkrankheiten kann dies verhindern, durch einen Vorsorgeauftrag können Vertretungsregelungen festgelegt werden.

43.7 Entscheidungssituationen beim älteren Menschen

Den Möglichkeiten der Medizin sind durch das Alter kaum mehr Grenzen gesetzt. Umso wichtiger wird eine sorgfältige Entscheidungsfindung vor jeder Intervention. Sie muss Folgendes berücksichtigen:

- Therapieziel und Wille des Patienten (bei Kommunikationsunfähigkeit: Berücksichtigung einer vorliegenden Patientenverfügung)
- Lebensgeschichte und Werte des Patienten
- Information von Patient und Angehörigen über Diagnosen, Behandlungsoptionen und Prognose mit und ohne Therapie
- Belastung durch mögliche Abklärungen und Therapien.

Es ist eine gemeinsame Entscheidungsfindung zwischen Betreuungsteam, Patient und Angehörigen anzustreben. Dabei ist zu berücksichtigen, dass der alte Mensch in angemessener Form informiert wird und die notwendige Zeit zur Entscheidung erhält. Kann der Patient seinen Willen nicht mehr ausdrücken (z.B. Demenzpatienten), ist gemäß seiner Patientenverfügung zu entscheiden (s. auch medizinisch-ethische Richtlinien zur Patientenverfügung der SAMW sowie Adressen für Patientenverfügungen im Serviceteil) bzw. seine bevollmächtigte Vertrauensperson einzubeziehen.

43.8 Flüssigkeits- und Nahrungszufuhr

Bei ungenügender Nahrungs- und Flüssigkeitsaufnahme stellt sich die Frage, ob sie Folge einer behandelbaren Störung ist oder im Rahmen einer terminalen Verschlechterung auftritt.

Behandelbare Störungen sind:

- Erkrankungen der Mundhöhle wie schlecht sitzendes Gebiss, Entzündungen
- ösophageale Störungen wie Reflux- oder Soorösophagitis
- neurologische Schluckstörungen
- Geschmacksstörungen
- Apraxie.

Durch geeignete Nahrungsformen (Flüssigkost, eingedickte Flüssigkeiten, Fingerfood) kann oftmals eine ausreichende Ernährung sichergestellt werden.

Ernährungssonden sind selten indiziert und nur nach sorgfältiger Abwägung einzulegen. Aspirationen können dadurch nicht verhindert werden. Wenige Bissen und Schlucke bedeuten oft mehr Lebensqualität für den Betroffenen als eine optimale Kalorienmenge und ermöglichen den Angehörigen, ihre Zuwendung auszudrücken.

Bei nicht terminaler Dehydratation kann Flüssigkeit vorübergehend als subkutane Infusion (infraklavikulär über Butterfly 1000 ml Mischinfusion über 12 h) verabreicht werden (s. Kap. 10), was auch im Pflegeheim oder zu Hause möglich ist. Beim sterbenden Patienten ist im Allgemeinen von einer parenteralen Flüssigkeitszufuhr abzusehen, da sie nicht der Symptomkontrolle dient.

Literatur

[1] European Association for Palliative Care EAPC [Internet; cited 2020 Sept 01]. Amsterdam: White Paper on Palliative Care In Dementia, 2013. Available from: https://www.eapcnet.eu/publications/eapc-documents-in-other-languages/PID/1207/ev/1/CategoryID/43/CategoryName/German

[2] Fachgesellschaft Palliative Geriatrie FGPG . Berlin: Grundsatzpapier Palliative Geriatrie. [Internet; abgerufen am 1. September 2020]. Verfügbar unter: https://www.fgpg.eu/grundsatzpapier-zur-palliativen-geriatrie/

[3] Kojer M, Schmidl M. Demenz und Palliative Geriatrie in der Praxis. Wien/New York: Springer; 2011, 2016 https://doi.org/10.1007/978-3-7091-0201-5

[4] Kunz R. Palliative Care für Menschen mit Demenz. Primary and Hospital Care. 2018;18(21): 381–5. https://doi.org/10.4414/phc-d.2018.01849

[5] Kunz R. Schmerztherapie bei hochbetagten Menschen. Info Onkologie und Hämatologie. 2016;4:30–3.

[6] Schweizerische Akademie der Medizinischen Wissenschaften (SAMV). Medizinisch-ethische Richtlinien [Internet; abgerufen am 1. September 2020]. Verfügbar unter: https://www.samw.ch/de/Publikationen/Richtlinien.html

[7] Universität Zürich Zentrum für Gerontologie, 2018. Lebensende mit Demenz [Internet; abgerufen am 1. September 2020]. Verfügbar unter: https://www.zfg.uzh.ch/de/publikat/zfg/buecher.html#3

44
Palliative Care bei Kindern

Eva Bergsträsser, Judith Wieland

44.1 Einleitung

Palliative Care bei Kindern[11] unterscheidet sich in einigen Aspekten von Palliative Care bei Erwachsenen [2]. Dazu gehören insbesondere das Krankheitsspektrum, die Altersspanne vom Neugeborenen über das Kleinkind zum Jugendlichen und der Kontext der Familie. Aufgrund der Seltenheit palliativer Betreuungssituationen im Kindesalter und folglich geringer Erfahrung der Leistungserbringer in der Grundversorgung wurden Kinder und Jugendliche in die Gruppe der Patienten eingestuft, die prinzipiell die Indikation einer spezialisierten Palliative Care erfüllen [15].

44.2 Lebenslimitierende Erkrankungen im Kindesalter (0–18 Jahre)

Das Krankheitsspektrum kann über vier Diagnosegruppen [1] (**Tabelle 44-1**), über komplex chronische Erkrankungen (*Complex Chronic Conditions;* CCCs) [12, 13] oder aber nach Häufigkeiten der Todesfälle im Kindesalter beschrieben werden.

Komplex chronische Erkrankungen (CCCs) wurden erstmals im Jahr 2000 von Feudtner et al. definiert [12] und 2014 der Internationalen Klassifikation der Krankheiten, ICD-10, angepasst [13]. Die ursprüngliche CCC-Definition (Version 1) umfasste eine Krankheitsdauer von mindestens 12 Monaten, sofern diese nicht aufgrund eines letalen Verlaufs früher endete, und die Erkrankung mehrerer Organsysteme oder eines Organsystems, wenn dieses einer spezialisierten pädiatrischen Betreuung in einem tertiären Zentrum bedurfte (mit oder ohne Hospitalisation). Diese CCC-Systematik wurde entwickelt, um Muster der Mortalität bei Kindern und der Betreuung am Lebensende besser zu verstehen. Die erweiterte CCC-Definition (Version 2) schließt neu Erkrankungen und Komplikationen der Neugeborenenphase, Abhängigkeit von technologischem Support und Organ- oder Stammzelltransplantationen ein. Die Abhängigkeit von technologischem Support ist bei diesen Kindern hoch und dies kann ein Hinweis auf eine zunehmende Fragilität im Krankheitsverlauf mit potenzieller Indikation für eine spezialisierte palliative Betreuung sein. Eine retrospektive Beobachtungsstudie mit hospitalisierten Kindern in den USA zeigte über einen Verlauf von 10 Jahren, dass der Bedarf für technologische Unterstützung bei Kindern mit CCCs ansteigend war [29]. 2006 entfielen 73 % aller Gastrostomien (PEG-Sonde), 75 % der Tracheostomien und 92 % der zerebrospinalen Shunts auf Kinder mit CCCs. Zusätzlich mussten Todesfälle zu 42 % Kindern mit CCCs zugeschrieben werden. Damit wird

---

11 Wenn von Kindern die Rede ist, sind alle Altersstufen von 0–18 Jahren eingeschlossen, sofern nicht anders spezifiziert.

Tabelle 44-1: Vier Diagnosegruppen lebenslimitierender Erkrankungen im Kindesalter.

Gruppe		Beschreibung
1	lebensbedrohliche Erkrankungen	kurative Behandlungsmöglichkeiten bestehen, diese können aber versagen (z. B. Krebserkrankung, Herzfehler)
2	Erkrankungen mit eingeschränkter Lebenserwartung	mit heutigen Behandlungsmethoden ist über lange Zeit ein normales Leben möglich (z. B. Zystische Fibrose, komplexe korrigierbare Herzfehler)
3	progredient verlaufende Erkrankungen ohne kurative Behandlungsoptionen	können mit einer palliativen Behandlung über Jahre verlaufen (z. B. Stoffwechsel-, neuromuskuläre Erkrankungen)
4	irreversible, nicht-progredient verlaufende Erkrankungen mit schwerer Behinderung	haben aufgrund erhöhter Vulnerabilität (z. B. bzgl. rezidivierender Pneumonien) eine verkürzte Lebenserwartung (z. B. schwerste Zerebralparese nach Frühgeburt, Trauma, Insult oder ZNS-Infektion)

ersichtlich, dass die Einteilung der Kinder mit einem potenziellen Bedarf für eine palliative Betreuung sehr komplex ist. Der Zugang über die CCCs mit der 2014 erfolgten Erweiterung scheint sinnvoll.

Ausgehend von Todesfällen im Kindesalter, die weniger als 1 % aller Todesfälle ausmachen, sterben mehr als 50 % dieser Kinder im 1. Lebensjahr, vorwiegend in den ersten 4 Lebenswochen infolge Fehlbildungen, Frühgeburtlichkeit oder Komplikationen der Neugeborenenperiode. An zweiter Stelle stehen Todesfälle durch Unfälle und an dritter folgen Todesfälle durch neurologische, onkologische oder kardiologische Erkrankungen [5]. Im Jahr 2017 waren dies in der Schweiz total 460 Kinder (0–18 Jahre).

44.3 Betreuung, Behandlung und Begleitung von Kindern und deren Familien

Die Grundsätze der palliativen Betreuung eines Kindes entsprechen denen von Erwachsenen. Die primären Betreuungspersonen des Kindes sind die Eltern oder Erziehungsberechtigten. Darüber hinaus ist bei einem schwer kranken Kind wie bei jedem Familienmitglied immer die gesamte Familie betroffen und wird entsprechend in die Betreuung und Behandlung einbezogen. Wer zur Familie gehört, ist individuell. Wright und Leahey definieren Familie als eine Einheit, die miteinander verwandt oder nicht verwandt ist, Fürsorgefunktionen, Verpflichtungen und eine emotionale Bindung untereinander haben [41].

44.3.1 Familienzentrierte Versorgung

Ein weit verbreitetes Konzept ist die familienzentrierte Versorgung, was bedeutet, dass die Versorgung auf die gesamte Familie ausgerichtet wird [28].

Kernmerkmale der familienzentrierten Versorgung sind:

- Elterliche Partizipation in der Pflege und Betreuung.
- Entwickeln einer respektvollen und vertrauensvollen Partnerschaft mit dem Kind, der Familie und dem Behandlungsteam mit gemeinsam vereinbarten Zielen und geteilter Verantwortlichkeit für die Pflege/Betreuung des Kindes.
- Informationsaustausch und Kommunikation, die den Patienten und seine Familie zur Einnahme einer aktiven Rolle befähigt.
- Alle Familienmitglieder sind Pflege- bzw. Betreuungsempfänger.

So wird die Familie in das Betreuungskonzept und v.a. in Entscheidungsprozesse integriert. Entscheidungsprozesse erfolgen im palliativen Betreuungskontext und in der familienzentrierten Versorgung nach den Prinzipien der partizipativen/partnerschaftlichen Entscheidungsfindung, o.A. *„Shared Decision-Making"* [32]. Das kranke Kind und seine Geschwister werden entsprechend ihrem Alter, der Entwicklung und Befindlichkeit je nach eigenen Bedürfnissen und Wünschen der Eltern bzgl. Informationen und Entscheidungen einbezogen. Prinzipiell ist eine offene und ehrliche Information des Kindes wünschenswert. Um diesen Grundsätzen gerecht zu werden und ggf. Meinungsverschiedenheiten begegnen zu können, haben sich regelmäßige Treffen des Betreuungsteams und Rundtischgespräche mit den Eltern, ggf. dem Kind, insbesondere aber dem Jugendlichen und anderen für die Familie wichtigen Vertrauenspersonen bewährt. Bei hochkomplexen Entscheidungen, Meinungsverschiedenheiten oder Konflikten zwischen dem Behandlungsteam und der Familie oder innerhalb der Behandlungsteams, sind ethische Fallbesprechungen hilfreich.

Merke
In der Pädiatrie lässt sich die Betreuung eines Kindes nur im Kontext seines sozialen Umfelds, der Familie, betrachten. Die gesamte Familie ist betroffen. Entscheidungen müssen gemeinsam mit den Eltern besprochen und gefällt werden. Das Kind muss entsprechend seinen Fähigkeiten und seinem Entwicklungsstand einbezogen werden.

44.3.2 Ort der Betreuung

Der Ort der Betreuung richtet sich nach dem Kind, seinen medizinischen Problemen und eigenen Bedürfnissen und nach den Eltern, ob sie sich z.B. die intensiver und komplexer werdende Betreuung des Kindes zutrauen und ob sie über die dafür nötigen Ressourcen und eigenen Kräfte verfügen. Idealerweise wird der Wunsch des Kindes berücksichtigt. Bei der Wahl des Ortes sollte immer eine höchstmögliche Flexibilität, auch für Veränderungen, vorhanden sein.

Die **Betreuung zu Hause** erfordert je nach Krankheit des Kindes professionelle und nichtprofessionelle Unterstützungspersonen vor Ort und im Hintergrund. Zum professionellen Team gehören mindestens pädiatrische Pflegefachpersonen, der Kinderarzt und – vor allem in ländlichen Gebieten – der Hausarzt und der das Kind und die Familie betreuende Spezialist (wie z.B. ein Neurologe, Onkologe oder Stoffwechselspezialist). Die nicht-professionelle Unterstützung kann mit Familienangehörigen, Nachbarn, guten Freunden und freiwilligen Helfern aufgebaut werden. Hierfür brauchen viele Familien Rat und Hilfe durch das professionelle Team, insbesondere die Sozialberatung.

Eine **Betreuung in der Klinik** kann aus unterschiedlichen Gründen notwendig werden. Bei Kindern mit CCCs und neurologischer Beeinträchtigung sind dies häufig interkurrente und rezidivierende Infektionen mit pulmonalen Problemen, Operationen aufgrund orthopädischer Krankheitsfolgen oder rehabilitative Maßnahmen. Bei Kindern mit fortgeschrittenen Erkrankungen ist ein Klinikaufenthalt häufig zur Symptomkontrolle oder zur Sterbebegleitung nötig. Eine große Anzahl von Kindern wird auf neonatologischen und pädiatrischen Intensivstationen betreut. Intensivmedizinische Behandlungen sind häufig bei Früh- oder Neugeborenen mit palliativem und gleichzeitig intensivmedizinischem Betreuungsbedarf indiziert. Bei Kindern mit CCCs, v.a. aus dem neurologischen Diagnosespektrum, kann es zu intensivmedizinischen Maßnahmen im Rahmen respiratorischer Infekte mit respiratorischer Insuffizienz kommen, weil die palliative Situation seitens der Spezialisten oder Familien noch nicht genügend antizipiert wurde. Bei vielen dieser Kinder können sich die Betreuungsphasen in der Klinik über Wochen und Monate erstrecken. Idealerweise erfolgt die Betreuung auf spezialisierten Abteilungen wie

z. B. der Kardiologie, Neonatologie, Neuro-Rehabilitation oder Onkologie, die nicht nur über die notwendige Spezialisierung verfügen, sondern den meisten Kindern und Familien ein vertrauter Ort gewordener sind. Diese verschiedenen Aspekte erklären, warum es kaum sinnvoll ist, diese Kinder auf einer Palliativstation gemeinsam zu betreuen.

Viele Kinder mit den oben genannten CCCs, neurologischen Beeinträchtigungen und hohem Pflege- und Betreuungsbedarf werden in **Langzeitinstitutionen** oder **heilpädagogischen Institutionen** betreut, wobei die Betreuungszeit von tageweise, einige Nächte pro Woche bis vollständig variiert. Diese Institutionen bieten zum Teil auch Entlastungsmöglichkeiten für Familien über das Wochenende oder in Ferien an. Zusätzlich gibt es Angebote für betreute Ferien mit mehreren betroffenen Familien inkl. des kranken Kindes und der Geschwister. Hospize, wie sie in England und Deutschland bestehen, gibt es in der Schweiz bisher nicht.

Die Betreuung eines schwer kranken Kindes hat oftmals einen negativen Einfluss auf die finanzielle Situation der Familie, weshalb jede Familie durch eine Fachperson der Sozialberatung begleitet und ggf. unterstützt werden sollte. In diesem Kontext können auch sozialrechtliche und Versicherungsfragen geklärt werden.

44.3.3 Betreuungsteam

Die klare Definition des medizinisch ausgerichteten Betreuungsteams, der Zuständigkeiten und Erreichbarkeit ist vor allem in Phasen prognostischer Unsicherheit, Instabilität des Kindes und am Lebensende von höchster Bedeutung. Die Zusammensetzung des Teams ergibt sich aus der Erkrankung des Kindes, den daraus resultierenden Problemen und Bedürfnissen, dem Ort der Betreuung und der Familie. Bei Kindern, die in Langzeitinstitutionen leben, ist der Einbezug dieser Teams in instabilen Zeiten und Hospitalisationen wichtig, um eine möglichst reibungslose Rückkehr in die Institution zu gewährleisten.

Im Kern besteht das Team aus Pflegefachpersonen und Ärzten und wird je nach Kind und Familie ergänzt durch Physio-, Ergotherapie, Ernährungsberatung, Pädagogik/Heilpädagogik, Psychologie, Sozialberatung, Seelsorge und Freiwillige.

Neben dem spezialisierten pädiatrischen Palliative Care Team (PPC-Team) spielen die zuvor involvierten Spezialisten in der Beratung und Begleitung der Familie und des Betreuungsteams häufig bis zum Lebensende eine wichtige Rolle, v. a. in Bezug auf:

- Kenntnis des Verlaufs einer Erkrankung
- spezifische Behandlung von kardialen, metabolischen, nephrologischen, neurologischen oder onkologischen Problemen
- Unterstützung in der Betreuung von Kindern mit technischen Hilfsmitteln wie Heimbeatmung, Baclofenpumpe, u. a.
- Fragen zum Wiederholungsrisiko einer genetischen Erkrankung.

44.4 Behandlungs- und Notfallplan

Der Behandlungs- und Notfallplan, auch im Sinne eines „Advance Care Planning", ist das Bindeglied zwischen dem kranken Kind und seiner Familie und den Institutionen (z. B. Kinderklinik, Langzeitinstitution, heilpädagogische Schule oder Kindertagesstätte), Organisationen (z. B. ambulante Kinderkrankenpflege oder Freiwilligenorganisation) und den Fachpersonen. Dieser wird zu Beginn eines „Auftrags", in Abstimmung mit der Familie und ggf. dem Kind oder Jugendlichen erstellt, regelmäßig evaluiert und adaptiert, aber auch ad hoc angepasst. Der Plan soll eine nahtlose Kommunikation und eine Handlungsfähigkeit in Notfallsituationen gewährleisten. Ein standardisierter Behandlungsplan für Kinder wurde vom „Pädiatrischen Palliative Care Netzwerk Schweiz (PPCN CH)" erarbeitet und steht allen Institutionen und damit allen betroffenen Patienten zur Verfügung [36].

Die Grundpfeiler des Behandlungs- und Notfallplans sind:

- demografische Angaben zu Kind und Familie
- Betreuungsteam mit Telefonnummern, Erreichbarkeiten und Vertretung
- Diagnosen
- Rea-Status und Angaben, was im Falle einer Verschlechterung zu tun ist
- Allergien, Unverträglichkeiten
- fixe und Bedarfsmedikamente mit Dosierung und Angaben zur Steigerung im Falle ungenügender Symptomkontrolle
- pflegerische Maßnahmen und nicht-medikamentöse Interventionen zur Symptombehandlung
- Hilfsmittel
- Indikation zur Hospitalisation
- Wünsche des Kindes und der Familie.

Für die vorausschauende Planung („Advance Care Planning") und umfassende Erfassung und Dokumentation der Krankheits- und Betreuungssituation wie auch der Bedürfnisse und des Informationsstands von Kind und Familie eignen sich Behandlungsvereinbarungen für Kinder wie sie am Universitäts-Kinderspital Zürich eingesetzt werden oder das 4-Felder-Instrument zur Entscheidungsfindung (**Tabelle 44-2**).

44.5 Erkennen und Behandeln von Symptomen

Je nach Krankheitsbild sind sehr unterschiedliche Symptome zu erwarten [43]. Die größten Erfahrungen und wissenschaftlichen Dokumentationen stammen aus dem Bereich der Onkologie und konzentrieren sich auf Symptome am Lebensende [37, 42]. Über den Verlauf von Symptomen gibt es nur wenige Berichte, die ebenfalls aus der Onkologie kommen [38].

Vor allem bei nicht-onkologischen Kindern bestehen die Symptome häufig während Jahren und führen zu einer Beeinträchtigung der Lebensqualität, der Teilnahme am Alltag und zu einem hohen Medikamentenbedarf. In der Lebensendphase sind neben Schmerzen die folgenden Symptome je nach zugrundeliegender Erkrankung besonders zu erwarten [43]:

- respiratorische Probleme und Dyspnoe
- Verhaltensauffälligkeiten
- Fieber
- Obstipation oder Diarrhö
- Probleme der Ernährung und Flüssigkeitsaufnahme
- Übelkeit und Erbrechen
- Hautläsionen
- Blutungen und Anämie
- neurologische Symptome wie: Krampfanfälle, erhöhter Hirndruck, Spastik, Dystonie, Myoklonien, Bewusstseinsstörung
- Müdigkeit und Schwäche
- Ängste, Unruhe, Schlafstörungen.

Wichtig sind eine gute Erfassung und Dokumentation der Symptome und eine Gewichtung, die am besten vom Kind selbst und den Eltern erfolgen sollte. Nicht nur das Symptom an sich muss betrachtet werden, sondern ob eine Beeinträchtigung durch das Symptom besteht und wie stark diese ist. So gibt es Hinweise, dass Kinder, deren Eltern und Fachpersonen die Auswirkung der Symptome auf die Lebensqualität unterschiedlich einschätzen und gewichten [20]. Einige Eltern haben wenig Hoffnung auf eine erfolgreiche Symptomkontrolle [11].

Validierte Instrumente zur Symptomerfassung außerhalb von Schmerzen liegen für Kinder nicht vor. Weit verbreitet wird das von Collins für krebskranke Kinder entwickelte „Memorial Symptom Assessment Scale" (MSAS) [7, 8, 38] verwendet.

44.5.1 Schmerzen

Für eine effektive Schmerzkontrolle sind eine an Alter, Entwicklung und Kommunikationsfähigkeiten angepasste Schmerzerfassung, eine körperliche Untersuchung des Kindes und evtl.

Tabelle 44-2: Entscheidungsfindung und Advance Care Planning auf Grundlage der Behandlungsvereinbarung und Angaben aus der Literatur [17, 33, 40]

Elemente für den individuellen Entscheidungsprozess	
Medizinische Faktoren	**Lebensqualität (QOL)**
Perspektive des Behandlungsteams • aktuelle medizinische Situation • Behandlung inkl. Ziele (z. B. Symptomkontrolle, Verbesserung der Lebensqualität, Lebensverlängerung) • Sind die Behandlungsziele realistisch? • Vorgehen, falls Behandlungsziele nicht erreicht werden	**Aus medizinischer Perspektive:** • Was kann bzgl. QOL erreicht werden? • Gibt es Behandlungen, die die QOL verbessern oder auf die zur Erhaltung der QOL verzichtet werden muss?
Perspektive des Patienten/der Familie: • Einschätzung der medizinischen Situation und der Behandlungsmöglichkeiten • Wie steht der Patient/die Familie den Einschätzungen und Behandlungszielen des Behandlungsteams gegenüber? • Müssen Therapie-Entscheidungen getroffen werden?	**Aus Patienten-/Familien-Perspektive:** • Was sind die Wünsche, Bedürfnisse, Hoffnungen, Erwartungen? • Was bedeutet QOL auf körperlicher, emotionaler, spiritueller Ebene? • Welche Symptome belasten und interferieren mit QOL?
Zusammengefasst: • Welches sind die medizinischen Hauptprobleme des Kindes? • Welche Behandlungsziele wurden definiert? • Wo liegt der Nutzen und wo Gefahren in der geplanten Behandlung?	**Zusammengefasst:** • Was kann für die QOL und was zur Linderung von Leiden getan werden?
Wünsche des Patienten und der Familie	**Umgebungsfaktoren**
Entscheidungen: • Welche Informationen werden zur Entscheidungsfindung benötigt? • Besteht ein ausreichendes Verständnis, bzgl. Krankheit, Nutzen/Risiko einer Therapie? • Welche Wünsche hat der Patient und werden diese berücksichtigt? • Stimmen die Einschätzungen und Ziele des Behandlungsteams mit denen der Familie/des Patienten überein?	• Gibt es familiäre Faktoren, die Entscheidungen beeinflussen (Sprache, psychosoziale Aspekte, Trennung der Eltern)? • Gibt es andere, übergeordnete Einflussfaktoren wie kulturell-religiöse Regeln, die die Familie beeinflussen?
Bei urteilsfähigen (voll- oder minderjährigen) Kindern: • Hat das Kind etwas im Sinne einer Patientenverfügung geäußert oder niedergelegt?	
Bei nicht urteilsfähigen Kindern: • Welche Wünsche haben die Eltern und wird das Kindeswohl gewahrt?	

andere diagnostische Maßnahmen zur Ursachenklärung notwendig. Bei einem gut bekannten Kind bereitet die Schmerzeinschätzung meist keine Schwierigkeiten, bei unbekannten Kindern ist die Proxy-Einschätzung vonseiten der Eltern sowie die genaue Beobachtung durch erfahrene Pflegefachpersonen häufig wegweisend (siehe **Tabelle 44-3**). Die Einschätzung kann schwierig sein, wenn ein Kind aufgrund seiner Schmerzen und Ängste z. B. bzgl. invasiver Maßnahmen zur Schmerzbekämpfung ruhig und zurückgezogen wirkt, was über das Ausmaß der Schmerzen nicht hinwegtäuschen darf. Gefühle wie Angst, Stress, Trennungsschmerz oder Heimweh sind nicht immer von Schmerzen unterscheidbar bzw. können Schmerzen verstärken. In einigen Situationen kann deshalb das Führen eines 24-h-Protokolls hilfreich sein. Zudem kann, in Ergänzung zu einem Schmerzerfassungsinstrument, die Erfassung der Vitalzeichen Hinweise auf Schmerzen geben. Ein versuchsweise gegebenes Schmerzmittel kann über solche schwierig zu beurteilende Situationen Aufschluss geben.

Merke

Schmerzen und andere Symptome können von Eltern „heruntergespielt" werden, weil Schmerzen und eine Behandlung mit Opioiden mit dem nahenden Tod assoziiert werden. Der Gewinn einer guten Schmerzkontrolle wird damit ausgeblendet.

Schmerzerfassung

Für die verschiedenen Altersstufen liegen validierte Erfassungsinstrumente vor. International besteht keine Einigkeit, welche Instrumente am besten sind. Wichtig ist, dass das Instrument anwenderfreundlich ist, in den Kontext passt und dem Entwicklungsstand des Kindes entspricht. Auch bei Kindern gilt der Grundsatz, dass die beste Schmerzbeurteilung die des Patienten selbst ist. Bei Patienten, die aufgrund ihres Alters, ihrer Entwicklung (inkl. schwerer Behinderung und ungenügende Kommunikation) oder der Schwere ihrer Erkrankung dazu nicht in der Lage sind, werden Beobachtungsinstrumente eingesetzt [9, 34].

Verschiedene **Instrumente zur Selbsteinschätzung** sind für Kinder ab ca. 3½ Jahre verfügbar:

- Visuelle Analogskala (VAS): Es haben sich einfarbige Smiley-Skalen bewährt, da jüngere Kinder teilweise ihre Lieblingsfarbe auswählen.
- Gesichterskala FACES [3, 16] für Kinder ab 4 Jahre: Die Kinder geben hierauf das von ihnen empfundene Ausmaß ihrer Schmerzen analog zu dem Lächeln bzw. Ausdruck des Gesichtes an, die Gesichter sind mit Zahlen von 0–10 hinterlegt.
- Farbskalen (*Visual Color Scale* – VCS): Diese sind vor allem für Schulkinder und Jugendliche geeignet.
- Numerische Skala (*Numeric Rating Scale* – NRS) für Kindern über 12 Jahre: Diese Zahlenskala von 0–10 wird wie bei Erwachsenen verwendet.

Schmerztherapie

Für Kinder mit persistierenden Schmerzen wurde 2012 eine WHO-Richtlinie publiziert [39] mit einer 2-Stufen- statt bisher 3-Stufen-Therapie:

- Stufe 1 enthält die Medikamente Paracetamol und Ibuprofen.
- Stufe 2 enthält stark wirksame Opioide mit Morphin als „First-Line"-Opioid.

Schwache Opioide wie Codein und Tramadol werden von der WHO für Kinder nicht mehr empfohlen. Für Codein ist dies wegen der Metabolisierung über CYP2D6 (Aktivität bei Kindern deutlich niedriger als bei Erwachsenen) gut nachvollziehbar, für Tramadol jedoch weniger gut, da sich Tramadol im klinischen Alltag als sehr gutes Schmerzmittel auch in der palliativen Betreuung bewährt. Ob Morphin unter den stark wirksamen Opioiden das „First Line" uneingeschränkt verdient, ist auch bei Kindern umstritten, es liegen jedoch keine Studien vor, die für eine Änderung die notwendige wissenschaftliche Grundlage liefern (**Tabelle 44-4**).

Zusätzlich werden wie bei Erwachsenen Co-Analgetika gegeben, wobei es leider keine guten Studien, aber zunehmend gute klinische Erfahrungen gibt. Dazu gehören v. a. Antikonvulsiva (Gabapentin und Pregabalin), Ketamin, Clonidin, Bisphosphonate und Antidepressiva (auf tri-

Tabelle 44-3: Instrumente zur Fremdeinschätzung/Beobachtungsinstrumente (im Literaturverzeichnis finden sich die Links zu den Webseiten mit den Instrumenten).

Instrument	Alter	Items	Score	Bemerkung
BSN-R (Berner Schmerzscore für Neugeborene) [26] BSN-revised [27]	Früh- und Termin-geborene	4 Indikatoren [26] • Weinen • Gesichts-mimik • Körper-ausdruck • Herzfrequenz 3 Kontext-faktoren • postmen-struelles Alter • Verhaltens-zustand • Beatmung		Der BSN für termin- und frühgeborene Kinder mit und ohne maschinelle Beatmung wurde 2016–2019 revidiert. Publizierte Analysen haben gezeigt, dass individuelle Kontextfaktoren wie postmenstruelles Alter, Verhaltenszustand des Kindes und Beatmung die Schmerzäußerungen des Kindes beeinflussen und für die revidierte Fassung des BSN weiter validiert werden müssen.
KUSS (Kindliche Unbehagens- und Schmerzskala) [6]	Neugeborene, Säuglinge und Kleinkinder bis 4 Jahre	5 Items, 0–2	0–10	für nicht beatmete Kinder
NIPS (Neonatal Infant Pain Scale) [19]	Früh- und neugeborene Kinder und Kinder bis 2 Jahre	6 Items, 0–3	0–7	
CHEOPS (Children's Hospital Eastern Ontario Pain Scale) [21, 34]	ab 4 Monate bis 18 Jahre	6 Items	4–13	international oft verwendetes Instrument, ursprüngliche Altersgruppe von 1–7 Jahren wurde erweitert
FLACC (-revised) (Face, Legs, Activity, Cry and Consolability) [9, 22]	ab 2 Monate bis 7 Jahre, bzw. bis > 80 Jahre	5 Items, 0–2	0–10	international verwendetes Instrument, v.a. auch in Studien; FLACC-revised wurde angepasst für Kinder mit einer kognitiven Beeinträchtigung
NCCPC-R (Non-Communicating Children's Pain Checklist – Revised) [4]	3–18 Jahre bzw. bis 44 Jahre	30 Items, 0–3 und nicht beurteilbar	0–90	für schwerst- oder mehrfach behinderte Kinder; postoperative Version ohne Items Essen/Schlafen und über kürzere Beobachtungsperiode
INRS (Individualised Numeric Rating Scale) [30]	ab 8 Jahren	Items individualisiert, 0–10	0–10	für schwerst- oder mehrfach behinderte oder intubierte Kinder; individuelle Zeichen für Schmerzen

zyklische Antidepressiva sollte wegen kardialer Komplikationen verzichtet werden).

Da Eltern das Kind häufig zu Hause selbständig betreuen, müssen sie bzgl. Indikation, Verabreichung, zu erwartenden Wirkungen und Nebenwirkungen eines Medikamentes genau instruiert werden. Die Opioidtherapie wird sehr vorsichtig, gut steuerbar mit einem kurz (und schnell) wirksamen Opioid (Morphin-Tropfen oder Morphin zur intravenösen Verabreichung) und nicht mit einem Pflaster begonnen.

Merke

In Bezug auf den Einsatz von Opioiden: Sei mutig, aber vorsichtig in kleinen Schritten.

Hinweise zur Opioidbehandlung bei Kindern

Opioide können und sollen bei Kindern mit stärksten Schmerzen eingesetzt werden. Vorsichtsmaßnahmen, im Sinne einer vorsichtigen Anfangsdosierung, sind bei Säuglingen in den ersten 6 Lebensmonaten und bei sog. „Opioid-naiven" Patienten, d.h. solchen, die bisher noch nicht mit Opioiden behandelt wurden, zu beachten.

Praxistipp

Die gut gemeinte intravenöse Gabe einer relativ hohen Opioiddosis bei einem älteren Kind oder Jugendlichen mit starken Schmerzen kann trotz adäquater Dosierung einen gegenteiligen Effekt haben. Das Kind, der Jugendliche, kann sich durch die rasche Wirkung des Opioids so „überfahren" fühlen, dass jede weitere Opioidgabe verweigert wird.

Retardierte Opioide können auch bei Kindern eingesetzt werden. Es wird empfohlen, den Beginn mit einem schnell wirksamen Opioid (z.B. Morphintropfen) durchzuführen und nach Erreichen einer befriedigenden Schmerzkontrolle auf ein lang wirksames Opioid umzustellen. Dabei ist zu beachten, dass kleine Kinder häufig höhere Dosierungen benötigen und gelegentlich das 12-stdl. zu applizierende Morphin 8-stdl. gegeben werden muss.

Bei unzureichender Opioidwirkung erfolgt die Dosissteigerung in Schritten von 25–30 % der vorgängigen Tagesdosis. Bei stärksten Schmerzen müssen schnellere Dosisanpassungen vorgenommen werden.

Opioidwechsel erfolgen gemäß den Richtlinien für Erwachsene (s. Kap. 19.5.6). Erfahrungsgemäß kann bei einer Rotation die errechnete Äquivalenzdosis um ca. 20 % reduziert werden.

Andere Opioide (Hydromorphon, Oxycodon, Methadon) können auch bei Kindern eingesetzt werden.

Behandlung von Opioid-Nebenwirkungen

- **Atemdepression:** tritt bei korrekter Dosierung selten auf; manchmal ist eine Sauerstoffgabe und ggf. Atemstimulation oder bei Überdosierung und fehlender Spontanatmung eine Maskenbeatmung und evtl. Naloxongabe (0,01 mg/kgKG/Dosis; nach Bedarf wiederholen) nötig. In der Folge Fortsetzung der Opioidbehandlung mit 50 %iger Reduktion.
- **Obstipation:** Meistens ist Laktulose oder Macrogol ausreichend und soll gleichzeitig mit dem Start von Opioiden verordnet werden.
- **Pruritus:** v.a. zu Anfang einer Opioidbehandlung mit Morphin, spricht meist gut auf Antihistaminika an; bei manchen Kindern ist ein Opioidwechsel nötig. Ansonsten ist ein Behandlungsversuch mit niedrig dosiertem Naloxon intravenös (0,25–1,5 μg/kgKG/h) zu erwägen [23].
- **Übelkeit:** keine prophylaktische Behandlung; in Reserve: Dimenhydrinat, Clemastin, Hydroxyzin, Ondansetron oder Naloxon (s. oben bei Pruritus).
- **Harnverhalt:** Behandlungsversuch mit Bethanecholchlorid p.o. (0,2 mg/kgKG alle 4–6 h), Wirkeintritt nach 30–90 min oder Neostigminmetilsulfat s.c. (0,125–0,25 mg

Tabelle 44-4: Schmerztherapie bei Kindern mit persistierenden Schmerzen [39].

Arzneimittel	Applikation und Dosierung	Bemerkungen
1. Stufe: Basisanalgetika		
Paracetamol	• p. o. oder rektal 15–20 mg/kg alle 4–6 h (max. 90 mg/kgKG/d bzw. 4 g/d bei ≥ 18 J./ ≥ 50 kg) • i. v. 15 mg/kgKG alle 6 h (max. 60 mg/kgKG/d bzw. 4 g/d bei ≥ 18 J./ ≥ 50 kg)	cave: Leberfunktionsstörung (Abbau > 90 % hepatisch)
NSAID	• Ibuprofen (> 6 Monate): p. o. oder rektal 7–10 mg/kgKG alle 6–8 h (max. 30 mg/kgKG/d) • Diclofenac (für Kinder > 1 Jahr, > 10 kg): p. o. oder rektal 1 mg/kg alle 8–12 h (max. 3 mg/kgKG/d)	cave: Niereninsuffizienz, Blutungsrisiko (Thrombozytenaggregationshemmung)
Metamizol	p. o. oder i. v. 8–16 mg/kgKG alle 4–6 h; max. 65 mg/kgKG/d	cave: hypotone Krise bei zu rascher intravenöser Applikation
schwache bis mittelstarke Opioide	Tramadol (für Kinder > 1 Jahr, > 10 kg): p. o. 1–2 mg/kgKG alle 6 h (max. 8 mg/kgKG/d)	cave: von WHO und FDA für Kinder bis 17 Jahre nicht mehr empfohlen [14]
	Nalbuphin: • i. v. oder s. c. 0,1–0,2 mg/kgKG (max. 10 mg/Dosis) • Dauerinfusion/PCA (i. v.): 0,02–0,1 mg/kgKG/h Reservebolus = Stundendosis, max. 4×/h	cave: Ceiling-Effekt, Nalbuphin brennt bei s. c.-Verabreichung.
2. Stufe: starke Analgetika		
Morphin (ohne Maximaldosis)	• p. o. oder rektal 0,1–0,2 mg/kgKG alle 4 h (bzw. 1 mg/kgKG/24 h) • p. o. retardiert: Dosis des kurzwirksamen Morphins über 24 h auf retardiertes Morphin umrechnen. Gabe alle 8–12 h (siehe Erwachsene) • Reservedosis zusätzlich zur 4-stdl. oder 8- bis 12-stdl. Gabe: ca. 5–10 % der Tagesdosis, bzw. 4-h-Dosis als kurzwirksames Morphin max. 1 ×/h	Säuglinge < 6 Monate beginnen mit ⅓–½ der Startdosis
	• i. v. oder s. c. 0,01–0,05 mg/kgKG als Einzeldosis • Dauerinfusion/PCA (i. v. oder s. c.): 0,005–0,03 mg/kgKG/h • Reservebolus entspricht der Stundendosis, darf bei i. v.-Gabe 6×/h mit Pause von 5–10 min, bei s. c.-Gabe 1–2×/h mit Pause von 30–60 min zwischen den Boli gegeben werden	
Fentanyl (ohne Maximaldosis)	Dauerinfusion: 0,5–1 μg/kgKG/h; Reservebolus entspricht Stundendosis wie bei Morphin	
	transdermales Fentanyl ist kein First-Line-Medikament	Wie bei Erwachsenen mögliche Grundmedikation bei erreichter guter Schmerzkontrolle mit anderem Opioid (gemäß üblichem Umstellungsschema). Wechsel i. d. R. nach 72 h, manchmal ist ein häufigerer Wechsel erforderlich. Wie bei retardiertem Morphin ist die Verordnung von schnell wirksamem Morphin bei Durchbruchschmerzen nötig.

alle 4–6 h). In manchen Fällen ist ein Einmalkatheterisieren indiziert.
- **Verwirrtheit oder Halluzinationen:** In dieser Situation ist eine Dosisreduktion und meist ein Opioidwechsel notwendig.

Nicht-medikamentöse Maßnahmen

Neben einer medikamentösen Behandlung sollten nicht-medikamentöse Maßnahmen ausgeschöpft werden (s. Links im Literaturverzeichnis). Oftmals werden auch komplementäre Behandlungsmethoden von den Familien gewünscht und teilweise auch initiiert. Es lohnt sich, Familien direkt darauf anzusprechen und die Therapien zu koordinieren, da „alternative“ Heilmittel mit den bereits eingesetzten Medikamenten interagieren können.

44.5.2 Ernährung und Flüssigkeitsaufnahme

Für Eltern ist die Ernährung und Flüssigkeitsaufnahme oft ein zentrales Problem, an dem sich die Schwere der Krankheit des Kindes und die eigene Hilflosigkeit ablesen lassen. Ebenso können die Gewichtsabnahme, das Körperbild und die zunehmende Schwäche für Jugendliche extrem belastend sein. Ein erster Schritt im Vorgehen sollte es sein, diesem Thema Raum zu geben und dessen Bedeutung zu erfragen und Eltern, Kinder und Jugendliche ernst zu nehmen. Im Weiteren geht es um die Abklärung möglicher Ursachen, die häufig jedoch nicht behoben werden können. Aber auch hier kann das Verstehen der Betroffenen zu einer Erleichterung und Entlastung von möglichen Schuld- und Versagensgefühlen beitragen. Erfahrungen bzgl. medikamentöser Maßnahmen liegen nur vereinzelt vor. Der Einsatz von Steroiden sollte wegen seiner z. T. stark dysphorischen Wirkung bei Kindern sehr zurückhaltend erfolgen. Der Einsatz von Sondennahrung oder eine parenterale Ernährung sollte individuell und situationsgerecht erwogen werden.

Bei schwerst- oder mehrfach behinderten Kindern, die orale Nahrung zu sich nehmen, kann eine Verschlechterung dazu führen, dass sie sich zunehmend verschlucken und eine Aspirationsgefahr besteht. Hier bedarf es einer offenen Kommunikation und allenfalls der Unterstützung durch Fachpersonen. Wichtig ist auch, das Ziel der Nahrungsaufnahme zu klären und allfällige Konsequenzen in Bezug auf die Behandlung und die Lebensqualität des Kindes/Jugendlichen abzuwägen. Wenn die Nahrungsaufnahme bei diesen Kindern nur noch per Sonde möglich ist und ggf. andere Symptome hinzukommen, kann dies ein Hinweis auf ein höheres Risiko des frühzeitigen Versterbens sein [18].

44.5.3 Übelkeit und Erbrechen

Übelkeit und Erbrechen treten relativ häufig auf und können je nach Ursache (Opioid-Nebenwirkung, Ileus, usw.) medikamentös meist gut kontrolliert werden. Antihistaminika und selektive Serotonin-Rezeptor-(5HT3-)Antagonisten führen häufig zu einer Verbesserung. Metoclopramid sollte wegen seiner extrapyramidalen Nebenwirkungen, v. a. bei kleineren Kindern, vorsichtig und mit den entsprechenden Instruktionen (Verordnung von Biperiden) eingesetzt werden. Bezüglich Cannabinoiden bei therapieresistenter Übelkeit oder Octreotid bei Ileus liegen in der Pädiatrie einzelne Fallberichte mit erfolgreichem Einsatz dieser Substanzen vor.
- Hydroxyzin: p. o. 0,5 mg/kgKG alle 4–6 h
- Ondansetron: p. o. oder i. v. < 4 Jahre: 2 mg, 4–11 Jahre 4 mg, > 12 Jahre 8 mg alle 8–12 h.

Bei schwerst- oder mehrfach behinderten Kindern ist Übelkeit schwierig einzuschätzen; vermehrte Unruhe, Schmatzen und Zeichen von Unwohlsein während und nach der Nahrungsaufnahme können Hinweise sein. Wiederholtes Erbrechen bei sondenernährten Kindern kann einen negativen Einfluss auf die Lebensqualität haben, ist jedoch oftmals schwierig zu behandeln. Eine Anpassung der Sondenmenge und -zeiten sollten erste Schritte sein, allenfalls ist eine Umstellung der Sondennahrung hilfreich. Eine enge Zusammenarbeit mit der Ernährungsberatung ist in solchen Fällen indiziert.

In der terminalen Phase sollte die Sondennahrungs- und Flüssigkeitsmenge i. d. R. reduziert und dem Wohlbefinden des Kindes angepasst werden. Dies erfolgt in enger Absprache mit der Familie.

44.5.4 Obstipation oder Diarrhö

Obstipation tritt vorwiegend aufgrund der Behandlung mit Opioiden, Immobilität, verminderter Nahrungs- und Flüssigkeitsaufnahme auf. Um Folgeprobleme einer Obstipation mit Unwohlsein/Bauchschmerzen zu vermeiden, sollte bereits präventiv behandelt werden. Bei manifester Obstipation muss die Behandlung intensiviert und konsequent kontrolliert werden. Bei Kindern reicht i. d. R. der Einsatz von Macrogol aus, manche bevorzugen Einläufe oder andere bewährte Maßnahmen und Medikamente.

- Macrogol 4000 (1 Teelöffel = 5–10 g): 1 Teelöffel 1–3 ×/d p. o.
- Bisacodyl: 4–12 Jahre 5 mg, > 12 Jahre 5–10 mg p. o. (abends).

Diarrhö wird als Folge einer Überdosierung von Laxanzien oder als Nebenwirkung anderer Medikamente wie Antazida, Antibiotika u. a. oder einer abdominalen Bestrahlung und gehäuft bei Kindern mit HIV-Infektionen gesehen. Medikamentös können Loperamid oder Colestyramin und Morphintropfen oder Morphin s. c. versucht werden.

44.5.5 Blutungen und Anämie

Treten v. a. bei onkologischen Patienten auf und werden angepasst an die Situation symptomatisch mit Thrombozyten- und Erythrozytensubstitutionen behandelt. Schleimhautblutungen können mit einem Fibrinolysehemmer (Tranexamsäure) in Form von Tabletten, intravenös oder als Mundspüllösung behandelt werden.

44.5.6 Respiratorische Probleme und Dyspnoe

Respiratorische Probleme können bei vielen der oben aufgeführten Erkrankungen auftreten. Abgesehen von der terminalen Phase mit „Todesrasseln“ muss mit respiratorischen Problemen bei Kindern mit den folgenden Krankheitsbildern gerechnet werden: ZNS-Erkrankungen und -Prozesse, primäre Lungenleiden (z. B. Zystische Fibrose), Lungenmetastasen (z. B. bei Osteosarkom), schwere Herzinsuffizienz, ausgeprägte Skoliose oder rezidivierende Aspirationspneumonien. Die zentral bedingten Hypopnoen sind im Gegensatz zu allen anderen Pathologien nicht mit Dyspnoe, sondern eher mit Müdigkeit oder Kopfschmerzen am Morgen assoziiert. Dyspnoe ist ein subjektives Gefühl und die klinische Einschätzung ist wegweisend. Eine Überwachung der Sauerstoffsättigung sollte der Situation entsprechend erfolgen, ist aber nicht in allen Fällen nötig.

Die Behandlung der Dyspnoe erfolgt wie bei Erwachsenen mit Opioiden, ggf. Sauerstoffgabe, ggf. Flüssigkeitsreduktion und ggf. Anxiolytika sowie allenfalls einer Pleuradrainage und Entlastung von ausgeprägtem Aszites. Zusätzlich sind einfache Maßnahmen wie eine bequeme und aufrechte Position sowie Zufuhr von frischer Luft oder ein Ventilator hilfreich. Dyspnoe kann große Angst und Sorge bei den Angehörigen und dem Behandlungsteam auslösen und Unterstützung ist oftmals indiziert.

44.5.7 Müdigkeit und Schwäche

Zu dieser Problematik, die v. a. von Familien retrospektiv nach dem Tod eines Kindes als belastend beschrieben wird, gibt es kaum Erfahrungen zur Behandlung, z. B. mit Methylphenidat.

Im Alltag ist eine Priorisierung und eventuelle Anpassung der Aktivitäten und des Tagesablaufs sinnvoll. Im Zentrum sollten Aktivitäten stehen, die dem Kind Freude machen. Unangenehmere Aktivitäten und Handlungen sind auf Notwendigkeit und Häufigkeit zu überprüfen und wenn möglich zu reduzieren oder ganz wegzulassen.

44.5.8 Fieber

Fieber tritt v. a. bei Kindern mit fortgeschrittenen Krebserkrankungen oder in Form eines zentralen Fiebers bei ZNS-Erkrankungen auf. Sofern eine Behandlung notwendig ist, ist sie häufig schwierig und sollte neben medikamentösen auch physikalische Maßnahmen wie Coolpacks oder eine Kühlmatte beinhalten. Zudem sollte eine Anpassung der Flüssigkeitszufuhr erfolgen.

44.5.9 Neurologische Symptome

Krampfanfälle können, v. a. wenn sie unerwartet auftreten, für das Kind und die Betreuungspersonen bedrohlich sein. Eine frühzeitige Aufklärung und Behandlungsinstruktion der Eltern haben deshalb eine große Bedeutung. Für die akute Krampfkontrolle kann Midazolam nasal (Nasenspray 2,5 mg/Dosis) oder buccal (Buccolam Fertigspritzen à 2,5–10 mg) verabreicht und, falls der Anfall nicht sistiert, wiederholt werden.

Dosierung von Midazolam Nasenspray oder Buccolam:

- 0,5–1 Jahr 2,5 mg/Dosis
- 1–5 Jahre 5 mg/Dosis
- 5–10 Jahre 7,5 mg/Dosis
- 10–18 Jahre 10 mg/Dosis.

Die früher übliche rektale Applikation von Diazepam wird v. a. bei älteren Kindern immer seltener angewendet.

Ein **erhöhter Hirndruck**, v. a. im Zusammenhang mit Hirntumoren, sollte in enger Zusammenarbeit mit Neuro-Onkologen und Neurologen behandelt und begleitet werden.

Spastizität und **Dystonie** können sich je nach Grunderkrankung in der Lebensendphase weiter verschlechtern und die Befindlichkeit des Kindes und der Familie zusätzlich beeinträchtigen. Die medikamentösen Möglichkeiten sind begrenzt und sollten in enger Kooperation mit den involvierten Spezialisten der Neurologie und Neuro-Rehabilitation abgestimmt werden. In schwierig zu kontrollierenden Situationen kann eine stationäre Aufnahme indiziert sein. Das Führen eines 24-h-Protokolls über einen bestimmten Zeitraum ist in komplexen Situationen häufig hilfreich.

44.5.10 Angst, Unruhe, Schlafstörungen

Kinder reagieren wie Erwachsene mit Ängsten auf schwere und bedrohliche Erkrankungen und hierbei v. a. auch auf die Reaktionen der Umwelt. Häufig verstärken fehlende Informationen die Ängste von Kindern. Unruhe, Schlafstörungen, verstärkte Spastik, Dystonien und Schmerzen können eine Folge sein. Weiterhin werden aggressive Verhaltensweisen beobachtet, die isoliert oder in einem Wechsel mit Rückzugserscheinungen auftreten können. Neben der Suche nach der Ursache dieser psychischen Veränderungen ist die Begleitung der Eltern im Verstehen und Akzeptieren dieser Reaktionen wichtig.

Schlafstörungen haben meist eine negative Auswirkung auf die Lebensqualität des betroffenen Kindes sowie der gesamten Familie. Die Schlafsituation soll evaluiert werden und allenfalls Anpassungen, z. B. der Matratze, dem Lagerungsmaterial, der Medikation etc. erfolgen. Auch die Überwachung nachts ist zu überprüfen. Nicht-medikamentöse Maßnahmen können hilfreich sein. Allenfalls ist die Unterstützung zu Hause zu erhöhen, z. B. mit zusätzlichen Kinderspitexeinsätzen.

Rolle der palliativen Sedierung bei Kindern: Auch bei Kindern und v. a. Jugendlichen kann der Einsatz einer palliativen Sedierung sinnvoll und notwendig sein. Diese sollte spezialisierten Fachpersonen mit genügend Erfahrung in diesem Bereich vorbehalten bleiben.

Merke
Eine palliative Sedierung kann v.a. bei Jugendlichen zu einer großen Entlastung führen, z.B. bei Atemnot im Rahmen von pulmonalen Prozessen und Metastasen.

44.6 Gespräche über Sterben und Tod mit Kindern und deren Familien

In der Begleitung des Kindes, seiner Eltern, Geschwister und anderer wichtiger nahestehender Menschen werden verschiedene Themenkomplexe eine Rolle spielen:

- **Umgang mit der Krankheit und ihrer Unheilbarkeit:** Viele Familien beschäftigt noch lange die Frage, ob wirklich alles für ihr Kind getan wurde. Diese Fragen müssen immer wieder aktiv aufgegriffen und beantwortet werden. Gelegentlich kann das Vermitteln einer Zweitmeinung hilfreich sein.
- **Umgang mit Fragen zu Sterben und Tod des kranken Kindes** [31]: Kinder sind sich in der Regel schon sehr früh über die Schwere ihrer Krankheit bewusst. Häufig sind ihre Äußerungen dazu verschlüsselt und müssen erst „übersetzt" werden. Vorsicht ist geboten vor vorschnellen Antworten auf Fragen – zuerst sollte die Bedeutung einer gestellten Frage verstanden werden. Fragen dürfen mit Gegenfragen beantwortet werden. Die Auseinandersetzung mit dem Krankheitsverständnis und Todeskonzept bei Kindern in den unterschiedlichen Altersstufen kann hier hilfreich sein. In Anwesenheit des betroffenen Kindes – auch wenn dessen Bewusstsein eingeschränkt ist – sollten solche Gespräche nicht geführt werden.
- **Geschwisterkinder:** Neben eigenen Schuldgefühlen haben sie oft das Gefühl, ihrem kranken Geschwisterkind werde eine Behandlung vorenthalten. Sie brauchen diesbezüglich Informationen und Sicherheiten. Manchmal schnappen Geschwister etwas aus Gesprächen auf, was ihnen Sorgen bereitet, trauen sich aber nicht, aktiv zu fragen. Es ist wichtig, aktiv nach solchen Themen und Begebenheiten zu fragen.
- **Eltern:** Sie sollen in offen geführten Gesprächen immer wieder die Möglichkeit haben, Fragen zu stellen, um sich auf Kommendes vorzubereiten. Wichtig ist die Versicherung, dass jederzeit jemand für sie und das Kind erreichbar ist. Zudem sollte festgelegt werden, in welchen Situationen die Eltern benachrichtigt werden sollen.

Manche Eltern weichen diesen Gesprächen aber auch aus, – weil ihnen die Kraft dafür fehlt oder sie das Gefühl haben, es sei schon zu viel „darüber" gesprochen worden. Dies muss vom Behandlungsteam akzeptiert werden.

Merke
Je näher der Tod des Kindes rückt, desto kleiner werden seine Lebenskreise. Fragen und Gedanken über Sterben und Tod scheinen eher in den Hintergrund zu treten. Dies gilt es zu respektieren. Genauso wie die Auswahl der Personen, die das Kind dann noch in seiner Nähe zulässt.

Unterstützung der Geschwister

- Unterstützung im Alltag (Schule, Sportverein, Freunde)
- Einbezug in die Pflege des kranken Geschwisterkindes in der Klinik und zu Hause
- Geschwistergruppen, in denen die Aufmerksamkeit allein auf sie gerichtet wird. Neu gibt es für Geschwister eine Plattform „du bist dran", die für die Kinder selbst, aber auch für Eltern und Fachpersonen eine wertvolle Ressource sein kann (s. „Weiterführende Literatur und wertvolle Links" im Literaturverzeichnis).

Unterstützung der Eltern

- Unterstützung im Alltag (Haushaltshilfe, finanzielle Unterstützung, vorübergehende Freistellung von der Arbeitsstelle)
- professionelle Unterstützung in der Pflege des Kindes zu Hause
- psychologische Unterstützung für die Bewältigung der belastenden Situation und des bevorstehenden Verlustes (für Eltern gemeinsam, aber auch einzeln, ggf. auch für weitere Familienmitglieder wie Großeltern).

Trauerbegleitung nach dem Tod des Kindes

Die Trauerbegleitung nach dem Tod ist ein wichtiger Bestandteil der Begleitung. Häufig bedarf es einer professionellen Begleitung durch Psychologen, die in diesem Bereich erfahren sind. Eine Nachbesprechung und das Angebot für weitere Kontakte (telefonisch, brieflich, Mail oder kurze Treffen in der Klinik oder an anderem Ort) können für Familien von großer Wichtigkeit sein.

Vorstellungen von Sterben und Tod bei Kindern

Das Verständnis für den Begriff „Tod" ist beim Kind wie beim Erwachsenen beeinflusst durch Erfahrungen in der Familie, im soziokulturellen Umfeld und durch das Alter und die psychoemotionale Entwicklung.

Kinder mit einer schweren, lebensbedrohlichen oder -limitierenden Erkrankung haben teilweise reifere und häufig sehr klare Vorstellungen von ihrer eigenen Situation [31]. Da sie dieses Wissen nicht immer in vollem Umfang verbalisieren, wird ihr Wissen häufig von Erwachsenen unterschätzt.

Bis 3 Jahre wird „Tod" noch nicht verstanden. Der Tod z. B. einer Bezugsperson wird als schwerwiegender Verlust empfunden. Kinder reagieren mit Angst, Verzweiflung, Aggression oder Depression.

Zwischen 3 und 6 Jahren dominiert das Gefühl der Angst vor einer Trennung von den Eltern, vom Verlassen der Angehörigen. Das Kind nimmt die Ernsthaftigkeit der Krankheit und ihre Folgen, z. B. Schmerzen, wahr und fühlt sich dadurch bedroht. Es fasst den Tod als einen reversiblen Zustand auf, der graduell („ein bisschen tot") und nur für einige Funktionen zutreffend sein kann. In seinem magischen Denken stellt es sich vor, dass es selbst den Tod hervorrufen oder verschulden kann. „Ich war böse zur Großmami und habe mich mit ihr gestritten, deshalb ist sie jetzt tot."

Zwischen 6 und 10 Jahren wird die Endgültigkeit des Todes verstanden. Der Tod wird mit dem Altern des Menschen in Verbindung gebracht; dass auch Kinder sterben können, ist häufig nicht bekannt. Der Tod wird personifiziert, z. B. im Bild des Sensenmanns oder Todesengels. Er erscheint beeinflussbar und wird als Zeichen der Strafe verstanden. Schuldgefühle und Ängste können Ausdruck dieses Todeskonzeptes sein.

Ab 10 Jahren versteht das Kind die Bedeutung des Todes als universales, unvermeidliches und irreversibles Ereignis.

44.7 Pflege des sterbenden/verstorbenen Kindes

Viele Fachpersonen, auch aus dem Bereich der Pädiatrie, haben wenig bis keine Erfahrung im Umgang mit einem sterbenden Kind. Dies bedeutet, dass ein sterbendes Kind oftmals eine Ausnahmesituation ist, nicht nur für die Familien, sondern auch für Fachpersonen. Hilfreich sind Merkblätter und Unterstützungsangebote, die auch außerhalb der regulären Arbeitszeiten verfügbar sind.

Bei Kindern ist es manchmal schwierig abzuschätzen, ob die Sterbephase eingesetzt hat und wie lange es bis zum Tod dauert. Fachpersonen, die noch nie ein sterbendes Kind betreut haben, sind zusätzlich gefordert. Deshalb sind spezialisierte PPC-Fachpersonen häufig eine große Stütze. Einerseits können in absehbaren Situationen vorbereitend Teamschulungen und andere unterstützende Maßnahmen eingeleitet werden (z. B. Supervisionen), andererseits kann in akuten Situationen Unterstützung angefordert werden.

Bei Neugeborenen und Säuglingen kann bei Bedarf eine Nottaufe durchgeführt werden.

Die Postmortem-Pflege eines Kindes wird, wenn immer möglich, mit der Familie gemeinsam durchgeführt. Hier muss die kulturelle, soziale und familiäre Individualität besonders beachtet werden. Stirbt ein Kind in der Klinik, kann es nach Hause überführt werden, um dort aufgebahrt zu werden. Einige Spitäler bieten eine Aufbahrung vor Ort an, andere arbeiten mit lokalen Bestattungsunternehmen zusammen. Stirbt das Kind zu Hause, sind meistens eine ambulante Kinderspitex, der Kinderarzt und Palliativspezialisten involviert und können entsprechend Unterstützung leisten.

Auch Fachpersonen sind vom Tod eines Kindes betroffen [24]. Es ist nicht unbedingt die Anzahl sterbender Kinder, sondern die Intensität der Betreuung, die zu einer hohen Belastung führen kann. Dies besonders, wenn die Zusammenarbeit intensiv, über einen langen Zeitraum, bei ethisch herausfordernden Situationen oder mit Uneinigkeiten im Team verlief [10, 25, 35]. Wichtig sind individuelle Copingstrategien, eine wertschätzende Teamkultur und ein Betreuungsabschluss, in Form einer Nachbesprechung, eines Teamrituals oder der Teilnahme an der Beerdigung.

Literatur

[1] A Guide to the Development of Children's Palliative Care Services. Bristol: Association for Children's Palliative Care (ACT); 2009.

[2] Bergstrasser E. [Paediatric Palliative Care: What is different in children compared to adults?]. Ther Umsch. 2018;75(2):101–4.

[3] Bieri D, Reeve RA, Champion GD, Addicoat L, Ziegler JB. The Faces Pain Scale for the self-assessment of the severity of pain experienced by children: development, initial validation, and preliminary investigation for ratio scale properties. Pain. 1990;41(2):139–50. https://doi.org/10.1037/t07369-000

[4] Breau LM, McGrath PJ, Camfield CS, Finley GA. Psychometric properties of the non-communicating children's pain checklist-revised. Pain. 2002;99(1–2):349–57. https://doi.org/10.1016/S0304-3959(02)00179-3

[5] Bundesamt für Statistik. Todesfälle nach Alter und Geschlecht, 1970–2017. Neuchâtel; 2019.

[6] Buttner W, Finke W, Hilleke M, Reckert S, Vsianska L, Brambrink A. [Development of an observational scale for assessment of postoperative pain in infants]. Anasthesiol Intensivmed Notfallmed Schmerzther. 1998;33(6):353–61.

[7] Collins JJ, Byrnes ME, Dunkel IJ, Lapin J, Nadel T, Thaler HT, et al. The measurement of symptoms in children with cancer. J Pain Symptom Manage. 2000;19(5):363–77. https://doi.org/10.1016/S0885-3924(00)00127-5

[8] Collins JJ, Devine TD, Dick GS, Johnson EA, Kilham HA, Pinkerton CR, et al. The measurement of symptoms in young children with cancer: the validation of the Memorial Symptom Assessment Scale in children aged 7–12. J Pain Symptom Manage. 2002;23(1):10–6. https://doi.org/10.1016/S0885-3924(01)00375-X

[9] Crosta QR, Ward TM, Walker AJ, Peters LM. A review of pain measures for hospitalized children with cognitive impairment. J Spec Pediatr Nurs. 2014;19(2):109–18. https://doi.org/10.1111/jspn.12069

[10] Davies B, Clarke D, Connaughty S, Cook K, MacKenzie B, McCormick J, et al. Caring for dying children: nurses' experiences. Pediatr Nurs. 1996;22(6):500–7.

[11] Dellon EP, Shores MD, Nelson KI, Wolfe J, Noah TL, Hanson LC. Family caregiver perspectives on symptoms and treatments for patients dying from complications of cystic fibrosis. J Pain Symptom Manage. 2010;40(6):829–37. https://doi.org/10.1016/j.jpainsymman.2010.03.024

[12] Feudtner C, Christakis DA, Connell FA. Pediatric deaths attributable to complex chronic conditions: a population-based study of Washington State, 1980–1997. Pediatrics. 2000;106(1 Pt 2):205–9.

[13] Feudtner C, Feinstein JA, Zhong W, Hall M, Dai D. Pediatric complex chronic conditions classification system version 2: updated for ICD-10 and complex medical technology dependence and transplantation. BMC Pediatr. 2014;14:199. https://doi.org/10.1186/1471-2431-14-199

[14] Food and Drug Administration (FDA). Tramadol Information. 2017 Apr 4. Available from: https://www.fda.gov/drugs/postmarket-drug-

safety-information-patients-and-providers/tramadol-information

[15] Grünig A. Indikationskriterien für spezialisierte Palliative Care. In: Bundesamt für Gesundheit (BAG), Schweizerische Konferenz der kantonalen Gesundheitsdirektorinnen- und -direktoren (GDK), Hrsg. Bern: BAG und GDK; 2011.

[16] Hicks CL, von Baeyer CL, Spafford PA, van Korlaar I, Goodenough B. The Faces Pain Scale-Revised: toward a common metric in pediatric pain measurement. Pain. 2001;93(2):173–83. https://doi.org/10.1016/S0304-3959(01)00314-1

[17] Horridge KA. Advance Care Planning: practicalities, legalities, complexities and controversies. Arch Dis Child. 2015;100(4):380–5. https://doi.org/10.1136/archdischild-2014-305945

[18] Katz RT. Life expectancy for children with cerebral palsy and mental retardation: implications for life care planning. NeuroRehabilitation. 2003;18(3):261–70. https://doi.org/10.3233/NRE-2003-18310

[19] Lawrence J, Alcock D, McGrath P, Kay J, MacMurray SB, Dulberg C. The development of a tool to assess neonatal pain. Neonatal Netw. 1993;12(6):59–66.

[20] Malcolm C, Forbat L, Anderson G, Gibson F, Hain R. Challenging symptom profiles of life-limiting conditions in children: a survey of care professionals and families. Palliat Med. 2011; 25(4):357–64. https://doi.org/10.1177/0269216310391346

[21] McGrath PJ, Johnson G, Goodman JT, Schillinger J, Dunn J, Chapman J. CHEOPS: A behavioral scale for rating postoperative pain in children. In: Fields HL, Dubner R, Cervero F, editors. Advances in Pain Research and Therapy. New York: Raven Press; 1985. 395–402.

[22] Merkel SI, Voepel-Lewis T, Shayevitz JR, Malviya S. The FLACC: a behavioral scale for scoring postoperative pain in young children. Pediatr Nurs. 1997;23(3):293–7.

[23] Monitto CL, Kost-Byerly S, White E, Lee CK, Rudek MA, Thompson C, et al. The optimal dose of prophylactic intravenous naloxone in ameliorating opioid-induced side effects in children receiving intravenous patient-controlled analgesia morphine for moderate to severe pain: a dose finding study. Anesth Analg. 2011;113(4):834–42.

[24] Papadatou D. In the face of death. Professionals who care for the dying and the bereaved. New York: Springer Publishing Company; 2009.

[25] Pavlish C, Brown-Saltzman K, Hersh M, Shirk M, Nudelman O. Early indicators and risk factors for ethical issues in clinical practice. J Nurs Scholarsh. 2011;43(1):13–21. https://doi.org/10.1111/j.1547-5069.2010.01380.x

[26] Schenk K, Stoffel L, Bürgin R, Stevens B, Bassler D, Schulzke S, et al. The influence of gestational age in the psychometric testing of the Bernese Pain Scale for Neonates. BMC Pediatr. 2019;19(1):20. https://doi.org/10.1186/s12887-018-1380-8

[27] Schenk K, Stoffel L, Bürgin R, Stevens B, Bassler D, Schulzke S, et al. The Bernesse Pain Scale for Neonates – Revised accounts for individual contextual factors. Eur J Pain. 2020;24:1107–118 https://doi.org/10.1002/ejp.1555

[28] Shields L. What is „family-centered care"? Eur J Pers Cent Healthc. 2015;3(3):139–44.

[29] Simon TD, Berry J, Feudtner C, Stone BL, Sheng X, Bratton SL, et al. Children with complex chronic conditions in inpatient hospital settings in the United States. Pediatrics. 2010;126(4): 647–55. https://doi.org/10.1542/peds.2009-3266

[30] Solodiuk JC, Scott-Sutherland J, Meyers M, Myette B, Shusterman C, Karian VE, et al. Validation of the Individualized Numeric Rating Scale (INRS): a pain assessment tool for nonverbal children with intellectual disability. Pain. 2010;150(2):231–6. https://doi.org/10.1016/j.pain.2010.03.016

[31] Stein A, Dalton L, Rapa E, Bluebond-Langner M, Hanington L, Stein KF, et al. Communication with children and adolescents about the diagnosis of their own life-threatening condition. Lancet. 2019;393(10176):1150–63. https://doi.org/10.1016/S0140-6736(18)33201-X

[32] Streuli J, Bergstraesser E. Shared Decision-Making in der Kinder- und Jugendmedizin. Paediatrica. 2015;26(4):12–15.

[33] University of Washington. Bioethics Tools. Paradigm 4 boxes [Internet; cited 2020 Sept 01]. Seattle: UW Department of Bioethics & Humanities; 2018. Available from: https://depts.washington.edu/bhdept/ethics-medicine/bioethics-tools

[34] von Baeyer CL, Spagrud LJ. Systematic review of observational (behavioral) measures of pain for children and adolescents aged 3 to 18 years. Pain. 2007;127(1–2):140–50. https://doi.org/10.1016/j.pain.2006.08.014

[35] Wenzel J, Shaha M, Klimmek R, Krumm S. Working through grief and loss: oncology nurses' perspectives on professional bereavement. Oncol Nurs Forum. 2011;38(4):E272–82. https://doi.org/10.1188/11.ONF.E272-E282

[36] Wieland J, Mackuth-Wicki C. Pädiatrisches Palliative Care Netzwerk. 2016. [Internet; abgerufen am 1. September 2020]. Verfügbar unter: https://ppcnch.jimdofree.com/.

[37] Wolfe J, Hammel JF, Edwards KE, Duncan J, Comeau M, Breyer J, et al. Easing of suffering in children with cancer at the end of life: is care changing? J Clin Oncol. 2008; 26(10):1717–23. https://doi.org/10.1200/JCO.2007.14.0277

[38] Wolfe J, Orellana L, Ullrich C, Cook EF, Kang TI, Rosenberg A, et al. Symptoms and Distress in Children With Advanced Cancer: Prospective Patient-Reported Outcomes From the PediQUEST Study. J Clin Oncol. 2015;33(17):1928–35. https://doi.org/10.1200/JCO.2014.59.1222

[39] World Health Organization (WHO). WHO Guidelines on the Pharmacological Treatment of Persisting Pain in Children with Medical Illnesses [Internet; cited 2020 Sept 01]. Geneva: World Health Organization; 2012. Available from: https://www.ncbi.nlm.nih.gov/books/NBK138354/

[40] Wrede-Seaman L. Pediatric Pain and Symptom Management Algorithms for Palliative Care. 1st ed. Seattle; 2005.

[41] Wright LM, Leahey M. Das Calgary Familien-Assessment Modell. In: Preusse B, Hrsg. Familienzentrierte Pflege Lehrbuch für Familien-Assessment und Interventionen. Bern: Verlag Hans Huber; 2009. 69–153.

[42] Zernikow B, Szybalski K, Hubner-Mohler B, Wager J, Paulussen M, Lassay L, et al. Specialized pediatric palliative care services for children dying from cancer: A repeated cohort study on the developments of symptom management and quality of care over a 10-year period. Palliat Med. 2019;33(3):381–91.

[43] Zimmermann K, Cignacco E, Engberg S, Ramelet AS, von der Weid N, Eskola K, et al. Patterns of paediatric end-of-life care: a chart review across different care settings in Switzerland. BMC Pediatr. 2018;18(1):67. https://doi.org/10.1186/s12887-018-1021-2

Weiterführende Literatur und wertvolle Links

Bergsträsser E. Mit Kindern über Sterben und Tod sprechen. In: Ibello E, Rüffer A, Hrsg. Reden über Sterben. Zürich: Rüffer & Rub Sachbuchverlag; 2016.

Bergsträsser E. Palliative Care bei Kindern. Schwerkranke Kinder begleiten, Abschied nehmen, weiterleben lernen. Huber Verlag; 2014.

Kompetenzzentrum Pädiatrische Palliative Care, Universitäts-Kinderspital Zürich. [Internet; abgerufen am 1. September 2020]. Verfügbar unter: https://www.kispi.uzh.ch/de/zuweiser/fachbereiche/palliativecare/Seiten/default.aspx

PEDeDose zur sicheren Dosierung von Medikamenten bei Kindern [Internet; abgerufen am 1. September 2020]. Verfügbar unter: https://www.pededose.ch/de/

Stiftung Sternschnuppe – Erfüllen von Herzenswünschen von Kindern und Jugendlichen bis 18 Jahre, die mit einer Krankheit, einer Behinderung oder mit den Folgen einer schweren Verletzung leben. [Internet; abgerufen am 1. September 2020]. Verfügbar unter: https://www.sternschnuppe.ch/home/

Streuli J, Bergsträsser E, Flury M, Satir A. Kinder-Palliativmedizin Essentials. Das Wichtigste für die Palliative Care bei Kindern, Jugendlichen und ihren Familien. Bern: Hogrefe; 2018. https://doi.org/10.1024/85883-00

Together for Short Lives UK [Internet; cited 2020 Sept 01]. Available from: https://www.togetherforshortlives.org.uk/get-support/

Verein Raum für Geschwister. Forum für Geschwisterkinder [Internet; abgerufen am 1. September 2020]. Verfügbar unter: https://www.dubistdran.ch/

Zernikow B, Hrsg. Palliativversorgung von Kindern, Jugendlichen und jungen Erwachsenen. 2. Aufl. Heidelberg: Springer Medizin Verlag; 2013. https://doi.org/10.1007/978-3-642-29610-9

Links zu Schmerzerfassungsinstrumenten

BSN-R [Internet; abgerufen am 1. September 2020]. Verfügbar unter: https://www.bfh.ch/bernerschmerzscore

NCCPC-R [Internet; abgerufen am 1. September 2020]. Verfügbar unter: http://pediatric-pain.ca/wp-content/uploads/2013/04/NC-CPCR_Deutsch.pdf

INRS [Internet; abgerufen am 1. September 2020]. Verfügbar unter: http://www.marthaaqcurley.com/inrs.html

FACES [Internet; abgerufen am 1. September 2020]. Verfügbar unter: https://www.iasp-pain.org/Education/Content.aspx?ItemNumber=1519

KUSS [Internet; abgerufen am 1. September 2020]. Verfügbar unter: https://www.oegari.at/web_files/dateiarchiv/editor/kus-skala.pdf

CHEOPS [Internet; abgerufen am 1. September 2020]. Verfügbar unter: https://www.mdcalc.com/childrens-hospital-eastern-ontario-pain-scale-cheops-post-op-pediatric-pain#evidence

Link zu nicht-medikamentösen Maßnahmen zur Prävention und Reduktion von Schmerzen und Angst

Nationale Empfehlungen für nicht-medikamentöse Interventionen der Pädiatrischen Pflege Schweiz [Internet; abgerufen am 1. September 2020]. Verfügbar unter: https://swisspediatricnursing.ch/verschiedenes

45 Palliative Care bei Menschen mit Behinderungen

Karine Vantieghem, Françoise Laurent, Laetitia Probst-Barroso

45.1 Einführung und Epidemiologie

Menschen mit einer Behinderung jeglicher Art machen 19,4 % der Schweizer Bevölkerung aus, wovon 5 % unter einer schweren Beeinträchtigung leiden. Diese Menschen leben entweder zu Hause oder in einer Einrichtung (0,5 % in einer Einrichtung für Erwachsene, 1,4 % in Alters- und Pflegeheimen) [4].

Man spricht von:

- einer **Behinderung,** wenn ein gesundheitliches Problem zu einer Beeinträchtigung einer Körperfunktion oder -struktur einer Person führt, die Fähigkeit zur Verrichtung gewisser Aktivitäten einschränkt oder Tätigkeiten in ihrem sozialen Umfeld erschwert [3].
- einer **geistigen Behinderung** (intellektuelle Entwicklungsstörung), wenn es sich um eine in der Entwicklungsphase beginnende Störung handelt, die sowohl intellektuelle als auch adaptive Defizite in konzeptuellen, sozialen und alltagspraktischen Bereichen umfasst (DMS-5 2015). Eine solche liegt bei 0,4–0,9 % der Bevölkerung vor [10].
- einer **Mehrfachbehinderung,** wenn eine schwerwiegende Behinderung sich in verschiedenen Formen äußert, die mit starken Einschränkungen der Selbständigkeit, mentalen Defiziten und einer Bewegungsstörung einhergeht.

Allen gemeinsam ist eine im Vergleich zur Allgemeinbevölkerung höhere Anfälligkeit für Komorbiditäten und damit eine schlechtere Lebensprognose [11]. Zudem befinden sich diese Menschen häufiger in einer schwächeren sozioökonomischen Situation, sind auf Angehörige und Fachkräfte angewiesen und haben Schwierigkeiten, ihre Grundbedürfnisse und den eigenen Willen zu äußern. Auch eine frühzeitige Alterung tritt häufiger auf. Die Lebenserwartung ist verkürzt und liegt bei 74 Jahren bei leichten intellektuellen Defiziten, bei 67,8 Jahren bei mittelschweren und bei 58,6 Jahren bei schweren Behinderungen [2].

All diese Menschen können wie auch die Allgemeinbevölkerung von einer Krankheit betroffen sein, die zu einer palliativen Situation führt.

Da es unmöglich ist, die Bedürfnisse sämtlicher Personen mit Behinderungen vollumfänglich darzustellen, liegt das Hauptaugenmerk in diesem Kapitel auf den spezifischen Punkten, die bei diesen Menschen zu beachten sind.

Auch bei diesen Patienten ist die Abklärung in einer palliativen Situation nach den üblichen Kriterien vorzunehmen: Beurteilung der Symptome – Differenzialdiagnose – Beurteilung des Nutzens etwaiger zusätzlicher Untersuchungen – Vorschlag einer symptomatischen Behandlung – ggf. Vorschlag einer kausalen Behandlung – Planung und Anpassung der Therapien.

45.2 Entscheidungsfindung

Ein Teil der Menschen mit Behinderungen, darunter auch solche mit leichter geistiger Behinderung, kann durchaus selbst Entscheidungen zur eigenen Gesundheit, zu Untersuchungen und zu Behandlungen von Erkrankungen und Symptomen treffen.

Praxistipps

In der Palliative Care ist beim Umgang mit Menschen mit Behinderungen bei der Entscheidungsfindung folgendes wichtig:

- Nehmen Sie sich die Zeit, dem Patienten die Erkrankungen, Hypothesen und den möglichen Behandlungsplan zu erklären.
- Vergewissern Sie sich, dass er ihre Erklärungen auch versteht.
- Beziehen Sie in die Betreuung des Patienten mit dessen Einverständnis von Anfang an eine Vertrauensperson ein (eine dem Patienten nahestehende Person und/oder eine überweisende Gesundheitsfachperson), die mit dem Patienten die verschiedenen Optionen diskutieren kann.
- Ermutigen Sie den Patienten, seine Ängste zu äußern, insbesondere bei bestimmten invasiven Untersuchungen, Behandlungen oder Interventionen.
- Geben Sie dem Patienten Zeit, seine Sorgen und Fragen in Worte zu fassen.
- Erläutern Sie dem Patienten die Situation so, dass er eine freie und aufgeklärte Entscheidung über die zukünftige ärztliche und pflegerische Behandlung sowie auch die physiotherapeutische Betreuung treffen kann.
- Respektieren Sie seine Entscheidung.
- Verstehen Sie die Werte, die dem Patienten in seinem Leben am wichtigsten sind, und die Bedeutung, die er seinen momentanen Leiden zuschreibt.
- Holen Sie eine ggf. vorhandene Patientenverfügung ein und klären Sie den Patienten über die Möglichkeit der Überarbeitung dieser auf; hierbei kann das Go-Wish-Kartenspiel von großem Nutzen sein [9].

Seit Einführung des Erwachsenenschutzrechts 2013 sind die Bestimmungen für eine Entscheidungsfindung bundesweit für alle Bürger, auch für diejenigen mit einer Behinderung, gesetzlich geregelt. Dies bedeutet, dass Gesundheitsfachleute diese Bestimmungen beachten müssen, indem sie:

- sich der Urteilsfähigkeit eines jeden Patienten vergewissern, und zwar für jede einzelne Frage.
  - Ist der Patient urteilsfähig, so liegen alle Entscheidungen allein bei ihm.
  - Ist der Patient nicht urteilsfähig, so ist festzustellen, ob dieser Zustand vorübergehend oder dauerhaft ist.
- die Patientenverfügung heranziehen (cave: nicht mit der Pflegeplanung zu verwechseln), die vom Patienten für die Behandlung ernannte vertretungsberechtigte Person kontaktieren, sich vergewissern, dass alle Fachkräfte über das Vorliegen und den Inhalt der Patientenverfügung informiert sind und diese respektieren sowie umsetzen.
- mit der Kindes- und Erwachsenenschutzbehörde (KESB) Kontakt aufnehmen, falls der Patient bzgl. diagnostischer und therapeutischer Entscheidungen nicht urteilsfähig ist, keine Patientenverfügung vorliegt und vom Patienten keine gesetzliche Vertretungsperson ernannt wurde. Zu oft maßen sich dem Patienten nahestehende Personen oder Fachkräfte in guter Absicht Rechte an oder missinterpretieren gar gerichtliche Entscheidungen.
- die „Entscheidungskaskade" gemäß Art. 378 des Schweizerischen Zivilgesetzbuches systematisch befolgen.

Selbstverständlich ist eine vorausschauende Planung im oben erläuterten rechtlichen Rahmen mehr als willkommen, insbesondere in Form eines im Voraus besprochenen **Behandlungsplans** einschließlich einer **ärztlichen Notfallanordnung** (s. Kap. 25). In diese Planung sollen mindestens die folgenden Personen involviert sein:

- der Patient, wenn immer möglich,
- ggf. die von ihm für Behandlungsfragen benannte Vertrauensperson oder der für den medizinischen Bereich vertretungsberechtigte Beistand,
- eine dem Patienten emotional nahestehende Person,
- eine überweisende Gesundheitsfachkraft,
- der behandelnde Arzt.

Mobile Palliative-Care-Teams stellen ebenfalls eine hervorragende Ressource dar, wenn es um Überlegungen bzgl. zu treffender Entscheidungen oder eine vorausschauende Planung geht.

45.3 Diagnostisches Vorgehen

Primär geht es darum, den Patienten als Palliativpatienten zu identifizieren.

> „Menschen mit Behinderungen haben ein Recht auf angemessene Untersuchung mit dem Ziel, die Natur und Ursache ihrer gesundheitlichen Probleme ausfindig zu machen. Bei der Beurteilung von neu auftretenden oder sich verschlimmernden Symptomen ist es unerlässlich, sorgfältig abzuklären, ob es sich um eine Verschlechterung der nicht heilbaren Grunderkrankung handelt oder aber um eine interkurrierende, akute behandelbare Erkrankung. Eine ausschließliche Fokussierung auf die Symptombehandlung kann zu einer Vernachlässigung von nützlichen kurativen Optionen führen." [12]

Für Personen mit eingeschränktem oder gar keinem Verständnisvermögen ist es oft schwierig, diagnostische Maßnahmen zu erfassen. Aufgrund ihrer Krankengeschichte einschließlich des Zeitraums zwischen der Geburt und der frühen Kindheit können die diagnostischen Maßnahmen schmerzhafte und traumatische Erfahrungen in Erinnerung rufen. Dies sollte das Ärzteteam und Pflegepersonal aber nicht davon abhalten, folgende Maßnahmen durchzuführen:

- Erhebung einer möglichst umfangreichen Differenzialdiagnose, um auch weniger offenkundige oder aber schwieriger zu identifizierende Ursachen zu erfassen, falls die Anamnese sich als wenig ergiebig erweist.
- Berücksichtigung der Beobachtungen der dem Patienten nahestehenden Personen und Erzieher, wobei zu beachten ist, dass diese in jedem Fall subjektiv sind und möglicherweise auch nicht korrekt interpretiert werden.
- Festlegung eines Abklärungsplans entsprechend den aktuellen medizinischen Richtlinien, welcher mit dem Patienten und der Vertretungsperson zu besprechen ist.
- Antizipation der potenziellen Schwierigkeiten und Beschwerden, die den Patienten mit seiner spezifischen Behinderung im Kontext der diagnostischen Verfahren belasten könnten. Planung von Unterstützungsmaßnahmen, welche den mit der Untersuchung verbundenen Stress reduzieren könnten (bei einer MRI-Untersuchung beispielsweise Anwesenheit einer dem Patienten nahestehenden Person, die beruhigend auf ihn einwirken kann; Sedierung in einer Radiologie-Abteilung, die mit einer Anästhesie-Abteilung verbunden ist, usw.).
- Abwägen zwischen dem Nutzen einer alleinigen Symptombehandlung und den Unannehmlichkeiten, die mit allfälligen diagnostischen Verfahren verbunden sind. Dies bedeutet, dass potenzielle Behandlungsmöglichkeiten bereits im Voraus anhand der wahrscheinlichsten Diagnosen zu identifizieren sind.
- Belastende Interventionen frühzeitig so organisieren, dass sie unmittelbar hintereinander vorgenommen werden können, vor allem dann, wenn eine Sedierung oder eine spezielle technische Ausstattung notwendig sind.
- Sich bei jedem Schritt vergewissern, dass der Patient oder die Vertretungsperson einverstanden sind.

- Ausnahmslos alle Handlungen in einfacher und beruhigender Weise erklären.
- Bei allen schwierigen Verfahren ist es stets anzustreben, dass ein Angehöriger/Erzieher – mit Einverständnis des Patienten – anwesend ist und so beruhigend auf den Patienten einwirken kann.

Nach der entsprechenden Abklärung kann ein Behandlungsplan erstellt werden, der sowohl die Ursache als auch die Symptome angeht.

Diese Schritte haben unter steter Beachtung stringenter ethischer Grundsätze zu erfolgen.

45.4 Beurteilung der Symptome

Das Erfassen und Interpretieren von Symptomen kann sich bei Menschen mit Behinderung äußerst schwierig gestalten. Beeinflusst wird dies durch folgende Gegebenheiten:

- die Natur und das Ausmaß der Behinderung selbst
- die Schwere der Grunderkrankung, welche letztlich für die Palliativsituation verantwortlich ist
- die Art und Weise, wie der Patient diese Grunderkrankung emotional verarbeitet
- die vorliegenden Komorbiditäten
- evtl. Nebenwirkungen der Medikation (z. B. Antikonvulsiva oder Neuroleptika)
- den Einfluss der dem Patienten nahestehenden Bezugspersonen.

Praxistipps

Hinweise zur besseren Beurteilung der Symptome in Zusammenarbeit mit dem Pflegepersonal und den Erziehern

1. Erheben Sie die Lebensgeschichte und das subjektive Erleben der Krankengeschichte zusammen mit dem Patienten oder den Personen, die ihn am besten kennen:
   - Untersuchungen
   - Behandlungen
   - Verhalten von Gesundheitsfachkräften
   - rationale wie irrationale Ängste.

   Als Beispiel schlagen wir ein im Kanton Waadt entwickeltes Modell vor. Dieses beinhaltet eine umfassende Beschreibung (standardisiertes Formular) des üblichen Verhaltens der behinderten Person im Alltag und in gutem Gesundheitszustand. Aufgrund dieses „Abbildes" können die Gesundheitsfachpersonen Änderungen im Verhalten bei Krankheit erkennen. Es ist jedoch nicht zu vergessen, dass primär der Patient nach seinem Gesundheitszustand befragt werden soll, sowie die Betreuungspersonen und die Angehörigen; das „Abbild" dient als weitere Hilfe zum Erkennen von Symptomen.
2. Achten Sie auf Verhaltensänderungen. Bei jeder Veränderung sollten Schmerzen oder andere körperliche Symptome als Ursache in Betracht gezogen werden, bevor diese auf eine vorübergehende Gefühlsregung oder eine psychische Störung zurückgeführt wird.
3. Wählen Sie ein validiertes Assessment-Instrument, das der Teilnahme des Patienten, seiner Behinderung und den Kompetenzen der ihm nahestehenden Personen/seiner Erzieher genügend Geltung zukommen lassen. Versuchen Sie, einen Konsens zu finden, damit das gewählte Assessment von allen Beteiligten angewendet werden kann und somit regelmäßige Beurteilungen möglich sind.
   - Selbsteinschätzungsskalen: stets zu bevorzugen. Die Gesichterskala ist sehr nützlich (s. Kap. 19), ebenso das ESAS-Assessement (s. Anhang 1).
   - Fremdeinschätzungsskalen:
     - Schmerzen: ECPA, KUS-Skala, EDAAP, Doloplus
     - Atemnot: RDOS (Respiratory Distress Observation Scale) [5].
4. Es muss unbedingt darauf geachtet werden, dass der Patient selbst regelmäßig zu Wort kommt; dabei ist die Kommunikation seinem Sprachverständnis und seiner Aufnahme- und Wahrnehmungsfähigkeit anzupassen (Hörverlust, geringes

Sehvermögen, sprachliche Einschränkungen, langsameres Denken).

5. Nach jeder begonnenen Therapie – unabhängig davon, ob es sich um eine medikamentöse Behandlung handelt oder nicht – sind Beurteilungen durchzuführen, um festzustellen, ob die Wirkung angemessen ist und ggf. ist die Behandlung anzupassen.

45.5 Behandlungen

Beim Erstellen eines Behandlungsplans müssen dieselben für behinderte Menschen spezifischen Kriterien und Vorsichtsmaßnahmen beachtet werden wie sie bei der Abklärung und der Beurteilung der Symptome dargelegt wurden (s. Kap. 45.3 und Kap. 45.4).

Manchmal kann es schwierig sein, Menschen mit – insbesondere geistiger – Behinderung verständlich zu machen, weswegen sie für eine spezifische Therapie an einem anderen Ort behandelt werden sollen (z. B. Praxis für interventionelle Schmerztherapie), weswegen sie sich einer repetitiven Behandlung unterziehen müssen (z. B. Dialyse oder Radiotherapie) oder weswegen sie eine für sie unbequeme Körperhaltung einnehmen müssen, damit die notwendige Therapie durchgeführt werden kann (z. B. harte Unterlage für die Durchführung einer Radiotherapie).

Das ethische Spannungsfeld besteht darin, behinderte Menschen weder Behandlungen zu unterziehen, die ihre Lebensqualität einschränken, noch ihnen Behandlungen vorzuenthalten, die – manchmal für eine bessere Diagnosestellung, stets aber für eine Symptomkontrolle – notwendig sind (z. B. Chemotherapie von mehr oder weniger langer Zeitdauer, Strahlenbehandlung mit dem Ziel einer Schmerzlinderung, Korsett zur Stabilisierung eines instabilen Wirbels, intravenöse Therapie mit Antibiotika bei einer Aspiration mit resistenten Erregern). Außerdem sind natürlich immer die Wünsche und Wertvorstellungen des Patienten und der ihm nahestehenden Menschen zu berücksichtigen.

Praxistipps

Medikamentengabe bei Menschen mit Behinderungen

- Wählen Sie die Applikationsform unter Berücksichtigung etwaiger Schluckstörungen.
- Passen Sie die Einnahmepläne mit Blick auf die Compliance an, wobei dennoch 24 h abzudecken sind.
- Denken Sie daran, vor einer Blutabnahme oder Transfusion ein topisches Lokalanästhetikum zu applizieren.
- Vergewissern Sie sich, dass die dem Patienten nahestehenden Personen oder seine Erzieher die Behandlung verstehen, bevor diese eingeleitet wird (Wirkungsdauer, Nebenwirkungen, etc.).
- Verschreiben Sie eine Reserve an Medikamenten und ermutigen Sie dazu, diese auch anzuwenden. Vergewissern Sie sich, dass diese Medikamente dort, wo sich der Patient für gewöhnlich aufhält, zugänglich sind.
- Setzen Sie Mittel ab, die nicht unerlässlich für die Lebensqualität sind.

Nebenwirkungen von medikamentösen Behandlungen sind manchmal schwierig festzustellen, weshalb eine regelmäßige Untersuchung durch das Pflegepersonal notwendig ist.

Nicht-medikamentöse Behandlungen sind zu bevorzugen, wann immer dies möglich ist.

45.6 Trauergefühle

Wie bei jeder Person, die unter einer unheilbaren Krankheit leidet, sind Verlustgefühle auch bei Menschen mit Behinderungen oft unausweichlich, und ihre Auswirkungen werden häufig unterschätzt.

Bei Menschen mit Behinderungen, die in Werkstätten aktiv sind, verhindert die Erkrankung oft, dass diese dort einer Aktivität nachgehen können – wie bei jedem anderen Werktätigen auch. Dies ist aber oft der Ort, an dem der Hauptteil des Soziallebens des Betroffenen stattfindet.

Obwohl Palliative Care für eine Person mit einer Behinderung stets zum Ziel haben sollte, dass diese in ihrer gewohnten Umgebung bleibt, so ist es doch manchmal nicht zu vermeiden, dass der Ort, an dem die Person lebt oder ihre Pflege erhält, wechselt, entweder temporär (Spitalaufenthalt) oder auf Dauer (Umzug in betreutes Wohnen in einer Versorgungseinrichtung, Umzug innerhalb derselben Einrichtung oder in eine andere Einrichtung oder gar in ein Alters- und Pflegeheim, Umzug aus einer Einrichtung zurück ins Elternhaus am Lebensende usw.). Diese Veränderungen sollten antizipiert werden.

Bei Menschen mit Behinderungen wird sehr oft ein frühzeitig einsetzender Alterungsprozess [7] beobachtet. Gewisse Funktionseinschränkungen und Symptome werden daher von den betreuenden Gesundheitsfachpersonen nicht erwartet und daher häufig zu spät erkannt. Das schleichende Auftreten zusätzlicher Schmerzen (Arthrose), Belastungsintoleranz (z.B. Herzinsuffizienz oder Atemnot aufgrund einer Fehlstellung) können oft unentdeckt bleiben oder fehlinterpretiert werden. Verminderte Ausdauer, Verschlechterung von Sehen und Hören, mangelnde Motivation (Depression, Demenz) können die Funktionalität bei alltäglichen Aktivitäten beeinträchtigen. Dadurch wird eine Person, die bereits unter Einschränkungen leidet, nun noch weiter eingeschränkt [1].

Bei Menschen mit einer geistigen Behinderung ist die Entwicklung einer Demenz schwer festzustellen. Die hierdurch verursachten Änderungen in der Beziehung verunsichern die dem Patienten nahestehenden Menschen. Daher ist es am Arzt, die Verhaltensänderungen, die aufgrund dieser alterstypischen Erkrankung auftreten, explizit anzusprechen.

Nicht nur der Patient, sondern auch Erzieher und dem Patienten nahestehende Personen müssen den Verlust von Mobilität und Selbständigkeit verarbeiten. Keinesfalls sollen behinderte Menschen in derartigen Situationen überfordert werden.

Außerdem verliert der Patient häufig auch Angehörige (Eltern oder Geschwister, die die Nachfolge der Eltern angetreten haben) und Freunde und sollte hierbei begleitet werden. Darüber hinaus sind auch Personalwechsel im Laufe eines Lebens in einer Einrichtung häufig und wiederholt eine Quelle für Verlustgefühle (im Rahmen eines Lebens in einer Einrichtung hat ein Patient Kontakt mit ungefähr 2500 Fachkräften).

Es kann zwar schwierig sein, das Thema Verlust bei dem Patienten, den ihm nahestehenden Personen und den anderen Bewohnern, falls diese ebenfalls in einer Einrichtung leben, anzusprechen, aber es ist unerlässlich.

45.7 Antizipation der Bedürfnisse am Lebensende

Für Menschen mit einer Behinderung ist die Institution, in der sie viele Jahre ihres Lebens verbringen, auch ihr vertrautester Ort. Daher erstaunt es nicht, dass ⅔ aller in einer Institution lebenden Menschen auch in dieser Institution versterben [6]. Auch wenn die Beziehung dieser behinderten Menschen zu ihrer Betreuungsperson oftmals viel intensiver ist als zu den Familienmitgliedern, sollte angestrebt werden, sofern der Patient damit einverstanden ist, die Angehörigen in die Begleitung während der letzten Lebensphase miteinzubeziehen.

Ähnlich wie bei der Begleitung eines sterbenden Menschen im häuslichen Umfeld sind nicht nur die Einsatzpläne der Betreuungspersonen, sondern auch die erforderlichen Hilfsmittel der besonderen Situation anzupassen. So müssen z.B. zeitgerecht eine Antidekubitus-Matratze oder auch eine Aufstehhilfe angeschafft werden. Gelegentlich kann es auch notwendig werden, externes Betreuungspersonal (Spitex) beizuziehen.

Ängste, Befürchtungen und Bedürfnisse nicht nur des Patienten, sondern auch der Angehörigen und der betreuenden Fachpersonen müssen regelmäßig angesprochen werden. Derartige Gespräche können Sicherheit vermitteln.

45.8 Interprofessionelle Zusammenarbeit

Palliative Care erfordert stets ein Netzwerk von Fachkräften, das auch Erzieher und andere Therapeuten umfasst.

Es bestehen auch einige Reibungspunkte, die für Spannungen zwischen den Fachkräften sorgen können. Ist man sich als Arzt dessen bewusst, so ermöglicht dies, die wichtigste Phase in einer palliativen Situation besser anzugehen.

Die primäre Aufgabe der Erzieher ist eine pädagogische. Ihre Aufgabe ist es, der Person, die sie tagtäglich betreuen, dazu zu verhelfen, Fortschritte zu erzielen, sowie es ihr zu ermöglichen, neue Kompetenzen zu entwickeln und eine größtmögliche Selbständigkeit zu bewahren. Die Begleitung der sukzessiven Verluste und des Verfalls kann eine Keimzelle für Schwierigkeiten und Zweifel sowie gar Differenzen innerhalb von Teams sein. Ein Beispiel hierfür ist der Alterungsprozess. Es hat eine Umwälzung bzgl. dessen, wie die Rolle eines Erziehers gesehen wird, stattgefunden. Seine Rolle umfasst auch die Aufgabe, sich um den Patienten zu kümmern, ohne dass es zu einem Konflikt mit seiner erzieherischen Rolle kommt oder er aber als Pfleger fungiert.

Die Rolle des Pflegepersonals an dem Ort, an dem der Patient lebt, hängt von der Einrichtung ab; die Pflegeziele können in Konflikt mit den durch Erzieher durchgeführten Aktivitäten stehen. Dialog zwischen allen Parteien ist unabdingbar.

Patienten mit Mehrfachbehinderung werden oft auf Dauer von mehreren Spezialisten betreut: Allgemeinärzte, Neurologen, Psychiater, aber auch Rheumatologen und Pneumologen. Der Dialog zwischen diesen Spezialisten kann sich schwierig gestalten, und die verschriebenen Medikamente sind manchmal wenig kompatibel (z. B. Neuroleptika bei Patienten mit Epilepsie). Muss dann noch ein Onkologe und/oder Palliative-Care-Spezialist hinzugezogen werden, ganz zu schweigen von weiteren Teams von Fachkräften, kann die Situation sehr kompliziert werden.

Merke
Die Verantwortung für die Koordination der verschiedenen Professionellen liegt zwingend in ärztlicher Hand.

Die **Rolle der Palliative-Care-Teams** besteht darin:

- in komplexen Situationen die Symptome und die Bedürfnisse des Patienten zu erfassen
- Überlegungen bzgl. der Prioritäten in der Behandlung anzustoßen
- regelmäßig insbesondere medikamentöse Behandlungen, die bereits seit Jahren oder gar Jahrzehnten verabreicht werden, zu hinterfragen
- die Zusammenarbeit zwischen Spezialisten zu fördern
- ggf. einen Psychiater oder Psychologen beizuziehen
- zeitgerecht zu erkennen, wenn der Sterbeprozess beginnt und die involvierten Fachpersonen sowie die Angehörigen entsprechend vorzubereiten.

Faktoren, die das **Einbeziehen eines mobilen Palliative-Care-Team** notwendig machen:

- komplexe Situation, insbesondere aufgrund des Vorliegens einer Behinderung und mehrerer Komorbiditäten
- unzureichende Linderung von Symptomen
- komplexe medikamentöse Behandlung
- Beteiligung vieler verschiedener Fachkräfte
- länger bestehende Bettlägrigkeit
- jährlich 2–3 Krankenhausaufenthalte (z. B. Ateminsuffizienz bei Lungeninfekt)
- Fragestellungen im Zusammenhang mit der Nahrungsaufnahme
- Wunsch nach einer vorausschauenden Planung
- ethische Fragen.

Die Sinnhaftigkeit der Behandlungen aus ethischer Sicht muss laufend hinterfragt werden. Findet der Sterbeprozess im familiären Rahmen statt (oft der Fall bei noch jungen Patienten), so müssen Unterstützung und regelmäßige Beurteilung umso engmaschiger organisiert werden.

Immer wieder muss darauf geachtet werden, die Informationen für den Patienten, die Angehörigen, das Pflegepersonal, aber auch für die pädagogischen Fachkräfte dem Verständnis der einzelnen Personen anzupassen, damit es nicht zu Überforderungen und Missverständnissen kommt.

Take-home-message

- Palliative Care bei Menschen mit Behinderungen ist immer komplex.
- Nur eine Zusammenarbeit – einschließlich der Kooperation des Patienten, wann immer möglich – zwischen den dem Patienten nahestehenden Personen, der für Behandlungsfragen benannten Vertrauensperson bzw. des im medizinischen Bereich vertretungsberechtigten Beistands, den Erziehern, dem Pflegepersonal und den Gesundheitsfachkräften ermöglicht es, in jeder Situation eine optimale und maßgeschneiderte Versorgung zu bieten.
- Ein Arzt ist unerlässlich für die Abklärung, die Beurteilung der Symptome sowie dafür, eine gezielte symptomatische Behandlung vorzuschlagen, Therapien anzupassen und Komplikationen am Lebensende zu antizipieren.
- Die Sinnhaftigkeit des Vorgehens aus ethischer Sicht muss laufend hinterfragt werden.

Literatur

[1] Azéma B, Martinez, N. Les personnes handicapées vieillissantes: espérances de vie et santé; qualité de vie. Une revue de la littérature. Rev Fr Aff Soc. 2005;2(2):295–333

[2] Bittles AH, Petterson BA, Sullivan SG, Hussain R, Glasson EJ, Montgomery PD. The influence of intellectual disability on life expectancy. J Gerontol A Biol Sci Medical Sci. 2002;57(7):470–7.2 https://doi.org/10.1093/gerona/57.7.M470

[3] Bundesamt für Statistik: Handicaps [Internet; abgerufen am 1. September 2020]. Verfügbar unter: https://www.bfs.admin.ch/bfs/fr/home/statistiques/sante/etat-sante/handicaps.html

[4] Bundesamt für Statistik: Personnes handicapées. [Internet; abgerufen am 1. September 2020]. Verfügbar unter: https://www.bfs.admin.ch/bfs/fr/home/statistiques/situation-economique-sociale-population/egalite-personnes-handicapees/handicapees.html

[5] Campbell et al. A Respiratory Distress Observation Scale for patients unable to self-report dyspnea. J Palliat Med. 2010 Mar;13(3):285–90. https://doi.org/10.1089/jpm.2009.0229

[6] Canton de Vaud, handicap mental Etablissement socio-éducatifs, rapport du GT Vieillissement – Commission cantonale sur les déficiences mentales et associées. 2013.

[7] Disability and ageing: Australian population patterns and implications. Canberra, Australian Institute of Health and Welfare, 2000. Cité dans Rapport mondial sur le handicap. OMS 2012.

[8] DSM-5: Manuel diagnostique et statistique des troubles mentaux. American psychiatric association. 5ème édition. Elsiever Masson; 2015.

[9] Lankarani-Fard A, Knapp H, Lorenz KA, Golden JF, Taylor A, Feld JE, et al. Feasibility of discussing end-of-life care goals with inpatients using a structured, conversational approach: the go wish card game. J Pain Symptom Manage. 2010; 39(4):637–43. https://doi.org/10.1016/j.jpainsymman.2009.08.011

[10] Maulik PK, Mascarenhas MN, Mathers CD, Dua T, Saxena S. Prevalence of intellectual disability: a meta-analysis of population-based studies. Res Dev Disabil. 2011;32(2):419–36. https://doi.org/10.1016/j.ridd.2010.12.018

[11] Prince M, Patel V, Saxena S, Maj M, Maselko J, Phillips MR, et al. No health without mental health. Lancet. 2007;370:859–77. Cité in Rapport mondial sur le handicap. OMS 2012. https://doi.org/10.1016/S0140-6736(07)61238-0

[12] Traitement médical et prise en charge des personnes en situation de handicap. Académie suisse des sciences médicales. 2008, mise à jour 2013.

46 Diversitätssensitive Palliative Care

Klaus Bally, Corina Salis Gross

46.1 Einleitung

Das Angebot der Palliative Care in der Schweiz ist der Migrationsbevölkerung schwer zugänglich aufgrund von Kommunikationsbarrieren, einem Mangel an systematisierter Zusammenarbeit mit Religionsvertretern und Lücken im Zugang zu Unterstützungsangeboten für Betroffene und deren Angehörige [13].

Eine im Jahr 2016 durchgeführte Befragung eines repräsentativen Kollektivs von Schweizer Hausärzten ergab, dass 53 % alle Befragten eine Kompetenz in der palliativen Betreuung von Menschen mit unterschiedlichem soziokulturellem Hintergrund als wichtig bis sehr wichtig erachten, dass sich aber nur 16 % der Hausärzte in diesem Bereich sicher fühlen [8].

Dieses Kapitel ist hauptsächlich der Palliative Care im Migrationskontext gewidmet, allerdings im Bewusstsein, dass Diversität nicht allein auf diese Bevölkerungsgruppe beschränkt ist. Diversität umfasst die Wahrnehmung und Wertschätzung von Unterschieden und Gemeinsamkeiten von Menschen und Gruppen hinsichtlich Geschlecht, Alter, Bildung, soziokultureller Biografie, familiärem, ökonomischem und rechtlichem Status, physischen und psychischen Fähigkeiten, sexueller Orientierung und Religion.

Diversitätssensitive Betreuung und ganz speziell transkulturell kompetente Betreuung beginnt mit Selbstreflexion [5]; erst wenn es gelingt, die eigenen Haltungen zu reflektieren und als ganz persönliche Wertvorstellungen wahrzunehmen, wird es auch gelingen, sich für die Lebenswelten anderer Menschen zu öffnen. Die Offenheit gegenüber primär Fremdem und Irritierendem wird es ermöglichen, die Bedürfnisse dieser Menschen zu erfassen, ihre individuelle Lebenswirklichkeit wahrzunehmen sowie Vorurteile zu erkennen und abzubauen.

Fallvignette

Herr M. (69 Jahre alt) stammt aus einer ländlichen Region östlich der Stadt Izmir in der Türkei; vor 35 Jahren ist er als Arbeitsmigrant in die Schweiz eingereist; seine Ehefrau ist ihm wenige Jahre danach gefolgt. Drei Söhne sind in der Schweiz zur Welt gekommen. Die Familie gehört der Religionsgemeinschaft der sunnitischen Muslime an. Herr M. spricht türkisch. Deutsch spricht er wenig; mit entsprechender Unterstützung durch einen Freund und später seinen ältesten Sohn war er aber über die ganze Zeit seines Aufenthalts in der Schweiz in der Lage, auch die behördlichen und finanziellen Angelegenheiten zu regeln. Sieben Geschwister leben noch in der Heimat. Herr M. war bis zu seinem 58. Lebensjahr als „Küchenbursche" in einem Restaurant tätig und musste dann seine Berufstätigkeit wegen anhaltender Rückenschmerzen beenden. Seit vier Jahren ist bei ihm ein nicht operabler Lungentumor bekannt. Nun sind die strahlentherapeutischen und medikamentösen Möglichkeiten ausgeschöpft; in den letzten Wochen hat sich sein Zustand verschlechtert; er ist durch einen hartnäckigen Husten und Schmerzen im Bereich der Brustwand geplagt. Seine mit ihm lebende Ehefrau ist mit der Pflege des zusehends schwächer werdenden Ehemannes sehr gefordert. Der Patient selbst und seine Ehefrau haben sich bisher gegen ein Engagement der lokalen Spitex ausgesprochen, auch wenn die drei Söhne dem Ehepaar dazu geraten haben. Das Angebot des Hausarztes, eine Patientenverfügung zu erstellen, hat Herr M. abgelehnt. Der älteste der drei Söhne kommt allein in die Sprechstunde des Hausarztes und wünscht über den Zustand und die Prognose seines Vaters informiert zu werden. Er bittet den Hausarzt, auf die beabsichtigte Gabe eines Opioids zu verzichten, da dies zu Schläfrigkeit und möglicherweise gar zum Tod seines Vaters führen könne. Da er fürchtet, sein Vater könne schon ganz bald am Tumorleiden versterben und er dem Vater die Konfrontation mit dieser Wirklichkeit ersparen möchte, bittet er den Hausarzt, seinen Vater nicht über die Prognose aufzuklären und ihm keinesfalls die Hoffnung auf eine vollständige Heilung zu nehmen. Der Hausarzt möge dem Vater zu einer weiteren Chemotherapie raten und diese auch gleich in der Praxis oder auch bei seinem schwächer werdenden Vater daheim durchführen. Er solle dem Vater und auch der Mutter kommunizieren, dass der Vater danach wieder gesund werde. Wenn der Vater dann aber dem Tod nahe sei, solle unbedingt ein Vertreter der muslimischen Religionsgemeinschaft beigezogen und die Bestattung im Heimatdorf des Vaters angestrebt werden. Darüber möge man mit dem Vater aber keinesfalls sprechen.

46.2 Herausforderungen

Die Fallvignette zeigt auf, welche Herausforderungen auf Gesundheitsfachpersonen zukommen, wenn sie Individuen betreuen, deren Haltungen, aber auch deren Beziehungsgestaltung und deren Erwartungen sich von ihren eigenen unterscheiden.

Im Wesentlichen geht es um:

- Verständnis von Krankheit, Leiden, Heilung
- Stellenwert einer Vorausplanung
- Sprache und Kommunikation mit Betroffenen und ihren Angehörigen
- Selbstbestimmung
- Wahrheit am Krankenbett, Hoffnung
- Umgang mit belastenden Symptomen
- Kenntnis des Gesundheitssystems und der Versorgungsstrukturen
- Spiritualität, Religiosität
- Gestaltung des Lebensendes.

46.2.1 Verständnis von Krankheit, Leiden, Heilung

Primär geht es darum, das Krankheitsverständnis des betroffenen Patienten selbst, aber auch dessen Angehörigen, zu erfassen [7]:

- Wie viel versteht mein Patient von seiner Erkrankung, dem Verlauf und der Prognose? Wie viel möchte er zusätzlich wissen?
- Gibt es jemanden in seinem Umfeld, der diese Erkrankung auch hatte? Wie ist es diesem Menschen ergangen?
- Spricht der Patient mit seiner Familie über die Krankheit und deren Prognose?
- Wie geht er mit Leiden und belastenden Symptomen um?
- Was bedeutet für ihn Heilung?
- Spricht er von sich aus die Möglichkeit an, sterben zu müssen?

46.2.2 Stellenwert einer Vorausplanung

Patientenverfügungen sind in Migrationspopulationen in der Schweiz noch erstaunlich wenig verbreitet. Das mag mit sprachlichen Barrieren zusammenhängen, aber auch mit „transkulturellen“ Missverständnissen, indem Schweizerische Gesundheitsfachpersonen oftmals davon ausgehen, dass Migranten der ersten Generation aufgrund ihrer kulturell-religiösen

Wertvorstellungen gar keine Wahlmöglichkeit haben, ob sie beispielsweise eine Opioidtherapie zur Schmerzlinderung in Anspruch nehmen möchten oder nicht. Allerdings gibt es auch innerhalb der muslimischen Gemeinschaft eine ausgeprägte Wertepluralität, welche durchaus auch eine innerislamische Diskussion zur Thematik der passiven Sterbehilfe zulässt. Es wird sogar empfohlen, mit Angehörigen der muslimischen Glaubensgemeinschaft eine diversitätssensible Patientenverfügung zu erstellen. Auch wenn der Stellenwert der Selbstbestimmung in weniger individualistisch geprägten Gemeinschaften möglicherweise geringer ist als in der Schweizerischen Bevölkerung, kann eine Patientenverfügung durchaus nützlich sein, um Einstellungen zu Tod und Sterben zu vermitteln und auch ganz konkrete Wünsche zu Sterbebegleitung und zum Umgang mit dem Leichnam nach dem Tod im Voraus zu verfügen. Auch kann in einer derartigen Patientenverfügung festgehalten werden, wer im Falle einer Urteilsunfähigkeit Entscheidungen im Sinn des mutmaßlichen Willens des Verfügenden fällen soll [10].

46.2.3 Sprache und Kommunikation mit Betroffenen und ihren Angehörigen

Gespräche in Palliativsituationen und insbesondere am Lebensende erfordern ein hohes Maß an Sprachverständnis und Möglichkeiten, sich differenziert ausdrücken zu können. Für gewisse Dinge wie Beratungsangebote kann durchaus der Nationale Telefondolmetscherdienst (https://www.0842-442-442.ch) beansprucht werden, für komplexere Herausforderungen ist es aber wünschenswert, vor Ort über interkulturell kompetente Dolmetscher zu verfügen. Dies kann allerdings bis heute für Menschen in sehr vielen Regionen unseres Landes noch nicht realisiert werden und wird zudem im ambulanten Setting noch nicht vergütet.

46.2.4 Selbstbestimmung

Nicht selten findet die Kommunikation im Migrationskontext indirekt statt, indem wie im aufgeführten Beispiel der älteste Sohn des Patienten das Gespräch mit dem Arzt aufnimmt und auch im weiteren Verlauf stellvertretend für den betroffenen Patienten Gespräche führen und auch Entscheidungen fällen möchte. Bei Schweizerischen Gesundheitsfachpersonen stößt dies primär häufig auf Unverständnis, da ein derartiges Vorgehen nicht mit unseren Vorstellungen von Selbstbestimmung vereinbar ist. Allerdings gilt es, hier die nötige Sensibilität walten zu lassen und dem Gegenüber primär Respekt zu zeigen, den Patienten selbst zu fragen, ob er mit dieser indirekten Kommunikation über den Angehörigen einverstanden ist und schließlich ein Vorgehen zu wählen, das dem betroffenen Patienten soviel Mitbestimmungsrecht überlässt, wie dieser es wünscht [9]. *„Jeder Patient hat das Recht, sich nicht aktiv am Entscheidungsprozess zu beteiligen. Wenn ein Patient die Kraft zur Entscheidung nicht aufbringen kann oder will, kann er sich Behandlungsempfehlungen Dritter zu eigen machen und diese stillschweigend akzeptieren.“* [12]

Voraussetzung für eine derartige soziozentrierte Kommunikation ist die Kenntnis der von allen Beteiligten akzeptierten Rollenverteilung innerhalb der Familie und das Wissen um Loyalitäten. Oftmals wird man erstaunt sein, dass ein Autonomieverlust am Lebensende vom Patienten nicht beklagt und die Familienorientiertheit durchaus als protektiv wahrgenommen wird [5].

46.2.5 Wahrheit am Krankenbett, Hoffnung

In Mittel- und Nordeuropa ist Palliative Care ein kulturelles Konzept angelsächsisch, protestantisch resp. säkular geprägter hochentwickelter Wohlstandsgesellschaften, ausgerichtet auf individuelle Autonomie und informierte Entscheidungsfindung durch die Patienten selbst [13].

Migrationspopulationen in unserem Land ist dieses Konzept deutlich weniger vertraut; oftmals wird in der Vorstellung von (z.B. katholischen) Migranten auch aus Südeuropa Palliative Care als Konzept gedanklich sogar ganz in der Nähe von Suizidbeihilfe angesiedelt. Für eher kollektivistisch orientierte Gesellschaften in Südosteuropa, der Türkei und Afrika sind die Ideale der Selbstbestimmung und der informierten Entscheidungsfindung in vielen Fällen ebenfalls weniger wichtig. Daher eignet sich beispielsweise das Primat der Lebensqualität besser als gemeinsamer Nenner, um auszudrücken, was mit Palliative Care erreicht werden soll.

Immer wieder werden Ärzte damit konfrontiert sein, Migranten gegenüber die Hoffnung auf Heilung nicht zu nehmen und daher auch maximale kurative und lebensverlängernde Maßnahmen bis zuletzt anzubieten [4]. Begründet wird dies damit, dass Hoffnung Kraft gibt und dass Gesundheitsfachpersonen, „wenn sie resignieren, einer höheren göttlichen Macht ins Handwerk pfuschen könnten". Dies bedeutet konkret, dass die Wahrheit am Krankenbett nicht ausgesprochen werden soll und Patienten bewusst getäuscht werden sollen, was wiederum mit den westlichen Wertvorstellungen kollidiert.

Es besteht ein allgemeiner Konsens, dass nur medizinisch indizierte Maßnahmen ergriffen werden dürfen; auf eine aussichtlose Chemotherapie ist daher zwingend zu verzichten, was sowohl den Angehörigen wie auch den betroffenen Patienten kommuniziert werden muss. Auch soll eine Hoffnung auf Heilung nicht aktiv ausgesprochen werden; auf der anderen Seite ist es für gewisse Patienten nicht richtig, ihnen klar zu kommunizieren, dass keine Hoffnung auf Heilung mehr besteht. Diesem Umstand tragen die 2006 publizierten Medizin-ethischen Richtlinien der SAMW „Palliative Care" Rechnung indem dort festgehalten ist: *„Manchmal möchte sich ein Patient nicht realistisch mit seiner Krankheit auseinandersetzen. Diese Haltung ist zu respektieren. Sie erlaubt dem Kranken, Hoffnungen zu hegen, die ihm helfen können, eine schwierige Situation besser auszuhalten. Hoffnung hat einen eigenständigen Wert, welcher palliative Wirkung entfalten kann. Drücken Angehörige den Wunsch aus, den Kranken vor schlechten Nachrichten zu schonen, oder umgekehrt die Verleugnung der Krankheit durch den Patienten nicht zu berücksichtigen, müssen die Hintergründe für solche Wünsche thematisiert werden. Das Recht des Patienten auf Aufklärung bzw. Nicht-Wissen steht jedoch über den Wünschen der Angehörigen"* [11].

46.2.6 Umgang mit belastenden Symptomen

Spirituelle und religiöse Überzeugungen können den Umgang mit Schmerzen beeinflussen, wobei auch hier wieder innerhalb einzelner Migrationspopulationen eine hohe Pluralität festzustellen ist. Gewisse Patienten werden bereit sein, stärkste Schmerzen zu ertragen und auf eine Schmerzlinderung oder Sedierung zu verzichten, da eine mögliche, durch Medikamente geförderte Vorverschiebung des Lebensendes (indirekt aktive Sterbehilfe) nicht mit ihren moralischen oder religiösen Wertvorstellungen vereinbar ist, während andere Individuen aus demselben Umfeld durchaus bereit sind, eine entsprechende Symptomlinderung anzunehmen. In diesem Kontext gehört es zu den ärztlichen Aufgaben, frühzeitig nicht nur das Krankheitsverständnis zu erfassen, sondern auch den Umgang mit Beschwerden vor dem Hintergrund der jeweiligen spirituell-religiösen Überzeugung zu eruieren.

46.2.7 Kenntnis des Gesundheitssystems und der Versorgungsstrukturen

Es ist allgemein bekannt und auch empirisch bestätigt, dass gerade im Bereich der Palliative Care der Zugang von Migranten zu den entsprechenden Angeboten unbefriedigend ist, sei es, dass die Angebote ihnen nicht bekannt sind, dass der Zugang zu kompliziert und nicht verständlich ist oder auch dass in der Familie die Überzeugung herrscht, das entsprechende Angebot in der Familie erbringen zu können [13]. Oftmals ist Patienten aus Migrationspopulationen ungenügend bekannt, wie das Schweizerische Gesundheitssystem funktioniert, welche Leistungen durch die Krankenversicherung abgegolten werden und welche nicht. Häufig wird auch beobachtet, dass in der Folge der eigenen Migrationsgeschichte mit den Behördenkontakten ein generelles Misstrauen Amtsstellen gegenüber festzustellen ist, was dann auch dazu führt, dass beispielsweise ein Spitex-Angebot nicht genutzt wird und auch eine Beratungsstelle bewusst nicht aufgesucht wird. Hier gilt es, Vertrauen zu schaffen, Barrieren abzubauen und immer wieder Unterstützungs- und Entlastungsmöglichkeiten aufzuzeigen und diese allenfalls auch beziehungsgeleitet zu vermitteln.

46.2.8 Spiritualität, Religiosität

In existenziellen Lebenssituationen haben Religiosität, Spiritualität und damit verbundene Rituale und Praxen für viele Menschen eine große Bedeutung. Sie strukturieren das Handeln und geben Halt. Für (schwer) erkrankte Migranten und deren Angehörige ist es besonders wichtig, dass herkunftsspezifische Gewohnheiten und kollektive Rituale akzeptiert werden.

Für Fachpersonen kann Hintergrundwissen zu Religionen und Spiritualität, religiösen und spirituellen Praxen und Ritualen (Alltagspraxen, Sterbe- und Trauerrituale) hilfreich sein, um die individuellen Bedürfnisse der Betroffenen und ihrer Angehörigen sorgfältig abzuklären. Religiöse und spirituelle Rituale und Praxen können sich aber durch den zeitlichen Wandel wie auch durch die Migration selbst verändern. Es ist deshalb wichtig, die individuellen Bedürfnisse und Gewohnheiten von den betroffenen Menschen selbst zu erfahren [3].

46.2.9 Gestaltung des Lebensendes

Es empfiehlt sich, mit dem Patienten selbst oder je nach Wunsch mit den Angehörigen frühzeitig zu besprechen, worauf am Lebensende, im Sterbeprozess und vor allem auch nach dem Eintreten des Todes zu achten ist. Wer soll in den letzten Lebensstunden beim Patienten sein? Soll ein Religionsvertreter beigezogen werden? Sind die Pflegenden darüber informiert, was im Sterben und unmittelbar danach zu beachten ist? Frühzeitig soll besprochen werden, ob ein Wunsch von Seiten des Patienten oder seiner Familie besteht, im Heimatland sterben zu dürfen. In diesem Fall sind zeitgerecht die entsprechenden Transporte zu regeln; ärztliche sowie pflegerische Berichte müssen bereitgestellt werden. Falls der Patient vor seinem Ableben nicht mehr in sein Heimatland reisen möchte, muss frühzeitig besprochen werden, ob er in seinem Heimatland oder in der Schweiz beerdigt werden soll. Verlegungen von schwer kranken Menschen vor dem Versterben und auch der Transport eines Leichnams im Hinblick auf die Beerdigung im Heimatland ist mit enorm hohen Kosten verbunden, was eine ganze Familie an den Rand der finanziellen Tragbarkeit führen kann. Daher empfiehlt es sich, schon in einem vergleichsweise frühen Stadium der Erkrankung die Rückkehr ins Heimatland anzusprechen. Es gibt zudem die Möglichkeit, mit Selbsthilfeorganisationen (Vereine, religiöse Institutionen) oder mit Bestattungsinstituten der Diaspora Kontakt aufzunehmen. Diese bieten teilweise an, über eine Vereinsmitgliedschaft sehr günstige Rückführungen durchzuführen.

46.3 Checklisten Migrationssensitive Palliative Care

Die im Auftrag des Bundesamtes für Gesundheit erstellten Checklisten für eine migrationssensitive Palliative Care [1, 2] (Fragen an den Patienten, die Patientin/Fragen an die Angehörigen) orientieren sich am SENS-Modell [6]. Die entsprechenden Fragen können nach Bedarf situativ mit dem betroffenen Patienten resp. den Angehörigen durchgegangen werden und sollen dabei helfen, die Bedürfnisse des erkrankten Menschen und seiner Angehörigen besser zu verstehen.

Die Checklisten sind verfügbar unter: https://www.bundespublikationen.admin.ch/cshop_mimes_bbl/2C/2C59E545D7371EE5B2CA19EE8561ACD2.pdf

Literatur

[1] Bundesamt für Gesundheit BAG. Hrsg. Migrationssensitive Checkliste in der Palliative Care. Fragen an den Patienten, die Patientin. Bern: Bundesamt für Gesundheit; 2015a.

[2] Bundesamt für Gesundheit BAG. Hrsg. Migrationssensitive Checkliste in der Palliative Care. Fragen an die Angehörigen. Bern: Bundesamt für Gesundheit. 2015b.

[3] Checklisten Migrationssensitive Palliative-Care; Begleitbericht. Schweizerisches Rotes Kreuz Departement Gesundheit und Integration Abteilung Gesundheit und Diversität im Auftrag des BAG im Rahmen der Nationalen Strategie Palliative Care. 2015

[4] de Graaff FM et al. „Palliative care“: a contradiction in terms? A qualitative study of cancer patients with a Turkish or Maroccan background, their relatives and care providers. BMC Palliat Care. 2010 Sep 10;9:19. https://doi.org/10.1186/1472-684X-9-19

[5] Domenig D. Behandlung und Pflege in soziozentrierten Kontexten. In: Domenig D. Hrsg.: Transkulturelle Kompetenz. Ein Lehrbuch für Pflege-, Gesundheits und Sozialberufe. Hans Huber; 2007. 205–220.

[6] Eychmüller S. SENS-Modell – Problemorientiertes Assessment in der Palliative Care. SENS macht Sinn – Der Weg zu einer neuen Assessment-Struktur in der Palliative Care. Therapeutische Umschau, 2012;69(2):87–90. https://doi.org/10.1024/0040-5930/a000256

[7] Flubacher P. Praktische Empfehlungen zur Überwindung „transkultureller“ Verständigungsprobleme aus der Sicht eines Hausarztes. Ars Medici. 1999;5:296–300.

[8] Giezendanner S, Jung C, Banderet HR, Otte IC, Gudat H, Haller DM, et al. General Practitioners' Attitudes towards Essential Competencies in End-of-Life Care: A Cross-Sectional Survey. PLoS ONE. 2017 Feb 1;12(2):e0170168 https://doi.org/10.1371/journal.pone.0170168

[9] Hallenbeck JL. Communication across cultures. J Palliat Med. 2004 Jun;7(3):477–80 https://doi.org/10.1089/1096621041349446

[10] Ilkilic I. Kulturelle Aspekte bei ethischen Entscheidungen am Lebensende und interkulturelle Kompetenz. Bundesgesundheitsbl – Gesundheitsforsch – Gesundheitsschutz. 2008;51: 857–86. https://doi.org/10.1007/s00103-008-0606-6

[11] Medizin-ethische Richtlinien der SAMW. Palliative Care. 2006.

[12] Medizin-ethische Richtlinien der SAMW. Umgang mit Sterben und Tod. 2018.

[13] Salis Gross C, Soom Ammann E, Sariaslan E, Schneeberger Geisler S. Migrationssensitive Palliative Care – Bedarf und Bedürfnisse der Migrationsbevölkerung in der Schweiz. München: Akademischer Verlag; 2014.

Teil VIII: Kommunikation und Support für Angehörige

47 Wichtige Konzepte und daraus folgende Interventionen

Daniel Büche

„We cannot take away the whole hard thing that is happening, but we can help to bring the burden into manageable portions."

Cicely Saunders

47.1 Unit of Care

Fallvignette

Eine 67-jährige, unverheiratete, pensionierte Pflegefachfrau mit fortgeschrittenem metastasierendem Pankreaskarzinom kommt in die Krankeitssituation, in der keine tumorspezifische Therapie mehr möglich ist. Sie hat einen großen Freundes- und Bekanntenkreis. Da die Patientin immer schwächer wird, ist ihr pensionierter Bruder aus den USA zu ihr gezogen. Er sorgt liebevoll für sie. Als die Patientin nicht mehr essen und sich nicht mehr selbst versorgen kann, an Schmerzen, Müdigkeit und den Folgen des Aszites leidet, wünscht sie ins Hospiz einzutreten. Unter guter Symptomkontrolle kommt sie in die Sterbephase, schläft viel bis sie schließlich kaum mehr ansprechbar ist. Die Freundinnen wollen bei ihr Nachtwache halten, doch der Bruder – als Stellvertreter der Patientin – rät davon ab, da die Patientin nur noch schlafen würde. Die Patientin verstirbt in dieser Nacht. Die Freundinnen sind traurig bis verständnislos, dass man sie in der letzten Nacht nicht ans Sterbebett gelassen hat.

47.1.1 Was ist gemeint mit „Unit of Care"

In der Palliativversorgung haben wir neben den Patienten immer auch die Angehörigen im Blick. Die Patienten und deren Familie, die mit einer Krankheitssituation konfrontiert sind, bezeichnet man als Unit of Care. Denn Krankheit ist immer auch eine Familienangelegenheit [21]. Gemäß einem modernen Familienverständnis ist mit Familie nicht die Blutsverwandtschaft gemeint, sondern vielmehr alle Menschen, die für die betroffene Person essenziell sind – z. B. auch Freunde, Nachbarn, Arbeitskollegen. Gelegentlich werden diese in der Literatur auch als An- und Zugehörige bezeichnet. Diese stehen mit dem Patienten aber auch untereinander in einem Beziehungsgeflecht, welches von verschiedenen Lebenskontexten – Generationszugehörigkeit, soziale Schicht, Bildung, Identität, Kultur, Religion – geprägt sind. Familienangehörige in diesem Sinne haben eine emotionale Beziehung zum Patienten und nehmen eine spezifische Rolle im Familiensystem ein.

Definition

Familie
Familie ist eine Gruppe von Individuen, die zusammengehalten werden durch starke emotionale Bande, ein Zugehörigkeitsgefühl und gegenseitige emotionale Anteilnahme an ihrem Leben [21].

47.1.2 Familienzentriertheit, familienzentrierte Pflege

Die Bedürfnisse und Sorgen der Familienangehörigen unterscheiden sich klar von jenen der betroffenen Patienten und sollten dementsprechend auch spezifisch erfasst und angegangen werden. Dafür hat sich das Modell der familienzentrierten Pflege nach dem Calgary Modell – Konzept mit systematischer Umsetzung von familienzentrierter Pflege – als hilfreich erwiesen. Dieses beinhaltet einerseits die Einschätzung (Calgary Familien Assessment Modell) und Interventionen (Calgary Familien Interventions-Modell). Das Modell basiert auf den folgenden Theorien [21]:

- Postmoderne; Pluralismus der Gesellschaft: „Es gibt genauso viele Möglichkeiten, Krankheit zu betrachten und zu erleben, wie es Familien gibt, die von Krankheit betroffen sind."
- Systemtheorie: „Die Familie als Ganzes ist größer als die Summe ihrer Teile."
- Kybernetik (Lehre der Gesetzmäßigkeiten von Steuerungs- und Regelvorgängen): „Familiensysteme haben die Fähigkeit zur Selbstregulation."
- Kommunikationstheorie: der familienzentrierten Pflege liegen diesbezüglich v. a. die Axiome von Watzlawick [19] zugrunde. Auch gilt: „Jede non-verbale Kommunikation ist bedeutungsvoll" und: „Wichtig bei der Kommunikation sind immer zwei Ebenen: die inhaltliche Ebene und die Beziehungsebene."
- Veränderungstheorie: „Familien- (Beziehungs-)systeme haben die Tendenz, sich progressiv zu verändern. Dabei sind Veränderungen Neuordnungen, welche Störungen kompensieren und darauf abzielen, Struktur und Stabilität aufrechtzuerhalten."
- Biologie der Erkenntnistheorie: „Menschen betrachten Erfahrungen und Ereignisse in ihrem Leben aus unterschiedlicher Sicht."

> **Definition**
>
> Familienzentrierte Pflege
> Pflegekräfte unterstützen Betroffene und Angehörige durch Begleitung und Beratung mit dem Ziel, die Handlungs- und Selbsthilfefähigkeit der Familie zu erhalten und auszubauen sowie gezielt Prävention und Gesundheitsförderung zu leisten [21].

Bei der Einschätzung des Familiensystems geht es darum, sich einen Eindruck bzgl. Struktur, Entwicklung und Funktion des Familiensystems und ihrer Beteiligten zu erlangen. Dies kann grafisch in einem Geno-Ökogramm dargestellt werden. Dieses ermöglicht dem Geübten, sich einen sehr schnellen Überblick über ein Familiensystem und die Beziehungen zwischen den einzelnen Mitgliedern zu verschaffen.

Die Intervention bei der familienzentrierten Pflege umfassen den kognitiven, affektiven und verhaltensbezogenen Bereich der Familie (**Tabelle 47-1**).

Die Haltung der Pflegenden ist dabei durch Wertschätzung, Respekt, Offenheit, Vertrauen und Wohlwollen geprägt sein [21].

47.1.3 Herausforderungen in Bezug auf die Unit of Care

Ein besonderes Augenmerk ist innerhalb der Unit of Care auf die Kinder zu werfen. Diese haben spezifische Bedürfnisse, welche zu häufig vergessen bzw. nicht erfasst werden.

Die Anforderung, sowohl allen Angehörigen als auch dem Patienten gerecht zu werden, kann gelegentlich auch eine Überforderung sein. Die Sorge vor einer solchen Herausforderung sollte aber nicht verhindern, den Blick auf die Familie und das Familiensystem zu richten.

Tabelle 47-1: Interventionen der familienzentrierten Pflege. [21]

	kognitiver Bereich	**a**ffektiver Bereich	**v**erhaltensbezogener Bereich
Interventionen:	Familie und Familienmitglieder stärken durch: • anerkennen und wertschätzen • Informationen der Familie und Familienmitglieder bestätigen	emotionale Reaktionen der Familie und Familienmitglieder: • wertschätzen • verbalisieren • normalisieren	Verhalten, Aktivitäten der Familie und Familienmitglieder anerkennen und wertschätzen
Pflegefachperson:	bietet professionelle, andere Informationen und Meinungen an	ermutigt die Familienmitglieder, die Erkrankungsgeschichte zu erzählen	• ermutigt Familienmitglieder, die Rolle der pflegenden Angehörigen zu übernehmen • bietet der Familie Unterstützung an, um sie zu entlasten durch Hinweis und Vermittlung von Supportdiensten • kann der Familie helfen, Rituale zu entwickeln mit dem Ziel die Gesundheit der Familie zu fördern und den Zusammenhalt zu stärken

Merke
Gemäß der Definition der Palliative Care (WHO und BAG) soll die Lebensqualität der Patienten und der Angehörigen gefördert werden. Dies ist ein hoher Anspruch, dem wir nicht immer gerecht werden können und der uns gelegentlich in eine Dilemmasituation bringt.

47.2 Salutogenese

Fallvignette

Der 81-jährige Herr W. mit kotiger Peritonitis nach multiplen Darmeingriffen ist zu schwach für eine weitere Operation. Gemeinsam mit dem Chirurgen, dem Patienten und seiner Familie wird entschieden, auf weitere Operationen als auch auf eine Antibiotikatherapie zu verzichten. Der Patient wird ins Hospiz verlegt, da die ebenfalls betagte Ehefrau schon durch die Pflege der Tochter mit geistiger und körperlicher Beeinträchtigung gefordert ist. Im Hospiz erscheint Herr W. sehr traurig, äußert nur noch sterben zu wollen, isst nichts und schläft viel. Beim Gespräch über seinen Sterbewunsch und seinen Wunsch nach Lebensverkürzung sprechen wir auch darüber, was für ihn im Leben wichtig war. „Die Familie, dass ich von meiner Frau und meiner Tochter getrennt sein muss, dies schmerzt mich am meisten, so macht das Leben keinen Sinn mehr." Nach Thematisierung, dass wir sein Leben nicht verkürzen können/wollen, kommt die Frage auf, was die Rückkehr nach Hause verhindern würde. Die Ehefrau schildert, dass die tägliche Fahrt mit der Tochter ins Hospiz ihr aufwändiger erscheine als die Betreuung ihres bettlägerigen Ehemanns zu Hause. Sie nimmt die Organisation des Netzwerks zu Hause in Angriff, organisiert Spitex und Hausarzt sowie Unterstützungsdienste. Trotz Skepsis des Hospizteams realisieren sie die Heimkehr. Herr W. ist überglücklich. Von Sterbewunsch ist keine Rede mehr.

Die zentrale Idee des Konzepts der Salutogenese ist das Kohärenzgefühl *(Sense of Coherence)*. Es basiert auf den soziologischen Forschungsergebnissen von Aaron Antonovsky [1] und beschreibt das Ausmaß eines andauernden, dynamischen Gefühls des Vertrauens. Dieses beschreibt die Fähigkeit einer Person, auf Stress zu reagieren bzw. mit Stress umgehen zu können. Damit dies einer erkrankten Person gut gelingt, sind gemäß Antonovsky folgende Faktoren wichtig (**Tabelle 47-2**):

Gemäß Keupp kann das Kohärenzgefühl auch als „Gefühl dafür, dass es einen Zusammenhang und Sinn im Leben gibt, dass das Leben nicht einem unbeeinflussbaren Schicksal unterworfen ist" beschrieben werden [14].

Wenn wir von ressourcen-orientiertem Vorgehen im Gesundheitswesen – und somit auch in der Palliative Care – sprechen, so sollten wir die Kräfte der Selbstwirksamkeit im Blick haben. Dies beinhaltet „den Weg mit dem Patienten zu gehen" und ihn die Komponenten des Kohärenzgefühls erleben und erfahren zu lassen. Damit kann er den Stressoren begegnen, diese mit seinen ihm zur Verfügung stehenden Ressourcen ausbalancieren und somit den Herausforderungen entgegentreten, was ihm ein positives Gefühl gibt, dass sich die Anstrengung gelohnt hat. Die Demoralisation kann als Gegenpol zum Kohärenzgefühl verstanden werden [14].

Die Salutogenese verhält sich somit komplementär zur Pathogenese (**Tabelle 47-3**). Beide

Tabelle 47-2: Kohärenzgefühl (nach [1]).

Gefühl der **Verstehbarkeit**	Kognition	Die Fähigkeit, die Zusammenhänge des Lebens (und damit auch seiner Krankheitssituation) zu verstehen
Gefühl der **Handhabbarkeit/Bewältigbarkeit**	Verhalten	Die Überzeugung, das eigene Leben gestalten zu können. Verwandt mit dem Begriff der Selbstwirksamkeit
Gefühl der **Sinnhaftigkeit/Bedeutsamkeit**	Deutung, inkl. Emotion	Der Glaube an den Sinn des Lebens

Tabelle 47-3: Salutogenese – Pathogenese.

Salutogenese	Pathogenese
Salutogenese orientiert sich an: • der Gesundheit • der Gesundheitsförderung • den Ressourcen	Pathogenese orientiert sich an: • der Krankheit • der Krankheitsursache • den Defiziten
Instrumente der Salutogenese können sein: • Empowerment • Resilienz-Förderung • Psychohygiene	Instrumente der Pathogenese können sein: • Vermeidung • Schutz vor ... • Psychotherapie
Salutogenese vertraut auf Selbstregulation	Pathogenese bedingt eine Therapie
Salutogenese ist ein Begriff der Sozialwissenschaft – Systemtheorie	Pathogenese ist ein Begriff der Naturwissenschaft
Mehrere Möglichkeiten – „sowohl als auch"	Kausalität – häufig monokausal

Konzepte sind wichtig in der Palliative Care. Die Kunst in der Unterstützung des Patienten besteht darin, herauszufinden, wann welcher Anteil dem Patienten in seiner aktuellen Situation am besten hilft.

Merke
Solange der Mensch lebt, trägt er gesunde Anteile in sich. Diese gilt es zu beachten, wertzuschätzen und zu stärken.

47.3 Empowerment

Definition

Patienten-Empowerment
Patienten-Empowerment ist ein Prozess, der den Patienten befähigt, mehr Einfluss auf seine (individuelle) Gesundheit zu nehmen [6]. Dies erreicht er durch den Ausbau jener Fähigkeiten, die ihm ermöglichen, vermehrte Kontrolle über ihm wichtige Bedürfnisse rund um seine Erkrankung zu übernehmen.

Die Übersetzung des englischen Begriffs *Empowerment* in die deutsche Sprache ist nicht eindeutig. Er bedeutet sowohl **Ermächtigung** (Macht über etwas haben) als auch **Befähigung** (Macht zu etwas haben).

Gemäß Definition ist Patienten-Empowerment ein Schlüsselfaktor, der die Gesundheitssituation des Patienten wesentlich beeinflusst; dies einerseits durch eine verbesserte Kommunikation zwischen dem Patienten und dem Behandlungsteam und andererseits durch eine verbesserte Partizipation des Patienten in seinem Gesundheitsverhalten. Die WHO sieht im Patienten-Empowerment die Möglichkeit, den Patienten als „Co-Produzenten" seiner Gesundheit zu engagieren. Beim Patienten in der palliativen Situation steht dies nicht (mehr) im Vordergrund, da häufig die Kräfte dafür nicht mehr ausreichen. Das Prinzip der Sorgekultur (Fürsorge, Caring, Care Ethik u.a.) wird ebenso wichtig wie das Empowerment. Es muss im individuellen Fall an der aktuellen Situation mit dem Patienten ausgehandelt werden, was hilfreich ist: wie viel Empowerment und wie viel Fürsorge. Ziel soll dabei sein, das Kohärenzgefühl des Patienten zu stärken.

Damit der Patient seine Gesundheitsbedürfnisse überhaupt äußern und diese dann auch in die Entscheidungsfindung einfließen lassen kann, muss das Patienten-Empowerment mit dem Alltags(er)leben des Patienten verbunden sein [9]. Patienten-Empowerment wird in Situationen, in denen Einzelfallentscheidungen notwendig – ja gefordert – sind, immer wichtiger. Denn in Einzelfallentscheidungen kann nicht mehr nach Leitlinien behandelt werden, da die Evidenzlage für den Einzelfall per Definition fehlt. Dies ist in vielen Situationen von Patienten in palliativen Situationen der Fall. Ebenso will das Konzept des Empowerments den Menschen mit seiner Erkrankung weg vom Konzept des „Patienten" bringen. Letzteres wird meist verbunden – und vom betroffenen Menschen auch empfunden – als Mensch in Passivität, Abhängigkeit, Machtlosigkeit – mit dem Gefühl der Hilflosigkeit, Hoffnungslosigkeit, Opferhaltung, des Kontrollverlusts u.a. [11]. Somit möchte der Begriff auch aufzeigen, dass der Umgang der Professionellen mit der erkrankten Person sich weg vom Paternalismus hin zur Partizipation wandelt. Meist wird der Begriff für Menschen mit chronischen Erkrankungen verwendet – in dieser Patientenpopulation ist die Zeitdimension häufig eine andere als für Palliativpatienten, was aber nicht dagegen spricht, das Konzept auch bei letzteren anzuwenden. Es gibt aber noch wenig Literatur zu Empowerment und Palliative Care.

Empowerment benötigt folgende Rahmenbedingungen:

- Rollenverständnis des Patienten
  Wie versteht der Patient seine eigene Rolle? Als informierter, kompetenter, autonomer Patient? u.a.

- Wissen des Patienten
  Wie erlangt der Patient genügend Wissen damit er sich in die Entscheidungen einbringen kann?
- Fähigkeiten des Patienten
  Welches sind seine kognitiven, kommunikativen Fähigkeiten? u.a.
- Partizipationsbereitschaft des Patienten, dies beinhaltet u.a.
  - Kommunikation und Interaktion zwischen dem Patienten und dem Behandlungsteam
  - Support durch Peergroup: Selbsthilfegruppe, Gendergruppe, Religionsgruppe.

Indikatoren des Patienten-Empowerments in der Palliative Care
(adaptiert nach [4] und [7])

Fähigkeiten und Ressourcen des Patienten:
Der Patient hat/erwirbt:
- Selbst-Wirksamkeit
- Fähigkeiten = Kompetenzen (Wissen, Fertigkeiten, Haltung), die notwendig sind, um den Gesundheitszustand zu beeinflussen
- eine empfundene Kontrolle über seine Gesundheit und seine Gesundheitsfürsorge
- Kohärenzgefühl (s. Kap. 47.2) bzgl. des eigenen Befindens
- das Gefühl, respektiert zu werden.

Patientenverhalten:
Der Patient:
- partizipiert an der gemeinsamen Entscheidungsfindung
- gestaltet die eigene Gesundheit und die Gesundheitssorge aktiv mit durch:
  - Formulierung von individuellen, realistischen, sinnhaften gesundheitsbezogenen Zielen
  - aktives Anstreben der Zielerreichung (Coping)
- hat eine (grundsätzlich) positive Haltung.

Merke
Patienten in palliativen Situationen haben häufig ein hohes Autonomiebedürfnis. Um dieses zu stärken, kann der Patient befähigt werden, die Kontrolle über seine Erkrankung so lange als möglich zu behalten bzw. wiederzuerlangen. Ein Instrument/Konzept dazu ist das Patienten-Empowerment.

47.4 Krankheitsverständnis

Fallvignette

Ein 72-jähriger Patient mit einem fortgeschrittenen metastasierenden Tumorleiden mit wiederholten Infekten und konsekutiven Antibiotikatherapien entwickelt eine Hyperkalzämie. Darunter leidet der Patient an Durst, Inappetenz und Nausea. Der eifrige Stationsarzt forscht nach der Ursache der Hyperkalzämie und kann nach einigen Tagen feststellen, dass der Patient eine Candida-Infektion (Granulome) entwickelt hat, welche zur Hyperkalzämie führte. Er teilt dies dem Patienten mit, der ihn nur erstaunt ansieht und fragt: „Und wie verbessert dies meinen Durst und die Übelkeit?"

In der Situation des Gesundheitsverlustes ist es wichtig, den Zustand der Krankheit *(Disease)* von der Erkrankung *(Illness)* und dem Krankheitsverhalten *(Sickness)* zu unterscheiden. Diese Konzepte wurden von Anthropologen entwickelt, sind aber für die Behandlung, Betreuung und Begleitung von Patienten von großer Bedeutung. Dabei handelt es sich um Modelle, welche aus dem „phänomenologischen Chaos der fehlenden Gesundheit" eine Realität zu konstruieren versuchen [13]. Diese Realität besteht aus der Sichtweise des Patienten (Erkrankung) und der Sichtweise des Professionellen (Krankheit). Es sind zwei Blickwinkel von unterschiedlichen Standpunkten auf ein und dasselbe Phänomen (**Tabelle 47-4**). Dabei ist es wichtig, dass beide Partner – der Patient und der Arzt (Professionelle) – den Standpunkt des anderen zu verstehen oder idealerweise sogar einzunehmen

Tabelle 47-4: Unterscheide Krankheit von Erkrankung.

Krankheit (*D*isease)	Erkrankung (**I**llness)
„Was der Patient hat, wenn er vom Arzt heimgeht.“ [5]	„Was der Patient fühlt/erlebt, wenn er zum Arzt geht.“ [5]
Ätiologie und Pathogenese: • Abnormität von Struktur, Funktion	Erfahrung des Patienten und seines Umfelds, wie das Gefühl von krank sein – die Erkrankung – entstanden ist • welche Bedeutung ihm zugemessen wird • wie es das Verhalten beeinflusst • wie es die Beziehungen beeinflusst • wie es abzuschaffen versucht wird
Pathologie	Subjektive Antwort des Patienten auf seine Erkrankung
Medizinisches Modell • Biologische, chemische Evidenz u. a.	Anthropologisches Modell • Erfahrung und Bedeutung u. a.
Abstrakte Objekte, die • unabhängig von einander sind • spezifische Eigenschaften haben • eine wiederkehrende Identität in unterschiedlichen Settings haben • universal in Form, Entwicklung und Inhalt sind	Subjektives Erleben, • das von vielen Faktoren abhängig ist, • viele Besonderheiten zeigt, • viele Nuancen der emotionalen Deutung aufweist
Die Krankheit ist durch ihre Ätiologie, Symptome und Zeichen, ihren Verlauf, ihre Behandlung und Prognose definiert (normiert). Damit ist sie unabhängig vom Individuum, der Kultur oder der Patientengruppe, in der sie auftritt. Die Normierung erfolgt häufig durch physikalische oder biochemische Messwerte	Erkrankung ist die **affektive** Antwort auf den Zustand des Sich-krank-Fühlens und die Symptome. Sie wird massiv beeinflusst durch den sozialen und kulturellen Hintergrund des Patienten als auch durch seine Persönlichkeitsmerkmale
Der Arzt, die Professionellen stellen sich folgende Fragen:	**Der Patient (und seine Familie) fragt sich:**
• Was ist die Ätiologie? Ursache und Wirkung	• Was ist passiert? • Warum ist es passiert? • Warum ist dies gerade mir passiert? • Warum jetzt? • Was würde passieren, wenn nichts getan wird? • Was sollte ich dagegen tun?
• Welches ist die Pathogenese? Aktion und Reaktion	Erweitertes Konzept des „Unglücks“, zeigt Gemeinsamkeiten mit der psychologischen, moralischen und sozialen Dimension des Unglücks
• Dimensionen eines Symptoms	Bedeutung der Symptome
Wir erfassen...	**Wir erfassen...**
• die **Krankheits**geschichte	• die **Kranken**geschichte, Erkrankungsgeschichte
• durch **Anamnese**	• durch **Narration**

versuchen. Dies hilft das gegenseitige Verständnis zu fördern und v. a. einen gemeinsamen Weg aus der „Krankheits-Krise“ herauszufinden. Dadurch wird nicht zwingend Heilung erlangt, sondern vielmehr ein Umgang mit der neuen Situation gefunden. Dabei kann die neue Situation Heilung, Umgang mit der chronischen Erkrankung oder auch Umgang und Akzeptanz mit der palliativen Situation bedeuten.

Merke
Der Stolz und die Befriedigung des Arztes über eine korrekt gestellte Diagnose helfen dem Patienten noch nicht mit seiner Erkrankung umzugehen und diese allenfalls zu bewältigen.

47.5 Patienten- und Angehörigenedukation

Fallvignette

Ein 58-jähriger Patient mit HNO-Tumor und Schmerzen ebendort wird nach stationärer Schmerzeinstellung nach Hause entlassen mit retardiertem Morphin und Morphin-Tropfen in Reserve. Seine Frau und er haben während des Krankenhausaufenthalts eine Edukation bzgl. Schmerztherapie erhalten. Zehn Tage nach Entlassung kommt es zur Rehospitalisation, da der Patient zunehmend somnolent ist, zudem wird bei Aufnahme eine Niereninsuffizienz festgestellt. Was ist passiert? Auf Rückfrage erklärt die Ehefrau, dass sie den Ehemann jede Stunde gefragt habe, ob er Schmerzen habe. Da der Patient jeweils bejahte, habe sie ihm Morphin-Tropfen aus der Schmerzreserve gegeben. Darunter sei er immer schläfriger geworden und konnte kaum mehr trinken. Während des Spitalaufenthalts gab der Patient auch immer wieder Schmerzen an, schätzte diese aber als aushaltbar ein und meinte, dass er deswegen keine Schmerzmittel nehmen möchte. Zu Hause habe die Ehefrau aber darauf bestanden, dass er seine Morphin-Tropfen nehme, so sei es im Spital angeordnet worden.

Definition

Patientenedukation
Patientenedukation umschreibt das Lehren und Trainieren des Patienten bzgl. Belangen seiner (eigenen) Gesundheitsbedürfnisse. Sie umfasst alle pädagogischen, psychologischen Maßnahmen zur Verbesserung des Gesundheitszustands und des Kohärenzgefühls – die Familie ist immer einbezogen.

Von der Edukation sind die Informationsvermittlung und die Beratung zu unterscheiden (**Tabelle 47-5**).

Ziel der Patientenedukation soll sein, das Selbstmanagement, die Selbstwirksamkeit zu verbessern.

Definition

Selbstmanagement
Unter Selbstmanagement wird ein Bündel von spezifischen Kompetenzen verstanden, mit denen die physischen und emotionalen Auswirkungen der Krankheit mit oder ohne professionelle Unterstützung bewältigt werden können.

Das Ziel des Selbstmanagements ist es, die Betroffenen zu befähigen, zu aktiv handelnden und eigenverantwortlichen Akteuren zu werden und damit ihre Selbstwirksamkeit zu fördern. Grundvoraussetzung für das Selbstmanagement ist der Glaube an die eigene Fähigkeit, eine Handlung durchzuführen oder eine Verhaltensänderung aneignen zu können.

Das **Selbstmanagement** umfasst (adaptiert nach [8]) den

- Umgang mit dem direkten Krankheitsgeschehen:
  - Medikamenteneinnahme

Tabelle 47-5: Unterscheide Schulung, Information, Beratung (adaptiert nach [22]).

Schulung (Edukation)	Information	Beratung
• zielorientiertes, strukturiertes, geplantes Vermitteln von Wissen und Fertigkeiten • am Ende erfolgt eine Ergebnissicherung	• gezielte Mitteilung • Bereitstellung verschiedener Medien • Vermittlung relevanter Adressen in einem offenen Angebot • Recherchehilfen	ergebnisoffener dialogischer Prozess, in dem eine individuelle und bedürfnisgerechte Problemlösung vorbereitet wird

  - Umgang mit Notfallsituationen
  - Energybanking bei Fatigue/Asthenie
  - Treffen von Entscheidungen u.a.
- Umgang mit den die Erkrankung begleitenden emotionalen Reaktionen: Angst, Trauer, Wut
- Umgang mit Ausübung, Anpassung, Entwicklung neuer Verhaltensweisen und den Anforderungen/Herausforderungen an die neue Rollensituation:
  - Umgang mit der Rolle als Patient
  - Umgang mit Verlusten, Abhängigkeit.

Damit Edukation beim erwachsenen Menschen gelingt, muss sie auf folgenden Prinzipien beruhen:
- Freiwilligkeit
- Problem-, Lösungsorientiertheit
- Respekt
- Reflexion.

Somit muss der pädagogisch günstige Moment [15] erfasst werden, in welchem der Patient bzw. seine Angehörigen für die Edukation bereit sind.

Selbstwirksamkeit umfasst zwei zentrale Erwartungen, die sich auf das Handeln auswirken:
- Die Wirksamkeitserwartung: Annahmen bzgl. der Durchführbarkeit eines Verhaltens.
- Die Ergebniserwartung: Erwartung, dass gewisse Verhaltensweisen das Ziel erreichen lassen.

Sie wirken sich steigernd auf die Selbstwirksamkeitsüberzeugung aus.

Aktuelle Modelle der Edukation, die sich bewährt haben, sind u.a. das transtheoretische Modell der Verhaltensänderung (motivierende Gesprächsführung) nach DiClementes & Prochakas [10], die Social Cognitive Theory nach Bandura [2], das Health Belief Model [17] oder das Preceed-Proceed-Modell nach Green und Kreuter [12]. Diese Theorien basieren auf der Annahme, dass das Gesundheitsverhalten von Patienten und Angehörigen aus rationalen, kognitiven Entscheidungen resultiert, die durch den Wunsch motiviert sind, Krankheit und Behinderung zu vermeiden. Daher ist die Einschätzung der Einstellungen und der kognitiven Möglichkeiten der Betroffenen ein wesentlicher Ausgangspunkt jeder Intervention, die zur Verbesserung des Selbstmanagements angeboten wird.

Typische Beispiele für Patienten- und Angehörigenedukation sind:
- Erlernen von subkutaner Arzneimittelverabreichung
- Umgang mit Notfällen unter Anwendung von Notfallplänen
- Einnahme/Verabreichung von Schmerzreserven
- Verabreichung von Sondennahrung
- Umgang mit Blasenkatheter.

In der Palliative Care ist die Eins-zu-Eins-Schulung häufig adäquat. Gruppenschulungen stellen die Ausnahme dar.

Merke

Die Patientenedukation zielt auf das Kohärenzgefühl des Patienten ab. Sie basiert somit auf dem Konzept der Salutogenese, nutzt dazu das Konzept des Empowerments und des Krankheits-/Erkrankungsmodells, um das Selbstmanagement und die Selbstwirksamkeit des Patienten und seiner Angehörigen zu fördern.

Take-home-message

Unit of Care: Alle für den Patienten wichtigen Personen gehören zu seiner Familie, seinem Beziehungsgeflecht, und sollten nach Möglichkeit in die Betreuung und Begleitung des Patienten miteinbezogen werden. Dabei ist auf die spezifischen Bedürfnisse von Kindern und Jugendlichen besonders zu achten.

Salutogenese: Das Kohärenzgefühl des Patienten ist zu fördern, da es für ihn wichtig ist, um mit seiner Krankheitssituation besser umgehen zu können.

Empowerment: Mit dem Empowerment soll dem Patient erlebbar werden, dass er in seiner Krankheit nicht (nur) hilflos ist.

Krankheitsverständnis: Es ist wichtig, dass die Professionellen das Krankheitserleben des Patienten erfassen. Dies kann über das narrative Erzählenlassen der Krankheitsgeschichte geschehen.

Patienten- und Angehörigenedukation: Ist effektiv, wobei die Effektivität in der Palliative Care bisher nicht nachgewiesen werden konnte. Sie zielt darauf ab, durch Förderung des Selbstmanagement und der Selbstwirksamkeit das Kohärenzgefühl des Patienten zu erhöhen.

Literatur

[1] Antonovsky A, Franke A. Salutogenese, zur Entmystifizierung der Gesundheit. Tübingen: Dgvt-Verlag; 1997.

[2] Bandura A. Social cognitive theory: an agentic perspective. Ann Rev of Psychology. 2001;52: 1–26. https://doi.org/10.1146/annurev.psych.52.1.1

[3] Bodenheimer T, Lorig K, Holman H, Gumbach K. Patient self-management of chronic diesease in primary Care. JAMA. 2002;288:2469–75. https://doi.org/10.1001/jama.288.19.2469

[4] Bravo P, Edwards A, Barr PJ, Scholl I, Elwyn G, Mcallister M and the Cochrane Health Quality Research Group. Conceptualising patient empowerment: a mixed methods study. BMC Health Serv Res. 2015;15:252–65. https://doi.org/10.1186/s12913-015-0907-z

[5] Cassell EJ. The healer's art: a new approach to the doctor-patient relationship. Harmondsworth: Penguin Books; 1978.

[6] Castro EM, Van Regenmortel T, Vanhaecht K, Sermeus W, Van Hecke A. Patient empowerment, patient participation and patient-centeredness in hospital care: a concept analysis based on a literature review. Patient Euc Couns. 2016;99:1923–39. https://doi.org/10.1016/j.pec.2016.07.026

[7] Cerezo PG, Juvé-Udina ME, Delgado-Hito PD. Concepts and measures of patient empowerment: a comprehensive review. Rev Esc Enferm USP. 2016;50(4):664–71. https://doi.org/10.1590/S0080-623420160000500018

[8] Corbin J, Strauss A. Unending Work and Care: Managing chronic illness at home. San Francisco: Josesey-Bass; 1988.

[9] De Santis M, Hervas C, Weinman A, Bosi G, Bottareli V. Patient empowerment of people living with rare diseases. Its contribution to sustainable and resilient healthcare systems. Ann Ist Super Sanita. 2019;55(3):283–91.

[10] DiClemente CC, Prochaska JO. Self-change of smoking behavior: A comparison of process of change of cessation and maintenance. Addictive Behaviors. 1982;7:133–42. https://doi.org/10.1016/0306-4603(82)90038-7

[11] Gibson Ch. A concept analysis of empowerment. J Adv Nursing. 1991;16(3):354–61. https://doi.org/10.1111/j.1365-2648.1991.tb01660.x

[12] Green LW, Kreuter MW, Deeds SG, Partridge KB. Health Education Planning. A diagnostic approach. 1st ed. Mountain View California: Mayfield; 1980.

[13] Helman CG. Disease versus illness in general parctice. J Royla College General Practi 1981; 31:548–52.

[14] Keupp H. Von der (Un-)Möglichkeit erwachsen zu werden – Welche Ressourcen brauchen Heranwachsende in der Welt von Morgen? [Internet; abgerufen am 1. September 2020]. Verfüg-

bar unter: http://www.ipp-muenchen.de/texte/keupp_zuerich_07.pdf

[15] London F. Informieren, schulen, beraten. Praxishandbuch zur Pflegeedukation. 2. Aufl. Bern: Hogrefe; 2010.

[16] Lorig KR, Holman H. Self-mamagement education: history, definition, outcomes, and mechanisms. Ann Behav Med 2003;26:1–7. https://doi.org/10.1207/S15324796ABM2601_01

[17] Rosenstock M. The health belief model and preventive health behavior. Health Education Monographs. 1974;2(4):354–86. https://doi.org/10.1177/109019817400200405

[18] The Denver Principles. 1983. [Internet; cited 2020 Sept 01]. Available from: http://data.unaids.org/pub/externaldocument/2007/gipa1983denverprinciples_en.pdf

[19] Watzlawick P, Beavin JH, Jackson DD. Menschliche Kommunikation. Formen, Störungen, Paradoxien. 12. Aufl. Bern: Hogrefe. 2011.

[20] WHO/Europe. Health 2020: the European policy for health and well-being – about health 2020. [Internet; cited 2020 Sept 01]. Available from: http://www.euro.who.int/en/health-topics/health-policy/health-2020-the-european-policy-for-health-and-well-being/about-health-2020

[21] Wright LM, Leahey M, Shajani Z, Snell D. Familienzentrierte Pflege (dt. Ausgabe hrsg. von B. Preusse-Bleuler). Bern: Hogrefe. 2020. https://doi.org/10.1024/86075-000

[22] Zegelin A, Sunder N, Segmüller T. Patientenedukation in der Pflege – Themensammlung und Unterrichtsvorschläge (Teil 2). PADUA. 2019; 14(1):64–70. https://doi.org/10.1024/1861-6186/a000476

Literaturempfehlung

Rawlett K. Journey from self-efficancy to empowerment. Health Care. 2014;2(1):1–9.

48 Psychosoziale Aspekte bei Betroffenen und Angehörigen – Resilienz, Coping, Ressourcen

Corinne Urech, Martina-Barbara Bingisser

48.1 Einführung

Die psychosozialen Aspekte stellen im Palliativsetting eine wichtige Rolle und ebenso eine große Herausforderung dar. In einer Meta-Analyse von Van Lancker und Kollegen [14] wurde beschrieben, dass Fatigue, Schwäche, Schmerzen und Angst zu den häufigsten Symptomen gehören, welche Patienten in einer Palliativsituation belasten. Ebenfalls wurde in Studien mit palliativen Krebsbetroffenen gezeigt, dass deren Lebensqualität deutlich vermindert sein kann [3].

Nicht nur die Patienten, sondern auch deren Angehörige können aufgrund der palliativen Situation psychisch stark belastet sein. Familienangehörige zu begleiten oder sogar zu pflegen, bedeutet sowohl physischen als auch psychischen Stress. Angehörige von Menschen im Palliativsetting zeigen eine tiefere Lebensqualität und eine schlechtere körperliche Gesundheit verglichen mit Angehörigen von Menschen in kurativer Situation [15]. Auch berichten Angehörige vergleichbar hohe – teilweise sogar noch höhere – Werte an psychischer Belastung wie die Betroffenen selbst [9]. Weibliche und ältere Angehörige, Ehepartner und Angehörige mit wenig sozialer Unterstützung oder finanziellen Problemen gelten dabei als besonders vulnerabel [4, 7, 9].

Die häufigsten psychischen Störungen, welche Angehörige von Patienten in Palliativsituationen entwickeln, sind die sogenannten Anpassungsstörungen und Depressionen [1]. Inhaltlich gesehen, stehen für Angehörige die Sorgen um den kranken Menschen und die Auseinandersetzung mit dessen Erkrankung im Vordergrund. Als besonders schwierig wird das Miterleben von spezifischen Symptomen wie Schmerzen, Nausea und Dyspnoe empfunden. Daneben stellt die Angst ein zentrales Thema in der Angehörigenbetreuung dar und bedarf einer besonderen Aufmerksamkeit des Betreuungsteams. Folgende Ängste werden von Angehörigen häufig genannt: Angst vor Leiden, vor Verlust, vor Versagen oder Wesentliches verpasst zu haben und Angst vor der Ungewissheit. Angehörige sehen sich auch oft mit Veränderungen der eigenen Lebensplanung, Rollenveränderungen oder Doppelrollen (z. B. Spagat zwischen der Rolle als Ehemann und Pflegendem) sowie familiären Belastungen und Konflikten konfrontiert, was wiederum mit Ängsten und Sorgen einhergehen kann.

Zugleich gehört die Verfügbarkeit von Familienangehörigen und nahestehenden Personen zu den wichtigsten Ressourcen von chronisch kranken Menschen.

Wie kann es aber sein, dass einige Angehörige trotz der enormen Belastung relativ gut mit der Situation zurechtkommen, während andere an der Last zerbrechen? Was hilft den Angehörigen zu verhindern, dass sie selbst eine Angst- oder depressive Störung oder ein Demoralisationsgefühl entwickeln? Und wie können wir als professionelle Betreuende die Angehörigen dabei unterstützen?

Resilienz, Coping und **Ressourcen** sind Schlagwörter, welche oft im Zusammenhang mit der Bewältigung von schwierigen Lebensereignissen wie einer schweren, unheilbaren Krankheit in Verbindung gebracht werden. Gerade das Stichwort Resilienz boomt seit den 1990er Jahren regelrecht. Das folgende Kapitel beschäftigt sich damit, was man unter diesen drei Begriffen versteht, wie Patienten und Angehörige diese Stärken, Fähigkeiten und Energiequellen einsetzen und was wir als Betreuende unterstützend leisten können.

48.2 Resilienz

Definition

Resilienz

Der Begriff Resilienz leitet sich aus dem lateinischen *resilire* „zurückspringen/abprallen“ und dem englischen Wort *Resilience* „Spannkraft, Elastizität oder Widerstandsfähigkeit“ ab. Psychische Resilienz bezeichnet die Aufrechterhaltung bzw. die rasche Wiederherstellung der psychischen Gesundheit während oder nach stressreichen Lebensumständen und gilt als das Gegenüber der Vulnerabilität oder Verletzbarkeit [6].

Das Resilienzkonzept ist seit Jahren im Wandel. Ursprünglich wurde das Konzept als angeborener und stabiler Persönlichkeitszug beschrieben und durch die US-amerikanische Forscherin Emmy Werner [16] und ihrer 1971 veröffentlichten Längsschnittstudie an 698 Kindern auf der Hawaiiinsel Kauai geprägt. Sie konnte zeigen, dass sich Kinder, die biologischen/medizinischen und sozialen Risikofaktoren (z. B. niedriger sozioökonomischer Status) ausgesetzt sind, im Durchschnitt negativer entwickeln als Kinder, die keinen solchen Risikofaktoren ausgesetzt sind. Da sich jedoch rund ein Drittel der untersuchten Kinder trotz zahlreicher Risikofaktoren positiv entwickelten, folgerte sie daraus, dass diese Kinder *resilient* sind.

Im Laufe der Jahre veränderte sich diese Sichtweise, und Resilienz wurde zunehmend als das Ergebnis verstanden, welches aus der Anpassung an ein schwieriges Lebensereignis resultiert. Resilienz soll demnach modifizierbar und durch verschiedene Resilienzfaktoren (biologische, psychologische und soziale Faktoren) beeinflussbar sein. Zudem wurde Resilienz als erlern- und trainierbar betrachtet.

Heutzutage wird Resilienz als dynamischer und veränderbarer Prozess verstanden, welcher über verschiedene Lebensbereiche und -phasen variiert. Sowohl anlage- als auch umweltbezogene Faktoren und Mechanismen spielen dabei eine wesentliche Rolle [8].

Resilienz wird als einer der zentralen Indikatoren für die Aufrechterhaltung der psychischen Gesundheit in Belastungssituationen angesehen. Auch bei körperlichen Krankheiten wird vorgeschlagen, Patienten sowie Angehörige mit geringer Resilienz gezielt psychosozial zu unterstützen, um u. a. das Risiko für die Entwicklung einer psychischen Störung zu minimieren.

Aufgrund der unterschiedlichen Konzepte ist die Erfassung der Resilienz jedoch schwierig. Es gibt zwar verschiedene „Resilienz-Skalen“, diese basieren aber meist auf älteren Konzepten, welche Resilienz immer noch als stabiles Persönlichkeitsmerkmal sehen. Kunzler und Kollegen schlagen für die Resilienz-Messung den R-Score vor, der auch zur Erfassung von längerfristigen Verläufen eingesetzt werden kann [8].

Resilienztrainings haben zum Ziel, die individuelle Resilienz im Kontext einer Belastung zu fördern und können vor, während oder nach der Belastung eingesetzt werden. Sie sind meist ressourcenorientiert und fokussieren auf der Stärkung von individuellen Resilienzfaktoren. Zu diesen Resilienzfaktoren gehören sowohl innere (alles, was in einer Person an Anlagen, Eigenschaften, Fähigkeiten, etc. vorhanden ist) als auch äußere (z. B. sozioökonomischer Status) Ressourcen [6]. Als evidenzbasierte Resilienzfaktoren gelten das aktive Coping (v.a. Problemlösen), die Selbstwirksamkeit, Optimismus, kognitive Flexibilität, Akzeptanz negativer Situationen oder Emotionen, Religiosität/Spiritualität, Hoffnung, positive/r Emotionen/Affekt, Selbstwertgefühl, Sinn im Leben, Wertorientierung, Kohärenzgefühl und soziale Unterstützung.

Resilienztrainings beinhalten spezifische psychotherapeutische Methoden, u.a. aus dem Gebiet der kognitiven Verhaltenstherapie, problemlösungsorientierte Ansätze, achtsamkeitsbasierte sowie Akzeptanz- und Commitment-fördernde Interventionen und Kombinationen daraus. Seiler und Jenewein [11] fassen in einem kürzlich veröffentlichen Review-Artikel Studien zusammen, welche Resilienz und Resilienztrainings im Zusammenhang mit einer Krebserkrankung untersuchen. Die wenigen Studien, die im palliativen Setting durchgeführt wurden, konnten zeigen, dass höhere Resilienz mit mehr wahrgenommener sozialer Unterstützung, weniger Hoffnungslosigkeit, weniger depressiven Symptomen und weniger Leiden assoziiert wird. Angesichts der Tatsache, dass Resilienzprogramme die Lebensqualität und Gefühle der Hoffnung erhöhen, postulieren die Autoren, dass solche Programme bereits frühzeitig im palliativen Setting eingesetzt und die Resilienz auch bei Angehörigen und Betreuenden gefördert und untersucht werden sollte.

48.3 Coping

„Wenn eine verzweifelte Situation ein besonderes Können erfordert, dann bringt man dieses Können auch auf, obwohl man vorher keine Ahnung davon hatte." Napoleon Bonaparte

Definition

Coping

Coping kann allgemein definiert werden als eine individuelle und spezifische Krankheitsbewältigung, welche multifaktoriell beeinflusst, sowie situations- und prozessbedingt ist [10].

Die subjektive Bewertung einer Situation spielt für die Krankheitsbewältigung eine wesentliche Rolle. Ferner handelt es sich beim Coping um das Bemühen des Individuums, mit den Situationsanforderungen umzugehen, und nicht um die erfolgreich angewendete Bewältigungsstrategie selber. Der Einsatz emotionaler, kognitiver oder auch verhaltensbezogener Strategien kann als eine wichtige Ressource zur Bewältigung von verschiedenen Belastungen verstanden werden [5]. Die Assoziation mit psychischem Distress, eingeschränkter Lebensqualität und oft auch Hoffnungslosigkeit ist typisch [13].

Folkman und Lazarus [2] unterscheiden grundsätzlich drei Arten von Coping, die auch heute noch ähnlich verwendet werden:

- problemorientiertes Coping
- emotionsorientiertes Coping
- bewertungsorientiertes Coping.

Das **problemorientierte Coping** zielt auf die Bewältigung oder Veränderung der stressauslösenden Bedingungen. Menschen setzen dabei aktive Verhaltensänderungen ein, um die subjektiv wahrgenommene Problemsituation zu verändern und zukünftige Situationen zu vermeiden. Diese Strategien werden eingesetzt, wenn die Situation als echt veränderbar eingeschätzt wird, beispielsweise die Entscheidung einer in ihrer Mobilität eingeschränkten Patientin, ihre Wohnumgebung der aktuellen und allenfalls zukünftigen Situation anzupassen (rollstuhlgängig, Heimsauerstoff, etc.).

Das **emotionsorientierte Coping** richtet sich auf die Regulierung oder Verbesserung der durch die Belastung ausgelösten Emotionen. Dazu gehört die Strategie der positiven Umdeutung, aber auch die Verringerung von Emotionen wie Angst, Wut oder Trauer. Emotionsfokussierte Strategien wie die positive Umdeutung einer belastenden Situation oder die Suche nach emotionaler Unterstützung werden eingesetzt, wenn davon ausgegangen wird, dass die Situation nicht veränderbar ist oder keine Ressourcen dazu (mehr) zur Verfügung stehen. Durch die emotionsorientierte Bewältigungsstrategie kann verhindert werden, dass die Betroffenen von negativen Emotionen überfallen werden [12].

Das **bewertungsorientierte Coping** wird als Zusammenspiel zwischen dem Bewertungsprozess und der Neubewertung einer Stresssituation verstanden. Dabei ist diese Neubewertung bereits eine Coping-Strategie. Um mit einer belastenden Situation umgehen zu können, wird mittels dieser Art von Coping die Situation neu oder anders bewertet. Kann beispielsweise eine chronische Erkrankung als Herausforderung angesehen werden, ist die Grundlage geschaffen, individuelle Ressourcen zu aktivieren.

Seit der ursprünglichen Definition sind weitere Beschreibungen von Coping-Strategien hinzugekommen. So kann z. B. soziale Unterstützung ebenfalls als Coping-Strategie wirksam werden. Untersuchungen konnten zeigen, dass bei einer als gering wahrgenommenen Unterstützung die physischen Symptome wie z. B. Schmerzen durch die Patienten als deutlich ausgeprägter beschrieben wurden.

48.4 Ressourcen

Unter Ressourcen können alle zur Verfügung stehenden, genutzten und selbstschützenden Handlungsmöglichkeiten genannt werden. Ressourcen wie z. B. soziale Kontakte, Familie, Beruf, Bewegung und Hobbys dienen zur Beeinflussung, Veränderung und Optimierung von schwierigen Situationen. Das Ziel eines palliativen Konzepts sollte sein, den betroffenen Menschen unter Einbezug der zur Verfügung stehenden Ressourcen zu befähigen, mit der Krankheit zu leben, sein eigenes Leiden zu lindern und seine Würde zu erhalten.

In palliativen Situationen können sich dabei die Ressourcen in ihrer Gewichtung stetig verändern. Personenbezogene Konzepte wie Identität, Integrität und Ganzheitlichkeit haben typischerweise eine andere Bedeutung als zu Beginn der Krankheit und deren Verarbeitung. Dies gilt auch für die Ressourcen-Orientierung. War z. B. für einen Patienten in der kurativen Phase noch die wöchentliche Tennisstunde mit Freunden wichtig, sind es in der palliativen Phase vielleicht eher die Gespräche über diese gemeinsam verbrachten Stunden.

Wenn wir als Betreuende die Coping-Strategien und Ressourcen von Patienten und Angehörigen verstehen und aktivieren wollen, so benötigen wir u. a. über ein Verständnis der Lebenssituation. Dabei handelt es sich um eine detaillierte Einsicht in die persönlichen Interessen, Ziele und Eigenschaften, aber auch um die wichtigsten Wünsche, Motive und sozialen Beziehungen.

Praxisbeispiel: Eine konkrete Ressourcenaktivierung kann z. B. die Erarbeitung des Umgangs mit früher erlebten schwierigen Lebenssituationen darstellen. Hilfreich sind die Darstellung von Lebenslinien und die Betrachtung von Fotos oder Gegenständen. Diese Hilfsmittel werden mit dieser Betrachtung aktiviert und es kann evaluiert werden, ob sie in der aktuellen palliativen Situation hilfreich sein könnten. Für die Patienten kann dabei ein verstärktes Gefühl von Selbstbestimmung, Selbstfürsorge und Bewältigbarkeit der Situation aufkommen.

48.5 Zusammenfassung und Möglichkeiten zur Unterstützung der Familienangehörigen

Menschen reagieren unterschiedlich auf Stressoren. Abhängig davon, ob solche Stressoren als Herausforderungen, Bedrohung oder möglicher Verlust interpretiert werden, kommen unterschiedlichste Formen der Stressbewältigung, sogenannte Coping-Strategien, zum Tragen. Diese können in problem-, emotions-

oder bewertungsorientiert unterteilt werden. Menschen reagieren häufig durch die Nutzung von unterschiedlichen Strategien gleichzeitig. Die Verfügbarkeit und Aktivierung von Ressourcen (bei Betroffenen und Angehörigen) stellen dabei wichtige Faktoren bei der Bewältigung und der Neubewertung einer Situation dar. Die Resilienz gilt dabei als ein weiterer protektiver Faktor zum Schutz vor psychischer Belastung und im Umgang mit einer palliativen Situation.

Angehörige können durch die Situation ebenfalls stark belastet sein. Ziel für das Behandlungsteam ist deshalb die Erfassung und Mobilisierung der individuellen Resilienz, der spezifischen Ressourcen und Coping-Strategien.

Praxistipps

- Angehörige miteinbeziehen (z. B. im Anamnesegespräch, regelmäßige Updates)
- Befinden der Angehörigen evaluieren
  - Subjektives Empfinden: Wie erleben Sie die Situation? Wie geht es Ihnen damit? Was beschäftigt oder belastet Sie am meisten?
  - Bedeutung der Situation: Was bedeutet die momentane Situation für Sie und Ihren Alltag? Wie geht es Ihnen? Wo sind Sie auf Hilfe angewiesen?
  - Erwartungen an betreuendes Team: Wie können wir Sie am besten unterstützen? Gibt es etwas, das Ihnen jetzt besonders wichtig ist? Was erwarten Sie von uns?
- Coping
  - Wie kommen Sie mit der Situation zu Recht? Was hilft Ihnen, die Belastung auszuhalten?
  - Gibt es etwas, was Sie tun können, um Ihnen die jetzige Situation zu erleichtern (z. B. „aktives" Einbeziehen in die Pflege)?
- Ressourcen aktivieren
  - Was hilft Ihnen jetzt im Moment? Was tut Ihnen gut?
  - Gibt es Freunde oder Verwandte, die Sie in der jetzigen Situation unterstützen?
  - Waren Sie in ihrem Leben schon einmal in einer besonders schwierigen Situation? Was hat Ihnen damals geholfen?
- Informationen abgeben (hilft, Sicherheit und Kontrolle zu bekommen)
  - Informationsbroschüren für Patienten und Angehörige abgeben und nachfragen: Fühlen Sie sich ausreichend informiert? Gibt es etwas, das Sie noch wissen möchten?

Take-home-message

- Angehörige von Palliativpatienten zeigen vergleichbar hohe psychische Belastungssymptome wie die Patienten selbst
- Unterstützung durch Familienangehörige ist eine der wichtigsten Ressourcen für palliative Patienten
- Resilienz wird heutzutage als dynamischer und lebenslanger Prozess verstanden und ist maßgeblich für die Aufrechterhaltung der psychischen Gesundheit in Belastungssituationen verantwortlich.

Literatur

[1] Asai M, Akechi T, Nakano T, Shimizu K, Umezawa S, Akizuki N, et al. Psychiatric disorders and background characteristics of cancer patients' family members referred to psychiatric consultation service at National Cancer Center Hospitals in Japan. Palliat Support Care. 2008;6(3):225–30.

[2] Folkman S, Lazarus RS. An analysis of coping in a middle-aged community sample. J Health Soc Behav. 1980:219–39. https://doi.org/10.2307/2136617

[3] Gilbertson-White S, Aouizerat BE, Jahan T, Miaskowski C. A review of the literature on multiple symptoms, their predictors, and associated outcomes in patients with advanced cancer. Palliat Support Care. 2011;9(1):81–102. https://doi.org/10.1017/S147895151000057X

[4] Götze H, Brähler E, Gansera L, Polze N, Köhler N. Psychological distress and quality of life of palliative cancer patients and their caring relatives during home care. Support Care Cancer.

2014;22(10):2775–82. https://doi.org/10.1007/s00520-014-2257-5

[5] Greenglass E, Fiksenbaum L, Eaton J. The relationship between coping, social support, functional disability and depression in the elderly. Anxiety Stress Coping. 2006;19(1):15–31. https://doi.org/10.1080/14659890500436430

[6] Kalisch R, Müller MB, Tüscher O. A conceptual framework for the neurobiological study of resilience. Behav Brain Sci. 2015;38:e92. https://doi.org/10.1017/S0140525X15000023

[7] Kim Y, Baker F, Spillers RL. Cancer caregivers' quality of life: effects of gender, relationship, and appraisal. J Pain Symptom Manage. 2007;34(3):294–304. https://doi.org/10.1016/j.jpainsymman.2006.11.012

[8] Kunzler A, Gilan D, Kalisch R, Tüscher O, Lieb K. Aktuelle Konzepte der Resilienzforschung. Der Nervenarzt. 2018;89(7):747–53. https://doi.org/10.1007/s00115-018-0529-x

[9] Pitceathly C, Maguire P. The psychological impact of cancer on patients' partners and other key relatives: a review. Eur J Cancer. 2003;39(11):1517–24. https://doi.org/10.1016/S0959-8049(03)00309-5

[10] Schwarzer R, Knoll N. Positive coping: Mastering demands and searching for meaning. In: Lopez SJ, Snyder CR, editors. Positive psychological assessment: A handbook of models and measures. American Psychological Association; 2003. 393–409. https://doi.org/10.1037/10612-025

[11] Seiler A, Jenewein J. Resilience in Cancer Patients. Front Psychiatry. 2019;10:208. https://doi.org/10.3389/fpsyt.2019.00208

[12] Smith EE, Grabowski J. Atkinsons und Hilgards Einführung in die Psychologie. Berlin: Spektrum Akademischer Verlag; 2007.

[13] van Laarhoven HW, Schilderman J, Bleijenberg G, Donders R, Vissers KC, Verhagen CA, et al. Coping, quality of life, depression, and hopelessness in cancer patients in a curative and palliative, end-of-life care setting. Cancer Nurs. 2011;34(4):302–14. https://doi.org/10.1097/NCC.0b013e3181f9a040

[14] Van Lancker A, Velghe A, Van Hecke A, Verbrugghe M, Van Den Noortgate N, Grypdonck M, et al. Prevalence of symptoms in older cancer patients receiving palliative care: a systematic review and meta-analysis. J Pain Symptom Manage. 2014;47(1):90–104. https://doi.org/10.1016/j.jpainsymman.2013.02.016

[15] Weitzner MA, McMillan SC, Jacobsen PB. Family caregiver quality of life: differences between curative and palliative cancer treatment settings. J Pain Symptom Manage. 1999;17(6):418–28. https://doi.org/10.1016/S0885-3924(99)00014-7

[16] Werner EE, Bierman JM, French FE. The children of Kauai: A longitudinal study from the prenatal period to age ten. Honululu: University of Hawaii Press; 1971.

49 Spiritualität

Simon Peng-Keller

49.1 Einführung

Die Bezeichnung „spirituell“ gehört, so zeigte eine sprachwissenschaftliche Untersuchung kürzlich, zu den Schlüsselbegriffen der Palliativmedizin [16]. Zu seiner Bedeutung finden sich im wegweisenden WHO-Expertenbericht *Cancer pain relief and palliative care* aus dem Jahre 1989 folgende Hinweise:

> „‚Spirituell‘ bezieht sich auf jene Aspekte menschlichen Lebens, die mit Erfahrungen verknüpft sind, welche Phänomene sinnlicher Art transzendieren. Obwohl für viele Menschen die spirituelle Dimension ihres Lebens eine religiöse Komponente beinhaltet, ist sie nicht gleichbedeutend mit ‚religiös‘. Der spirituelle Aspekt menschlichen Lebens kann als integrativer Faktor betrachtet werden, der die physischen, psychologischen und sozialen Komponenten zusammenhält. Er wird häufig als etwas betrachtet, das mit Sinn- und Zweckhaftigkeit zusammenhängt, was bei denjenigen, die sich ihrem Lebensende annähern, gewöhnlich mit einem Bedürfnis nach Verzeihung, Versöhnung und Wertbejahung verbunden ist.“ ([22]; Übersetzung: Simon Peng-Keller)

Diese ebenso prägnante wie programmatische Umschreibung soll im vorliegenden Beitrag entfaltet und an Fallbeispielen veranschaulicht werden. Spiritualität wird hierbei als Überbegriff verwendet, der im Folgenden näher bestimmt werden soll.

49.2 Die vielen Gestalten von „Spiritualität“

Der Begriff „Spiritualität“, der sowohl im alltäglichen Sprachgebrauch als auch in der Forschung uneinheitlich gebraucht wird, verweist auf vieldimensionale und dynamische Lebensphänomene, die in unzähligen Gestalten und Ausprägungen auftreten. Um Menschen in kritischen Lebenssituationen auch in spiritueller Hinsicht professionell begleiten zu können, ist es unumgänglich, sich mit typischen Ausprägungen heutiger Spiritualität vertraut zu machen. In der empirischen Forschung finden sich dazu wichtige Hinweise.

49.2.1 Gelebte Spiritualität als graduelles Phänomen: Intensität, Zentralität und Artikuliertheit

Gelebte Spiritualität kann als graduelles und dynamisches Phänomen beschrieben werden, dessen Ausprägung von vielerlei Faktoren abhängig ist: von lebensgeschichtlichen, kulturellen, gesellschaftlichen usw. Mit Blick auf die Erfahrungs-, Praxis- und Sinndimension lässt sich dies dreifach eingrenzen und präzisieren:

Spiritualität kann

- in unterschiedlichen Intensitätsgraden auftreten,
- für die Lebensgestaltung mehr oder weniger zentral und
- mehr oder weniger artikuliert und reflektiert sein.

In allen drei Hinsichten ist zudem mit erheblichen lebensgeschichtlichen Verschiebungen zu rechnen. Während große berufliche und familiäre Belastungen beispielsweise eher zu einer Verflachung und Marginalisierung spiritueller Praxis führen, bewirken Krisenerfahrungen häufig das Gegenteil. Die Konfrontation mit Leid und Tod kann allerdings auch dazu führen, dass spirituelle Überzeugungen fraglich werden und etwas, was bislang tragend war, plötzlich wegzubrechen scheint.

Selbst wenn grundsätzlich davon auszugehen ist, dass zu gelebter Spiritualität auch ein Moment von Bewusstheit gehört, können gelebte Praxis und deren reflexive Deutung divergieren. Menschen, die ihre Spiritualität in bewusster Weise leben und differenziert davon berichten können, sind zumindest in westeuropäischen Gesellschaften eher eine Minderheit. Um auch wenig artikulierte Formen spiritueller Praxis und Erfahrung beschreiben zu können, wurde in der jüngeren Diskussion der Begriff der „impliziten Spiritualität“ eingeführt [12, 21]. Menschen können spirituell leben und spirituelle Erfahrungen machen, ohne dass sie selbst diese Erfahrungs- und Praxisformen als *spirituell* deuten. Wenn Menschen sich selbst als „nicht spirituell“ bezeichnen, kann das auch schlicht darauf zurückzuführen sein, dass ihnen dieser Begriff kaum oder nur in einem verengten Sinne geläufig ist. Da er in manchen Milieus kaum verwendet wird, erstaunt es nicht, dass er für viele ein eher unscharfes Profil hat.

Fallvignette 1

Herr M. (63 Jahre) wurde in seinem letzten Lebensjahr mehrfach hospitalisiert, zunächst für eine radiotherapeutische Behandlung, danach für eine Immuntherapie und schließlich für eine komplexe palliative Unterstützung. Als ihn die zuständige Seelsorgerin zum ersten Mal besuchte, bekundete er gleich nach der Begrüßung, dass er Atheist sei. Dennoch ließ er sich auf eine seelsorgliche Begleitung ein. Alles, was ihn irgendwie unterstütze, sei ihm willkommen. Die Gespräche drehten sich um seine Krankheitssituation und um wichtige Lebensinhalte. Herr M. war ein leidenschaftlicher Angler. Wenn er davon erzählte, wie er in der Morgendämmerung entlegenen Bächen entlang ging, um seine bevorzugten Angelplätze aufzusuchen, wurde er ganz lebendig. Es war deutlich spürbar, welch intensive Freude es ihm bereitete, hellwach an einer einsamen Wasserstelle zu stehen und das verborgene Leben in ihr immer genauer wahrzunehmen. Man brauche dazu etwas Geduld, doch nach einer Viertelstunde werde es spannend. Nach einigen Gesprächen begann Herr M. unvermittelt von seinem religiösen Hintergrund zu erzählen. Er wuchs reformiert auf und trat später nach einer Bekehrungserfahrung einer Freikirche bei. Nach vielen Jahren aktiver Mitgliedschaft verließ er die Gemeinschaft jedoch wieder. Es sei ihm dort zu eng geworden. Dennoch denke er dankbar an diese Zeit zurück. Irgendwann habe er dann seinen früheren Glauben ganz verloren. Ein Grundvertrauen sei jedoch noch geblieben. Dass er nun Atheist sei, so sagt er in einem späteren Gespräch, wäre für ihn früher unvorstellbar gewesen. Allerdings sei diese Bezeichnung auch nicht ganz zutreffend für ihn, da er nichts bekämpfe. Jedenfalls vermisse er nichts. Er könne auch einfach so still werden, ohne zu beten. Die Bemerkung der Seelsorgerin, er habe offenbar nach wie vor eine spirituelle Antenne, stimmte ihn nachdenklich. Es wäre ihm bisher nicht in den Sinn gekommen, sich so zu beschreiben. Doch wenn „spirituell“ bedeute, sich mit etwas Größerem verbunden zu fühlen, so treffe dies für ihn zu.

49.2.2 Grundtypen heutiger Spiritualität

Empirische Studien zeigen, dass sich die Vielfalt heutiger Spiritualität in charakteristischen Grundtypen formiert. Ammerman [2] unterscheidet deren drei:

- Zum ersten Typus (A) gehören all jene Formen, die durch einen ausdrücklichen Gottesbezug bestimmt sind.
- Eine zweite Gruppe (B) bilden jene, die den Glauben an etwas „Höheres" nicht-theistischer Art bejahen (z. B. an einen Schutzengel glauben).
- Die dritte Gruppe (C) beschränkt sich auf den Glauben an eine „horizontale Transzendenz", wobei diese sowohl humanistisch als auch kosmologisch orientiert sein kann.

Eine an Krebs erkrankte Frau, die sich als Atheistin bezeichnet, umschreibt ihre diesbezüglichen Überzeugungen in folgender Weise:

Fallvignette 2

„Vor allem wenn ich draußen in der Natur war, fühlte ich mich ganz bei mir; das gab mir Zeit zum Nachdenken, es war friedlich, alles andere verschwand. Was immer auch mir oder anderen Menschen passiert, die Natur bleibt da, sie geht voran. Das ist ein Gefühl von Sicherheit, wenn alles andere Chaos ist. Blätter fallen ab und neue erscheinen, irgendwo ist da ein Puls, der weiterschlägt. Die Stille wird so spürbar, wenn man dem Lärm entflieht. Es ist ein spirituelles Gefühl, falls man dieses Wort benutzen kann, ohne es mit Gott in Verbindung zu bringen. Das fühle ich in der Natur, und es gleicht einer besonders wirksamen Therapie." [1] (S. 73)

Nach einer umfassenden Studie von Heinz Streib und Barbara Keller [19] unterscheiden sich die Grundformen heutiger Spiritualität hinsichtlich ihrer Transzendenzvorstellungen (theistisch vs. nicht theistisch), ihres Verhältnisses zu institutionalisierten Formen von Religion (religionsnah vs. religionsfern) und ihrer primären Gestalt von Selbsttranszendenz (mystisch vs. humanistisch). Die eben zitierte Aussage veranschaulicht eine nicht theistische und religionsferne Haltung, die eine deutlich mystische Ausprägung aufweist. Trägt man die von Ammerman beschriebenen drei Typen in das Koordinatennetz von Streib/Keller ein, so ergibt sich das in **Abbildung 49-1** gezeigte Bild.

Solche Typisierungen helfen, sich im unübersichtlichen Feld gegenwärtiger Spiritualität zu orientieren. Sie vermögen jedoch weder die Entwicklungsdynamik noch die inneren Spannungen konkreter spiritueller Profile abzubilden. Charakteristisch für heutige spirituelle Suchprozesse und Biografien ist zum einen der Versuch, mehrere Gestalten von Spiritualität miteinander zu verbinden, zum anderen der plötzliche oder langsam sich ereignende Wechsel von der einen zur anderen Form. Das eingangs zitierte Fallbeispiel lässt erahnen, wie komplex solche (De-)Konversionsprozesse sich gestalten können. Die Fragilität und Durchlässigkeit spiritueller Identitäten ist ein Kennzeichen der Gegenwart. Was die unterschiedlichen Erfahrungs- und Praxisformen miteinander verbindet, ist die Suche nach einem „Ort der (Sinn-)Fülle" [20] oder des Heiligen [13]. Dieser Aspekt soll im nächsten Abschnitt näher beleuchtet werden.

49.3 Spiritualität als basale Sinndimension

Nach dem eingangs zitierten WHO-Dokument kann *„der spirituelle Aspekt menschlichen Lebens als integrativer Faktor betrachtet werden, der die physischen, psychologischen und sozialen Komponenten zusammenhält."* [22] Um diese integrative Funktion begrifflich zu erfassen, bedarf es einer näheren Betrachtung der basalen Sinnbezogenheit menschlichen Lebens. Der kanadische Philosoph Charles Taylor beschreibt sie folgendermaßen:

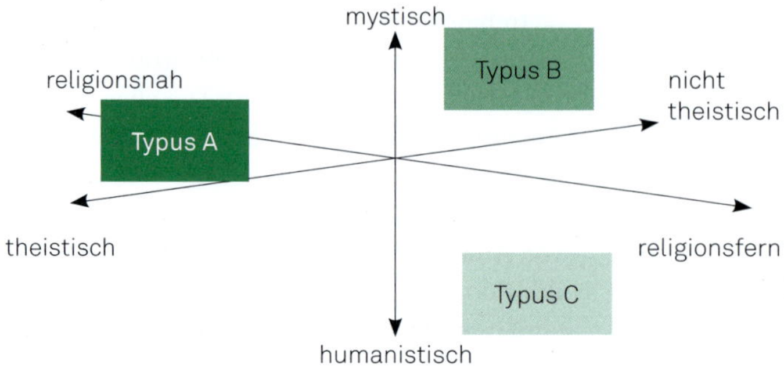

Abbildung 49-1: Typen heutiger Spiritualität.

> „Wir alle begreifen unser Leben und/oder den Raum, in dem wir unser Leben führen, als etwas, das eine bestimmte moralisch-spirituelle Form aufweist. Irgendwo – in irgendeiner Tätigkeit oder irgendeinem Zustand – liegt eine gewisse Fülle, ein gewisser Reichtum. Soll heißen: An diesem Ort (in dieser Tätigkeit oder in diesem Zustand) ist das Leben voller, reicher, tiefer, lohnender, bewundernswerter und in höherem Maße das, was es sein sollte." [20] (S. 18)

Lebenssinn konstituiert sich durch die Teilhabe an etwas, das einerseits als in sich wertvoll erlebt und erstrebt wird und das andererseits die konkreteren Lebensziele in einen größeren Horizont stellt [11]. Der Psychiater Viktor Frankl hat dafür die Begriffe des „Übersinns" und „letzten Sinns" geprägt und dies mit der Feststellung verbunden: *„Je umfassender der Sinn ist, um so weniger fasslich ist er."* [6] (S. 118). Die Konfrontation mit Krankheit, Leid und Tod kann dazu führen, dass nicht nur die alltäglichen Sinnquellen verschüttet werden, sondern auch die Ausrichtung auf einen „Ort der Fülle" ins Wanken gerät. Was in klinischer Sprache als *spirituelle Belastung (Spiritual Distress)* bezeichnet wird, wird von Taylor mit Blick auf diese grundlegende Sinnorientierung beschrieben:

> „(...) das Richtungsgefühl kennt auch seine negative Seite, nämlich die, dass man vor allem Distanz, Abwesenheit, Ausgestoßensein empfindet – ein scheinbar unabänderliches Unvermögen, jemals diesen Ort zu erreichen –, das Gefühl der Ohnmacht, der Verwirrung oder, schlimmer noch, jenes Zustands, der in der Tradition oft als eine Form von Überdruss gekennzeichnet worden ist (...). Das Schreckliche an diesem Zustand liegt darin, dass man den Sinn dafür verliert, wo der Ort der Fülle überhaupt ist, ja den Sinn dafür, worin Fülle bestehen könnte. Man hat das Gefühl, vergessen zu haben, wie die Fülle aussähe, oder man hat den Glauben an sie verloren. Aber das Elend der Abwesenheit, des Verlusts, ist nach wie vor da; in manchen Hinsichten ist es sogar noch schlimmer geworden." [20] (S. 20 f.)

In den klassischen spirituellen Traditionen finden sich vielfältige Deutungsangebote, die die Erfahrungen des Widersinns als Aspekt eines umfassenderen Prozesses würdigen und relativieren. Sie verdichten sich in Leitfiguren wie Hiob, in Geschichten wie dem Jakobskampf oder der Parzivalerzählung und in Metaphern wie jener vom Durchgang durch eine dunkle Nacht, einer Wüste oder einem Labyrinth. Erfahrungen spiritueller Not können auf diese Weise eingebettet werden in Sinnzusammenhänge, in denen der erlebte Widersinn ebenso gewürdigt wie transzendiert wird [5].

49.4 Spiritualität als Erfahrungsdimension

49.4.1 Alltägliche Präsenzerfahrungen

Folgt man dem eingangs zitierten WHO-Expertenbericht, so zeigt sich Spiritualität in Erfahrungen, *„welche Phänomene sinnlicher Art transzendieren“* [22] (S. 51). Das bedarf einer Präzisierung und Ergänzung. Wenn Spiritualität als integrativer Faktor zu verstehen ist, der alle Lebensdimensionen durchdringt und zusammenhält, dann ist davon auszugehen, dass sie *in* diesen und *durch* sie erfahrbar ist. Das bedeutet, dass spirituelles Erleben sich sehr wohl mit sinnlicher Erfahrung verbinden kann. Wenn in diesem Zusammenhang überhaupt von Transzendenz gesprochen werden kann, dann im Sinne einer symbolischen Verdichtung und im Transparentwerden sinnlichen Erlebens. Cicely Saunders sprach in diesem Kontext vom „Sakrament des Wasserbechers“ [8] (S. 54). Einem sterbenden Menschen, der an Durst leidet, ein Glas Wasser zu reichen und ihm dabei freundlich zuzureden, ist nicht nur eine praktische Hilfeleistung, sondern eine Geste mit Tiefgang. In unscheinbaren Vollzügen und Ereignissen kann etwas Außeralltägliches hindurchleuchten, können Menschen in Berührung kommen mit etwas „Heiligem“, wie auch immer sie es verstehen. Nicht nur Patienten, sondern auch trauernden Angehörigen werden solche Erfahrungen geschenkt. Für den brasilianischen Befreiungstheologen Leonardo Boff wurde ein Zigarettenstummel zu einem solchen transparenten Zeichen [3]. Dieser war eingewickelt in einen Brief, in dem ihn in der Ferne die Nachricht vom Tode seines Vaters erreicht. Es ist die letzte Zigarette, die sein Vater geraucht hatte, bevor er an einem Herzinfarkt starb. Der gelbliche, mit Stroh umwickelte, kräftig riechende Tabak schafft mitten in der Fremde eine eigentümliche Nähe. Sie lässt den Vater gegenwärtig werden – und mit ihm jene Wirklichkeit, die nach Boffs Überzeugung die Grenze zwischen Leben und Tod überspannt. Auf den Nachttischchen von Palliativstationen und in Hospizzimmern trifft man regelmäßig auf solche Gegenstände, die Menschen „heilig“ sind. Sie machen präsent, was sie trägt, und sind sinnliche Zugangspunkte für das, was ihnen Hoffnung und Zuversicht gibt.

Die Bedeutung von solch unscheinbaren spirituellen Präsenzerfahrungen, die auch durch musik- und kunsttherapeutische Angebote ermöglicht werden können, sollten nicht unterschätzt werden. Sie bilden mitten im medizinisch und pflegerisch bestimmten Alltag Ausweichräume, in denen Lebensbereiche zum Klingen kommen können, welche sonst zu kurz kämen.

49.4.2 Träume und visionäres Erleben

Neben solchen kleinen Transzendenzerfahrungen und den belastenden Kontrasterfahrungen stößt man in palliativen Kontexten regelmäßig auch auf intensive Erfahrungen visionärer Art. Sie weisen typische und inzwischen auch gut erforschte Merkmale auf. Was im Folgenden als „visionäres Erleben“ näher beschrieben wird, lässt sich nur unscharf abgrenzen von Träumen und Wachphantasien. Im Gespräch mit Patienten und Angehörigen kann auch einfach von „intensiven Träumen“ gesprochen werden.

Fallvignette 3

So erzählte eine Patientin, die zu diesem Zeitpunkt bereits über 100 Jahre alt war und bald danach verstarb: „Ich sehe ein neues Haus, das im Bau ist. Zuoberst hat es eine Wohnung, die ganz schön und licht ist. Ich weiß genau: Dort werde ich wohnen. Ich schaue es an, und es ist Vorfreude spürbar. Doch ist es noch nicht ganz bereit, es ist noch eine Baustelle. So gehe ich zurück ins Provisorium, das ich momentan bewohne.“ [14] (S. 16)

Dieser Traumbericht beschreibt eine für die Sterbesituation typische Transzendenzbewegung. Die Frau bewegt sich in ihrem Traum auf eine „andere Wirklichkeit" zu, die als lichtvoller Ort beschrieben wird. Auch wenn dieser noch im Bau ist, weckt er in der Träumerin, die den Übergang erprobt, bereits Vorfreude. Je wirklicher das in solchen Träumen Erlebte erscheint, desto eher ist von *visionärem* Erleben zu sprechen. Charakteristisch für solches Erleben ist die Aussage, dass es sich „nicht wie ein Traum" angefühlt habe. Häufig konzentriert sich solches Erleben auf die Begegnung mit einer verstorbenen Person, die auch im Nachhinein als äußerst real wirkt. Wenn die Erscheinenden überhaupt etwas sagen, ist es oft nur ein einziger Satz wie im folgenden Beispiel:

Fallvignette 4

„Eine dem Tode nahe Patientin träumte, dass ihre verstorbene Schwester sie besuchen komme: „Wir saßen auf einer Bank. Plötzlich sagte sie: ‚Bald hole ich dich ab, aber jetzt ist es noch nicht so weit.'" [14] (S. 14)

Auch die Ankündigung des baldigen Zurückkommens gehört zu den wiederkehrenden Motiven solcher Erfahrungen. Die damit verbundene Befristung und die Aussicht auf ein „letztes Geleit" wird meist als tröstlich erlebt. Es kann jedoch auch Widerstand wecken (s. Fallvignette 6). Während bei Traumvisionen das Erlebte in einem imaginativen Vorstellungsraum angesiedelt ist (in dem z. B. eine Sitzbank steht), so ist es bei Wachvisionen im Wahrnehmungsraum angesiedelt (z. B. steht eine erscheinende Person am Bettende).

Fallvignette 5

So berichtet ein Seelsorger von einem Erlebnis einer etwa 50-jährigen Patientin, die er über eine längere Zeit begleitete: „Eines Tages überraschte sie mich mit der Schilderung eines eindrücklichen Erlebnisses. Am Abend zuvor sah sie auf einmal eine weiße Gestalt an ihrem Bett stehen, die sie am Ärmel ihres Hemdes zupfte. Und so plötzlich, wie sie gekommen war, verschwand die Gestalt wieder. „Bedeutet das, dass ich bald abgeholt werde?", fragte sie mich. Es war nahe liegend, das so zu verstehen. Drei Tage später starb sie." [14] (S. 28)

Dass Menschen in Todesnähe regelmäßig von intensiven Träumen berichten, ist seit Langem bekannt. Doch erst in jüngerer Zeit wurden diese Phänomene breiter erforscht [9]. Dabei zeigte sich, dass sie weit häufiger auftreten, als bisher vermutet wurde. In einer US-amerikanischen Studie, die Hospizbewohner täglich befragte, berichteten 88,1% von solchen Erfahrungen, wobei sich diese auch schon mehrere Wochen vor dem Tod einstellen können [10]. Das bedeutet, dass diese Erfahrungen offenbar in Todesnähe nicht, wie bisher angenommen, „außerordentlich" sind, sondern den Normalfall darstellen. Von den in Todesnähe ebenfalls häufig auftretenden deliranten Erlebnisformen unterscheiden sie sich durch ihre luzide Klarheit und ihre tendenziell tröstliche Qualität. Wie der folgende Bericht der Pflegeexpertin Margarete Reisinger zeigt, ist die Unterscheidung im Einzelfall jedoch nicht immer einfach:

Fallvignette 6

„Das Fallbeispiel handelt von einer jungen Frau, ursprünglich aus dem südosteuropäischen Raum stammend, die seit ihrer Kindheit in der Schweiz lebte. Sie war verheiratet und hatte eine einjährige Tochter. Die Patientin erhielt vier Monate nach der Geburt ihrer Tochter die Diagnose eines Ewing Sarkoms. (...) Bei der Verlegung [auf die Palliativstation] wurde vom Pflegepersonal der onkologischen Abteilung berichtet, dass die Patientin in der vorangegangenen Nacht sehr unruhig und verwirrt war. Dazu kamen noch schlechte Träume. Sie träumte von ihrer bereits verstorbenen Großmutter, was sie sehr beängstigte. Die Patientin wollte immer wieder aufstehen und sie sprach immer in ihrer Muttersprache. Auch ihre anwesenden Angehörigen konnten darin keinen Zusammenhang erkennen und waren sehr besorgt. Als Ursache für das Verhalten der Patientin wurde die Verabreichung von Morphin und einer Schlaftablette gesehen. Die Patientin bestätigte auf Nachfragen ihren Traum und sagte, dass sie ihre bereits verstorbene Großmutter traf. Diese wollte, dass sie mit ihr mitkommen sollte. Aber sie wollte nicht mit ihrer Großmutter mitgehen. Sie wollte bleiben und so rasch als möglich wieder nach Hause. Die Patientin war in einem sehr geschwächten Zustand und konnte nur wenige Schritte laufen. Die meiste Zeit blieb sie im Bett. Im Verlauf des Tages döste sie häufig. Die Angehörigen schilderten, dass sie zwischendurch in ihrer Muttersprache vor sich hin sprach und sie das Gesprochene nicht nachvollziehen konnten. Die folgende Nacht gestaltete sich ruhig. Am Morgen danach übernahm ich Frau O. im Frühdienst. Laut des Kollegen vom Nachtdienst sprach die Patientin manchmal in der Nacht vor sich hin und gestikulierte mit ruhigen Bewegungen ihrer Hände. Die Mutter der Patientin, die bei ihrer Tochter im Spital übernachtete, konnte nebenan ruhig schlafen. Leise betrat ich am Morgen das Zimmer der Patientin. Sie schien noch zu schlafen. Während ich eine Infusion auswechselte, fing die Patientin wieder an, in ihrer Muttersprache zu sprechen und mit ihren Händen in langsamen Bewegungen zu gestikulieren. Ich bemerkte rasch, dass sie sich nicht mit mir unterhalten wollte, und beobachtete sie kurz in ihrem Tun. Plötzlich öffnete sie die Augen. Ohne zu erschrecken, lächelte sie mich an. Ich entschuldigte mich bei ihr in Sorge, sie durch meine Anwesenheit gestört zu haben, und fragte nach, ob sie wieder geträumt habe. Sie bejahte es kurz. Auf meine Frage, ob sie dabei wieder Angst empfunden habe, verneinte sie das. Sie sagte, dass sie wieder ihre Großmutter wahrgenommen habe. Sie äußerte den Wunsch, noch etwas schlafen zu wollen. Auch ihre Mutter schien noch zu schlafen. In den nächsten Stunden war es noch mehrmals zu beobachten, wie sich die Patientin im offenbar schlafenden Zustand in ihrer Muttersprache mit jemandem unterhielt. Eindrücklich war, dass sich kurze Zeit später eine ähnliche Situation auch während der Arztvisite präsentierte. Am späten Nachmittag beim interprofessionellen Rapport wurde das Phänomen als Delir bezeichnet, wegen der insgesamt ruhigen Befindlichkeit der Patientin wurden aber keine weiteren Verordnungen oder Maßnahmen veranlasst. Eine Woche nach dem ersten Auftreten der Träume verstarb die Patientin im Spital im Kreise ihrer Angehörigen." [17] (S. 20 f.)

Abschließend ist zu vermerken, dass das visionäre Erscheinen von Verstorbenen nicht allein von Sterbenden, sondern auch von Angehörigen als unterstützend empfunden wird [7]. Bemerkenswert ist ebenso, dass auch zurückbleibende Angehörige und manchmal auch professionelle Begleitpersonen von solchen Erfahrungen berichten [14].

49.5 Spiritualität als Praxisdimension

Die integrative Qualität der spirituellen Dimension zeigt sich schließlich auch im Zusammenhang ihrer praktischen Seite. Kennzeichnend für spirituelle Praktiken ist, dass sie Menschen auf das ausrichten, was sie als tiefste Sinndimension ihres Lebens betrachten. Innerhalb der WHO-Diskussionen um die spirituelle Dimension wurde hervorgehoben, dass auch ein gesundheitsberufliches Engagement eine spirituelle Praxis darstellen kann [15]. Die Unterscheidung zwischen ausdrücklicher und impliziter Spiritualität ist auch in diesem Zusammenhang bedeutsam. Denn neben Praktiken, die ausdrücklich als spirituelle erkennbar sind (Gebet, Meditation, Rituale usw.), können auch Vollzüge, die einen solchen Bezug nicht direkt vermuten lassen, spirituell motiviert sein. Wenn jemand sich dadurch mit einer tieferen oder umfassenderen Lebensdimension verbinden kann, dass er an einem einsamen Ort seine Angelrute auswirft oder einen vergilbten Zigarettenstummel in die Hand nimmt und an ihm riecht, dann spricht nichts dagegen, auch das als spirituelle Vollzüge zu betrachten. Zudem war es für die Entwicklung der Hospizbewegung in der Antike und der Moderne entscheidend, dass die Begleitung von Kranken und Sterbenden Menschen als spirituelle Praxis wahrgenommen wurde, die mit starken religiösen Überzeugungen und Idealen verbunden war.

Die drei Beispiele, die der WHO-Bericht nennt – Verzeihen, Versöhnung und Wertbejahung *(Affirmation of Worth)* –, sind als Ausdrucksformen zu betrachten, die in einer ausdrücklichen oder impliziten Spiritualität wurzeln können. Angesichts des nahen Todes einem Menschen, der einen verletzt hat, zu verzeihen und sich mit biografischen Brüchen zu versöhnen [7, 18] und das eigene Leben in aller Unvollkommenheit zu bejahen, bedarf zwar nicht notwendigerweise einer spirituellen Motivation im engeren Sinne. Eine solche kann allerdings dazu beitragen, der schmerzlichen Seite solcher Prozesse nicht auszuweichen. Nicht zuletzt stellen spirituelle Traditionen Rituale zur Verfügung, in denen das, was Personen zu überfordern droht, geborgen und gemeinschaftlich umfangen wird. In das weitere Spektrum spiritueller Praktiken gehören auch die kleinen Abschiedsrituale, die es Angehörigen und professionellen Begleitpersonen ermöglichen, sterbende und verstorbene Menschen nicht einfach nur loszulassen, sondern einer anderen Wirklichkeit zu übergeben. Das kann ein schlichter Händedruck sein, ein Kreuz oder ein Kuss auf die Stirn oder ein von Liebe getragenes Gebet wie jenes, das Sandra Butler am Sterbebett ihrer Weggefährtin Barbara Rosenblum spricht, die mit 43 Jahren an Krebs starb:

„Ich liebe dich. Gehe behutsam dem Licht entgegen, meine Liebste. Geh mit Liebe und mit Ruhe. S'hma Yisrael Adonai Elohenu Adonei Echod. Geh in Frieden dem Licht entgegen, meine Liebste." [4] (S. 170)

Literatur

[1] Ahmadi F. Culture, religion, and spirituality in coping: The example of cancer patients in Sweden. Uppsala: Acta Universitatis Upsaliensis; 2006.

[2] Ammerman NT. Spiritual But Not Religious? Beyond Binary Choices in the Study of Religion. J Sci Study Relig. 2013;52(2):258–78. https://doi.org/10.1111/jssr.12024

[3] Boff L. Kleine Sakramentenlehre. Düsseldorf: Patmos; 1985.

[4] Butler S, Rosenblum B. Cancer in two voices. London: Bookpeople; 1991.

[5] Frank AW. Narratives of spirituality and religion in end-of-life care. In: Hurwitz B, Greenhalgh T, Skultans V, editors. Narrative research in health and illness. Malden/Oxford: BMJ Books; 2004. 132–45. https://doi.org/10.1002/9780470755167.ch8

[6] Frankl V. Der unbewußte Gott. Psychotherapie und Religion. München: Kösel; 1988.

[7] Grant PC, Depner RM, Levy K, LaFever SM, Tenzek KE, Wright ST, et al. Family Caregiver Perspectives on End-of-Life Dreams and Visions during Bereavement: A Mixed Methods Approach. J Palliat Med. 2020;23(1):48–53. https://doi.org/10.1089/jpm.2019.0093

[8] Holder-Franz M. „... das du bis zuletzt leben kannst." Spiritualität und Spiritual Care bei Cicely Saunders. Zürich: TVZ; 2012.

[9] Kellehear A. Sterbebett-Visionen. Relevanz für die Palliative Care. In: Bühler P, Peng-Keller S. Hrsg. Bildhaftes Erleben in Todesnähe. Hermeneutische Erkundungen einer heutigen ars moriendi. Zürich: TVZ; 2014. 121–31.

[10] Kerr CW, Donnelly JP, Wright ST, Kuszczak SM, Banas A, Grant PC, et al. End-of-Life Dreams and Visions. A Longitudinal Study of Hospice Patients' Experiences. J Palliat Med. 2014;17: 296–303. https://doi.org/10.1089/jpm.2013.0371

[11] Kipke R. Der Sinn des Lebens und das gute Leben. Z Philos Forsch 2014;68:180–202. https://doi.org/10.3196/004433014812499468

[12] Maidl L. Implizite Spiritualität. Spiritual Care. 2018;7(4):365–75. https://doi.org/10.1515/spircare-2017-0069

[13] Pargament K. Searching for the sacred: Toward a nonreductionistic theory of spirituality. In: Pargament KI, Exline JJ, Jones WJ, editors. APA handbook of psychology, religion, and spirituality (Vol. 1): Context, theory, and research. Washington, DC, US: American Psychological Association; 2013. 257–73.

[14] Peng-Keller S. Sinnereignisse in Todesnähe. Traum- und Wachvisionen Sterbender und Nahtoderfahrungen im Horizont von Spiritual Care. Berlin: De Gruyter; 2017. https://doi.org/10.1515/9783110539998

[15] Peng-Keller S. Spiritual Care im Gesundheitswesen des 20. Jahrhunderts. Vorgeschichte und Hintergründe der WHO-Diskussion um die ‚spirituelle Dimension'. In: Peng-Keller S, Neuhold D. Hrsg. Spiritual Care im globalisierten Gesundheitswesen. Historische Hintergründe und aktuelle Entwicklungen. Darmstadt: wbg academic; 2019. 13–68 [Internet; abgerufen am 1. September 2020]. Verfügbar unter: https://files.wbg-wissenverbindet.de/Files/Article/ARTK_ZOA_1022047_0001.pdf

[16] Peters J, Heckel M, Habermann M, Ostgathe C. Sprache in Bewegung – Schlüsselbegriffe der Palliativmedizin im Wandel der Zeit. Zeitschrift für Palliativmedizin. 2019;20(3):125–31. https://doi.org/10.1055/a-0873-4234

[17] Reisinger M. Das Sterbebettphänomen. Praxis Palliative Care. 2016;31:19–21.

[18] Renz M, Bueche D, Reichmuth O, Schuett Mao M, Renz U, Siebenrock R, et al. Forgiveness and Reconciliation Processes in Dying Patients With Cancer. Am J Hosp Palliat Care. 2020;37(3):222–34. https://doi.org/10.1177/1049909119867675

[19] Streib H, Keller B. Was bedeutet Spiritualität? Befunde, Analysen und Fallstudien aus Deutschland, Göttingen: Vandenhoeck & Ruprecht; 2015. https://doi.org/10.13109/9783666604539

[20] Taylor C. Ein säkulares Zeitalter. Frankfurt a. M: Suhrkamp; 2009.

[21] Weiher E. Das Geheimnis des Lebens berühren. Spiritualität bei Krankheit, Sterben, Tod. Eine Grammatik für Helfende. 2. Aufl. Stuttgart: Kohlhammer; 2009.

[22] WHO Expert Committee on Cancer Pain Relief and Active Supportive Care & World Health Organization. Cancer pain relief and palliative care [Internet; cited 2020 Sept 01]. Report of a WHO expert committee [meeting held in Geneva from 3 to 10 July 1989]. World Health Organization; 1990. Available from: https://apps.who.int/iris/handle/10665/39524

Nachwort: Der persönliche Blick durch die Corona-Brille

Hans Neuenschwander

Dieses Nachwort wurde geschrieben, kurz bevor das Coronavirus in unseren Breitengraden als konkrete individuelle und gesundheitspolitische Bedrohung wahrgenommen wurde.

Ist es unter anderem das moderne memento mori für uns, die Kinder der Globalisierung? Wer das Frühjahr 2020 in der Romandie oder im Tessin erlebt hat, könnte das durchaus so sehen, kennt doch jeder mehrere Personen, die an der Krankheit gestorben sind. Die Bilder aus den nahen italienischen hot spots der Pandemie gingen unter die Haut. Und trotzdem: Wir sind Meister im Ausbleichen von verstörenden Erinnerungen und Mahnmalen. So ziehen wir alle Register, um Unerträgliches erträglich zu machen. Das *memento mori* ist bald wieder unter der Bewusstseinsgrenze. Deshalb ist zu fürchten, dass sich unser Umgang mit Sterben und Tod durch die Pandemie nicht nachhaltig verändern wird.

Die letzten 5-6 Jahrzehnte waren für unseren gesellschaftlichen Mikrokosmos arm an physischen, geistigen, materiellen und sozialen Bedrohungen. Das Leben in Sicherheit haben wir in dieser Zeit verinnerlicht. Gleichzeitig haben wir als notorische Optimierer und Maximierer den Umgang mit Ungewissheiten verlernt. Letztere machen uns Mühe. Das Paradoxon besteht darin, dass die einzige wirkliche Gewissheit, nämlich dass wir alle sterben müssen, uns auch Mühe macht.

In der unerwarteten neuen Situation rächt sich die individuelle und kollektive Unfähigkeit des Umgangs mit Ungewissheiten: Die Pandemie kam schnell, wir wussten wenig über das Virus, die Krankheit. Auf hunderte von Fragen antwortete die Wissenschaft, wenn sie ehrlich war, mit „wir wissen es nicht". Das ist für unsere Multiple-Choice-Gesellschaft („eine Antwort ist immer richtig") unerträglich. Deshalb hatten viele „Experten" und „(Besser-)Wisser" Hochsaison. Als Auflagetreiber fanden sie in den Medien Gastrecht. In Abwesenheit von Tatsachen vertraten sie Meinungen. Diese mussten keinem Faktencheck standhalten. Sie halfen dem nach Sicherheit dürstenden Publikum aus dem unangenehmen Zustand der Ungewissheiten heraus. Eine Pandemie ist ein facettenreiches Geschehen; die Unzahl von Variablen übersteigt unsere Fähigkeit, alles richtig einzuordnen. Gerufen haben wir Personen, die komplizierte Sachverhalte einfach darstellen können. Gekommen sind Vereinfacher, die die Selektion und Gewichtung der Information als Vehikel zur erfolgreichen Verbreitung ihrer Überzeugungen missbrauchen.

Könnte das auch den scheinbaren Widerspruch erklären zwischen einem Vertrauen in die Schwarmintelligenz unserer Gemeinschaft und dem Bedürfnis nach Identifikationsfiguren, denen wir vertrauen, und denen wir unsere Eigenverantwortung in Zeiten der emotionalen Überforderung gern mal abgeben?

Corona hat einige Trends ausgelöst. Beispielsweise jenen, dass sich viel mehr Menschen Gedanken machen, wie sie im Falle einer schweren Krankheit behandelt werden möchten. Da öffnet sich für uns Betreuer (und auch potentiell zu Betreuende) die Tür eine weitere Spaltbreite auf, durch welche wir den Gesunden und Kranken die Verfassung von Vorsorgedokumenten schmackhaft machen können.

Im Sterben nicht allein sein, nicht allein lassen, das ist einer der oft geäußerten Wünsche von Schwerkranken und ihren Angehörigen. Wie allein, wie einsam wird denn wirklich gestorben? Diese Frage trat mit der ersten Corona-Welle heftig in den Fokus. Sie wird zur Gelegenheit, sich auch generell mit ihr aus palliativmedizinischer Sicht auseinanderzusetzen. Natürlich fand man in spezialisierten Einrichtungen Wege und Lösungen, die es erlaubten, gegenseitig gebührend Abschied zu nehmen, trotz rigoroser, epidemiologisch motivierter, isolierender Maßnahmen. Wo das nicht möglich war, und wo das, auch abseits von Corona, nicht möglich ist, wird sichtbar, dass den „Carern" eine zusätzliche anspruchsvolle Aufgabe zukommt: Sie müssen die Abwesenheit oder die Nichtexistenz von Proxis als Surrogatpersonen ersetzen, sozusagen im „Vikariat". Das ist heikel, gerade für Fachleute aus der Palliative Care, die tendenziell die Grenzen zwischen Empathie und Sympathie verschmelzen lassen. Diese neue Rolle als „Surrogat-Proxi" muss professionell ausgefüllt werden. Sie muss gelernt und sie muss vor allem gelehrt werden. Das Prinzip *„once you look – once you do – once you teach"* ist dabei nicht ausreichend. Diese Rolle muss als wichtiger Lehrinhalt in die Ausbildungscurricula einfließen.

Zum zuversichtlichen oder wenigstens versöhnenden Abschluss dürfen wir drei Erkenntnisse aus der Pandemie mitnehmen:

- Bewusstsein, dass wir zu den wenigen wirklich Privilegierten gehören – ohne Verdienst, einfach nur durch Glück – in einem Land zu leben, wo die Dinge funktionieren. Hoffentlich nachhaltig.
- Erlebte Solidarität. Hoffentlich nachhaltig.
- Demut, und damit die beruhigende Gewissheit, dass wir nicht alles kontrollieren können. Und damit das Wiederaneignen von etwas, was sich früher Vorsehung nannte. Hoffentlich nachhaltig.

Anhänge und Service

Anhang 1: ESAS (Edmonton Symptom Assessment System)

Sophie Pautex

Einführung

Patienten mit fortgeschrittenen Tumorkrankheiten weisen in der Regel mehrere Symptome auf, wodurch ein hoher Leidensdruck beim Patienten und seinen Angehörigen entsteht. Voraussetzung für eine effiziente und dauerhafte Symptomkontrolle ist die Beurteilung, die „Messung" und die systematische Beobachtung ihrer Entwicklung. Die verfügbaren spezifischen Bewertungsfragebögen, die einfach und schnell auszufüllen sind, stellen folglich einen wichtigen Fortschritt dar. Es wird empfohlen, vor der Anwendung eines solchen Beurteilungsverfahrens mit einem auf diesem Gebiet erfahrenen Behandlungsteam Kontakt aufzunehmen. Im Speziellen lohnt es sich, das Instrument mit Partnern der regionalen Palliativ-Care-Netzwerke zu vereinheitlichen, um den Informationsaustausch zu erleichtern.

Der Kranke ist die am besten geeignete Person zur Beurteilung der eigenen Symptome. Erfolgt die Beurteilung regelmäßig, dienen die vorherigen Bewertungen als Kontrolle (Bezugspunkt). Ein einfacher, rasch auszufüllender Fragebogen gewährleistet die Compliance auch bei Patienten, die sich in einem schlechten Allgemeinzustand befinden.

Durchführung

Das ESAS (**Abbildung A-1**, **Abbildung A-2**) besteht aus zehn visuell-analogen Skalen zur Beurteilung der Intensität folgender Symptome:

- Schmerz
- Müdigkeit
- Übelkeit
- Depression
- Angst
- Somnolenz
- Appetitlosigkeit
- allgemeines Unwohlsein
- Atemnot
- evtl. andere Symptome.

Jede Skala besteht aus einer 10 cm langen horizontalen Linie, deren linker Endpunkt der Abwesenheit des jeweiligen Symptoms und deren rechter Endpunkt der maximal vorstellbaren Intensität entsprechen.

Der Patient markiert auf den einzelnen Linien einen Strich entsprechend der Intensität seines jeweiligen Symptoms, wie er es in den vergangenen Stunden empfunden hat. Die Beurteilung kann auch anhand einer Zahlenskala von 0–10 erfolgen. Der Patient notiert dann auf der jeweiligen Linie die entsprechende Zahl. Beim ersten Mal sollte der Patient von einer mit dem Tool vertrauten Fachperson angeleitet werden.

Ist der Patient selbst nicht in der Lage, den Bogen auszufüllen, ist die Hilfe eines Angehörigen oder einer Pflegeperson erforderlich.

Service: ______________________________

Name des Patienten: ______________________________

System zur Symptombeurteilung nach Edmonton (ESAS)
(Nicht validierte Übersetzung)

(Geben Sie mit einem Strich (oder Kreuz) durch die Linie an, wie stark Sie das Symtom verspüren)

keine Schmerzen	______________________________	stärkste vorstellbare Schmerzen
keine Müdigkeit	______________________________	stärkste vorstellbare Müdigkeit
keine Übelkeit	______________________________	stärkste vorstellbare Übelkeit
keine Depression	______________________________	stärkste vorstellbare Depression
keine Angstgefühle	______________________________	stärkste vorstellbare Angstgefühle
nicht schläfrig	______________________________	stärkste vorstellbare Schläfrigkeit
guter Appetit	______________________________	völlig appetitlos
bestes allgemeines Wohlbefinden	______________________________	maximal schlechtes Allgemeinbefinden
keine Atemnot	______________________________	stärkste vorstellbare Atemnot
Andere (z. B. Husten, Juckreiz, Mundtrockenheit usw.)	______________________________	

Ausgefüllt von: ______________________________

Patient (P), Angehörige (A), Pflegende (Pf), Arzt (Ar), Patient mit Hilfe (PP)

Datum: ______________________________ Stunde: ______________________________

Abbildung A-1: ESAS-Formular.

Datum																				
Tag																				
Stunde																				
Schmerzen																				
Müdigkeit																				
Übelkeit																				
Depression																				
Angst																				
Schläfrigkeit																				
Appetitlosigkeit																				
Unwohlsein																				
Atemnot																				
Ausgefüllt von																				
	Code		P – Patient			A – Angehörige				Pf – Pflegende				Ar – Arzt				PP – Patient mit Hilfe		
Mini-Mental State Score																				

Abbildung A-2: Grafik zur Symptombeurteilung.

Im Falle von Kommunikationsstörungen (z. B. kognitive Beeinträchtigungen) erfolgt eine Fremdbeurteilung durch einen Angehörigen oder eine Pflegeperson, wie in den Unterlagen angegeben. In diesem Fall sind nur erkennbare Symptommanifestationen zu beurteilen, wie Schwäche (Beurteilung der bewussten Aktivitäten, nicht eventueller Agitationszustände), Nausea (Beurteilung der Häufigkeit des Aufstoßens, Erbrechens), Schläfrigkeit, Appetitlosigkeit (Beurteilung der Nahrungsaufnahme) und Dyspnoe (Beurteilung der Anzeichen für angestrengte Atmung und Atemnot). Für die Schmerzbeurteilung wird empfohlen, ein zusätzliches Instrument, z. B. ECPA (s. Anhang 4) zu verwenden.

Die für jedes Symptom vermerkten Werte werden in Zentimetern gemessen und in eine Grafik (Abbildung A-2) eingetragen. Bei jeder Visite wird diese Grafik aktualisiert. In ihr ist ebenfalls die Eintragung der kognitiven Entwicklung, z. B. anhand des Mini Mental State, möglich.

Die Pflegeperson oder der Arzt sollte dem Patienten vorschlagen, seine Symptome einmal täglich zu beurteilen, bis sie für mehr als 48 Stunden zufriedenstellend gelindert wurden. Danach genügt eine Beurteilung zwei- bis dreimal pro Woche. Bei Verschlechterung der Symptome muss eine Neubewertung erfolgen. In der Heimpflege ist es sinnvoll, das ESAS bei jedem Patientenkontakt auszufüllen. Die Beurteilung anhand des ESAS ist nur dann sinnvoll, wenn das Ergebnis weitergeleitet und interpretiert wird und ggf. eine Anpassung der Therapie erfolgt.

Das ESAS ist verfügbar in französischer, englischer, deutscher und italienischer Sprache sowie in Bildern für Analphabeten oder Personen, die die verwendete Sprache nicht beherrschen.

Interpretation

Das ESAS sollte Teil der Erstbeurteilung und der Behandlung aller Patienten in der Palliativmedizin sein. Es erlaubt den einzelnen Beteiligten, die Intensität der verschiedenen Symptome, ihre zeitliche Entwicklung, die Wirksamkeit der Therapie und die Schwere der unterschiedlichen Symptomtypen auf einen Blick zu erfassen.

Mithilfe des ESAS ist eine effiziente und schnelle Berichterstattung über den Zustand des Patienten zwischen den verschiedenen Fachpersonen am jeweiligen Behandlungsort und insbesondere zwischen den Ärzten und dem Pflegepersonal im Spital und zu Hause möglich.

Die Beurteilung der Intensität seiner Symptome durch den Patienten ist das einzig messbare Element seiner subjektiven Erfahrung. Sie stellt das Ergebnis eines Prozesses von der Entstehung bis zur Wahrnehmung im Gehirn dar, dessen Etappen derzeit noch nicht messbar sind. Und sie wird durch verschiedene Faktoren bestimmt:

- Biografie
- Kultur
- Vorstellungen
- depressiver Zustand oder Somatisierung
- kognitive Funktionen.

Die Interpretation der verschiedenen Symptome muss daher deren mehrdimensionalen Charakter berücksichtigen.

Anhand des ESAS kann das Behandlungsteam mit dem Patienten über die Bedeutung der Symptome sprechen, wenn zwischen seiner Bewertung und seinen Äußerungen, seinem Verhalten oder seiner Medikamenteneinnahme Diskrepanzen aufzutreten scheinen.

Zuweilen gibt ein Patient der Intensität aller seiner Symptome die Wertung 9 oder 10. Damit verleiht er seinem gesamten Leiden Ausdruck, was eine medizinische und psychosoziale Neubewertung und eine interdisziplinäre Behandlung erfordert.

In diesen Fällen, und wenn keine zufriedenstellende Linderung der Symptome erreicht werden kann, sollte man nicht zögern, den Rat von Konsiliarärzten der Palliativbehandlung einzuholen.

Literatur

[1] Bruera E. Patient assessment in palliative cancer care. Cancer Treatment Reviews. 1996;22 (Suppl. A):3–12. https://doi.org/10.1016/S0305-7372(96)90058-4

[2] Chang VT, Hwang SS, Feuerman M. Validation of the Edmonton Symptom Assessment Scale. Cancer 2000;88:2164–71. https://doi.org/10.1002/(SICI)1097-0142(20000501)88:9<2164::AID-CNCR24>3.0.CO;2-5

[3] Ingham JM, Portenoy RK. The measurement of pain and other symptoms. In: Doyle D, Hanks G, Cherny N, Calman K, editors. Oxford Textbook of Palliative Medicine. 3nd ed. Oxford: Oxford University Press; 2004. 587–614.

[4] Nekolaichuk C, Watanabe S, Beaumont C. The Edmonton Symptom Assessment System: A 15-year retrospective System: A 15-year retrospective review of validation studies (1991–2006). Palliat Med. 2008;22:111–22. https://doi.org/10.1177/0269216307087659

Link

Alberta Health Services. Palliative & End of Life Care (PEOLC). [Internet, cited 2020 Sept 29]. Available from: https://www.albertahealthservices.ca/info/Page14559.aspx

Anhang 2: Beurteilung der kognitiven Leistungsfähigkeit mit dem MMS und dem MoCA

Andreas Monsch, Klaus Bally

Einführung

Zur kurzen Beurteilung der kognitiven Leistungsfähigkeit gibt es verschiedene Instrumente. Nach wie vor wird in der Schweiz am häufigsten der Mini-Mental Status (MMS) [2] verwendet. Allerdings ist dieser Test allein für die Detektion früher Stadien einer Demenzerkrankung wenig sensitiv. Die Ergänzung des MMS durch den Uhrentest ist deutlich sensitiver [4]. Deutlich sensitiver ist auch das Montreal Cognitive Assessment (MoCA; [3] siehe: www.mocatest.org). Das MoCA wird deshalb in den Nationalen Empfehlungen zur neurokognitiven Erstbeurteilung von älteren Personen in der hausärztlichen Praxis empfohlen [1].

Da aber speziell in der Palliativmedizin zur Beurteilung der kognitiven Funktionen der MMS nach wie vor durchaus seinen Stellenwert hat, werden hier sowohl der Mini-Mental Status (MMS) als auch das Montreal Cognitive Assessment (MoCA) erläutert (siehe **Abbildung A-3** und **Abbildung A-4**).

Beurteilung der kognitiven Funktionen mit dem Mini-Mental Status (MMS)

Der Mini-Mental Status (MMS) ist ein validiertes und breit eingesetztes Instrument zum Screening und der Verlaufsuntersuchung kognitiver Beeinträchtigungen in verschiedenen Patientengruppen, darunter auch Tumorpatienten im fortgeschrittenen Stadium.

Die Vorteile des MMS liegen in seiner einfachen und raschen Anwendung (Dauer ca. 10 Minuten) durch Gesundheitsfachleute oder auch durch andere, nicht zum Behandlungsteam gehörende Personen nach einer kurzen Anweisung.

Der Test ermittelt ausschließlich quantitative, aber keinerlei ätiologische Daten. Daher ermöglicht er weder eine Unterscheidung zwischen einer Demenz und einem Verwirrtheitszustand, noch führt er zur Diagnose eines Verwirrtheitszustands, da er als einziges Element die Beeinträchtigung der kognitiven Funktionen misst.

Beurteilung und Interpretation
Pro richtige Antwort ein Punkt, der maximale Score ist 30 Punkte.

Für die Interpretation sind Faktoren wie Alter, Ausbildung/Beruf, sensorische Defizite, aber auch Aphasie, Delirium usw. zu berücksichtigen, die das Ergebnis des MMS beeinflussen können.

- MMS ≥ 27 = geringe Wahrscheinlichkeit einer kognitiven Einschränkung
- MMS ≤ 26 = erhöhte Wahrscheinlichkeit einer kognitiven Einschränkung

Ein MMS-Wert im Normbereich darf wegen der geringen Sensitivität nicht automatisch zum Ausschluss eventueller kognitiver Beeinträchtigungen führen. Wenn ein klinischer Verdacht vorliegt, sollte daher eine Neubewertung der

Abbildung A-3: Mini-Mental Status Test (MMS) inklusive Uhrentest, deutsche Version.

Mini-Mental Status (MMS)

		0 oder 1 Punkt
Zeitliche Orientierung	1. Welches Jahr haben wir?	
	2. Welche Jahreszeit ist jetzt?	
	3. Der wievielte des Monats ist heute?	
	4. Welcher Wochentag ist heute?	
	5. Welcher Monat ist jetzt?	
Örtliche Orientierung	6. In welchem Land sind wir?	
	7. In welchem Kanton/Bundesland befinden wir uns?	
	8. In welcher Ortschaft sind wir jetzt?	
	9. Auf welchem Stockwerk befinden wir uns?	
	10. Wo sind wir hier?	
3 Wörter wiederholen	11. Zitrone	
	12. Schlüssel	
	13. Ball	
Rechnen	Können Sie von der Zahl 100 jeweils 7 abziehen, also 100 minus 7, minus 7 usw.?	
	14. (93)	
	15. (86)	
	16. (79)	
	17. (72)	
	18. (65)	
Gedächtnis	Welche 3 Wörter haben Sie mir vorhin nachgesprochen?	
	19. (Zitrone)	
	20. (Schlüssel)	
	21. (Ball)	
Benennen	22. Was ist das? (Bleistift oder Kugelschreiber vorzeigen)	
	23. Was ist das? (Armbanduhr vorzeigen)	
Nachsprechen	Sprechen Sie mir nach: 24. Bitte keine Wenn und Aber.	
Drei-Punkte-Befehl	Legen Sie ein Blatt Papier auf den Tisch und sagen Sie zusammenhängend:	
	25. Nehmen Sie das Blatt Papier mit Ihrer rechten Hand,	
	26. falten Sie es in der Mitte und	
	27. lassen Sie es auf den Boden fallen!	
Schriftliche Aufforderung	Legen Sie Ihrem Patienten das Blatt mit „Schliessen Sie Ihre Augen!" vor und sagen Sie:	
	28. Lesen Sie dies laut vor und führen Sie es aus!	
Satz schreiben	29. Schreiben Sie hier bitte einen vollständigen Satz.	
Figur abzeichnen	Legen Sie dem Patienten die Vorlage mit den zwei Fünfecken vor und geben Sie folgende Instruktion:	
	30. Zeichnen Sie bitte diese Figur ab!	
Total MMS	(Maximum = 30 Punkte, Minimum = 0 Punkte) Interpretation: siehe Anleitung auf letzter Seite.	

Abbildung A-3: *Fortsetzung*

Mini-Mental Status (MMS)

Uhrentest

Bitte zeichnen Sie eine Uhr:

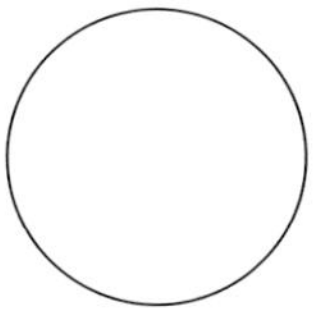

Bezeichnen Sie die Zeit auf Ihrer Uhr so,

wie sie z. B. in einem Fahrplan stünde.

Schließen Sie Ihre Augen!

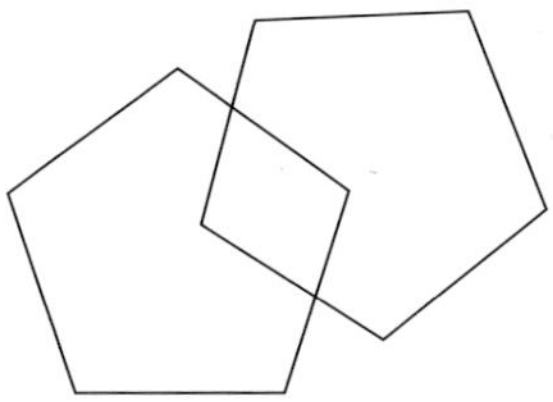

Situation, bei Bedarf unter Zuhilfenahme anderer, sensitiverer Tests, stattfinden.

Beurteilung der kognitiven Funktionen mit dem Montreal Cognitive Assessment (MoCA)

Der MoCA wurde von Nasreddine et al. [3] entwickelt und erlaubt eine Evaluation der kognitiven Leistungsfähigkeit (siehe: www.mocatest.org). Der Test wird als Erstuntersuchung bei älteren Personen empfohlen, beispielsweise zur Verwendung in der Hausarztpraxis. Es ist aber auch möglich, dass das Instrument durch andere Gesundheitsfachpersonen verwendet wird.

Der MoCA besteht aus zwei Teilen:

1. Aufgaben, die dem Patienten vorgelegt werden (Zahlen-Buchstaben alternierend verbinden, Würfel abzeichnen, Zifferblatt zeichnen, Tiere benennen).
2. Aufgaben, die der Untersuchende dem Patienten mündlich stellt.

Diejenigen Personen die 12 oder weniger Jahre Ausbildung – d.h. die Summe aller Schul- und Ausbildungsjahre – haben, erhalten 1 zusätzlichen Punkt. Der maximale Score beträgt 30 Punkte (auch wenn man ≤ 12 Jahre Ausbildung hatte).

Der Test untersucht folgende kognitive Bereiche:

- Visuospatiale Fähigkeiten
- Benennen
- Gedächtnis (Lernen)
- Aufmerksamkcit
- Sprache
- Gedächtnis (Erinnern)
- Abstraktionsvermögen
- Orientierung

MONTREAL COGNITIVE ASSESSMENT (MOCA)

NAME :
Ausbildung : **Geburtsdatum :**
Geschlecht : **DATUM :**

PUNKTE

VISUOSPATIAL / EXEKUTIV

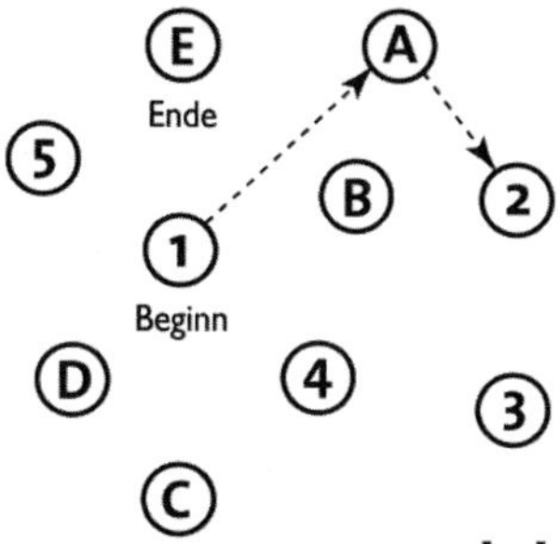

[ ]

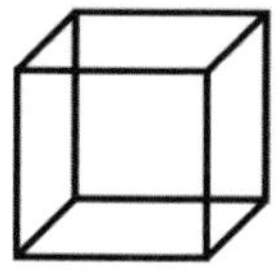

Würfel nachzeichnen [ ]

Eine Uhr zeichnen (Zehn nach elf) (3 Punkte)

[ ] Kontur [ ] Zahlen [ ] Zeiger

___/5

BENENNEN

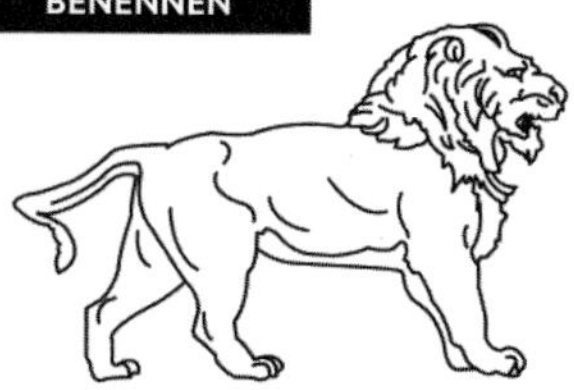

[ ]

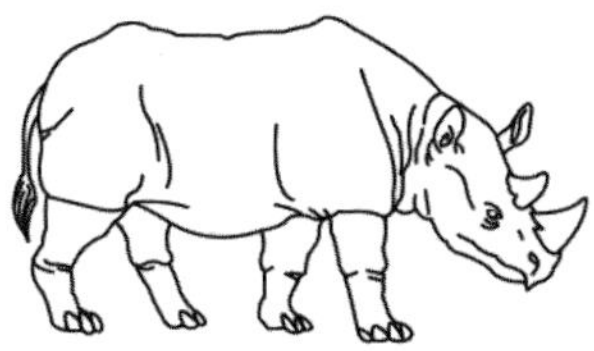

[ ]

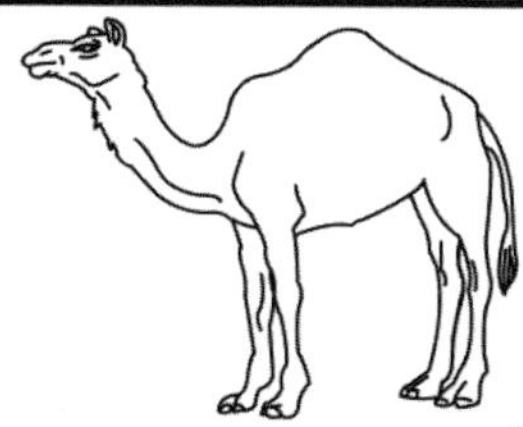

[ ]

___/3

GEDÄCHTNIS

Wortliste vorlesen, wiederholen lassen.
2 Durchgänge. Nach 5 Minuten überprüfen (s.u.)

	GESICHT	SAMT	KIRCHE	TULPE	ROT
1.Versuch					
2.Versuch					

Keine Punkte

AUFMERKSAMKEIT Zahlenliste vorlesen (1 Zahl/ Sek.)

In der vorgegebenen Reihenfolge wiederholen [ ] 2 1 8 5 4
Rückwärts wiederholen [ ] 7 4 2

___/2

Buchstabenliste vorlesen (1 Buchst./Sek.). Patient soll bei jedem Buchstaben „A" mit der Hand klopfen. Keine Punkte bei 2 oder mehr Fehlern

[ ] FBACMNAAJKLBAFAKDEAAAJAMOFAAB

___/1

Fortlaufendes Abziehen von 7 , mit 100 anfangen [ ] 93 [ ] 86 [ ] 79 [ ] 72 [ ] 65

4 oder 5 korrekte Ergebnisse: **3 P.**, 2 oder 3 korrekt: **2 P.**, 1 korrekt: **1 P.**, 0 korrekt: **0 P.**

___/3

SPRACHE **Wiederholen:** „Ich weiß lediglich, dass Hans heute an der Reihe ist zu helfen." [ ]
„Die Katze versteckte sich immer unter der Couch, wenn die Hunde im Zimmer waren." [ ]

___/2

Möglichst viele Wörter in einer Minute benennen, die mit dem Buchstaben F beginnen [ ] ____ (N ≥ 11 Wörter)

___/1

ABSTRAKTION Gemeinsamkeit von z.B. Banane und Apfelsine = Frucht [ ] Eisenbahn - Fahrrad [ ] Uhr - Lineal

___/2

ERINNERUNG

	GESICHT	SAMT	KIRCHE	TULPE	ROT
Worte erinnern OHNE HINWEIS	[ ]	[ ]	[ ]	[ ]	[ ]
Optional: Hinweis zu Kategorie					
Optional: Mehrfachauswahl					

Punkte nur bei richtigem Nennen OHNE Hinweis

___/5

ORIENTIERUNG [ ] Datum [ ] Monat [ ] Jahr [ ] Wochentag [ ] Ort [ ] Stadt

___/6

© Z Nasreddine MD Version 7. Nov. 2004 deutsche Übersetzung: **SM Bartusch, SG Zipper**

Normal ≥ 26 / 30

TOTAL ___/30
+ 1 Punkt wenn ≤ 12 Jahre Ausbildung

www.mocatest.org Untersucher: ______________________

Abbildung A-4: Die deutschsprchige Version des Montreal Cognitive Assessment (MoCA). © Nasreddine. Reproduced with permission. It is mandatory to follow the online MoCA® Training and Certification programm to administer and score the MoCA®. Copies are available at www.mocatest.org.

Normierung des MoCA auf Deutsch

Ziel einer Studie an der Memory Clinic, Universitäre Altersmedizin FELIX PLATTER [6] war es, den Einfluss von Alter, Ausbildung und Geschlecht auf den MoCA Score zu untersuchen und entsprechend demographisch-korrigierte Normwerte für die deutschsprachige Bevölkerung zu entwickeln.

Die Normierungsstichprobe bestand aus 283 kognitiv gesunden älteren Personen (155 Frauen, 128 Männer; Alter (Mittelwert ± SD) = 73.8 ± 5.2 Jahre; Ausbildung (Mittelwert ± SD) = 13.6 ± 2.9 Jahre). Es zeigte sich, dass höheres Alter, kürzere Ausbildungsdauer sowie das männliche Geschlecht mit einem tieferen MoCA Score assoziiert waren ($p < 0.001$).

Deshalb wurde eine Formel zur Berechnung von demographisch-korrigierten Standardwerten für den deutschsprachigen MoCA entwickelt. Den Standardwert eines Individuums kann ganz einfach online auf www.mocatest.ch/test berechnet werden. Alternativ findet sich auf www.mocatest.ch/normwerttabellen auch ein Excel file, wo Rohwert, Alter, Ausbildung und Geschlecht eingegeben werden können. Der Standardwert wird dann automatisch berechnet.

Validierung des MoCA auf Deutsch

In einer nächsten Studie an der Memory Clinic, Universitäre Altersmedizin FELIX PLATTER [5] wurde der MoCA validiert. Die MoCA-Resultate von 496 Patienten der Memory Clinic (447 Personen mit einer neurokognitiven Störung; 49 Patienten, deren kognitive Leistung als normal beurteilt worden war) und 283 Gesunden aus der Normierungsstudie wurden analysiert. Die Resultate zeigten, dass es am sinnvollsten ist, zwei separate Schwellenwerte zu verwenden (siehe **Abbildung A-5**): Der Schwellenwert 23/24 ergab dabei 92% Spezifität und der Schwellenwert 26/27 91% Sensitivität. Ein MoCA Score von 24, 25, oder 26 bedeutet, dass der Test in 3-6 Monaten wiederholt werden sollte oder aber, dass weiterführende kognitive Untersuchungen durchgeführt werden müssen.

Literatur

[1] Bürge M, Bieri G, Brühlmeier M, Colombo F, Demonet JF, Felbeck A, et al. Recommendations of Swiss Memory Clinics for the Diagnosis of Dementia. Praxis (Bern 1994). 2018;107(8):435–451. https://doi.org/10.1024/1661-8157/a002948

[2] Folstein MF, Folstein SE, Hugh PR. Mini Mental State. A practical method for grading the cognitive state of patients for the clinician. J Psychiat Res. 1975;12: 189–198. https://doi.org/10.1016/0022-3956(75)90026-6

[3] Nasreddine ZS, Phillips NA, Bédirian V, Charbonneau S, Whitehead V, Collin I, et al. The Montreal Cognitive Assessment, MoCA: a brief screening tool for mild cognitive impairment. J Am Geriatr Soc. 2005;53(4):695–9. https://doi.org/10.1111/j.1532-5415.2005.53221.x

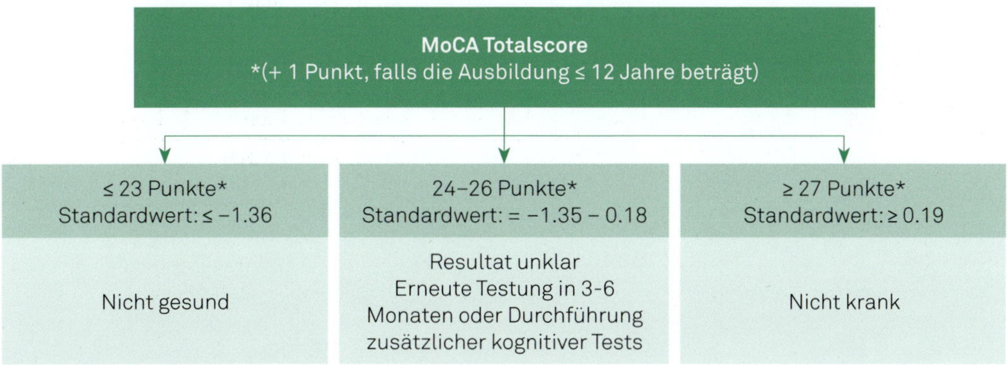

Abbildung A-5: Entscheidungsbaum zur Interpretation des MoCA.

[4] Thalmann B, Spiegel R, Stähelin HB, Brubacher D, Ermini-Fünfschilling D, Bläsi S, et al. Dementia screening in general practice: Optimized scoring for the Clock Drawing Test. Brain Aging. 2002;2:36–43.

[5] Thomann AE, Berres M, Goettel N, Steiner LA, Monsch AU. Enhanced diagnostic accuracy for neurocognitive disorders: a revised cut-off approach for the Montreal Cognitive Assessment. Alzheimers Res Ther. 2020;12(1):39. PMID: 32264975. https://doi.org/10.1186/s13195-020-00603-8

[6] Thomann AE, Goettel N, Monsch RJ, Berres M, Jahn T, Steiner LA, et al. The Montreal Cognitive Assessment: Normative Data from a German-Speaking Cohort and Comparison with International Normative Samples. J Alzheimer Dis. 2018;64:643–55. https://www.doi.10.3233/JAD-180080

Anhang 3: Beispiel für ein Instrument zur Protokollierung des Schmerzverlaufs

Roland Kunz

Das Angebot an Schmerzprotokollen ist vielfältig. Die meisten Institutionen haben ihr eigenes Tool, das isoliert angewendet wird oder auch in andere Verlaufsinstrumente, wie z.B. in den Spitälern in den Cardex, integriert ist. Im Gegensatz zu standardisierten Tools, wie sie vor allem in Zusammenhang mit Forschungsprojekten genutzt wurden und werden (z.B. BPI 1 [Brief Pain Inventory 1]), sind diese weit verbreiteten Instrumente in der Regel nicht validiert. Das ist an sich ein Manko. Andererseits scheint es uns nicht so wichtig, welches Tool wir wählen, sondern, dass wir überhaupt ein solches routinemäßig applizieren und fähig sind, es zu interpretieren und vor allem auch seine Grenzen (beispielsweise der Monodimensionalität) zu erkennen (s. auch Kap. 19, Kap. 43, Kap. 44).

Als Beispiel und pars pro toto wird hier das Instrument des Kantonsspitals St. Gallen abgebildet (**Abbildung A-6**).

Literatur

Radbruch L, Loick G, Kiencke P, Lindena G, Sabatowski R, Grond S, et al. Validation of the German Version of the Brief Pain Inventory. J Pain Symptom Manage. 1999;18(3):180–7. https://doi.org/10.1016/S0885-3924(99)00064-0

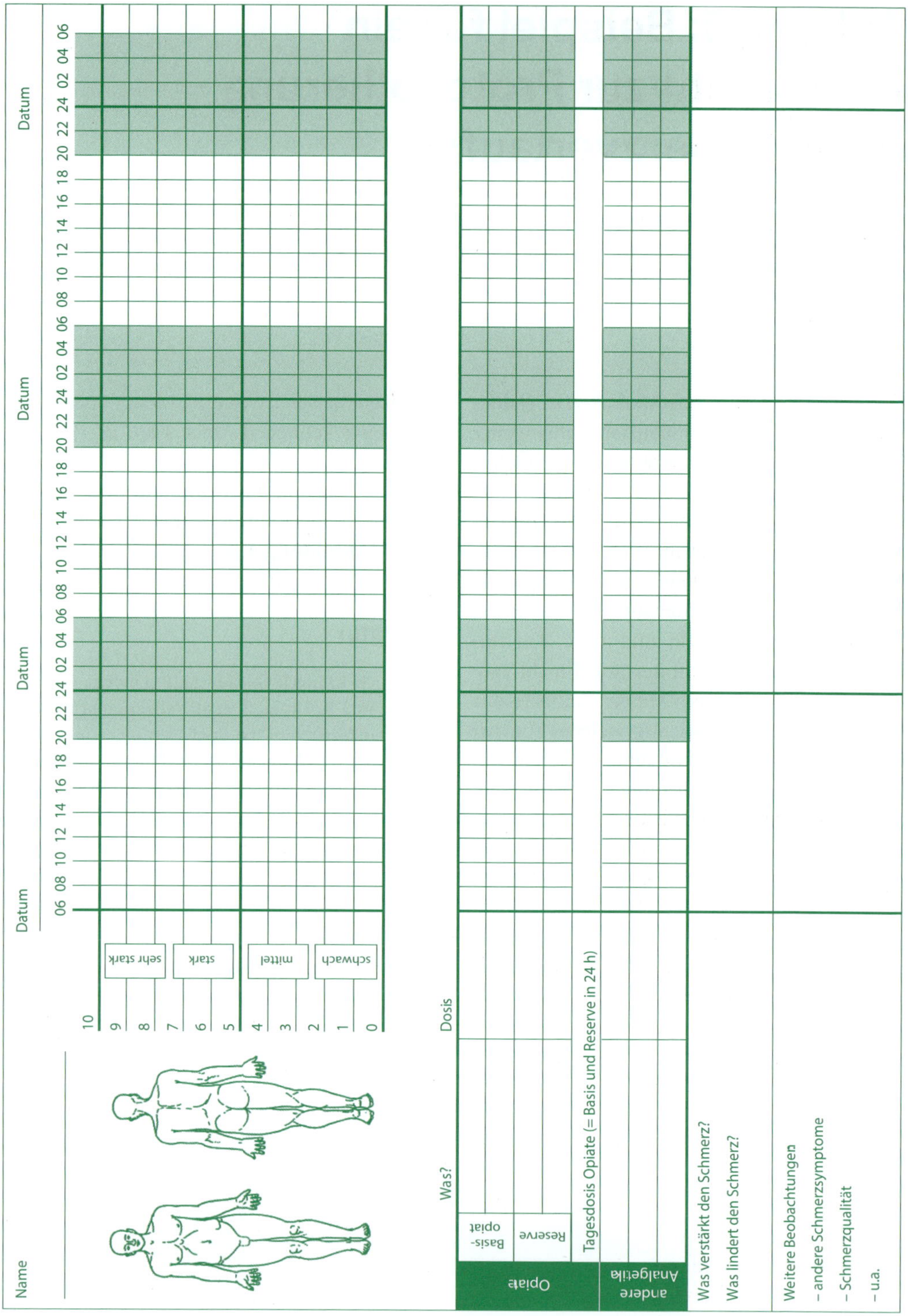

Abbildung A-6: Instrument zur Protokollierung des Schmerzverlaufs (mit freundlicher Genehmigung des Kantonsspitals St. Gallen).

Anhang 4: Schmerzerfassung bei kognitiv beeinträchtigten Menschen mit ECPA

Roland Kunz

Der ECPA (Echelle comportementale de la douleur pour personnes âgées non communicantes) ist ein Instrument zur Heteroevaluation. Er dient der Beobachtung und Dokumentation von schmerzbedingten Verhaltensänderungen bei älteren, kommunikationsbehinderten Personen oder Menschen mit Demenz. In insgesamt 8 Items werden Beobachtungen vor und während der Pflege sowie Auswirkungen auf die psychosozialen Aktivitäten erfasst und dokumentiert. Es besteht kein absoluter Grenzwert für Schmerzen; je höher der Gesamtscore ausfällt, umso größer ist die Wahrscheinlichkeit behandlungsbedürftiger Schmerzen. Ab einem Gesamtscore von 12 besteht der dringende Verdacht auf ein Schmerzproblem. Resultiert z. B. bei der ersten Beobachtung ein Gesamtscore von 20, sollte auf jeden Fall ein Therapieversuch mit einem fix verordneten Analgetikum gestartet werden. Sinkt der Score dann bei der nächsten Erfassung auf 17, wird die Schmerzhypothese bestätigt. In einem nächsten Schritt wird nun die analgetische Therapie ausgebaut und erneut mit ECPA evaluiert. Sinkt der Score weiter, wird wieder gleich vorgegangen; bleibt der Score gleich, muss angenommen werden, dass die beobachteten bleibenden Verhaltensänderungen durch die Demenz bedingt sind und ein weiterer Ausbau der Schmerztherapie nicht mehr zielführend ist.

Im französischen und italienischen Sprachbereich wird oft an Stelle des ECPA das Instrument „Doloplus“ eingesetzt. Die Autoren von Doloplus haben aber die deutsche Übersetzung nicht bewilligt.

Anwendungshinweise:

- ECPA wird nur angewendet, wenn eine Schmerzerfassung mit üblichen Instrumenten nicht möglich ist.
- Wachkoma-Patienten können mit ECPA nicht erfasst werden.
- ECPA wird von Pflegenden ausgefüllt, welche den Patienten mindestens in den letzten 2 Tagen gepflegt haben.
- ECPA ist ein Erfassungsinstrument für Verhaltensänderungen, welche auf Schmerzen hinweisen, jedoch kein direktes Schmerzerfassungsinstrument (**Abbildung A-7**).

Literatur

[1] Morello R, Jean A, Alix M, Sellin-Peres D, Fermanian J. A scale to measure pain in non-verbally communicating older patients: the EPCA-2. Study of its psychometric properties. Pain. 2007;133(1-3): 87–98. https://doi.org/10.1016/j.pain.2007.03.007

Links

Doloplus. [Internet; abgerufen am 29. September 2020]. Verfügbar unter: https://www.doloplus.com

Utilisation de l'EPCA. Association Daniel Gautaine. [Internet; abgerufen am 1. September 2020]. Verfügbar unter: http://geriatrie-albi.com/ECPAutilisation.htm

Abbildung A-7: ECPA (Morello 2007, mit Erlaubnis auf deutsch übersetzt von Kunz R, 2007, nicht validiert).

Datum :	Patient:	
vis. :	Geb.:	Zimmer:

Dimension 1: Beobachtungen vor der Pflege

ITEM 1 – Gesichtsausdruck: Blick und Mimik	
0	entspannter Gesichtsausdruck
1	besorgter, gespannter Blick
2	ab und zu Verziehen des Gesichts, Grimassen
3	verkrampfter u./o. ängstlicher Blick
4	vollständig starrer Blick/Ausdruck
ITEM 2 – Spontane Ruhehaltung (Suche einer Schonhaltung)	
0	keinerlei Schonhaltung
1	Patient vermeidet eine bestimmte Position, Haltung
2	Patient wählt eine Schonhaltung
3	Patient sucht erfolglos eine schmerzfreie Schonhaltung
4	Patient bleibt vollst. immobil (wie festgenagelt durch Schmerzen)
ITEM 3 – Bewegungen und Mobilität (im u/o außerhalb des Bettes)	
0	Patient mobilisiert und bewegt sich wie gewohnt*
1	Pat. bewegt sich wie gewohnt*, vermeidet aber gewisse Bewegungen
2	seltenere/verlangsamte Bewegungen entgegen Gewohnheit*
3	Immobilität entgegen Gewohnheit*
4	Apathie, Niedergeschlagenheit oder starke Unruhe entgegen Gewohnheit*
* im Vergleich zu den vorhergehenden Tagen	
ITEM 4 – Kontakt zur Umgebung (Blick, Gesten, verbal)	
0	üblicher Kontakt wie gewohnt*
1	Herstellen von Kontakt erschwert entgegen Gewohnheit*
2	Pat. vermeidet Kontaktaufnahme entgegen Gewohnheit*
3	Fehlen jeglichen Kontaktes entgegen Gewohnheit*
4	totale Indifferenz entgegen Gewohnheit*
* im Vergleich zu den vorhergehenden Tagen	

Dimension 2 : Beobachtungen während der Pflege

ITEM 5 – ängstliche Erwartung bei Pflege	
0	Patient zeigt keine Angst
1	ängstlicher Blick, angstvoller Ausdruck

Abbildung A-7: *Fortsetzung*

2	Patient reagiert mit Unruhe
3	Patient reagiert aggressiv
4	Patient schreit, stöhnt, jammert
ITEM 6 – Reaktionen bei der Mobilisation	
0	Pat. steht auf/lässt sich mobilisieren ohne spezielle Beachtung
1	Pat. hat gespannten Blick/scheint Mobilisation und Pflege zu fürchten
2	Pat. klammert mit den Händen/macht Gebärden während Mob. und Pflege
3	Patient nimmt während Mobilisation/Pflege eine Schonhaltung ein
4	Patient wehrt sich gegen Mobilisation oder Pflege
ITEM 7 – Reaktionen während der Pflege von schmerzhaften Zonen	
0	keinerlei Reaktionen während der Pflege
1	Reaktionen während Pflege, ohne Eingrenzung
2	Reaktion beim Anfassen od. Berühren schmerzhafter Zonen
3	Reaktion bei flüchtiger Berührung schmerzhafter Zonen
4	Unmöglichkeit, sich schmerzhafter Zone zu nähern
ITEM 8 – verbale Äußerungen während der Pflege	
0	keine Äußerungen während der Pflege
1	Schmerzäußerung, wenn man sich an den Patienten wendet
2	Schmerzäußerung, sobald Pflegeperson beim Patienten ist
3	spontane Schmerzäußerung od. spontanes leises Weinen, Schluchzen
4	spontanes Schreien oder qualvolle Äußerungen
	Total

Anhang 5: Medikamente in der Palliative Care und Off-Label-Use

Daniel Büche

Die nachfolgende Tabelle (**Tabelle A-1**) basiert auf dem Bigoriomeeting 2012 (Best Practice Palliative Care, palliative ch). Sie wurde den aktuellen Gegebenheiten angepasst und um einige Substanzen ergänzt. Sie entspricht somit nicht in allen Einzelheiten der Bigorio-Guideline von 2012 „Besonderheiten der Pharmakotherapie in der Palliative Care" (Bigorio 2012). Es werden ausschließlich Medikamente aufgeführt, welche in der Palliative Care regelmäßig außerhalb der offiziellen Indikationen verschrieben werden (s. Kap. 23). Dabei berufen wir uns auf die in der Schweiz anerkannten Indikationen, wie sie im Medikamentenkompendium in der Online-Version vom Juni 2020 aufgeführt werden. Die Medikamente sind so ausgewählt, dass sie für die allermeisten palliativen Situationen hilfreich sind. Die Angaben haben aber keinen Anspruch auf Vollständigkeit.

Die anerkannten Indikationen, welche sich nicht spezifisch auf palliativmedizinische Aspekte beziehen, sind aus Lesbarkeitsgründen nicht in der Tabelle aufgeführt.

Veränderung der galenischen Form, wie zum Beispiel das Öffnen einer Kapsel, das Mörsern oder Teilen von Tabletten, das Zerschneiden eines transdermalen Pflasters, sind Manipulationen, welche fast immer in den Off-Label-Use gehören (s. Anhang 7). Solche werden aber in dieser Tabelle nicht berücksichtigt.

Für die Mischung von mehreren Medikamenten in Infusionen, Pumpen oder Y-Schläuchen wird auf Anhang 6 verwiesen.

Literatur

[1] Bigorio 2012. Besonderheiten der Pharmakotherapie in der Palliative Care [Internet, abgerufen am 29. September 2020]. Verfügbar unter: https://www.palliative.ch/de/fachbereich/arbeitsgruppen/bigorio-best-practice/)

Tabelle A-1: Medikamente in der Palliative Care (angelehnt an [1]).

Wirkstoff	Applikation	Übliche Darreichungsformen und Dosierungen	Zugelassene Indikationen	Off-Label-Use (Indikationen)	Zugelassene Applikationswege	Off-Label-Use (Applikationswege und besondere Dosierungen)
Amitriptylin	oral	• 10 mg • 25 mg Spezialität: Saroten® und Generika	• depressive Erkrankungen (Episoden einer Major Depression) bei Erwachsenen • neuropathische Schmerzen bei Erwachsenen	• Hypersalivation • Hyperhidrose	p.o.	
Atropin	oral	• Augentropfen 5 mg/ml • Augentropfen 10 mg/ml Spezialitäten: Atropine 0,5%/1% SDU Faure® (Augentropfen)	spasmolytisch, anticholinerg	• Hypersalivation • Rasselatmung	konjunktival	p.o.
	parenteral	• Injektionslösung 0,25 mg/ml • Injektionslösung 0,5 mgl/ml • Injektionslösung 1 mg/ml • Fertigspritzen 0,5 mg/5 ml • Fertigspritzen 1 mg/5 ml Spezialitäten: Atropin	spasmolytisch, anticholinerg		i.v., i.m., s.c.	
Baclofen	oral parental	• Tabl. 10 mg • Tabl. 25 mg • Ampullen • (nur für Spezialisten: Spezialität: Baclocalm® [intrathekal], Spezialität: Lioresal® und Generika [intrathekal])	• schwere, aber reversible Spastizität bei multipler Sklerose • spinale Spastizität infektiös, degenerativ, traumatisch, neoplastisch	Singultus	p.o. intrathekal	
Bisphosphonate	parenteral	Amp. (Kaps., Tabl.) Spezialitäten: • Bondronat® und Generika (Ibandronsäure) • Zometa® und Generika (Zoledronsäure)	• postmenopausale Osteoporose; • maligne Hyperkalzämie • Knochenmetastasen bei soliden Tumoren und bei multiplem Myelom in Verbindung mit einer antineoplastischen Standardtherapie	durch Knochenmetastasen bedingte Schmerzen*	i.v. p.o. (keine/selten Indikation in der Palliative Care)	

Tabelle A-1: *Fortsetzung*

Wirkstoff	Applikation	Übliche Darreichungsformen und Dosierungen	Zugelassene Indikationen	Off-Label-Use (Indikationen)	Zugelassene Applikationswege	Off-Label-Use (Applikationswege und besondere Dosierungen)
Buprenorphin	sublingual	• Sublingualtabl. 0,2 mg • Sublingualtabl. 0,4 mg Spezialität: Temgesic® und Generika • Sublingualtabl. 0,4 mg • Sublingualtabl. 2 mg • Sublingualtabl. 8 mg Spezialität: Subutex® und Generika	• mittelstarke bis starke prolongierte Schmerzen bzw. bei ungenügender Wirksamkeit nicht-opioider Analgetika und/oder schwacher Opioide • chronische Schmerzen • Tumorschmerzen • postoperative Schmerzen bei Erwachsenen • Schmerzen, die auf Herzinfarkt zurückzuführen sind • Subutex®: Substitutionsbehandlung bei Opioidabhängigkeit	Subutex®: Schmerzen	sublingual	
	transdermal	• transdermales Pflaster 35 µg/h • transdermales Pflaster 52,5 µg/h • transdermales Pflaster 70 µg/h Spezialität: Transtec® und Generika	• mittelstarke bis starke prolongierte Schmerzen bzw. bei ungenügender Wirksamkeit nicht-opioider Analgetika und schwacher Opioide		transdermal	
	parenteral	• Injektionslösung 0,3 mg/1 ml Spezialität: Temgesic® und Generika	• mittelstarke bis starke prolongierte Schmerzen bzw. bei ungenügender Wirksamkeit nicht-opioider Analgetika und/oder schwacher Opioide • chronische Schmerzen • Tumorschmerzen • postoperative Schmerzen bei Erwachsenen • Schmerzen, die auf Herzinfarkt zurückzuführen sind		i.m., i.v.	s.c.

Tabelle A-1: *Fortsetzung*

Wirkstoff	Applikation	Übliche Darreichungsformen und Dosierungen	Zugelassene Indikationen	Off-Label-Use (Indikationen)	Zugelassene Applikationswege	Off-Label-Use (Applikationswege und besondere Dosierungen)
Butylscopolamin-Bromid	enteral	• Tabl. 10 mg • Supp. 10 mg Spezialität: Buscopan®	• Krämpfe und Motilitätsstörungen des Magendarmtrakts	• Rasselatmung • Sekretionshemmung in der Terminalphase • Darmverschluss	p.o., rektal	
	parenteral	• Injektionslösung 20 mg/1 ml Spezialität: Buscopan®			i.v., i.m., s.c.	Dosis über 100 mg/d
Ceftriaxon	parenteral	• Injektionslösung 500 mg • Injektionslösung 1 g • Injektionslösung 2 g Spezialitäten: Rocephin® und Generika	• Infektionen der Atemwege, im HNO- Bereich • abdominale Infektionen • Nieren- und Harnwegsinfektionen • Infektionen der Genitalorgane einschließlich Gonorrhoe • Sepsis • Infektionen der Knochen, Gelenke, Weichteile, der Haut sowie Wundinfektionen • Infektionen bei Patienten mit geschwächter Immunabwehr • Meningitis • Borreliose • perioperative Infektionsprophylaxe		i.v., i.m. (i.m. mit Lidocain 1 %)	s.c. (mit Lidocain 1 %)
Clonazepam	enteral	• Tabl. 0,5 mg • Tabl. 2 mg • Trpf. 2,5 mg/ml Spezialität: Rivotril®	• Epilepsie	• neuropathische Schmerzen • terminale Agitiertheit • opioidinduzierte Myoklonien, die nicht auf die übliche Behandlung ansprechen	p.o.	

Tabelle A-1: *Fortsetzung*

Wirkstoff	Applikation	Übliche Darreichungsformen und Dosierungen	Zugelassene Indikationen	Off-Label-Use (Indikationen)	Zugelassene Applikationswege	Off-Label-Use (Applikationswege und besondere Dosierungen)
	parenteral	• Injektionslösung 1 mg/ml Spezialität: Rivotril®	• Epilepsie; Status epilepticus		i.v., i.m.	s.c. Vorsichtsmaßnahmen: Lösung darf nur nach Zusatz des Verdünnungsmittels ver wendet werden (andernfalls Gefahr von Mikroembolien), zur Infusion PVC-freie Beutel und Schläuche verwenden[16].
Dexamethason	oral	• Tabl. 1 mg • Tabl. 4 mg Spezialitäten: Fortecortin®, Mephameson® und Generika	• Hirnödem • Prophylaxe und Therapie von Zytostatika-induziertem Erbrechen • Palliativtherapie maligner Tumoren[17]	• Anorexie • Schmerzen • Übelkeit • Erbrechen • Rückenmarkkompression • Darmverschluss • Lymphangiosis carcinomatosa	p.o.	• Dosis über 16 mg/d bei subakutem oder chronischem Hirnödem
	parenteral	• Injektionslösung 4 mg/1 ml • Injektionslösung 8 mg/2 ml Spezialitäten: Fortecortin®, Mephameson® und Generika	• Hirnödem • Prophylaxe und Therapie von Zytostatika-induziertem Erbrechen		i.v., i.m., (s.c.[18])	• s.c. • Dosis über 16 mg/d bei subakutem oder chronischem Hirnödem

16 Fichier d'administration des médicaments injectables, RefMed, CHUV 2013.
17 Diese Indikation ist nur für perorale Applikation gegeben.
18 Die subkutane Verabreichung wird bei Dexamethason Helvepharm 5 mg genannt, nicht jedoch bei Fortecortin® und Mephameson® (Quelle: Pharmavista/e-mediat 2013). Die Tagesmaximaldosis beträgt 8 mg.

Tabelle A-1: *Fortsetzung*

Wirkstoff	Applikation	Übliche Darreichungsformen und Dosierungen	Zugelassene Indikationen	Off-Label-Use (Indikationen)	Zugelassene Applikationswege	Off-Label-Use (Applikationswege und besondere Dosierungen)
Diclofenac	oral	• Tabl. 12,5 mg • Tabl. 25 mg • Tabl. 50 mg • Retardtabl. 100 mg Spezialitäten: Voltaren® und Generika	• Entzündung und Schmerz nach Verletzungen und operativen Eingriffen • Migräneanfälle		p.o.	
	parenteral	• Injektionslösung 75 mg/3 ml Spezialitäten: Voltaren® und Generika			i.m., i.v.	s.c. Vorsichtsmaßnahme: Die Injektionslösung muss allein verabreicht werden.
Dipyron *siehe* Metamizol						
Duloxetin	oral	• Tabl. 30 mg • Tabl. 60 mg Spezialität: Cymbalta® und Generika	• Depression • Rezidivprophylaxe rezidivierender unipolarer Depression • Schmerzen bei diabetischer Neuropathie • generalisierte Angststörung	andere neuropathische Schmerzen als die diabetische Neuropathie	p.o.	
Fentanyl	transdermal	• transdermales Pflaster 12 µg/h • transdermales Pflaster 25 µg/h • transdermales Pflaster 50 µg/h • transdermales Pflaster 75 µg/h • transdermales Pflaster 100 µg/h Spezialitäten: Durogesic Matrix® und Generika	starke prolongierte Schmerzen, bei welchen nicht-opioide Analgetika und schwache Opioide ungenügend wirken	Dyspnoe	transdermal	• Zerschneiden der TTS

Tabelle A-1: *Fortsetzung*

Wirk-stoff	Appli-kation	Übliche Darreichungsformen und Dosierungen	Zugelassene Indikationen	Off-Label-Use (Indikatio-nen)	Zugelas-sene Appli-kationswege	Off-Label-Use (Applikationswege und besondere Dosierungen)
Fenta-nyl	paren-teral	• Injektionslösung 0,02 mg/ml • Injektionslösung 0,05 mg/ml • Injektionslösung 0,1 mg/2 ml • Injketionslösung 0,1 mg /ml • Injektionslösung 0,5 mg/ml • Injektionslösung 0,5 mg/10 ml Spezialitäten: Fentanyl von div. Firmen	stark wirksames Opioid-Analgetikum für postoperative Schmerztherapie	• Schmerzen außerhalb des perioperativen Kontextes • Dyspnoe	• i.m., i.v. • peridural (in Kombination mit Bupivacain)	• s.c., intrathekal
	trans-muko-sal/bukkal	• Bukkaltabletten bzw. Bukkaltaletten mit integriertem Applikator Spezialitäten: Effentora®, Actiq® und Generika	Durchbruchschmerzen bei chronischen Tumorschmerzen, die bereits mit Opioiden als Basistherapie (TD von 60 mg oralem Morphin, 25 µg/h transdermalem Fentanyl, 30 mg oralem Oxycodon, 8 mg oralem Hydromorphon) behandelt werden	Dyspnoe	transmukosal	• Effentora Einzeldosis > 800 µg • Effentora > 6 Einnahmen/d • Actiq > 3 Einnahmen/d
Furose-mid	oral	• Tabl. 40 mg • Tabl. 500 mg Spezialitäten: Lasix® und Generika	• Ödeme (bedingt durch Herz-, Leber-, Nierenerkrankungen, Verbrennungen) • Hypertonie leichten bis mittleren Grades		p.o.	
	paren-teral	• Injektionslösung 20 mg/2 ml • Injektionslösung 40 mg/4 ml Spezialitäten: Lasix® und Generika	• Ödeme (bedingt durch Herz-, Leber-, Nierenerkrankungen, Verbrennungen) • akute Herzinsuffizienz • unterstützend beim Hirnödem • hypertensive Krise • forcierte Diurese bei Vergiftungen	Dyspnoe (Aerosol)	i.v., i.m. (i.m. nur in nicht akuten Ausnahmefällen)	• s.c. Vorsichtsmaßnahme: Die Injektionslösung muss allein verabreicht werden • Aerosol

Tabelle A-1: *Fortsetzung*

Wirkstoff	Applikation	Übliche Darreichungsformen und Dosierungen	Zugelassene Indikationen	Off-Label-Use (Indikationen)	Zugelassene Applikationswege	Off-Label-Use (Applikationswege und besondere Dosierungen)
Gabapentin	oral	• Tabl. 100 mg • Tabl. 300 mg • Tabl. 400 mg • Tabl. 600 mg • Tabl. 800 mg Spezialitäten: Neurontin® und Generika	• fokale epileptische Anfälle • neuropathische Schmerzen bei diabetischer Neuropathie oder postherpetischer Neuralgie bei Erwachsenen	andere neuropathische Schmerzen	p.o.	
**Glycopyrronium-Bromid	parenteral	• Injektionslösung 0,2 mg/1 ml Spezialität: Robinul® [Unlicensed Use; ausländisches Produkt (D)]	Als Monopräparat ist Glycopyrronium- Bromid in der Schweiz nicht registriert. In Deutschland registrierte Indikationen: • Sekretionsminderung • Hemmung der Wirkung von Acetylcholin	*terminale Rasselatmung	in Deutschland: i.v., i.m.	s.c.
Haloperidol	oral	• Tabl. 1 mg • Tabl. 10 mg • Trpf. 2 mg/ ml (1 ml = 20 Trpf.) • Trpf. 10 mg/1 ml Spezialität: Haldol®	• akute und chronische Schizophrenie • Akutbehandlung des Delirums, wenn nicht-pharmakologische Therapien versagt haben • akute psychomotorische Erregungszustände bei psychotischer Störung • persistierende Aggression und psychotische Symptome bei Patienten mit mittelschwerer bis schwerer Alzheimer-Demenz und vaskulärer Demenz nach Versagen nicht-pharmakologischer Therapien und bei einem Risiko für Selbst- oder Fremdgefährdung	• hypoaktives Delirium • terminale Unruhe • Nausea und Emesis • Singultus • Pruritus	p.o.	

Tabelle A-1: *Fortsetzung*

Tabelle A-1: *Fortsetzung*

Wirkstoff	Applikation	Übliche Darreichungsformen und Dosierungen	Zugelassene Indikationen	Off-Label-Use (Indikationen)	Zugelassene Applikationswege	Off-Label-Use (Applikationswege und besondere Dosierungen)
Hydromorphon	oral	• Lösung 1 mg/ ml (1 ml = 20 Tropfen) • Kaps. 1,3 mg • Kaps. 2,6 mg • Retardkaps. 4 mg • Retardkaps. 8 mg • Retardkaps. 16 mg • Retardkaps. 24 mg • Retardkaps. 32 mg (nur Jurnista®) Spezialitäten: Palladon®; Hydromorphoni HCl Streuli® 1 mg/ml (Tropfen); Jurnista® (1-mal tägliche Applikation)	mittelstarke bis starke (akute und prolongierte) Schmerzen oder bei unzureichender Wirkung nicht-opioider Analgetika und/oder schwacher Opioide	Dyspnoe	p.o.	
	parenteral	• Amp. 2 mg/1 ml • Amp. 10 mg/1 ml • Amp. 20 mg/1 ml • Amp. 50 mg/1 ml • Infusionsbeutel 20 mg/100ml • Infusionsbeutel 40 mg/200 ml Spezialitäten: Palladon®Inject; Hydromorphone Sintetica		Dyspnoe	s.c., i.v.	epidural, intrathekal
Ketamin ⚐	parenteral	• Injektionslösung 10 mg/ml • Injketionslösung 50 mg/ml • Durchstechflaschen 200 mg/20 ml • Durchstechflaschen 500 mg/10 ml Spezialität: Ketalar® und Generika	Anästhesie	adjuvante Behandlung: • refraktärer Schmerz • neuropathischer Schmerz • viszeraler Schmerz • Hyperalgesie	i.m., i.v.	s.c. p.o. intranasal
Ketorolac	parenteral	• Injektionslösung 30 mg/1 ml Spezialität: Tora-Dol®	postoperative und akute Schmerzen		i.m., i.v. (langsam)	s.c.

Tabelle A-1: *Fortsetzung*

Wirkstoff	Applikation	Übliche Darreichungsformen und Dosierungen	Zugelassene Indikationen	Off-Label-Use (Indikationen)	Zugelassene Applikationswege	Off-Label-Use (Applikationswege und besondere Dosierungen)
Levetiracetam	oral	• Tabl. à 250, 500, 1000 mg • Lösung 100 mg/1 ml	• fokale Anfälle mit und ohne sekundäre Generalisierung • Zusatzbehandlung von primären tonisch-klonischen Anfällen			
	parenteral	• Infusionskonzentrat 500 mg/5 ml			i.v. kurzzeitige Alternative für Patienten bei denen eine orale Verabreichung vorübergehend nicht möglich ist	s.c.
Levomepromazin	oral	• Tabl. 25 mg • Tabl. 100 mg • Trpf. 40 mg/ml (1 ml = 40 Trpf.) Spezialität: Nozinan®	• psychomotorische Erregungszustände bei Erwachsenen • chronische Psychosen mit Halluzinationen • Aggressivität bei geistiger Behinderung	• Übelkeit und Erbrechen • Singultus • Atemnot bei Cheyne Stokes Atmung • Angst (als Mittel zweiter Wahl) • Pruritus	p.o.	
	parenteral**	• Injektionslösung 25 mg/1 ml Spezialität: Neurocil® (Unlicensed Use)			i.m.	s.c., i.v.
Lorazepam	oral	• Tabl., Schmelztabl. 1 mg • Tabl., Schmelztabl. 2,5 mg Spezialitäten: Temesta® und Generika	• Schlafstörungen • Angst-, Spannungs- und Erregungszustände • Sedierung vor diagnostischen und operativen Eingriffen	• Dyspnoe als adjuvante Behandlung • Übelkeit als adjuvante Behandlung	p.o.	
	parenteral	• Injektionslösung 4 mg/1 ml Spezialitäten: Temesta® und Generika			i.v., (i.m.)[21]	s.c.

[21] Die Injektion i.m. ist für das deutsche Produkt Tavor® zugelassen, wird im Kompendium für die Temesta®-Ampullen jedoch nicht genannt. Allerdings ist dieser Applikationsweg gemäß Fichier d'administration des médicaments injectables, RefMed, CHUV 2013, auch für Temesta®-Ampullen zulässig.

Tabelle A-1: *Fortsetzung*

Wirkstoff	Applikation	Übliche Darreichungsformen und Dosierungen	Zugelassene Indikationen	Off-Label-Use (Indikationen)	Zugelassene Applikationswege	Off-Label-Use (Applikationswege und besondere Dosierungen)
Metamizol	enteral	• Tabl. 500 mg • Trpf. 0,5 g/ml (1 ml = 20 Trpf.) • Supp. 1 g Spezialitäten: Novalgin® und Generika	• starke Schmerzen, welche auf andere Maßnahmen nicht ansprechen • hohes Fieber, welches auf andere Maßnahmen nicht anspricht		p.o., rektal	
	parenteral	• Injektionslösung 0,5 g/1 ml • Injektionslösung 1 g/2 ml • Injektionslösung 2,5 g/5ml Spezialitäten: Novalgin® und Generika			i.m., i.v.	s.c.
Methadon ⚐	oral	• Tabl. 1 mg • Tabl., Supp. 5 mg • Tabl., Supp. 10 mg • Tabl., Supp. 20 mg • Supp. 30 mg • Tabl., Supp. 40 mg • Supp. 50, 75, 100, 150 mg • Lösung 10 mg/ml (1 ml = 20 Trpf.) • Lösung 20 mg/ml (1 ml = 20 Trpf.) • Lösung 50 mg/ml (1 ml = 20 Trpf.) Spezialitäten: Ketalgin® und Generika	• mittelstarke bis starke akute und prolongierte Schmerzen bzw. bei ungenügender Wirksamkeit nicht-opioider Analgetika und/oder schwacher Opioide • Adjuvans bei Heroin-Entzungsbehandlung		p.o.	Mundspülung
	parenteral	• Injektionslösung 10 mg/1 ml Spezialitäten: Methadon® und Generika	mittelstarke bis starke akute und prolongierte Schmerzen bzw. bei ungenügender Wirksamkeit nicht-opioider Analgetika und/oder schwacher Opioide		s.c., i.m., i.v.	

Tabelle A-1: *Fortsetzung*

Wirkstoff	Applikation	Übliche Darreichungsformen und Dosierungen	Zugelassene Indikationen	Off-Label-Use (Indikationen)	Zugelassene Applikationswege	Off-Label-Use (Applikationswege und besondere Dosierungen)
Methylphenidat	oral	• Tabl. 10 mg • Long-Acting-Kapseln 10 mg • Long-Acting-Kapseln 20 mg • Long-Acting-Kapseln 30 mg • Long-Acting-Kapseln 40 mg • SR: Retardtabl. 20 mg Spezialitäten: Ritalin® und Generika	• Aufmerksamkeitsdefizit-/Hyperaktivitätsstörung (ADHS) bei Kindern ab 6 Jahren und Jugendlichen bis 18 Jahren • Narkolepsie	• Depression • opioidinduzierte Sedierung • Fatigue	p.o.	
Metoclopramid	enteral	• Tabl. 10 mg • Trpf. 10 mg/2 ml (10 mg = 30 Trpf.) • Trinklösung 10 mg/10 ml Spezialitäten: Primperan® und Generika	• symptomatische Behandlung von Übelkeit und Erbrechen • Prophylaxe von Übelkeit und Erbrechen vor Chemotherapie und Radiotherapie	• Übelkeit* und Erbrechen bei Gastroparese, Operationen, gastroösophagealer Reflux • Gastroparese nach Operationen, beim Diabetiker • Störung der Magen-Darm-Motilität mit dyspeptischen Manifestationen • Singultus	p.o.	
	parenteral	• Injektionslösung 10 mg/2 ml Spezialitäten: Primperan®, Paspertin®			i.m., i.v.	• s.c. • Dosis über 30 mg/d
Metronidazol	oral	• Tabl. 250 mg • Tabl. 500 mg Spezialitäten: Flagyl® und Generika	Infektionen mit (vermuteter oder nachgewiesener) Beteiligung anaerober Bakterien	• übel riechende Wunden/Nekrosen	p.o.	zermörserte Tabl. topisch auf Wunden
	parenteral	• Infusionslösung 5 mg/1 ml • Infusionsbeutel 500 mg/100 ml Spezialitäten: Metronidazol div. Firmen			i.v.	Infusionslösung topisch auf Wunden

Tabelle A-1: *Fortsetzung*

Wirkstoff	Applikation	Übliche Darreichungsformen und Dosierungen	Zugelassene Indikationen	Off-Label-Use (Indikationen)	Zugelassene Applikationswege	Off-Label-Use (Applikationswege und besondere Dosierungen)
Midazolam	oral	• Tabl. 7.5 mg • Tabl. 15 mg Spezialitäten: Dormicum® und Generika	• Kurzzeittherapie von Schlafstörungen • Sedation in der Prämedikation vor operativen oder diagnostischen Eingriffen	• Angst • Dyspnoe	p.o.	
	bukkal	• Fertigspritze 2,5 mg/0,5 ml • Fertigspritze 5 mg/1 ml • Fertigspritze 7,5 mg/1,5 ml • Fertigspritze 10 mg/2 ml Spezialitäten: Buccolam®	Notfallbehandlung länger anhaltender, akuter Krampfanfälle von mehr als 5 min Dauer bei Kindern ab 6 Monaten bis 18 Jahren	epileptischer Anfall*	bukkal, in Mundhöhle	
	nasal	• Nasenspray 0,45 mg/Hub Spezialitäten: Dormicum® Nasenspray		• epileptischer Anfall* • Angst • Dyspnoe		intranasal
	parenteral	• Injektionslösung 5 mg/1 ml • Injektionslösung 2 mg/2 ml • Injektionslösung 5 mg/5 ml • Injektionslösung 15 mg/3 ml • Injektionslösung 50 mg/10 ml Spezialitäten: Dormicum® und Generika	• Basissedation bei erhaltenem Bewusstsein vor diagnostischen oder chirurgischen Eingriffen • Langzeitsedation auf der Intensivstation	palliative Sedation bei refraktären Symptomen	i.v., i.m.	s.c.
Mirtazapin	oral	• Tabl., Schmelztabletten 15 mg • Tabl., Schmelztabletten 30 mg • Tabl. 45 mg Spezialitäten: Remeron® und Generika	unipolare depressive Episoden	• Angststörungen • Schlafstörungen • neuropathische Schmerzen	p.o.	
Morphin	enteral	• Trpf.: 10 mg/ml (1 %), 20 mg/ml (2 %) (1 ml = 20 Trpf.) • Tabl.: 10 mg, 20 mg • Retardkaps.: 20, 50, 100 mg	mittelstarke bis starke akute und prolongierte Schmerzen, bzw. bei ungenügender Wirksamkeit nicht-opioider	Dyspnoe*	p.o. s.c., i.v., i.m., epidural, intrathekal	topisch* (auch auf Schleimhäute) als Gel oder Gurgelmittel

Tabelle A-1: *Fortsetzung*

Wirkstoff	Applikation	Übliche Darreichungsformen und Dosierungen	Zugelassene Indikationen	Off-Label-Use (Indikationen)	Zugelassene Applikationswege	Off-Label-Use (Applikationswege und besondere Dosierungen)
		• Retardtabl.: 10, 30, 60, 100, 200 mg • Long-acting: 30, 60, 120, 200 mg • Suppositorien: 10, 20, 30 mg Spezialitäten: MST® Continus, Sevredol®, Morphin HCl Streuli®, Sevre-Long® (1-mal tägliche Applikation) und Generika	Analgetika und/oder schwacher Opioide			
	parenteral	Injektionslösung • 5 mg/0,5 ml • 1 mg/ml, 2 mg/ml, 10 mg/ml, 20 mg/ml, 100 mg/ml • 100 mg/2 ml • 200 mg/4 ml • 5 mg/5 ml • 2 mg/10 ml, 4 mg/10 ml, 5 mg/10ml, 100 mg/10 ml, 200 mg/10 ml, 500 mg/10 ml • 40 mg/20 ml • 100 mg/100 ml		Dyspnoe*	s.c., i.v., i.m., epidural, intrathekal[22]	
		Gel: Ad-hoc-Zubereitung in der Apotheke		• Mucositis, Wunde		topisch
Natriumpicosulfat	oral	• Kaps. 2,5 mg • Trpf. 7,5 mg/1 ml (1 ml = 15 Trpf.) • Spezialität: Dulcolax® Picosulfat Trpf./Kps.	• Obstipation		• p.o.	*Dosis über 10 mg/d

[22] Die epidurale und intrathekale Verabreichung von Morphin ist nur für Morphin-HCl-Injektionslösungen registriert (z. B. Morphin HCl Sintetica, Morphin HCl Amino, Morphin HCl „Bichsel“ oder Morphini hydrochloridum Streuli).

Tabelle A-1: *Fortsetzung*

Wirkstoff	Applikation	Übliche Darreichungsformen und Dosierungen	Zugelassene Indikationen	Off-Label-Use (Indikationen)	Zugelassene Applikationswege	Off-Label-Use (Applikationswege und besondere Dosierungen)
Octreotid	parenteral	• Injektionslösung 0,05 mg/1 ml, • Injektionslösung 0,1 mg/1 ml • Injektionslösung 0,5 mg/1 ml • Durchstechflasche 1 mg/5 ml • Depot-Injektionsform mit verzögerter Wirkung (LAR): 10, 20, 30 mg Spezialitäten: Sandostatin® und Generika	• Akromegalie • Symptombehandlung bei Tumoren des gastroentero-pankreatischen endokrinen Systems • Vorbeugung der Komplikationen nach Pankreasoperation • Notfallbehandlung zusammen mit einer spezifischen Therapie bei gastroösophagealen Varizenblutungen bei Patienten mit Zirrhose	• Darmverschluss • gastrointestinale Fistel • refraktäre Diarrhoe	• s.c., i.v. (kontinuierliche Infusion) • i.m. (Depotform LAR)	Daueranwendung
Olanzapin	oral	• Tabl. 2.5 mg • Tabl., Schmelztabl. 5 mg • Tabl., Schmelztabl. 7.5 mg • Tabl., Schmelztabl. 10 mg • Tabl., Schmelztabl. 15 mg • Tbl., Schmelztabl. 20 mg Spezialitäten: Zyprexa® und Generika	• Schizophrenie • akute manische Episoden bei bipolaren Störungen	• Übelkeit, Erbrechen • Delir	p.o.	
	parenteral	• Durchstechflasche 10 mg/2 ml Spezialitäten: Zyprexa® Pulver zur Herstellung einer Injektionslösung	Schnelle Beherrschung von Agitation und gestörtem Verhalten bei Patienten mit Schizophrenie oder manischen Episoden, wenn eine orale Therapie nicht geeignet ist		i.m.	i.v., s.c.

Tabelle A-1: *Fortsetzung*

Wirkstoff	Applikation	Übliche Darreichungsformen und Dosierungen	Zugelassene Indikationen	Off-Label-Use (Indikationen)	Zugelassene Applikationswege	Off-Label-Use (Applikationswege und besondere Dosierungen)
Omeprazol	oral	• Tabl. 10 mg, 20 mg, 40 mg • Kaps.: 10 mg, 20 mg, 40 mg • magensaftresistente Schmelztabl. 20 mg, 40 mg • orale Suspension 10 mg Spezialitäten: Antramups® und Generika	• Ulcus duodeni, Ulcus ventriculi, Refluxösophagitis und Zollinger-Ellison-Syndrom • Langzeittherapie und Prophylaxe bei Refluxösophagitis • Rückfallprophylaxe des Ulcus duodeni bei therapieresistentem Helicobacter pylori • Rezidivprophylaxe des Ulcus ventriculi • peptisches Ulkus oder gastroduodenale Erosionen durch NSAR • symptomatischer gastroösophagealer Reflux		p.o.	
	parenteral	• Injektionslösung 40 mg Spezialitäten: Omeprazol Sandoz® i.v.	Als Alternative zur oralen Behandlung; Ulcus duodeni, Ulcus ventriculi, Refluxoesophagitis und Zollinger-Ellison-Syndrom, wenn eine orale Medikation nicht möglich ist.		i.v.	s.c. Vorsichtsmaßnahme: Die Injektionslösung muss allein verabreicht werden.
Ondansetron	oral	• Tabl., Schmelztabl. 4 mg • Tabl., Schmelztabl. 8 mg • Sirup 4 mg/5 ml • Spezialitäten: Zofran® und Generika	• Übelkeit und Erbrechen, welche durch Chemotherapeutika oder Strahlentherapie hervorgerufen werden	• Übelkeit, die nicht in Zusammenhang mit Operationen, Chemotherapie oder Strahlentherapie steht	p.o.	

Tabelle A-1: *Fortsetzung*

Wirkstoff	Applikation	Übliche Darreichungsformen und Dosierungen	Zugelassene Indikationen	Off-Label-Use (Indikationen)	Zugelassene Applikationswege	Off-Label-Use (Applikationswege und besondere Dosierungen)
	parenteral	• Injektionslösung 4 mg/2 ml • Injektionslösung 8 mg/4 ml • Spezialitäten: Zofran® und Generika	zusätzlich: • Vorbeugen und Behandlung postoperativer Übelkeit und Erbrechen	• Juckreiz	direkt intravenös, Kurzinfusion	s.c.
Paroxetin	oral	• Tabl. 20 mg • Tabl. 40 mg • Suspension 20 mg/10 ml Spezialitäten: Deroxat® und Generika	• Depressionen (Major Depressiv Disorder) • soziale Phobien • Panikstörungen mit oder ohne Agoraphobie • generalisierte Angststörungen • Zwangsstörungen • posttraumatische Belastungsstörungen	• Husten • Juckreiz	p.o.	
Pregabalin	oral	• Kaps. 25, 50, 75, 100, 150, 200, 300 mg • Suspension 20 mg/1 ml Spezialitäten: Lyrica und Generika	• neuropathischer Schmerz • Zusatztherapie von partiellen epileptischen Anfällen • generalisierte Angststörung	• nozizeptiver Schmerz • viszeraler Schmerz	p.o.	
Scopolamin**	transdermal	• TTS 1,5 mg • Spezialität: Transcop®, Scopoderm® (unlicensed use: ausländisches Produkt, in der CH nicht registriert)	• in Italien registrierte Indikation: Reisekrankheit	• Rasselatmung* • Nausea		
Sucralfat**	oral	• Tabl. 1 g • Suspension 1 g/5 ml Spezialität: Sucralan (Unlicensed Use: ausländisches Produkt, in der CH nicht registriert)	• Ulcus ventriculi et duodeni • Rezidivprophylaxe bei Ulcus duodeni • Refluxösophagitis • Stressulkusprophylaxe (Suspension)	• Mukositis • topische Blutungen (Wunden, Zystitis u.a.)	p.o.	topisch (Mundschleimhaut u. a.)

Tabelle A-1: *Fortsetzung*

Wirk-stoff	Appli-kation	Übliche Darreichungsformen und Dosierungen	Zugelassene Indikationen	Off-Label-Use (Indikatio-nen)	Zugelas-sene Appli-kationswege	Off-Label-Use (Applikationswege und besondere Dosierungen)
Trazo-don	oral	• Tabl. 50, 100 mg • Retardtabl. 150, 300 mg Spezialität: Trittico®	Depressionen mit oder ohne Angststörung	Schlafstörungen	p.o.	
Venla-faxin	oral	• Tabl. 37,5, 75 mg • Retardtabl. 37,5, 75, 150 mg Spezialitäten: Efexor ER® (Retardform) und Generika	• depressive Episoden (Major Depression) • generalisierte Angststörungen • soziale Phobien • Panikstörungen mit oder ohne Agoraphobie	neuropathische Schmerzen*	p.o.	

** = OffLabelUse mit guter dokumentierter Evidenz.*

***= Unlicensed Use (in der Schweiz nicht registriertes Präparat).*

⚐/Flag = Medikament, dessen Verschreibung mit einem Spezialisten abgesprochen werden sollte.

Abkürzungen: g =Gramm; mg =Milligramm; µg = Mikrogramm; ml = Milliliter; p.o. = peroral; i.v. = intravenös; i.m. = intramuskulär; s.c. = subkutan; Tabl. = Tablette(n); Kps. = Kapsel(n); Amp. = Ampulle(n); Trpf. = Tropfen; Supp. = Suppositorium; d = Tag; h = Stunde(n); min = Minuten.

Anhang 6: Mischbarkeit diverser Medikamente für s. c. Applikation, für Infusionen oder Spritzenpumpen

Daniel Büche

Abbildung A-8 wurde von Dr. med. Daniel Büche, Kantonsspital St. Gallen, für den klinikinternen Gebrauch entworfen. Wir danken ihm für die freundliche Bewilligung zum Abdruck.

Weitere Medikamente, die subkutan verabreicht werden können, finden sich in **Tabelle A-1**.

	Clonazepam	Dexamtehason	Fentanyl	Haloperidol	Hydromorphon	Hyoscin butylbromid	Ketamin	Levetiracetam	Levomepromazin	Methadon	Metoclopramid	Midazolam	Morphinchlorid	Morphinsulfat	Octreotid	Ondansetron	Oxycodon	Ranitidin
Clonazepam		N	N	Kw	Ks	Kws	N	N	Kw	Kw	Kw		N	Kw	N	N	Kws	N
Dexamethason	N		N	N	N	Kw	Ks	N	N	Ks	Kws	N	N	N	N	Ks	Kws	Ks
Fentanyl	N	N		Kw		Kw	N	N	Kw	N	Kw	Kw			N	N		Ks
Haloperidol	Kw	N	Kw		Kwsg	Ks	Kg	N		Kw	Kw	Kw Ks?	Kw	Kw	Ks	Ks	Kws	Kw
Hydromorphon	Ks	N		Kwsg		Ks	Kws	N	Kwsg	N	Kws	Kws			N	N		N
Hyoscine butylbromid	Kws	Kw	Kw	Ks	Ks		Ks	Ks	Kw	N	Kw	N	N	Kw	Kw	Kw	Kws	Kws
Ketamin	N	Ks	N	Kg	Kws	Ks		N	Ks	Kws	Ks	Ks	N	N	N	N	Kws	N
Levetiracetam	N	N	N	N	N	Ks	N		Ks	N	N	Kws	N	Ks	N	N	N	N
Levomepromazin	Kw	N	Kw		Kwsg	Kw	Ks	Ks		Kw	Kws	Kws	N	Kw	Kw	Kws	Kws	Kw? Ks?
Methadon	Kw	Ks	N	Kw	N	N	Kws	N	Kw		Kw	Kw	N	N	N	N		N
Metoclopramid	Kw	Kws	Kw	Kw	Kws	Kw	Ks	N	Kws	Kw		Kws	Ks	Kws	Kws	Ks	Kws	Kws
Midazolam		N	Kw	Kw Ks?	Kws	N	Ks	Kws	Kws	Kw	Kws		N	Kw	Kws	N	Kws	N
Morphinchlorid	N	N		Kw		N	N	N	N	N	Ks	N			N	N		N
Morphinsulfat	Kw	N		Kw		Kw	N	Ks	Kw	N	Kws	Kw			Kws	Kw		Kws
Octreotid	N	N	N	Ks	N	Kw	N	N	Kw	N	Kws	Kws	N	Kws		Ks	Kws	Ks
Ondansetron	N	Ks	N	Ks	N	Kw	N	N	Kws	N	Ks	N	N	Kw	Ks		Kws	N
Oxycodon	Kws	Kws		Kws		Kws	Kws	N	Kws		Kws	Kws			Kws	Kws		Ks
Ranitidin	N	Ks	Ks	Kw	N	Kws	N	N	Kw? Ks?	N	Kws	N	N	Kws	Ks	N	Ks	

Legende

N = nicht kompatibel oder keine Daten

keine sinnvolle Kombination

Kw kompatibel; Lösungsmittel Aqua medicinalis; Ks kompatibel; Lösungsmittel NaCl 0.9%; Kg kompatibel; Lösungsmittel Glucose 5%; Kws kompatibel; Lösungsmittel Aqua medicinalis oder NaCl 0.9%; Kwsg kompatibel; Lösungsmittel Aqua medicinalis oder NaCl 0.9% oder Glucose 5%; Kw Ks? kompatibel; Lösungsmittel Aqua medicinalis, fraglich in NaCl 0.9%; KW? Ks? fraglich kompatibel; sowohl fraglich kompatibel in Aqua medicinalis als auch fraglich kompatibel in NaCl0.9%

Abbildung A-8: Mischbarkeit wichtiger Arzneimittel zur subkutanen Applikation für Spritzenpumpen (und Infusionen) in der Palliative Care: Erstellt von D. Büche nach Kompatibilitäts-Daten von http://www.palliativedrugs.com; Stand 28.03.2020). **Beachte:** Heparin mit keinem Medikament mischen.

Anhang 7: Darf ich Medikamente teilen, zermörsern oder über (Magen)-Sonde verabreichen?

Daniel Büche

Teilen von Tabletten

- Der Gebrauch eines Tablettenteilers ist empfohlen.
- Dragées sollten nicht geteilt werden, da das Teilen aufgrund der Form ungenau ist.
- Lingualtabletten können in der Regel nicht geteilt werden.

Zermörsern von Tabletten

Diese Prozedur kann sich bei Schluckstörungen oder bei Sondenernährung als hilfreich oder notwendig erweisen.

Beachte:
- Zermörsern erst unmittelbar vor Gebrauch.
- Medikamente zum Zermörsern nicht mischen; nur eines auf einmal.
- Dispensierbare oder lösbare Tabletten werden erst vor der Verabreichung suspendiert bzw. gelöst.

Medikamentenverabreichung via Magen-Sonde

- Eine Medikamentenverabreichung via Magen-Sonde wird in Betracht gezogen, wenn andere Verabreichungsformen (sublingual, rektal, transdermal, parenteral) nicht infrage kommen. Die Verabreichung der Medikamente sollte getrennt von der Sondenernährung erfolgen.
- Wenn immer möglich: flüssige Galeniken wählen.
- Die Lage des Sondenendes muss bekannt sein (Magen oder Duodenum/Jejunum?).
- Die Verabreichung von Arzneimittel über die Magen-Sonde ist immer eine Off-Label-Applikation.

Medikamenten-Listen

Verschiedene Spitalapotheken haben mehr oder weniger umfangreichen Listen bezüglich Teilbarkeit, Zermörserbarkeit, Sondenapplikation erarbeitet. Empfohlen werden z. B.:

- Apotheke des Unispitals Basel. Liste: Zermörserbarkeit und Verabreichungshinweise von Tabletten. [Internet, abgerufen am 29. September 2020]. Verfügbar unter: http://www.spitalpharmazie-basel.ch/pdf/Zermoerserbarkeit_Tabletten.pdf
  Die Seite wird mit freundlicher Genehmigung der Autorenschaft (D. Bornand, C. Meier) zitiert und empfohlen.
- Apotheke des Kantonsspitals Aarau: Teilbarkeit und Zermörserbarkeit von Medikamenten; Verabreichungshinweise, Lactose- und Glutengehalt. [Internet, abgerufen am 29. September 2020]. Verfügbar unter: https://www.ksa.ch/sites/default/files/cms/spitalpharmazie/docs/teilbarkeit_von_medikamenten-spitalapotheke-ksa.pdf
  Die Seite wird mit freundlicher Genehmigung der Autorenschaft (C. Zaugg) zitiert und empfohlen.

Links

HUG: Comprimés: couper ou écraser? [Internet, abgerufen am 29. September 2020]. Verfügbar unter: http://pharmacie.hug.ch/infomedic/utilismedic/tab_couper_ecraser.pdf

HUG: Patchs: Structure et aspects pratiques. [Internet, abgerufen am 29. September 2020]. Verfügbar unter: http://pharmacie.hug.ch/infomedic/utilismedic/patchs.pdf

Anhang 8: Betreuungsplan

Christoph Cina

Zweck

- Der Betreuungsplan[12] ist ein Hilfsmittel zur konkreten Umsetzung der Zielformulierungen der Nationalen Leitlinien Palliative Care.
- Der Betreuungsplan eignet sich als Arbeits-/ Assessmentinstrument und Hilfsmittel zur Konsensfindung mit dem Patienten und zwischen den Professionen, welche an der Patientenbetreuung beteiligt sind. So kann er z. B. am „Runden Tisch“ als Checkliste dienen, an wichtige Themen erinnern und Gesprächsergebnisse festhalten.
- Der modulare Aufbau des Betreuungsplans erlaubt zudem ein etappiertes Ausfüllen.
- Der einmal ausgefüllte Plan wird zur Nahtstelle sowohl zwischen den Professionen, aber auch zwischen ambulanter und stationärer Betreuung, indem er aufzeigt, welche Betreuung mit dem Patienten vereinbart und durchgeführt wurde, resp. welche Betreuung für bestimmte Situationen geplant ist.

Anwendung

- Der Betreuungsplan begleitet den Patienten durch die Institutionen und das Betreuungssetting. Eine aktuelle Version liegt in gedruckter Form beim Patienten.
- Der Betreuungsplan soll, wenn immer möglich, elektronisch gespeichert werden.
- Der Betreuungsplan basiert auf Konsens und soll für das Betreuerteam als Standard dienen.
- Der urteilsfähige Patient hat die Datenhoheit, indem er bestimmt, wer Einsicht in den Betreuungsplan nehmen darf. Er kann seine Entscheidungen jederzeit widerrufen oder verändern!

Grundsätze, an denen sich der Betreuungsplan orientiert

Palliative Care: *„Palliative Care umfasst die Betreuung und die Behandlung von Menschen mit unheilbaren, lebensbedrohlichen und/oder chronisch fortschreitenden Krankheiten (...) Patientinnen und Patienten wird eine ihrer Situation angepasste optimale Lebensqualität bis zum Tode gewährleistet und die nahestehenden Bezugspersonen werden angemessen unterstützt“* (Nationale Leitlinien Palliative Care).

4 „S“: Der Betreuungsplan dient der vorausschauenden Umsetzung der 4 „S“ in Palliative Care. Er basiert auf der konkreten Umsetzung des SENS-Modells:

- **Symptom-Management(Symptomkontrolle):** Durch die Erfassung der vorhandenen und vermutlich sich einstellenden Beschwerden des Patienten wird ein Behandlungs- und Betreuungskonzept entwi-

12 Als Beispiel dient hier der Betreuungsplan des Kantons Solothurn, verfügbar unter: www.palliative-so.ch/files/0F84I6C/betreuungsplan_version20190312_v2.pdf

ckelt, welches an einem „Runden Tisch" in interprofessioneller Zusammenarbeit erarbeitet wird. Diese Maßnahmen schließen alle sinnvollen Optionen ein, d.h. rein medizinische und pflegerische Handlungen wie auch z.B. Physiotherapie, Ergotherapie oder Musiktherapie. Ziel der Maßnahmen soll sein, dass dem Patienten ein hohes Maß an Autonomie und Lebensqualität gewährleistet wird.

- **Selbstbestimmung (Entscheidungsfindung):** Der Betreuungsplan nimmt Bezug auf eine allenfalls vorhandene Patientenverfügung und thematisiert Ziele, Sorgen, Wünsche und Hoffnungen des Patienten. Als Arbeitsinstrument soll er helfen, dass wichtige Fragen direkt angesprochen werden und der Patient in der Entscheidungsfindung unterstützt wird. Nicht selten wird in einer kurativ orientierten Medizin bei komplex kranken Patienten die Frage nach den Erwartungen des Patienten nicht oder nur rudimentär abgefragt. Mit dem Gespräch über Ziele, Sorgen, Wünsche, Hoffnungen und Patientenverfügung erhält der Patient den Anstoß, sich über seine letzte Lebensphase Gedanken zu machen und seine Anliegen zu formulieren.
- **Sicherheit (Netzwerk):** Veränderte Arbeitsmodelle und die Reorganisation des Notfallwesens erschweren nicht selten die Erreichbarkeit des betreuenden Haus- oder Spezialarztes. Damit steigt das Risiko, dass Patienten in Notfallsituationen unnötig hospitalisiert werden und dabei der Wille des Patienten missachtet wird. Palliative Betreuung kann nur erfolgreich umgesetzt werden, wenn diese Betreuung über 24 Stunden sichergestellt und im Betreuungsplan festgehalten wird.
- **Support (Support Angehörige/Bezugspersonen):** Palliative Care ist ein Versorgungskonzept der letzten Lebensphase, das sich radikal an den Betroffenen orientiert. Betroffen ist nicht nur der Patient, sondern in einem hohen Maß auch seine Umgebung, sein Umfeld mit seinen Angehörigen und Beziehungspersonen. Die Unterstützung aller involvierten Personen unter Einschluss des professionellen Betreuerteams und das Erfassen und Beurteilen der jeweiligen Grenzen der Belastbarkeit verdient in diesem Kontext höchste Priorität.

Erläuterung zu einzelnen Abschnitten

Personalien des Patienten: Durch die korrekte Erfassung der Personalien und Kommunikationsinstrumente (Telefon, Mail etc.) soll die Erreichbarkeit des Patienten für alle Beteiligten ersichtlich sein.

Betreuender Arzt: Der betreuende und fallverantwortliche Arzt behandelt den Patienten und kennt seine Krankengeschichte. Im Spital ist es der Spitalarzt und daheim meistens der Hausarzt. In diesem Abschnitt wird zudem die Erreichbarkeit des Arztes bzw. seines Stellvertreters verbindlich geregelt.

Wichtige Adressen: Die für den Patienten wichtigen Bezugs- und Betreuungspersonen werden aufgeführt. Unter „vertretungsberechtigte Person" wird jene Person festgehalten, welche die Interessen des Patienten vertritt, falls dieser seine Urteilsfähigkeit verlieren sollte. In derart schwierigen Lebenssituationen ist es äußerst hilfreich, wenn diese Frage vorausschauend mit dem noch urteilsfähigen Patienten geklärt werden konnte.

Maßnahmenpläne: Siehe oben unter Symptom-Management.

Medikation: Der Medikamentenplan soll regelmäßig überwacht und angepasst werden.

Medizinische Handlungen: Fragen wie Hospitalisation, Reanimation, künstliche Beatmung, Transfusion etc. werden vorausschauend vom Betreuerteam unter Einbezug des Patienten behandelt.

Anhang 9: Ausbildung

Steffen Eychmüller

Einführung

In diesem Kapitel werden nur die Inhalte für den medizinischen Bereich vorgestellt. Für andere Berufsgruppen finden sich wesentliche Quellen bei der *European Association for Palliative Care* (EAPC), u. a. für die Pflege, Sozialarbeit und die Psychologie.

Herausforderungen

Im deutschsprachigen Raum ist die Aus-, Weiter- und Fortbildung in der Palliativmedizin nur teilweise formalisiert. In allen deutschsprachigen Ländern gibt es mittlerweile verbindliche Lernzielkataloge für Palliative Care/End-of-Life Care im Studium. Diese sind jedoch sowohl bzgl. der Inhalte als auch bzgl. des Zeitbudgets und der Zuordnung nach Studienjahren in diesen Ländern sehr unterschiedlich konfiguriert.

Einen Facharzt-Titel für Palliativmedizin kennt keines dieser Länder. In der Schweiz gibt es einen Schwerpunkt-Titel im Sinne einer Subspezialität, in Deutschland eine Zusatzweiterbildung ohne praktische Weiterbildungszeit, und in Österreich existiert bis heute ein Fortbildungskurs von 60 Stunden (Diplom-Kurs). Palliative Care beziehungsweise Palliativmedizin scheint es in den deutschsprachigen Ländern als Querschnittsfach in Zeiten der Hochspezialisierung und Lebensverlängerung schwieriger zu haben, eine entsprechende Anerkennung der Fachwelt im Sinne eines Facharzttitels zu erhalten.

Ein schwerwiegendes Manko für die Zukunft liegt aber in der geringen Zahl an praktischen Weiterbildungsstätten, die sich an einem internationalen Niveau messen lassen. Außer in der Schweiz gibt es bislang im deutschsprachigen Raum noch keine Zertifizierung von Fachinstitutionen, und auch in diesen ist die Weiterbildungsqualität meist von einigen wenigen Schlüsselpersonen abhängig. Eine bedarfsgerechte Multiplikation von Fachwissen der Palliative Care sowohl auf Stufe der Grundversorgung als auch auf einem spezialisierten Niveau ist so kaum möglich. Man kann mit Recht anführen, dass heutige Spezialfächer wie Anästhesie, Onkologie oder Pädiatrie geschichtlich einen vergleichbaren Weg des schrittweisen Aufbaus von Kompetenzen, Kompetenzträgern bis hin zu einem anerkannten Fachtitel gehen mussten. In Anbetracht der soziodemografischen Entwicklung ist zu hoffen, dass eine beschleunigte Variante dieses schrittweisen Anerkennungsparcours gemäß internationalen Vorerfahrungen möglich sein wird.

Aus- und Weiterbildung in der Schweiz als Beispiel für Verbesserungen

Medizinstudium

Nachdem im Jahr 2012 Ergänzungen des Lernzielkatalogs *Swiss Catalogue of Learning Objectives* (SCLO) mit Inhalten der Palliative Care erfolgreich etabliert worden waren, wurden diese Inhalte im neuen Lernzielkatalog PROFILES konsolidiert und bilden heute einen festen Bestandteil der Ausbildung zum Mediziner. Die Studierenden können damit unabhängig vom Ort des Studiums ein vergleichbares Angebot für die Ausbildung in Palliative Care gemäß den Empfehlungen der *European Association for Palliative Care* (EAPC) zum *Medical Undergraduate Training in Palliative Care* erhalten. Hierfür wurde in 2016 auch ein für die Schweiz vereinheitlichtes Lehrmittel vom Bundesamt für Gesundheit unterstützt.

Für Grundversorger

Mit der verbesserten Vermittlung der grundlegenden Kompetenzen der Palliative Care im Studium sollte es gelingen, schrittweise die Inhalte der Palliative-Care-Grundversorgung in alle Weiterbildungs-Curricula zu integrieren. Hervorragende Fachliteratur liegt vor, um eine einfache Orientierung bzgl. Wissensinhalten, Fertigkeiten und Haltung zu ermöglichen. Eine „Nach-Ausbildung“ für all diejenigen, die im Studium der Palliative Care noch nicht begegnet sind, wird heute in allen deutschsprachigen Ländern in Form von Grund- oder Basiskursen angeboten.

Für Spezialisten

Fachcurricula für eine spezialisierte Ausbildung stehen heute im deutschsprachigen Raum in der Schweiz und in Deutschland zur Verfügung. Die theoretische Weiterbildung findet meist im Rahmen von akademischen Studiengängen statt, vom *Certificate of Advanced Studies* bis zum *Master of Science*, was in anderen Fachspezialitäten bisher wenig Usus ist. Die praktische Weiterbildung umfasst in der Schweiz ein dreijähriges Curriculum, in Deutschland besteht keine klar definierte Praxiszeit.

In vielen englischsprachigen Ländern, z. B. Australien, USA, und dem United Kingdom besteht ein Angebot mit einem entsprechenden Facharzttitel zum Teil bereits seit Jahrzehnten. Eine wesentliche Konsequenz dieser Entwicklung zeigt sich auch in der akademischen Verankerung. Gibt es im deutschsprachigen Raum nicht an allen Universitäten ein Professorat für Palliative Care oder Palliativmedizin, weisen diese Länder ordentliche Professuren für Palliative Care aus, die vor allem von Medizinern, aber zunehmend auch von Pflegenden, Sozialarbeitern oder Psychologen besetzt werden. Palliative Care oder Palliativmedizin als Karrierepfad ist in den deutschsprachigen Ländern weitgehend noch ein Fremdwort. Wenn in den vergangenen 10 Jahren auch Verbesserungen zu verzeichnen sind: konkurrenzfähig insbesondere in den Bereichen Bildung und Forschung in der spezialisierten Palliative Care sind die deutschsprachigen Länder im weltweiten Vergleich weiterhin nicht.

Wege für die Zukunft

Viel ist in Bewegung, doch die Dominanz der technik-orientierten Medizin mit der Priorisierung „Cure“ vor „care“ nimmt eher zu als ab, was in Anbetracht der relevant neuen soziodemografischen Verteilung von hochaltrigen Menschen und Menschen mit chronisch verlaufenden Erkrankungen inklusive der Demenzen erstaunt. Ob der (standes-)politische Wille aufgrund geänderter gesellschaftlicher Bedürfnisse ausreichen wird, um die Palliative Care in den kommenden Jahren nachhaltig im Gesundheitswesen einerseits als Querschnittsfach und andererseits als Spezialität bzw. Schwerpunkt zu definieren und zu verankern, bleibt abzuwarten. Letztendlich geht es hierbei um die Wertbestimmung, d.h. welchen gesellschaftlichen Wert das Lebensende, und damit die Vulnerabilität und die Abhängigkeit von Betreuung und Unterstützung hat oder haben soll.

Ein enormes Potenzial ergibt sich weiterhin aus der Möglichkeit, Palliative Care als ein Modell für Interprofessionalität zu etablieren und zu nutzen. In Anbetracht der Knappheit an medizinischen Grundversorgern empfiehlt sich das kompetenzgesteuerte Vorgehen z. B. im Sinn einer *Advanced Practice Nurse* (APN) gemäß internationalem Vorbild. Der Autor ist sicher, dass aufgrund der gesellschaftlichen Determinanten das ärztliche Rollenverständnis einem massiven Wandel unterworfen sein wird. Dabei hat das Berufsbild des Arztes mindestens ebenso viel zu gewinnen wie zu verlieren. Das Prinzip des *„Learning Together to Work Together for Health"*, wie es die WHO bereits 1986 formuliert hatte, wird den ärztlichen Beruf, integriert in ein kompetentes Teamwork, attraktiver machen. Dieses *„Together"* könnte sich dann auch im akademischen Bereich bemerkbar machen: Interprofessionelle Lehrstühle wären dann nur konsequent und würden als *„Role Models"* Berührungsängste zwischen den Berufsgruppen abbauen helfen.

Literatur

[1] Centeno C. Official certification of doctors working in palliative medicine in Europe: data from an EAPC study in 52 European countries. Palliat Med. 2007;21:683–87. https://doi.org/10.1177/0269216307083600

[2] Competency and outcome based learning objectives for medical students and faculties of all Switzerland [Internet; cited 2020 Sept 01]. Available from: https://www.profilesmed.ch/

[3] Curriculum in Palliative Care for Undergraduate Medical Education – Recommendations of the EAPC (2007, 2015) [Internet; cited 2020 Sept 01]. Available from: http://www.eapcnet.eu/ Schweiz, Schwerpunkt Palliativmedizin [Internet; cited 2020 Sept 01]. Available from: https://www.siwf.ch/files/pdf17/palliativmedizin_version_internet_d.pdf

[4] Dietz I, Elsner F, Schiessl C, Borasio GD. Die Münchner Erklärung – Eckpunkte zur Etablierung der Lehre im neuen Querschnittsbereich 13: Palliativmedizin an deutschen Fakultäten. GMS Z Med Ausbild. 2011;28(4):Doc51.

[5] Pereira J, Pautex S, Cantin B, Gudat H, Zaugg K, Eychmüller S, et al. Palliative care education in Swiss undergraduate medical curricula: a case of too little, too early. Palliat Med. 2008;22(6): 730–5. https://doi.org/10.1177/0269216308094560

[6] Recommendations of the EAPC for the development of postgraduate curricula in palliative medicine. 2009. [Internet; cited 2020 Sept 01]. Available from: http://www.eapcnet.eu/

[7] Wasner M, Roser T, Fittkau-Tönnesmann B, Borasio GD. Palliativmedizin im Studium: Spiritualität und psychosoziale Begleitung als wichtige Lehrinhalte. Dtsch Ärztebl. 2008;105: A674–6.

Autorenverzeichnis

Prof. Dr. Johanna Anneser
Leiterin des Palliativmedizinischen Dienstes
Klinikum rechts der Isar
Technische Universität München
Ismaninger Str. 22
DE-81675 München

PD Dr. med. Klaus Bally
Universitäres Zentrum für Hausarztmedizin beider Basel uniham-bb
Kantonsspital Baselland
Rheinstrasse 26
CH-4410 Liestal
klaus.bally@unibas.ch

PD Dr. med. Eva Bergsträsser
Leitende Ärztin
Leitung Kompetenzzentrum Pädiatrische Palliative Care
Co-Leitung Schmerzsprechstunde
Universitäts-Kinderspital Zürich – Eleonorestiftung
Steinwiesstrasse 75
CH-8032 Zürich
eva.bergstraesser@kispi.uzh.ch

Dr. phil. Martina-Barbara Bingisser
Fachpsychologin für Psychotherapie, Psychoonkologin
Gyn. Sozialmedizin und Psychosomatik
Frauenklinik Universitätsspital Basel
Spitalstrasse 21
CH-4031 Basel
martina.bingisser@usb.ch

Prof. Dr. med. David Blum, PhD
Ärztlicher Leiter Kompetenzzentrum Palliative Care
Klinik für Radioonkologie
Universitätsspital Zürich
Rämistrasse 100
CH-8091 Zürich
david.blum@usz.ch

Prof. Dr. med. Gian Domenico Borasio
Lehrstuhl für Palliativmedizin
Universität Lausanne
Chefarzt, Abteilung Palliative Care
Universitätsklinikum Lausanne (CHUV)
Av. Pierre Decker, 5
CH-1011 Lausanne
borasio@chuv.ch

Dr. med. Daniel Büche, MSc
Stv. Chefarzt onkologische Rehabilitation
Klinik Gais AG
Gäbrisstrasse 1172
Postfach 131
CH-9056 Gais
daniel.bueche@kliniken-valens.ch

Barbara Bucher, MAS in Palliative Care
Leiterin Abklärung und Beratung, SD, Aarau
Sonnenweg 27
CH-5102 Rupperswil
barbara.bucher@aarau.ch

Dr. med. Christoph Cina
Allgemeine Innere Medizin FMH
Hauptstrasse 14
CH-3254 Messen
kccina@bluewin.ch

Henri André Emery, MScPT, MAS in Palliative Care
Physiotherapie Emery im Parkhotel
Badstrasse 44
CH-5330 Bad Zurzach
physio-emery@hin.ch

Prof. Dr. med. Steffen Eychmüller
Chefarzt
Universitäres Zentrum für Palliative Care
Inselspital
CH-3010 Bern
steffen.eychmueller@insel.ch

Michaela Forster, MAS in Palliative Care
Pflegefachperson
Palliativzentrum, Kantonsspital St. Gallen
Rorschacherstrasse 95
CH-9007 St. Gallen
michaela.forster@kssg.ch

Dr. med. Tanja Fusi-Schmidhauser, MRes, PhD
Caposervizio
Clinica di Cure Palliative e di Supporto
Istituto Oncologico della Svizzera Italiana – EOC
Via Tesserete 46
CH-6900 Lugano
tanja.fusi-schmidhauser@eoc.ch

Prof. Dr. Jan Gärtner
Chefarzt
Palliativzentrum Hildegard
St. Alban-Ring 151
CH-4002 Basel
jan.gaertner@pzhi.ch

PD Dr.ssa med. Claudia Gamondi
Primario
Clinica di Cure Palliative e di Supporto
IOSI – Istituto Oncologico della Svizzera Italiana
Ospedale San Giovanni
Via A. Gallino 12
CH-6500 Bellinzona
claudia.gamondi@eoc.ch

Dr. med. Andreas Gerber
Facharzt FMH für Innere Medizin FMH
Weltpoststrasse 16
CH-3015 Bern
andygerber@hin.ch

PD Dr. Heidrun Golla
Oberärztin
Zentrum für Palliativmedizin
Uniklinik Köln
Kerpener Str. 62
DE-50937 Köln

Dr. med. Heike Gudat
Chefärztin und ärztliche Direktorin
Hospiz im Park
Klinik für Palliative Care
Stollenrain 12
CH-4144 Arlesheim
heike.gudat@hin.ch

Prof. Dr. med. Jean-Paul Janssens
Division of Pulmonology
Department of Medicine
Geneva University Hopitals
46 Rue Gabrielle-Perret-Gentil
CH-1211 Geneva 4
jean-paul.janssens@hcuge.ch

Dr. med. Karin Jaroslawski
Stellvertretende Chefärztin
Palliativzentrum Hildegard
St. Alban-Ring 151
CH-4002 Basel
karin.jaroslawski@pzhi.ch

Dr. phil. Steffen Kammler
Universität Rostock
Heinrich-Schliemann-Institut für Altertumswissenschaften
Schwaansche Str. 3
DE-18055 Rostock
steffen.kammler@uni-rostock.de

Prof. Dr. med. Joachim Küchenhoff
Facharzt für Psychiatrie und Psychotherapie
Facharzt für Psychosomatik und Psychotherapie
Hohe Winde-Strasse 112
CH-4059 Basel
joachim.kuechenhoff@unibas.ch

Dr. med. Roland Kunz
Ärztlicher Leiter Zentrum für Palliative Care
Stadtspital Waid und Triemli
Tièchestrasse 99
CH-8037 Zürich
kunz.rol@bluewin.ch

Prof. em. Dr. med. Wolf Langewitz
Universitätsspital Basel
Psychosomatik
Amselstrasse 43
CH-4059 Basel
wolf.langewitz@usb.ch

Bénédicte Lasne Hachin
Infirmière responsable
Hôpitaux Universitaires de Gèneve
Service de médecine palliative
Hôpital de Bellerive
11 chemin de la Savonniére
CH-1245 Collonge-Bellerive
benedicte.lasnehachin@hcuge.ch

Françoise Laurent
Responsible régionale des soins palliatifs
Equipe mobile de soins palliatifs du Réseau santé la Côte
CH-1170 Aubonne
francoise.laurent@ehc.vd.ch

Luisella Manzambi, DAS
Infermiera consulente in cure palliative
Fondazione Hospice Ticino
Viale dei Faggi 8
CH-6900 Lugano
luisella.manzambi@hospice.ch

PD Dr. med. Claudia Mazzocato, MER
Médecin cheffe
Service de soins de support et palliatifs
Centre Hospitalier Universitaire Vaudois
Mont Paisible 14
CH-1011 Lausanne
claudia.mazzocato@chuv.ch

Dr. med. Marta Mazzoli
Chefärztin
Hospiz im Park
Klinik für Palliative Care
Stollenrain 12
CH-4144 Arlesheim
marta.mazzoli@hospizimpark.ch

Prof. Dr. phil. Andreas U. Monsch
Abteilungsleiter Memory Clinic
Universitäre Altersmedizin FELIX PLATTER
Burgfelderstrasse 101
Postfach
CH-4002 Basel
andreas.monsch@felixplatter.ch

Maya Monteverde, MAS in Palliative Care
Infermiera consulente
Clinica di Cure Palliative e di Supporto EOC e docente SUPSI Ticino
Via Vincenzo d'Alberti 1
CH-6600 Locarno
maya.monteverde@sunrise.ch

Dr. med. Hans Neuenschwander
Medicina Interna, Oncologia e Medicina Palliative FMH
Via Trevano 62
CH-6900 Lugano
hneuen@ticino.ch

Prof. Sophie Pautex
Cheffe-de-service
Service de médecine palliative
Hôpitaux Universitaires de Genève
Ch de La Savonnière 11
CH-1245 Collonge-Bellerive
sophie.pautex@hcuge.ch

Prof. Dr. theol. Simon Peng-Keller
Professor für Spiritual Care
Theologische Fakultät
Universität Zürich
Kirchgasse 9
CH-8001 Zürich
simon.peng-keller@theol.uzh.ch

Dr. med. univ. Raoul Pinter
Spital Grabs
Palliative Care
Spitalstrasse 44
CH-9472 Grabs
raoul.pinter@srrws.ch

Laetitia Probst-Barroso
Responsable de missions – éducatrice spécialisée
palliative vaud
Rue Saint-Martin 26
CH-1005 Lausanne
laetitia.probst@palliativevaud.ch

Dr. med. Florian Riese
Forschungsgruppenleiter
Universität Zürich
Universitärer Forschungsschwerpunkt „Dynamik gesunden Alters"
Andreasstrasse 15
CH-8050 Zürich
florian.riese@bli.uzh.ch

Dr. phil. hist. Corina Salis Gross
Head of Research Unit "Diversity & Equity"
Schweizer Institut für Sucht- und Gesundheitsforschung
Konradstrasse 32
CH-8005 Zürich
corina.salisgross@isgf.uzh.ch

Dr. med. Piotr Sobanski, MSc, FESC
Leitender Arzt
Palliative Care Station und Kompetenzzentrum Innere Medizin
Spital Schwyz
Waldeggstr. 10
CH-6430 Schwyz
piotr.sobanski@spital-schwyz.ch

Dr. phil. Corinne Urech
Leitende Psychologin
Fachpsychologin für Psychotherapie, Psychoonkologin
Gyn. Sozialmedizin und Psychosomatik
Frauenklinik Universitätsspital Basel
Spitalstrasse 21
CH-4031 Basel
corinne.urech@usb.ch

Dr. med. Karine Vantieghem
Médecin chef
Unité de soins palliatifs
Ensemble hospitalier de la Côte VD
CH-1170 Aubonne
karine.vantieghem@unige.ch

Dr. med. Petra Vayne-Bossert
Médecin adjonte
Hôpitaux Universitaires de Genéve
Service de médecine palliative
11 chemin de la Savonnière
CH-1245 Collonge-Bellerive
petra.vayne-bossert@hcuge.ch

Prof. Dr. Raymond Voltz
Direktor des Zentrums
Zentrum für Palliativmedizin
Uniklinik Köln
Kerpener Str. 62
DE-50937 Köln

Dr. med. Andreas Weber
Leiter Palliative Care Team/ambulant-stationäres Konsiliarteam
Spital Wetzikon/Gesundheitsversorgung Zürcher Oberland
Stationsstrasse 77
CH8620 Wetzikon
andreas.weber@medix.ch

Dr. med. Catherine Weber
Médecin adjointe
Service de médecine palliative
Hôpitaux Universitaires de Genève
Ch de La Savonnière 11
CH-1245 Collonge-Bellerive
catherine.weber@hcuge.ch

Judith Wieland, MScN
Pflegeexpertin MScN
Palliative Care und Rehabilitation
Universitäts-Kinderspital Zürich
Kinder-Reha Schweiz
Mühlbergstr. 104
CH-8910 Affolten a. A.
judith.wieland@kispi.uzh.ch

Internet-Adressen

- Best Practice Empfehlungen Bigorio
- Richtlinien und Referenzdokumente für Palliativversorgung
- Palliativstrategie des BAG
- Demenzstrategie des BAG
- Bezugsquellen für Schmerzerfassungsinstrumente
- Informationsbroschüren für Patienten und Angehörige
- Medizin-ethische Richtlinien der SAMW
- Adressen von palliative.ch und anderen Vereinigungen/Ligen, die sich für Patienten einsetzen
- Angebote im Bereich Patientenverfügungen, Vorsorgeauftrag
- Angebote im Bereich interkulturelle Übersetzung, diversitätssensitive Gesundheitsinformationen
- Selbsthilfeorganisationen und -gruppen

Best Practice Empfehlungen Bigorio
https://www.palliative.ch/de/palliative-ch/-Fachportal-Arbeitsgruppen-Bigorio-best-practice

Richtlinien und Referenzdokumente für Palliativversorgung
Empfehlungen zur Betreuung in der Sterbephase: *https://www.palliative.ch/fileadmin/user_upload/palliative/fachwelt/C_Fachgesellschaft/Task_Forces/Empfehlung_Sterbephase_palliative_ch_final_2016_VS.pdf*

Standards und Richtlinien für Hospiz- und Palliativversorgung in Europa: *https://www.thieme-connect.com/products/ejournals/html/10.1055/s-0031-1276909*
https://www.thieme-connect.com/products/ejournals/abstract/10.1055/s-0031-1276957

Referenzdokument für stationäre spezialisierte Palliative Care:
https://www.palliative.ch/fileadmin/user_upload/palliative/publikum/2_PalliativeCare/refdok_spezi_palliative_care_def_D_version_2019_3_1.pdf

Kernkompetenzen in der Palliativversorgung:
https://www.thieme-connect.de/products/ejournals/abstract/10.1055/s-0035-1552684

Erweiterte S3 Leitlinie Palliativmedizin – Januar 2020 der Deutschen Gesellschaft für Palliativmedizin (Langversion, Kurzversion, Leitlinienreport, Evidenztabellen): *https://www.dgpalliativmedizin.de/neuigkeiten/august-2019-erweiterte-s3-leitlinie-palliativmedizin.html*

Frei zugängliche Leitlinien der EAPC (Europäische Gesellschaft für Palliativversorgung):
https://www.eapcnet.eu – zu finden unter: Publications – National Guidelines

Nationale Palliativstrategie des BAG
https://www.bag.admin.ch/bag/de/home/strategie-und-politik/nationale-gesundheitsstrategien.html – zu finden unter: Palliative Care

Nationale Demenzstrategie des BAG
https://www.bag.admin.ch/bag/de/home/strategie-und-politik/nationale-gesundheitsstrategien.html – zu finden unter: Nationale Demenzstrategie 2014–2019

Bezugsquellen für Schmerzerfassungsinstrumente
DOLOMETER®VAS – Visuelle Analogskala; Massstab zur Einschätzung der Schmerzstärke bei Erwachsenen und Kindern ab 12 Jahren:

Dolometer
zu finden unter: *https://shop.krebsliga.ch* > Broschüren/Infomaterial > Alltag und Krebs > DOLOMETER VAS

Schmerztagebuch
zu finden unter: *shttps://shop.krebsliga.ch* > Broschüren/Infomaterial > Alltag und Krebs > Schmerztagebuch

Gesichterskala nach Bieri; besonders geeignet für Kinder:
https://s3.amazonaws.com/rdcms-iasp/files/production/public/Content/ContentFolders/Resources2/FPSR/facepainscale_german_switzerland_deu-ch.pdf

ECPA – Schmerzerfassungsinstrument zur Verhaltensbeobachtung bei kognitiv beeinträchtigten Menschen: *https://spectren.ch/wp-content/uploads/2015/10/2016_ECPA_Almacasa.pdf*

Informationsbroschüren für Patienten und Angehörige
Tumorleiden
https://shop.krebsliga.ch – zu finden unter: broschueren-infomaterial

Herzerkrankungen
www.swissheart.ch/angebote/information/broschueren

Lungenkrankheiten
www.lungenliga.ch – zu finden unter: Broschüren

Demenz- und andere neurodegenerative Erkrankungen

www.alzheimer-schweiz.ch – zu finden unter: Publikationen&Produkte
www.parkinson.ch
www.als-schweiz.ch

Medizin-ethische Richtlinien der Schweizerischen Akademie der Medizinischen Wissenschaften SAMW
Die Zentrale Ethikkommission der Schweizerischen Akademie der Medizinischen Wissenschaften antizipiert und diskutiert ethische Probleme der Medizin. Als Hilfestellung für die medizinische Praxis oder die biomedizinische Forschung formuliert sie Richtlinien und Empfehlungen.

Aktuell gültige Richtlinien sind unter anderem:
- Palliative Care 2006 (aktualisiert 2013)
- Medizinische Behandlung und Betreuung von Menschen mit Behinderung 2008 (aktualisiert 2013)
- Reanimationsentscheidungen 2008 (aktualisiert 2013)
- Patientenverfügungen 2009 (aktualisiert 2013)
- Betreuung und Behandlung von Menschen mit Demenz 2017
- Umgang mit Sterben und Tod 2018
- Urteilsfähigkeit in der medizinischen Praxis 2019

Sie finden alle Richtlinien auf *www.samw.ch*

Adressen von palliative.ch und anderen Vereinigungen/Ligen, die sich für Patienten einsetzen

palliative.ch: Schweizerische Gesellschaft für Palliative Medizin, Pflege und Begleitung: *www.palliative.ch*

Sektionen von palliative.ch: *www.palliative.ch/de/fachbereich/fachgesellschaft/sektionen/*

Aids-Hilfe Schweiz: *www.aids.ch*

Amyotrophe Lateralsklerose (ALS): *www.als-schweiz.ch*

Lungenliga Schweiz: *www.lungenliga.ch*

Pro Senectute Schweiz: *www.prosenectute.ch*

Rheumaliga Schweiz: *www.rheumaliga.ch*

Schweizerische Alzheimervereinigung: *www.alzheimer-schweiz.ch*

Schweizerische Diabetes-Gesellschaft: *www.diabetesgesellschaft.ch*

Schweizerische Gesellschaft für Cystische Fibrose: *www.cfch.ch*

Schweizerische Herzstiftung: *www.swissheart.ch*

Schweizerische Krebsliga: *www.krebsliga.ch/beratung-unterstuetzung/meine-frage-zu-krebs/regionale-krebsligen-beraten-vor-ort/*

Schweizerische Multiple Sklerose Gesellschaft: *www.multiplesklerose.ch*

Schweizerische Muskelgesellschaft: *www.muskelgesellschaft.ch*

Schweizerische Parkinsonvereinigung: *www.parkinson.ch*

Verband Nierenpatienten Schweiz: *www.nierenpatienten.ch*

Anbieter von Patientenverfügungen/ Vorsorgeauftrag

Auf der Website von Curaviva (*www.curaviva.ch*) finden Sie eine kurze Beschreibung von 39 in der deutschsprachigen Schweiz erhältlichen Patientenverfügungen mit entsprechenden Kontaktadressen: www.curaviva.ch > Fachinformation > Themendossiers > Erwachsenenschutzrecht > Patientenverfügungen: www.curaviva.ch/files/LGNWVL1/uebersicht_patientenverfuegungen

Unterlagen für Vorsorgeauftrag können bestellt werden über: *https://www.prosenectute.ch* – zu finden unter: Docupass – Vorsorgeauftrag

Interkulturelle Übersetzungsdienste, diversitätssensitive Gesundheitsinformationen

Interkulturelles Dolmetschen: *www.inter-pret.ch/de/home-1.html*

Nationaler Telefondolmetscherdienst: *https://www.0842-442-442.ch/home.html*

Diversitätssensitive Gesundheitsinformationen des Schweizerisches Rotes Kreuz: *www.migesplus.ch*

Migrationssensitive Checkliste in der Palliative Care. Fragen an den Patienten, die Patientin/Fragen an die Angehörigen. Bern: Bundesamt für Gesundheit: *https://www.bag.admin.ch/bag/de/home/strategie-und-politik/nationale-gesundheitsstrategien/strategie-palliative-care/sensibilisierung-zu-palliative-care/mitgrationssensitive-palliative-care.html*

Selbsthilfeorganisationen und -gruppen

www.selbsthilfeschweiz.ch

Selbsthilfegruppen für bestimmte Themen: *www.selbsthilfeschweiz.ch/shch/de/selbsthilfe-gesucht/themenliste*

Selbsthilfezentren in Ihrer Region resp. Ihrem Kanton: *www.selbsthilfeschweiz.ch/shch/de/in-ihrer-region/selbsthilfezentren*

Sachwortverzeichnis

D

E

F

I

J

K

L

M

P

Q

R

S

T

U